Heiner Fangerau

Sascha Topp

Klaus Schepker

Hrsg.

Kinder- und Jugendpsychiatrie im Nationalsozialismus und in der Nachkriegszeit

Zur Geschichte ihrer Konsolidierung

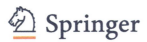 Springer

Herausgeber
Heiner Fangerau
Institut für Geschichte, Theorie und Ethik
der Medizin
Heinrich-Heine-Universität Düsseldorf
Düsseldorf
Deutschland

Klaus Schepker
Institut für Geschichte, Theorie und Ethik
der Medizin
Heinrich-Heine-Universität Düsseldorf
Düsseldorf
Deutschland

Sascha Topp
Institut für Geschichte, Theorie und Ethik
der Medizin
Heinrich-Heine-Universität Düsseldorf
Düsseldorf
Deutschland

ISBN 978-3-662-49805-7   ISBN 978-3-662-49806-4   (eBook)
DOI 10.1007/978-3-662-49806-4

Die Deutsche Nationalbibliothek verzeichnet diese Publikation in der Deutschen Nationalbibliografie;
detaillierte bibliografische Daten sind im Internet über http://dnb.d-nb.de abrufbar.

Umschlaggestaltung: deblik Berlin
Fotonachweis Umschlag: Auszug eines Zeitungsartikels aus dem „Völkischen Beobachter" vom 8.9.1940,
„Das schwer erziehbare Kind. Gründung einer deutschen Gesellschaft für Kinderpsychiatrie und
Heilpädagogik."

Gedruckt auf säurefreiem und chlorfrei gebleichtem Papier

Springer ist Teil von Springer Nature
Die eingetragene Gesellschaft ist Springer-Verlag GmbH Deutschland
Die Anschrift der Gesellschaft ist: Heidelberger Platz 3, 14197 Berlin, Germany

Inhaltsverzeichnis

IV   Perspektiven und Kommentare

Mitarbeiterverzeichnis

Beddies, Thomas, Prof. Dr. phil.

Institut für Geschichte der Medizin und Ethik in
der Medizin
Charité - Universitätsmedizin Berlin
Thielallee 71
14195 Berlin
thomas.beddies@charite.de

Berger, Ernst, Prof. Dr. med.

Loudonstraße 40A
1140 Wien
ernst.berger@meduniwien.ac.at

Engelbracht, Gerda, M.A.

Prager Str. 28
28211 Bremen
mail@gerda-engelbracht.de
www.gerda-engelbracht.de

Fuchs, Petra, Dr. phil.

Jagowstr. 42
10555 Berlin
pfuchs@posteo.de

Fangerau, Heiner, Prof. Dr. med.

Institut für Geschichte, Theorie und Ethik der
Medizin, Gebäude 23.12, Ebene 04
Heinrich-Heine-Universität Düsseldorf
Universitätsstr. 1
40225 Düsseldorf
heiner.fangerau@hhu.de

Fehlemann, Silke, Dr. phil.

Institut für Geschichte, Theorie und Ethik der
Medizin, Gebäude 23.12, Ebene 05
Heinrich-Heine-Universität Düsseldorf
Universitätsstr. 1
40225 Düsseldorf
fehlemas@phil-fak.uni-duesseldorf.de

Hänsel, Dagmar, Prof. Dr. paed.

Hessenbank 33
44225 Dortmund Barop
dagmar.haensel@uni-bielefeld.de

Häßler, Frank, Prof. Dr. med.

Klinik für Psychiatrie, Neurologie, Psychosomatik
und Psychotherapie im Kindes- und Jugendalter
Universitätsmedizin Rostock
Gehlsheimerstr. 20
18147 Rostock
frank.haessler@med.uni-rostock.de

Oommen-Halbach, Anne, Dr. med.

Institut für Geschichte, Theorie und Ethik der
Medizin, Gebäude 23.12, Ebene 04
Heinrich-Heine-Universität Düsseldorf
Universitätsstr. 1
40225 Düsseldorf
anne.oommen-halbach@uni-duesseldorf.de

Ralser, Michaela, Prof. Dr.

Institut für Erziehungswissenschaft
Leopold-Franzens-Universität Innsbruck
Liebeneggstr. 8
6020 Innsbruck
michaela.ralser@uibk.ac.at

Roelcke, Volker, Prof. Dr. med.

Institut für Geschichte der Medizin
Justus-Liebig-Universität Gießen
Jheringstr. 6
35392 Gießen
volker.roelcke@histor.med.uni-giessen.de

Rose, Wolfgang, M.A.

Wattstraße 7
14482 Potsdam
wolfgang.rose@gmx.de

Rotzoll, Maike, PD Dr. med.

Institut für Geschichte und Ethik der Medizin
Ruprecht-Karls-Universität Heidelberg
Im Neuenheimer Feld 327
69115 Heidelberg
maike.rotzoll@histmed.uni-heidelberg.de

Schepker, Klaus, M.A.

Institut für Geschichte, Theorie und Ethik der
Medizin, Gebäude 23.12, Ebene 05
Heinrich-Heine-Universität Düsseldorf
Universitätsstr. 1
40225 Düsseldorf
kschepker@freenet.de

Schepker, Renate, Prof. Dr. med.

Abteilung für Psychiatrie und Psychotherapie des
Kindes- und Jugendalters Weissenau
ZfP Südwürttemberg
Weingartshofer Str. 2
88214 Ravensburg
renate.schepker@zfp-zentrum.de

Schmuhl, Hans-Walter, Prof. Dr. phil.

Fakultät für Geschichte, Philosophie und
Theologie
Universität Bielefeld
Postfach 100131
33501 Bielefeld
schmuhl@schmuhl-winkler.de

Schrapper, Christian, Prof. Dr. phil.

Institut für Pädagogik
Universität Koblenz-Landau
Universitätsstr. 1
56070 Koblenz
schrappe@uni-koblenz.de

Sparing, Frank, M.A.

Institut für Geschichte, Theorie und Ethik der
Medizin, Gebäude 23.12, Ebene 05
Heinrich-Heine-Universität Düsseldorf
Universitätsstr. 1
40225 Düsseldorf
fsparing@gmxnet

Topp, Sascha, Dr. phil.

Institut für Geschichte, Theorie und Ethik der
Medizin, Gebäude 23.12, Ebene 05
Heinrich-Heine-Universität Düsseldorf
Universitätsstr. 1
40225 Düsseldorf
sascha.topp@gmx.de

Vögele, Jörg, Prof. Dr.

Institut für Geschichte, Theorie und Ethik der
Medizin, Gebäude 23.12, Ebene 05
Heinrich-Heine-Universität Düsseldorf
Universitätsstr. 1
40225 Düsseldorf
vögele@uni-duesseldorf.de

Willing, Matthias, Dr. phil.

Glammbergweg 9
35039 Marburg
matthias.willing@t-online.de

Einleitung: Kinder- und Jugendpsychiatrie im Nationalsozialismus und in der Nachkriegszeit

Zur Geschichte ihrer Konsolidierung

Heiner Fangerau, Sascha Topp, Klaus Schepker

© Springer-Verlag GmbH Deutschland 2017
H. Fangerau, S. Topp, K. Schepker (Hrsg.), *Kinder- und Jugendpsychiatrie im Nationalsozialismus
und in der Nachkriegszeit*, DOI 10.1007/978-3-662-49806-4_1

Es ist in der Geschichte der Medizin in Deutschland im 20. Jahrhundert kein ungewöhnliches Ereignis, dass sich eine Fachgesellschaft ausdifferenziert und auf diese Weise eine fachlich schon vorhandene Spezialisierung einen Ausdruck der Institutionalisierung erfährt. Ungewöhnlich allerdings erscheint es, wenn eine Fachgesellschaft sich in einem Umfeld erfolgreich konstituiert, in dem sich die politische Steuerung eher an einer zentralen und einheitlichen Vertretung von Berufsgruppen interessiert zeigt. Es ist nicht ungewöhnlich, wenn Fachgesellschaften sich in eine Traditionslinie begeben, um auf diese Weise zu verdeutlichen, dass ihre Existenz nicht momentanen Interessen, sondern einer historisch gewachsenen und damit fundierten Entwicklung entsprungen ist (vgl. [18]). Bemerkenswert allerdings erscheint es, wenn nach dem Zweiten Weltkrieg eine medizinische Fachgesellschaft sich explizit in eine scheinbar unbelastete Traditionslinie setzt, die jedoch zeitlich, thematisch und personell eng mit der Ermordung von Tausenden Kranken sowie der eigenen intellektuellen Vorbereitung dieses staatlich organisierten Mordens zusammenhängt.

Beides ist historisch mit der deutschen Fachgesellschaft der Kinder- und Jugendpsychiater verbunden. Sie wurde im Umfeld der Debatten um die medizinische Erwünschtheit und Mitwirkung an „Euthanasie", Zwangssterilisation sowie nationalsozialistischer Erziehung mit Auslese auf der einen und Eliteförderung auf der anderen Seite 1940 in Wien als „Deutsche Gesellschaft für Kinderpsychiatrie und Heilpädagogik" (DGKH) gegründet [40], nachdem wenige Jahre zuvor noch unter leisem Protest der Neurologen unter gleichen politischen Vorzeichen die Gesellschaften für Neurologie und Psychiatrie zur „Gesellschaft Deutscher Neurologen und Psychiater" zwangsvereinigt worden waren [43]. Nach dem Krieg wiederum sprach Hermann Stutte, der Schriftführer der zweiten gegründeten Fachgesellschaft, die sich 1950 als „Verein für Jugendpsychiatrie, Heilpädagogik und Jugendpsychologie" zusammenfand, welcher schon 1951 in „Deutsche Vereinigung für Jugendpsychiatrie" (DVJ) umbenannt wurde, von einer Wiedergründung oder auch Reanimation ([50]:314, [52]:404). Und auch schon das Protokoll des ersten offiziellen Treffens der Gründer vom 21./22.10.1950, das sog. Marburger Jugendpsychiater-Treffen, zeichnete eine direkte Verbindungslinie zu den Ereignissen und Personen der Gründung von 1940, als hätte es eine „Euthanasie" in der Psychiatrie und die Ermordung von Kindern mit Behinderung in den Jahren zuvor nie gegeben bzw. als stünden die an der Deutschen Gesellschaft für Kinderpsychiatrie und Heilpädagogik beteiligten Akteure in keiner Beziehung zu diesen Ereignissen (▸ Kap. 8).

Diese Ungewöhnlichkeiten sind Grund genug, sich der je nach Lesart doppelten oder langen Gründungsgeschichte der „Deutschen Gesellschaft für Kinder- und Jugendpsychiatrie, Psychosomatik und Psychotherapie" (DGKJP) bzw. ihrer Vorläufergesellschaften noch einmal zuzuwenden und die bisher vorliegenden Arbeiten – (um nur einige zu benennen) von Castell et al. [11], Nedoschill [32], [33] oder die entsprechenden Kapitel in Schmuhls hervorstechender Arbeit zur Geschichte der Gesellschaft Deutscher Neurologen und Psychiater [43] – durch weitere Archivstudien, neue Forschungsansätze und eine multiperspektivische Betrachtung unter Beteiligung der Nachbardisziplinen zu ergänzen. Während nämlich die mit der Geschichte der deutschen Kinderpsychiatrie verbundene Frage der sog. Kindereuthanasie, in die mehrere Mitglieder der frühen Fachgesellschaft involviert waren, relativ umfangreich bearbeitet worden ist, sodass wir hier auf zusammenfassende Darstellungen verweisen müssen ([25]:291–338, [29], [45]), ist trotz der genannten Arbeiten die Forschungsliteratur zur frühen Geschichte der DGKJP im Sinne einer Geschichte der Fachgesellschaft eher als überschaubar zu bezeichnen. Die reine Zahl an Beiträgen kann sich zwar sehen (bzw. lesen) lassen, doch etwaige Studien, die mehrere Aspekte der Geschichte der Fachgesellschaft zusammenfassen und gleichermaßen die Nachbarfächer der

Kinder- und Jugendpsychiatrie beleuchten und einbeziehen, sind – wie die folgende exemplarische Übersicht verdeutlicht – rar:

— Die einzige Monografie zur Geschichte der Fachgesellschaft [11] konzentriert sich bei großer Materialfülle auf die Abläufe und Dokumente aus kinder- und jugendpsychiatrischer Betrachtungsperspektive.
— In Gesellschaftsmitteilungen, Zeitschrifteneditorials, Berichten zu Jahrestagen und Schaffenswürdigungen finden sich immer wieder kurze Anmerkungen zur Geschichte der Fachgesellschaft, die aber den Zwecken entsprechend nicht immer historisch genau ausfallen (exemplarisch: [10], [13], [14], [36], [37], [38], [39], [46], [49], [50], [52], [53]).
— Daneben existieren einige Studien, die sich zumindest teilweise direkt mit der frühen Geschichte der Fachgesellschaft und ihrer Vorsitzenden oder mit den Beziehungen zu Nachbardisziplinen [11], [12], [20], [23], [31], [32], [33], [43] beschäftigen. In jüngerer Zeit wurde dieses Thema in den beiden einflussreichsten deutschsprachigen Fachzeitschriften zur Kinder- und Jugendpsychiatrie wiederholt aufgegriffen. Zusätzlich zu hier exemplarisch zu nennenden Einzelbeiträgen [22], [38], [40], [42] erschienen zwei Schwerpunkthefte der *Praxis der Kinderpsychologie und Kinderpsychiatrie* in den Jahren 2001 und 2009 und ein Sonderheft der *Zeitschrift für Kinder- und Jugendpsychiatrie und Psychotherapie* im Jahr 2013.
— Auch zur Vorgeschichte der Heilpädagogik und der sich langsam herausbildenden Kinder- und Jugendpsychiatrie liegen Arbeiten vor [7], [19], [21], [30].
— Schließlich hat sich der Fachgesellschaft eine Reihe von Arbeiten im Zusammenhang mit einzelbiografischen Forschungen zu führenden Mitgliedern zugewandt, wie z. B. zu Paul Schröder (1873–1941) [31], [35], [54], zu Werner Villinger (1887–1961) [11], [26], [32] oder zu Hans Heinze (1895–1983) [6], [8], [11], [12], [32], [33], [43].

Eine insgesamt noch fehlende Zusammenschau, die Personengefüge in ihrer Komplexität darstellt, für die Geschichte der Fachgesellschaft zentrale Ereignisse im die Fachgrenzen überschreitenden Zusammenhang betrachtet und auch Nachbardisziplinen im Blick behält, wurde im Fach selbst gewünscht. 2013 brachte der Vorsitzende der historischen Kommission der kinder- und jugendpsychiatrischen Verbände Frank Häßler noch bestehende Erkenntnislücken über seine Fachgesellschaft für die Zeit des Nationalsozialismus mit den Worten auf den Punkt:

» Auch wenn sich die Deutsche Gesellschaft für Kinder- und Jugendpsychiatrie, Psychosomatik und Psychotherapie in gleicher Weise den zahlreichen Opfern gegenüber verantwortlich fühlt, ist der Prozess der Aufarbeitung und Differenzierung bezüglich der Verstrickungen von Personen und der Vorläuferorganisation, der 1940 gegründeten „Deutschen Gesellschaft für Kinderpsychiatrie und Heilpädagogik", noch nicht so weit fortgeschritten [24].

Das Gleiche gilt aber ebenso – wenn nicht noch viel mehr – für die Frage nach den Kontinuitäten und Diskontinuitäten, die sich für die Akteure sowie ihre Konzepte und Institutionen nach 1945 ergaben. Auch hier herrschen derzeit noch große Lücken in der Überlieferung und in der Rekonstruktion.

Daher ist es Anliegen des vorliegenden Buches, das „Gesamtmuster" der frühen Geschichte der DGKJP, d. h. ihrer Vorläuferorganisationen DGKH bzw. DVJ, sichtbar zu machen. Dabei werden die Herausbildung der Fachgesellschaft vor dem Hintergrund ihrer Programmatik, die

Gründung und das weitere Wirken betrachtet. Bevor jedoch auf den Aufbau des Buches eingegangen wird (▶ Abschn. 1.2), seien noch einige Worte zur Frage erlaubt, was denn Eckpunkte der Geschichtsschreibung einer Fachgesellschaft überhaupt sein können.

1.1   Gründung einer Fachgesellschaft

Zunächst einmal lässt sich die Geschichte der heutigen Deutschen Gesellschaft für Kinder- und Jugendpsychiatrie als Prozess der **Spezialisierung, Professionalisierung** und **Institutionalisierung** eines medizinischen Feldes aus Wissen und Praktiken deuten. Diese Prozesse sind mehrfach für verschiedene medizinische Fächer und ihre Fachgesellschaften, unter B. d. G. u. Unterschiede, schlüssig beschrieben worden [9], [27], [28], [34], [55]. Spezialisierung und Professionalisierung bezeichnen als Konzepte den Prozess der Herausbildung medizinischer Spezialgebiete mit eigenen Kompetenzen und einer auf dieser begründeten relativen medizinischen Handlungsfreiheit und vor allem fachlichen Selbstkontrolle. Als institutioneller Ausdruck von Spezialisierungen werden vielfach das Entstehen von speziellen Zeitschriften, die Gründung von Vereinen, das Erringen des Status einer Facharztbezeichnung oder die Vertretung mit eigenen Lehrstühlen an den Universitäten herangezogen. Die Fortschreibung dieser Prozessschritte äußert sich (in Einzelfällen schon begleitend) in der Koordination mit und der Repräsentation in vergleichbaren Fachverbänden anderer Länder, die schließlich in korporativen Zusammenschlüssen auf internationaler Ebene münden können.

Einen Höhepunkt erreichte die „Specialistenfrage" in Deutschland entsprechend 1924, als im Zuge der Einführung besonderer Facharztbezeichnungen eine Reihe von Fächern dieses Privileg für sich beanspruchte und sich damit letztendlich Vorteile im Kampf um Ressourcen verschaffen wollte (hierzu und für weiterführende Literatur siehe [18]). Bei diesen Fächern war die Kinder- und Jugendpsychiatrie nicht dabei. Es gab somit auch keine dezidierten Kinder- und Jugendpsychiater. Das durch dieses Begriffsfeld abgedeckte Spektrum an medizinischen Aufgabenbereichen verteilte sich auf die Psychiatrie, die Kinderheilkunde und – eher außermedizinisch – die Pädagogik und Psychologie. Gerade der Aspekt der Kooperation mit der Heil- und Sonderpädagogik scheint der Kinder-und Jugendpsychiatrie, neben dem Status als vergleichsweise spät geschaffene Disziplin (Gründung der Fachgesellschaft 1940, erstes Extraordinariat in der BRD 1954, erster eigenständiger Lehrstuhl in der BRD 1963, Facharzt in der BRD 1968), im historischen Vergleich ein besonderes Charakteristikum zu verleihen, das den Weg in eine fachliche Selbstständigkeit zumindest 1940 weniger als eine vergleichsweise normale Abspaltung einer Subdisziplin von einer anderen Disziplin denn als anderen Weg der Ausdifferenzierung erscheinen lässt.

In der Legitimation ihres Weges in die institutionalisierte Eigenständigkeit folgten die 1940 an diesem Prozess maßgeblich beteiligten Akteure den klassischen Mustern anderer Disziplinen. **Paul Schröder** beispielsweise, der 1. Vorsitzende der Deutschen Gesellschaft für Kinderpsychiatrie und Heilpädagogik, argumentierte erstens (wie viele vor ihm) historisch mit einer speziellen Tradition, in der das eigene Wirken stehe, und zweitens damit, dass die Ausdifferenzierung seiner Disziplin eher ein Normalvorgang als etwas Außergewöhnliches sei. So beginnt etwa seine Eröffnungsansprache bei der 1. Tagung der Gesellschaft in Wien am 5. September 1940 mit den Worten:

» Heilpädagogik und Sonderschulwesen sind ein Gebiet, auf welchem Deutschland von jeher Wichtiges und Grundlegendes geleistet hat.

Neben diese Tradition stellt er einen späteren „Nachkömmling", die Kinderpsychiatrie, der „noch nicht einmal einen allgemein anerkannten Namen" besitze, sich aber „doch bereits seit langem tüchtig" gerührt habe ([48]:10).

Diese Kinderpsychiatrie grenzt er im Folgenden von der „Namenspatin" Psychiatrie ab, mit der sie wenig gemein habe, eher handele es sich bei ersterer um Charakterkunde, womit er ein zweites klassisches Muster der Legitimation bedient, nämlich die Begründung der Spezialisierung aus einem Sonderzweig eines Wissensbestandes heraus, auf dem ein solcher Wissenszuwachs stattgefunden habe, dass dieser einen eigenen Raum einnehmen müsse ([48]:10). Schon 1938 hatte Schröder hierzu bemerkt, dass „die Kinderpsychiatrie ein Gebiet für sich" sei, auf dem der Psychiater „allein als solcher mit Kenntnissen nicht genügend ausgerüstet" sei. Von einer weiteren Mutterdisziplin, der Kinderheilkunde, versuchte sie abzugrenzen, indem er zu dieser festhielt, sie habe bisher wenig zur Kinderpsychiatrie beigetragen, sei aber notwendige Hilfsdisziplin, wenn es um die Erforschung und Behandlung des „Seelische[n], Charakter[s] und Temperament[s]" von Kleinkindern gehe ([47]:283).

Zuletzt wird auch noch als drittes klassisches Spezialisierungsargument die Nützlichkeit der neuen Disziplin für Medizin, Politik und Gesellschaft von ihm hervorgehoben, die dadurch gesteigert werde, dass das Spezialwissen ein besonderes Alleinstellungsmerkmal aufweise. Dieses wurde von ihm zum einen in der Charakterkunde gesehen, die er als umfassenderes Analyseinstrument zur Beurteilung von Kindern ansah als etwa psychologische Tests. Zum anderen sah er dieses im besonderen Aufgabenprofil der Auslese von Menschen, wie sie auch die NS-„Gesundheitspolitik" zum biopolitischen Primat erhob, für das nun die Kinderpsychiatrie in seiner Lesart eine besondere Kompetenz mitbrachte. So hielt er etwa fest:

» Auch Kinderpsychiatrie soll, wie alle Heilpädagogik, geschädigte und nicht vollwertige Kinder zu ihrem und der Allgemeinheit Nutzen eingliedern helfen (jedes nach seinem Vermögen) in die Volksgemeinschaft und in den allgemeinen Wirtschaftsprozeß. Das hat allerdings nicht wahllos und gleicherweise an allen „Schwierigen" zu geschehen, vielmehr unter steter sachkundiger Auswahl der Wertvollen und Erziehungsfähigen, mit ebenso strengem und zielbewußtem Verzicht auf die als überwiegend wertlos und unerziehbar Erkannten. Wissen und Können der dazu notwendigen charakterkundlichen Frühdiagnostik ist heute bereits vorhanden. Es gilt nur, solches Wissen in weitere Kreise zu tragen ([48]:14).

Kurzum, 1940 baute sich die Kinderpsychiatrie als besonderes Fach auf der Argumentationskette auf, dass es
1. für ihre Kompetenz einen breiten Bedarf gebe,
2. dass sie bzw. ihre Vertreter über die notwendige Methodologie der „charakterkundlichen Frühdiagnostik" verfüge und
3. dass sie letztendlich dem Staat dabei helfen könne zu entscheiden, auf welche als „wertlos und unerziehbar" erkannten Kinder der Staat „streng(e) und zielbewußt(e)" verzichten könne [41].

Vor dem Hintergrund des NS-Staates bedeutete dies in der realen Umsetzung die Hilfe bei der Versendung von Minderjährigen in „Jugendschutzlager", die Zuführung zur Zwangssterilisation und die Auswahl zur sog. Euthanasie.

Von Bedeutung im weiteren Spezialisierungsprozess erscheint, dass die Fachgesellschaft nach einem komplexen Diskussionsvorgang in den Jahren 1949–1951 einen 1940 für ihr fachliches Selbstverständnis noch wichtigen Zweig aufgibt. Unter den geänderten gesundheitspolitischen Vorzeichen der Nachkriegszeit stellt sie sich ab 1952 öffentlich als zunächst kleine und fast ausschließlich ärztliche Fachgesellschaft vor. Der Schriftführer Hermann Stutte berichtet 1952 von der 1950 erfolgten Gründung der Deutschen Vereinigung für Jugendpsychiatrie e. V., deren ordentliche Mitglieder „alle auf dem Gebiet der Jugendpsychiatrie praktisch oder wissenschaftlich tätigen Ärzte" werden konnten [51]. Zwar stand die Fachgesellschaft auch „Nichtärzte[n]" offen, jedoch konnten diese nur „ausserordentliche Mitglieder" werden, die Heilpädagogik wrde als Referenzgröße ganz aufgegeben. Dieser Vorgang bleibt erklärungsbedürftig, umso mehr, zumal 1951 Stutte in der *Zeitschrift für Kinderpsychiatrie* und Villinger in *Der Nervenarzt* noch um Mitglieder für den im Oktober 1950 gegründeten Verein für Jugendpsychiatrie, Heilpäd-agogik und Jugendpsychologie e. V. warben, eine Bezeichnung, die als Fachgesellschaftsname danach nie wieder auftauchte. Klar ist aber, dass sich eine Gruppe von sich als Kinder- und vor allem Jugendpsychiater verstehenden Personen im September 1951 in Stuttgart im Rahmen der Jahrestagung der Gesellschaft Deutscher Neurologen und Psychiater (GDNP) traf und dort rück-wirkend für 1950 eine Satzung für eine jugendpsychiatrische Fachgesellschaft verabschiedete, welche die Heilpädagogik und Jugendpsychologie im Namen nicht mehr mit einschloss. Vorsit-zender der GDNP wurde in diesem Jahr (1951) Werner Villinger, der auch (seit 1950 zunächst vorläufiger „Präsident") den Vorsitz der jugendpsychiatrischen Fachgesellschaft bereits innehatte (▶ Kap. 8). Damit erfolgte eine klare Zuordnung zur Psychiatrie, die sich schon ab 1949 institu-tionell abgezeichnet hatte, indem die Jugendpsychiater (wie schon 1939) zunächst eine „Arbeits-gemeinschaft" innerhalb der GDNP formiert hatten.

Dieser organisationstheoretisch als (1939/1940 vorgebahnte) Filialisation zu verstehende Schritt psychiatrischer Akteure (1950), der im nahezu gleichen Atemzug mit der Inkorpora-tion der DVJ in die GDNP (1951) zementiert wurde, ist nicht etwa als „Wiederholungstat" im Sinne historischer Pfadabhängigkeit misszuverstehen (Paul Schröder hatte am 27. März 1939 im Rahmen des Wiesbadener GDNP-Kongresses zunächst eine „Arbeitsgemeinschaft für Kinder-psychiatrie" gegründet, die dann 1940 in die DGKH umgewandelt wurde – Stutte bezeichnete diese rückblickend als „Geburtstermin unserer Vereinigung" [11]:61). Denn er stand sogar in Teilen der betont interdisziplinären Agenda und Programmatik der Gründungsakteure nach-weislich entgegen. Sein ausgesprochen rationaler Gehalt allerdings bestand in zwei stichhalti-gen Überlegungen:

- Erstens: Es galt, unter allen zur Verfügung stehenden Optionen die zur effektiven Umsetzung der wissenschafts- und berufspolitischen Zielsetzungen bestmögliche auszu-wählen. Sowohl *innerhalb* (Pädiatrie) als auch *außerhalb* der „Heilkunst" (Erziehungswis-senschaften, nicht ärztliche Psychologie und Psychotherapie) wäre aus Sicht der zentralen Gründungsfiguren ein Anschluss nur unter Inkaufnahme erheblich eingeschränkter Gestaltungsspielräume durch eine noch konfliktreichere Gleichstellung oder sogar Unter-ordnung zu realisieren gewesen.
- Zweitens: In der von 1950 zu 1951 veränderten ‚Schildführung' drückt sich eine folgerichtige Anpassungsbewegung als Reaktion auf spezifische Herausforderungs-lagen der Zeit aus. In unterschiedlichsten Konstellationen begegneten Psychiater am Dekadenwechsel zunehmend selbstbewusst auftretenden Pädagogen, Psychologen und als Psychotherapeuten ‚verkleideten' Psychoanalytikern, die ebenfalls sehr erfolgreich Ressourcen vor allem amerikanischer Stiftungen für ihre Projekte akquiriert hatten. Unter den neuen gesellschaftlichen Vorgaben war eine Verschiebung im praxeologischen und epistemischen Feld spürbar. Der GDNP-Vorstand war hierbei professionspolitisch insbesondere mit den sich emanzipierenden nicht ärztlichen Psychologen konfrontiert. Kaum ein Vorstandsprotokoll kommt in den Jahren ohne die Diskussion über das Verhältnis von Psychiatrie und Psychologie aus. Die altbekannte Rede vom zu bekämp-fenden „Kurpfuschertum" [1] war zu Beginn der 1950er-Jahre und die von der „wilden Psychotherapie" bzw. des „psychotherapeutischen Sektierertums" auch noch Mitte der 1950er-Jahre sprichwörtlich an der Tagesordnung [2], [3]. Der Kreis von sich als Kinder-und Jugendpsychiater verstehenden Ärzten war zusätzlich durch Streitigkeiten in beinahe vergessener Dimension mit Pädagogen konfrontiert. Diese setzten taktisch ihre Kritik an

der erb- und konstitutionslastigen Psychiatrie an, um Felder der Kinder- und Jugendversorgung mit Gegenentwürfen zu besetzen. DVJ-Gründungsmitglied **Franz Günther von Stockert** unterbreitete eine Woche nach der Göttinger Einrichtung der „Arbeitsgemeinschaft Jugendpsychiatrie" in einem Brief an **Jürg Zutt**, den zukünftigen Ordinarius für Psychiatrie in Frankfurt am Main, seinen Plan einer an die Nervenklinik angeschlossenen Erziehungsberatungsstelle, wodurch man „die wuchernden Psychologen und Pädagogen am leichtesten desodorieren könnte" [4]. Am 24. Februar 1951 beklagte sich der vorläufige „Präsident" der späteren DVJ **Werner Villinger** bitter gegenüber dem Dekan der Marburger Medizinischen Fakultät mit den Worten: „Die Psychologen greifen immer mehr in das Gebiet der Heilkunde ein, da ja nach neuerlichen psychologischen Auffassungen (und leider auch nach der Auffassung einiger medizinischen Aussenseiter) alle Krankheiten nichts anderes darstellen als die Auswirkung psychischer (emotionaler) Störungen. … Jedenfalls aber werden hier die Zuständigkeitsgrenzen in einer Weise verwischt, die für die Volksgesundheitspflege nicht gleichgültig sein kann" [5]. Nahezu ein Kompetenzstreit reihte sich im Frühjahr 1951 an den nächsten. Von weiteren bis zum Herbst ist auszugehen. Vor diesem akuten Hintergrund fand sich nun der vorläufige Vorstand der späteren DVJ zusammen, um bis zum September 1951 einen Satzungsentwurf zu erstellen. Der genaue Zeitraum ist noch unbekannt (spätestens ab Juni 1951, als die offizielle Mitgliederwerbung angelaufen war). Erst mit Beginn der konkreten Diskussion über die Ausgestaltung der Paragrafen, so die Hypothese, fiel die Entscheidung, auf die gegenwärtigen Entwicklungen zu reagieren, und zwar derart, den schon ausgegebenen Namen radikal zu reduzieren und eine satzungsrechtliche Sonderkonstruktion zu schaffen. Eben hierin drückt sich das zweite, die DVJ dann über Jahrzehnte prägende, Rationalitätsmoment der Wiedererrichtung unter veränderten Bedingungen aus: Das im Herbst 1951 etablierte „Zwei-Klassen"-Mitgliedersystem (ordentlich/außerordentlich), das zwar der DGKH, nicht aber – zumindest *formaliter* – der Vorkriegs-GDNP unbekannt war, garantierte nämlich, zusätzlich gekoppelt an ein vorgeschaltetes, streng bewachtes Mitglieder-Auslese-„Portal" (Vorstand), zweierlei: zum einen das Postulat der Interdisziplinarität rhetorisch und auch praktisch fortführen zu können und zum anderen mit präventivem Gedankenzug einen transdisziplinären Burgfrieden unter sachpolitisch Gleichgesinnten qua „Verfassung" zu verankern.

Als Beleg dafür, wie mächtig die zeitgenössische Anfechtung durch Pädagogen und nicht ärztliche Psychologen den gesamten Prozess begleitete, dokumentiert eine weitere Äußerung Villingers vom 25. September 1951. Nur einen Tag vor Beginn des Stuttgarter GDNP-Kongresses (und der konstituierenden DVJ-Mitgliederversammlung) beriet sich vorab der GDNP-Vorstand u. a. über das Verhältnis der Psychiatrie zur Psychologie. Villinger sah sich genötigt, den aktuellen Lagebericht des noch amtierenden Vorsitzenden Ernst Kretschmer um einen wichtigen Punkt zu ergänzen, nämlich dass „wilde Erziehungsberatungsstellen' eingedämmt werden müssen" [1]. Erziehungsberatungsstellen waren bundesweit die vielleicht umkämpftesten Institutionen im Kompetenz- und Machtgerangel jener Disziplinen, unter denen sich die Kinder- und Jugendpsychiatrie mit ihrem ärztlichen Führungsanspruch durchzusetzen versuchte.

Diese schon vor 1945 und auch danach weiterhin offene Verhandlung der Verortung eines eigenständigen Fachs als distinkt definierte Schnitt- oder Grenzfläche verschiedener Fächer, die sich dann durch das Handeln bestimmter Akteure in eine sehr enge Beziehung zur Psychiatrie verschob, verdeutlicht einmal mehr, dass in der Medizingeschichte die fachliche Ausdifferenzierung und Spezialisierung keinen deterministischen Prozess abbilden, sondern stets das Ergebnis

menschlicher Interessen und Verhandlungsergebnisse im Rahmen der gegebenen Handlungsmöglichkeiten abbilden.

1.2   Struktur des Buches: Das Netzwerk als Betrachtungsmodus

Wir haben es mit einer Gruppe von Akteuren zu tun, die in unterschiedlichen Beziehungskons-
tellationen gemeinsame Ziele verfolgen, Strukturen gestalten, Inhalte definieren und Praktiken
etablieren. Um die hinter den Ergebnissen stehenden Aushandlungsprozesse und Interessen zu
rekonstruieren, wird im vorliegenden Buch auf mehreren Ebenen der Versuch unternommen,
die Spezialisierung und anschließende Gründung der Deutschen Gesellschaft für Kinderpsychiatrie und Heilpädagogik mithilfe netzwerkanalytischer Vorgehensweisen und Hermeneutiken
zu erfassen. Für die Geschichte der Gesellschaft Deutscher Neurologen und Psychiater hat jüngst
Hans-Walther Schmuhl ein ähnliches Vorgehen gewählt [43]. Er versteht dabei Gebilde wie

> » … eine wissenschaftliche Fachgesellschaft primär als eine Verdichtung in einem
> weitgespannten und engmaschigen Beziehungsgeflecht innerhalb eines disziplinären
> Systems. Impulse aus anderen Teilen dieses Beziehungsgeflechts wirken auf den
> Knotenpunkt der wissenschaftlichen Fachgesellschaft ein. Umgekehrt beeinflussen
> Impulse, die von diesem Knotenpunkt ausgehen, das gesamte epistemische Feld, d. h.
> konkret: seine Außengrenzen, Binnenstrukturen, seine Paradigmen, Konzepte, Begriffe,
> Objekte, Methoden, die Verschränkung von Theorie und Praxis – also die Anwendung
> wissenschaftlichen Wissens, auch seine Popularisierung, seine Übersetzung in politische
> Praxis und soziokulturellen Diskurs, damit auch die finanzielle Ausstattung, die Organisation
> von Forschung und Praxis, die Rekrutierung und Ausbildung des Nachwuchses, den sozialen
> Status der Mitglieder des disziplinären Systems usw. ([44]:141f.).

Auch Dagmar Hänsel verfolgte bei ihrer Analyse der Rolle der Sonderpädagogen bei der Gründung der DGKH erfolgreich einen Netzwerkansatz [23]. Die grundsätzlichen Potenziale der aus
den Sozialwissenschaften stammenden Netzwerkanalyse für die Geschichtsschreibung wurden
an einem anderen Ort beschrieben ([15], Anwendungsbeispiele in [17]).

Eine sich rein auf einzelne Personen beziehende Netzwerkanalyse kommt bei einem solchen
Vorhaben an ihre Grenzen. Die zu betrachtenden Netzwerke sind nahezu unendlich. Immer
kommen neue Figuren als Knoten hinzu, andere verschwinden. Wie die Geschichte selbst sind
sie im ständigen Fluss. Aus diesem Grund verfolgen wir in diesem Buch einen **mehrschichtigen
Ansatz**: In chronologischer Folge wird zunächst die Geschichte der Fachgesellschaft vor 1945
(Teil I) und dann die Geschichte nach 1945 (Teil II) dargestellt, bevor zuletzt die Zeitgeschichte
der Kinder- und Jugendpsychiatrie (Teil III, IV), angereichert durch Patientenschicksale und
Zeitzeugenstellungnahmen, betrachtet werden soll. In den Abschnitten für die Zeit vor 1945 und
nach 1945 widmet sich jeweils das erste Kapitel der Fachgesellschaft selbst, die jeweils folgenden
Kapitel sollen dem disziplinenübergreifenden Charakter, den das „Grenzobjekt" Kinder- und
Jugendpsychiatrie zum Zeitpunkt der Institutionalisierung der deutschen Fachgesellschaft hatte,
Rechnung tragen. Die augenfälligen Grenzgebiete, die sich mit den der Kinder- und Jugendpsychiatrie eng verwandten Fragen beschäftigten, sollen im Blick behalten werden. Hierzu werden
im Teil III und IV auch konkrete Patientenschicksale und Einrichtungen betrachtet, die vor
1945 zumeist noch nicht bestanden, sondern erst als Ergebnis des von uns für die Zeit vor 1945
betrachteten Prozesses gebildet wurden.

Die in Teil I und Teil II jeweils ersten die Fachgesellschaftsgeschichte selbst in den Blick nehmenden Kapitel (▶ Kap. 2, ▶ Kap. 8) sind von den Herausgebern im Rahmen eines von der Deutschen Gesellschaft für Kinder- und Jugendpsychiatrie, Psychosomatik und Psychotherapie geförderten und den Instituten für Geschichte, Theorie und Ethik der Medizin der Universitäten Köln und Düsseldorf mitfinanzierten Projekts entstanden und spiegeln eine im Kern anderthalbjährige Forschung wider, die bei Weitem noch nicht am Ende ist.

Es stellt sich natürlich zuallererst die Frage, was denn die Geschichtsschreibung einer Fachgesellschaft sein soll. Als Fachgesellschaft begreifen wir den Zusammenschluss einer Gruppe von Personen, die gemeinsame, auf ihren bestimmten Wissensbereich bezogene Ziele verfolgen und sich als nach außen repräsentierbare Körperschaft zusammenschließen, um ihre Ziele gemeinschaftlich politisch umsetzen zu können. Nach innen eint diese Gruppe grundsätzlich die Idee, füreinander und für die gemeinsamen Zielsetzungen eintreten zu wollen. Fachgesellschaften dienen so den einzelnen Mitgliedern auch als Hort der Selbstkonstitution, an dem sie sich z. B. als „Kinderpsychiater" oder „Jugendpsychiater" definieren können. Gegenseitig gewähren sich die Mitglieder – nach einer besonderen Qualifikation und eben aus dem Grund der Mitgliedschaft heraus – genau die Anerkennung des jeweiligen Gegenüber als Kinder- oder Jugendpsychiater und versprechen einander eine aus der Mitgliedschaft geborene Verantwortungsübernahme, die schließlich in dem Konzept der Kollegialität mündet [16]. Da nicht alle Mitglieder einer Fachgesellschaft immer direkt miteinander verbunden sein müssen, sie sich auch in vielen anderen Kontexten alleine oder gemeinsam bewegen, ja auch nie einfach nur Mitglieder einer Fachgesellschaft sein können, ergo multiple Identitäten vertreten und zuletzt über ihre Eintritte sowie ihr Ausscheiden die Fachgesellschaft generationenübergreifend ständig im Fluss und Austausch ihrer Konstituenten halten, fächert eine Fachgesellschaftsgeschichte an den engen Grenzen einer juristischen Körperschaftsdefinition notwendiger Weise aus. Um diesem Gedanken Rechnung zu tragen, haben wir uns bemüht, die Fachgesellschaftsgeschichte in den einleitenden (langen) Kapiteln (▶ Kap. 2, 8) möglichst weit zu fassen und Netzwerkprozesse zu analysieren, die über die erklärte Mitgliedschaft in den Vorläuferorganisationen der Deutschen Gesellschaft für Kinder- und Jugendpsychiatrie hinausragen.

Während dabei für die schon relativ gut beschriebene Geschichte der Fachgesellschaft im Nationalsozialismus ein Netzwerkansatz gewählt wird, der in einer multimodalen Rekonstruktion Fakten, Institutionen und Individuen zusammenfügt, um Interaktionen im Netz zu betrachten und Handlungsbilanzen zu ziehen, wird für die Betrachtung nach 1945 (bis ca. 1955) ein auf Personennetzwerke und deren (gruppen-)biografische Hintergründe fokussierender, weiter gefasster Netzwerkansatz gewählt. Während der erste Ansatz (▶ Kap. 2) über die Nutzung von synoptischen Visualisierungen dem bisherigen Wissensstand wichtige Details hinzufügen soll, bietet der zweite (▶ Kap. 8) erstmals eine umfassende Darstellung der Zusammenhänge zwischen den Wiedergründungsakteuren und ihren jeweiligen Hintergründen um 1950.

Auf diese Weise erschließen sich uns vor allem Disziplinensichten. Wir nehmen eine Vogelperspektive ein, die von Personen ausgeht, deren Handeln sich in den Freiheitsgraden eines von ihnen selbst konstituierten Netzes bewegt. Institutionensichten betrachten wir hier nur reduziert, was mit sich bringt, dass wir die relativ gut erfassten „Kinderfachabteilungen" und die Morde dort wie allgemein in der Psychiatrie nicht als eigenes Themengebiet beschreiben, sondern darauf Bezug nehmen, wie sie über Personen, Denken und Handeln in den Blick des Netzwerks geraten. Aus dieser Disziplinsicht ergeben sich aber auch weitere Lücken. Daher folgen auf diese längeren aus dem o. g. Projekt heraus entstandenen Kapitel zur Fachgesellschaftsgeschichte weitergehende Betrachtungen einer Reihe höchst ausgewiesener Autorinnen und Autoren, die die jeweiligen Entwicklungen in den Grenzbereichen der kinder- und jugendpsychiatrischen

Fachgesellschaft ausleuchten sowie verzahnte inhaltliche und strukturelle Prozesse jenseits der Fachgesellschaft analysieren.

Im ersten Teil des Buches („Kinder- und Jugendpsychiatrie bis 1945") betrachten für die Zeit vor der Gründung der DGKH Petra Fuchs und Wolfgang Rose alternative Konzepte des Umgangs mit „schwierigen Kindern", wie sie Franz Kramer und Ruth von der Leyen vertraten. Thomas Beddies beschreibt den pädiatrischen Umgang mit diesen Kindern, bevor sich die Beiträge von Anne Oommen-Halbach und Klaus Schepker, Dagmar Hänsel sowie Hans Walter Schmuhl dem Verhältnis der Gesellschaft Deutscher Neurologen und Psychiater, der Heilpädagogen und des „Deutschen Vereins zur Fürsorge für jugendliche Psychopathen e. V." zur Kinder- und Jugendpsychiatrie zuwenden. Im zweiten Teil des Buches („Kinder- und Jugendpsychiatrie in der Nachkriegszeit") vervollständigen die Schilderungen von Volker Roelcke zur Erbbiologie und Kriegserfahrung im Zusammenhang mit den Arbeiten von Hermann Stutte und Werner Villinger, von Matthias Willing zur rechtlichen Seite der Zwangsbewahrung sowie von Renate Schepker zum Halbierungserlass und zur Finanzierung der Kinder- und Jugendpsychiatrie das Bild. Im dritten Teil des Buches („Einzelne Einrichtungen der Kinder- und Jugendpsychiatrie nach 1945") steuern Maike Rotzoll, Silke Fehlemann et al., Michaela Ralser und Gerda Engelbracht wertvolle neue Perspektiven auf kinderpsychiatrische Einrichtungen und ihr Wirken in der Nachkriegszeit in der BRD und in Österreich bei, bevor im vierten und letzten Teil („Perspektiven und Kommentare") Christian Schrapper, Ernst Berger und Frank Häßler den Band mit persönlichen Perspektiven und Kommentaren aus heutiger Sicht auf die Pädagogik sowie die Kinderpsychiatrie in Österreich und der DDR abschließen.

Der deutschen Sprache folgend wird – um den Sprachfluss zu erhalten – in diesem Buch überwiegend das generische Maskulinum verwendet, wenn das Geschlecht der jeweilig gemeinten Personen unbekannt ist oder wenn alle Geschlechter gemeint sind. Sofern die Geschlechtszugehörigkeit von Bedeutung ist, wird jeweils von den Autorinnen und Autoren sprachlich differenziert.

1.3   Entstehung des Buches und Danksagung

Da bis 2014 über die Zusammenhänge zwischen der frühen Fachgesellschaft und den gesellschaftlichen Bedingungen kaum etwas bekannt war und ebenfalls wenig über die Beziehungen ihrer Protagonisten untereinander und mit den Vertretern der benachbarten Gebiete, hat sich die Deutsche Gesellschaft für Kinder- und Jugendpsychiatrie, Psychosomatik und Psychotherapie (DGKJP) 2014 entschlossen, ein mit 60.000 Euro dotiertes Forschungsprojekt „Entstehungsgeschichte und Gründung der ‚Deutschen Gesellschaft für Kinderpsychiatrie und Heilpädagogik' 1940 in Wien und deren Aktivitäten in den folgenden Jahren bis in die unmittelbare Nachkriegszeit bis 1955" öffentlich auszuschreiben. Das nach fachlicher Begutachtung beauftragte Projektteam setzte sich zusammen aus Prof. Dr. Heiner Fangerau, Dr. Sascha Topp und Klaus Schepker M. A., welche zugleich auch die Herausgeber dieses Buches sind. Die Projektergebnisse sind Teil dieses Buches.

Die Projektteammitglieder und Herausgeber dieses Buches bedanken sich an dieser Stelle sehr für das ihnen von der DGKJP entgegengebrachte Vertrauen. Die Beauftragung und Finanzierung des 2-jährigen Projektes sowie die Finanzierung dieses Buchprojektes erfolgte unter den Präsidentschaften von Prof. Jörg M. Fegert und Prof. Tobias Banaschewski. Betreut wurde das Forschungsprojekt durch einen Projektbeirat unter dem Vorsitz von Frau Bundesministerin a. D. Christine Bergmann. Dem Beirat gilt unser besonderer Dank, da er, was nicht selbstverständlich ist, unsere Forschungsarbeit wirklich nur „zuhörend" und „nachfragend" begleitete.

Eine Aufgabe des Forschungsprojektes war, den Dialog zu anderen Forscherinnen und Forschern in diesem Themenfeld zu suchen. Als Ergebnis eines Expertenworkshops finden sich in diesem Buch daher neben den Projektergebnissen die Beiträge anderer Autorinnen und Autoren aus dem thematischen Umfeld. Wir danken allen Autorinnen und Autoren für ihre Mitwirkung, die sie ohne jede finanzielle Unterstützung aus Kollegialität geleistet haben.

Zuletzt möchten wir allen Beteiligten danken, die durch ihre Hilfe während des Forschungsvorhabens und in der Vorbereitung des Manuskripts dieses Buch ermöglicht haben. Ohne andere auszuschließen, sind hier namentlich besonders Thomas Beddies, Hans-Walter Schmuhl, Ulrich Koppitz und Peter Steinkamp zu nennen. Für die Erstellung der Grafiken bedanken wir uns bei Arno Görgen – auch für seine Nachsicht und Geduld bei wiederkehrenden Änderungswünschen. Die umfangreichen Literaturrecherchen wurden tatkräftig unterstützt von Kornelia Herudek und Karl-Heinz Löffler. Speziell für die Rekonstruktion der Nachkriegsentwicklungen seien Christof Beyer, Anne Cottebrune, Wulf Steglich, Christine Vanja und Ursula Veil genannt. Die Projektgruppe erklärt ihren ausdrücklichen Dank an Ute Daub und Meret Mitscherlich, die beiderseits freundlicherweise der Auswertung ihres Interviewmaterials mit Carola Hannappel für die hiesige Veröffentlichung zugestimmt haben.

Literatur

Zitierte Archivquellen

[1] Archiv der DGPPN – Geschäftsstelle Berlin: GDNP-Protokoll über die Vorstandssitzung am 25. September 1951 in Stuttgart. Punkt 5.) Beziehungen zwischen Psychiatrie und Psychologie, S 1–6, hier S 3

[2] Archiv der DGPPN – Geschäftsstelle Berlin: GDNP-Vorstand (Jürg Zutt, Werner Villinger, Helmut Ehrhardt) an das Präsidium des Deutschen Ärztetages und den Gesamtvorstand der Bundesärztekammer, Köln-Lindenthal, 4.8.1956, S 1–5, hier S 4

[3] Archiv der DGPPN – Geschäftsstelle Berlin: Protokoll der Sitzung der Direktoren der Neuropsychiatrischen Universitätskliniken – Lehrstuhlinhaber – des Bundesgebietes am 27. Juli 1956 in Göttingen. Punkt 3.) Die Frage der Psychotherapie in den Kliniken, S 1–6, hier S 5

[4] Hessisches Hauptstaatsarchiv Wiesbaden –1069 Nr. 263: Franz Günther von Stockert an Jürg Zutt, 28.9.1949

[5] Universitätsarchiv am Staatsarchiv Marburg – 307c – Nr. 5419: Villinger an den Dekan der Medizinischen Fakultät, Philipps-Universität Marburg, 24.02.1951

Zitierte Literatur

[6] Beddies T (2002) Kinder und Jugendliche in der Heil- und Pflegeanstalt Görden als Opfer der NS-Medizinverbrechen. In: Hübener K (Hrsg) Brandenburgische Heil- und Pflegeanstalten in der NS-Zeit. be.bra verlag, Berlin

[7] Beddies T, Fuchs P (2006) Psychiatrische und pädagogische Versorgungskonzepte und -wirklichkeiten für psychisch kranke und geistig behinderte Kinder und Jugendliche in Berlin und Brandenburg 1919–1933. In: Czech H, Huentelmann AC, Vossen J (Hrsg) Gesundheit und Staat. Studien zur Geschichte der Gesundheitsämter in Deutschland, 1870–1950. Matthiesen, Husum, S 79–92

[8] Benzenhöfer U (2003) Hans Heinze: Kinder- und Jugendpsychiatrie und „Euthanasie". In: Arbeitskreis zur Erforschung der Nationalsozialistischen „Euthanasie" und Zwangssterilisation (Hrsg) Beiträge zur NS-„Euthanasie"-Forschung. Klemm & Oelschläger, Ulm, S 9–52

[9] Broman T (1996) The transformation of German academic medicine, 1750–1820. Cambridge Univ Press, Cambridge

[10] Bürger-Prinz H (1942) Paul Schröder †. Allg Z Psychiatr Grenzgeb 119:161–163

[11] Castell R, Nedoschill J, Rupps M et al (2003) Geschichte der Kinder- und Jugendpsychiatrie in Deutschland in den Jahren 1937 bis 1961. Vandenhoeck & Ruprecht, Göttingen

[12] Dahl M (2001) Aussonderung und Vernichtung – Der Umgang mit „lebensunwerten" Kindern während des Dritten Reiches und die Rolle der Kinder- und Jugendpsychiatrie. Prax Kinderpsychol Kinderpsychiatr 50:170–191

[13] Ehrhardt H (1961) Professor Werner Villinger zum Gedächtnis. Nervenarzt 32:533–534

[14] Ewald G (1958) W. Villingers Bedeutung für die Sozialpsychiatrie. Offener Brief. In: Ehrhardt H, Ploog D, Stutte H (Hrsg) Psychiatrie und Gesellschaft. Ergebnisse und Probleme der Sozialpsychiatrie. Huber, Bern Stuttgart, S 305–313

[15] Fangerau H (2013) Evolution of knowledge from a network perspective: Recognition as a selective factor in the history of science. In: Fangerau H, Geisler H, Halling T, Martin W (Hrsg) Classification and evolution in biology, linguistics and the history of science. Concepts – Methods – Visualization. Steiner, Stuttgart, S 11–32

[16] Fangerau H (2011) Urologie im Nationalsozialismus – eine medizinische Fachgesellschaft zwischen Professionalisierung und Vertreibung. In: Krischel M, Moll FH, Bellmann J et al (Hrsg) Urologen im Nationalsozialismus. Zwischen Anpassung und Vertreibung. Hentrich & Hentrich, Berlin, S 13–21

[17] Fangerau H, Halling T (Hrsg) (2009) Netzwerke: Eine allgemeine Theorie oder die Anwendung einer Universalmetapher in den Wissenschaften. Transcript, Bielefeld

[18] Fangerau H, Imhof C (2015) Medizinische Spezialisierung: Wege der Urologie in beiden deutschen Staaten und die Gründung der Deutschen Gesellschaft für Urologie der DDR. In: Halling T, Moll FH, Fangerau H (Hrsg) Urologie 1945–1990. Entwicklung und Vernetzung der Medizin in beiden deutschen Staaten. Springer, Heidelberg, S 21–34

[19] Fegert JM (1986) Zur Vorgeschichte der Kinder- und Jugendpsychiatrie. Eine Übersicht zur Erforschung ideengeschichtlicher Aspekte kinderpsychiatrischen Denkens und Handelns. Z Kinder Jugendpsychiatr Psychother 14:126–144

[20] Fellmann S (2000) Die Tätigkeit der medizinisch-wissenschaftlichen Gesellschaften und Vereine im Bereich der Neurologie und Psychiatrie in Deutschland zwischen 1933 und 1945. Diss. med. Universität Leipzig Karl-Sudhoff-Institut für Geschichte der Medizin und der Naturwissenschaften. Universität Leipzig

[21] Fuchs P, Rose W, Beddies T (2012) Heilen und Erziehen. Die psychiatrische Kinderbeobachtungsstation an der Charité als regulativer Schwellenraum. In: Hess V, Schmiedebach H-P (Hrsg) Am Rande des Wahnsinns. Schwellenräume einer urbanen Moderne. Böhlau, Wien, S 111–148

[22] Haack K, Häßler F, Kumbier E (2013) „Irgend eine angenehme Seite ist bei dem Jungen nicht zu entdecken" – Aspekte der „Kindereuthanasie" in Schlesien. Prax Kinderpsychol Kinderpsychiatr 62:391–404

[23] Hänsel D (2008) Karl Tornow als Wegbereiter der sonderpädagogischen Profession. Die Grundlegung des Bestehenden in der NS-Zeit. Klinkhardt, Bad Heilbrunn

[24] Häßler F (2013) Editorial. Z Kinder Jugendpsychiatr Psychother 41:3

[25] Henke K-D (Hrsg) (2008) Tödliche Medizin im Nationalsozialismus. Von der Rassenhygiene zum Massenmord. Böhlau, Köln Weimar Wien

[26] Holtkamp M (2002) Werner Villinger (1887–1961) Die Kontinuität des Minderwertigkeitsgedankens in der Jugend- und Sozialpsychiatrie. Matthiesen, Husum

[27] Huerkamp C (1985) Der Aufstieg der Ärzte im 19. Jahrhundert. Vom gelehrten Stand zum professionellen Experten: Das Beispiel Preußen. Vandenhoeck & Ruprecht, Göttingen

[28] Jütte R (1997) Die Entwicklung des ärztlichen Vereinswesens und des organisierten Ärztestandes bis 1871. In: Jütte R (Hrsg) Geschichte der deutschen Ärzteschaft. Organisierte Berufs- und Gesundheitspolitik im 19. und 20. Jahrhundert. Deutscher Ärzte-Verlag, Köln, S 15–42

[29] Jütte R, Eckart WU, Schmuhl H-W et al (Hrsg) (2011) Medizin und Nationalsozialismus: Bilanz und Perspektiven der Forschung. Wallstein, Göttingen

[30] Kölch MG (2002) Theorie und Praxis der Kinder- und Jugendpsychiatrie in Berlin 1920–1935. Die Diagnose „Psychopathie" im Spannungsfeld von Psychiatrie, Individualpsychologie und Politik. (laut DNB): Politik. Diss. med. Charité Univ.-Med. Berlin. Fachbereich Humanmedizin. Freie Universität Berlin

[31] Laube S (1996) Zur Entwicklung der Kinder- und Jugendpsychiatrie in Deutschland von 1933 bis 1945 – unter besonderer Berücksichtigung psychiatrischer Beiträge. Diss. med. Universität Leipzig. Medizinische Fakultät Karl-Sudhoff-Institut für Geschichte der Medizin und der Naturwissenschaften. Medizinische Fakultät der Universität Leipzig

[32] Nedoschill J (2009) Aufbruch im Zwielicht – die Entwicklung der Kinder- und Jugendpsychiatrie in der Zeit von Zwangssterilisation und Kindereuthanasie. Prax Kinderpsychol Kinderpsychiatr 58:504–517

[33] Nedoschill J, Castell R (2001) Der Vorsitzende der Deutschen Gesellschaft für Kinderpsychiatrie und Heilpädagogik im Zweiten Weltkrieg. Prax Kinderpsychol Kinderpsychiatr 50:228–237

[34] Newman C (1957) The evolution of medical education in the nineteenth century. Oxford Univ Press, London

[35] Nissen G (2005) Kulturgeschichte seelischer Störungen bei Kindern und Jugendlichen. Klett-Cotta, Stuttgart

[36] Remschmidt H (2009) Die Entwicklung der deutschen Kinder- und Jugendpsychiatrie und die Marburger Klinik. Z Kinder Jugendpsychiatr Psychother 37:379–391

[37] Remschmidt H (1988) Historische Entwicklung der Kinder- und Jugendpsychiatrie. In: Remschmidt H, Schmidt MH (Hrsg) Kinder- und Jugendpsychiatrie in Klinik und Praxis. Thieme, Stuttgart New York, S 1–10

[38] Remschmidt H (1998) Tradition und Entwicklung in der Kinder- und Jugendpsychiatrie. Z Kinder Jugendpsychiatr Psychother 26:34–42

[39] Remschmidt H, Schmidt MH, Strunk P (1990) 50 Jahre Deutsche Gesellschaft für Kinder- und Jugendpsychiatrie. Z Kinder Jugendpsychiatr Psychother 18:3–4

[40] Schepker K, Fangerau H (2016) Die Gründung der Deutschen Gesellschaft für Kinderpsychiatrie und Heil-
      pädagogik - Der Weg von Paul Schröder zum Gründungsvorsitzenden. Z Kinder Jugendpsychiatr Psychother
      44:180–188
[41] Schepker K, Topp S, Fangerau H (2016) Wirren um Paul Schröder,Werner Villinger und Hans Heinze. Die drei
      Vorsitzenden der Deutschen Gesellschaft für Kinderpsychiatrie und Heilpädagogik zwischen 1940 und 1945.
      Nervenarzt, doi:10.1007/s00115-016-0104-2
[42] Schepker R, Schmeck K, Kölch MG et al. (2015) Eine frühe Gen-Umwelt-Theorie der Störungen des Sozialver-
      haltens versus „Anethischer Psychopathie". Prax Kinderpsychol Kinderpsychiatr 64:290–307
[43] Schmuhl H-W (2016) Die Gesellschaft Deutscher Neurologen und Psychiater im Nationalsozialismus. Sprin-
      ger, Berlin Heidelberg
[44] Schmuhl H-W (2013) Psychiatrie und Politik. Die Gesellschaft Deutscher Neurologen und Psychiater im Natio-
      nalsozialismus. In: Lohff B, Wolters C, Beyer C (Hrsg) Abweichung und Normalität – Psychiatrie in Deutschland
      vom Kaiserreich bis zur Deutschen Einheit. Transcript, Bielefeld, S 137–157
[45] Schmuhl H-W (1992) Rassenhygiene, Nationalsozialismus, Euthanasie. Von der Verhütung zur Vernichtung
      „lebensunwerten Lebens" 1890–1945. Vandenhoeck & Ruprecht, Göttingen
[46] Schorsch G (1942) Paul Schröder †. Arch Psychiatr Nervenkrankheit 114:441–443
[47] Schröder P (1938) Kinderpsychiatrie. Monatsschr Psychiatr Neurol 99:267–293
[48] Schröder P (1943) Kinderpsychiatrie und Heilpädagogik. Z Kinderforsch 49:9–14
[49] Specht F (2001) Editorial. Prax Kinderpsychol Kinderpsychiatr 50:153–155
[50] Stutte H (1970) 30 Jahre Deutsche Vereinigung für Jugendpsychiatrie. Nervenarzt 41:313–317
[51] Stutte H (1952) Die deutsche Jugendpsychiatrie. Unsere Jugend 4:276–277
[52] Stutte H (1977) Hermann Stutte. In: Pongratz LJ (Hrsg) Psychiatrie in Selbstdarstellungen. Huber, Bern,
      S 394–421
[53] Stutte H (1967) Soziale Aufgaben der Kinder- und Jugendpsychiatrie. Jahrb Jugendpsychiatr Grenzgeb
      5:173–185
[54] Thüsing C (1999) Leben und wissenschaftliches Werk des Psychiaters Paul Schröder unter besonderer
      Berücksichtigung seines Wirkens an der Psychiatrischen und Nervenklinik der Universität Leipzig. Diss. med.
      Universität Leipzig Medizinische Fakultät. Universität Leipzig
[55] Weisz G (2006) Divide and conquer. A comparative history of medical specialization. Oxford Univ Press,
      Oxford, NY

Kinder- und Jugendpsychiatrie bis 1945

Die Gründungsgeschichte der Deutschen Gesellschaft für Kinderpsychiatrie und Heilpädagogik (DGKH) und ihr Wirken

Klaus Schepker, Heiner Fangerau

© Springer-Verlag GmbH Deutschland 2017
H. Fangerau, S. Topp, K. Schepker (Hrsg.), *Kinder- und Jugendpsychiatrie im Nationalsozialismus
und in der Nachkriegszeit*, DOI 10.1007/978-3-662-49806-4_2

2.1   Die Gründungsgeschichte der Deutschen Gesellschaft für Kinderpsychiatrie und Heilpädagogik (DGKH) und ihr Wirken – ein netzwerkanalytisches Vorgehen

Klaus Schepker, Heiner Fangerau

> » Am 5. 9. 1940 hat in Wien im großen Hörsaal der Neurologisch-Psychiatrischen Klinik die Erste Tagung der Deutschen Gesellschaft für Kinderpsychiatrie und Heilpädagogik stattgefunden. Sie war von fast 500 Teilnehmern besucht, Pädagogen, Ärzten und Verwaltungsbeamten, welche mit der Betreuung und Erziehung, der Erkennung und Bewertung von Kindern und Jugendlichen zu tun haben, soweit sie körperlich, an ihren Sinnesorganen, oder aber geistig und seelisch anlagemäßig benachteiligt oder umweltgeschädigt und vernachlässigt sind ([162]:67).

Mit diesen Worten beschrieb der 1. Vorsitzende dieser Fachgesellschaft **Paul Schröder** (1873–1941) die Gründung als Zusammenschluss von erkennenden und bewertenden Ärzten sowie betreuenden und erziehenden Pädagogen.

Schröder konnte auf der Tagung neben den Vertretern anderer „Grenzgebiete", wie den zahlreich anwesenden Pädiatern und Psychotherapeuten, auch die

> » Vertreter des Reichsinnenministeriums, des Reichsministeriums für Volksaufklärung und Propaganda sowie des Reichsgesundheitsamtes begrüßen und ihnen für Förderung und materielle Unterstützung danken. Er dankte ferner vor allem dem NS.-Lehrerbund Reichsfachschaft V und der Gesundheitsführung der Reichsjugendführung für ihren raschen und verständnisvollen Einsatz ([162]:67–68).

Die Umstände der Gründung der ärztlich-sonderpädagogischen DGKH im Rahmen einer „Kinderkundlichen Woche" in Wien, mitten im Krieg, parallel zur sog. Kindereuthanasie ([105]:6–8), mit fast 500 Teilnehmern, darunter „ausländische Gäste … aus der Schweiz, … Ungarn, China und Chile", zwischen den Tagungen der Pädiater und der Psychotherapeuten und mit direkter materieller Unterstützung durch nationalsozialistische Ministerien und Ämter, denen Schröder für ihren Einsatz dankte ([162]:67–68), deuten auf eine enge Kooperation von mehreren Akteuren im Gründungsprozess hin, auf ein Netzwerk, das die Fachgesellschaft als einen Knotenpunkt etablieren wollte.

Zur Geschichte der Kinder- und Jugendpsychiatrie in Deutschland wie auch zur Fachgesellschaft liegen bereits einige Arbeiten vor (Zusammenstellung ▶ Kap. 1). Wir möchten in diesem Kapitel die bisherigen Sichtweisen um eine Perspektive auf genau dieses Netzwerk erweitern. So fragen wir auf der einen Seite nach den Motiven der führenden Akteure, die Institutionalisierung des eigenen Fachgebiets im Rahmen einer Kooperation von Medizin und (Sonder-)Pädagogik voranzutreiben, auf der anderen Seite versuchen wir, auch strukturell die Machtkonstellationen zu rekonstruieren, die die Gründung dieser Fachgesellschaft überhaupt erst möglich gemacht haben.

Teile der im Folgenden dargestellten Ergebnisse wurden bereits publiziert in R. Schepker et al. [147], K. Schepker und H. Fangerau [145] und K. Schepker et al. [146]. Auf eine jeweilige Zitierung dieser Beiträge wird im Folgenden verzichtet.

2.1.1 Zur Methodik

Die Hauptfragestellung nach dem „Gesamtmuster", den Hintergründen der Gründung der Fachgesellschaft, nach den personellen und institutionellen Zusammenhängen der Etablierung legt methodisch ein netzwerkanalytisches Vorgehen [51] nahe.

Auf Personen und deren Beziehungen fokussierte Netzwerkanalysen fanden in den letzten Jahren fruchtbar Anwendung, wie sie auch bei D. Hänsel [72] in ihrer Arbeit zur Geschichte der Heilpädagogen und bei H.-W. Schmuhl [152] in seiner Geschichte der „Deutschen Gesellschaft für Neurologie und Psychiatrie" im Nationalsozialismus verfolgt worden sind.

In unserem Beitrag möchten wir eine personenbezogene Netzwerkanalyse noch erweitern und auch „Dinge" in die Betrachtung einbeziehen, mit denen Akteure im Netz interagieren, wenn sie auf der Grundlage von politischen Strukturen, finanziellen Möglichkeiten, Machtverhältnissen und institutioneller Unterstützung handeln. Wir haben es beim Netzwerk der Gründung der DGKH mit einer Gruppe von Akteuren zu tun, die in gemeinsamen Beziehungen Ziele verfolgten und Strukturen gestalteten. Dabei kommt aber eine sich rein auf einzelne Personen beziehende Netzwerkanalyse an ihre Grenzen, denn vielfach verfolgen Personen stellvertretend für Institutionen oder Verbände weitere Interessen. Um diesen Gedanken aufzunehmen, folgen wir in unserem Ansatz B. Latour [103] und anderen, die mit der Actor-Network-Theory auch dinglichen Gegenständen einen Platz in Netzwerken einräumen, da auch sie die „Arbeit" und das „Werken" im Netzwerk z. B. dadurch bestimmen, dass sie Handlungsoptionen und -räume festlegen.

» Außer zu „determinieren" und als bloßer „Hintergrund für menschliches Handeln" zu dienen, könnten Dinge … ermächtigen, ermöglichen, anbieten, ermutigen, erlauben, nahelegen, beeinflussen, verhindern, autorisieren, ausschließen und so fort ([103]:124).

Damit wird das Netzwerk im hier verfolgten Ansatz zur heuristisch nutzbaren Metapher, die jenseits einer mathematischen graphentheoretischen Netzwerkidee steht. Uns geht es darum, den Wandel der Netzwerkstruktur und der Funktionen von Akteuren im Netzwerk im Laufe der Zeit nachzuzeichnen und dabei vor allem die Netzwerkarbeit in den Blick zu nehmen. Triebfedern für den Wandel können bei einer solchen Lesart auch in übergeordneten Ebenen wie politischen Rahmenbedingungen oder Denkräumen bestehen, die dabei selbst Teil des Netzwerks sind.

Im Mittelpunkt einer solchen kontextuellen Netzbetrachtung stehen bestimmte Abstraktionen menschlichen Handelns, die je nach Betrachtungstiefe selbst wieder in Netzwerke auflösbar sind. Hierzu gehören z. B. Ergebnisse kollektiven Wirkens wie Zeitschriften als Wissensträger von Ideen, Anstaltsstrukturen und Institutionen, die den Rahmen für Handlungen Einzelner bestimmen, aus der Politik bzw. Gesellschaft formulierte Anforderungen an die sich spezialisierende Fachgesellschaft und Aufgabenprofile, die sich aus Ideen, Zielgruppen, Interessen ergeben.

Daneben wirken natürlich immer, mehr oder weniger intensiv, auch „äußere" Einflüsse auf das Netzwerk, die nicht selbst Teil des Netzwerks sind, und die Dynamik eines Netzwerks im Zeitverlauf wird wiederum bestimmt durch das Zusammenspiel von Akteuren, ihren Erwartungen und Interessen sowie Denk- und Handlungsrahmen. Es liegt also nahe, neben dem Fokus auf Personen und ihre Interaktionspartner mehrere Betrachtungsebenen in eine Netzwerkbetrachtung einzubeziehen, um das „Arbeiten" und „Wirken" in Netzwerken, die Dynamik im Netz und die Veränderung von Netzwerken rekonstruieren zu können.

Um die Dynamik in einem Netzwerk – bei den Autoren konkret Familien – erfassen zu können, schlagen I. Boszormenyi-Nagy und D. N. Ulrich [41] vier Dimensionen für eine multimodale Betrachtungsweise eines Netzwerks vor: „facts", „psychology", „transactions or power alignments", und „relational ethics". Angelehnt an diesen Ansatz möchten wir in der Rekonstruktion der Gründung der DGKH 5 Betrachtungsmodi unterscheiden, die jeweils in unterschiedlicher Stärke sowohl „Netzwerkknoten", also Akteure und „Dinge" nach Latour [103], als auch Verbindungen zwischen den Knoten beschreiben, wobei die Betrachtungsmodi 1–3 eher Knoten und Verbindungen konstituieren helfen, während die letzten beiden eher die Motive und Auswirkungen der Interaktionen im Netz in Anlehnung an I. Boszormenyi-Nagy und D. N. Ulrich [41] verständlich machen:

1. der Betrachtungsmodus des Faktischen,
2. der Betrachtungsmodus der Institutionen,
3. der Betrachtungsmodus der Individuen,
4. der Betrachtungsmodus der Interaktionen und Machtstrukturen,
5. der Betrachtungsmodus der Netzethik.

■ Betrachtungsmodus des Faktischen

Der Betrachtungsmodus des Faktischen umfasst alles, was Grundlage und Bedingung der Interaktion von Individuen ist, auch die faktischen Eigenschaften der Individuen selbst. Das reicht in dieser Arbeit vom Alter und der generationellen Zugehörigkeit einer Person sowie ihrem ökonomischen Kontext bis hin zur Nationalität. Der Betrachtungsmodus umfasst auch die persönliche Gewordenheit der Individuen in ihrer Zeit.

Beispiel   Sowohl Schröder als auch **Werner Villinger** (1887–1961) waren im 1. Weltkrieg aktiv, beide wurden mit Orden ausgezeichnet, beide haben zwischen den Weltkriegen nebenberuflich die Wehrmacht unterstützt und beide waren Mitglied im antidemokratisch-militaristischen „Stahlhelm". Schröder hat wiederholt die Bedeutung der „charakterologischen Untersuchung" für die Wehrmacht ([159]:81–82) betont. Die Notwendigkeit von Beratenden Psychiatern in der Wehrmacht begründete Villinger mit seiner Erfahrung aus dem 1. Weltkrieg,

> » wie gerade die seelisch Abnormen gegen Kriegsende zu einer immer größeren Gefahr für den inneren Bestand und Halt des besten Heeres der Welt wurden und schließlich dessen vorher glänzend bewährte Zucht und Ordnung in einem nie für möglich gehaltenen Ausmaß untergruben, ja, weithin zerstörten ([199]:437).

■ Betrachtungsmodus der Institutionen

Der Betrachtungsmodus der Institutionen umfasst „Dinge", in denen vormalige Handlungen verdichtet (vergegenständlicht) sind. Hierzu gehören Organisationen bzw. ihre Repräsentation wie die DGKH selbst (als Organisation mit Stempel, Briefpapier usw.) oder das Reichsinnenministerium (RMdI, als staatliche Institution) ebenso wie Kliniken, Fachzeitschriften usw.

Institutionen haben grundsätzlich eine Neigung, sich zu erhalten. Sie verändern sich jedoch bei besonders starkem Druck von außen. Die frühe Geschichte der Fachgesellschaft ist voll von solchen „erzwungenen" Netzveränderungen.

Beispiel Einen solchen „Druck von außen" stellte die „Gleichschaltung" des Gesundheits- und Fürsorgewesens ab 1933 dar. Die Prozesse der Gleichschaltung haben den „Deutschen Verein zur Fürsorge für jugendliche Psychopathen" (DVFjP) und die *Zeitschrift für Kinderforschung*, ja die ganze psychiatrische Verbändelandschaft radikal verändert (s. u.).

▪ Betrachtungsmodus der Individuen

Der Betrachtungsmodus der Individuen umfasst vor allem die Art des Handelns, die Handlungsmotivation, die Frage, wie die Individuen durch ihr Handeln nach Macht, gesellschaftlicher Anerkennung und ggf. auch nach der Befriedigung narzisstischer Bedürfnisse streben.

Beispiel Durch die Gleichschaltung des Gesundheits- und Fürsorgewesens ab 1933, einer durch starken Druck von außen „erzwungenen" Netzveränderung, wurden die Netze unserer Akteure, Schröder und Villinger nachhaltig verändert. Dies hat sie letztlich erst in die Lage versetzt, die Fachgesellschaft gründen zu können. Die Handlungsmotivation bei Schröder, seit 1938 emeritiert, ist wohl die Umsetzung seiner Vorstellungen von Kinderpsychiatrie, die sich über 2 Jahrzehnte entwickelt hatten und in zahlreichen Veröffentlichungen festgehalten sind. Bei Villinger dürfte schon eher die Karriere handlungsleitend gewesen sein, er wird erst 1940 zum Ordinarius (s. u.).

▪ Betrachtungsmodus der Interaktionen und Machtstrukturen

Der Betrachtungsmodus der Interaktionen und Machtstrukturen betrachtet die „systemischen" Regularien, denen Interaktionsprozesse im Netz unterliegen. Macht (Wer ist verantwortlich für welche Entscheidung? Wer hat wieviel Einflussstärke?), Denkräume in Wissenschaftstrends (z. B. Erblichkeit von Charaktereigenschaften), Machtallianzen und Strategien (wie die Kooperation des „Nationalsozialistischen Lehrerbundes [NSLB] Fachschaft V" mit den Kinderpsychiatern) oder aktuelle gesellschaftliche Anforderungen zur Organisation (Gesundheitsführung braucht Prognose) werden hier genauer analysiert.

Beispiel Um ordnungspolitische Ereignisse wie die Gründung der DGKH im Krieg mit einer „Großveranstaltung" mit ca. 500 Teilnehmern 1940 in Wien zu verstehen, ist der Betrachtungsmodus der Interaktionen und Machtstrukturen von besonderer Bedeutung. Dazu zählt, welche Strategien mit der Gründung verfolgt wurden, welche Machtallianzen sie überhaupt möglich machten, welche Organisationen die Vorbereitung unterstützten (s. u.).

▪ Betrachtungsmodus der Netzethik

Der Betrachtungsmodus der Netzethik wendet sich der netzinternen Handlungsbilanz zu. Die netzinterne Handlungsbilanz wird immer neu „verhandelt". Eine Grundeigenschaft von Netzen ist es, dass alle kooperierenden Akteure eine für alle Seiten mehr oder weniger günstige Bilanz anstreben, während andere Akteure sogar ausgeschlossen werden können.

Ein theoretisches Beispiel für eine gewünschte Kooperationsbilanz stellt auch das Konzept von Wissenschaft und Politik – als Ressourcen für einander [26] – dar.

In der Abwägung von einzelnen Handlungen spielen zudem übergeordnete Loyalitäten, „invisible loyalties" [41], eine Rolle.

Beispiel Villinger lässt sich 1941 als Staatsbeamter und Offizier zu T4-Gutachten bewegen, obwohl das eigentlich mit seiner christlichen Grundauffassung kollidiert ([152]:319–324).

Suchbewegungen im Netz

Aus diesen Überlegungen wird deutlich, dass es uns weniger darum geht, quantitativ Knoten und Verbindungen im Netzwerk zu berechnen, sondern darum, mithilfe qualitativer Zugänge Positionen im Netz auf verschiedenen Netzwerkebenen zu ermitteln, die Einfluss darauf haben, dass eine Fachgesellschaft als kollektiver Verbund entsteht, sowie zu zeigen, wie so eine Fachgesellschaft nach außen als Kollektiv agiert und wie sie sich nach innen bis auf die individuelle Ebene ausdifferenziert.

Hieraus ergibt sich ein Vorgehen, das nur auf Basis etlicher Vorarbeiten funktioniert, gleichzeitig aber auch die erneute Lektüre schon publizierter und genutzter Quellbestände notwendig macht. Marten Düring beschreibt den Mehrwert dieses Vorgehens treffend als effektive Verknüpfung und Ergänzung von genauer Quellenlektüre, Interpretation, Datenkodierung und Visualisierung[1].

So folgen wir chronologisch in Wiederholungen und beständiger Erweiterung (iterative Vorgehensweise) den Akteuren und ihren Netzverbindungen. Wird dabei das Netzwerk um einen bisher nicht vertretenen Akteur erweitert, müssen zu diesem Akteur alle einschlägigen Quellbestände gesichtet werden. Hierbei ist auch die erneute Lektüre schon gesichteter Primär- und Sekundärliteratur und bereits genutzter Quellen erforderlich, um nach Verbindungen zu bereits gesichteten Akteuren zu suchen und diese im gegebenen Fall neu zu bewerten. Das führt zu wiederholten Recherchen in identischen Beständen, jedoch jedes Mal mit neuer Fragestellung, auf höherem Kenntnisniveau, als quasi spiralförmige Entwicklung des Forschungsprozesses.

Die hier neben der vorhandenen Sekundärliteratur (▶ Kap. 1) ausgewerteten Quellen wurden vor allem durch Klaus Schepker in den folgenden Archiven recherchiert: Bundesarchiv Berlin Lichterfelde, Historische Sammlung „Springer-Verlag" in der Zentral- und Landesbibliothek Berlin, Max-Planck-Institut für Psychiatrie – Historisches Archiv München, Humboldt-Universität Berlin – Universitätsarchiv, Evangelisches Zentral Archiv Berlin, Archiv des Evangelischen Werkes für Diakonie und Entwicklung Berlin, Universitätsarchiv Tübingen sowie die Archive der DGKJP und der DGPPN.

Aufbau der Netzwerkdarstellung

Wir haben die Hoffnung, dass es gelingt, durch die longitudinale Betrachtung des Netzwerks zu einer umfassenden Geschichte der Fachgesellschaft für die Zeit zwischen 1933 und 1945 zu gelangen, die Beziehungen von Personen und Institutionen sowie Geflechte von Ideen und ihren Repräsentationen in gleicher Weise in den Blick nimmt. Dabei möchten wir zum einen Dynamiken nachweisen, die bestimmte Entscheidungen im Prozess der Gestaltung der medizinischen Fachgesellschaft gebahnt haben und zum anderen auch auf dem Niveau von Netzwerken Kontinuitäten und Diskontinuitäten im Denken und Handeln vor und nach dem Kriegsende aufzeigen. Dabei erschließen sich uns vor allem Disziplinensichten. Diese betrachten eine vielschichtige Gruppe von personenzentrierten (◼ Tab. 2.2) und institutionellen (◼ Tab. 2.3) Netzwerken und die in ihnen abgebildeten temporären Kooperationen oder Konflikte. Wir nehmen eine Vogelperspektive ein, die vor allem zunächst von Personen ausgeht, deren Handeln sich in

---

1   Marten Düring (2016) From Hermeneutics to Data to Networks: Data Extraction and Network Visualization of Historical Sources". http://pramminghistorian.org/lessons/creating-network-diagrams-from-historical-sources. Letzter Zugriff: 30.10.2016

den Freiheitsgraden eines von ihnen selbst konstituierten Netzes bewegt. Institutionensichten betrachten wir hier nur reduziert, was mit sich bringt, dass wir die relativ gut erfassten Kinderfachabteilungen und die Morde dort sowie in der Psychiatrie nicht als eigenes Themengebiet beschreiben, sondern darauf Bezug nehmen, wie sie über Personen, Denken und Handeln in den Einflussbereich des Netzwerks geraten.

Zuletzt sollen auch die augenfälligen Grenzgebiete, die sich mit der Kinder- und Jugendpsychiatrie beschäftigten, im Blick behalten werden, um den interdisziplinären Charakter des Grenzobjektes „Kinderpsychiatrie" nicht aus den Augen zu verlieren.

Grundsätzlich sind solche Netzwerkbetrachtungen unendlich. Um diese Unendlichkeit aufzuheben, erfolgt eine Fokussierung unserer Netzdarstellung auf die Individuen und Institutionen, die für die Geschichte der Gesellschaft für Kinderpsychiatrie und Heilpädagogik wesentlich waren.

Zusätzlich sind Netzwerke dynamisch, sie entwickeln sich über die Zeit und werden zeitweise auch von außen verändert. Sie befinden sich in beständiger Aktivität. In unserer Netzwerkbetrachtung konzentrieren wir uns daher auf die Darstellung zentraler Zeitabschnitte in der Gründungsgeschichte, auf Phasen, in denen eine besondere Dichte der Interaktionen zu bestimmten Ereignissen führte, wie z. B. zu einem internationalen Kongress.

Zur Verdeutlichung von bestimmten Situationen in diesen dynamischen und komplexen Entwicklungen verwenden wir grafische Netzwerkdarstellungen. Solche Grafiken sind im Druck notgedrungenermaßen nur Momentaufnahmen (Snapshots). Snapshots zeigen immer nur einen Netzausschnitt aus einem bestimmten Blickwinkel und zu einem bestimmten Zeitpunkt. Wichtig ist also auch die Einordnung eines Snapshots, die Diskussion des festgehaltenen Netzzustandes und die Zusammenschau mehrerer Snapshots, um die Netzwerkdynamik nachzuzeichnen.

Ausgangspunkt der hier erfolgten Netzwerkbetrachtung ist die Jahreswende 1932/1933. Die für die Geschichte der Fachgesellschaft danach in unseren Augen besonders wesentlichen Ereignisse bzw. Phasen der Netzentwicklung sind (Angabe von Zeitraum und Kurzbeschreibung des Ereignisses oder der Phasen der Netzwerkentwicklung) in ◙ Tab. 2.1 abgebildet:

◙ **Tab. 2.1** Detaillierter beschriebene Ereignisse

Zeitraum	Ereignis/Phase der Netzwerkentwicklung
1933–1935	Gleichschaltung des Fürsorge- und Gesundheitswesens
1933–1938	Aufstieg von Paul Schröder und Werner Villinger
1936–1937	Der 1. Internationale Kongress für Kinderpsychiatrie in Paris 1937
1938–1939	Vorbereitung des 2. Internationalen Kongresses für Kinderpsychiatrie in Leipzig
1940	Vorbereitung der Gründungstagung der DGKH
5.9.1940	Die Gründungstagung der DGKH am 5.9.1940 in Wien
1940–1941	Die DGKH unter dem Vorsitzenden Paul Schröder
1941	Der Kommissarische Vorsitzende Werner Villinger
1942–1945	Die DGKH unter dem Vorsitzenden Hans Heinze
1946–1949	Kontinuitäten nach 1945

Die in die Gründungsgeschichte der Fachgesellschaft involvierten Akteure sind in ◘ Tab. 2.2 abgebildet:

◘ **Tab. 2.2** Liste der im Netz betrachteten Individuen.
Die genannten Personen haben einen mehr oder weniger starken Bezug zur Gründungsgeschichte der DGKH und sind deshalb Teil der Netzwerkbetrachtungen. Die Individuen werden aufgelistet mit Namen, Lebenszeitraum, Ausbildung und ihrem Hauptbezug zur Gründungsgeschichte.

Name, Vorname	Geb.–Gest.	Ausbildung	Hauptbezug zur Gründungsgeschichte
Althaus, Hermann	1899–1966	Forstwirt	Vorsitzender DVföupF, Amtsleiter beim NSV, Mitglied im ÜA des AFET
Aschaffenburg, Gustav	1866–1944	Psychiater	Mitherausgeber der *MKrim*
Bennholdt-Thomsen, Carl	1903–1971	Pädiater	HJ-Ärztetagung 1944 in Prag
Bonhoeffer, Karl Ludwig	1868–1948	Psychiater	Beobachtungsstation, DVFfjP, Vorsitzender DVP
Brack, Viktor	1904–1948	Wirtschaftswissenschaftler	Leiter des Hauptamtes II der Kanzlei des Führers
Bürger-Prinz, Hans	1897–1976	Psychiater	Kinderpsychiatrische Tagung in Paris 1937
Conti, Leonardo	1900–1945	Mediziner	Reichsgesundheitsführer
Dubitscher, Fred	1905–1978	Psychiater	Mitarbeiter im RGA als Rassenhygieniker
Egenberger, Rupert	1877–1959	Sonderpädagoge	Vorsitzender der GfH, Mitherausgeber *Kifo*
Exner, Franz	1881–1947	Jurist	Kriminalbiologische Gesellschaft, Mitherausgeber *MKrim*
Francke, Herbert	1885–1947	Jurist	Landgerichtsdirektor Berlin, Vorstand DVJJ und DVFjP, Grußwort 1940 in Wien
Frick, Wilhelm	1877–1946	Jurist	Reichsinnenminister, verantwortlich für das Gesundheitswesen
Goebel, Fritz	1888–1950	Pädiater	Schriftführer der DGfK
Göring, Matthias	1879–1945	Psychotherapeut	Vorsitzender DAÄGP
Gregor, Adalbert	1877/1878–1971	Psychiater	Vorstand AFET und DVFjP, Mitglied KrimBiolG
Gütt, Arthur	1891–1949	Mediziner	Leiter Abteilung Volksgesundheit im RMdI
Hamburger, Franz	1874–1954	Pädiater	Gastgeber 1940 in Wien
Hamel, Carl	1870–1949	Mediziner	Präsident RGA, Vorstand DVFjP
Hanselmann, Heinrich	1885–1960	Sonderpädagoge	Vorstand GfH, Mitherausgeber *Kifo*, Vorsitzender Int. Heilpäd
Hecker, Walter	1889–1974	Jurist	Rede in Wien 1940, Vorstand AFET, Mitglied des AFET ÜA, Jugendamt Rheinische Provinzialverwaltung

◻ Tab. 2.2 Fortsetzung

Name, Vorname	Geb.–Gest.	Ausbildung	Hauptbezug zur Gründungsgeschichte
Heinze, Hans	1895–1983	Psychiater	Vorsitzender DGKH
Heuyer, Georges	1884–1977	Psychiater	Mitherausgeber der *Kifo*
Heyde, Werner	1902–1964	Psychiater	Mitarbeiter Kanzlei des Führers
Hirschfeld, Robert	1879–?	Neurologe	Mitherausgeber der *Kifo*
Hundinger, Ina	1901–2000	Juristin	Geschäftsführerin des Evangelischen Reichserziehungsverbandes, Gast in Wien 1940, Mitglied DGKH, ÜA AFET
Isserlin, Max	1879–1941	Psychiater	Vorstand GfH, Mitherausgeber *Kifo*
Kramer, Franz	1878–1967	Psychiater	Vorstand DVFjP, Mitherausgeber *Kifo*
Krampf, Alfred	1891–?	Sonderpädagoge	Mitglied NSLB Reichsfachschaft V
Kretschmer, Ernst	1888–1964	Psychiater	Beirat GDNP
Lange, Johannes	1891–1938	Psychiater	Kriminalbiologische Gesellschaft, Mitherausgeber der *MKrim*
Lesch, Erwin	1893–1974	Sonderpädagoge	1. Geschäftsführer der GfH
Linden, Herbert	1899–1945	Mediziner	Referent im RMdI
Maller, Anton	1891–1964	Pädagoge ?	2. Schriftführer DGKH, Generalsekretär der Int. Heilpäd.
Muthesius, Hans	1885–1977	Jurist	Mitarbeiter DVföupF
Nitsche, Paul	1876–1948	Psychiater	Mitarbeiter Kanzlei des Führers
Pfundtner, Hans	1881–1945	Jurist	Leitender Staatssekretär im RMdI
Polligkeit, Wilhelm	1876–1960	Jurist	Vorsitzender DVföupF, Vorstand AFET und weitere Funktionen
Reiter, Hans	1881–1969	Mediziner	Präsident RGA, Mitherausgeber *Kifo*
Rott, Fritz	1878–1959	Pädiater	Referent im RGA
Rüdin, Ernst	1874–1952	Psychiater	Vorsitzender GDNP
Schöbel, Alfred	1892–1978	Kaufmann	Deutsche Vereinigung für Säuglings- und Kleinkinderschutz e. V.
Schröder, Paul	1873–1941	Psychiater	Vorsitzender DGKH, Präsident Int. KJP
Siegmund-Schultze, Friedrich	1885–1969	Theologe	Vorsitzender des DVFjP
Sieverts, Rudolf	1903–1980	Jurist	Beratungen zum Jugendstrafrecht
Stutte, Hermann	1909–1982	Psychiater	DGKH Gründungstagung 1940 in Wien
Tornow, Karl	1900–1985	Sonderpädagoge	Schriftleiter *DdS*
Tramer, Moritz	1882–1963	Psychiater	Mitinitiator des 1. Int. Kongresses für Kinderpsychiatrie 1937 in Paris
Villinger, Werner	1887–1961	Psychiater	1. Schriftführer DGKH
von der Leyen, Ruth	1888–1935	Sonderpädagogin	Geschäftsführerin DVFjP und *Kifo*
von Kuenburg, Marcellina Gräfin	1883–1973	Psychologin	Mitherausgeberin *Kifo*

◻ Tab. 2.2 Fortsetzung

Name, Vorname	Geb.–Gest.	Ausbildung	Hauptbezug zur Gründungsgeschichte
von Neureiter, Ferdinand	1893–1946	Mediziner	Seit 1927 in der KrimBiolG, ab 1937 „Kriminalbiologische Forschungsstelle" im RGA
Wagner, Gerhard	1888–1939	Mediziner	Reichsärzteführer
Wagner-Jauregg, Julius	1857–1940	Psychiater	Gast DGKH Gründungstagung
Wiedel, Paul	1878–1953	Mediziner	Leiter Abteilung Humanmedizin im RGA
Wolff, Johannes	1884–1977	Theologe	Vorsitzender AFET
Zutt, Jürg	1893–1980	Psychiater	Mitherausgeber *Kifo* 1936–1944
Zwanziger, Fritz	(?–?)	Sonderpädagoge	Leiter NSLB Fachschaft V, 2. Vorsitzender DGKH

AFET = Allgemeiner Fürsorgeerziehungstag, *DAÄGP* = Deutsche Allgemeine Ärztliche Gesellschaft für Psychotherapie, *DdS* = Die deutsche Sonderschule, *DGfK* = Deutsche Gesellschaft für Kinderheilkunde, *DVFjP* = Deutscher Verein zur Fürsorge für jugendliche Psychopathen, *DVföupF* = Deutscher Verein für öffentliche und private Fürsorge, *DVJJ* = Deutsche Vereinigung für Jugendgerichte und Jugendgerichtshilfen, *DVP* = Deutscher Verein für Psychiatrie, *GDNP* = Gesellschaft Deutscher Neurologen und Psychiater, *GfH* = Gesellschaft für Heilpädagogik *HJ* = Hitlerjugend, *Int. Heilpäd.* = Internationale Gesellschaft für Heilpädagogik, *Int. KJP* = Internationales Komitee für Kinderpsychiatrie, *Kifo* = Zeitschrift für Kinderforschung, *KrimBiolG* = Kriminalbiologische Gesellschaft, *MKrim* = Monatsschrift für Kriminalpsychologie und Strafrechtsreform, *NSLB* = Nationalsozialistischer Lehrerbund, *NSV* = Nationalsozialistische Volkswohlfahrt, *RGA* = Reichsgesundheitsamt, *RMdI* = Reichsministerium des Innern, *ÜA* = Überleitungsausschuss des AFET

Die in die Gründungsgeschichte der Fachgesellschaft involvierten Institutionen sind in ◻ Tab. 2.3 abgebildet:

◻ Tab. 2.3 Liste der im Netz betrachteten Institutionen.
Die genannten Institutionen haben einen mehr oder weniger starken Bezug zur Gründungsgeschichte der DGKH und sind deshalb Teil der Netzwerkbetrachtungen. Bedingt durch den Fokus auf der Gründungsgeschichte, damit den verbandpolitischen Aspekten, werden Versorgungseinrichtungen des Gesundheits- und Fürsorgewesens, also Beobachtungsstationen, Kliniken, Anstalten usw. hier nicht mitbetrachtet. Die Institutionen werden aufgelistet mit Bezeichnung, Kurzbezeichnung und ihrem Hauptbezug zur Gründungsgeschichte.

Bezeichnung der Institutionen	Kurzbezeichnung	Hauptbezug zur Gründungsgeschichte
Allgemeiner Fürsorgeerziehungstag	AFET	Kooperationspartner Fürsorge
Deutsche Allgemeine Ärztliche Gesellschaft für Psychotherapie	DAÄGP	Fachgesellschaft eines Grenzgebietes, der Psychotherapeuten
Deutsche Arbeitsgemeinschaft für Kinderpsychiatrie	DAG Kinderpsychiatrie	Aus dieser Arbeitsgemeinschaft (rein ärztlich) geht die DGKH hervor

◾ **Tab. 2.3** Fortsetzung

Bezeichnung der Institutionen	Kurzbezeichnung	Hauptbezug zur Gründungsgeschichte
Deutsche Gesellschaft für Kinderheilkunde	DGfK	Fachgesellschaft eines Grenzgebietes, der Pädiater
Deutsche Gesellschaft für Kinderpsychiatrie und Heilpädagogik	DGKH	Entsteht aus DAG Kinderpsychiatrie, nun aber mit Heilpädagogen zusammen
Deutsche Vereinigung für Jugendgerichte und Jugendgerichtshilfen	DVJJ	Kooperationspartner für Jugendgerichte und Jugendgerichtshilfe
Deutscher Verein für öffentliche und private Fürsorge	DVföupF	Kooperationspartner Fürsorge
Deutscher Verein für Psychiatrie	DVP	Fachgesellschaft eines Grenzgebietes, der Erwachsenenpsychiater
Deutscher Verein zur Fürsorge für jugendliche Psychopathen	DVFjP	Organisation für Forschung, Fachpolitik und praktische Fürsorge
Die deutsche Sonderschule	*DdS*	Mitteilungsorgan der NSLB Fachschaft V
Gesellschaft Deutscher Neurologen und Psychiater	GDNP	Fachgesellschaft eines Grenzgebietes, der Erwachsenenpsychiater
Gesellschaft für Heilpädagogik	GfH	Fachgesellschaft eines Grenzgebietes, der Heilpädagogen
Gesundheitsführung der Reichsjugendführung	Hitlerjugend (HJ)/ Bund Deutscher Mädel (BDM)	Kooperationspartner Gesundheitsführung
Gruppe Innere Medizin (beim RGA)	GIM beim RGA	Für die DGKH zuständige Arbeitsgruppe von Fachgesellschaften beim RGA
Kanzlei des Führers	KdF	Betraut mit der Organisation der sog. Kindereuthanasie
Kriminalbiologische Gesellschaft	KrimBiolG	Gesellschaft zur interdisziplinären Erforschung von Täterpersönlichkeiten
Monatsschrift für Kriminalpsychologie und Strafrechtsreform	*MKrim*	Juristisch-medizinische Fachzeitschrift, ab 1939 das Mitteilungsorgan der Kriminalbiologischen Gesellschaft
Nationalsozialistische Volkswohlfahrt	NSV	Kooperationspartner Fürsorge
Nationalsozialistischer Lehrerbund Fachschaft V	NSLB Fachschaft V	Fachgesellschaft eines Grenzgebietes, der Sonderpädagogen
Reichsgesundheitsamt	RGA	Zuständig für die Aufsicht über die medizinischen Fachgesellschaften
Reichsministerium des Innern	RMdI	Zuständig für die Volksgesundheit
Reichsministerium für Volksaufklärung und Propaganda	RMVP	NS-Propaganda
Reichsministerium für Wissenschaft, Erziehung und Volksbildung	RMWEV	Zuständig für Wissenschaft und Erziehung (auch Sondererziehung)
Zeitschrift für Kinderforschung	*Kifo*	Mitteilungsorgan des DVFjP, GfH und DGKH

2.1.2   Zum Hintergrund: Die Gründungsgeschichte der DGKH in einer Übersicht

Bevor Klaus Schepker in ▶ Abschn. 2.2 eine quellennahe, detaillierte Netzwerkbeschreibung vornimmt, möchten wir kurz den Hintergrund der Netzwerkbetrachtung beschreiben, wie er sich in aller Kürze aus den bisher vorliegenden Arbeiten skizzieren lässt. Diese chronologische Übersicht soll vor allem die Einordnung der von uns für die DGKH als zentral erachteten Ereignisse in den Jahren 1932/1933 bis 1942, der einzelnen auftretenden Individuen und der beteiligten Institutionen erleichtern.

Teile dieser Übersicht sind bereits in zwei Zeitschriftenartikeln erschienen. Hier finden sich auch Hinweise auf die einschlägige Literatur [145], [146]. Literatur- und Archivbelege erfolgen in der Übersicht daher nur, wenn die entsprechenden Quellen direkt zitiert werden. Darüber hinaus finden sich alle anderen Belegangaben in den danach folgenden, die Aktivitäten im Netz schildernden Kapiteln. So sollen Doppelungen in der Belegführung vermieden werden. Auch für Sekundärquellen verweisen wir ausdrücklich auf die folgenden detaillierten Netzwerkschilderungen.

Die Ausgangssituation

1932 dominierten auf institutioneller Ebene zwei Vereine und eine Zeitschrift das Feld der Kinder- und Jugendpsychiatrie, der „Deutsche Verein zur Fürsorge für jugendliche Psychopathen e.V." die „Gesellschaft für Heilpädagogik e. V." (GfH) sowie die *Zeitschrift für Kinderforschung*. Die Gesellschaft für Heilpädagogik veranstaltete regelmäßig große auch international besuchte Tagungen. Der Deutsche Verein zur Fürsorge für jugendliche Psychopathen kümmerte sich neben dem Betrieb von eigenen Versorgungseinrichtungen auch um Forschung, Ausbildung und verbandspolitische Aufgaben: Es wurden reichsweite Umfragen und Erhebungen durchgeführt, Fachtagungen veranstaltet und die entsprechenden Ministerien bei Gesetzesentwürfen beraten [112]. Beide Vereine nutzten zudem die *Zeitschrift für Kinderforschung* als Mitteilungsorgan, sie stellten zusammen 4 der 6 Herausgeber. Eine besonders herausgehobene Position hatte dabei **Ruth von der Leyen** (1888–1935). Sie war im Vorstand der Gesellschaft für Heilpädagogik, sie war Geschäftsführerin des Deutschen Vereins zur Fürsorge für jugendliche Psychopathen und zudem seit 1923 auch Schriftleiterin der *Zeitschrift für Kinderforschung*.

Gleichschaltung des Fürsorge- und Gesundheitswesens

Nach der Ernennung **Adolf Hitlers** zum Reichskanzler machte der neue Reichsminister des Innern **Wilhelm Frick** (1877–1946) bereits im Juni 1933 in einer programmatischen Rundfunkrede zur NS-Gesundheitspolitik deutlich, „daß der Staat an … eine Verminderung der Lasten für Minderwertige und Asoziale heranzugehen habe". Er bemängelte zudem eine „übertriebene Fürsorge für das Einzelindividuum … ohne jede Rücksicht auf die Erkenntnisse der Vererbungslehre" und forderte dementgegen „Ausmerze und Auslese" ([55]:5–6).

Die heilpädagogischen Ansätze des Deutschen Vereins zur Fürsorge für jugendliche Psychopathen, das langjährige Bemühen um jede einzelne Person, passten nicht mehr zu dieser rassenhygienisch unterfütterten Kostenrechnung. Der Fürsorge- und Gesundheitssektor sowie seine Verbändelandschaft wurden von den neuen Machthabern „gleichgeschaltet". Beispielsweise wandte sich **Arthur Gütt** (1891–1949), der Leiter der Abteilung Volksgesundheit beim Reichsministerium des Innern, nur 3 Tage nach Fricks Rede, am 1.7.1933 an von der Leyen und kündigte die anstehende Einstellung der finanziellen Unterstützung für ihren Verein an und dass **Ernst**

Rüdin (1874–1952), stellvertretender Vorsitzender der Fachgesellschaft der Psychiater, sich um die „ruhige" Erledigung der Angelegenheit und die zukünftige Nutzung des bisher vom Verein gesammelten Forschungsmaterials kümmern werde (Gütt an von der Leyen, 1.7.1933, MPIP-HA, GDA 83; vgl. ausführlich ▶ Kap. 5). Eine Woche später teilte wiederum der Leitende Staatssekretär **Hans Pfundtner** (1881–1945) vom Reichsministerium des Innern (bereits am 3. Februar 1933 ernannt) dem Deutschen Verein zur Fürsorge für jugendliche Psychopathen mit, dass das Reichsministerium Rüdin nun sogar mit der Auflösung des Vereins beauftragt habe und alles „gefälligst sofort" zu geschehen habe (Pfundtner an den Verein, 7.7.1933, MPIP-HA, GDA 83).

Rüdin war gleichzeitig im „Sachverständigenbeirat" des Reichsministeriums des Innern als Obmann der „Arbeitsgemeinschaft für Rassenhygiene und Rassenpolitik" zuständig für die Überprüfung des „Gesundheitswesens der Fürsorge" und zur Erstellung von Vorschlägen für die „Herabsetzung der Kosten für Minderwertige, unheilbar Kranke, Asoziale und Verbrecher" (Niederschrift über die erste Sitzung des Sachverständigenbeirats, 28.6.1933, BArch, R43II-720a, S. 6–7).

In seinem Bericht an das Reichsministerium des Innern empfahl Rüdin, dass von der Leyen, „die im wesentlichen nur der Individual-Diagnostik-Prognose-Therapie und -Prophylaxe, nicht aber der Prophylaxe der kommenden Generation zugewendet ist, nicht mehr von Mitteln des Reichsinnenministeriums unterstützt" werden solle (Rüdin an Gütt, 18.7.1933, MPIP-HA, GDA 83). Die Finanzierung der dem Deutschen Verein zur Fürsorge für jugendliche Psychopathen angeschlossenen Heime sollte beendet werden. Zur Umsetzung dieser Empfehlung wandte sich Pfundtner im August 1933 an den Reichsarbeitsminister mit den Worten:

» Ich stehe im Gegenteil auf dem Standpunkt, daß Heime mit derart geringer Belegungsfähigkeit unrentabel sind und daß es nicht gerechtfertigt ist, weiterhin Reichs- oder sonstige öffentliche Mittel in ihnen zu belassen (Pfundtner an Reichsarbeitsminister, 10.8.1933, MPIP-HA, GDA 83).

Mehrere Mitglieder des Vereinsvorstandes des Deutschen Vereins zur Fürsorge für jugendliche Psychopathen wurden ebenfalls schon 1933 durch die Verfolgung von Juden und Andersdenkenden aus ihren Vereinsfunktionen gedrängt, traten zurück oder mussten das Land verlassen (wie z. B. der Vereinsvorsitzende **Friedrich Siegmund-Schultze** [1885–1969]). So wurde der Deutsche Verein zur Fürsorge für jugendliche Psychopathen fast gänzlich abgewickelt. Die Arbeit der Gesellschaft für Heilpädagogik ruhte ebenfalls, der Herausgeberkreis der *Zeitschrift für Kinderforschung* war bis 1936 vollständig ausgetauscht und die führenden Fachvertreter, wie von der Leyen und **Franz Kramer** (1878–1967), aus dem Feld gedrängt – die „Gleichschaltung" von Heilpädagogik und der sich herausbildenden Kinderpsychiatrie war aus Sicht der Machthaber spätestens zu diesem Zeitpunkt erfolgt.

Der Aufstieg von Werner Villinger

Durch die weitestgehende Ausschaltung der bisherigen Verbände und Akteure entstand für die Kinder- und Jugendpsychiatrie ein verbandspolitisches und personelles Vakuum. Den bisher im Feld der Kinder- und Jugendpsychiatrie eher randständigen späteren Hauptakteuren der Fachgesellschaft, Villinger und Schröder, eröffneten sich dadurch unerwartete Handlungsspielräume.

Villinger etwa übernahm nach dem Selbstmord von der Leyens im Juni 1935 im Oktober den Vorsitz des Deutschen Vereins zur Fürsorge für jugendliche Psychopathen und ca. 14 Tage später im November desselben Jahres die geschäftsführende Schriftleitung des Mitteilungsorgans des Deutschen Vereins zur Fürsorge für jugendliche Psychopathen, der *Zeitschrift für Kinderforschung*. Bereits in der ersten von Villinger verantworteten Ausgabe wurde Kramer, obwohl lange und erfolgreich für die Zeitschrift und im Vorstand des Vereins tätig, aus dem Herausgebergremium gelöscht und in den folgenden Jahren unter der Leitung von Villinger wurden auch keine Arbeiten Kramers mehr veröffentlicht.

Villinger war zu dieser Zeit Chefarzt in Bethel, und neben seinen hierdurch bedingten Verbindungen zur Inneren Mission verfügte er auch über gute Kontakte zum Reichsgesundheitsamt (RGA), kannte er doch dort sowohl dessen Präsidenten **Hans Reiter** (1881–1969), den für die Betreuung der medizinischen Fachgesellschaften zuständigen Hauptabteilungsleiter **Paul Wiedel** (1878–1953) und den für die medizinischen Fachgesellschaften direkt zuständigen Referenten **Fritz Rott** (1878–1959) bereits seit mehreren Jahren. Diese Kontakte waren wichtig für ein zukünftiges Vorstandsmitglied einer Fachgesellschaft, da die gesundheitspolitische Kontrolle der medizinischen Fachgesellschaften und ihrer Reichstagungen in die Zuständigkeit der Abteilung Volksgesundheit beim Reichsinnenministerium fiel. Bereits seit Oktober 1934 war diese Aufgabe an das Reichsgesundheitsamt delegiert worden. Die konkrete Betreuung der Fachgesellschaften oblag hier der „Humanmedizinischen Abteilung" mit dem Hauptabteilungsleiter Wiedel und dort wiederum dem Referat Rotts. Eine der wesentlichen Aufgaben war die inhaltliche und organisatorische Planung von Tagungen, möglichst als Tagungswochen, sog. Gemeinschaftstagungen.

Paul Schröder, der 1. Internationale Kongress für Kinderpsychiatrie in Paris 1937 und seine Folgen

Besonders die Tagungen der Gesellschaft für Heilpädagogik und die *Zeitschrift für Kinderforschung* hatten bis dahin auch eine internationale Ausstrahlung ausgeübt. Nach ihrer Gleichschaltung mussten sich die deutschen Kinderpsychiater und Heilpädagogen nun an den Aktivitäten ihrer schweizerischen und französischen Kollegen orientieren, die sich spätestens seit 1936 darum bemühten, 1937 einen internationalen Kongress für Kinderpsychiatrie in Paris auszurichten.

Der bisher im kinderpsychiatrischen Feld eher unerfahrene Vorsitzende der „Gesellschaft Deutscher Neurologen und Psychiater" (GDNP) Rüdin war seit 1936 in die Vorbereitung des Kongresses eingebunden (Rüdin an Pohlisch, 7.8.1936, MPIP-HA, GDA 43). Die mit den deutschen Verhältnissen bestens vertrauten Organisatoren des Pariser Kongresses luden viele der im Reich an diesem Thema Interessierten ein, viele von ihnen wollten an diesem Kongress teilnehmen und bemühten sich bei ihren Dienstherren um die Erlaubnis zur Teilnahme. Dem für diese Wissenschaftler und ihre Reisen dienstlich zuständigen Reichsministerium für Wissenschaft, Erziehung und Volksbildung wurde die Verantwortlichkeit für diese Tagung jedoch bald seitens des Reichsministeriums des Innern entzogen, mit der Begründung, dass die Abteilung Volksgesundheit des Reichsministeriums des Innern und das Reichsgesundheitsamt für Fachtagungen zuständig seien. Rüdin wurde zum Delegationsleiter ernannt. In sein Ressort fiel auch die Auswahl der deutschen Teilnehmer (Gütt an RMWEV, 15.5.1937, BArch, R4901-2947, Pag. 55).

Schröder, bis 1935 verbandspolitisch eher nicht aktiv, jedoch mit klaren Positionen zur Vererbung von Charaktereigenschaften, Minderwertigkeit und Grenzen der Erziehung, war 1935, in Abstimmung mit dem Reichsministerium des Innern und anderen NS-Organisationen von Rüdin in den Beirat (etwa der heutige Vorstand) der Gesellschaft Deutscher Neurologen und Psychiater berufen worden. Durch diese Berufung verfügte er über ganz neue Möglichkeiten der Vernetzung und der Einflussnahme für die Kinderpsychiatrie, die er geschickt zu nutzen wusste.

Bereits in Vorbereitung des Kongresses in Paris hatte sich Rüdin von Frick, dem Reichsminister des Innern „ermächtigen" lassen, einen möglichen 2. Internationalen Kongress für Kinderpsychiatrie im Deutschen Reich ausrichten zu dürfen (Rüdin Bericht Paris, 1937, MPIP-HA, GDA 41; siehe auch ◻ Abb. 2.5). Seine Einladung zu einem zweiten Kongress wurde von den Delegierten angenommen und Schröder zum Kongresspräsidenten gewählt. Dieser bemühte sich nun zusammen mit Rüdin darum, an seinem Wirkungsort Leipzig den für 1941 geplanten 2. Internationalen Kongress für Kinderpsychiatrie vorzubereiten.

Schon in Paris war die NS-Lehrerbund Fachschaft V, in der viele Sonderpädagogen organisiert waren, vertreten gewesen und nach den Planungen des Reichsgesundheitsamtes sollte die Heilpädagogik im Verbund mit der Kinderpsychiatrie eine stärkere Rolle einnehmen. Rott beschrieb 1940 rückblickend diese neue Orientierung der Fürsorgeerziehung und Heilpädagogik in einem Brief an die „Deutsche Gesellschaft für Kinderheilkunde" mit den Worten:

» Die Heilpädagogik ist ein Gebiet, welches neuerdings wieder in Aufnahme gekommen ist, nachdem es zunächst gegenüber den rassehygienischen Belangen zurückgedrängt worden war. … Aber die Notwendigkeit, abwegige Kinder und Menschen in den Arbeitsprozess einzufügen und aus ihnen nach Möglichkeit brauchbare Mitglieder der Gesellschaft zu machen, hat veranlasst, dass man sich mit den Fragen der Fürsorgeerziehung und Heilpädagogik wieder beschäftigt (Rott an Goebel, 28.3.1940, HUB-UA, Kinder- und Jugendmedizin, DGKJ 0050; siehe auch ◘ Abb. 2.8).

Um Erziehung und Ausbildung auf dem jeweils passenden Niveau zu ermöglichen, bei gleichzeitigem Aussortieren der sog. Unerziehbaren, bedurfte es nach Ansicht Schröders mehr als nur einer psychologischen Leistungsdiagnostik. Es bedurfte einer rassenhygienisch motivierten Charakterkunde. „Das Ziel", so Schröder, müsste „die möglichst frühzeitige Stellung einer charakterologisch-pädagogischen Prognose nach Gefährdung oder Gefährlichkeit, nach Anerkennung der Beeinflußbarkeit oder rücksichtslosem Verzicht auf Beeinflussung, schließlich frühzeitige Erkennung der Wertvollen auch bei anscheinender Verwahrlosung, bloßer Spätreife usw." sein ([158]:56). Die frühzeitige Prognose war die verbreitete Erwartung an die Kinderpsychiater und entsprach auch der Selbsteinschätzung ihrer fachlichen Möglichkeiten.

» Wissen und Können der dazu notwendigen charakterkundlichen Frühdiagnostik ist heute bereits vorhanden ([171]:14).

Vorbereitung der Gründungstagung der DGKH

Eine Chance der institutionellen Vereinigung von Kinderpsychiatrie und Heilpädagogik auf internationalem Niveau sahen Rott und Schröder im Juli 1939 während des 1. Internationalen Kongresses für Heilpädagogik in Genf. Der Schweizer Heilpädagoge **Heinrich Hanselmann** (1885–1960; [44]:515), selbst mit engen Beziehungen zur deutschen Heilpädagogik, war die treibende Kraft hinter diesem Kongress. Die Delegation aus Deutschland wurde nicht, wie noch 1937 beim Kongress für Kinderpsychiatrie in Paris, von Rüdin, sondern von Rott geleitet. Wie Rott später berichtete, endete der Versuch, die führenden Teilnehmer der Genfer Tagung für eine gemeinsame Internationale Tagung für Kinderpsychiatrie und Heilpädagogik in Leipzig unter Schröders Vorsitz zu begeistern, frustran. Folglich setzten Reiter, er, Schröder, Villinger und andere nun auf eine deutsche Einheitslösung mit möglichst breiter internationaler Beteiligung. Wie Schröder es rückblickend formulierte, drängte

» Alles … dazu, Heilpädagogik und Kinderpsychiatrie nunmehr auch bei uns wieder organisatorisch zusammenzufassen zu einer allgemeinen deutschen Gesellschaft ([171]:9).

Den Nukleus sollte eine in Wiesbaden im März 1939 unter dem Vorsitz von Schröder, wahrscheinlich als Untergruppe der Gesellschaft Deutscher Neurologen und Psychiater, gegründete

„Deutsche Arbeitsgemeinschaft für Kinderpsychiatrie" bilden. Rott erwog, diese Arbeitsgemeinschaft in eine eigenständige medizinisch-sonderpädagogische Fachgesellschaft umzuwandeln. Schröder wurde als Geschäftsführer für die Fachgesellschaft vorgesehen und eine Tagungswoche, die 1940 unter Beteiligung mehrerer Fachgesellschaften in Wien anberaumt war, sollte den Gründungsrahmen bieten. Den Hintergrund für diese Überlegungen bot der Beschluss, die vom Reichsgesundheitsamt organisierte Gruppensitzung der Gesellschaften der Gruppe Innere Medizin im Dezember 1939 „Tagungen der medizinisch-wissenschaftlichen Gesellschaften im Jahre 1940" wieder aufzunehmen und eine Tagungswoche in Wien vorzubereiten (Reiter an Fachgesellschaften, 4.12.1939, HUB-UA, Kinder- und Jugendmedizin, DGKJ 0048). Die Deutsche Gesellschaft für Kinderheilkunde sollte in der Tagungswoche eine bedeutende Rolle spielen. Nachdem mehrere andere Fachgesellschaften ihre Teilnahme an der Tagungswoche abgesagt hatten, setzte sich das Reichsgesundheitsamt ab Frühjahr 1940 nachdrücklich für eine Kinderkundliche Woche (Rott an Goebel, 5.7.1940, HUB-UA, Kinder- und Jugendmedizin, DGKJ 0060) ein, nun unter Einbeziehung der neu zu gründenden DGKH. Der kinderärztlichen Fachgesellschaft war zunächst in der Vorbereitung der Tagung sogar die Integration der DGKH unter ihr Dach angeboten worden, gegen die Übernahme der Tagungskosten von „vielleicht 1000 bis 1500 M" (Rott an Goebel, 28.3.1940, HUB-UA, Kinder- und Jugendmedizin, DGKJ 0050; siehe auch ◘ Abb. 2.8). Diese Übernahme kam aber nicht zustande und die DGKH wurde als eigenständige Institution begründet.

Schröder selbst erfuhr erst am 3.7.1940 auf einer Sitzung im Reichsgesundheitsamt, dass die Kinderpsychiatrie nun fester Teil der Kinderkundlichen Woche würde (Göring an Goebel, 4.7.1940, HUB-UA, Kinder- und Jugendmedizin, DGKJ 0058). Es verblieben nur noch wenige Wochen Zeit für die Organisation der Gründungstagung, und die Ausrichtung war überhaupt nur noch möglich, weil die Aufgaben unter diversen Organisationen aufgeteilt wurden ([145]:185).

Die Gründungstagung der DGKH in Wien

Die Gründungsveranstaltung der DGKH in Wien war mit ca. 500 Teilnehmern, für damalige Verhältnisse und die Kriegszeit, sehr gut besucht.

In den programmatischen Reden von Schröder, Villinger und **Karl Tornow** (1900–1985) [171], [186], [200] wurden die Problemstellungen, Ziele und Aufgaben der neuen Fachgesellschaft beschrieben:

- der Bedarf für Kinderpsychiatrie sei überall dort vorhanden, wo „schwierige Kinder" zu finden wären, aber auch dort, wo es um die recht- und frühzeitige Prognose von Aufstiegschancen einerseits und andererseits um die Feststellung von Minderwertigkeit gehe,
- das Ziel der Behandlung liege darin, die „geschädigten und nicht vollwertigen Kinder zu ihrem und der Allgemeinheit Nutzen … in die Volksgemeinschaft und in den allgemeinen Wirtschaftsprozeß" einzugliedern ([171]:14),
- die dafür notwendigen Methoden bestünden in der charakterologischen Frühdiagnose und Prognose,
- die Ausbildung zum Kinderpsychiater sollte folglich neben der psychiatrisch-neurologischen Grundausbildung auch die zusätzliche Schulung in Charakterologie umfassen,
- die Fürsorgeanstalten sollten nach Charakterstruktur und Grad der Umweltschädigung neu gegliedert werden und immer sollte eine Beobachtungsabteilung vorgelagert sein,
- der Charakter sei vererbt, womit es erblich bedingte Grenzen der Erziehbarkeit gebe und das Gebot der Stunde im „zielbewußten Verzicht auf die als überwiegend wertlos und unerziehbar Erkannten" ([171]:14) bestehe,
- für diese Unerziehbaren solle ein Bewahrungsgesetz mit zeitlich unbestimmter Unterbringung erlassen werden.

Wie damals nicht unüblich (siehe auch die Satzung der Gesellschaft Deutscher Neurologen und Psychiater), erfolgte keine Wahl des Vorsitzenden, sondern dieser wurde von der Behörde oder dem Ministerium bestimmt. Es verwundert deshalb nicht, dass Schröder schon vor der Gründungstagung im Namen der noch zu gründenden Gesellschaft agierte. Er nannte sich zuletzt sogar schon „Geschäftsführer" der noch zu gründenden Gesellschaft (Schröder an Goebel, 26.7.1940, HUB-UA, Kinder- und Jugendmedizin, DGKJ 0060). Neben Schröder als 1. Vorsitzendem wurde Villinger zum 1. Schriftleiter ernannt. 2. Vorsitzender wurde der Sonderpädagoge **Fritz Zwanziger**, 2. Schriftführer der Heilpädagoge **Anton Maller** (1891–1964). Zwanziger vertrat die NSLB Fachschaft V und Maller die „Internationale Gesellschaft für Heilpädagogik" im Vorstand.

Obwohl die Deutsche Arbeitsgemeinschaft für Kinderpsychiatrie 1939 als Unterorganisation der Gesellschaft Deutscher Neurologen und Psychiater gegründet und laut Schröder 1940 lediglich in die DGKH „umgewandelt" worden war ([24]:118), spielte die Gesellschaft Deutscher Neurologen und Psychiater weder in der Vorbereitung noch in der Durchführung der Tagung eine wahrnehmbare Rolle. Mit der Pensionierung von Gütt 1939 und der Ernennung von **Leonardo Conti** (1900–1945) zu dessen Nachfolger hatte Rüdin seinen Einfluss auf die Entwicklung verloren. Sofort nach der Tagung aber versuchte Rüdin, eher wie ein Bittsteller, mit „Schröder über eine wieder engere Kooperation" zu verhandeln (Rüdin an Linden, 28.6.1941, BArch, R96 I / 11, Pag. 124908-124909; siehe auch ◘ Abb. 2.9).

Die DGKH unter dem Vorsitzenden Paul Schröder

Die Gründung fand in den Fachzeitschriften der psychiatrischen, pädiatrischen und pädagogischen Fachwelt eine breite Resonanz. Auch in der Tagespresse wurde der neuen Fachgesellschaft Beachtung geschenkt. Der *Völkische Beobachter* berichtete zwischen diversen Kriegsberichten von der Tagung. Die gesundheitspolitische Einordnung erfolgte dabei mit einem Zitat von Reiter als Präsident des Reichsgesundheitsamtes:

» … dass das Erzieherische, um das sich der Arzt früher nur verhältnismäßig wenig gekümmert habe, in der nationalsozialistischen Gesundheitsführung eine wichtige Rolle spiele, ja die Lösung, die für das Erziehungsproblem gefunden werde, für die Zukunft des deutschen Volkes entscheidend sein werde (Völkischer Beobachter, Ausgabe 8.9.1940).

In seinem Bericht über die Gründungstagung bekräftigte Schröder nochmals die Zielsetzungen der DGKH. Ferner kündigte er als erste Aktivitäten der Fachgesellschaft die weitere Mitgliederwerbung, das Erscheinen eines Tagungsbandes sowie eine 2. Tagung für den Herbst des Jahres 1941 an. Das Thema der Tagung sollte „Das Hilfsschulkind" sein, es wurde also ganz auf die Anforderungen der NS-Lehrerbund Fachschaft V und der heilpädagogischen Partner ausgerichtet. Der Schriftführer Villinger veröffentlichte dementsprechend Anfang 1941 im Namen des Vorstands einen Tagungsband als Sonderdruck der nun auch als Mitteilungsblatt der DGKH fungierenden *Zeitschrift für Kinderforschung*. Der Verkauf dieses Sonderdrucks wurde durch die Fachgesellschaft organisatorisch unterstützt. Auch die Mitgliederwerbung wurde intensiv und erfolgreich betrieben. Mitte des Jahres 1941 betrug die Mitgliederzahl über 200 Personen. Diese rekrutierten sich aber zum Leidwesen psychiatrischer: der psychiatrischen Akteure überwiegend aus pädagogischen und pädiatrischen Berufen.

Der Kommissarische Vorsitzende Werner Villinger

Wie die Vorbereitung der 2. Tagung zeigt, bestanden scheinbar gute Arbeitsbeziehungen zwischen DGKH und NS-Lehrerbund Fachschaft V. Die Einordnung der DGKH in die bestehende medizinische Verbändelandschaft war dementgegen weniger gefestigt. Schröder starb unerwartet am 7.6.1941 und Rüdin war sofort bemüht, seinen Einfluss auf die DGKH wieder auszubauen, indem er versuchte, das Verfahren zur Ernennung eines Nachfolgers koordinierend zu übernehmen. Dabei war er sehr besorgt über mögliche Versuche anderer Fachgesellschaften, die nun führungslose DGKH in deren Gesellschaften aufgehen zu lassen. Konkret befürchtete er den wachsenden Einfluss der Pädiater und Psychotherapeuten, aber auch der Sonderpädagogen. Der aktuelle Stand des Wissens über die Details dieses Diskussionsprozesses findet sich bei H.-W. Schmuhl ([152]:349–354).

In die Verhandlungen um Schröders Nachfolge waren fast ausschließlich „psychiatrische Funktionäre" in verschiedenen „Machtfraktionen" ([80]:86) einbezogen. Die Heil-/Sonderpädagogen wurden anscheinend nicht in die Diskussion involviert. Die beteiligten Akteure kamen vom Reichsministerium des Innern, dem Reichsgesundheitsamt, der Kanzlei des Führers und der Gesellschaft Deutscher Neurologen und Psychiater.

Reiter favorisierte Villinger, weil er „die Entwicklung Villingers seit fast 20 Jahren verfolgt, und … daher über dessen Leistungen und Persönlichkeit ziemlich genau orientiert" sei (Rüdin an Linden, 28.6.1941, BArch, R96 I / 11, Pag. 124909; siehe auch ◘ Abb. 2.9). Reiters Mitarbeiter Rott bat Villinger deshalb zeitnah darum, kommissarisch die Leitung der DGKH zu übernehmen, was dieser auch sofort umsetzte.

Die involvierten Mitarbeiter der Kanzlei des Führers, die Funktionäre der Gesellschaft Deutscher Neurologen und Psychiater sowie der zuständige Mitarbeiter beim Reichsministerium des Innern einigten sich jedoch noch im Juli 1941 auf **Hans Heinze** (1895–1983) als Vorsitzenden. Für Heinze gehörten neben der auch von Schröder und Villinger geforderten Neustrukturierung des Heimwesens samt „Bewahrung" von „Gemeinschaftsfremden" auch die offene Unterstützung der Zwangssterilisation und der sog. Kindereuthanasie sowie die enge Verzahnung mit „Jugendschutzlagern" zu den konzeptionellen Vorstellungen der Kinder- und Jugendpsychiatrie (Heinze Vorschläge, 6.2.1942, BArch, R96 I / 9; siehe auch ◘ Abb. 2.10).

Trotz der Einigung zwischen der Gesellschaft Deutscher Neurologen und Psychiater, der Kanzlei des Führers und dem Reichsministerium des Innern konnte Heinze aber in den folgenden Wochen und Monaten nicht ohne Weiteres und unmittelbar als Vorsitzender durchgesetzt werden. Villinger agierte als kommissarischer Vorsitzender und trat sowohl im August als auch im September 1941 in dieser Rolle auf.

Die DGKH unter dem Vorsitzenden Hans Heinze

Einige Monate später, der genaue Zeitpunkt konnte noch nicht geklärt werden, wurde Heinze dann doch noch zum regulären Vorsitzenden bestellt und Villinger zum Stellvertreter „degradiert". Villinger selbst blickte 1946 bitter auf diese von ihm als Kränkung empfundene Ausbootung zurück (► Kap. 8).

Auch Heinze war es aber nicht möglich, in den folgenden Jahren eine Tagung zu organisieren, zudem der Partner, der NS-Lehrerbund, selbst in zunehmende finanzielle Schwierigkeiten geriet und 1943 „stillgelegt" wurde (s. u.). Was Heinze als Aktivität verblieb, war bei den führenden NS-Gesundheitspolitikern Lobbyarbeit für die Kinderpsychiatrie zu leisten.

Heinze knüpfte dabei zwar in seinen programmatischen Vorstellungen bei seinen Vorgängern an:

» Das Arbeitsprogramm der Deutschen Gesellschaft für Kinderpsychiatrie und Heilpädagogik, das der Gründer der Gesellschaft, mein früherer Lehrer Professor Dr. Schröder entworfen hat, und bei dessen Gestaltung ich ihn jahrelang unterstützen durfte, … bedarf in seinen Grundsätzen auch nach den Erfahrungen der letzten Jahre keinerlei Abänderungen (Heinze Arbeitsprogramm der DGKH, 5.6.1943, MPIP HA, GDA 110; siehe auch ◘ Abb. 2.11).

Aber gleichzeitig hielt er es für „notwendig, dieser Gesellschaft einen etwas frischeren nationalsozialistischen Geist einzuhauchen" (Heinze Betr. Pflegekinder-System, 15.4.1941, BArch, R96-I-9).

In seinen „Vorschlägen für eine zukünftige Neugestaltung jugend-psychiatrischer Anstalten" erläuterte Heinze die in diese Richtung weisenden Aufgaben der Kinder- und Jugendpsychiatrie. Danach beginne die Arbeit des Kinder- und Jugendpsychiaters mit der Wertbestimmung der Zöglinge und Patienten, „eine reinliche Scheidung zwischen den für die Volksgemeinschaft wertvollen und wertlosen Zöglingen" (Heinze Vorschläge, 6.2.1942, BArch, R96-I-9, Pag. 126596; siehe auch ◘ Abb. 2.10). Um diesem Auftrag gerecht werden zu können, forderte er mehr „jugendpsychiatrisch ausgerichtete Ärzte", wobei er bemängelte, dass sich die Ausbildungsmöglichkeiten „in den letzten Jahren im Reich … spürbar verringert haben" (Heinze Vorschläge, 6.2.1942, BArch, R96-I-9, Pag. 126597; siehe auch ◘ Abb. 2.10).

Als Ort der Sichtung und Auslese sah er „Jugendpsychiatrisch geleitete Aufnahme- und Beobachtungsabteilungen" vor, denn nur so könnten die Aufgaben, die sich aus dem Gesetz zur Verhütung erbkranken Nachwuchses (GzVeN) und den Aufgaben im Rahmen der sog. Euthanasie-Aktion ergeben, „einwandfrei gelöst werden" (Heinze Vorschläge, 6.2.1942, BArch, R96-I-9, Pag. 126597; siehe auch ◘ Abb. 2.10). Hatte Villinger noch in Wien 1940 den Begriff „Jugendschutzlager" für die von ihm geforderten Bewahranstalten zur Aussonderung von „praktisch unerziehbaren" Jugendlichen vermieden und anstatt dessen das Wort „Arbeitskolonie" verwendet ([200]:26), betrachtete Heinze die Betreuung der sog. Jugendschutzlager nun offen als Teil der Aufgaben der Kinder- und Jugendpsychiatrie. Auch als Anstaltsleiter kooperierte Heinze eng mit den sog. Jugendschutzlagern ([31]:144).

Resümee

Zusammenfassend ist festzuhalten, dass die DGKH-Programmatik besonders von Schröder 4 Jahre lang argumentativ vorbereitet wurde. Die Gründung der kinderpsychiatrisch-pädagogischen Fachgesellschaft war das Ergebnis eines Netzwerkens von Fachleuten und Gesundheitspolitikern vor dem Hintergrund einer günstigen Machtkonstellation. Die „berufspolitischen Aktivitäten" der jungen Fachgesellschaft wurden durch den Nationalsozialismus weder „behindert" noch „verfälscht" ([47]:324), Gründung und Wirken der DGKH waren das Resultat der gemeinsamen Anstrengungen von (Kinder-)Psychiatern, Sonderpädagogen und Gesundheitsfunktionären, die sich darum bemühten, mit diesem „institutionellen Arrangement auf mittlerer Ebene" die „neue nationalsozialistische Ordnung" effektiver zu gestalten ([125]:38).

Im folgenden Abschnitt von Klaus Schepker erfolgt die detaillierte Netzwerkschilderung der Gründungsgeschichte der Deutschen Gesellschaft für Kinderpsychiatrie und Heilpädagogik mit allen entsprechenden Literatur- und Archivbelegen, auf die in ▶ Abschn. 2.1 bewusst verzichtet wurde.

2.2 Die Gründungsgeschichte der Deutschen Gesellschaft für Kinderpsychiatrie und Heilpädagogik (DGKH) und ihr Wirken – eine Netzwerkbetrachtung

Klaus Schepker

Nachdem im ▶ Abschn. 2.1 das netzwerkanalytische Vorgehen beschrieben wurde und es einen kurzen Überblick über die Gründungsgeschichte der DGKH und ihre wichtigsten Eckpunkte gab, soll im Folgenden eine quellennahe und detaillierte Netzwerkbetrachtung der Gründungsgeschichte erfolgen. Diese Netzwerkbetrachtung beginnt mit der genaueren Beschreibung der

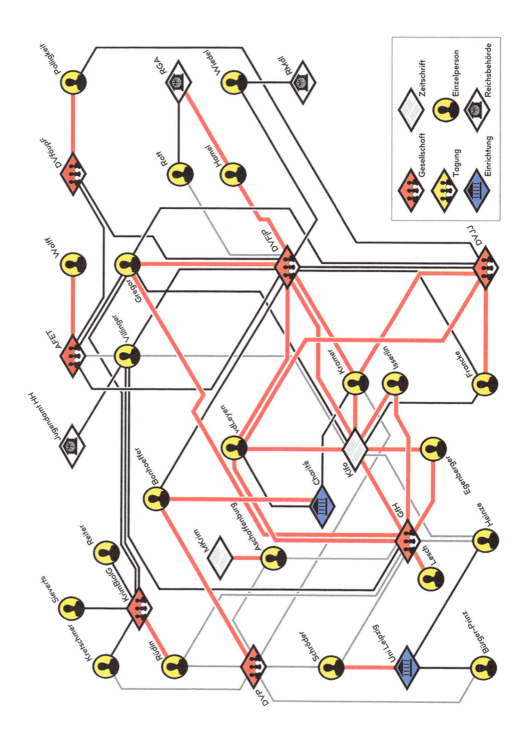

◀

◾ **Abb. 2.1** Snapshot: Netzwerk 1932/1933 (Grafik: Arno Görgen). Diese Grafik stellt das Netz der Heilpädagogik und der sich langsam herausbildenden Kinder- und Jugendpsychiatrie 1932/1933 nicht vollständig dar, es ist eine vereinfachte Sicht, fokussiert auf die wichtigen Akteure und die einflussreichsten Institutionen. Als Icons werden verwendet[2]: Einzelpersonen, Gesellschaften/Vereine, Tagung, Einrichtung (z. B. Universität), Zeitschrift und Behörden/Ämter. Der Typ und die Stärke der Beziehungen zwischen diesen „Knoten" werden zur optischen Verdeutlichung durch 3 verschiedene Linientypen dargestellt: 1) rote Linien für „Chef von", „Vorstandsmitglied von", „Herausgeber von", 2) schwarze Linien für „arbeitet bei", „ist Mitglied von", „wirkt ständig mit bei" und 3) graue Linien für gelegentliche Publikationen, Vorträge, Kontakte, Mitwirkung usw. Zwischen Vorsitzendem und Vorstandsmitglied wurde nicht unterschieden. Schon diese Zuordnung ist allerdings interpretationsbedürftig, denn bei der GDNP z. B. gab es überhaupt keinen sog. Vorstand, sondern nur „Beiräte", während der „Beirat" des AFET tatsächlich ein erweiterter Vorstand neben dem eigentlichen Vorstand war.

zentralen Ereignisse bezüglich ihrer das Ergebnis bestimmenden Interaktionen und der zugrundeliegenden Netzaktivitäten.

2.2.1 Interaktionen/Ereignisse

Ausgangspunkt der Betrachtungen ist die Jahreswende 1932/1933. Die folgende grafische Netzdarstellung (◾ Abb. 2.1) zeigt das Feld der Heilpädagogik und der aufkommenden Kinderpsychiatrie zu diesem Zeitpunkt. Der Blickwinkel, den diese Momentaufnahme des Netzwerks einnimmt, ist ein verbandspolitischer. Die Versorgungslandschaft ist nicht abgebildet. Der hier dargestellte Netzzustand hatte eine gewisse Stabilität, so ist z. B. der Herausgeberkreis der *Zeitschrift für Kinderforschung* über ein Jahrzehnt bis zum gezeigten Zeitpunkt nahezu unverändert.

Zur Jahreswende 1932/1933 dominierten auf institutioneller Ebene die GfH, der DVFjP und die gemeinsam als Mitteilungsorgan genutzte *Zeitschrift für Kinderforschung* (*Kifo*) das Netzwerk.

Die GfH veranstaltete regelmäßig gut besuchte Tagungen und hatte damit eine große Reichweite. Schriftführer **Erwin Lesch** (1893–1974) war zumeist auch der Herausgeber der umfangreichen Tagungsberichte. Viele der hier abgebildeten Akteure beteiligten sich aktiv als Redner an den Tagungen, z. B. **Adalbert Gregor** (1877/1878–1971), Villinger, Rüdin, Schröder, **Gustav Aschaffenburg** (1866–1944) und Heinze. Der Vorsitzende **Rupert Egenberger** (1877–1959) und die Vorstandsmitglieder **Max Isserlin** (1879–1941) sowie v. d. Leyen waren zugleich im Herausgeberkreis der *Zeitschrift für Kinderforschung*, dem Mitteilungsorgan der GfH.

Der DVFjP verband auf ganz besondere Weise praktische kinder- und jugendpsychiatrische Gesundheits- und Fürsorgearbeit im Raum Berlin mit intensiver Begleitforschung; daraus resultierten wissenschaftliche Veröffentlichungen, Ausbildungsförderung und verbandspolitische Aktivitäten (siehe zum lange vergessenen DVFjP besonders M. G. Kölch [90], K.-J. Neumärker [122] und P. Fuchs et al. [56]). Im Bereich der kinder- und jugendpsychiatrischen Gesundheits- und Fürsorgearbeit gab es eine enge Kooperation mit der Charité und dem psychiatrischen Lehrstuhlinhaber **Karl Ludwig Bonhoeffer** (1868–1948) sowie dessen Oberarzt Kramer. Bonhoeffer, selbst auch im DVFjP aktiv, hatte im Fach Psychiatrie damals eine herausragende Rolle, so war er langjähriger Vorsitzender des Deutschen Vereins für Psychiatrie (DVP). Mit den für das Gesundheits- und Fürsorgewesen zuständigen Ministerien und Ämtern gab es eine enge personelle Kooperation, die auch diverse Fördermittel mit sich brachte [112]. Wiedel vom

---

2   Weitere Informationen zu Individuen und Institutionen finden sich in ◾ Tab. 2.2 und ◾ Tab. 2.3.

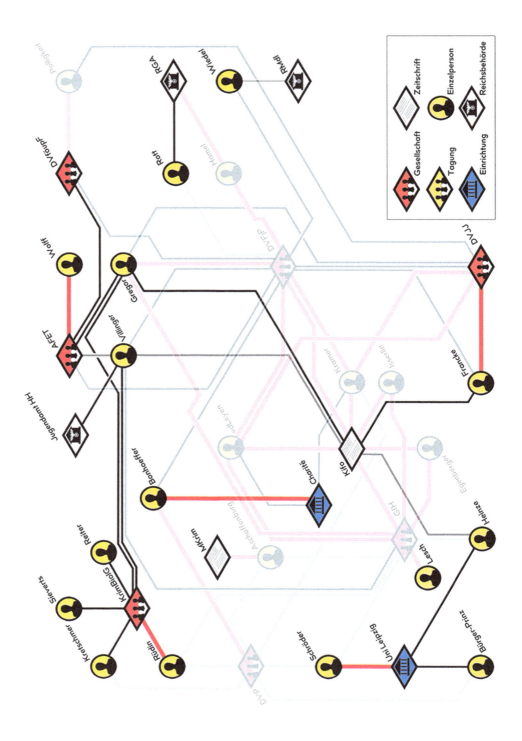

◀

🔲 **Abb. 2.2** Snapshot: Das Netz von 1932/1933 nach der Gleichschaltung (Grafik: Arno Görgen).
Diese Grafik stellt dar, was vom Netz der Heilpädagogik und der sich langsam herausbildenden Kinder- und
Jugendpsychiatrie nach der Gleichschaltung Ende 1935 noch verblieben ist, sie verdeutlicht das Ausmaß der
Gleichschaltung. Als Icons werden verwendet[3]: Einzelpersonen, Gesellschaften/Vereine, Tagung, Einrichtung
(z. B. Universität), Zeitschrift und Behörden/Ämter. Der Typ und die Stärke der Beziehungen zwischen diesen
„Knoten" werden zur optischen Verdeutlichung durch 3 verschiedene Linientypen dargestellt: 1) rote Linien für
„Chef von", „Vorstandsmitglied von", „Herausgeber von", 2) schwarze Linien für „arbeitet bei", „ist Mitglied von",
„wirkt ständig mit bei" und 3) graue Linien für gelegentliche Publikationen, Vorträge, Kontakte, Mitwirkung
usw. Der DVFjP wurde als inaktiv dargestellt, weil 4 von 9 Vorstandsmitgliedern nicht mehr im Vorstand waren,
darunter der Vorsitzende und die Schriftführerin, der Verein keine staatlichen Fördermittel mehr erhielt und seine
verbandspolitischen Aktivitäten deshalb vollständig einstellen musste. Seine „praktische Arbeit [dagegen konnte]
im kleinsten Umfange weiter fortgesetzt" werden (DVFjP an die Mitglieder, 16.7.1934, EZA, 626). Damit der Verein
überhaupt wieder handlungsfähig werden konnte, musste 1935 ein neuer Vorstand gewählt werden, wobei
Villinger und Francke die Nutznießer dieses Vakuums waren, sie übernahmen das vom Verein Verbliebene.

Reichsministerium des Innern und **Carl Hamel** (1870–1949), Präsident des RGA unterstützten den Verein aktiv. Ein weiterer Mitarbeiter des RGA, Rott kooperierte eng mit dem DVFjP.

Im Rahmen der verbandspolitischen Aktivitäten des DVFjP wurden reichsweite Umfragen
und Erhebungen durchgeführt, Fachtagungen veranstaltet und Ministerien bei Gesetzesentwürfen [112] beraten. Der DVFjP kooperierte dabei mit fürsorgepolitischen Organisationen
wie dem Deutschen Verein für öffentliche und private Fürsorge (DVföupF), unter Vorsitz von
Wilhelm Polligkeit (1876–1960), und dem AFET, unter dem Vorsitz von **Johannes Wolff** (1884–
1977). Von der Leyen war hier auch Mitglied des Hauptausschusses (von der Leyen an Gregor,
8.6.1933, EZA, 626 / I / 1,5). In der Frage der Jugendforensik arbeite der DVFjP personell eng
mit der „Deutschen Vereinigung für Jugendgerichte und Jugendgerichtshilfen" (DVJJ) zusammen. Kramer und von der Leyen waren Funktionsträger im DVJJ und dessen Vorstandsmitglied
Herbert Francke (1885–1947) war wiederum regelmäßig Autor in der *Kifo* und wie Villinger
Mitglied im Arbeitsausschuss des DVFjP.

Die *Kifo* war das Mitteilungsorgan des DVFjP. Von der Leyen war Geschäftsführerin des
DVFjP und zugleich Schriftleiterin der *Kifo*. Kramer war Vorstandsmitglied des DVFjP und Mit-
herausgeber der *Kifo*. Gregor war stellvertretender Vorsitzender des DVFjP und wirkte an der
Kifo mit (siehe z. B. *Zeitschrift für Kinderforschung* Bd. 40 1932). Die GfH und der DVFjP nutzten
die *Kifo* als Mitteilungsblatt und stellten zusammen 4 der 6 Herausgeber und die Position der
Schriftleitung (siehe z. B. *Zeitschrift für Kinderforschung* Bd. 40 1932).

Unter den universitären kinder- und jugendpsychiatrischen Stationen hatte die Charité,
bedingt durch die Kooperation mit dem DVFjP, eine besondere Position. Daneben gab es aber
auch weitere kinder- und jugendpsychiatrische Stationen an der Uni Tübingen, wo Villinger
gearbeitet hatte, und an der Uni Leipzig, mit Schröder als verantwortlichem Ordinarius, dem
Oberarzt **Hans Bürger-Prinz** (1897–1976) und Heinze als Arzt der Kinderbeobachtungsstation.

Villinger arbeitete 1933 als jugendpsychiatrischer Oberarzt beim Jugendamt in Hamburg
und hatte vielfältige Kontakte in der Szene des Gesundheits- und Fürsorgewesens. Auf Empfehlung von Gregor war er im Arbeitsausschuss des DVFjP sowie Mitglied in der Kriminalbiologischen Gesellschaft (KrimbiolG), wie auch Rüdin, Reiter, **Rudolf Sieverts** (1903–1980) und
Ernst Kretschmer (1888–1964). Die *Monatsschrift für Kriminalpsychologie und Strafrechtsreform
(MKrim)*, zu der Zeit noch nicht das Mitteilungsorgan der Kriminalbiologischen Gesellschaft,
wurde 1935 nur noch von Aschaffenburg alleine herausgegeben (🔲 Abb. 2.2).

---

3   Weitere Informationen zu Individuen und Institutionen finden sich in 🔲 Tab. 2.2 und 🔲 Tab. 2.3.

2.2.2 Gleichschaltung des Fürsorge- und Gesundheitswesens

Die Theorien der Rassenhygiene hatten schon vor den Nationalsozialisten eine weite Verbreitung in Deutschland gefunden [52]. In *Mein Kampf* bediente sich Hitler solcher Theorieansätze und führte aus, dass es zwar begrenzt möglich, aber unsinnig sei, Minderwertiges (die Aussage bezieht sich konkret auf eine minderwertige Rasse) zu fördern, „daß es sich hier wahrhaftig um eine Sünde an jeder Vernunft handelt; daß es ein verbrecherischer Wahnwitz ist, einen geborenen Halbaffen so lange zu dressieren, bis man glaubt, aus ihm einen Advokaten gemacht zu haben" [75].

Nach der Ernennung Hitlers zum Reichskanzler begann die neue Regierung mit der Umsetzung ihrer rassenhygienischen Gesundheitspolitik. Reichsinnenminister Frick (wie Hitler seit dem 30.1.1933 im Amt) konkretisierte diese Grundauffassungen in Bezug auf die Fürsorgepolitik in seiner o. g. programmatischen Rundfunkrede vom 28.6.1933 [55] mit der Feststellung, dass die Grundlage der Überlegungen zur Gesundheits- und Fürsorgepolitik „die wissenschaftlich begründete Vererbungslehre" ([55]:6) sei. Es gäbe ererbte „Minderwertige, Asoziale, Kranke, Schwachsinnige, Geisteskranke, Krüppel und Verbrecher", wobei bei den „Krüppeln" „selbstverständlich nur von ererbten Krüppelleiden die Rede" sei ([55]:5). Auf alle diese seien „die Erkenntnisse der Vererbungslehre" anzuwenden ([55]:5), auf „schwachsinnige und minderwertige Personen" ([55]:3). Das bedeute, dass eine „übertriebene Fürsorge für das Einzelindividuum … ohne jede Rücksicht auf die Erkenntnisse der Vererbungslehre" eingestellt werden müsse und „daß der Staat an … eine Verminderung der Lasten für Minderwertige und Asoziale heranzugehen habe" ([55]:5) „Die Ausgaben für Minderwertige, Asoziale, Kranke, Schwachsinnige, Geisteskranke, Krüppel und Verbrecher" seien eine Belastung für das Volk und deshalb gelte es, „die Ausgaben für Asoziale, Minderwertige und hoffnungslos Erbkranke herabzusetzen" ([55]:5).

» Was wir bisher ausgebaut haben, ist also eine übertriebene Personenhygiene und Fürsorge für das Einzelindividuum ohne Rücksicht auf die Erkenntnisse der Vererbungslehre, der Lebensauslese und der Rassenhygiene ([55]:5).

Neben der Kostenreduktion benannte er auch die „Lebensauslese" sowie die „Ausmerze und Auslese" als gesundheitspolitische Ziele ([55]:5–6).

Die „Auslese", z. B. zur Zwangssterilisation (Frick kündigte in der Rede auch das Gesetz zur Verhütung erbkranken Nachwuchses an [55]:6), war in den Augen der Zeitgenossen eng verbunden mit der Verfügbarkeit der dazu erforderlichen Diagnostik. Besonders Wissenschaftler wie Rüdin und Schröder haben mit ihren wissenschaftlichen Vorstellungen diesen Konnex unterstützt: Bevor therapeutische oder pädagogische Maßnahmen ergriffen werden sollten, war immer erst die „erbliche Wertigkeit" einer Person zu klären und eine Prognosestellung über den Nutzen der Maßnahme notwendig. Beispielsweise hatten Schröder und Heinze bereits 1928 erste Ergebnisse aus der Leipziger Beobachtungsstation publiziert und dabei auf mögliche Kosteneinsparungen durch Frühdiagnostik hingewiesen: „Von einzelnen speziellen Formen kennen wir die Prognose (gute, geringe Beeinflußbarkeit, Unbeeinflußbarkeit) bereits recht genau", sodass „Enttäuschungen und große unnütze Kosten für die Allgemeinheit vermieden werden können" ([172]:170).

Für die NS-Gesundheitspolitik galt es einerseits, die „Lasten für Minderwertige und Asoziale" zu senken, und andererseits, „das öffentliche Gesundheitswesen zu vereinheitlichen und für rassenhygienische und aufbauende Maßnahmen frei zu machen" ([55]:8), „eine Umstellung des gesamten öffentlichen Gesundheitswesens … eine Wandlung der Aufgaben unter dem Gesichtspunkt der Rassenhygiene" [55]:5.

An dieser Säuberung und Gleichschaltung des Gesundheits- und Fürsorgewesens waren vor allem zwei Ministerien beteiligt: das RMdI und das Preußische Innenministerium. Im RMdI kümmerten sich der zuständige Staatssekretär Pfundtner, der Abteilungsleiter Volksgesundheit Gütt und einige seiner Mitarbeiter um die Durchsetzung der von Frick artikulierten Grundsätze. Für Preußen war Conti zuständig, der am 13.2.1933 von Hermann Göring als Kommissar zur besonderen Verwendung in das Preußische Innenministerium berufen worden war. Von Pfundtner, Conti und Gütt wurden weitreichende Veränderungen im Feld der Heilpädagogik und der sich langsam herausbildenden Kinder- und Jugendpsychiatrie durchgesetzt.

Die KrimBiolG, mit Mitgliedern wie Rüdin, Reiter, Gregor, Villinger, Sieverts und Kretschmer, war eine der ganz wenigen Fachgesellschaften, bei denen eine Gleichschaltung nicht erforderlich schien. Als im Juni 1933 der Vorstand neu gewählt wurde, konnten alle Vorstandsmitglieder, darunter auch Rüdin, bestätigt werden. Der Vorstand wurde jedoch mit Reiter um ein Mitglied erweitert. Der *Monatsschrift für Kriminalpsychologie und Strafrechtsreform*, die Jahre später das Mitteilungsorgan der KrimBiolG werden sollte, erging es ganz anders: **Hans von Hentig** (1887–1974) wurde bereits 1933 als politisch unliebsam aus der Herausgeberschaft gedrängt, Aschaffenburg gab die Zeitschrift in der Folge 1934 und 1935 allein heraus, bevor auch er, als jüdisch klassifiziert, diese Arbeit nicht mehr fortsetzen konnte.

Zur Ausgestaltung, Rechtfertigung und Umsetzung der NS-Gesundheits- und Rassenpolitik benötigte Gütt sachverständige Unterstützung. Rüdin schien ihm bestens geeignet, war er doch ein langjähriger überzeugter wissenschaftlicher Verfechter von rassenhygienischen Maßnahmen und in der Charakterisierung von der Leyens, anders als seine „Herren Kollegen […] die] forschen und forschen" bereit zu handeln (von der Leyen an Siegmund-Schultze, 19.6.1933, EZA, 626 / I / 1,5). Gütt machte Rüdin also im Sachverständigenbeirat des RMdI zum Obmann der Arbeitsgruppe II, der „Arbeitsgemeinschaft für Rassenhygiene und Rassenpolitik" (BArch, R43II-720a), ernannte ihn zum „Reichskommissar für Rassenhygiene" ([152]:46), beteiligte ihn an der Ausgestaltung des GzVeN und beauftrage ihn mit der Abwicklung des DVFjP. Diese „Zentralachse" zwischen Gütt und Rüdin war ein Bündnis zwischen gesundheitspolitischer Macht und Erbwissenschaft ([152]:44–46).

Zur Lastenreduktion und Eugenik im Sinne der Erb- und Rassenpflege passten folgerichtig heilpädagogische Ansätze nur noch schlecht. Rott stellt 1940 dazu fest:

» Die Heilpädagogik ist ein Gebiet [welches] zunächst gegenüber den rassehygienischen Belangen zurückgedrängt worden war (Rott an Goebel, 28.3.1940, HUB-UA, Kinder- und Jugendmedizin, DGKJ 0050, siehe auch ◼ Abb. 2.8).

Die Arbeit der GfH, vornehmlich die Veranstaltung großer Kongresse zur Heilpädagogik, ruhte daher weitestgehend. Lesch konnte 1934 (26.-28.7.) noch eine kleinere Tagung, den „6. Kongreß für Heilpädagogik" in München organisieren. Das Thema war: „Heilpädagogik im Dienste der Volksgesundung – Vererbung und Erziehung" mit einer starken rassenhygienischen Ausrichtung [110]. Im Hintergrund wirkte hier schon die NSLB Fachschaft V Sonderschulen über ihr Mitteilungsorgan, *Die deutsche Sonderschule (DdS)*. 1935 verlor die GfH den Bezug zur *Kifo* als Mitteilungsorgan. Der Vorsitzende der GfH Egenberger war ab 1936 ebenfalls nicht mehr im Herausgeberkreis der *Kifo* vertreten.

Gerade im Herausgebergremium der *Kifo* spiegeln sich die Konsequenzen der Gleichschaltung auf persönlicher Ebene wider. Der seit 1924 unverändert arbeitende Herausgeberkreis von 6 Personen wurde zwischen 1933 und 1935 vollständig „ausgetauscht" (wir gehen abweichend von [80] von Bd. 40 1932 aus). Ausgeschieden sind: **Robert Hirschfeld** (1879–unbekannt; als „nicht-arisch" klassifiziert) und **Marcellina Gräfin von Kuenburg** (1883–1973; Gründe unklar),

Isserlin (als „nicht-arisch" klassifiziert), von der Leyen (Selbstmord) sowie Kramer (als „nicht-arisch" klassifiziert). Egenberger schied 1935 aus, vermutlich weil die Zeitschrift der GfH nur bis 1934 als Mitteilungsorgan zur Verfügung stand.

Gleichzeitig bemühten sich der AFET mit dem Vorsitzenden Wolff und der DVföupF mit dem Vorsitzenden Polligkeit darum, durch eilige Selbstanpassung das neue Fürsorgesystem mitzugestalten.

Der AFET ließ im Juni 1933 programmatisch verlauten:

» Die Fürsorgeerziehung … als staatliche Ersatzerziehung hat sich ihrem Wesen und Charakter nach der Zielsetzung des Führers Adolf Hitler für den nationalsozialistischen Staat und für seine Erziehungsgrundsätze einzufügen, [1].

Dabei vertrat er Positionen, die weitestgehend den Vorstellungen der in dem AFET engagierten Kinder- und Jugendpsychiater, wie Gregor und Villinger, entsprachen. So gelte es, „volksaufbauende Erziehungsarbeit" zu leisten ([1]:254), was neben der „Verbilligung der FE[Fürsorgeerziehungs]-Arbeit" ([1]:256) bedeute, dass die „in den letzten Jahren einseitig hervorgetretene Überbetonung der Zöglingsrechte eine stärkere[n] Betonung ihrer Pflichten" ([1]:255) weichen müsste. Da „die ‚unerziehbaren' und ‚asozialen' Mj. [Minderjährigen]" aus den Fürsorgeerziehungseinrichtungen auszuscheiden seien, werde ein „Bewahrungsgesetz nötig" ([1]:254–255).

Polligkeit versuchte, „mit versierter Fachlichkeit und grenzenlos anmutendem Opportunismus" ([74]:90) und einer „plötzlichen Begeisterung … für den Nationalsozialismus" ([74]:89) den DVföupF und seine eigene Position zu sichern. Letztlich verlor Polligkeit aber doch 1936 seine verantwortliche Position ([74]:405).

Die DVJJ wurde ebenfalls gleichgeschaltet. Das Vorstandsmitglied **Wilhelm Hertz** (1873–1939), Direktor der Hamburger Jugendbehörde und damit auch Vorgesetzter von Villinger, wurde bereits im April 1933 amtsenthoben ([80]:17). Andere führende Mitglieder, die ihre Mitarbeit einstellen mussten sind z. B. Kramer und von der Leyen. Francke dagegen überstand diese Gleichschaltung unbeschadet und war weiter für die DVJJ aktiv.

- **Weitestgehende Auflösung des DVFjP**

War die Gleichschaltung der *Kifo* ein schleichender Prozess über Jahre und konnte die GfH nicht mehr wie gewohnt tätig sein, so entwickelte sich die Gleichschaltung des DVFjP gänzlich anders.

Seine verbandspolitischen Aktivitäten, sein Versorgungsnetz, seine Begleitforschung und die Publikation der Forschungsergebnisse provozierten die NS-Gesundheitspolitiker zum sofortigen und direkten Eingriff. Der DVFjP hatte zudem bis dahin enge Kontakte zu Ministerien und Ämtern und wurde von verschiedenen Ministerien gefördert (s. o., siehe auch ► Kap. 5, [112]:640–641). Durch die engen Kontakte zum Reichsgesundheitsamt und Finanzierung durch verschiedene Ministerien war der Verein nach der Machtübernahme der Nationalsozialisten besonders exponiert. Conti arbeitete als Allgemeinarzt in Berlin im Versorgungsbereich des DVFjP.

Programmatisch widersprach die Arbeit des Vereins den Vorstellungen der Nationalsozialisten vor allem in zwei Punkten – sie war zu kostenintensiv und nicht an der Erblehre orientiert. Der DVFjP repräsentierte „übertriebene Fürsorge für das Einzelindividuum … ohne jede Rücksicht auf die Erkenntnisse der Vererbungslehre" ([55]:5) und war somit als „abwegig" (Gütt an DVFjP, 6.6.1935, BArch, R4901-1355) zu bekämpfen.

Die Betriebskosten der Einrichtungen des DVFjP erschienen NS-Gesundheitspolitikern nicht akzeptabel, so stellte der Leitende Staatssekretär des RMdI Pfundtner fest, „daß Heime mit derart geringer Belegungsfähigkeit unrentabel sind" (Pfundtner an den Reichsarbeitsminister, 10.8.1933, MPIP-HA, GDA 83) und auch Gütt hielt „eine so weitgehende Fürsorge für jugendliche

Psychopathen [für] nicht mit dem Grundgedanken der nationalsozialistischen Gesundheitspolitik vereinbar" (Gütt an DVFjP, 6.6.1935, BArch, R4901-1355).

Kramer verteidigte 1935 das Versorgungsangebot des DVFjP gegenüber den nationalsozialistischen Vorwürfen der Unrentabilität:

>> Die offene Fürsorge unter Belassung der Kinder in der Häuslichkeit, wobei Besprechungen in der Beratungsstelle und Hausbesuche die Haupthilfsmittel waren, stand dabei im Vordergrund; eine Unterbringung in Erziehungsheimen wurde dadurch weitgehend vermieden ([93]:309).

Die Verzahnung von ambulanten Leistungen, Home-Treatment, Beobachtungsstation und Erziehungsheimen sei insgesamt effektiv gewesen. Das Versorgungsnetz des DVFjP war allerdings weitestgehend abgewickelt und diese Publikation blieb seine letzte in der *Kifo*.

Programmatisch widersprach die Arbeit des Vereins den Vorstellungen der Funktionäre auch deshalb, weil sie nicht an der Rassenhygiene, den „Erkenntnissen der Vererbungslehre" orientiert gewesen sei. Gütt machte deutlich, dass „der Gedanke, durch eine intensive Heilpädagogik eine Besserung des anlagemäßig bedingten Zustandes herbeizuführen, abwegig" sei (Gütt an DVFjP, 6.6.1935, BArch, R4901-1355). Rüdin fand eine solche intensive Fürsorge nicht nur abwegig, sondern sogar gefährlich, weil die „krankhafte Erbanlage" der Fürsorgezöglinge „sich deswegen gleich" bleibe, sie werde „sogar noch besonders gefährlich für die Rasse, weil ihre Träger scheinbar nun völlig gesund, jetzt Ehepartner finden und nun die gleichen Fortpflanzungsaussichten wie völlig Gesunde haben" ([137]:15). Entsprechend war Rüdin schon in seinem Bericht über die Arbeit des DVFjP zu dem Schluss gekommen, dass diese „nicht … der Prophylaxe der kommenden Generation zugewendet" sei (Rüdin an RMdI, 18.7.1933, MPIP-HA, GDA 83).

Schröder wird sich noch Jahre später von der Arbeit des DVFjP distanzieren. Schröder 1937 zur übertriebenen Fürsorge:

>> In Verruf gebracht hat die „Psychopathen-Fürsorge" (übrigens ein gräßliches Wort) die Kritiklosigkeit, mit der man früher für alle Kinder, auch die schlimmsten, alles tat und dann schwer enttäuscht wurde (Schröder an Rüdin, 9.8.1937, MPIP-HA, GDA 132, auch zitiert bei [152]).

Auch in Wien 1940 distanzierte er sich offen: „Wir betonen heute ausdrücklich: Kinderpsychiatrie ist keine Psychopathenfürsorge" ([171]:11), um das unterschiedliche Herangehen der NS-Fürsorge zu verdeutlichen, denn Fürsorge habe „nicht wahllos und gleicherweise an allen ‚Schwierigen' zu geschehen, vielmehr unter steter sachkundiger Auswahl der Wertvollen und Erziehungsfähigen, mit ebenso strengem und zielbewußtem Verzicht auf die als überwiegend wertlos und unerziehbar Erkannten" ([171]:14).

Gütt war am 1.5.1933 zum Leiter der Abteilung Volksgesundheit im RMdI berufen worden und musste „in kürzester Frist einen Gesetzentwurf zur zwangsweisen Sterilisierung aus rassenhygienischer Indikation" vorlegen ([152]:44). Ein kritischer Punkt dabei war die Einbeziehung der sog. Psychopathen in den Indikationenkatalog ([152]:45). Es wurde zumindest erwogen, die Spezialisten für die Psychopathenfürsorge, den DVFjP, in die Beratungen einzubeziehen, wie von der Leyen erfuhr:

>> … als ich vertraulich von Herrn Direktor Dr. Wiedel vom Reichsgesundheitsamt hörte, dass unser Verein bei den Vorarbeiten zu einem Sterilisierungsgesetz herangezogen werden soll. Die Frage der Sterilisierung der Psychopathen wird in diesem Gesetz mitbehandelt werden

und wir werden einen Teil unseres Materials dafür auswerten müssen (von der Leyen an
Siegmund-Schultze, 8.6.1933, EZA, 626 / I / 1,5).

Gleichzeitig erhielt sie als Schriftführerin des DVFjP eine für die Fachgesellschaft pikante
Gesprächseinladung:

» Ich soll am Dienstag, 13.6., vormittags ½ 11 Uhr zu Taute [einem Mitarbeiter des RMdI]
kommen, um mit ihm wegen „Gleichschaltung des Vorstandes" zu sprechen (von der Leyen
an Siegmund-Schultze, 8.6.1933, EZA, 626 / I / 1,5).

Verstärkt wurde der Druck zur Gleichschaltung auch von innen, als der stellvertretende Vorsitzende Gregor fragte:

» Wie liegt eigentlich die Frage bezgl. Juden und Soz. Demokraten für unseren Verein? …
nicht denkbar, dass jemand, der einer dieser Kategorien angehört, künftig im Vorstand sein
kann (Gregor an von der Leyen, 6.5.1933, EZA, 626 / I / 1,5).

Kann der Versuch der Gleichschaltung noch als Ansatz gedeutet werden, die wissenschaftliche
Expertise des Vereins weiterhin für gesundheitspolitische Zwecke nutzen zu können, so erledigte
sich diese Frage durch das Ausklammern der Einbeziehung der sog. Psychopathen in das GzVeN
([152]:45). In der Kabinettsvorlage vom 14.7.1933 wurden die Psychopathen nicht in der Liste
der betroffenen Erbkrankheiten genannt.
  Nun wurde mit dem DVFjP nicht mehr über Gleichschaltung und Beratung geredet, sondern
über die völlige Einstellung jeder Unterstützung durch den Staat. Gütt teilt am 1.7.1933 dem
DVFjP mit,

» dass es dem Reichsministerium des Innern leider nicht möglich sein wird, den Verein in
Zukunft zu unterstützen. Ich nehme an, dass Sie noch eine Unterstützungsrate erhalten
werden, um Ihren Betrieb in Ruhe abwickeln zu können. Auch wird Herr Professor
Rüdin als Beauftragter eingesetzt werden, um eine ruhige und sachliche Erledigung der
Angelegenheit zu verbürgen (Gütt an DVFjP, 1.7.1933, MPIP-HA, GDA 83).

Nur eine Woche später griff der Vorgesetzte von Gütt ein. Am 7.7.1933 teilte der für die Abteilung
Volksgesundheit zuständige Leitende Staatssekretär Pfundtner dem DVFjP und von der Leyen mit:

» Ich bemerke hierzu, dass ich dem Direktor der Deutschen Forschungsanstalt für Psychiatrie
(Kaiser Wilhelm-Gesellschaft), Professor Dr. Rüdin in München, Kraepelinstrasse 2, den
Auftrag erteilt habe, den Deutschen Verein zur Fürsorge für jugendliche Psychopathen E.V.
aufzulösen. Herr Professor Dr. Rüdin wird sich demnächst wegen des weiter Erforderlichen
mit Ihnen in Verbindung setzen.
Ich ersuche ergebenst, die erforderlichen Kündigungen des dortigen Personals und
sonstiger Verträge gefälligst sofort auszusprechen und sehe nach Abschluss der
Verhandlungen mit Herrn Professor Dr. Rüdin einer Mitteilung darüber ergebenst entgegen,
wie hoch sich die Kosten für die dortigen Abwicklungsarbeiten noch belaufen werden
(Pfundtner an DVFjP, 7.7.1933, MPIP-HA, GDA 83).

Pfundtner sah sich vermutlich auf Grundlage der „Verordnung des Reichspräsidenten zum
Schutz von Volk und Staat. Vom 28. Februar 1933", die auch „Beschränkungen" des Vereinsrechts

beinhaltete (Reichsgesetzblatt Teil 1 1933 Nr. 17) zu dieser „Auflösung" eines eingetragenen Vereins in der Lage, was auch erklärt, warum vonseiten des DVFjP scheinbar nicht über rechtliche Einwände nachgedacht wurde.

Rüdin, vom Staatssekretär mit der „Auflösung" des DVFjP beauftragt, begann wunschgemäß mit der „Abwicklung" des Vereins. Er klärte die Sachlage, vor allem auch die möglichen Kosten einer Abwicklung, um die Pfundtner ausdrücklich gebeten hatte, und berichtete an das RMdI. In seinem Bericht vom 18.7.1933 stellte Rüdin fest, dass die praktische Arbeit des DVFjP „im wesentlichen nur der Individual-Diagnostik-Prognose-Therapie und -Prophylaxe, nicht aber der Prophylaxe der kommenden Generation zugewendet ist" (Rüdin an RMdI, 18.7.1933, MPIP-HA, GDA 83). Und er schlussfolgert:

> Meiner Meinung nach besteht auch kein Grund, den Deutschen Verein zur Fürsorge für jugendliche Psychopathen selbst von Seiten des Reichsinnenministeriums zu unterstützen. Es besteht aber meiner Ansicht nach andererseits auch kein Grund, ihn aufzulösen (Rüdin an RMdI, 18.7.1933, MPIP-HA, GDA 83).

Dieser Auffassung schloss sich das RMdI an und „In einer Besprechung … am 22.7. im RMdI … wurde entsprechend der Stellungnahme Prof. Rüdins die Auflösungsordre zurückgenommen" (Hurwitz an Siegmund-Schultze, 12.11.1933, EZA, 626 / I / 1,5).

Ob es bei dieser Rücknahme der Auflösungsanweisung einen Zusammenhang mit dem RGA gab, ist unbekannt, jedoch schätzte von der Leyen das RGA als tendenziell dem Verein gewogener ein:

> Im Reichsgesundheitsamt sitzt ja nun Herr Direktor Wiedel und auch sonst ist man uns dort zur Zeit befreundeter als im Ministerium (von der Leyen an Siegmund-Schultze, 29.9.1933, EZA, 626 / I / 1,5).

Für den Abend des 22.7.1933, also nach dem richtungsweisenden Termin beim RMdI, wurden die 90 Mitglieder des DVFjP zu einer außerordentlichen Mitgliederversammlung eingeladen, zu der dann 12 Mitglieder erschienen (DVFjP Protokoll Mitgliederversammlung, 22.7.1933, EZA, 626 / I / 1,5). Im Protokoll der Mitgliederversammlung wurde deutlich festgehalten:

> Eine Gleichschaltung des Vorstandes ist erforderlich, wenn der Verein wünscht, auch weiterhin beratend in den Fragen der Psychopathenforschung mit Reichs-, Staats- oder städtischen Behörden zusammen zu wirken (DVFjP Protokoll Mitgliederversammlung, 22.7.1933, EZA, 626 / I / 1,5).
> Herr Professor Dr. Kramer und Herr Professor Dr. Reiss haben ihre Sitze im Vorstand zur Verfügung gestellt (DVFjP Protokoll Mitgliederversammlung, 22.7.1933, EZA, 626 / I / 1,5).

Diese Selbstgleichschaltung ist als Teil des Versuches zu werten, unter dem massiven Druck von außen möglichst viele Elemente des Versorgungsnetzes aufrechtzuerhalten. So heißt es als Erklärung im Protokoll weiter, dass Einrichtungen fortgeführt werden sollten, „soweit sie ohne Reichsmittel" betrieben werden können (DVFjP Protokoll Mitgliederversammlung, 22.7.1933, EZA, 626 / I / 1,5), besonders also „die sich finanziell selbst erhaltenden Arbeitsgebiete des Vereins: seine beiden Heime" (DVFjP Protokoll Mitgliederversammlung, 22.7.1933, EZA, 626 / I / 1,5).

Ebenfalls diskutierte Ideen zur Neustrukturierung des Vereins oder wenigstens einer Umbenennung konnten nach Auffassung der Anwesenden vom Verein selbst nicht mehr gefasst werden.

>> Letzten Endes entscheidet nach den Mitteilungen der Vertreter des Reichsministeriums des
Innern, Ministerialrat Dr. Taute und Medizinalrat Dr. Gütt, über alle derartigen Fragen der
Reichskommissar, Prof. Rüdin. Es steht zu erwarten, dass er Beschlüsse über solche Fragen
nur nach Verhandlungen mit der Schriftführerin fassen wird (DVFjP Protokoll, 22.7.1933,
EZA, 626 I 01 05).

Der leitende Staatssekretär Pfundtner kümmerte sich auch weiterhin persönlich darum, dass der
DVFjP keine staatlichen Mittel mehr erhielt. Bezüglich eines „Darlehens seitens der Hilfskasse
gemeinnütziger Wohlfahrtseinrichtungen Deutschlands GmbH" für das Kinderheim in Niehagen schrieb er den Reichsarbeitsminister an und erläuterte ihm warum „es nicht zu rechtfertigen
sei, weiterhin Reichs- oder sonstige öffentliche Mittel" in Einrichtungen des DVFjP „zu belassen"
(Pfundtner an Reichsarbeitsministerium, 10.8.1933, MPIP-HA, GDA 83).

Im Zusammenhang mit der vom RMdI gewünschten vollständigen Einstellung der Förderung
auch für die Heime des DVFjP unterrichtete der Leitende Staatssekretär Pfundtner des RMdI den
Reichsarbeitsminister über seine grundsätzliche Haltung gegenüber dem DVFjP:

>> Ich stehe im Gegenteil auf dem Standpunkt, daß Heime mit derart geringer Belegungs-
fähigkeit unrentabel sind und daß es nicht gerechtfertigt ist, weiterhin Reichs- oder sonstige
öffentliche Mittel in ihnen zu belassen (Pfundtner an Reichsarbeitsminister, 10.8.1933,
MPIP-HA, GDA 83).

Zugleich informierte er den Reichsarbeitsminister auch über andere, bereits ergriffene Maßnahmen bez. der Heime:

>> Ich darf im übrigen auf das abschriftlich anliegende Schreiben des Staatskommissars zur
Wahrnehmung der Geschäfte des Stadtrats für die Wohlfahrtspflege in Berlin vom 13. Juli
1933 Bezug nehmen, wonach eine Zuweisung von Kindern in das Niehagener Heim nicht
mehr erfolgen soll (Pfundtner an Reichsarbeitsminister, 10.8.1933, MPIP-HA, GDA 83).

Das Landesjugendamt reagierte sofort nach dem Erhalt dieser Anweisung von Conti und teilte
dem DVFjP mit, dass es nicht mehr in gewohntem Umfang zuweisen könnte. Im Protokoll der
Mitgliederversammlung wurde deshalb festgehalten:

>> Über die Belegung der Heime des Vereins durch die Stadt Berlin – die Heime werden
von Selbstzahlern und Behörden belegt – schweben zur Zeit Verhandlungen mit dem
Landesjugendamt der Stadt Berlin, das durch Schreiben vom 13. Juli 33 mitteilte, dass auch
die Finanzlage der Stadt die Mittelbewilligung für Unterbringung von psychopathischen
Kindern und Jugendlichen nicht mehr wie im bisherigen hohen Masse erlaube. Damit sind
zur Zeit auch die Heime bedroht (DVFjP Protokoll Mitgliederversammlung, 22.7.1933, EZA,
626 / I / 1,5).

Als das Landesjugendamt dann von der Leyen mitteilte, die „Heime könnten nicht mehr belegt
werden, bis zum 30.9. würden alle Kinder von dort abgeholt werden", und es damit begründete,
dass die Pflegegelder zu hoch seien, protestierte von der Leyen gegen dieses Vorgehen und auch
die Begründung, aber „Als Antwort kam nur: das Landesjugendamt müsse auf seinem Standpunkt verbleiben". Von der Leyen richtete danach sogar noch eine Beschwerde an das RMdI, auf
welche sie aber keine Antwort erhielt (Hurwitz an Siegmund-Schultze, 12.11.1933, EZA, 626 / I /
1,5). Erklärlich, kam doch der Auftrag zu diesem Vorgehen von Conti, der dem Staatssekretär
Pfundtner im RMdI gut bekannt war.

Welche konkrete Rolle Conti bei der Säuberung des Gesundheitswesens, besonders in Berlin, spielte, ist noch nicht untersucht. Unerheblich war sie vermutlich nicht, wurde er doch bei seiner Berufung zum Reichsgesundheitsführer 1939 ausdrücklich für seinen Anteil gelobt:

>> Als Kommissar z. b. V. durch Ministerpräsident Göring in das Preußische Ministerium des Innern berufen, haben Sie das Gesundheitswesen Preußens von Juden und Marxisten gesäubert und die Grundlage für den Neuaufbau geschaffen ([64]:322).
Er säubert Preußens Gesundheitswesen und die Krankenkassen vom Judentum und marxistischer Korruption ([14]:324).

Auch die Äußerungen von **Matthias Göring** (1879–1945) in seiner Eröffnungsrede in Wien belegen die Bedeutung Contis:

>> Wir wollen auch noch des Mannes gedenken, der es ermöglicht hat, daß die Psychotherapie in Deutschland Fuß gefaßt hat: Es ist der Reichsgesundheitsführer Herr Staatssekretär Dr. Conti. Er wurde 1933 vom Preußischen Ministerpräsidenten [Hermann Göring] zugezogen, um sein Urteil darüber abzugeben, ob unsere Gesellschaft bestehen bleiben solle.

Nur dank Contis „entschiedenen Eintretens für die Belange der Psychotherapie" würde die Deutsche Allgemeine Ärztliche Gesellschaft für Psychotherapie (DAÄGP) noch existieren ([60]:8).

Die GfH konnte ab 1933 keine weiteren Großtagungen mehr veranstalten, der Herausgeberkreis der *Kifo* von 1932 wurde vollständig ausgetauscht und der DVFjP wurde, bis auf „praktische Arbeit" in kleinem Umfang, zerschlagen. Die gesundheits-, fach- und verbandspolitischen Aktivitäten des DVFjP, wie Ausbildung, Fachtagungen, Beratung von Gesetzen/Ministerien, reichsweite Übersichten über Einrichtungen und Ausbildungsangebote, wurden durch die Gleichschaltung beendet. Was blieb, war die Nennung des DVFjP auf der Titelseite der *Kifo* bis 1944.

Insgesamt hatte sich das sonderpädagogisch-kinder- und jugendpsychiatrische Netzwerk unter dem „Druck", besonders von außen, deutlich verändert, viele wichtige Akteure waren nicht mehr Teil des Netzwerks. Wissenschaftliche Positionen, die vor der Machtergreifung der Nationalsozialisten zwar bereits intensiv diskutiert wurden, wie beispielsweise die Erblichkeit von Charaktereigenschaften, Grenzen der Erziehbarkeit, Notwendigkeit von Bewahrung, rassenhygienische Maßnahmen, Notwendigkeit von frühzeitiger Auslese und die führende Rolle des Arztes, hatten durch die Gleichschaltung deutlich an Gewicht gewonnen. Als ein Beispiel für diese Stärkung der wissenschaftlichen Auffassung von der Erblichkeit von Charaktereigenschaften kann man Villinger einordnen, der 1940 in Wien zu dieser Frage formuliert:

>> An der Vererblichkeit und Ererbtheit des Charakters ist nach den grundlegenden Arbeiten von Hoffmann, Joh. Lange, Lottig, Stumpfl, Kranz, um nur einige Namen zu nennen, kein Zweifel mehr möglich ([200]:19).

Vor allem die weitestgehende Zerschlagung des DVFjP hatte Schröder, Villinger und anderen am Ende den institutionellen Freiraum geschaffen, in dem eine neue Fachgesellschaft überhaupt erst notwendig erscheinen konnte. Nachdem 1940 die DGKH gegründet worden war, wieder interdisziplinär wie die DVFjP, stellte **Ina Hundinger** (1901–2000), Innere Mission, fest:

>> Es handelt sich um eine neugegründete Vereinigung, die ihre erste Tagung abhielt und zum Teil Bestrebungen aufweist, wie sie früher der Deutsche Verein zur Fürsorge für jugendliche Psychopathen durchführte (Hundinger Bericht über die Tagung der DGKH, ohne Datum, ADE, EREV 277).

Der DVFjP, die Beobachtungsstation der Charité, Kramer und von der Leyen waren lange Jahre ein verdrängtes Kapitel der fachinternen Geschichtsschreibung. Besonders M. G. Kölch [90], K.-J. Neumärker [122] und P. Fuchs et al. [56] ist es zu verdanken, dass es kein vollständiges kollektives Vergessen gibt (siehe auch ▸ Kap. 3).

2.2.3 Aufstieg von Paul Schröder und Werner Villinger

Infolge der Gleichschaltung des Gesundheits- und Fürsorgewesens gelangten die späteren Hauptakteure, besonders Schröder und Villinger, in eine Position, die es ihnen ermöglichte, ihre „wissenschaftlichen Erkenntnisse" in Form von „Ordnungsentwürfen" [125] in das NS-Gesundheitswesen einzubringen oder diese zumindest zu fordern. Es eröffneten sich unerwartete Handlungsspielräume.

Fachlich hatte Schröder schon seit 1910 immer wieder die Vererbung von Charaktereigenschaften, die Existenz von Minderwertigkeit, sog. Monstra, und die daraus resultierenden Grenzen der Erziehung propagiert [155]. In der öffentlichen Auseinandersetzung 1934 mit Kramer und von der Leyen per Leserbrief bezog Schröder folgerichtig klar Stellung gegen die sog. Individualtherapie, die übertriebene Fürsorge [147].

Schröder war seit 1912 Lehrstuhlinhaber in Greifswald, seit 1925 in Leipzig ([44]:437), hatte aber bis 1935 keine Funktionen beim Deutschen Verein für Psychiatrie bekleidet; er war nicht einmal regelmäßig auf dessen Tagungen anwesend gewesen ([182]; siehe auch die Anwesenheitslisten in der *Allgemeinen Zeitschrift für Psychiatrie und ihre Grenzgebiete*). Am 23.7.1935 wurde Schröder, in Abstimmung mit dem NSD-Ärztebund und „dem Führer der Dozentenschaft Leipzig" (NSDAP Gauleitung Sachsen an Rüdin, 2.7.1935, MPIP-HA, GDA 129), auf Vorschlag des GDNP-Vorsitzenden Ernst Rüdin vom RMdI in den Beirat dieser Fachgesellschaft berufen (RMdI an Rüdin, 23.7.1935, MPIP-HA, GDA 129). Die GDNP unter dem Vorsitzenden Rüdin wurde direkt von hohen Gesundheitsfunktionären aus dem RMdI, wie Gütt und **Herbert Linden** (1899–1945), und dem RGA, wie Reiter und Rott, geführt und weitere namhafte Psychiater waren im Beirat vertreten, wie z. B. Kretschmer [152] (Nitsche, 13.4.1939, MPIP-HA, GDA 130, auch zitiert bei [152]). Für eine solche Berufung spielten nach H.-W. Schmuhl [152] „vier Kriterien eine Rolle: die Stellung zum erbpsychiatrisch-rassenhygienischen Paradigma, die wissenschaftliche Reputation, der Schwerpunkt der Forschungsinteressen und schließlich die Akzeptanz bei Staat und Partei" ([152]:109). Schröders Stellung zum „erbpsychiatrisch-rassenhygienischen Paradigma" war unstrittig, hatte er doch erst 1934 mit einem Leserbrief zu Kramers und von der Leyens Rechtfertigung des Fürsorgekonzepts des DVFjP öffentlich diese Paradigmen verteidigt. Seine „wissenschaftliche Reputation" resultierte aus seiner langjährigen wissenschaftlichen Arbeit, alleine „zwischen 1897 und 1925 – in 28 Jahren – verfaßte Schröder 99 Publikationen" ([44]:438). Sein „Schwerpunkt der Forschungsinteressen" hatte sich spätestens seit seinem Amtsantritt in Leipzig stark in Richtung der sich langsam herausbildenden Kinder- und Jugendpsychiatrie verschoben. Circa 60 % seiner Veröffentlichungen seit 1928 befassten sich mit diesem Thema ([182]:130–131). Seine „Akzeptanz bei Staat und Partei" wurde als ausreichend betrachtet, war er doch seit 1924 Mitglied im sog. Frontkämpferbund Stahlhelm ([44]:440, [182]:45). Auch in Rassefragen konnte er als zuverlässig gelten, hatte er doch 1934 seinem Dekan und Rektor mitgeteilt, er habe immer vermieden „jüdische Herren als Assistenten an den mir unterstellten Kliniken (zu Greifswald und zu Leipzig) einzustellen, d. h. also bereits vor langen Jahren und zu Zeiten, als dies durchaus noch nicht allgemein üblich war" (Schröder an Dekan und Rektor, 11.7.1934, zitiert nach [182]:49).

Über die Mitgliedschaft im Beirat der GDNP verfügte Schröder nun über neue Möglichkeiten der Vernetzung, die er für die Kinderpsychiatrie nutzen konnte (◖ Abb. 2.3).

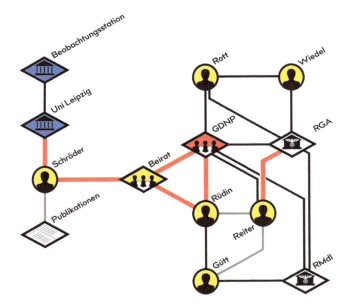

Abb. 2.3 Snapshot: Schröder 1936 (Grafik: Arno Görgen).
Diese Grafik stellt Schröder 1936 dar, seinen Aufstieg zu einem Akteur im psychiatrischen Netzwerk. Als Icons werden verwendet[4]: Einzelpersonen, Gesellschaften/Vereine, Tagung, Einrichtung (z. B. Universität), Zeitschrift und Behörden/Ämter. Der Typ und die Stärke der Beziehungen zwischen diesen „Knoten" werden zur optischen Verdeutlichung durch 3 verschiedene Linientypen dargestellt: 1) rote Linien für „Chef von", „Vorstandsmitglied von", „Herausgeber von", 2) schwarze Linien für „arbeitet bei", „ist Mitglied von", „wirkt ständig mit bei" und 3) graue Linien für gelegentliche Publikationen, Vorträge, Kontakte, Mitwirkung usw.

Villinger, zu der Zeit Oberarzt beim Jugendamt in Hamburg, war bis 1933 lediglich Mitglied im Arbeitsausschuss des DVFjP und gelegentlicher Autor in der *Zeitschrift für Kinderforschung* gewesen (5 von seinen insgesamt 45 Veröffentlichungen zwischen 1920 und 1932, nach [80]). Er übernahm nach dem Selbstmord von der Leyens am 18.10.1935 sowohl die Leitung des DVFjP (DVFjP an die Mitglieder, im Dezember 1935, EZA, 626) als auch „ab November 1935", also ca. 2 Wochen danach, die „geschäftsführende" Schriftleitung der *Zeitschrift für Kinderforschung*, dem Mitteilungsorgan des DVFjP (Vertrag Springer mit Villinger, 24.4.1936, ZLB, Springer, S. 1).

Es ist bisher nicht bekannt, inwieweit Rüdin an der Neubesetzung des Vorstands des DVFjP im Oktober 1935 beteiligt war, 1933 hatte das RMdI ihm jedoch die volle Verantwortung für den DVFjP übertragen – „letzten Endes entscheidet nach den Mitteilungen der Vertreter des Reichsministeriums des Innern ... über alle derartigen Fragen der Reichskommissar, Prof. Rüdin" (DVFjP Protokoll, 22.7.1933, EZA, 626 I 01 05). Ob und inwieweit der für die Betreuung der medizinischen Fachgesellschaften und deren Fachzeitschriften zuständige Reiter involviert war, ist ebenfalls nicht bekannt. Zumindest kannte Reiter Villinger seit den 1920er-Jahren (Rüdin an Linden, 28.6.1941, BArch, R96 I / 11, siehe auch ▪ Abb. 2.9).

Neben Villingers guten Kontakten zur Inneren Mission – 1935 war er zum Ärztlichen Leiter der evangelischen Heimeinrichtung Bethel avanciert – verfügte Villinger auch über intensivierte Kontakte zum AFET und Pastor Wolff. Beide hatten die positive Haltung des AFET zum GzVeN mitgeprägt.

---

4   Weitere Informationen zu Individuen und Institutionen finden sich in ▪ Tab. 2.2 und ▪ Tab. 2.3.

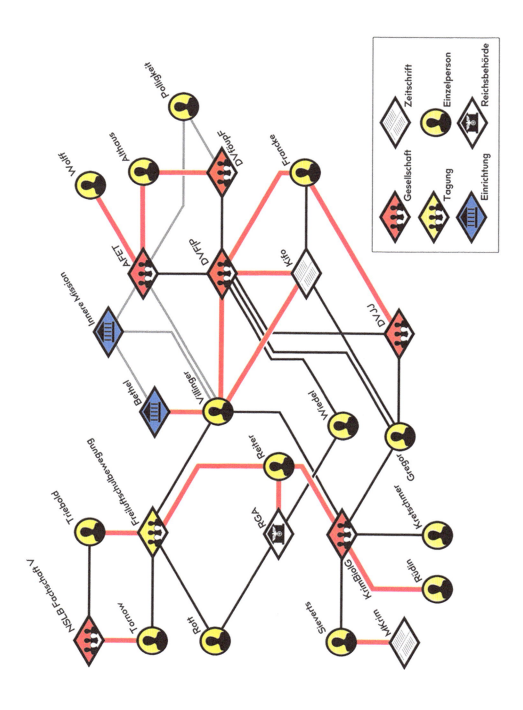

◄

□ **Abb. 2.4**   Snapshot: Villinger 1936 (Grafik: Arno Görgen).
Diese Grafik stellt Villingers Netzwerk um 1936 dar, seinen Aufstieg zu einem umfassend vernetzten wichtigen Akteur im kinder- und jugendpsychiatrischen Netzwerk. Als Icons werden verwendet[5]: Einzelpersonen, Gesellschaften/Vereine, Tagung, Einrichtung (z. B. Heim), Zeitschrift und Behörden/Ämter. Der Typ und die Stärke der Beziehungen zwischen diesen „Knoten" werden zur optischen Verdeutlichung durch 3 verschiedene Linientypen dargestellt: 1) rote Linien für „Chef von", „Vorstandsmitglied von", „Herausgeber von", 2) schwarze Linien für „arbeitet bei", „ist Mitglied von", „wirkt ständig mit bei" und 3) graue Linien für gelegentliche Publikationen, Vorträge, Kontakte, Mitwirkung usw.

Auch seine Kontakte zum Reichsgesundheitsamt hatten sich intensiviert. Er kannte sowohl den alten als auch den neuen Präsidenten des Reichsgesundheitsamtes, Hamel und Reiter. Hamel war wie Villinger langjährig vor 1933 im DVFjP engagiert gewesen und wurde 1935, nach seiner Pensionierung, unter dem Vorsitzenden Villinger nochmals Vorstandsmitglied des DVFjP (DVFjP an die Mitglieder, im Dezember 1935, EZA, 626). Den neuen RGA-Präsidenten, Reiter, kannte Villinger langjährig von der Kriminalbiologischen Gesellschaft (z. B. von der Tagung der Gesellschaft 1930 in München). Den neuen Leiter der Abteilung Humanmedizin im RGA, Wiedel, kannte Villinger ebenfalls vom DVFjP. Den in der Abteilung Humanmedizin für die Betreuung der medizinischen Fachgesellschaften zuständigen Referenten Rott kannte Villinger von dessen Arbeit für Säuglings- und Kleinkinderschutz (z. B. trafen sie auf der 10. Tagung in Dresden am 4.6.1930 aufeinander) und von gemeinsamer Arbeit im DVFjP.

Neben der Umsetzung des GzVeN, der Forderung nach einem „Bewahrungsgesetz", nach „Bewahrungskolonien", der „unbestimmten Verurteilung" ([200]:25–26) hatte sich Villinger auch für die Freilufterziehung eingesetzt. Beim 3. Internationalen Freiluftschulkongreß 1936 in Bielefeld und Hannover war er aktiv beteiligt [196]. Karl Triebold (1888–1970) war Generalsekretär des Kongresses und später auch Gast bei der Gründungstagung der DGKH 1940 in Wien. Reiter war Präsident der Medizinischen Sektion des Kongresses ([116]:344). Rott unterstützte Reiter und Triebold bei ihren Aufgaben ([142]:171). Tornow vertrat auf diesem Kongress die NSLB Fachschaft V [183].

Besonders der Zugriff auf den DVFjP und die *Kifo* sowie die Vernetzung mit der NSLB Fachschaft V und das RGA versetzten Villinger (□ Abb. 2.4) letztlich erst in die Lage, 1940 zusammen mit Schröder die Fachgesellschaft gründen zu können und sich, wie Reiter es später erinnert, „am Aufbau der Gesellschaft grosse Verdienste" zu erwerben (Rüdin an Linden, 28.6.1941, BArch, R96 I 11, siehe auch □ Abb. 2.9).

2.2.4   Der 1. Internationale Kongress für Kinderpsychiatrie in Paris 1937

Parallel zu den deutschen Entwicklungen gab es auch internationale Bestrebungen, die Kinder- und Jugendpsychiatrie als Spezialdisziplin zu etablieren. Der französische Psychiater **Georges Heuyer** (1884–1977) und der Schweizer **Moritz Tramer** (1882–1963) ergriffen beispielsweise die Initiative zur Vorbereitung eines 1. Internationalen Kongresses für Kinderpsychiatrie 1937 in Paris ([44]:34). An diesem Kongress sollten am Ende Delegierte aus 26 Ländern teilnehmen [189]. Aus reichsdeutscher Sicht wurde diese Initiative allerdings als Versuch gedeutet, das in Deutschland entstandene verbandspolitische Vakuum zu übernehmen oder, wie Villinger es

---

5   Weitere Informationen zu Individuen und Institutionen finden sich in □ Tab. 2.2 und □ Tab. 2.3.

später formulierte, „das Ausland [habe] uns in den Jahren 1932–39 in dieser Hinsicht den Wind aus den Segeln zu nehmen" beabsichtigt „und es bis zu einem gewissen Grade auch fertiggebracht" (Villinger an Rüdin, 4.7.1941, BArch, R96 I / 11, auch zitiert in [152]).

Die konkreten Vorbereitungen für den Pariser Kongress liefen 1936 bereits intensiv an. Auch die deutschen Psychiater wurden einbezogen. Heuyer schrieb an Rüdin, vermutlich in dessen Funktion als Vorsitzender der GDNP und erbat von ihm Vorschläge für deutsche Vorträge und Referate. Rüdin bat daraufhin den Bonner Psychiater **Kurt Pohlisch** (1893–1955), der selbst eine kinder- und jugendpsychiatrische Station führte, am 7.8.1936 um Rat. Für das Thema „Schul-Psychiatrie: Die erzieherischen Methoden nach den Intelligenz- und Charakterstörungen beim Kinde" schlug Rüdin Schröder vor und für das Thema „Forensische Psychiatrie. Referatgegenstand: Die Debilität als Ursache der infantilen Delinquenz" „käme ja wohl vielleicht Villinger … oder Gregor … in Betracht" (Rüdin an Pohlisch, 7.8.1936, MPIP-HA, GDA 43). Seine vorschläge zu Schröder und Villinger wurden aufgenommen [9]. Schon bei der Vergabe der Vorträge an die deutschen Kinder- und Jugendpsychiater war Rüdin also maßgeblich beteiligt.

Im Herbst 1936 wurden ferner Kandidaten für verschiedene Funktionen, wie ein Ehrenkomitee oder einen Propagandaausschuss, angeschrieben. Da Heuyer (er war u. a. eine Zeitlang während der Schriftleitung von der Leyens Mitherausgeber der *Kifo*) die deutsche Szene kannte, konnte er direkt oder indirekt mehrere potenzielle Teilnehmer des Kongresses ansprechen, wie etwa Bonhoeffer und Kramer oder auch Robert Gaupp (1870–1953), der am „10.6.1936 gebeten [wurde], dem Ehrenkomitee … beizutreten" (Gaupp zur Einreichung beim RMWEV, 23.7.1936, BArch, R4901-2947, Pag. 5) und **Alfred Krampf** (1891–?) von der NSLB Fachschaft V, der „in den Organisations-Ausschuss" eintreten sollte (Deutsche Kongreß-Zentrale an RMdI, 29.10.1936, BArch, R4901-2947, Pag. 23).

Die an einer Teilnahme am Kongress interessierten deutschen Beamten wandten sich, eigentlich in einem normalen Verwaltungsvorgang, an ihren Dienstherrn. Bei den an der Universität beschäftigten Professoren war dies z. B. die Universitätsleitung. Diese wiederum erbat die Genehmigung des zuständigen Reichsministeriums für Wissenschaft, Erziehung und Volksbildung (RMWEV). Andere Interessierte, wie der zu dieser Zeit in Wuppertal als städtischer Kinderarzt tätige **Albrecht Peiper** (1889–1968), fragten beispielsweise den Reichsärzteführer **Gerhard Wagner** (1888–1939) direkt nach einer Teilnahmegenehmigung, nachdem er am 21.8.1936 von Heuyer um ein Referat gebeten worden war (Peiper an RMdI, 12.11.1936, BArch, R4901-2947, Pag. 32). Auch das RGA war involviert.

Das RMWEV kümmerte sich um diese Anfragen und erteilte einige Genehmigungen für die Teilnahme am Ehrenkomitee. Nachdem Gütt aber im Frühjahr 1937 eine als „Verfügungsentwurf W III b Nr. 3397" bezeichnete Liste der vom RMWEV genehmigten Mitglieder des Ehrenkomitees erhalten hatte, teilte er dem RMWEV scharf mit, dass allein ihm „die Federführung für die Durchführung der deutschen Beteiligung an dem Kongress" obliege (Gütt an RMWEV, 15.5.1937, BArch, R4901-2947, Pag. 55). Dies teilte er auch Heuyer mit, wobei er ihm eine „vom Reichsgesundheitsamt aufgestellte Liste der in Frage kommenden Teilnehmer" übersandte (Gütt an RMWEV, 15.5.1937, BArch, R4901-2947, Pag. 55). Nicht alle vom RMWEV genehmigten Wissenschaftler sollten so am Ende auch nach Paris reisen können (RMWEV an RMdI, 31.5.1937, BArch, R4901-2947, Pag. 53).

Gütt beauftragte nun den Vorsitzenden der GDNP, „Herrn Prof. Rüdin … mit den weiteren Vorbereitungen" (Gütt an RMWEV, 15.5.1937, BArch, R4901-2947, Pag. 55). Rüdins Aufgabe sollte es sein, die Teilnehmer auszuwählen, diese mit den beteiligten Ministerien abzustimmen und deren Anreise nach Paris organisatorisch, einschließlich der „Devisenzuteilung" und der Kommunikation mit der Deutschen Kongresszentrale, zu ermöglichen (Gütt an Deutsche Kon-greß Zentrale, 25.6.1937, BArch, R4901-2947, Pag. 68; Rüdin an Schröder u. a., 10.7.1937, MPIP-HA, GDA 43; Rüdin an Krampf u. a., 10.7.1937, MPIP-HA, GDA 43). Später ernannte

Gütt Rüdin auch Leiter der deutschen Delegation in Paris, ein Plan, dem auch das RMWEV am 5.6.1937 zustimmte (RMWEV Vermerk, 5.6.1937, BArch, R4901-2947, Pag. 45). Rüdin startete jetzt einen komplexen Abstimmungsprozess mit den beteiligten Ministerien und den Dienstherren der Vorgeschlagenen, an dessen Ende im Juni ein Vorschlag mit mehreren Listen stand, den Rüdin den Ministerien unterbreitete (Rüdin an RMdI, 12.6.1937, BArch, R4901-2947, Pag. 147-153).

Liste I Die Liste I enthielt die „von Professor Rüdin dem Reichsministerium für Wissenschaft, Erziehung und Volksbildung vorgeschlagenen Teilnehmer": mit Rüdin, Kretschmer, Pohlisch, Schröder, Villinger, Peiper, Jussuf Ibrahim (1877–1953), **Johannes Lange** (1891–1938), Gregor, Bürger-Prinz, Rudolf Thiele (1888–1960), Oswald Bumke (1877–1950), Bonhoeffer, Gaupp und Heinrich Többen (1880–1951), (Rüdin an RMdI, 12.6.1937, BArch, R4901-2947, Pag. 148).

Liste II Die „Liste II" enthielt die Vorschläge, für die „das Reichsministerium des Innern zuständig" war mit Hans Aloys Schmitz (1899–1973), Robert Ritter (1901–1951) und Hans Roemer (1878–1947) (Rüdin an RMdI, 12.6.1937, BArch, R4901-2947, Pag. 149).

Liste III Die Liste III enthielt all die eingeladenen Personen, die Rüdin nicht kennt. „Alle diese Herren kenne ich nicht", kommentiert Rüdin diese Liste und bittet „um Weisung" (Rüdin an RMdI, 12.6.1937, BArch, R4901-2947, Pag. 150). Auf dieser Liste III der „eventuell in Betracht kommenden Teilnehmer" befand sich neben Krampf von der NSLB Fachschaft V zunächst auch Kramer.

Liste IV Die Liste IV enthielt die verhinderten oder zwischenzeitlich verstorbenen Eingeladenen.

Liste V Die Liste V enthielt die eingeladenen Wissenschaftler, die „wegen jüdischer Abstammung ... nicht in Betracht" kamen, wie z. B. Isserlin (Rüdin an RMdI, 12.6.1937, BArch, R4901-2947, Pag. 153).

Der Abstimmungsprozess war mit diesen Listen aber nicht am Ende. Er erstreckte sich noch über Wochen. Auch gab es einige Absagen. Villinger beispielsweise teilte mit, dass er „aus verschiedenen Gründen ... zu meinem großen Bedauern doch verhindert" sei (Villinger an Rüdin, 8.7.1937, MPIP-HA, GDA 43), woraufhin Rüdin ihn mit den Worten abmeldete:

» Professor Villinger hat im letzten Moment noch abgesagt, da er verhindert ist nach Paris zu fahren, weshalb beigeschlossen die mir von ihnen übersandten Dokumente wieder zurückgehen (Rüdin an Deutsche Kongresszentrale, 10.7.1937, MPIP-HA, GDA 43).

Mit dem identischen Schreiben schickte Rüdin auch die Unterlagen von Kramer zurück mit der Bemerkung:

» Prof. Kramer (Prof. Franz Kramer, Berlin W 62; Burggrafenstraße 17), dessen Identität ich unterdessen ermittelt habe, ist Nicht-Arier, weshalb seine Dokumente (Devisenbewilligung) auch zurückgehen (Rüdin an die Deutsche Kongreß-Zentrale, 10.7.1937, MPIP-HA, GDA 43).

Rüdin nannte in seinem Tagungsbericht zuletzt als Teilnehmer der wissenschaftlichen Delegation: „Ibrahim-Jena ... Peiper-Barmen ... Schröder-Leipzig ... Többen-Münster ... Kretschmer-Marburg, Pohlisch-Bonn, Schmitz-Bonn, Laubenthal-Bonn, Simmerdinger-Bonn, Bürger Prinz-Hamburg, Thiele-Berlin, Heinze-Potsdam, Hahn-Frankfurt a. M., Weygandt-Wiesbaden und Dubitscher-Berlin, vom Reichsgesundheitsamt" (Rüdin Bericht Paris, 1937, MPIP-HA, GDA 41, siehe auch ◘ Abb. 2.5). Andere deutsche Teilnehmer, wie Krampf, der Vertreter der NSLB Fachschaft V, wurden offenbar nicht als Teil der wissenschaftlichen Delegation betrachtet.

Rüdin mußte sich auch um Details der Reiseorganisation der Teilnehmer kümmern. Gütt informierte die „Deutsche Kongreß-Zentrale" darüber, dass Rüdin „die Führung der deutschen Teilnehmer … übertragen worden ist" und er sich auch um die „Devisenzuteilung" kümmern soll (Gütt an Deutsche Kongreß-Zentrale, 25.6.1937, BArch, R4901-2947, Pag. 68). Das Schreiben ging in Kopie an diverse andere Ämter und Ministerien.

Rüdin übersandte den Teilnehmern die Devisenbewilligung, die er seinerseits auf Antrag von der „Deutschen Kongreß-Zentrale" erhalten hatte und informierte sie über die zudem notwendigen Dokumente: ein gültiger deutscher Auslandsreisepass mit dem Passvermerk durch das Polizeiamt „Gültig auch für Frankreich", ein französisches Visum und der Urlaubsschein vom zuständigen Wehrkreiskommando, sofern erforderlich (Rüdin an Schröder u. a., 10.7.1937, MPIP-HA, GDA 43). Rüdin kümmerte sich auch um die Devisenbewilligungen für die nicht wissenschaftlichen Kongressteilnehmer, wie beispielsweise Krampf von der NSLB Fachschaft V (Rüdin an Krampf u. a., 10.7.1937, MPIP-HA, GDA 43).

Auch in Paris hatte Rüdin eine dominierende Rolle, besonders als Delegationsführer einer relativ zahlreichen deutschen Delegation:

» Auch zu diesem Kongress ermöglichte das Entgegenkommen des Reichs-Kultus-Ministeriums, des Reichs-Innen-Ministeriums und der Partei, die Beteiligung einer grossen Anzahl deutscher Gelehrter, was am Kongress allgemein, insbesondere auch von französischer Seite, sehr freudig begrüsst wurde und in der herzlichsten Aufnahme der Deutschen überall zum Ausdruck kam, wie auch in der Eröffnungssitzung gleich der deutsche Delegationsführer aufgefordert wurde, den Kongress im Namen der fremden Delegation zu begrüssen (Rüdin Bericht Paris, 1937, MPIP-HA, GDA 41, siehe auch ◘ Abb. 2.5).

Auch Weygandt berichtete, dass „der deutsche Delegationsführer Prof. Dr. Rüdin die Begrüßung seitens der auswärtigen Besucher darbrachte" ([205]:128). Aber Rüdin sprach nicht nur bei „der feierlichen Eröffnung" ([206]:455), sondern auch am Schluss des Kongresses, wo es ihm gelang, „bei den Beratungen über den nächsten Ort, Dr. Heuyer und die übrigen versammelten Ausländer für Deutschland und Leipzig zu gewinnen" (Rüdin Bericht Paris, 1937, MPIP-HA, GDA 41, siehe auch ◘ Abb. 2.5). Rüdin konnte diese Einladung aussprechen, weil er dazu „vom Herrn Reichsminister des Innern ermächtigt worden war" (Rüdin Bericht Paris, 1937, MPIP-HA, GDA 41, siehe auch ◘ Abb. 2.5).

» Erfreulicherweise gelang es, den von Prof. Rüdin überbrachten Antrag auf Veranstaltung des nächstfolgenden Kongresses für Kinderpsychiatrie in Deutschland zur Annahme zu bringen ([205]:133, [206]:455).

Bei Weygandt ist in diesem Zusammenhang von Schröder gar nicht die Rede.

Rüdin konnte obendrein auch noch einen erbtheoretischen Themenschwerpunkt für den geplanten kinderpsychiatrischen Kongress durchsetzen:

» Die den Deutschen am Kongress zweifellos günstige Atmosphäre führte ferner zu dem Vorschlag, der angenommen wurde, dass auf der deutschen Tagung als eines der Leitthemen die Rolle der Erblichkeit bei den kinderpsychiatrischen Zuständen in Referaten und Vorträgen behandelt werden solle (Rüdin Bericht Paris, 1937, MPIP-HA, GDA 41, siehe auch ◘ Abb. 2.5).

Rüdin erwähnte in seinem Bericht den „günstigen Eindruck, welchen … insbesondere auch der Vortrag Schröders hinterlassen hatte" (Rüdin Bericht Paris, 1937, MPIP-HA, GDA 41, siehe auch ◼ Abb. 2.5). 1938 veröffentlichte Schröder einen ausführlichen Bericht über den kinderpsychiatrischen Kongress in Paris, in den er, perspektivisch die Leitung des 2. Kongresses im Blick, auch ausführlich seine eigenen Vorstellungen des Faches einfließen ließ [157].

In diesem Artikel mit dem Titel „Kinderpsychiatrie" ging Schröder auch auf die Diskussionen um den Begriff „Kinderpsychiatrie" für das neu entstehende Fachgebiet ein. Deutlich wurden dabei die unterschiedlichen Definitionen von psychiatrischer Krankheit einerseits und des Aufgabenspektrums der Kinderpsychiatrie andererseits. Er vertrat einen Krankheitsbegriff, der ausschloss, dass eine angeborene Eigenschaft eine Krankheit sein könne:

» Intellektueller Schwachsinn in seiner gewöhnlichen (angeborenen) Form [ist] keine Krankheit ([157]:271).

„Abartigkeiten" seien lediglich „charakterliche Varianten erheblichen Ausmaßes" ([157]:272) und es sei falsch gewesen, diese „lange Zeit irregeführt … unter der Bezeichnung Psychopathien" zusammengefasst zu haben ([157]:271). „Wir haben begonnen einzusehen, daß das in weitem Maße unzulässig ist", denn nur „eine verschwindend kleine Minderzahl unter den ‚Psychopathen' genannten Menschen" ist krank ([157]:271).

» Aber grundsätzlich empfiehlt es sich, für die Gesamtheit der abartigen Kinder (unter Ausschluß der wenigen offensichtlich geistes- oder hirnkranken und im Gegensatz zu ihnen) nicht davon auszugehen, daß sie Kranke sind und als solche beurteilt und behandelt werden müssen ([157]:272).

Die Aufgaben der Kinderpsychiatrie gingen nach Schröder folglich weit über die Behandlung von Geisteskrankheiten hinaus:

» Man wird sich auch damit [dem Begriff Kinderpsychiatrie] abfinden können, wenn hier unter „Psychiatrie" nicht oder nicht ausschließlich die ärztliche Wissenschaft von den Geisteskrankheiten und ihrer Therapie verstanden wird, sondern, sehr viel weiter gefaßt, das ärztliche Verstehen und Helfen bei seelischen Schwierigkeiten jeder Art ([157]:269).

Dieses Verständnis ließe „die Bedeutung der charakterologischen Arbeit an außergewöhnlichen Kindern weit hinauswachsen in das Gebiet der Seelenkunde des Durchschnittsmenschen, für Pädagogik, Soziologie, angewandte Menschenkunde, in Schule, Heer, Industrie usw" ([157]:273).

Die Einbeziehung von „Durchschnittsmenschen" mit „seelischen Schwierigkeiten jeder Art" in den Aufgabenbereich der „Kinderpsychiatrie" sei „auch der Grund dafür, weshalb besonders in Deutschland der Name ‚Kinderpsychiatrie' keinen Eingang hat finden wollen, weshalb hier von vornherein der Anschluß gesucht und gefunden worden ist an die schon ältere ‚Heilpädagogik' an Schwachsinnigen, Blinden, Tauben usw." ([157]:272).

Schröder strebte eine enge Zusammenarbeit von Kinderpsychiatrie und Pädagogik an, denn was „der charakterologisch geschulte Psychiater dem heutigen Pädagogen und dem Fürsorger zu sagen hat, nicht bloß bezüglich der monströs Abartigen, sondern weit hinein in die Durchschnittsbreite, ist vielerlei Wichtiges" ([157]:287). Als sinnvoll betrachtet Schröder „den Einbau der ‚Kinderpsychiatrie' in den Ausbildungsgang der Volksschullehrer" ([157]:285) und eine enge Zusammenarbeit von Ärzten und Pädagogen bez. „besonderer Hilfsschulen und Sonderklassen" ([157]:286), deren Lehrer in der NSLB Fachschaft V organisiert waren.

Das Behandlungsziel der Kinderpsychiatrie sei folglich insgesamt die „Einreihung [des Zöglings] in die gegebene Volksgemeinschaft mit größtmöglicher Steigerung der Leistungs- und Einsatzbereitschaft des Zöglings für die Gemeinschaft" ([157]:287).

Die Diagnosemethode der Kinderpsychiatrie war die „Charakterologie" ([157]:272) für die Diagnose von „charakterlich Abartigen … bis ins Monströse" ([157]:273). Diese „charakterologische Betrachtungsweise" war das „Haupt- und Kernstück der praktischen Kinderpsychiatrie" ([157]:279). „Kinderpsychiatrie ist nicht lediglich die Anwendung der klinischen Psychiatrie, Neurologie und Inneren Medizin auf das Kind (ist insofern auch nicht Pädiatrie), sie reicht vielmehr weit darüber hinaus, insbesondere mit ihrem einen wichtigen Teilgebiet, der Charakterologie" ([157]:292) oder zusammenfassend formuliert:

» Kinderpsychiatrie ist mehr als Psychiatrie, Neurologie und Innere Medizin in Anwendung auf das Kind; ihr Gebiet reicht, und zwar gerade mit dem für sie am meisten selbständigen, typischen und wertvollen Teil weit darüber hinaus in das allgemein Seelische und Charakterologische ([157]:282).

Was es nach seiner Meinung also brauche, sei „eine auf Erfahrung gestützte, wissenschaftlich durchgearbeitete Charakterologie und ein Personal, das diese diagnostischen Aufgaben mit Liebe und von ganzem Herzen leistet" (Schröder an Rüdin, 9.8.1937, MPIP-HA, GDA 132, auch zitiert bei [152]).

Bezüglich der Reform der Fürsorgeerziehung verdeutlichte Schröder, dass die „Gestaltung und Gliederung des Anstaltswesens für Schwererziehbare … eines der wichtigsten praktischen Probleme unseres Arbeitsgebietes" sei ([157]:289). Einig sei man sich bereits darin, dass die Fürsorgeeinrichtungen „nach der Sonderart der Kinder" und „ihrer Erziehbarkeitsprognose" strukturiert sein müssten ([157]:290). Für die Aufnahmen wären „fachgemäße und zielbewußte Sichtung nötig" ([157]:289). Dafür bräuchte es „Beratungs- und Untersuchungsstellen" ([157]:289–290) sowie „Beobachtungsabteilungen" ([157]:290).

» Nur in den Ausnahmefällen der charakterlichen „Monstra", etwa mit ganz überwiegender Gemütsbarheit, mit höchstgradiger Haltschwäche usw. wird man zugunsten sozial wertvollerer Elemente von vornherein Mühe und Kosten sparen ([157]:288).

Ohne die unbefristete Unterbringung explizit zu benennen, macht Schröder deutlich, dass „die Gemütsarmen … vorwiegend für die Verwahrung unter einem strengen Regiment in Betracht" kommen ([157]:291).

Viele dieser Aussagen, wie beispielsweise zu Bedarf, Zielsetzungen, Aufgabenbereich, Methoden und notwendiger Zusammenarbeit, wurden von Schröder in den folgenden 2 Jahren noch in weiteren Publikationen erläutert und sind dann 1940 schließlich auch Teil der programmatischen Aussagen der DGKH geworden. Wurde in Wien der notwendige „strenge und zielbewußte Verzicht auf die als überwiegend wertlos und unerziehbar Erkannten" ([171]:14) offen benannt, so fehlten 1938 allerdings noch direkte Aussagen zu „Verzicht" oder „Ausscheiden". In einem persönlichen Schreiben an Rüdin forderte Schröder jedoch schon 1937 das „rücksichtslose Ausscheiden alles dessen, was charakterologisch als wertlos erkannt wird" (Schröder an Rüdin, 9.8.1937, MPIP-HA, GDA 132, auch zitiert bei [152]).

Schröder war sich dessen bewusst, dass die besonders von den deutschen Kinder- und Jugendpsychiatern propagierte Ausweitung der Klientel auf alle Kinder und Jugendlichen mit „seelischen Schwierigkeiten jeder Art" international schwer durchsetzbar war. „Wesentlich anders packt anscheinend Tramer (Solothurn) die Tätigkeit des Kinderpsychiaters an" ([157]:279). Der Versuch, in der „geschäftlichen Sitzung" des Pariser Kongresses einen anderen Begriff für die Fachrichtung durchzusetzen, scheiterte aber am Mangel einer besseren Alternative ([157]:269).

In den nächsten Jahren wurde dann der Begriff „Kinderpsychiatrie" immer wieder von Schröder benutzt, wobei er aber stets auf die (seine) besondere deutsche Interpretation hinwies. Schröder war sich sicher, dass die deutschen Besonderheiten, das „Verstehen- und Werten-Lernen durchschnittlicher wie außergewöhnlicher kindlicher Charaktere, ihrer Entwicklung, ihrer Störbarkeit durch äußere Umstände und ihrer Rückführbarkeit durch geeignete erzieherische und wirtschaftliche Maßnahmen" der Kinder- und Jugendpsychiatrie die „Förderung und Unterstützung" durch den Staat sichern würde ([157]:293). Er sollte Recht behalten.

Auf dem Kongress waren „26 Länder durch offizielle Delegierte vertreten" ([187]:96) und diese legten fest, dass „der nächste Kongreß … im Jahre 1941 in Leipzig (Deutschland) abgehalten" werden sollte ([188]:127). Den (Tagungs-)Präsidenten wählte das Land, in dem der nächste Kongress stattfinden würde. ([188]:127). So wurde Schröder, geboren am 19.5.1873 – 1937 schon 64 Jahre alt –, noch (Tagungs-)Präsident der Internationalen Kinderpsychiater; würde also bei der Durchführung des 2. Internationalen Kongresses schon emeritiert sein. Diese Problematik war Schröder und Rüdin bewusst, und so formulierte Schröder nach dem Kongress:

» Den Pariser Kongreß für Kinderpsychiatrie dürfen wir wohl für Deutschland als einen recht guten Erfolg buchen. Mich hat auch gefreut, daß Sie auf diese Weise wenigstens einen kleinen Eindruck von meinen Bestrebungen und Arbeiten an den Kindern bekommen haben. Sie werden verstehen, wie schwer und wie ungern ich gerade dieses Arbeitsgebiet verlasse, wenn ich demnächst aus dem Staatsdienst ausscheiden muß. Ich habe mir bereits allerlei Gedanken gemacht, wie ich trotzdem die Arbeit fortsetzen könnte. Aber ich weiß zunächst keinen gangbaren Weg (Schröder an Rüdin, 9.8.1937, MPIP-HA, GDA 132, auch zitiert bei [152]).

■ **Dokument 1: Rüdins Bericht über die Pariser Kongresse 1937**
Rüdin erstellte für die Ministerien einen „Bericht über die Pariser Kongresse 1937" (Rüdin Bericht Paris, 1937, MPIP-HA, GDA 41, siehe auch ◘ Abb. 2.5). Dieser Bericht wurde bereits gelegentlich in der Forschung zur Fachgesellschaft rezipiert, beispielsweise bei R. Castell et al. [44].

Noch nicht beachtet wurde, dass Rüdin sich bereits vorab die Ausrichtung des 2. Internationalen Kongresses für Kinderpsychiatrie vom Reichsinnenminister hatte genehmigen lassen.

Auch fachlich vertrat Rüdin auf allen drei internationalen Kongressen in Paris 1937 offensiv die Rolle der Erblichkeit für die Entstehung von Devianz und die rassenhygienischen Maßnahmen als Mittel zu ihrer Bekämpfung. Die ersten beiden Seiten des Dokumentes (◘ Abb. 2.5) geben einen Eindruck über den internationalen Diskussionsstand ([152]:203–204). Bei den internationalen Kinderpsychiatern erhielt die deutsche Delegation sogar die Mehrheit für ein ihr genehmes Leitthema auf dem nächsten in Leipzig geplanten Kongress, der „Rolle der Erblichkeit bei kinderpsychiatrischen Zuständen".

2.2.5 Jahreswende 1938/1939

Zur Jahreswende 1938/1939 stellte sich das neu geordnete Feld der Kinderpsychiatrie in Deutschland nun wie folgt dar:

Schröder war designierter (Tagungs-)Präsident des 2. Internationalen Kongresses der Kinderpsychiater. Zwar schied er 1938 aus dem Beirat der GDNP aus, er verfügte aber über wichtige Kontakte zu den NS-Gesundheitspolitikern und den wichtigsten Fachvertretern der Grenzgebiete der Kinder- und Jugendpsychiatrie. Obwohl er 1938 emeritiert wurde, erhielt Schröder eine Möglichkeit, seine Arbeit für die Kinder- und Jugendpsychiatrie mit institutioneller Unterstützung fortzuführen. Reisen nach Wiesbaden und Genf wurden offensichtlich genehmigt und finanziert.

– 1 –

Bericht über die Pariser Kongresse 1937
Professor R ü d i n.

In Paris fanden unter dem Protektorat des Präsidenten
der Republik im Hause der Chemie im Juli 1937 gelegentlich der
internationalen Weltausstellung,3 internationale Kongresse statt,
an welchen auch die Psychiatrie eine hervorragende Rolle spielte.
Zum <u>zweiten internationalen Kongress für Psychische</u>
Hygiene vom 19.bis 25.VII.1937, der schon 2 mal verschoben worden
war, wurden bereits 1934 Kretschmer-Marburg und Rüdin-München zu
Hauptreferaten eingeladen, die sie denn jetzt auch hielten, Rüdin :
" Über die Bedingungen und die Rolle der Eugenik in der Prophylaxe
der Geistesstörungen" und Kretschmer : "Über die Rolle der Erb=
lichkeit und der Konstitution in der Ätiologie der geistigen Stö=
rungen". Beide Referate wurden mit Beifall aufgenommen, Rüdins Thema
aber fand,wie zu erwarten in einer lebhaften,jedoch höflichen Dis=
kussion sehr starken Widerspruch,wobei die bekannten,immer wieder
gemachten und längst widerlegten Einwände vorgebracht wurden bezü=
lich Genie und Unfruchtbarmachung,gegen den Zwang,über die Gefahren
einer Entvölkerung durch negative Rassenhygiene, einer Übervölkerung
durch positive Rassenhygiene usw. usw. Im Gegensatz zur seinerzeiti=
gen völlig ab lehnenden und nicht immer in korrekten Formen sich hal=
tenden Aufnahme ähnlicher Ausführungen Rüdins am letzten interna=
tionalen Krankenhaus-Kongress in Rom im Jahre 1935,bei dessen Ge=
legenheit der Papst selbst den Kongressmitgliedern eine anti-euge=
nische Audienz gab und in Scheveningen 1936 am Kongress der Inter=
nationalen Federation Eugenischer Organisationen, verlief die Aus=
sprache in Paris über Eugenik und das Thema der Unfruchtbarmachung
im allgemeinen entschieden sympathisch für die deutsche Auffassung,
was einen ganz entschiedenen Fortschritt bedeutet. Am Kongress konn=
ten denn auch in mancher Beziehung irrige Vorstellungen über
Deutschlands eugenische Gesundheitspolitik berichtigt werden.Be=
merkenswert ist,dass diesmal von klerikaler Seite in keiner Weise
und an keinem der 3 Kongresse oponierend gegen die eugenischen
Auffassungen Deutschlands eingegriffen wurde,sondern dies geschah
diesmal in der Hauptsache durch nicht-arische Elemente unter den
Zuhörern.

MPIP-HA: GDA 41

■ **Abb. 2.5**   Ernst Rüdin: Bericht über die Pariser Kongresse 1937 (S. 1–2, 5–6; mit freundl. Genehmigung des
Historischen Archivs des Max-Planck-Instituts für Psychiatrie in München

- 2 -

Ein Referaten-Thema das uns auch noch interessiert
hätte, war das mit Taylor,New York als Referenten angesetzte :
" Die eugenischen Sterilisierungsgesetze und die Ergebnisse ihrer
Anwendung ", ferner ein Vortrag von Wimmer,Kopenhagen: "Über die am
dringendsten notwendigen Forschungen mit Bezug auf die Prophylaxe
der geistigen Störungen ". Aber Taylor konnte nicht kommen und Adolf
Mayer,Baltimore, der für ihn einsprang, machte zwar auch Ausführungen
von grossen Interesse,aber doch von anderer Art,als sie Taylor ange=
kündigt hatte.Wimmer war unterdessen leider gestorben.Jedoch kam
bei privaten Erörterungen über die Unfruchtbarmachung die dänische
Auffassung und die Finnlands stark zum Ausdruck,dass man nicht bloss
aus rein eugenischen,sonder auch aus Gründen der sozialen Schäd=
lingstätigkeit,der Unfähigkeit zur Kinderaufbringung und zur Kin=
dererziehung,aus Gründen geistiger Defektheit und Krankheit Schwach=
sinnige usw. unfruchtbar machen sollte, ein Gesichtspunkt,aus dem
heraus ja auch im deutschen Ehegesundheitsgesetz nach § 1 c gewis=
sen geistig minderwertigen Elementen die Ehe verboten werden kann,

An einer Diskussion über das Rauschgift-Problem und den
Kampf gegen Rauschgifte beteiligten sich die deutschen Kongress=
teilnehmer Pohlisch-Bonn und Panse-Bonn. Pohlisch wies auch bei=
läufig auf die ausserordentlichebefruchtende Wirkung hin, welche das
deutsche Sterilisierungsgesetz auf die Klinik aller erbverdächti=
gen Störungen und auf die erbbiologische Forschung hatte und immer
noch in wachsendem Masse ausübt.

An einer Aussprache über das Referat von Kinnberg-Stock=
holm : " Über die Prophylaxe der Vergehen und Verbrechen beteilig=
te sich Stumpfl-München,der auf die Bedeutung der Anlagefaktoren
und der Zwillingsforschung in diesem Zusammenhange hinwies. Ausser
den Genannten kamen zum Kongress noch die Deutschen Laubenthal
und Schmitz-Bonn,sowie Weygandt-Wiesbaden,im ganzen also 9 Deutsche.
Sommer-Giessen einer der Begründer der deutschen psychischen
Hygiene-Bewegung war gestorben und Roemer-Illenau war leider durch
Krankheit verhindert,ebenso Gregor-Karlsruhe,der zur Frage der
Fürsorge für abnorme Rechtsbrecher sprechen sollte.

Das gesamte Programm des Kongresses,der von Charpen=
tier, Paris,geleitet und vom Herrn Minister des öffentlichen Gesund-

MPIP-HA: GDA 41

◼ **Abb. 2.5** Fortsetzung

– 5 –

wenn nächstes Jahr die europäische Psychische Hygiene-Tagung in
München zustande kommen könnte. Die Unterstützung aller deutschen
Fachkollegen in dieser Sache wird daher dringend notwendig sein.
Es ist klar, dass dabei,auch dem Wunsche der Ausländer enttsprechend,
Deutschland Gelegenheit haben wird, auf dem Gebiet der Erb-und Rassen=
pflege jene Anschauungen vorzubringen,über jene Gesetze und deren
Durchführung zu berichten, die es für richtig hält und Einrichtungen
zu zeigen, auf die es stolz sein kann.

        Der <u>erste Internationale Kongress für Kinder=</u>
<u>psychiatrie</u>,der vom Herrn Gesundheitsminister eröffnet wurde,fand
in Paris vom 24.VII.bis 1.VIII.1937 unter dem Vorsitz des französischer
Kinder-Psychiaters Dr. Heuyer statt.
        Auch zu diesem Kongress ermöglichte das Entgegenkommen
des Reichs-Kultus-Ministeriums,des Reichs-Innen-Ministeriums und
der Partei,die Beteiligung einer grossen Anzahl deutscher Gelehrter,
was am Kongress allgemein,insbesondere auch von französischer Seite,
sehr freudig begrüsst wurde und in der herzlichsten Aufnahme der
Deutschen überall zum Ausdruck kam, wie auch in der Eröffnungssitzung
gleich der deutschen Delegationsführer aufgefordert wurde,den
Kongress im Namen der fremden Delegation zu begrüssen.
        Auf dem Programm war die Besprechung der neurophysio=
logischen Grundlagen der Kinder-Psychiatrie,der bedingten Reflexe
der Erziehungsmethoden für die Intelligenz-und Charakterstörungen
beim Kinde und des angeborenen Schwachsinns (Debilität) als Ur=
sache der kindlichen und jugendlichen Straffälligkeit angesetzt.
        Über bedingte Reflexe sprachen die deutschen Gelehrten
<u>Ibrahim</u>-Jena,und <u>Peiper</u>-Barmen,zum Thema Erziehung <u>Schröder</u>-Leipzig,
zum Thema jugendliche Kriminalität <u>Többen</u>-Münster. <u>Villinger</u>-Bethel
bei Bielefeld,war leider verhindert. Zur deutschen Delegation, mit
deren Führung für alle 3 Kongresse <u>Rüdin</u>-München,beauftragt worden
war,gehörten ausser den Genannten noch <u>Kretschmer</u>-Marburg,<u>Pohlisch</u>-
Bonn,<u>Schmitz</u>-Bonn,<u>Laubenthal</u>-Bonn,<u>Simmerdinger</u>-Bonn,<u>Bürger Prinz</u>-
Hamburg,<u>Thiele</u>-Berlin,<u>Heinze</u>-Potsdam,<u>Hahn</u>-Frankfurt a.M.<u>Weygandt</u>-
Wiesbaden und <u>Dubitscher</u>-Berlin,vom Reichsgesundheitsamt.
        An bekannten Ausländern sprachen oder waren anwesend
<u>Healy</u>-Nordamerika,<u>diTullio</u>-Rom,<u>Vervaeck</u>-Brüssel,<u>Janet</u>-Paris,<u>Evensen</u>-

MPIP-HA: GDA 41

■ **Abb. 2.5**   Fortsetzung

- 6 -

Norwegen, Bianchini-Salerno u.s.w.

Am Kongress kam so ziemlich alles zur Sprache,was die
geistigen Störungen der Kinder in wissenschaftlicher und prakti=
scher Beziehung betrifft. Der Vorsitzende Dr. Heuyer hatte sich
nicht bloß in der sorgfältigsten Vorbereitung des wissenschaftlichen
Teiles,sondern auch in der Veranstaltung der Geselligkeit die
grösste Mühe gegeben. Zur Bequemlichkeit der vielsprachigen Zu=
hörer und zur Zeitgewinnung waren an allen Sitzen des Zuhörer=
raumes Telefone angebracht,durch welche man je nach Einschaltung
das Vorgetragene sofort in irgend einer der internationalen Sprachen
übersetzt anhören konnte. Diese Einrichtung wäre für alle inter=
nationalen Kongresse dringend zu empfehlen,da sie viel Zeit spart.

Es wurden zahlreiche Anstalten besucht, auch die Kinder=
klinik von Dr. Heuyer,die Irrenanstalt Villejuif,das Fortbildungs=
internat von Asnières,das Institut Medico-Pédagogique d' Yoetot
bei Rouen,das Institut Médico-Pédagogique in Montesson u.s.w. und
viele Exkursionen zur Freude und Erholung der Teilnehmer in die
schöne nähere und entferntere Umgebung von Paris mit ihren vielen
Sehenswürdigkeiten unternommen.

Der Präsident der Republik persönlich empfing die Kongress=
teilnehmer,desgleichen boten die Stadt Paris,das Ministerium des
Äussern,sowie das Seine-Departement ind der Kolonie für abnorme
Kinder ind Perray - Vaucluse den Kongressteilnehmern einen offiziellen
Empfang z.T. mit glänzendem Diner oder reichen Buffet.

Am Schluss des Kongresses gelang es,bei den Beratungen
über den nächsten Ort,Dr.Heuyer und die übrigen versammelten Aus=
länder für Deutschland und Leipzig zu gewinnen. Es geschah das nicht
bloß auf Grund einer Einladung hin, zu welcher der Delegations=
führer vom Herrn Reichsminister des Innern ermächtigt worden war,
sondern auch mit unter dem günstigen Eindruck,welchen die Vorträge
der Deutschen,insbesondere auch der Vortrag Schröders hinterlassen
hatte,der wie sich herausstellte,auf eigenem Wege selbständig zu
recht ähnlichen kindererzieherischen Grundsätzen gekommen war,wie
der Präsident des Kongresses,Dr.Heuyer selbst. Die den Deutschen
am Kongress zweifellos günstige Atmosphäre führte ferner zu dem
Vorschlag,der angenommen wurde, dass auf der deutschen Tagung als
eines der Leitthemen die Rolle der Erblichkeit bei den kinderpsychiatrischen Zuständen in Referaten und Vorträgen behandelt werden
solle.

MPIP-HA: GDA 41

■ **Abb. 2.5** Fortsetzung

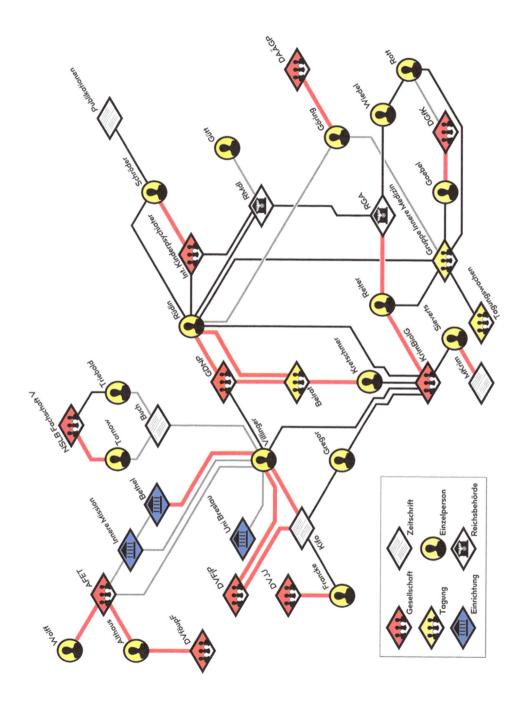

◀────────────────────────────────

◻ **Abb. 2.6**　Snapshot: Schröder und Villinger 1938/1939 (Grafik: Arno Görgen).
Diese Grafik stellt das Netzwerk von Schröder und Villinger 1938/1939 dar. Als Icons werden verwendet[6]:
Einzelpersonen, Gesellschaften/Vereine, Tagung, Einrichtung (z. B. Universität), Zeitschrift und Behörden/Ämter.
Der Typ und die Stärke der Beziehungen zwischen diesen „Knoten" werden zur optischen Verdeutlichung durch
3 verschiedene Linientypen dargestellt: 1) rote Linien für „Chef von", „Vorstandsmitglied von", „Herausgeber von",
2) schwarze Linien für „arbeitet bei", „ist Mitglied von", „wirkt ständig mit bei" und 3) graue Linien für gelegentliche
Publikationen, Vorträge, Kontakte, Mitwirkung usw.

Neben seinen verbandspolitischen Aktivitäten veröffentlichte Schröder nach seiner Wahl in
Paris 6 programmatische Artikel zur Kinder- und Jugendpsychiatrie und warb dabei auch für die
Bezeichnung „Kinderpsychiatrie" für das neue medizinische Spezialfach, ein Begriff, mit dem er
ursprünglich in seiner internationalen Bedeutung nicht gänzlich einverstanden gewesen war, vgl.
seine Beiträge: „Kinderpsychiatrie" [157], „Kinderpsychiatrie" [158], „Schwierige Kinder" [160],
„Psychotechnik und Charakterbeurteilung" [159], „Probleme der heilpädagogischen Beratung"
[167] und „Jugend-Charakterkunde" [164].

Villinger wiederum hatte ausgehend von seiner Position als Oberarzt beim Jugendamt in
Hamburg inzwischen die Leitung der Psychiatrie in Bethel übernommen. Er bewarb sich um den
Lehrstuhl in Breslau, wurde auf der zweiten Berufungsliste „secundo loco" platziert ([80]:25–26).
Nach vier Absagen der vor ihm Platzierten wurde er 1938 nach Breslau berufen. Durch Widerstände aus dem RMWEV, das evtl. an seiner konfessionellen Anbindung in Bethel Anstoß nahm,
konnte er die Professur jedoch erst Anfang 1940 antreten. Villinger gab weiter die *Kifo* heraus,
wobei diese aber offensichtlich in Schwierigkeiten war, erschien doch 1938 keine Ausgabe.

Villinger war ferner um die Mitarbeit in der Kriminalbiologischen Gesellschaft bemüht. Als
er am 8.7.1937 gegenüber Rüdin seine Teilnahme am Internationalen Kongress der Kinderpsychiater absagen musste, teilte er Rüdin, der selbst im Vorstand der Kriminalbiologischen Gesellschaft war, mit: „Mein Vortrag, dessen weiterer Ausarbeitung eine noch etwas längere Frist nicht
schaden kann, wird voraussichtlich dann bei der Tagung der Kriminalbiologischen Gesellschaft
in München (5. bis 7. Oktober) gehalten werden" (Villinger an Rüdin, 8.7.1937, MPIP-HA, GDA
43). (Aber auch an dieser Tagung konnte Villinger letztlich nicht teilnehmen [102]).

Neben seinen guten Kontakten zum RGA hatte er auch seine Kontakte zur NSLB Fachschaft
V intensiviert. Zusammen mit Triebold und Tornow gab er ein gemeinsames Buch zur *Freilufterziehung in Fürsorge-Erziehungsheimen* 1938 heraus [193]. Ebenfalls 1938 erschien ein vielbe-
achteter Buchbeitrag zur Frühdiagnose von jugendlichen Verbrechern in dem Sammelband *Der
nichtseßhafte Mensch. Ein Beitrag zur Neugestaltung der Raum- und Menschenordnung im Großdeutschen Reich*, zusammen mit anderen Autoren wie Polligkeit und Sieverts [29].

Gütt hatte zur Jahreswende 1938 und 1939 einen Jagdunfall, von dessen Verletzungen er sich nicht
mehr vollständig erholte, er kehrte bis zu seiner Pensionierung nicht mehr in den Dienst zurück. Mit
ihm fehlte die bis dahin führende Persönlichkeit der staatlichen NS-Gesundheitspolitik (◻ Abb. 2.6).

2.2.6　Vorbereitung des 2. Internationalen Kongresses für Kinderpsychiatrie in Leipzig

Nach dem 1. Internationalen Kongress für Kinderpsychiatrie 1937 in Paris beschrieb Schröder
die Arbeit des Kinder- und Jugendpsychiaters als

─────────────────────────────

6　Weitere Informationen zu Individuen und Institutionen finden sich in ◻ Tab. 2.2 und ◻ Tab. 2.3.

» … rücksichtsloses Ausscheiden alles dessen, was charakterologisch als wertlos erkannt
wird, aber alle Hilfe denjenigen Kindern, die entweder aus ihrem Charaktergefüge heraus
in die Umgebung nicht passen, in die sie herein geraten sind und deshalb verkümmern,
oder den Vielen, die lediglich milieugeschädigt sind. Unter beiden Gruppen sind viele
besonders wertvolle Naturen die zu erhalten und zu fördern gerade in unserer Zeit wichtig
ist (Schröder an Rüdin, 9.8.1937, MPIP-HA, GDA 132, auch zitiert bei [152]).

Der Handlungsdruck zum „rücksichtslosen Ausscheiden" von allem, „was als wertlos" prognostiziert wurde einerseits, und andererseits „alle Hilfe denjenigen Kindern" zu gewähren, unter
denen es „wertvolle Naturen" gab, die es „zu erhalten und zu fördern" galt, nahm in den folgenden beiden Jahren noch weiter zu.

Schon beim 1. Internationalen Kongress für Kinderpsychiatrie 1937 in Paris war Schröder
mit dem international gebräuchlichen Begriff „Kinderpsychiatrie" unzufrieden, weil, nach seiner
Auffassung, er nicht den ganzen Aufgabenbereich der Kinder- und Jugendpsychiatrie abdeckte.

» Man wird sich auch damit [dem Begriff Kinderpsychiatrie] abfinden können, wenn hier
unter „Psychiatrie" nicht oder nicht ausschließlich die ärztliche Wissenschaft von den
Geisteskrankheiten und ihrer Therapie verstanden wird, sondern, sehr viel weiter gefaßt, das
ärztliche Verstehen und Helfen bei seelischen Schwierigkeiten jeder Art ([157]:269).

Die Ausweitung des kinder- und jugendpsychiatrischen Aufgabenbereiches auf alle Kinder und
Jugendlichen mit „seelischen Schwierigkeiten" passte gut zu dem von Conti vertretenen Konzept
der „Gesundheitsführung", d. h. zur Idee der Erhaltung der Gesundheit auch bei Kindern „mit
dem Ziele [der] … Einreihung in den Wirtschafts- und Arbeitsprozeß der Volksgemeinschaft"
([166], [171]:14).

Rott beschreibt die Veränderungen in der Gesundheitsdebatte im Deutschen Reich 1940:

» Die Heilpädagogik ist ein Gebiet, welches neuerdings wieder in Aufnahme gekommen ist,
nachdem es zunächst gegenüber den rassehygienischen Belangen zurückgedrängt worden
war. … Aber die Notwendigkeit, abwegige Kinder und Menschen in den Arbeitsprozess
einzufügen und aus ihnen nach Möglichkeit brauchbare Mitglieder der Gesellschaft
zu machen, hat veranlasst, dass man sich mit den Fragen der Fürsorgeerziehung und
Heilpädagogik wieder beschäftigt (Rott an Goebel, 28.3.1940, HUB-UA, Kinder- und
Jugendmedizin, DGKJ 0050, siehe auch �‹ Abb. 2.8).

Schröder konstatierte, dass in Paris die Teilnehmer zwar überwiegend Ärzte waren, „aber die
enge Verbundenheit mit sehr viel weiteren Kreisen, voran mit den Pädagogen" ergab sich für ihn
angesichts der erweiterten Aufgabe der Kinderpsychiatrie „deutlich" ([157]:269). Die Erziehung
von „schwierigen Kindern und Jugendlichen mit dem Ziele ihrer Einreihung in den Wirtschafts-
und Arbeitsprozeß der Volksgemeinschaft" ([166]:63) oder die „möglichste Erlangung einer
volklichen Brauchbarkeit des Zöglings" ([186]:81) erforderten nach seiner Meinung eine enge
Zusammenarbeit von Kinder- und Jugendpsychiatern mit Sonderpädagogen.

Die Idee der organisatorischen Zusammenfassung von Heilpädagogen und Kinder- und
Jugendpsychiatern passte dabei auch zu anderen Entwicklungen der Gesundheitsdebatte im
Deutschen Reich, die das Streben nach effektiven Auswahl- und Prognoseverfahren teilten.
Die Neugestaltung der Hilfsschule zur Leistungsschule mit dem Ziel, die Zöglinge zu „volkli-
cher Brauchbarkeit und Erwerbsfähigkeit" zu erziehen, machte eine „Fürsorge im Sinne einer
Vorsorge, der Auswahl, Auslese, Aussonderung usw." erforderlich ([186]:81). Die Schüleraus-
lese war ein zentrales Anliegen der Sonderpädagogen in der NSLB Fachschaft V. Tornow hatte

beispielsweise ein komplexes Verfahren zur Schülerauswahl entwickelt (das „Magdeburger Auswahlverfahren für die Hilfsschulen"), um sich nicht nur auf die Leistungsdiagnostik verlassen zu müssen (Bericht über die Gautagung der Fachschaft 5, 6. Arbeitsgemeinschaft für Schülerauslese, 23.1.1937, BArch, NS12 / 842-1).

Die Umsetzung einer rassenhygienisch motivierten „Charakterkunde" ([159]:82) in Zusammenarbeit von Sonderpädagogen und Psychiatern [98] sollte eine effektive Frühdiagnostik sicherstellen. Sie sollte dazu dienen, eine sichere Einordnung nach Leistungsfähigkeit und Charakter vorzunehmen und sog. praktisch Unerziehbare und „gemeinschaftsfremde" Jugendliche auszusortieren. Eine sichere Frühdiagnostik war die verbreitete Erwartung an die Kinderpsychiater und entsprach zudem auch der Selbsteinschätzung der fachlichen Möglichkeiten der Kinderpsychiatrie selbst [164].

Rüdin, der in Paris den Antrag zur Ausrichtung des 2. Internationalen Kongresses für Kinderpsychiatrie im Deutschen Reich gestellt hatte, ließ auf der Beiratssitzung der GDNP im September 1938 im Beisein von Schröder nochmals festhalten, „was den Kongress für Kinderpsychiatrie betrifft, so wird festgestellt, daß Professor Rüdin den Vorsitz hat und Professor Schröder Geschäftsführer ist (Der Kongress soll in 2 Jahren in Leipzig tagen)" (GDNP Protokoll Beiratssitzung, 24.9.1938, MPIP-HA, GDA 30). Die Sitzungsergebnisse wurden satzungsgemäß auch dem RMdI in Form eines Berichtes übersendet. **Rüdin und Paul Nitsche** (1876–1948) waren selbst nicht anwesend auf der Beiratssitzung (GDNP Bericht Beiratssitzung, 24.9.1938, MPIP-HA, GDA 128, auch zitiert bei [152]). Wie bereits erwähnt, erlitt Gütt wenige Monate später zur Jahreswende 1938/1939 einen schweren Jagdunfall, wodurch das Psychiatrienetz eine massive Veränderung erfuhr, es gab keine Machtachse Gütt–Rüdin mehr. Rüdin würde dadurch einen „Vorsitz" bei einer kinder- und jugendpsychiatrischen Tagung nicht mehr übernehmen können.

Zur Vorbereitung des 2. Internationalen Kongresses für Kinderpsychiatrie in Leipzig wurde der internationale „Arbeitsausschuß" zu einer Sitzung im Rahmen der Tagungswoche der Deutschen Gesellschaft für Innere Medizin, in der auch die GDNP tagte, nach Wiesbaden eingeladen [11].

Ebenfalls im Rahmen dieser Tagungswoche war kurz zuvor unter Schröders Federführung die Gründung einer „Deutschen Arbeitsgemeinschaft für Kinderpsychiatrie" als eine „Untergruppe der ‚Deutschen Gesellschaft für Neurologie und Psychiatrie'" erfolgt ([13]:63). Schröder begründete diesen Schritt dem internationalen Arbeitsausschuss gegenüber mit dem stark wachsenden „öffentlichen Interesse an der Kinderpsychiatrie" ([13]:63, [24]:118) und deutete an, dass diese Arbeitsgemeinschaft eine „eigene Richtung" haben werde ([13]:63). Diese in Wiesbaden noch nicht klar artikulierte „eigene(n) Richtung" sollte dominiert sein durch „das Bestreben … die Kinderpsychiatrie und Heilpädagogik zu vereinigen" (Rott an Goebel, 28.3.1940, HUB-UA, Kinder- und Jugendmedizin, DGKJ 0050, siehe auch ◘ Abb. 2.8).

In der GDNP-Beiratssitzung am 25.3.1939 in Wiesbaden, also nur Tage vor Gründung der Deutschen Arbeitsgemeinschaft und dem Treffen des internationalen Arbeitsausschusses, stand die Kinder- und Jugendpsychiatrie nicht einmal auf der Tagesordnung, und das, obwohl doch noch 1938 die führende Rolle von Rüdin festgelegt worden war (GDNP Einladung Beiratssitzung, 9.3.1939, MPIP-HA, GDA 30).

Ein erster Schritt zur Umsetzung der Idee der institutionellen Vereinigung der Kinderpsychiatrie und Heilpädagogik wurde von deutscher Seite wenig später auf dem 1. Internationalen Kongress für Heilpädagogik unternommen, der im Juli 1939 in Genf stattfand. Dieser Kongress wurde von der April 1937 gegründeten „Internationalen Gesellschaft für Heilpädagogik" veranstaltet. Diese Fachgesellschaft sah sich „in der Tradition der ‚Deutschen Gesellschaft für Heilpädagogik'"([73]:142). Ihr erster Präsident, der Schweizer Heilpädagoge Hanselmann, war vor der Gleichschaltung auch Vorstandsmitglied der GfH gewesen.

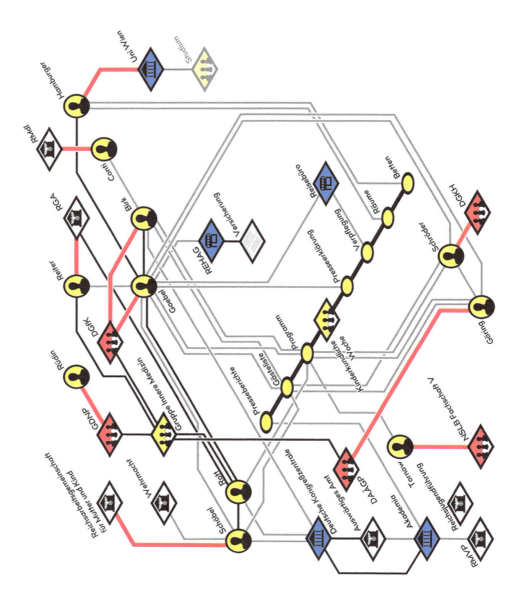

◀

◼ Abb. 2.7 Snapshot: Gründung DGKH (Grafik: Arno Görgen).
Diese Grafik stellt die Organisation der Kinderkundlichen Woche in Wien 1940 dar. Als Icons werden verwendet[7]:
Einzelpersonen, Gesellschaften/Vereine, Tagung, Einrichtungen (z. B. Universität), Zeitschrift und Behörden/Ämter.
Der Typ und die Stärke der Beziehungen zwischen diesen „Knoten" werden zur optischen Verdeutlichung durch
3 verschiedene Linientypen dargestellt: 1) rote Linien für „Chef von", „Vorstandsmitglied von", „Herausgeber von",
2) schwarze Linien für „arbeitet bei", „ist Mitglied von", „wirkt ständig mit bei" und 3) graue Linien für gelegentliche
Publikationen, Vorträge, Kontakte, Mitwirkung usw.

Zum Kongress erschienen ca. 350 Teilnehmer aus 32 Ländern, darunter auch 13 Teilnehmer
aus Deutschland ([173]:294, 346). Die deutsche Delegation bestand, ohne die Österreicher, laut
Anwesenheitsliste ([173]:364–367) aus folgenden Personen:

- L. Corvinus, Berlin,
- Dr Dubitscher, Berlin,
- Dr K. Isemann, Nordhausen/Harz,
- Landesrat E. Koepchen, Hannover,
- Prof Rott, Berlin,
- Prof Dr P. Schröder, Leipzig,
- Dr K. Tornow, Magdeburg,
- Prof Dr Villinger, Bethel/Bielefeld,
- H. Wulff, Hamburg.

Das spätere Vorstandsmitglied der DGKH Anton Maller war Mitglied im „Arbeitsausschuß"
([173]:379). Die beiden einzigen ausländischen Redner von Wien 1940, Repond und Spieler,
waren ebenfalls in Genf anwesend.

Gütt hätte, in Parallele zu Paris 1937, vermutlich wieder Rüdin als Delegationsleiter vorgesehen,
doch da er nach seinem Jagdunfall nicht handlungsfähig war, wurde Rott vom RGA als Delegationsleiter bestimmt ([142]:170). Neben Rott war mit **Fred Dubitscher** (1905–1978) noch ein weiterer Mitarbeiter des RGA auf der Tagung vertreten (Dubitscher hatte auch in Paris teilgenommen).

Viele der einflussreichen Vertreter der Kinder- und Jugendpsychiatrie und Heilpädagogik
waren in Genf vertreten. Neben dem Organisator Hanselmann waren auch Heuyer und Tramer
sowie Schröder und Villinger anwesend.

Die deutsche Delegation scheiterte mit ihrem Vorhaben, auf diesem Kongress die institutionelle Vereinigung von Kinderpsychiatrie und Heilpädagogik auf internationalem Niveau voranzutreiben. Die Heilpädagogen sahen zwar auf der Tagung in Genf „die enge Verbindung von
Heilpädagogik und Kinderpsychiatrie, stellten zugleich aber auch die Eigenständigkeit beider
Wissenschaften heraus" ([182]:43–44). Die Notwendigkeit zur „Zusammenarbeit von Ärzten
und Erziehern zur Erreichung dieser Ziele" wurde zwar gesehen, jedoch sollte diese weiterhin in
eigenständigen Tagungen erfolgen ([73]:147).

Rott sah die Schuld weniger im Gegenstand der Auseinandersetzung als im Politischen. An
Fritz Goebel (1888–1950), den Schriftführer der Deutschen Gesellschaft für Kinderheilkunde,
schrieb er nüchtern:

» Bestrebungen, beide Kongresse zu einem Kongress für Kinderpsychiatrie und Heilpädagogik
zu vereinigen, der dann in Leipzig stattfinden sollte, misslangen, weil die Holländer in Genf
auf ihrem Schein [Zusage] bestanden (Rott an Goebel, 28.3.1940, HUB-UA, Kinder- und
Jugendmedizin, DGKJ 0050, siehe auch ◼ Abb. 2.8).

---

7   Weitere Informationen zu Individuen und Institutionen finden sich in ◼ Tab. 2.2 und ◼ Tab. 2.3.

Nach diesem Scheitern der internationalen Bemühungen zur Vereinigung von Heilpädagogik und Kinderpsychiatrie wurde die Gründung einer deutschen kinderpsychiatrisch-sonderpädagogischen Fachgesellschaft als „Einheitsorganisation" in Angriff genommen (Abb. 2.7). Rott schrieb dazu Anfang 1940:

> » … es ist jetzt das Bestreben, für die deutschen Zwecke die Kinderpsychiatrie und
> Heilpädagogik zu vereinigen, im Herbst eine Tagung auf dem Gebiet zu veranstalten und
> auf die Art und Weise den Versuch zu machen, die deutschfreundlichen und neutralen
> Ausländer nach Wien zu ziehen (Rott an Goebel, 28.3.1940, HUB-UA, Kinder- und
> Jugendmedizin, DGKJ 0050, siehe auch Abb. 2.8).

■ **Dokument 2: Brief Rotts an Goebel vom 28.3.1940**

Rott, der zuständige Referent für die Betreuung der medizinischen Fachgesellschaften im RGA schrieb am 28.3.1940 an den Schriftführer der DGfK Goebel (Rott an Goebel, 28.3.1940, HUB-UA, Kinder- und Jugendmedizin, DGKJ 0050 siehe auch Abb. 2.8). Dieses 4-seitige Schreiben enthält eine ausführliche Erläuterung der Vorgeschichte der DGKH, weil der Pädiater Rott seinen Kollegen Goebel für die Sache der DGKH, besonders deren gemeinsames Tagen mit den anderen Fachgesellschaften in Wien gewinnen wollte (letztlich sollte vieles von den Pädiatern mit organisiert werden).

2.2.7 Vorbereitung der Gründungstagung der DGKH

Im September 1939 ging Linden vom RMdI noch davon aus, dass der Internationale Kongress für Kinderpsychiatrie in Leipzig stattfinden würde und informierte das RMWEV entsprechend:

> » Nach einer Mitteilung von Herrn Prof. Dr. med. Paul Schröder, Leipzig, hat der Ausschuß
> des Internationalen II. Kongresses für Kinder-Psychiatrie in Wiesbaden am 28. März d. Js.
> beschlossen, den Kongreß im Sommer d.J. 1941 in Deutschland, und zwar wahrscheinlich in
> Leipzig abzuhalten (Linden an RMWEV, 11.9.1939, BArch, R4901-2947 Pag. 219).

Zudem war bereits von der GDNP auf ihrer Beiratssitzung vom 25.3.1939 in Wiesbaden festgelegt worden, „die nächste Tagung der Gesellschaft soll in der 2. Hälfte des September 1940 in Prag oder Wien stattfinden" (GDNP 5. Beiratssitzung, 25.3.1939, MPIP-HA, GDA 128).

1939 waren bedingt durch den Kriegsbeginn eine Reihe medizinischer Herbsttagungen abgesagt worden. Auf der „7. Gruppensitzung der Gesellschaften der Gruppe Innere Medizin am … 16. Dezember 1939 … im Reichsgesundheitsamt" (RGA, 4.12.1939, HUB-UA, Kinder- und Jugendmedizin, DGKJ 0048) wurde allerdings schon optimistisch beschlossen, im Jahr 1940 die „Tagungen der medizinisch-wissenschaftlichen Gesellschaften" wieder aufzunehmen (Reiter an Fachgesellschaften, 4.12.1939, HUB-UA, Kinder- und Jugendmedizin, DGKJ 0048). Eine Idee bestand darin, „4 Kongresse (Stoffwechseltagung, Psychiatrische Tagung, Tagung der Gesellschaft für Kinderheilkunde und Tagung der Pharmakologischen Gesellschaft)" in einer Tagungswoche zusammenzufassen und im Herbst 1940 in Wien stattfinden zu lassen (Eppinger an Birk, 2.1.1940, HUB-UA, Kinder- und Jugendmedizin, DGKJ 0053). Dieser Plan wurde verfolgt und am 10.1.1940 bat die „Deutsche Kongreß-Zentrale" um die Anmeldung der Tagungswoche in Wien per „Fragebogen", noch mit „Neurologie und Psychiatrie" (Deutsche Kongreß-Zentrale an Birk, 10.1.1940, HUB-UA, Kinder- und Jugendmedizin, DGKJ 0058).

In der *Monatsschrift für Kinderheilkunde* erschien im Frühjahr 1940, redaktionell abgeschlossen am 8.3.1940, dann auch eine Mitteilung der DGfK, dass „eine Kriegstagung der Deutschen Gesellschaft für Kinderheilkunde in Wien geplant" sei und dass gleichzeitig „die Deutsche[n] Gesellschaften für Stoffwechselkrankheiten, für Neurologie und Pharmakologie" tagen würden [40]. Eine inhaltlich gleichlautende Presseerklärung wurde von der DGfK am 9.3. an die Wochenschriften gesandt:

» Gleichzeitig mit den Deutschen Gesellschaften für Stoffwechselkrankheiten, für Neurologie und Pharmakologie tagt um den 1.9.40 in Wien unter dem Vorsitz von Herrn Birk, Tübingen die Deutsche Gesellschaft für Kinderheilkunde (DGfK an die Wochenschriften, 9.3.1940, HUB-UA, Kinder- und Jugendmedizin, DGKJ 0052).

Diese Tagungswoche sollte vor Semesterbeginn „vom 26. August bis 31. August 1940" stattfinden.

» Wir sind gezwungen gewesen diesen früheren Termin zu wählen, weil, so weit man bis jetzt beurteilen kann, das Semester zum 1. September 1940 anfängt (Eppinger an Birk, 15.2.1940, HUB-UA, Kinder- und Jugendmedizin, DGKJ 0053).

Der Tagungstermin und die Beteiligten blieben jedoch zunächst unklar, wie aus einem Schreiben des Schriftführers der DGfK Goebel an den Vorsitzenden der Gesellschaft **Walter Birk** (1880–1954) deutlich wird:

» … soeben schreibt mir Herr Rott, dass der Zeitpunkt für die Wiener Tagung etwa für die 1. Septemberwoche geplant sei, in Verbindung unserer Gesellschaft mit der für Verdauungs- und Stoffwechselkrankheiten, mit Psychiatrie, Psychotherapie und Heilpädagogik. Von den Pharmakologen ist offenbar nicht mehr die Rede (Goebel an Birk, 23.2.1940, HUB-UA, Kinder- und Jugendmedizin, DGKJ 0053).

Während die Pharmakologie also nach seinem Kenntnisstand ausgeschieden war, traten nun die „Psychotherapie und Heilpädagogik" auf den Plan.

Eine Aktualisierung der Planung der Tagungswoche vom 28.3.1940 sah dann auch neben den Psychotherapeuten die Kinderpsychiater und Heilpädagogen im Verbund vor:

» Ausser den Stoffwechslern, den Pädiatern, den Neurologen und den Pharmakologen werden die Psychotherapeuten in Wien tagen und ferner ist vorgeschlagen worden, zwischen Kinderheilkunde und Neurologie die Kinderpsychiatrie und Heilpädagogik einzuschieben (Rott an Goebel, 28.3.1940, HUB-UA, Kinder- und Jugendmedizin, DGKJ 0050, siehe auch ◘ Abb. 2.8).

Mit dem anhaltenden Krieg mehrten sich Zweifel an der Durchführbarkeit einer solchen „Kriegstagungswoche". Die Pharmakologen sagten ihre Teilnahme am 1.4.1940 tatsächlich ab (Druckrey an Birk, 1.4.1940, HUB-UA, Kinder- und Jugendmedizin, DGKJ 0053). Der Geschäftsführer der „Deutschen Pharmakologischen Gesellschaft" wandte sich an Birk mit der Bitte, den medizinischen Wochenschriften mitzuteilen, dass ihre Fachgesellschaft nun doch nicht mit der DGfK in Wien tagen werde (Druckrey an Birk, 1.4.1940, HUB-UA, Kinder- und Jugendmedizin, DGKJ 0053). Reiter bemühte sich nun persönlich um die Absicherung der Tagungswoche, indem er Goebel mitteilte:

> » Ich habe aber beantragt, einige der in Aussicht genommenen Tagungen – darunter
> auch die Wiener Veranstaltungen, denen ein propagandistischer Wert für die Ost- und
> Balkanländer zukommt – abzuhalten. Nähere Mitteilung erhalten Sie noch, ich bitte
> jedenfalls die Vorbereitungen fortzusetzen (Reiter an Goebel, 10.4.1940, HUB-UA, Kinder-
> und Jugendmedizin, DGKJ 0050).

In seiner Einladung zur 8. Sitzung der Gruppe Innere Medizin am 7.5.1940 in Wiesbaden wollte er unter dem ersten Tagesordnungspunkt „a) über die Planung der für den Herbst (Anfang September) in Wien vorgesehenen Tagungen" sprechen (Reiter an die Gruppe Innere Medizin, 27.4.1940, MPIP-HA, GDA 129).

Am 1.7.1940 erfolgte allerdings auch die Tagungsabsage der Gesellschaft für Verdauungs- und Stoffwechselkrankheiten für Wien wegen der „Absage sämtlicher ausländischer Referenten" (Eppinger an Birk, 1.7.1940, HUB-UA, Kinder- und Jugendmedizin, DGKJ 0053). Mit der Absage der Gesellschaft für Verdauungs- und Stoffwechselkrankheiten verschob sich der Fokus und es sollte nun eine ganz auf das Kind orientierte Tagungswoche organisiert werden. Das hieß aber, dass von einer Beteiligung der GDNP in Wien nun nicht mehr die Rede war. (Es finden sich auch sonst keinerlei Hinweise auf eine Beteiligung von Rüdin oder Nitsche an den Vorbereitungen der Wiener Tagungswoche.) Die Psychotherapeuten, Kinderpsychiater und Heilpädagogen hingegen waren aber wohl weiter eingeplant.

Kurz nach der Absage der Gesellschaft für Verdauungs- und Stoffwechselkrankheiten am 1.7.1940 erfuhren Matthias Göring, der Vorsitzende der Deutschen Allgemeinen Ärztlichen Gesellschaft für Psychotherapie, und Schröder am 3.7.1940 im RGA, dass ihre Fachgesellschaften Bestandteil der Tagungswoche sein sollten (Göring an Goebel, 4.7.1940, HUB-UA, Kinder- und Jugendmedizin, DGKJ 0058):

> » Da auch die Tagung der Psychotherapeuten ihr Programm ganz wesentlich auf das Kind
> eingestellt hat, … hat diese ganze Wiener Woche … den Charakter einer kinderkundlichen
> Veranstaltung (Rott an Goebel, 5.7.1940, HUB-UA, Kinder- und Jugendmedizin, DGKJ 0060).
> Alle 3 Tagungen haben zum Haupt- bzw. alleinigen Gegenstand das Kind und den
> Jugendlichen ([166] und gleichlautend in der *NDD* [18]).

Anstatt der nun für die Tagungswoche gebräuchlichen Bezeichnung Kinderkundliche Woche (beispielsweise [16]) wird in einigen Anzeigen aber auch „Kinder - Woche" verwendet, beispielsweise von Schröder in der *Zeitschrift für Kinderpsychiatrie* [166] und in der Mitteilung der DGKH (Schröder DGKH Mitteilung, 12.7.1940, HUB-UA, Kinder- und Jugendmedizin, DGKJ 0060).

Diese Entwicklung kam nicht von ungefähr und hing nicht allein mit den Absagen der anderen Fachgesellschaften zusammen. Bereits im Frühjahr 1940 hatte Rott als der zuständige Referent im RGA erwogen, die 1939 gegründete kinderpsychiatrische Arbeitsgemeinschaft in eine selbstständige kinderpsychiatrisch-sonderpädagogische Fachgesellschaft umzuwandeln, und hatte entsprechend den Geschäftsführer der Pädiater informiert:

> » Wir wollen nun versuchen, aus dieser Arbeitsgemeinschaft eine (wissenschaftliche)
> Gesellschaft für Kinderpsychiatrie und Heilpädagogik auf die Beine zu bringen. Das
> Gebiet ist so gross und umfangreich dass es gerechtfertigt sein dürfte, hierfür eine eigene
> wissenschaftliche Gesellschaft zu formen (Rott an Goebel, 28.3.1940, HUB-UA, Kinder- und
> Jugendmedizin, DGKJ 0050, siehe auch ◨ Abb. 2.8).

Reichsgesundheitsamt

Prof.Dr.Rott

Bitte in der Antwort
Nummer und Betreff anzugeben.

Berlin NW 87, den 28.März 1940.
Klopstockstraße 18
Fernsprecher: Sammel-Nr. C9 Tiergarten 5221

Sehr verehrter Herr Goebel!

Kommen Sie zur Internistentagung vom 6.-9.Mai nach
Wiesbaden? Ich hoffe, dass die Wiesbadener Tagung nicht
durch irgend welche kriegerischen Ereignisse aufgehoben
wird, jedenfalls werden die Vorbereitungen eifrigst fortgesetzt. Die Gruppensitzung für Innere Medizin findet
Dienstag, den 7.Mai, nachmittags 5½ Uhr im Paulinen-
schlösschen, I.Stock, statt; die Sitzung wird sich mit
der Vorbereitung der Wiener Woche im Herbst beschäftigen.
Ausser den Stoffwechslern, den Pädiatern, den Neurologen
und den Pharmakologen werden die Psychotherapeuten in
Wien tagen und ferner ist vorgeschlagen worden, zwischen
Kinderheilkunde und Neurologie die Kinderpsychiatrie und
Heilpädagogik einzuschieben. Wegen letzterer möchte ich
gern einmal die Stellungnahme der Deutschen Gesellschaft
für Kinderheilkunde, d.h. zunächst einmal Ihre persönliche,
einholen. Ich weiss nicht, ob Innen bekannt ist, dass auf
der letzten Internistentagung in Wiesbaden 1939 eine Arbeitsgemeinschaft für Kinderpsychiatrie unter dem Vorsitz
des em.Prof.für Neurologie Schröder in Leipzig gegründet
worden ist. Im Herbst 1939 hat dann in Genf eine Internationale Tagung für Heilpädagogik stattgefunden, an der

sich

Abb. 2.8 Brief von Fritz Rott an Fritz Goebel vom 28.3.1940 (mit freundl. Genehmigung des Universitätsarchivs der Humboldt-Universität zu Berlin)

sich eine starke deutsche Abordnung beteiligt hat. Die
Heilpädagogik ist ein Gebiet, welches neuerdings wieder
in Aufnahme gekommen ist, nachdem es zunächst gegenüber
den rassehygienischen Belangen zurückgedrängt worden war.
Aber die Notwendigkeit, abwegige Kinder und Menschen in
den Arbeitsprozess einzufügen und aus ihnen nach Möglichkeit brauchbare Mitglieder der Gesellschaft zu machen,
hat veranlasst, dass man sich mit den Fragen der Fürsorgeerziehung und Heilpädagogik wieder beschäftigt. Dazu kommt, dass man ein wenig eifersüchtig ist, weil die
Schweiz unter dem Vorsitz von Prof.Hanselmann in Zürich
die früher in Deutschland ziemlich umfassenden Bestrebungen aufgegriffen und sozusagen beschlagnahmt hat, sodass heute der Mittelpunkt der internationalen Heilpädagogik nicht mehr in Deutschland, sondern in der Schweiz
liegt. In Wiesbaden 1939 ist beschlossen worden, einen
internationalen Kongress für Kinderpsychiatrie im Jahre
1940 in Leipzig abzuhalten, in Genf wurde beschlossen,
den nächsten internationalen Kongress für Heilpädagogik
1940 nach Amsterdam zu legen. Bestrebungen, beide Kongresse zu einem Kongress für Kinderpsychiatrie und Heilpädagogik zu vereinigen, der dann in Leipzig stattfinden
sollte, misslangen, weil die Holländer in Genf auf ihrem
Schein bestanden.

Durch den Kriegsausbruch hat sich nun die Lage grundlegend geändert und es ist jetzt das Bestreben, für die
deutschen Zwecke die Kinderpsychiatrie und Heilpädagogik
zu vereinigen, im Herbst eine Tagung auf dem Gebiet zu

🔲 **Abb. 2.8** Fortsetzung

veranstalten und auf die Art und Weise den Versuch zu machen, die deutschfreundlichen und neutralen Ausländer
nach Wien zu ziehen.

Nun steht als Träger der Wiener Tagung nur die erwähnte lockere, in Wiesbaden gegründete Arbeitsgemeinschaft zur Verfügung, die noch dazu keinerlei Geld-
mittel besitzt. Wir wollen nun versuchen, aus dieser
Arbeitsgemeinschaft eine (wissenschaftliche) Gesellschaft für Kinderpsychiatrie und Heilpädagogik auf die
Beine zu bringen. Das Gebiet ist so gross und umfangreich
dass es gerechtfertigt sein dürfte, hierfür eine eigene
wissenschaftliche Gesellschaft zu formen. Trotzdem
möchte ich aber von Ihnen hören, wie sich die Kinderheilkunde dazu stellt, wenn neben ihr eine gesonderte
Gesellschaft für Kinderpsychiatrie bestehen soll. Aus
Ihrem Programm für Wien ersehe ich, dass Herr Peiper und
Herr Kroh (doch wohl der Ordinarius für Psychologie in
München?) Referate über die neurologischen Grundlagen der
psychischen Entwicklung bezw. über Jugendpsychologie
halten werden. Herr Schröder, den ich darüber befragt
habe, ist der Meinung, dass die beiden Referate nicht
nur die auf das schwererziehbare Kind abgestellte Tagung
der Kinderpsychiatrie und Heilpädagogik nicht stören,
sondern vielleicht hierfür einen ganz guten Auftakt geben
werden. (Prof.Dr.med.Paul Schröder, Leipzig C 1, Kaiser
Maximilianstr. 21, bittet auch um eine Einladung zu
Ihrem Kongress.)

                                                        Soll-

■ **Abb. 2.8** Fortsetzung

Sollte man die, wie gesagt noch nicht fest formierte Gesellschaft für Kinderpsychiatrie und Heilpädagogik irgend wie mit unserer Deutschen Gesellschaft
für Kinderheilkunde in Zusammenhang bringen, sodass beide
trotz selbständigen Arbeitens zu einem Ganzen vereinigt werden? In diesem Falle müsste sich die Deutsche
Gesellschaft für kinderheilkunde nicht nur durch Besuch der Tagung für Kinderpsychiatrie beteiligen, sondern auch an den gewiss nicht hohen Kosten für die Vorbereitung dieser Tagung; mit anderen Worten, sie müsste vielleicht 1 000 bis 1 500 M hierfür aufbringen.
Irgendwie unterstützt muss die Arbeitsgemeinschaft für
Kinderpsychiatrie werden, gegebenenfalls würde ich mich
hierfür bei dem Reichsausschuss für Volksgesundheitsdienst (Arbeitsgemeinschaft für Mutter und Kind) verwenden. Dadurch, dass die Heilpädagogik zur kinderpsychi-
trie hinzugenommen wird, besteht der Teilnehmerkreis
nicht nur aus Ärzten, sondern auch aus Lehrern usw., wie
wir das auch in der Schulgesundheitspflege haben. Es handelt sich für die Kinderheilkunde jetzt nur darum, ob es
ihr opportum erscheint, hier engere Beziehungen aufzunehmen.

Mit meiner Meinung halte ich noch zurück, um Sie nicht
zu beeinflussen. Ich wende mich auch an Sie und nicht an
Herrn Birk, weil Sie ja schliesslich als Schriftführer ein
dauernderes Element sind als der Vorsitzende. Darf ich Sie
um möglichst umgehende Meinungsäusserung bitten?

Mit besten Empfehlungen
Heil Hitler!

■ **Abb. 2.8**   Fortsetzung

Nun eröffnete sich mit der möglichen Konzentration der Tagungswoche auf Kinder ein organisatorischer Rahmen, diese Bestrebungen umzusetzen (☐ Abb. 2.8). Dies wiederum deckte sich mit den Plänen der Kinderpsychiater, die mit ihrem Ziel der Gründung einer internationalen Organisation mit den Heilpädagogen in Genf noch gescheitert waren. Villinger schrieb rückblickend, dass „die ‚Deutsche Gesellschaft für Kinderpsychiatrie und Heilpädagogik‘ eine Art Auffang-Organisation für die früheren internationalen Tagungen für Kinderpsychiatrie und Heilpädagogik werden sollte" (Villinger an Rüdin, 4.7.1941, BArch, R96 I / 11, auch zitiert in [152]). Diese Fachgesellschaft sollte nun während der Kinderkundlichen Woche konstituiert werden.

Göring und Schröder hatten am 3.7.1940 im RGA auch die Details des Tagungsprogrammes erfahren:

>> Gestern war ich mit Kollegen Schröder auf dem Reichsgesundheitsamt. Kollege Rott teilte uns mit, dass die Wiener Kongresse um einige Tage verschoben würden. Der Kongress der Deutschen Gesellschaft für Kinderheilkunde soll am 1.9. abends beginnen und am 4.9. mittags enden. Am Nachmittag des gleichen Tages findet die Besprechung über Säuglingsschutz statt. Am 5.9. der Kongress für Heilpädagogik und am 6. und 7.9. der Psychotherapeuten-Kongress (Göring an Goebel, 4.7.1940, HUB-UA, Kinder- und Jugendmedizin, DGKJ 0058).

Es verblieben nach dem 3.7.1940 nun nur noch „wenige Wochen", wie Schröder anmerkt ([171]:9), 2 Monate Zeit für die organisatorische Vorbereitung einer letztlich mit 500, zum Teil internationalen Gästen gut besuchten Kriegstagung.

Dennoch schien die Durchführung der Tagungswoche zunächst zu scheitern. Die Pädiater waren schon zu Beginn der Tagungswochenplanung eher skeptisch und erwarteten, dass die „geplante Wiener Tagung … wie ich annehme, … nicht zustande kommt" (Goebel an Birk, 19.2.1940, HUB-UA, Kinder- und Jugendmedizin, DGKJ 0048).

Bei der DGfK hatten sich dann bis Ende Juni „nur 20 Vortragende gemeldet" und man rechne erfahrungsgemäß deswegen „nur mit der Anwesenheit von etwa 100 Kinderärzten" (Rott an Goebel, 5.7.1940, HUB-UA, Kinder- und Jugendmedizin, DGKJ 0060). „Der Besuch kann nur ganz dürftig sein", „Wien liegt so exzentrisch", „der Reichserziehungsminister verlangt für jeden ausländischen Teilnehmer eine vorher eingeholte Genehmigung" und „schliesslich scheint mir der eigentliche vom Präsidenten Reiter angegebene Sinn hinfällig geworden zu sein, nämlich der der Propaganda bei den Balkanländern", so lauteten die Klagen, die Goebel an Birk formulierte (Goebel an Birk, 24.6.1940, HUB-UA, Kinder- und Jugendmedizin, DGKJ 0053). Anfang Juli 1940 erwogen die Pädiater deswegen eine Absage, Birk schrieb seine Vorstandskollegen an (Birk an Vorstandskollegen, 4.7.1940, HUB-UA, Kinder- und Jugendmedizin, DGKJ 0053) und Goebel kommunizierte die Absicht schon mit Göring und der DAÄGP:

>> Die voraussichtliche Beteiligung an unserer Tagung wird so gering ausfallen, dass eine Verschiebung des Kongresses mir persönlich unvermeidlich erscheint (Goebel an Göring, 5.7.1940, HUB-UA, Kinder- und Jugendmedizin, DGKJ 0058).

Das RGA setzte sich aber sehr nachdrücklich und hartnäckig für die Durchführung der Kinderkundlichen Woche ein (Rott an Goebel, 5.7.1940, HUB-UA, Kinder- und Jugendmedizin, DGKJ 0060). Rott wies Goebel in einem Schreiben vom 5.7.40 darauf hin, „dass die ganze ‚Wiener Woche‘ ins Wasser fallen würde, wenn die Deutsche Gesellschaft für Kinderheilkunde jetzt plötzlich nicht mehr mitmachte" und hatte sich für eine „forcierte Abhaltung ausgesprochen" (Rott an Goebel, 5.7.1940, HUB-UA, Kinder- und Jugendmedizin, DGKJ 0060). Goebel widersprach aber: Die Zahl der Vortragsanmeldungen sei zu gering, „nach dem exzentrischen Wien zu reisen unter den gegenwärtigen Verkehrsverhältnissen" schwierig,

» Und aussenpolitische Gesichtspunkte – Propaganda für den Balkan – sind seit dem Waffenstillstand mit Frankreich unwesentlich geworden, zumal Rumänien den Anschluss an die Achse Berlin-Rom sucht. Vortragsanmeldungen liegen aus keinem Balkanstaat vor. Schließlich ist ein schlecht besuchter Kongress eine schlechtere Propaganda als gar kein Kongress.
Gewiss halte auch ich die Verbindung unserer Gesellschaft mit der für Kinderpsychiatrie und Heilpädagogik und der für Psychotherapie für wünschenswert. Ich halte es aber für durchaus unglücklich, dass dieser Anschluss auf einer Tagung erstmalig geschieht, die so schlecht besucht sein wird und die durch ihr dürftiges Vortragsprogramm so wenig verlockend ist (Goebel an Rott, 8.7.1940, HUB-UA, Kinder- und Jugendmedizin, DGKJ 0060).

Rott zeigte Verständnis, sprach sich aber weiter für eine „Abhaltung" aus:

» Selbstverständlich ist es kein behaglicher Gedanke, in Wien vor leeren Bänken zu tagen, wobei ich jedoch bemerken möchte, dass sowohl Schröder wie Göring (dieser vornehmlich) nicht dieser Meinung sind (Rott an Goebel, 10.7.1940, HUB-UA, Kinder- und Jugendmedizin, DGKJ 0060).

Die Pädiater gaben letztlich dem Druck nach (Birk an Goebel, 9.7.1940, HUB-UA, Kinder- und Jugendmedizin, DGKJ 0058). Am 13.7.1940 lenkte die DGfK offiziell ein und Goebel erläuterte Rott diesen Sinneswandel:

» Sie fragen nach dem Grund meiner Meinungsänderung. Ich habe meine Meinung nicht geändert, aber Birk hat sich doch für die Abhaltung des Kongresses entschieden, nicht zuletzt deswegen, weil Ihnen bzw. Herrn Präsidenten Reiter an dem Zustandekommen offenbar und sehr begreiflicherweise viel gelegen zu sein scheint, und darin stimme ich mit Herrn Birk überein, dass wir unter keinen Umständen unser ausgezeichnetes Verhältnis zum Reichsgesundheitsamt trüben wollen (Goebel an Rott, 13.7.1940, HUB-UA, Kinder- und Jugendmedizin, DGKJ 0060).

Die Vorbereitungszeit war, bedingt durch das Zögern der DGfK, nun noch knapper bemessen, keine 2 Monate mehr. Bei der Vorbereitung der Kinderkundlichen Woche wurden die Aufgaben breit verteilt. Vieles für diese Tagungswoche konnte übergreifend für alle 5 teilnehmenden Fachgesellschaften organisiert werden. Dies war auch notwendig, weil die DGKH weder über Finanzen noch über eine gefestigte Organisation verfügte.

Die DGfK druckte ihr Tagungsprogramm, welches auch Hinweise auf das Programm der gesamten Kinderkundlichen Woche enthielt und plante den Versand für Ende Juli (Goebel an Rott, 13.7.1940, HUB-UA, Kinder- und Jugendmedizin, DGKJ 0060). Eine Pressemitteilung der DGfK ging an „Zeitschriften" mit dem zu diesem Zeitpunkt bekannten Planungsstand der anderen tagenden Fachgesellschaften. Bei der DGKH wurden dort als Referenten lediglich Schröder und Villinger genannt (DGfK Pressemitteilung, 18.7.1940, HUB-UA, Kinder- und Jugendmedizin, DGKJ 0057).

Als prominenter Festredner hatte der Reichsgesundheitsführer Conti sich bereits im Februar „im Prinzip bereit" erklärt, bei der DGfK-Tagung einen Vortrag zu „Umfang und Ziele[n] der Gesundheitsführung im Kindesalter" zu halten (Conti an Birk, 27.2.1940, HUB-UA, Kinder- und

Jugendmedizin, DGKJ 0053). Die DGfK teilt ihm den konkreten Termin des Tagungsbeginnes mit und erhielt nun eine verbindliche Zusage (Conti an DGfK, 26.7.1940, HUB-UA, Kinder- und Jugendmedizin, DGKJ 0058). Conti hielt diese Rede jedoch am Ende nicht, weil er Anfang August „bei·der Fahrt von Danzig nach Berlin … einen Autounfall gehabt hat und dem Vernehmen nach einen Kieferbruch erlitt" (Schöbel an Goebel, 6.8.1940, HUB-UA, Kinder- und Jugendmedizin, DGKJ 0060).

Franz Hamburger (1874–1954) merkte gegenüber Goebel an:

>> Nach Ihrem letzten Telegramm werde ich also den Beginn der Vorlesungen wohl
   verschieben dürfen und die erste Septemberwoche wird dann für Kinderheilkunde,
   Kinderpsychiatrie und für Psychotherapie verwendet werden (Hamburger an Goebel,
   12.7.1940, HUB-UA, Kinder- und Jugendmedizin, DGKJ 0059).

Nur so konnten der „Hörsaal der Universitäts-Kinderklinik" vom 1.-4.9.1949 und der „Hörsaal der Neurologisch-Psychiatrischen Klinik" vom 5.-7.9.1940 für die verschiedenen Tagungen zur Verfügung stehen [39].

Neben den Hörsälen (Schöbel an Goebel, 6.8.1940, HUB-UA, Kinder- und Jugendmedizin, DGKJ 0060) kümmerte er sich auch um billige Übernachtungsmöglichkeiten:

>> Freibetten werde ich irgendwie auf der Klinik und vielleicht auch durch Bezahlung billigster
   Unterkünfte aus den Ausstellungsgeldern ermöglichen (Hamburger an Goebel, 12.7.1940,
   HUB-UA, Kinder- und Jugendmedizin, DGKJ 0059).

Mit der Einladung und Betreuung aller ausländischen Gäste beauftragte das RGA die Reichsarbeitsgemeinschaft für Mutter und Kind, deren Geschäftsführer **Alfred Schöbel** (1892–1978) feststellt:

>> Heute fand im Beisein von Prof. Dr. Rott und mir in der Deutschen Kongresszentrale eine
   Besprechung [statt] wegen der … kinderkundlichen Woche in Wien …, an der verschiedene
   Ausländer teilnehmen werden, ist im Einvernehmen mit Prof. Dr. Rott die Reichsarbeits-
   gemeinschaft für Mutter und Kind beauftragt worden, die Betreuung der teilnehmenden
   Ausländer zu übernehmen (Schöbel an Goebel, 24.7.1940, HUB-UA, Kinder- und
   Jugendmedizin, DGKJ 0060).

Deren Geschäftsführer Schöbel schrieb an Goebel über den Einladungsplan:

>> Es wird also notwendig sein, die Einladungen, die an die Ausländer verschickt
   werden, von dieser zentralen Stelle, also der Reichsarbeitsgemeinschaft für Mutter
   und Kind aus zu versenden. Wir bitten Sie daher, uns diese Einladungen mit
   Anschriften, die von Ihnen aus eingeladen werden sollen, hierher zu reichen, ebenso
   die Anschriften der ausländischen Vortragenden. Die Deutsche Kongresszentrale, die
   wiederum im Einvernehmen mit dem Auswärtigen Amt arbeitet, wird den Ausländern
   die Einreise nennenswert erleichtern können. Wir werden dann von hier aus den
   Ausländern mittels eines Umschreibens Richtlinien an Hand geben, wie sie wegen
   der Einreise zu verfahren haben. Wir bitten Sie uns baldmöglichst die Einladungen
   hierherreichen zu wollen (Schöbel an Goebel, 24.7.1940, HUB-UA, Kinder- und
   Jugendmedizin, DGKJ 0060).

Dieses Verfahren gilt auch für die mittagenden Fachgesellschaften. Schöbel berichtete Goebel über den Stand der Einladungen:

» An die von Ihnen namhaft gemachten Ausländer sind von uns die Einladungen mit den beiliegenden Richtlinien und Fragebogen herausgegangen; dazu sind auch die Sondereinladungen der übrigen mittagenden Gesellschaften beigelegt worden. Weiterhin sind noch von den übrigen Gesellschaften Ausländer eingeladen worden, im ganzen etwa 200 (Schöbel an Goebel, 6.8.1940, HUB-UA, Kinder- und Jugendmedizin, DGKJ 0060).

Schöbel kümmerte sich neben der Einladung der Ausländer auch um die Abstimmung mit der Wehrmacht:

» Wir haben auch bei der Wehrmacht Antrag auf Beurlaubung zur Teilnahme an unserem Kongress gestellt. Die Wehrmacht hat bereits mitgeteilt, dass sie nach Massgabe des Möglichen Beurlaubungen zu dieser Tagung stattgeben wird (Schöbel an Goebel, 6.8.1940, HUB-UA, Kinder- und Jugendmedizin, DGKJ 0060).

Auch **Hermann Stutte** (1909–1982), der spätere Vorsitzende der Fachgesellschaft, erhielt nach eigener Erinnerung eine solche Beurlaubung für „dieses Gründungsmeeting, an dem der Verfasser als von der Front ad hoc beurlaubter Sanitätsoffizier teilnahm" ([181]:190).

Das wissenschaftliche Korrespondenzbüro „Akademia" war ebenfalls an der Werbung für die Kinderkundliche Woche beteiligt, weil „es mit Rücksicht auf die außenpolitische Propaganda der besondere Wunsch des Auswärtigen Amtes, sowie auch des Propaganda-Ministeriums … [war], dass alle irgend dafür geeigneten wissenschaftlichen Veranstaltungen ein entsprechend starkes Echo in der Presse finden, um damit den deutschen Kulturwillen auch im Kriege zu beweisen" (Akademia an Schöbel, 31.7.1940, HUB-UA, Kinder- und Jugendmedizin, DGKJ 0053). Das Korrespondenzbüro übernahm „die Verbreitung von Notizen in der in- und ausländischen Presse …, die ohnehin zu unseren Aufgaben als Pressebeauftragte der Deutschen Kongress-Zentrale gehört" (Akademia an Schöbel, 31.7.1940, HUB-UA, Kinder- und Jugendmedizin, DGKJ 0053). Ob „Akademia" den Auftrag für die weiteren angebotenen Leistungen lediglich gegen „Abgeltung der entstehenden Unkosten" (Akademia an Schöbel, 31.7.1940, HUB-UA, Kinder- und Jugendmedizin, DGKJ 0053) erhielt, ist nicht bekannt, jedoch erklärt schon die bereits übliche Leistung der „Akademia" das ungewöhnliche Presseecho der Gründungstagung der DGKH.

Die DGfK kümmerte sich zusammen mit dem „Mitteleuropäischen Reisebüro Wien" auch um die Organisation der gemeinsamen Abendessen. Bei dem Begrüßungsabend am 31.8.1940 wurden weniger Teilnehmer als beim gemeinsamen Abendessen am 4.9.1940 erwartet: „Bei Begrüssungsabend Rathauskeller am 31.8. selbstverständlich Speisen nach Karte. Teilnehmerzahl dürfte nicht allzu gross werden. 200 Plätze reichen sicher aus" und „Bei gemeinsamem Abendessen am 4. 9. ist mit grösserer Beteiligung zu rechnen. Platz für alle muss unbedingt geschaffen werden" (Goebel an Mitteleuropäisches Reisebüro Wien, 27.8.1940, HUB-UA, Kinder- und Jugendmedizin, DGKJ 0059).

Die DGKH lud ein für „Mittwoch, den 4. September 1940 ab 20 Uhr Begrüßungsabend im Rathauskeller" (DGKH 1. Tagung, 1940, HUB-UA, Kinder- und Jugendmedizin, DGKJ 0060), zugleich der Abschiedsabend der Pädiater.

Nachdem Schröder am 3.7.1940 im RGA erfahren hatte, dass die DGKH Teil der Kinderkundlichen Woche sein würde, begann er mit der Vorbereitung eines Tagungsprogrammes. In der Pressemitteilung der DGfK von Mitte Juli wurden allein Schröder und Villinger als Referenten genannt (DGfK Pressemitteilung, 18.7.1940, HUB-UA, Kinder- und Jugendmedizin, DGKJ 0057). Auf diese Pressemitteilung folgten mehrere entsprechende Tagungsankündigungen [17], [39]. Rott nannte in der Korrespondenz mit Goebel schon drei Referenten:

» Die Schrödersche Tagung hat drei Referate vorgesehen: zuerst Schröder selbst, der die Problematik der Kinderpsychiatrie und Heilpädagogik entwickeln wird, dann Villinger-Breslau, der die Möglichkeit der Einreihung Abartiger in den Wirtschafts- und Arbeitsprozess zusammen mit Landesrat Köppchen-Hannover behandeln wird, und dann Eichhorn, der über die Verwahrlosung vom erzieherischen Standpunkt aus reden wird (Rott an Goebel, 5.7.1940, HUB-UA, Kinder- und Jugendmedizin, DGKJ 0060).

In nur wenigen Wochen eine wissenschaftliche Tagung vorzubereiten, war verständlicherweise sehr schwierig, was den letztlich „mehr programmatischen Charakter dieser 1. Tagung" ([200]:17) erklärt. In der Tagungseinladung der DGKH durch den „vorl. Geschäftsführer Prof. P. Schröder" (DGKH 1940, HUB-UA, Kinder- und Jugendmedizin, DGKJ 0060) wurden dann 10 Vortragende benannt: Hecker, Hoffmann, Günther Just (1892–1950), Kurt Isemann (1886–1964), Anna Leiter (1901–1990), Lesch, Schmitz, Schröder, Tornow und Villinger. Die Themen Blinden- und Taubstummenwesen wurden noch ohne Namen angekündigt. Letztlich wird nur „W. Hoffmann-Leipzig: Aus der Praxis der Erziehungsberatung" nicht in Wien vortragen. Das Blindenwesen wurde am Ende von **Eduard Bechthold** (1890–1962?) und das Taubstummenwesen von Zwanziger, beide von der NSLB Fachschaft V, übernommen. Als die einzigen ausländischen Referenten kamen noch die Schweizer **André Repond** (1886–1973) und **Josef Spieler** (1900–1987) hinzu.

Trotz der Kürze der verbliebenen Zeit erschienen noch einige DGKH-Tagungsankündigungen, eine davon sogar in einer Zeitschrift, in der keine Rubrik für derartige Mitteilungen vorgesehen war: Die *MKrim* druckte die Tagungsankündigung deshalb auf der Innenseite des Einbandes ab [15].

Auch eine Versicherung der Veranstaltung, der Kinderkundlichen Woche, war erforderlich. Das Versicherungsunternehmen REHAG wandte sich „auf Veranlassung der Deutschen Kongresszentrale wegen der für die Kinderkundliche Woche erforderlichen Versicherung" an die DGfK (Rehag an DGfK, 3.8.1940, HUB-UA, Kinder- und Jugendmedizin, DGKJ 0060).

Eine Betrachtung des von Schröder und anderen nach außen kommunizierten Funktionswandels ist hilfreich. Mal wurde er als „Präsident" bezeichnet, sollte „Geschäftsführer" sein, bezeichnete sich selbst als „vorläufiger Geschäftsführer" und „Geschäftsführer". Gleichzeitig spiegelt dieser Funktionswandel auch die allmähliche Veränderung des ursprünglichen Plans eines 2. Internationalen Kongresses zur Kinderpsychiatrie in Leipzig zur nationalen Tagung in Wien wider:

Schröders Funktionswandel
- Seit Paris 1937 war Schröder (Tagungs-)Präsident der internationalen Kinderpsychiater
- Im Herbst 1938 hatte der GDNP-Beirat für das Beiratsmitglied Schröder für den 2. Internationalen Kongress der Kinderpsychiatrie lediglich die Rolle als „Geschäftsführer" vorgesehen (GDNP Protokoll Beiratssitzung, 24.9.1938, MPIP-HA, GDA 30)
- Schröder bezeichnet sich 1940 selbst im Mitteilungsorgan der GDNP als „vorläufiger Geschäftsführer" der DGKH ([165]:231)
- „vorläufiger Geschäftsführer" der DGKH ist er auch im Mitteilungsorgan der NSLB Fachschaft V [163]
- „vorläufiger Geschäftsführer" ist Schröder ebenfalls in der DGKH-Tagungsmitteilung vom 12.7.1940 (Schröder DGKH Mitteilung, 12.7.1940, HUB-UA, Kinder- und Jugendmedizin, DGKJ 0060)

- Die DGKH-Briefköpfe wiesen Schröder ab Ende Juli dann schon als „Geschäftsführer"
  der noch zu gründenden Fachgesellschaft aus (Schröder an Goebel, 26.7.1940, HUB-UA,
  Kinder- und Jugendmedizin, DGKJ 0060; siehe auch Schröder an Goebel, 31.7.1940,
  HUB-UA, Kinder- und Jugendmedizin, DGKJ 0060). 14 Tage zuvor hatte Schröder sich
  noch als „vorläufiger Geschäftsführer" eingeordnet
- In weiteren auf die Gründungstagung der DGHK bezogenen Dokumenten wurde
  Schröder als „Vorsitzender" bezeichnet. Die Bezeichnung Geschäftsführer fand keine
  Verwendung mehr. Unklar bleibt jedoch, ob er hier als Vorsitzender der Tagung oder der
  Fachgesellschaft benannt wurde und die anderen Tagungsvorsitzenden nur zufällig auch
  Vorsitzende der jeweiligen Fachgesellschaft waren (Tagesordnung der 47. ordentlichen
  Tagung der DGfK, 1940, HUB-UA, Kinder- und Jugendmedizin, DGKJ 0057)

Betrachtet man den vielstufigen Funktionswandel von Schröder vom Präsidenten zum Vorsitzenden drängen sich die Fragen auf: Wann wurde die Fachgesellschaft eigentlich gegründet? Erst
am 5.9.1940 in Wien oder schon zuvor?

- Rott hatte am 28.3.1940 erstmals die Bezeichnung „Gesellschaft für Kinderpsychiatrie und
  Heilpädagogik" in einem Schreiben an Goebel genutzt, also noch ohne den führenden
  Begriff „Deutsche" (Rott an Goebel, 28.3.1940, HUB-UA, Kinder- und Jugendmedizin,
  DGKJ 0050, siehe auch ◻ Abb. 2.8).
- Die Bezeichnung DGKH, der führende Begriff „Deutsche" wurde erstmals in einem
  Schreiben von Rott an Goebel vom 5.7.1940 eingeführt (Rott an Goebel, 5.7.1940,
  HUB-UA, Kinder- und Jugendmedizin, DGKJ 0060). In den folgenden 2 Monaten
  bis zur öffentlichen Gründung der Fachgesellschaft unter diesem Namen wurde diese
  Bezeichnung bereits vielfach verwendet.
- Die Bezeichnung DGKH, in der Schreibweise „Deutsche Gesellschaft für Kinder-Psy-
  chiatrie und Heilpädagogik", wurde schon eine Woche später offiziell in einer DGKH-
  Mitteilung von Schröder genutzt (Schröder DGKH Mitteilung, 12.7.1940, HUB-UA,
  Kinder- und Jugendmedizin, DGKJ 0060).
- In dieser DGKH-Mitteilung schrieb Schröder schon von einer existierenden Fachgesell-
  schaft und nicht von einer zu gründenden: „Die neue Deutsche Gesellschaft für Kinder-
  Psychiatrie und Heilpädagogik hält ihre 1. Tagung am ... 5. September 1940 in Wien ... ab"
  (Schröder DGKH Mitteilung, 12.7.1940, HUB-UA, Kinder- und Jugendmedizin, DGKJ
  0060). Hier schrieb er „neue" Fachgesellschaft und nicht „neu zu gründende Fachgesell-
  schaft". Zudem kündigte er eine „1. Tagung" an und nicht eine „Gründungstagung".
- Die Bezeichnung DGKH, wieder in der Schreibweise „Kinder-Psychiatrie", wird Ende
  Juli auch im Briefkopf des gedruckten Briefpapiers verwendet (siehe Schröder an Goebel,
  26.7.1940, HUB-UA, Kinder- und Jugendmedizin, DGKJ 0060).
- Die Nutzung von „Kinder-Psychiatrie" und „Kinderpsychiatrie" blieb auch noch in den
  folgenden Dokumenten der DGKH wechselhaft ([162]:67). Auf einer gedruckten Mittei-
  lungspostkarte für Mitglieder und Interessenten war die Schreibweise des Fachgesell-
  schaftsnamens sogar auf der Vorder- und Rückseite der Postkarte unterschiedlich (DGKH
  Postkarte an Goebel, 12.10.1940, HUB-UA, Kinder- und Jugendmedizin, DGKJ 0060).

Der Bericht über die „Geschäftssitzung" der Tagung in Wien berichtete lediglich von der
„Absicht" der „Arbeitsgemeinschaft für Kinderpsychiatrie" sich in eine „Deutsche Gesellschaft

für Kinderpsychiatrie und Heilpädagogik umzuwandeln", dem alle zustimmten ([24]:118). Die Absicht zur Gründung der DGKH entstand im Verlaufe des Jahres 1940 und wurde offen ab dem Sommer kommuniziert. Wann jedoch die Fachgesellschaft organisatorisch und rechtlich gegründet wurde, bleibt weiter im Unklaren.

Als Gast für die Gründungstagung der DGKH (5.9.1940) und die Tagung der Psychotherapeuten (6.-7.9.1940) wurde der Medizinnobelpreisträger von 1927 – **Julius Wagner-Jauregg** (1857–1940) – von Schröder und Göring begrüßt. Bereits schwer erkrankt nahm er noch 3 Wochen vor seinem Tod am 27.9.1940 an beiden Tagungen teil:

> In der ersten Woche des Septembers, also nur kurz vor seinem Tode, nahm er mit großem Interesse an der Verhandlungen über Kinderpsychiatrie, Heilpädagogik und Psychotherapie teil ([89]:242).

Sowohl Schröder begrüßte neben anderen den „Altmeister der Psychiatrie Professor Wagner von Jauregg" in seiner Eröffnungsrede ([24]:3) als auch Göring, der „besonders den von uns allen hochverehrten Herrn Hofrat Wagner von Jauregg" willkommen hieß ([60]:7).

Wagner-Jauregg wurde, vielleicht wegen seiner Prominenz, immer wieder in Geschichtsbetrachtungen zur Kinder- und Jugendpsychiatrie im Zusammenhang mit der Gründungstagung genannt, es konnte jedoch nicht belegt werden, worin seine Rolle bestanden haben soll. Zuletzt findet sich eine solche Aussage bei G. Nissen [124]:

> 1938 gründete Schröder die „Deutsche Arbeitsgemeinschaft für Kinderpsychiatrie", die 1940 unter dem Patronat des Nobelpreisträgers Julius Wagner von Jauregg in „Deutsche Gesellschaft für Kinderpsychiatrie und Heilpädagogik" umbenannt wurde ([124]:454).

In den zahlreichen Dokumenten aus der Vorbereitung der Tagungswoche findet Wagner-Jauregg keinerlei Erwähnung. Zu dem damaligen Zeitpunkt war er bereits sterbenskrank und nach heutigem Kenntnisstand lediglich interessierter Gast bei zwei Veranstaltungen in der Kinderkundlichen Woche, bei der DGKH und der DAÄGP.

Schröder bedankte sich in seinem Tagungsbericht besonders „für Förderung und materielle Unterstützung" bei den „Vertretern des Reichsinnenministeriums, des Reichsministeriums für Volksaufklärung und Propaganda sowie des Reichsgesundheitsamtes" [162]. Welche von diesen Behörden letztlich die für die Organisation der Gründungstagung der mittellosen DGKH nach Rott notwendigen „1000-1500 RM" (Rott an Goebel, 28.3.1940, HUB-UA, Kinder- und Jugendmedizin, DGKJ 0050, siehe auch ◘ Abb. 2.8) übernommen hat, ist nicht bekannt.

Aus den zahlreichen Dokumenten von RGA und DGfK aus der Vorbereitungszeit der Tagungswoche geht ebenfalls nicht hervor, warum Schröder sich „für ihren raschen und verständnisvollen Einsatz" besonders bei der NSLB Reichsfachschaft V und der Gesundheitsführung der Reichsjugendführung, also Hitlerjugend (HJ) und Bund Deutscher Mädel (BDM), bedankte [162].

Die Gründung der DGKH ist nach den vorgelegten Ergebnissen ein Beispiel dafür, wie Leistungsträger des nationalsozialistischen Staates, hier konkret Psychiater, Gesundheitsfunktionäre und Sonderpädagogen, sich gemeinsam darum bemühten, „in den institutionellen Arrangements auf mittlerer Ebene" die „neue nationalsozialistische Ordnung" zu realisieren [125].

Zu dem gemeinsamen Bemühen dieser Leistungsträger trat eine günstige Konstellation hinzu. An der GDNP und dem RMEWV (zuständig für die Sonderpädagogen) vorbei und entgegen dem Zeittrend zur Vereinheitlichung wurde vom RGA und führenden Fachvertretern für lediglich „einige wenige" Kinderpsychiater mitten im Krieg eine eigenständige medizinisch-sonderpädagogische Fachgesellschaft unter reichsweiter Beachtung gegründet. Das war nur durch die Kooperation und durch die Machtallianz mit den Sonderpädagogen, besonders der einflussreichen NSLB Fachschaft V möglich. Die Dynamik dieser Entwicklung wurde sicherlich auch durch die Pensionierung von Gütt begünstigt, fehlte Rüdin für das Durchsetzen einer Dominanz der Psychiater so seine Unterstützung im RMdI.

2.2.8 Die Gründungstagung der DGKH am 5.9.1940 in Wien

Die Kinderkundliche Woche begann mit einer gemeinsamen Begrüßung aller Fachgesellschaften. Der Vorsitzende der DGfK Birk formulierte die Erwartungen an die Kinderkundliche Woche:

» Ich hoffe, daß sich aus dieser Zusammenfügung inhaltsverwandter medizinischer Gesellschaften wertvolle Anregungen ergeben möchten und begrüße die Herren aus diesen Gesellschaften aufs herzlichste ([38]:3).

Göring bestätigte dies in seiner eigenen Tagungseröffnung:

» Zu Beginn der kinderkundlichen Woche, die wir mit unserem Kongreß beschließen, hat die Begrüßung für alle Kongresse zusammen stattgefunden ([60]:7).

Reiter und Rott vom RGA, die Zuständigen für die Betreuung der medizinischen Fachgesellschaften, waren ebenfalls länger bei der Kinderkundlichen Woche anwesend. Beide nahmen an der Vorstandssitzung der DGfK am 31.8.40 in Wien teil (GDfK Protokoll, 31.8.1940, HUB-UA, Kinder- und Jugendmedizin, DGKJ 0061), Reiter wurde mehrfach namentlich begrüßt und Rott schrieb im Nachgang Berichte über die verschiedenen Tagungen.

Da zur Vorbereitung der 1. Tagung der DGKH lediglich wenige Wochen zur Verfügung standen, hatte diese Tagung einen „mehr programmatischen Charakter" ([200]:17), wie es Villinger beschrieb. Nach Zwanziger „fand in Wien die Gründungs- und Propandatagung der neuen Gesellschaft statt" ([211]:371). Ganz anders als Stutte sich 40 Jahre später erinnert:

» Die durchweg empirisch begründeten Referate schafften gleichwohl eine Atmosphäre des d'accord-Gehens im Grundsätzlichen auf der deutschsprachigen Ebene ([181]:190).

Neben dem „Partner" in der DGKH, der NSLB Fachschaft V, die alleine mit 3 Rednern in Wien vertreten war, wurden weitere Vertreter von staatlichen Einrichtungen und Parteiunterorganisationen begrüßt: das RMdI, das Reichsministerium für Volksaufklärung und Propaganda (RMVP), das RGA und die Gesundheitsführung der Reichsjugendführung. Überraschend ist die scheinbare Abwesenheit des RMWEV, zumindest wurde es nicht offiziell begrüßt, war das RMWEV doch zumindest der Dienstherr von einem Teil der Mitglieder der NSLB Fachschaft V.

Schröder begrüßte namentlich folgende Interessenverbände und Fachgesellschaften: den Deutschen Gemeindetag, die DVJJ, die GfH, den DVföupF, den Zentralausschuss für Innere Mission, die DGfK, welche die Tage zuvor getagt hatte, und die DAÄGP, welche anschließend tagen sollte ([162]:68).

Überraschend ist hierbei das scheinbare Fehlen der „Muttergesellschaft" GDNP: kein Grußwort, kein Redebeitrag, keine Nennung. Aber auch die fehlende Nennung der Nationalsozialistischen Volkswohlfahrt (NSV) verwunderte, während hingegen der DVföupF begrüßt wurde.

Vorsitzender des DVföupF war der hochrangige NSV-Funktionär **Hermann Althaus** (1899–1966) und die NSV sollte später mit 100 korporativen Mitgliedern der DGKH beitreten.

Die Auflistung der bei der Gründungstagung anwesenden Interessenverbände und Fachgesellschaften zeigt, welche Vorstellungen es von dem Umfang ihres Aufgabengebietes in der DGKH gab. Rott betont:

> » Das Gebiet ist so gross und umfangreich dass es gerechtfertigt sein dürfte, hierfür eine
> eigene wissenschaftliche Gesellschaft zu formen (Rott an Goebel, 28.3.1940, HUB-UA,
> Kinder- und Jugendmedizin, DGKJ 0050, siehe auch ◘ Abb. 2.8).

Schröder konkretisiert den Bedarf:

> » Überall wird heute das Verlangen laut nach charakterologisch begründeter pädagogischer
> Beurteilung, Wertung und Prognosestellung ([171]:12).

Die anwesenden Interessenverbände und Fachgesellschaften sowie die Mehrzahl der 13 Vorträge lassen sich den als dringlichst betrachteten Aufgabenfeldern der DGKH zuordnen:

Die „Schule und Sonderschule jeder Art" ([171]:12) war eines der zentralen Handlungsfelder der DGKH und war auch eines der dominierenden Themen der Gründungstagung. Sogar „in Volksschullehrerkreisen wächst das Interesse" für die „pädagogische(r) Beurteilung, Wertung und Prognosestellung" ([171]:12). Die NSLB Fachschaft V Sonderschulen und die GfH wurden auf der Tagung begrüßt als die sonderpädagogischen Partner der Kinder- und Jugendpsychiatrie ([162]:68). Die NSLB Fachschaft V hielt alleine 3 von 13 Vorträgen durch Zwanziger, Bechthold und Tornow. Auch Lesch, von der GfH, beschäftigte sich mit einem Schulthema, der Sichtung von Schulversagern.

Ein weiteres Handlungsfeld waren die „schwierigen Kinder", mit denen man „auf den Jugendämtern, bei der NS-Jugendhilfe" ebenso „wie in den Fürsorgeerziehungsanstalten, in denen sich lediglich die ‚schwierigen' Kinder ansammeln und häufen" ([171]:12), zu tun hatte. Als Interessenverbände aus diesem Handlungsfeld wurden namentlich der Deutsche Gemeindetag, der DVföupF und der Zentralausschuss für Innere Mission auf der Tagung begrüßt ([162]:68).

Vier der 13 Vorträge beschäftigen sich mit diesem Handlungsfeld: P. Schröder ([171]:12–13), W. Villinger [200], W. Hecker [77] und H. A. Schmitz ([149]:99–100). Schröder erläuterte, wie „die Gestaltung und Gliederung der Fürsorgeerziehungsanstalten" sachgerecht aussehen müsste ([171]:12). Eine „stärkere Beseitigung der Anstaltsbelegung nach lediglich örtlichen oder wirtschaftlichen Gesichtspunkten; stärkere Zusammenlegung nach Art der Charakterstruktur und der Umweltschädigung, … Landeserziehungsheime … Sonderanstalten … Verwahrungsanstalten und … Vorbau von Beobachtungs- und Sichtungsabteilungen" ([171]:13). Umsetzbar sei das nur „mit Hilfe charakterkundlicher Frühdiagnose, Prognosestellung und unterscheidender Wertung aller Einzelnen" ([171]:12).

Villinger bestätigte die Bedeutung dieses Handlungsfeldes: „Im Vordergrund des ärztlichheilpädagogischen Interesses steht (und stand von jeher) die Schwererziehbarkeit ([200]:20)", wobei sich die Situation mit den Schwererziehbaren durch die „autoritäre Staats- und Jugendführung" bereits verbessert habe und sog. Pseudopsychopathen „dank der Erfüllung unserer Jugend mit neuen Inhalten, dank ihrer weltanschaulichen Ausrichtung auf große gemeinsame Ziele, dank ihrer sportlichen Ertüchtigung, dank ihrer frühen Übung im Verzichten-, im Gehorchen-,

im Befehlenmüssen wie weggeblasen" seien ([200]:22). Es gebe jedoch „praktisch Unerziehbare",
die aus der Fürsorgeerziehung auszusondern wären ([200]:25).

> » Ein Bewahrungsgesetz, das es gestatten würde, praktisch Unerziehbare, die heute …
> so oder so asozial bzw. kriminell werden müssen, rechtzeitig in … Arbeitskolonien
> unterzubringen und dauernd oder so lange zu bewahren, bis sie sich als geeignet für das
> freie Leben erweisen, und die unbestimmte Verurteilung als Freiheitsstrafe, die in ihrer
> Dauer von dem Erfolg der Erziehung in der Jugendstrafanstalt abhängig ist ([200]:26).

Walter Hecker (1889–1974), Verantwortlicher des Rheinischen Fürsorgewesens, beschäftigte
sich mit der „Neugliederung der öffentlichen Ersatzerziehung nach Erbanlage und Erziehungserfolg" [77] aus der Sicht eines kommunalen Verwaltungsleiters. Die „Mitwirkung des psychiatrisch geschulten Arztes" ([77]:38) war für ihn teilweise zwingend.

Schmitz, der „ärztliche(n) Leiter … der Rheinischen Landesklinik für Jugendpsychiatrie in
Bonn" beschrieb die Arbeit dieser „Sichtungs- und Beobachtungsklinik" ([149]:94) und betonte
die enge Kooperation im Fürsorgebereich:

> » Seit im Rheinlande die Landesklinik für Jugendpsychiatrie besteht sind die Gerichte
> zunehmend dazu übergegangen, vor Anordnung der Fürsorgeerziehung die Erziehungsbe-
> dürftigen klinisch beobachten zu lassen ([149]:99).
> An die Stelle einer unterschiedslosen Fürsorgetätigkeit ist eine planvolle Sichtungsarbeit
> getreten ([149]:100).

Das Handlungsfeld der Jugendgerichte hatte für die Kinder- und Jugendpsychiatrie bereits eine
jahrzehntelange Tradition. So wurde die entsprechende Fachgesellschaft, die DVJJ, nicht nur
namentlich auf der Tagung begrüßt ([162]:68), ihr Repräsentant Francke hielt auch ein Grußwort. In den Vorträgen wurde das Thema ebenfalls gelegentlich aufgegriffen, so betonte Villinger, dass die „soziale Prognose … vor allem in der Kriminalbiologie … eine wichtige Rolle" spiele
([200]:24). Schröder bestätigte, dass „Beurteilung, Wertung und Prognosestellung" auch „bei den
Jugendgerichten" auf Interesse stießen ([171]:12), während Schmitz „die frühzeitige Erkennung
des zukünftigen Gewohnheitsverbrechers" als eine der Aufgaben der Kinder- und Jugendpsychiatrie beschrieb ([149]:99).

Ein eher neues Handlungsfeld für die Kinder- und Jugendpsychiatrie war die Kooperation mit HJ und BDM. Die Gesundheitsführung der Reichsjugendführung wurde namentlich auf der Tagung begrüßt ([162]:68). Auch in den NS-Jugendorganisationen gäbe es „das
Verlangen … nach charakterologisch begründeter pädagogischer Beurteilung, Wertung und
Prognosestellung" jedoch als positives Selektionsinstrument ([171]:12). Besonders bekannt
sei Schröder

> » … das Interesse von HJ. und BDM., das sich nicht nur erstreckt auf die wenigen
> „Schwierigen", welche in ihre Reihen geraten, sondern weit darüber hinaus auf die
> brennenden Probleme der recht- und frühzeitigen Aufstieg- und Führerauslese, welche
> in allererster Linie differentialcharakterologisch angegangen und gelöst werden müssen
> ([171]:12).

Diese Kooperation scheint bereits praktiziert worden zu sein, denn Schröder resümierte: „HJ.
und BDM. wissen bereits, welchen Wert sie [die charakterkundliche Prognosestellung] für sie
hat" ([162]:69).

Zwar wurden die medizinischen Fachgesellschaften DGfK und DAÄGP namentlich auf der Tagung begrüßt ([162]:68) und Schröder konstatierte auch, dass die Kinderheilkunde damit begann, „sich am Kleinkind dafür zu interessieren", ohne konkreter zu werden ([171]:12), aber ansonsten gab es keine sichtbare Kooperation. Görings zwischenzeitliche Hoffnung, dass ein Vertreter seiner Fachgesellschaft auf der DGKH-Tagung reden würde, traf nicht zu. Die GDNP wurde sogar gänzlich ignoriert.

Für diese vielfältigen Handlungsfelder der DGKH gab es jedoch noch nicht ausreichend Kinder- und Jugendpsychiater. Schröder stellt deswegen fest:

» Solches Wissen und Können ist bereits an verschiedenen Stellen vorhanden. Es auszubauen und es zu verbreiten, gehört mit zu den Hauptaufgaben der neuen Gesellschaft ([162]:70).

Berücksichtigt man, dass Schröder sich bereits im Ruhestand befand, waren lediglich 4 der 13 Vortragenden aktive deutsche Kinder- und Jugendpsychiater: Villinger, Leiter, Schmitz und Isemann. Auch Francke forderte in seinem Grußwort den Ausbau der Kinder- und Jugendpsychiatrie:

» Ja es fehlt nicht an örtlichen Stellen, denen die Mitarbeit eines Psychiaters überhaupt nicht zur Verfügung steht. Dieser Sachverhalt kann heute um so weniger hingenommen werden, als die Bedeutung einer richtigen Frühdiagnose immer mehr erkannt wird ([54]:7).

Schmitz forderte deshalb die kinder- und jugendpsychiatrischen Einrichtungen auf, mit dem „Lehrbetrieb einer Hochschule oder Universität" zusammenzuarbeiten, um so „den verschiedenen Fürsorgegebieten einen ärztlichen Nachwuchs zu sichern, der für das Arbeitsfeld, auf dem er eingesetzt wird, auch die entsprechende Ausbildung mitbringt" ([149]:100). Nach Schröder reichte eine

» … psychiatrische Ausbildung allein … nicht (aber auch nicht nur kinderärztliche oder rein pädagogische Vorbildung). Vorbedingung ist vielmehr gute charakterologische Schulung neben psychiatrisch-neurologischer ([171]:13).

Zur generellen Einordnung der Bedeutung der kinderpsychiatrisch-sonderpädagogischen Fachgesellschaft DGKH führte Reiter aus, „daß das Erzieherische, um das sich der Arzt früher nur verhältnismäßig wenig gekümmert habe, in der nationalsozialistischen Gesundheitsführung eine wichtige Rolle spiele, ja, daß die Lösung, die für das Erziehungsproblem gefunden werde, für die Zukunft des deutschen Volkes entscheidend sein werde" ([24]:4).

Der Vorsitzende Schröder bestätigte diese Aufgabe:

» Wir wollen schwierige, außerdurchschnittliche Kinder in den Besonderheiten ihres seelischen Gefüges verstehen und erkennen, richtig bewerten und leiten, zielbewußt erziehen und eingliedern lernen ([171]:11).

Nach Tornow war „das Ziel jeglicher Sondererziehung … die möglichste Erlangung einer volklichen Brauchbarkeit des Zöglings" ([186]:81), die „Erlangung der ‚volklichen' Brauchbarkeit, nicht ‚völkischen' Brauchbarkeit; denn das Wort ‚völkisch' schließt erbbiologische Tüchtigkeit in sich ein, die selbstverständlich bei einem Teil der Zöglinge nicht vorhanden ist" ([186]:82).

Auch die Kinderpsychiatrie, so Schröder, wollte „geschädigte und nicht vollwertige Kinder zu ihrem und der Allgemeinheit Nutzen eingliedern helfen (jedes nach seinem Vermögen) in die Volksgemeinschaft und in den allgemeinen Wirtschaftsprozeß" ([171]:14). Die Methode, um diese Ziele erreichen zu können, war nach Schröder die „charakterkundliche Frühdiagnose, Prognosestellung und unterscheidende(r) Wertung aller Einzelnen" ([171]:12). Das „Wissen und Können … dazu … ist heute bereits vorhanden" versicherte Schröder ([171]:14).

Bei allen heilpädagogischen Bemühungen durften jedoch die durch Erblichkeit des Charakters bedingten Grenzen der Erziehung nicht unbeachtet bleiben, weil nach Villinger der Erziehungserfolg „nicht so sehr von unserem erzieherischen Wollen und Können abhängig [sei,] als vielmehr von dem Ton, den wir Kneten" ([200]:18). Nach Villinger hatte es sich „als zweckmäßig erwiesen, schwererziehbare Jugendliche, bei denen sich die gemeinschaftsbildende Kraft des echten Schuldgefühls, des wirklichen Reueerlebnisses als nicht oder nicht mehr vorhanden erwies, auszusondern" ([200]:25).

Die heilpädagogischen Bemühungen durften nach Schröder „nicht wahllos und gleicherweise an allen ‚Schwierigen' … geschehen, vielmehr unter steter sachkundiger Auswahl der Wertvollen und Erziehungsfähigen, mit ebenso strengem und zielbewußtem Verzicht auf die als überwiegend wertlos und unerziehbar Erkannten" ([171]:14). 1937 hatte Schröder das „rücksichtslose Ausscheiden alles dessen, was charakterologisch als wertlos erkannt wird" noch nicht öffentlich, wie jetzt in Wien auf der Gründungstagung, sondern lediglich in einem persönlichen Schreiben an Rüdin formuliert (Schröder an Rüdin, 9.8.1937, MPIP-HA, GDA 132, auch zitiert bei [152]).

Zu dieser 1. Tagung der DGKH „waren etwa 500 Teilnehmer" anwesend ([24]:3),

» Pädagogen, Ärzte und Verwaltungsbeamte, welche mit der Betreuung und Erziehung, der Erkennung und Bewertung von Kindern und Jugendlichen zu tun haben, soweit sie körperlich, an ihren Sinnesorganen, oder aber geistig und seelisch anlagemäßig benachteiligt oder umweltgeschädigt und vernachlässigt sind ([162]:67).
Ausländische Gäste waren namentlich aus der Schweiz, dann aus Ungarn, China und Chile erschienen ([162]:68).

Damit war die Zahl der Teilnehmer der Kinderkundlichen Woche deutlich höher, als vor allem von der DGfK mit nur 100 Teilnehmern befürchtet. Die Maßnahmen, eine befriedigende Teilnahme in Kriegszeiten sicherzustellen, hatten gegriffen: Werbung durch die „Deutsche Kongreß-Zentrale" und das Entgegenkommen der Wehrmacht. Der gegenseitige Besuch der Tagungen in Wien war erleichtert worden, Schröder hatte mit den Pädiatern und den Psychotherapeuten gegenseitigen freien Eintritt ausgehandelt (Schröder an Goebel, 31.7.1940, HUB-UA, Kinder- und Jugendmedizin, DGKJ 0060; Schultz an Goebel, 3.8.1940, HUB-UA, Kinder- und Jugendmedizin, DGKJ 0058).

Wer die ca. 500 Besucher namentlich waren, ist weitestgehend noch unbekannt. Vier Personen hielten Grußworte, darunter Reiter und Francke, die 13 Redner, der „Hausherr Professor Poetzl"; der Organisator der Tagung vor Ort Hamburger; Gast Wagner-Jauregg; namentlich in späteren Berichten erwähnte Besucher wie Triebold ([211]:371), Hundinger (Hundinger Bericht über die Tagung der DGKH, ohne Datum, ADE, EREV 277) und Stutte. Darüber hinaus gab es Tagungsteilnehmer, die später selbst Berichte veröffentlicht haben, wie Asperger und Rott, und einige Pressevertreter, die ihre Artikel selbst geschrieben und gezeichnet haben, wie z. B. „Dr. Lykos" vom Berliner Lokal-Anzeiger, der in den Ausgaben am 3., 4., 5. und 7. September über die verschiedenen Veranstaltungen der Kinderkundlichen Woche berichtete.

Ansonsten gab es noch weitere mögliche Teilnehmer, wie beispielsweise Zimdars vom RMdI, zugleich auch Leiter der Reichsarbeitsgemeinschaft Mutter und Kind, die auch an der Vorbereitung der Tagungswoche beteiligt war. Zumindest nahm Zimdars mit Reiter, Rott und Schöbel an der Vorstandssitzung der DGfK am Vorabend der Kinderkundlichen Woche teil (GDfK Protokoll, 31.8.1940, HUB-UA, Kinder- und Jugendmedizin, DGKJ 0061).

Der Reichsminister für Wissenschaft, Erziehung und Volksbildung war definitiv nicht in Wien, beklagt er sich doch beim Reichsgesundheitsführer Conti, dass er aus der Presse von der Woche des Kindes in Wien erfahren habe (RMWEV an Conti, 2.10.1940, HUB-UA, Kinder- und Jugendmedizin, DGKJ 0060).

2.2.9 Die DGKH unter dem Vorsitzenden Paul Schröder

Neben den Berichten im *Völkischen Beobachter*, dem „Kampfblatt der national-sozialistischen Bewegung Großdeutschlands", über die verschiedenen Veranstaltungen der Kinderkundlichen Woche gab es auch andere Tageszeitungen, wie den *Berliner Lokal-Anzeiger* und die *Frankfurter Zeitung*, die ausführlich über die Kinderkundliche Woche berichteten.

Die Schlagzeilen auf der Titelseite des *Völkischen Beobachters* lauteten: „Deutschlands Antwort – Großangriffe auf London" und „Kriegsmarine versenkte im August 600000 BRT" (*Völkischer Beobachter*, 8.9.1940). Bezüglich der Tagung der DGKH berichtet der *Völkische Beobachter* unter der Schlagzeile „Das schwer erziehbare Kind. Gründung einer deutschen Gesellschaft für Kinderpsychiatrie und Heilpädagogik" in einem „Sonderbericht des ‚VB' von der Wiener kinderkundlichen Woche".

» Es wird hier der Versuch gemacht, durch Zusammenarbeit von Erzieher und Arzt das Problem des schwer erziehbaren Kindes zu lösen und darüber hinaus zu Richtlinien und wissenschaftlichen Grundsätzen auf dem Gebiet der Jugenderziehung überhaupt zu gelangen.
Der Arzt hat die Aufgabe, eine Voraussage über den Erziehungserfolg zu machen, denn erst dann kann die zweckmäßige Erziehungsform einsetzen und die richtige Schule gewählt werden.

Namentlich fanden in dem Artikel Schröder, Reiter, Zwanziger, Just, Villinger und Hecker Erwähnung (*Völkischer Beobachter*, 8.9.1940, „Das schwer erziehbare Kind. Gründung einer deutschen Gesellschaft für Kinderpsychiatrie und Heilpädagogik").

Die *Frankfurter Zeitung* betonte ebenfalls den Aspekt der Kooperation von Erzieher und Arzt:

» Es wird hier der Versuch gemacht, durch Zusammenarbeit von Erzieher und Arzt das Problem des schwer erziehbaren Kindes zu lösen und weiterhin zu Richtlinien und wissenschaftlichen Grundsätzen auf dem Gebiet der Jugenderziehung überhaupt zu gelangen (*Frankfurter Zeitung*, 9.9.1940, „Sonderschule, Fürsorgeerziehung. Von der kinderärztlichen Tagung in Wien").

Der *Berliner Lokal-Anzeiger* betonte das in der Gründung manifestierte gemeinsame Interesse von Behörden, Verbänden und Ärzten an der neuen Fachgesellschaft:

» Unter starker Beteiligung der verschiedensten Aemter wurde die Deutsche Gesellschaft für Kinderpsychiatrie und Heilpädagogik aus der Taufe gehoben. Reichsinnenministerium, Propagandaministerium, Reichsjugendführung, NS-Lehrerbund, der Deutsche Gemeindetag, die Vereinigung für Jugendrichter, das Reichsgesundheitsamt, die Vereinigungen für öffentliche Fürsorge, Heilpädagogik, Psychotherapie und der Zentralausschuß für Innere Mission hatten Vertreter entsandt (*Berliner Lokal-Anzeiger*, 7.9.1940, „Warum unartige Kinder? Erziehungsfehler als Krankheitsursache").

Auch in einer Reihe von Fachzeitschriften erschienen kurze Mitteilungen und Berichte zur Tagung der DGKH. Bereits im November 1940 berichteten beispielsweise Schröder im Mitteilungsorgan der NSLB Fachschaft V: „Die 1. Tagung der Deutschen Gesellschaft für Kinder-Psychiatrie und Heilpädagogik hat am 5.9. d. J. in Wien unter starker Beteiligung stattgefunden" [161] und Asperger in der *Medizinischen Klinik. Wochenschrift für praktische Ärzte* ([27]:1324). Tramer berichtete 1941 in der *Zeitschrift für Kinderpsychiatrie* [191].

Der ausführliche Tagungsbericht von Schröder erschien nicht in der *Kifo*, da weder 1941 noch 1942 eine reguläre Ausgabe der *Kifo* erschien. Der Tagungsbericht wurde in der *Zeitschrift für Psychische Hygiene*, dem „Offiziellen Organ des Deutschen Ausschusses für Psychische Hygiene der Gesellschaft Deutscher Neurologen und Psychiater", als Beilage zum Mitteilungsorgan der GDNP, der *Allgemeinen Zeitschrift für Psychiatrie und ihre Grenzgebiete*, publiziert.

Schröder bestätigte erneut den Auftrag der DGKH, „die Gesamtheit der Heil-Pädagogen und Kinder-Psychiater zu gemeinsamer Arbeit zusammenzufassen. Das Bedürfnis danach ist in weiten Kreisen groß" ([162]:68) und verwies nochmals auf das breite Interesse an den Leistungen der DGKH.

» Schule und Sonderschule, Bildungsanstalten für heilpädagogisches Personal, Jugendämter, NS.-Jugendhilfe, Jugendgerichte, Kinderheilkunde sind nicht weniger an ihr [der DGKH] interessiert als die Fürsorge-Erziehungsanstalten, in denen die besonders schwierigen Kinder sich anhäufen; HJ. und BDM. wissen bereits, welchen Wert sie für sie hat ([162]:69).

Auch Zwanziger betonte die hohen Erwartungen der Sonderpädagogen an diese Zusammenarbeit:

» Unter der Leitung von Prof. Dr. Schröder, Halle-Leipzig, fand in Wien die Gründungs- und Propagandatagung der neuen Gesellschaft statt. Sie füllt eine Lücke aus und entspricht einem längst gefühlten Bedürfnis. Auf dem Gebiete der Sondererziehung ist es eine von Natur aus gegebene Sache, daß Arzt und Sondererzieher zusammenarbeiten. Bei gutem Willen wird ein fruchtbares Zusammenwirken bestimmt möglich sein. Unser deutsches Sonderschulwesen kann bei seinem Neuaufbau diese Hilfe sehr gut gebrauchen. Wir müssen leider gegen allzuviel Unverstand oder oberflächliche Beurteilung ankämpfen. … Im folgenden Jahre wird voraussichtlich die erste Arbeitstagung stattfinden, auf der Fragen aus einem Gebiete der Sonderschulerziehung eingehend behandelt werden sollen ([211]:371).

Der Vorstand der DGKH wurde, vergleichbar mit der GDNP, von den zuständigen staatlichen Stellen berufen. Kein Vorstandsmitglied wurde gewählt [146].

Die vordringlichen Aufgaben des Vorstands umschrieb Schröder bereits in seinem Tagungsbericht. Ihm war bewusst, wie instabil die neue Fachgesellschaft noch war, weil:

» Die Gesellschaft, zu deren Vorbereitung und Einberufung nur wenige Wochen zur Verfügung gestanden hatten, soll ihre festere Gestaltung erhalten und soll weitere Mitglieder werben.

Neben der Mitgliederwerbung war aber auch geplant:

» Die Verhandlungen und Vorträge der 1. Tagung werden im Druck erscheinen. Für Herbst 1941 ist eine 2. Tagung vorgesehen, auf welcher bestimmte wichtige Einzelgebiete in Referaten und Vorträgen behandelt und erörtert werden sollen ([162]:70–71).

Villinger war als Schriftführer der Fachgesellschaft für die Veröffentlichung des Tagungsberichtes zuständig. Schon Anfang 1941 – laut der Angabe im Bd. 49 wurde das Heft 1, der Tagungsbericht, „Abgeschlossen am 24.1.1941" – gab Villinger „im Auftrage des Vorstandes" den „Bericht über die 1. Tagung" der DGKH als „Sonderdruck der *Zeitschrift für Kinderforschung* Bd. 49 Heft 1" [198] heraus. Der Verkauf des Sonderdrucks wurde durch die Fachgesellschaft organisiert. Der reguläre Zeitschriftenabdruck mit identischem Inhalt erfolgte nicht, wie scheinbar geplant in 1941, sondern erst im Jahr 1943 [24], da die *Kifo* 1941 und 1942 nicht erschien.

Der Vorsitzende Schröder kümmerte sich um den Vertrieb dieses Tagungsberichtes, die Mitgliederwerbung und die Beitragszahlung. Mitteilungspostkarten der Fachgesellschaft (DGKH Postkarte an Goebel, 12.10.1940, HUB-UA, Kinder- und Jugendmedizin, DGKJ 0060 und DGKH Postkarte an Alfred Fritz, 8.11.1940, ADE, EREV 272) und Zahlkarten wurden gedruckt und verschickt (DGKH Mitteilung, Eingang am 28.3.1941, ADE, EREV 277), ein Stempel für den Vorsitzenden wurde angefertigt (Villinger an DGfK, 26.8.1941, HUB-UA, Kinder- und Jugendmedizin, DGKJ 0061). Eine Abbildung der gedruckten Postkarte vom Oktober 1940 (Schröder an Goebel, 12.10.1940, HUB-UA, Kinder- und Jugendmedizin, DGKJ 0060) findet sich in [146].

Auch Mitteilungen in Fachzeitschriften nutzte Schröder zur Werbung von Mitgliedern, wie beispielsweise im Mitteilungsorgan des Kooperationspartners NSLB Fachschaft V, *Die deutsche Sonderschule*, wenn er Sätze einfügte wie: „Anmeldungen zum Beitritt zur Gesellschaft sowie auch zum Einzelbezug der gedruckten Verhandlungen und Vorträge sind an den Unterzeichneten zu richten" [161].

In seinem programmatischen Beitrag über „Schwererziehbarkeit" in der Märzausgabe 1941 der Zeitschrift *DdS* erläuterte Schröder nochmals das Programm der DGKH, um dabei auch werbend auf den von Villinger herausgegebenen Tagungsbericht zu verweisen ([169]:130, 132).

Einer der Vorzüge der Mitgliedschaft bei der DGKH war der kostenlose Bezug des Sonderdrucks mit dem Tagungsbericht:

» Für die Mitglieder der Gesellschaft kann der Preis des Berichtes herabgesetzt werden, er ist im Mitgliedsbeitrag enthalten, der möglichst niedrig sein soll (voraussichtlich diesmal 6 oder 7 Reichsmark); er kann um so niedriger sein, je größer: die Zahl der Mitglieder ist. Für Nichtmitglieder wird der Preis des Berichtes nach den Gestehungskosten berechnet (DGKH Postkarte an Goebel, 12.10.1940, HUB-UA, Kinder- und Jugendmedizin, DGKJ 0060).

Im Mai 1941 betrug die Anzahl der DGKH-Mitglieder nach Angaben von Schröder gegenüber dem Vorsitzenden der GDNP Rüdin bereits mehr als 200 Personen. Schröder beklagte aber, dass „unter den Hörern und Mitgliedern der neuen Gesellschaft nur eine ganz verschwindend geringe Zahl von Psychiatern vorhanden" sei, demgegenüber jedoch „hunderte von Sonderschullehrern, Erziehern, Psychologen, Beamten der Provinzialverwaltungen und der Länder, sowie der Stadtverwaltungen und eine erheblich größere Zahl von Kinderärzten". Außerdem seien „der Gesellschaft korporativ die NSV Jugendhilfe mit hundert Mitgliedern und der NS Lehrerbund mit 50 Mitgliedern beigetreten" (Rüdin an Linden, 28.6.1941, BArch, R96 I / 11, siehe auch ◘ Abb. 2.9). Wer konkret Mitglied der DGKH war, ist nicht bekannt. Pastor Alfred Fritz von der Inneren Mission wurde am 25.11.40 zumindest bei der DGKH angemeldet, nach einer handschriftlichen Notiz auf der entsprechenden Postkarte der DGKH (DGKH Postkarte an Alfred Fritz, 8.11.1940, ADE, EREV 272). Ein vergleichbarer Vorgang findet sich auch für die Mitgliedschaft von Hundinger (DGKH Postkarte an Hundinger, 12.10.1940, ADE, EREV 272).

Die Veranstaltung einer 2. Tagung der DGKH für den Herbst des Jahres 1941 wurde bereits in Schröders Bericht über die Gründungstagung angekündigt ([162]:71). Schon früh zeichnete sich ein sonderpädagogischer Themenschwerpunkt ab:

» Unter der Leitung von Prof. Dr. Schröder, Halle-Leipzig, fand in Wien die Gründungs- und Propagandatagung der neuen Gesellschaft statt. ... Im folgenden Jahre wird voraussichtlich die erste Arbeitstagung stattfinden, auf der Fragen aus einem Gebiete der Sonderschulerziehung eingehend behandelt werden sollen [211].

Die geplante 2. Tagung der DGKH bekam „Das Hilfsschulkind" ([72]:288–290) als Leitthema, war also vollständig auf die sonderpädagogischen Kooperationspartner in der DGKH zugeschnitten.

Rüdin bemühte sich um Kontakt zu Schröder ([152]:347). Er war offensichtlich besorgt, dass die DGKH und deren 2. Tagung „bloß heilpädagogisch aufgezogen werden" (Rüdin an Dubitscher, 24.2.1941, MPIP-HA, GDA 128, zitiert nach[152]:348). Schmuhl führt dazu aus:

» Dubitscher war auf Vorschlag Rüdins eingeladen worden. Rüdin teilte Dubitscher am 24. Februar 1941 mit, dass er Schröder geraten habe, ihn als „erbbiologischen Referenten" einzuladen, und bat den Regierungsrat im Reichsgesundheitsamt, die Einladung Schröders anzunehmen. Zur Begründung führte Rüdin an: „Wir müssen gerade an die Kinderpsychiatrie einen sehr ernsten und strengen erbbiologischen und rassenhygienischen Maßstab anlegen und ich vertraue in dieser Hinsicht ganz auf Sie. Die Gesellschaft darf nicht bloß heilpädagogisch aufgezogen werden, sonst bekommen wir unsere Erbminderwertigen nie los" (Rüdin an Dubitscher, 24.2.1941, MPIP-HA, GDA 128, zitiert nach [152]:348).

Ging Rüdin noch davon aus, dass Dubitscher zur „Erbbiologie des Schwachsinns" sprechen würde ([152]:348), hatte zumindest der Vortragstitel noch eine andere Gewichtung erhalten: „Dubitscher Das erbbiologische und soziale Problem der Begabungen". So wurde der Vortrag von Dubitscher den Mitgliedern mitgeteilt und auch in der Fachpresse publiziert [21]. Dubitscher war nicht Mitarbeiter von Rüdin, sondern von Reiter, er arbeitete beim RGA.

Das dann schon fast vollständige Tagungskonzept, aber noch ohne Tagungstermin und -ort, wurde allen Mitgliedern und Interessenten bereits im März 1941 zugesandt (DGKH Mitteilung, gestempelt am 28.3.1941, ADE, EREV 277) und in den folgenden Wochen in der Fachpresse veröffentlicht, z. B. in *Die deutsche Sonderschule* [22].

Die DGKH-Mitteilung an alle Mitglieder und Interessenten im Wortlaut
„Die Deutsche Gesellschaft für Kinderpsychiatrie und Heilpädagogik hält ihre zweite Tagung im Herbst dieses Jahres ab. Die genauere Zeit und der Ort werden noch bekanntgegeben.
Das Thema der Tagung lautet: „Das Hilfsschulkind". Vorgesehen sind Referate und Vorträge über:
- den Hannover'schen Schulversuch (Krampf – Hannover),
- das Magdeburger Auswahlverfahren für die Hilfsschulen (Dr. Tornov – Magdeburg), beide mit Vorführungen,
- das Land-Hilfsschulkind, dazu zwei einleitende Vorträge:
  – Kroh-München, über das Wesen der Begabung,
  – Dubitscher-Berlin-Dahlem, über das erbbiologische und soziale Problem der Begabungen,
- ferner: über Geistesschwäche und Leistungsschwäche (Schröder – Leipzig),
- über die Straffälligkeit des ehemaligen Hilfsschulkindes,
- über Sprachstörungen und schulisches Versagen (Faust – Bonn),
- über Schreib-Lese-Schwäche.

Anmeldungen zu Vorträgen im Rahmen des Hauptthemas werden erbeten an den Vorsitzenden der Gesellschaft. Die Mitglieder der Gesellschaft und die Besteller des Berichtes über die Wiener Tagung 1940 werden auf die beiliegende Zahlkarte aufmerksam gemacht.
P. Schröder" (DGKH Mitteilung, Eingangsstempel 28.3.1941, ADE, EREV 277).

Während es bei der Gründungstagung 1940 in Wien noch 2 erbbiologische Vorträge gegeben hatte, Just vom RGA zu „Gemeinsame Probleme von Erbbiologie und Kinderforschung" und Leiter „Über Erbanlage und Umwelt bei gemütsarmen antisozialen Kindern und Jugendlichen", war für die 2. Tagung der DGKH lediglich noch ein Vortrag geplant, Dubitscher vom RGA „über das erbbiologische und soziale Problem der Begabungen" (Mitteilung in *NDD* in der Mai-Ausgabe, 21).

Hatte Rüdin noch in Paris die anwesende internationale Gemeinschaft der Kinderpsychiater davon überzeugen können, „dass auf der deutschen Tagung [2. Internationale Tagung geplant für 1941 in Leipzig] als eines der Leitthemen die Rolle der Erblichkeit bei den kinderpsychiatrischen Zuständen … behandelt werden solle" (Rüdin Bericht Paris, 1937, MPIP-HA, GDA 41, siehe auch ◘ Abb. 2.5), so war er 1941 im eigenen Land bei den Kinder- und Jugendpsychiatern nicht mehr in der Lage, einen solchen Themenschwerpunkt durchzusetzen. Es blieb bei nur einem, im Themenschwerpunkt auch noch von „Schwachsinn" auf „Begabung" verschobenen, erbbiologischen Vortrag.

Auch Rüdins Bemühungen, die beiden Tagungen von GDNP und DGKH im Herbst 1941 in Würzburg zu „verzahnen", zu „vereinheitlichen" ([152]:348), scheiterten seine Bitte an Reiter, doch diese „Vereinigungsaktion" zu unterstützen, fand keine Beachtung. Die DGKH plante bis zur schlussendlichen Absage eine vollkommen eigenständige Tagung. Wie schon 1940 in Wien wurde wiederum kein Erwachsenenpsychiater als Redner im Tagungsprogramm der DGKH vorgesehen. Mit „[Oswald] Kroh-München, über das Wesen der Begabung" wurde dafür jedoch ein renommierter Psychologe als Redner eingeladen (DGKH Mitteilung, Eingangsstempel 28.3.1941, ADE, EREV 277).

Die thematische Ausrichtung der 2. Tagung der DGKH war auf den Partner der Kinderpsychiater in der DGKH, die Sonderpädagogen, die NSLB Fachschaft V bezogen; sie war also eher „heilpädagogisch aufgezogen", wie Rüdin befürchtete, und entsprach nicht seinem „sehr ernsten und strengen erbbiologischen und rassenhygienischen Maßstab" (Rüdin an Dubitscher, 24.2.1941, MPIP-HA, GDA 128, zitiert nach [152]:348), welchen das Netzwerk um Rüdin seit 1935 verfolgte.

Die 2. Tagung der DGKH wurde mit mehreren, weitestgehend wortgleichen Mitteilungen in Fachzeitschriften der Pädiatrie [168], Fürsorgeverwaltung [21] und Sonderpädagogik [170] beworben. Die Mitteilungen in den Zeitschriften wichen lediglich in einem Punkt von der Mitteilung an die „Mitglieder und Freunde" ab: Das Thema „Straffälligkeit des ehemaligen Hilfsschulkindes" wurde nun Villinger zugeordnet. Das eigene Mitteilungsorgan, die *Kifo*, konnte nicht für die Tagungsvorbereitung genutzt werden, da sie 1941 überhaupt nicht erschien.

Schröder starb überraschend am 7.6.1941, vermutlich an einer Lungenembolie im Nachgang einer Leistenbruchoperation ([43], [152]:347, [153], [182]:54).

Am 15.6.1941 musste der 2. Vorsitzende der DGKH und Leiter der Reichsfachschaft V Zwanziger im Mitteilungsorgan der NSLB Fachschaft V feststellen:

» Die in Wien im September 1940 aufgenommene Gemeinschaftsarbeit hat eine jähe Unterbrechung erfahren. Prof. Dr. Paul Schröder, der Vorsitzende der neugegründeten Gesellschaft, ist am 6. Juni 1941 unerwartet gestorben. Wir bedauern sein Hinscheiden aufrichtig und hoffen, dass sich ein Nachfolger finden wird, der die Arbeit in seinem Geiste weiterführt. Die Menschen wechseln. Das ist Menschengesetz. Die Idee muß leben. Als Antwort auf viele Anfragen die Mitteilung, daß die Jahrestagung keineswegs feststeht, weder Tagungsort noch -zeit. Durch den Todesfall Prof. Schröders ist die Angelegenheit ins Stocken geraten. Weitere Mitteilung folgt, sobald sich die Sache geklärt hat ([212]:391).

Der 2. Vorsitzende spiegelte die ganze Verunsicherung der jungen Fachgesellschaft wider: nichts war mehr sicher. Und würde es weitergehen können?

- **Dokument 3: Brief von Rüdin an Linden vom 28.6.1941**

Der Brief von Rüdin an Linden vom 28.6.1941 (Rüdin an Linden, 28.6.1941, BArch, R96 I 11, Fol. 124908-124909, siehe auch ◙ Abb. 2.9) hat einen Umfang von 4 Seiten. Dieser Brief ist von besonderer Bedeutung für die Geschichte der DGKH, weil er viele Aussagen zur gerade gegründeten Fachgesellschaft und ihren führenden Akteuren enthält. Der Brief wurde in der vorliegenden Literatur bereits zitiert, z. B. ausführlich bei R. Castell et al. [44], jedoch blieben dabei einige für die Fachgesellschaft wichtige Passagen unberücksichtigt.

Lange wurde etwa gerätselt, welcher Fachvertreter wann in den Vorstand der DGKH gewählt oder bestellt wurde. Das Dokument enthält eine Passage, in der sowohl die Namen der Vorstandsmitglieder genannt werden als auch das Verfahren der Ernennung. Die DGKH hatte nie ein gewähltes Vorstandsmitglied und war paritätisch von Kinderpsychiatern und Heilpädagogen besetzt.

Für das Verständnis des Konfliktes um die Nachfolgeregelung von Schröder ist es von besonderer Bedeutung zu verstehen, warum einzelne NS-Gesundheitsfunktionäre sich für einen Kandidaten eingesetzt haben. Das Dokument enthält eine längere Passage, in der erläutert wird, warum Reiter sich so vehement für Villinger eingesetzt hat und dass er „über dessen Leistungen und Persönlichkeit ziemlich genau orientiert" gewesen sei (◙ Abb. 2.9).

2.2.10 **Der Kommissarische Vorsitzende Werner Villinger**

Nach Schröders Tod am 7.6.1941 wurde schnell deutlich, was für ein unstabiles Arrangement die DGKH noch war. So stellte der 2. Vorsitzende der DGKH Zwanziger fest, dass „die Gemeinschaftsarbeit … eine jähe Unterbrechung erfahren" habe und dass „durch den Todesfall Prof. Schröders … die Angelegenheit ins Stocken geraten" ist [212]. Allein der Tod des 1. Vorsitzenden reichte also aus, um die Fachgesellschaft selbst deutlich zu destabilisieren und auch die Einordnung der DGKH in die bestehende medizinische Verbändelandschaft war nach dem Tod Schröders wieder deutlich offener.

Neun Tage nach Schröders Tod, am 16.6.1941, schrieb Reiter offensichtlich einen Brief an Rüdin und teilte ihm seine Präferenz für Villinger mit, die er sinngemäß folgendermaßen begründete:

» Herr Präsident Reiter hat nun an Villinger, Breslau, gedacht, der am Aufbau der Gesellschaft grosse Verdienste habe. Er habe die Entwicklung Villingers seit fast 20 Jahren verfolgt, und sei daher über dessen Leistungen und Persönlichkeit ziemlich genau orientiert. Er gelte nicht nur unter seinen eigenen Fachkollegen, sondern weit über diese hinaus als eine besonders starke Persönlichkeit. Nur eine solche werde für die Entwicklung der Gesellschaft in dem von uns gewünschten Sinne eine Gewähr finden (dieses Schreiben wird erwähnt in Rüdin an Linden, 28.6.1941, BArch, R96 I / 11, siehe auch ◙ Abb. 2.9).

Villinger wurde zudem von „Prof. Rott vom Reichsgesundheitsamt … angefragt und gebeten, die Vorbereitungen [für die Herbsttagung] nunmehr beschleunigt in die Hand zu nehmen" (Villinger an Rüdin, 4.7.1941, BArch, R96 I / 11, auch zitiert in [152]). Villinger setzte sich mit der Witwe von Schröder in Verbindung, welche ihm „liebenswürdiger Weise [zusagt], alle vorhandenen

Gesellschaft Deutscher Neurologen und Psychiater

Vorsitzender, Leiter der Psychiatrischen Abteilung: Prof. Dr. Rüdin, München 23, Kraepelinstraße 2.
Stellv. Vorsitz., Leiter der Neurologischen Abt.: Prof. Dr. Pette, Hamburg 20, Univ.-Krankenhaus Eppendorf.
Geschäftsführer: Landesrat Dr. Creutz, Düsseldorf-Grafenberg, Bergische Landstraße 2.

Abschrift !

München, den 28.VI.1941

Herrn

Ministerialrat Dr. L i n d e n
Reichsministerium des Innern

B e r l i n
Unter den Linden 72/74

Sehr verehrter Herr Ministerialrat !

Wie Sie wissen ist Prof.Dr.Paul Schröder unerwartet gestorben und damit das Präsidium der Deutschen Gesellschaft für Kinderpsychia= trie und Heilpädagogik verwaist. Es ist aber wünschenswert, daß, wenn diese Gesellschaft tagt, wie im Zusammenhang mit unserer Würzburger Tagung ihre Veranstaltung abhält, und dann ist es erforderlich, daß wir bald wissen, wer sich dieser Gesellschaft jetzt annimmt, bezw. sich als Vorsitzender anzunehmen haben wird. Von der Gesellschaft selbst hat sich in dieser Frage bisher niemand an mich gewendet. Ich habe nur so viel gehört, daß ein Lehrer sich der Sache annehmen soll.

Mit Herrn Präsident Reiter bin ich nun auch der Ansicht, daß die Führung dieser Gesellschaft unbedingt in geeigneten ärztlichen Händen bleiben muss und daß die Neuwahl des neuen Vorsitzenden reif= lich zu überlegen ist. Ärztliche Führung ist nötig auch denn, wie mir Prof.Schröder noch am 31.V.1941 geschrieben hat, unter den Hörern und Mitgliedern der neuen Gesellschaft nur eine ganz verschwindend geringe Zahl von Psychiater vorhanden ist, dem gegenüber hunderte vo Sonderschullehrern, Erziehern, Psychologen, Beamten der Provinzverwa= tungen und der Länder, sowie der Stadtverwaltungen und eine erheblich grössere Zahl von Kinderärzten stehen und der Gesellschaft korpora tiv die NSV Jugendhilfe mit hundert Mitgliedern und der NS Lehrer= bund mit 50 Mitgliedern beigetreten sind.

Tatsächlich wäre Prof.Schröder, wie er mir am 31.V.1941 noch

124908

Kopie aus dem Bundesarchiv

■ **Abb. 2.9**   Brief von Ernst Rüdin an Herbert Linden vom 28.6.1941 (mit freundl. Genehmigung des Bundesarchivs Berlin Lichterfelde)

schrieb,bereit gewesen,auf die von mir vorgeschlagene Zusammenarbeit zwischen unseren Gesellschaften,einzugehen.

Es ist daher wie gesagt,notwendig,einen guten Nachfolger zu finden im Vorsitz,der auch so denkt,wie Schröder.

Herr Präsident Reiter hat nun an Villinger,Breslau,gedacht,der am Aufbau der Gesellschaft grosse Verdienste habe.Er habe die Entwicklung Villingers seit fast 20 Jahren verfolgt und sei daher über dessen Leistungen und Persönlichkeit ziemlich genau orientiert.Er gelte nicht nur unter seinen eigenen Fachkollegen,sondern weit über diese hinaus als eine besonders starke Persönlichkeit.Nur eine solche werde für die Entwicklung der Gesellschaft in dem von uns gewünschten Sinne eine Gewähr finden. Selbstverständlich sei ihm nicht unbekannt,daß Villinger nicht überall Freunde sitzen habe.Auch Heinze solle in Frage kommen.Über ihn fehle ihm aber ein eigenes Urteil. Im Augenblick,meint Herr Präsident Reiter,würde er Heinze aus bestimmten Gründen <u>nicht</u> für den richtigen Mann an dieser Stelle halten.

Herr Präsident Reiter schlägt vor,daß gelegentlich der Tagung in Würzburg,an der er erfreulicherweise teilzunehmen gedenkt,über diese Fragen nochmals mündlich vertraulich gesprochen wird.

Ich begrüsse den letzteren Vorschlag,möchte aber doch meinen, daß es gut wäre,wenn man schon vorher einigermassen ins Klare käme, wie man sich zur Vorsitzfrage der Deutschen Gesellschaft für Kinderpsychiatrie und Heilpädagogik stellen soll.Denn wenn wir zusammen in Würzburg tagen oder nacheinander in Würzburg,dann wäre es doch gut, wenn wir,wenn auch nur kommissarisch,einen psychiatrischen Vorsitzenden der Gesellschaft schon hätten.Jedenfalls heisst die Gesellschaft vorläufig Deutsche Gesellschaft für Kinderpsychiatrie und wir müssen daher dafür sorgen,daß uns die Kinderpsychiatrie nicht entgleitet.

Ich möchte Sie daher bitten,mir möglichst bald gütigst Ihre Ansicht über Villinger und auch über Heinze zu schreiben.Ich habe natürlich auch vieles über Villinger gehört,muss mir dann aber wieder sagen,warum hat man ihn denn neuestens zum staatlichen Ordinarius für Psychiatrie in Breslau gemacht,wenn die Bedenken,die man gegen ihn haben kann,wirklich so schwerwiegender Natur sind.Andererseits sind mir die bestimmten Gründe unbekannt,warum Heinze nicht

124909

Kopie aus dem Bundesarchiv

🔹 **Abb. 2.9**   Fortsetzung

als Vorsitzender bestellt sein soll.Auch Oberarzt Dr.Schmitz bei
Pohlisch in Bonn ist ein ausgezeichneter Kinder-Psychiater und Poh=
lisch wäre sicher gerne bereit,nähere Auskunft über ihn zu geben.

Ich glaube,wir dürfen die Frage des Vorsitzenden schon deshalb
nicht länger hinausziehen,weil sonst eine gewisse Gefahr besteht,
daß die Pädiater sich der Sache bemächtigen,was zweifelsohne uner=
wünscht wäre.

Mit der Bitte um eine baldige gründliche Antwort verbleibe
ich mit

                    Heil Hitler
                    Ihr ergebenster

                    Gez. R ü d i n.

P.S. Hat sich vielleicht seit der Ernennung Villingers zum Ordina=
rius für Psychiatrie in Breslau durch das Reichserziehungsministerium
wieder irgend eine neue Stellungnahme herausgestellt,die ihn für den
Vorsitz der Gesellschaft für Kinderpsychiatrie nicht wünschenswert
erscheinen lässt ?

Eben ersehe ich aus Ihrem Schreiben an mich vom 18.XII.1940
daß der Präsident des Reichsgesundheitsamtes Ihnen als Vorstandsmit=
glieder der Deutschen Gesellschaft f.Kinderpsychiatrieund Heilpädago=
gik zu bestellen vorgeschlagen hat :
1.Herrn Prof.Schröder
2.Herrn Direktor Fritz Zwanziger,Reichsfachschaftsleiter im NS Leh=
  rerbund.
3.Als Schriftführer die Herren
1.Prof.Villinger
2.Direktor A.Haller,Generalsekretär der Internationalen Gesellschaft
  für Heilpädagogik.

Was aus dieser Sache geworden ist,weiß ich nicht.Ich nehme an,
daß die Sache damals so durchgeführt wurde vom Reichsgesundheitsamt,
weil ich ja auch dagegen nichts einzuwenden hatte .Die Gesellschaft

124970

Kopie aus dem Bundesarchiv

Abb. 2.9 Fortsetzung

Deutscher Neurologen und Psychiater wird ja immer mit der Gruppe
Innere Medizin zu den Sitzungen im Reichsgesundheitsamt eingeladen.
Und wenn das mit dem Vorsitzenden für Kinderpsychiatrie auch gesche=
hen soll oder geschehen ist,so ist ja dagegen nichts einzuwenden
und kann ja die Einigungsbestrebungen zwischen der Gesellschaft
Deutscher Neurologen und Psychiater und der Deutschen Ges.f.Kinder=
psychiatrieundHeilpädagogik nicht hindern und hat sie auch tatsächlich
nicht gehindert,was mir das wichtigste ist.

In Abschrift zur Kenntnisnahme an
Herrn

Prof.Dr.N i t s c h e

z.Zt.Weissenbach am Attersee
über Völklabruck
Haus Schoberstein

28 VI 41

124911

Kopie aus dem Bundesarchiv

■ **Abb. 2.9**   Fortsetzung

Akten demnächst hierher zu senden" (Villinger an Rüdin, 4.7.1941, BArch, R96 I / 11, auch zitiert in [152]). Villinger wurde der kommissarische Vorsitzende der DGKH:

>> Da ich als bisheriger erster Schriftführer und von Herrn Professor Schröder einst schon als präsumptiver Nachfolger bezeichneter Geschäftsführer der „Deutschen Gesellschaft für Kinderpsychiatrie und Heilpädagogik" einstweilen die Fortführung der Geschäfte der Gesellschaft übernommen habe (Villinger an Rüdin, 4.7.1941, BArch, R96 I / 11, auch zitiert in [152]).

Rüdin, offensichtlich mit der Wahl von Villinger nicht einverstanden, weil er schon seit Monaten darüber besorgt war, dass die DGKH unter Schröder und Villinger „bloß heilpädagogisch aufgezogen werde" (Rüdin an Dubitscher, 24.2.1941, MPIP-HA, GDA 128, zitiert nach [152]:348), aktivierte sein Netzwerk, um Heinze „als Vertreter zielbewußter rassenhygienischer Anschauungen" (Rüdin an Reiter, 28.6.1941, BArch, R96 I 11, zitiert auch in [152]) zeitnah als Vorsitzenden durchzusetzen. Bis zu der Ersetzung von Villinger durch Heinze vermutlich im Frühjahr oder Sommer des darauffolgenden Jahres 1942 führte Villinger die Fachgesellschaft kommissarisch weiter. Belegt ist normaler Schriftverkehr für die Fachgesellschaft (beispielsweise an Goebel) und der Versuch, die 2. Tagung der DGKH mehrtägig durchzuführen.

Nur Tage nach Schröders Tod begann ein monatelanges Ringen um die Regelung seiner endgültigen Nachfolge. Villinger war „einstweilen" als kommissarischer Vorsitzender aktiv. Über die zahlreichen Gespräche und Schreiben in diesem Prozess der Meinungsbildung findet sich bei H.-W. Schmuhl ([152]:349–354) eine ausführliche Darstellung auf aktuellem Kenntnisstand. Auf Grundlage dieses Kenntnisstandes wurde bereits der Frage nachgegangen, warum sich die Durchsetzung der dortigen Meinungsbildung aufgrund der zugrundeliegenden Machtverhältnisse über so viele Monate verzögert hat [146].

War bei H.-W. Schmuhl [152] bereits der Versuch des Rüdin-Netzwerks beschrieben, die Nachfolgeregelung zu beeinflussen, so untersucht H.-W. Schmuhl in ► Kap. 7 die dieser Verhandlung zugrundeliegenden Gedankenströmungen, welcher der Kandidaten welches Konzept vertritt. Im Folgenden werden diese Verhandlungen deshalb nicht nochmals dargestellt, es wird lediglich auf diese Literatur verwiesen.

Vor allem Ärzte, lediglich mit einer Ausnahme, beteiligten sich an dieser Aushandlung der Schröder-Nachfolge. Die Sonderpädagogen waren nach dem jetzigen Kenntnisstand überhaupt nicht beteiligt, obwohl sie doch paritätisch im Vorstand vertreten waren, mit Zwanziger den Stellvertreter stellten und ein signifikanter Teil der Mitglieder Sonderpädagogen war. Letztlich waren nur gesundheitspolitische Funktionsträger aus verschiedenen Organisationen involviert. Holtkamp bezeichnet diese Akteure als „psychiatrische(n) Funktionäre" in verschiedenen „Machtfraktionen" ([80]:86), oder anders formuliert in verschiedenen Netzwerken.

Die Funktionäre der GDNP (Rüdin, Nitsche), die Mitarbeiter der Kanzlei des Führers (KdF; Brack, Heyde, Nitsche) und der zuständige Referent beim RMdI (Linden) hatten sich zwar letztlich schon Mitte Juli 1941 auf Heinze als Vorsitzenden verständigt, mit der Erwartung, er werde der DGKH „einen etwas frischeren nationalsozialistischen Geist" einhauchen (Heinze 15.4.1941, BArch, R96 I / 9). Sie konnten Heinze aber in den folgenden Monaten nicht als Vorsitzenden durchsetzen. Nach Angaben von Nitsche fand am 24.7.1941 noch ein „persönliches Treffen zwischen Reiter und Heinze" statt. In einem darauffolgenden Telefongespräch mit Nitsche erklärte Reiter zwar, er habe „von Heinze einen sehr günstigen Eindruck bekommen" und neige dazu, „ihn als Vorsitzenden anzuerkennen", wolle aber trotzdem zuvor „erst noch gewisse andere Erkundigungen einziehen" (Nitsche an Rüdin, 25.7.1941, National Archives Washington, Record Group 549, Stack 290, Row 59, Comp. 17, Bl. 124951-124953, Zitat: Bl. 124953; zitiert nach [152]:352).

Bis zur Ernennung von Heinze vergingen aber noch Monate. Rüdin und sein Netzwerk hatten keinerlei Weisungsbefugnisse gegenüber Reiter, die letztendlich entscheidende Person. Sie mussten Reiter überzeugen, was ihnen zumindest im Juli noch nicht gelungen war, oder sie brauchten die Unterstützung von höherrangigen Weisungsbefugten (Reichsinnenminister, Reichsgesundheitsführer usw.). In der Suche nach einem für alle Beteiligten akzeptablen endgültigen Nachfolger für Schröder war Ende Juli, wie H.-W. Schmuhl ([152]:353) es beschreibt, eine „Pattsituation" eingetreten.

Villinger war währenddessen weiter „einstweilen" als kommissarischer Vorsitzender aktiv. Auch Stutte, Villingers Schüler, äußerte sich später rückblickend ähnlich, wenn er schrieb, „der von ihm [Schröder] als Nachfolger nominierte Schriftführer Prof. W. Villinger … trat … offiziell die Nachfolgeschaft an" ([181]:190). Eine solche „Nominierung" zum Nachfolger wäre zumindest eingedenk des Alters von Schröder, geboren am 19.5.1873 – er war also September 1940 bereits 67 Jahre alt und dementsprechend auch schon emeritiert – denkbar, zumal Villinger seit 1940 verbeamteter Lehrstuhlinhaber in Breslau und damit auch der akademisch bedeutungsvollste kinder- und jugendpsychiatrisch interessierte Fachvertreter nach Schröder war.

Villinger, gut mit der NSLB Fachschaft V vernetzt, konnte die unter Schröder begonnene Kooperation fortsetzen. In der Septemberausgabe von *Die deutsche Sonderschule* wurde vermeldet:

» Für den verstorbenen Vorsitzenden Prof. Dr. Schröder aus Leipzig hat Prof. Dr. Villinger aus Breslau einstweilen den Vorsitz übernommen. Wann die diesjährige Tagung stattfindet, steht noch nicht fest. Wir werden rechtzeitig darüber berichten, da der Besuch durch Fachschaftsmitglieder sehr erwünscht ist [20].

Villinger agierte dementsprechend auch in den folgenden Monaten 1941 ganz im Selbstverständnis eines Vorsitzenden (Villinger an Rüdin, 4.7.1941, BArch, R96 I / 11, auch zitiert in [152]). So antwortete er Ende August 1941 dem Schriftführer der DGfK, Goebel, als „Vorsitzender" der DGKH, dabei verwendete er den Vorsitzendenstempel von Schröder und ersetzte Namen und Adresse mit der Schreibmaschine (Villinger an DGfK, 26.8.1941, HUB-UA, Kinder- und Jugendmedizin, DGKJ 0061, abgebildet in [146]).

Trotz aller Bemühungen musste Villinger jedoch die für den 7.-9.10.1941 in Würzburg geplante Herbsttagung noch kurzfristig absagen ([53]:96). Es wurde eine Mitteilung an alle „Mitglieder und Freunde der Gesellschaft" gedruckt.

DGKH-Mitteilung vom 22.09.1941
„Die von unserem leider am 7. Juni 1941 unerwartet verschiedenen, hochverdienten ersten Präsidenten und Vorsitzenden Professor Dr. Paul Schröder noch geplante zweite Tagung der Gesellschaft war für den 7. bis 9. Oktober 1941 in Würzburg vorgesehen. Aus technischen Gründen muß dieselbe jedoch verschoben werden – spätestens bis zum Frühjahr 1942. Ort und Zeit der Tagung werden rechtzeitig bekanntgegeben.
Wir bitten alle Mitglieder und Freunde unserer Gesellschaft, dies zur Kenntnis zu nehmen und auch bekannte Interessenten hiervon zu verständigen.
Anfragen sind zu richten an: Dir. Anton Maller, Tullnerbach bei Wien.
Zwanziger, e. h., Villinger, e. h., Maller, e.h." (DGKH Mitteilung, Eingangsstempel 22.9.1941, BArch, R4901/1140).

Diese Mitteilung war demnach noch von den verbliebenen Vorstandsmitgliedern des „alten" Vorstands der DGKH bestehend aus Zwanziger (2. Vorsitzender), Villinger (1. Schriftführer) und Maller (2. Schriftführer) in der Reihenfolge, von links nach rechts, ihrer Fachgesellschaftsfunktionen gezeichnet (DGKH Mitteilung, gestempelt am 28.3.1941, ADE, EREV 277; DGKH Mitteilung, Eingangsstempel 22.9.1941, BArch, R4901 / 1140).

Erst am 16.9.1941 wurde Nitsche von Creutz über die endgültige Tagungsabsage informiert und gebeten, auch den Würzburger Ordinarius **Werner Heyde** (1902–1964) zu informieren

(Creutz an Nitsche, 16.9.1941, BArch, R96-I 11). Schon 6 Tage später trafen die gedruckten Absagen der DGKH bei Mitgliedern und Interessenten ein.

Die DGKH platzierte zusätzlich zeitnah entsprechende Mitteilungen in einer Reihe von Fachzeitschriften. So wurde im Septemberheft 1941 des Mitteilungsorgans des DVföupF, der *NDD* mitgeteilt:

» Die Deutsche Gesellschaft für Kinderpsychiatrie und Heilpädagogik teilt mit, daß ihre von uns im Mai-Heft des ND angezeigte 2. Tagung infolge des Todes des ersten Präsidenten und Vorsitzenden Professor Dr. Paul Schröder verschoben werden muß und voraussichtlich spätestens im Frühjahr 1942 stattfinden wird. Ort und Zeit der Tagung werden rechtzeitig bekanntgegeben [22].

Auch die GDNP erwähnte kurz die Absage der DGKH-Tagung im Zusammenhang mit der Absage ihrer eigenen Jahrestagung:

» Es wird bei dieser Gelegenheit davon Kenntnis gegeben, daß die Deutsche Gesellschaft für Kinderpsychiatrie und Heilpädagogik, wie sie mitgeteilt hat, ebenfalls genötigt ist, ihre Tagung auf einen späteren Zeitpunkt zu verschieben [140].

Fast wortgleich wird diese kurzfristige Tagungsabsage der GDNP 1942 nochmals wiederholt [23].
Letztlich wurde Heinze doch zum endgültigen Vorsitzenden der DGKH ernannt und Villinger zu seinem Stellvertreter:

» Ich war nach dem Willen von Paul Schroeder-Leipzig nach seinem Tode Vorsitzender der Deutschen Gesellschaft für Kinderpsychiatrie und Heilpädagogik, verlor aber diesen Posten durch die Umtriebigkeit von Heinze, SS, der das Reichsgesundheitsamt zwang, mich zum zweiten Vorsitzenden zu machen (Villinger an Kretschmer, 21.1.1946, UAT 308/45).

Stutte beschrieb rückblickend Vergleichbares, als er formulierte, dass Villinger „durch einen ‚linientreuen‘ Kollegen als Vorsitzender der deutschen Gesellschaft vom Reichsgesundheitsamt abgelöst worden war" ([181]:190).
Dass Heinze allein in der Lage gewesen war, das Reichsgesundheitsamt zu „zwingen", ihn zum Vorsitzenden der DGKH zu ernennen, was nicht einmal den psychiatrischen Netzen der GDNP, RMdI und KdF gemeinsam möglich war, ist nicht anzunehmen. Ob das Rüdin-Netzwerk überhaupt einen entscheidenden Einfluss auf die Entscheidung für Heinze hatte, kann bezweifelt werden, wurde das Rüdin-Netzwerk doch, ein Jahr nachdem es viele Gespräche geführt und Briefe geschrieben hatte, nicht einmal offiziell über die Ernennung von Heinze informiert.

2.2.11 Die DGKH unter dem Vorsitzenden Hans Heinze

Heinze wurde letztlich zum Vorsitzenden der DGKH ernannt. Über den genauen Termin der Ernennung gibt es bisher keine klaren Erkenntnisse, weder bei J. Nedoschill und R. Castell [120], R. Castell et al. [44], J. Nedoschill [119] noch bei H.-W. Schmuhl ([152]:353–354).
Die „Vorschläge für eine zukünftige Neugestaltung jugend-psychiatrischer Anstalten" hat Heinze am 6.2.1942 verfasst und, ohne auf ein DGKH-Vorstandsamt zu verweisen, noch mit „Direktor" unterschrieben. Am 27.6.1942 nimmt Rüdin lediglich an, Heinze sei mittlerweile „wohl" zum Vorsitzenden ernannt worden (Rüdin an Nitsche, 27.6.1942, BArch, R96 I / 11,

auch zitiert in [44]). Am Treffen mit Conti am 5.6.1943 nimmt Heinze dann offiziell als „Vorsitzender der Gesellschaft für Kinderpsychiatrie und Heilpädagogik, Professor Dr. med. Heinze" teil (Rüdin u.a., 1943, BArch, R 96 I-9, Pag 126420-126427, auch zitiert bei [44]). Irgendwann zwischen Februar 1942 und Juni 1943 muss folglich Heinzes Ernennung erfolgt sein, oder wie Villinger es später beschrieb: Das „Reichsgesundheitsamt" wurde gezwungen, Heinze zu ernennen und „mich zum zweiten Vorsitzenden zu machen" (Villinger an Kretschmer, 21.1.1946, UAT, 308-45).

Im Bereich der gesamten Psychiatrie gab es, trotz wiederholter Bemühungen, nach der Absage der in Würzburg 1941 geplanten Tagung keine weiteren wissenschaftlichen Tagungen mehr [152]. Die Arbeit der DGKH musste sich unter Heinze also lediglich auf den Versuch beschränken, die Interessen der DGKH gegenüber den Verantwortlichen des NS-Gesundheitswesens zu vertreten und somit Lobbyarbeit zu betreiben, wie H.-W. Schmuhl ([152]:384) es formuliert.

Heinze knüpfte nun in seinen programmatischen Vorstellungen direkt bei seinen Vorgängern an.

> **»**   Das Arbeitsprogramm der Deutschen Gesellschaft für Kinderpsychiatrie und Heilpädagogik,
>   das der Gründer der Gesellschaft, mein früherer Lehrer Professor Dr. Schröder entworfen
>   hat, und bei dessen Gestaltung ich ihn jahrelang unterstützen durfte, dessen Verwirklichung
>   und Durchführung aber durch die kriegsbedingten Verhältnisse verzögert worden ist,
>   bedarf in seinen Grundsätzen auch nach den Erfahrungen der letzten Jahre keinerlei
>   Abänderungen (Heinze Arbeitsprogramm der DGKH, 5.6.1943, MPIP HA, GDA 110, siehe
>   auch ◘ Abb. 2.11).

Heinze hatte weitergehend schon zu Lebzeiten Schröders die Meinung vertreten, dass „es notwendig [wäre], dieser Gesellschaft einen etwas frischeren nationalsozialistischen Geist einzuhauchen" (Heinze Betr. Pflegekinder-System, 15.4.1941, BArch, R96-I-9).

Hans Heinze: Neugestaltung jugend-psychiatrischer Anstalten

Heinzes „Vorschläge für eine zukünftige Neugestaltung jugend-psychiatrischer Anstalten" wurden für die „Planungsarbeiten für die zukünftige Gestaltung der Heil- und Pflegeanstalten" (Heinze Vorschläge, 6.2.1942, BArch, R96-I-9, siehe auch ◘ Abb. 2.10) erstellt. Heinzes grundsätzliche Forderungen fußten auf den programmatischen Aussagen von P. Schröder ([171]:12–13). So führte er aus:

„Es handelt sich dabei meines Erachtens um die Frage der differenzierten Unterbringung von 3 Gruppen von Kindern und Jugendlichen:

1. Nerven- und Geisteskranke
2. Schwachsinnige
   a. Bildungsunfähige
   b. Bildungsfähige
3. Schwererziehbare
   a. vorwiegend Umweltgeschädigte
   b. vorwiegend charakterlich Abartige.

Bei einer zukünftigen Neugestaltung jugend-psychiatrischer Heime und Anstalten erscheint es mir notwendig, die Gründung von 4 verschiedenartigen Anstalts- oder Abteilungszweigen anzustreben und zwar:

1. Jugendpsychiatrisch geleitete Aufnahme- und Beobachtungsabteilungen
2. Abteilungen für jugendliche Nerven- und Geisteskranke
3. Abteilungen für Schwachsinnige
4. Sondererziehungsabteilungen" (Heinze Vorschläge, 6.2.1942, BArch, R96-I-9, siehe auch ◘ Abb. 2.10).

In die Detailvorschläge integrierte Heinze dann offen die NS-Rassenpolitik in die Aufgaben der Kinder- und Jugendpsychiatrie: So sah er „die Notwendigkeit jugendpsychiatrischer Mitarbeit im Fürsorgeerziehungsverfahren nicht nur aus erzieherischen, sondern auch aus erbbiologischen

Überlegungen genügend begründe[t]" (Heinze Vorschläge, 6.2.1942, BArch, R96-I-9, Pag. 126596, siehe auch ◘ Abb. 2.10).

Mit der Wertbestimmung der Zöglinge und Patienten beginne die Arbeit des Kinder- und Jugendpsychiaters:

>> Sowohl für die Geisteskrankenfürsorge als auch für die Fürsorgeerziehung bedeutet es eine unerlässliche nationalsozialistische Forderung, an den Anfang unseres Handels individuell und sippenmässig die Wertbestimmung jedes einzelnen Zöglings und Kranken zu stellen. Bereits im Jahre 1937 hat z. B. ein Aufsatz im Schwarzen Korps („Stiefkinder der Nation", Folge 19 vom 13.5.37, Seite 6 [10]) für die Fürsorgezöglinge eine reinliche Scheidung zwischen den für die Volksgemeinschaft wertvollen und wertlosen Zöglingen gefordert (Heinze Vorschläge, 6.2.1942, BArch, R96-I-9, Pag. 126596, siehe auch ◘ Abb. 2.10).

Auch die Erfüllung von Aufgaben im Rahmen der sog. Euthanasie-Aktion sei Teil der Arbeit (der „Reichsausschuss zur wissenschaftlichen Erfassung von erb- und anlagebedingten schweren Leiden" ist eine Tarnorganisation der Patientenmorde):

>> Nur in solchen jugendpsychiatrisch geleiteten oder wenigstens überwachten Anstalten für Schwachsinnige können die dem Reichsausschuss zur wissenschaftlichen Erfassung von erb- und anlagebedingten schweren Leiden gestellten Aufgaben einwandfrei gelöst werden (Heinze Vorschläge, 6.2.1942, BArch, R96-I-9, Pag. 126597, siehe auch ◘ Abb. 2.10).
Im Kampf gegen die Gemeinschaftsunfähigen erwächst die weitere jugendpsychiatrische Aufgabe, jugendliche Asoziale aus erblicher charakterlicher Abartigkeit möglichst rechtzeitig zu erfassen und in besonderen Bewahrungsabteilungen unterzubringen, sie aber auf jeden Fall rechtzeitig von nur umweltbedingten Verwahrlosten abzusondern. Solche schwersterziehbaren, rückfällig kriminellen Jugendlichen gehören meines Erachtens weder in Heil- und Pflegeanstalten noch in Erziehungsanstalten, wo sie nur die Heilung Kranker und die Erziehungsarbeit an noch Erziehbaren stören. Sie sind viel besser in besonderen; disziplinell straff organisierten, aber auf jeden Fall jugendpsychiatrisch laufend beaufsichtigten Jugendschutzlagern untergebracht, in denen viel strengere Massnahmen angewendet werden können, als es die Heil- und Pflegeanstalten oder die Erziehungs- anstalten zulassen (Heinze Vorschläge, 6.2.1942, BArch, R96-I-9, Pag. 126599, siehe auch ◘ Abb. 2.10).

Hatte Villinger in Wien 1940 noch den Begriff „Jugendschutzlager" vermieden und stattdessen „Arbeitskolonie" verwendet ([200]:26), betrachtet Heinze die Betreuung der sog. Jugendschutz- lager offen als Teil der Aufgaben der Kinder- und Jugendpsychiatrie. Auch als Anstaltsleiter hatte Heinze mit den sog. Jugendschutzlagern eng kooperiert ([31]:144).

Heinze war sich sicher, dass eine derartige Kinder- und Jugendpsychiatrie von Nutzen für die ganze Gesellschaft sei:

>> Eine so ausgebaute jugendpsychiatrische Mitarbeit im Fürsorgeerziehungswesen wird aber vor allen Dingen dazu beitragen helfen, überflüssige Kosten zu ersparen, unnütze erzieherische Versuche am untauglichen Objekt zu vermeiden und damit erzieherische Enttäuschungen zu ersparen, die Anstaltserziehungsbedürftigen auszusondern und Unerziehbare wegen erheblicher geistiger und seelischer Regelwidrigkeiten gemäss § 73 RJWG. rechtzeitig auszumerzen (Heinze Vorschläge, 6.2.1942, BArch, R96-I-9, Pag. 126597, siehe auch ◘ Abb. 2.10).

BA R 96 I/9

Abschrift.

Dr.med.habil.Hans Heinze, Direktor   Görden, den 6. Februar 1942
der Landesanstalt Görden

V o r s c h l ä g e
für eine zukünftige Neugestaltung
jugend-psychiatrischer Anstalten.

Bei den Planungsarbeiten für die zukünftige Gestaltung
der Heil- und Pflegeanstalten verdienen die besonderen jugendpsychiatrischen Belange eine wesentliche Beachtung.

Die derzeitige völlig uneinheitliche Organisation und
Einteilung jugendpsychiatrischer Heime bedingt für die Zu-
kunft eine differenzierte Planung nach jugendpsychiatrischen
Gesichtspunkten.

Es handelt sich dabei meines Erachtens um die Frage
der differenzierten Unterbringung von 3 Gruppen von Kindern
und Jugendlichen:

1.) Nerven- und Geisteskranke
2.) Schwachsinnige
   a) Bildungsunfähige
   b) Bildungsfähige.
3.) Schwererziehbare
   a) vorwiegend Umweltgeschädigte
   b) vorwiegend charakterlich Abartige.

Bei einer zukünftigen Neugestaltung jugend-psychiatrischer Heime und Anstalten erscheint es mir notwendig, die
Gründung von 4 verschiedenartigen Anstalts- oder Abteilungszweigen anzustreben und zwar:

1) Jugendpsychiatrisch geleitete Aufnahme- und Beobachtungsabteilungen.
2) Abteilungen für jugendliche Nerven- und Geisteskranke.
3) Abteilungen für Schwachsinnige.
4) Sondererziehungsabteilungen.

Die jugendpsychiatrischen Erfahrungen zwingen dazu, immer
stärker die bereits im § 65,4 und im § 7o RJWG. angestrebte
Mitarbeit des Jugendpsychiaters schon bei der Überweisung
eines Kindes in die Fürsorgeerziehung zu fordern, um nach
systematischer Beobachtung solcher Kinder und Jugendlicher
in zweckentsprechend eingerichteten und jugendpsychiatrisch

126535

Kopie aus dem Bundesarchiv

■ **Abb. 2.10**   Hans Heinzes Vorschläge vom 6.2.1942 für eine zukünftige Neugestaltung jugendpsychiatrischer
Anstalten (mit freundl. Genehmigung des Bundesarchivs Berlin Lichterfelde). Vgl. Beddies T, Hübener K (Hrsg)
(2003) Dokumente zur Psychiatrie im Nationalsozialismus. Be.bra, Berlin, S 243–248.

- 2 -

geleiteten Aufnahme- und Beobachtungsabteilungen die
differenzierte Unterbringung in differenzierten Anstalten oder Abteilungen anzustreben. Diese Beobachtung in jugendpsychiatrisch geleiteten Aufnahme- und
Beobachtungsabteilungen ist nicht nur zum Zwecke der Differenzierung und der Aufstellung eines bestimmten Er-
ziehungs- oder Behandlungsplanes unerlässliche Notwendigkeit, sondern sie ist auch aus erbbiologischen Überlegungen erforderlich. Die Forderung nach einer einheitlichen Beobachtung in zentralen, jugendpsychiatrisch
geleiteten Aufnahmeabteilungen wird von fürsorgeerzie-
herischer und pädagogischer Seite noch heute gern mit
dem Einwand abgelehnt, dass ja erfahrungsgemäss der
grösste Teil der Fürsorgezöglinge geistig normal sei.
Das wissenschaftliche Schrifttum weist das Gegenteil
nach. Ich erwähne nur, dass zahlreiche Anstaltsleiter
unter ihrem Zöglingsbestand bis über 5o % geistige oder
charakterliche Regelwidrigkeiten nachgewiesen haben.
Das sind meines Erachtens Zahlen, die zu denken geben, und die die Notwendigkeit jugendpsychiatrischer
Mitarbeit im Fürsorgeerziehungsverfahren nicht nur

aus erzieherischen, sondern auch aus erbbiologischen
Überlegungen genügend begründen. Sowohl für die Gei-
steskrankenfürsorge als auch für die Fürsorgeerziehung bedeutet es eine unerlässliche nationalsozialistische Forderung, an den Anfang unseres Handels individuell und sippenmässig die Wertbestimmung jedes
einzelnen Zöglings und Kranken zu stellen. Bereits
im Jahre 1937 hat z.B. ein Aufsatz im Schwarzen Korps
("Stiefkinder der Nation", Folge 19 vom 13.5.37, Seite
6) für die Fürsorgezöglinge eine reinliche Scheidung
zwischen den für die Volksgemeinschaft wertvollen und
wertlosen Zöglingen gefordert. Es sei ferner hingewiesen auf das Gesetz zur Verhütung erbkranken Nachwuchses, das ausdrücklich verlangt, dass nicht nur
sämtliche Zöglinge der Landes-Heil- und Pflegeanstalten auf die Voraussetzungen dieses Gesetzes zu prüfen
sind, sondern auch die Fürsorgezöglinge aller Fürsorge-

126546

Kopie aus dem Bundesarchiv

◼ **Abb. 2.10** Fortsetzung

- 3 -

erziehungsanstalten auf das Vorhandensein von Erbkrankheiten
untersucht werden müssen. Aber nicht nur die Erkennung
Erbkranker, sondern auch die Früherfassung anlagebedingter
Asozialität auf dem Boden erblicher charakterlicher Abartigkeit ist meines Erachtens am besten durch die jugendpsychiatrische Beobachtung in einer fachlich geleiteten Aufnahmeabteilung sichergestellt. Eine so ausgebaute jugendpsychiatrische Mitarbeit im Fürsorgeerziehungswesen wird
aber vor allen Dingen dazu beitragen helfen, überflüssige
Kosten zu ersparen, unnütze erzieherische Versuche am
untauglichen Objekt zu vermeiden und damit erzieherische

Enttäuschungen zu ersparen, die Anstaltserziehungsbedürftigen
auszusondern und Unerziehbare wegen erheblicher geistiger
und seelischer Regelwidrigkeiten gemäss § 73 RJWG. rechtzeitig auszumerzen.

Die Anstalten oder Abteilungen für Schwachsinnige
bleiben zur Unterbringung anstaltspflegebedürftiger bezw.
anstaltserziehungsbedürftiger, bildungsfähiger und bildungsunfähiger Schwachsinniger notwendig. Dass die Einweisung in
diese differenzierten Anstaltsgefüge am besten nach einge-
hender jugendpsychiatrischer Beobachtung in einer jugendpsychiatrisch geleiteten Aufnahmeabteilung erfolgt, ist bereits begründet worden. Nur in solchen jugendpsychiatrisch
geleiteten oder wenigstens überwachten Anstalten für Schwachsinnige können die dem Reichsausschuss zur wissenschaftlichen
Erfassung von erb- und anlagebedingten schweren Leiden gestellten Aufgaben einwandfrei gelöst werden. Ueber die zukünftig zu fordernden besonderen Einrichtungen der Abteilungen für bildungsfähige Schwachsinnige sollen hier weitere
Ausführungen unterbleiben. Es sei aber hier darauf hingewiesen, dass in solchen Anstalten für bildungsfähige schwachsinnige Kinder und Jugendliche vielmehr als bisher rechtzeitig klinisch-psychiatrisch und erbbiologisch die Frage der
Ursache des Schwachsinns geklärt werden muss und dass ebenso
mehr auf die Ausbildung der praktischen als der theoretischen
Fähigkeiten solcher Schwachsinniger geachtet werden muss.

Kopie aus dem Bundesarchiv

■ **Abb. 2.10**   Fortsetzung

- 4 -

Die Differenzierung der Erziehungsabteilungen in solche für vorwiegend umweltgeschädigte und in solche für vorwiegend anlagemässig charakterlich abartige Kinder ist heute bei weitem noch nicht überall durchgeführt. Es geht in Zukunft nicht mehr an, bei der differenzierten Unterbringung schwererziehbarer oder verwahrloster Kinder und Jugendlicher allein den Verwahrlosungsgrad zu Massstab zu nehmen. Für die differenzierte Unterbringung solcher schwererziehbarer Kinder und Jugendlicher hat nicht der Verwahrlosungsgrad, sondern der Verwahrlosungsgrund ausschlaggebend zu sein. Es kommt bei der differenzierten Unterbringung Schwererziehbarer vor allem auf die rechtzeitige Aufdeckung der Ursache der Schwererziehbarkeit bezw. der Verwahrlosung an. Dabei zeigt sich dem jugendpsychiatrisch Erfahrenen, dass nicht selten geistig und charakterlich normal befähigte Kinder und Jugendliche in ungünstigen Umweltsverhältnissen schwerste Verwahrlosungserscheinungen aufweisen, während erbbiologisch minderwertige und zu späterer rückfälliger Kriminalität oder Asozialität Prädisponierte zunächst nur geringgradige äussere Verwahrlosungserscheinungen aufweisen. Ich führe als Beispiel nur die geschlechtlich bescholtenen weiblichen Jugendlichen an, die besonders in konfessionellen Heimen gern nach ihrem Verwahrlosungsgrad gemeinsam untergebracht zu werden pflegen. Es handelt sich bei diesen Jugendlichen um eine besondere Verwahrlosungsart, die aber ursächlich sehr unterschiedliche Wurzeln haben kann. Geschlechtlich verwahrlosen kann ein geistig und charakterlich normal befähigtes Mädchen allein aus ungünstigen häuslichen Umweltsverhältnissen. Nach einer Änderung der Umwelt ist es dann meist leicht, diese Verwahrlosungserscheinungen in kurzer Zeit zu beseitigen. Geschlechtlich verwahrlosen können aber auch geistig oder charakterlich abartige, erbbiologisch minderwertige Jugendliche, die nicht selten in günstigen Umweltsverhältnissen aufgewachsen sind. Es gelingt dann in vielen Fällen nicht, die geschlechtliche Hemmungslosigkeit einer solchen geborenen Dirne trotz aller fürsorgeerzieherischen Bemühungen zu beseitigen. Aus diesen Erfahrungen kommt es bei der Differenzierung der Zöglinge vielmehr auf die Aufdeckung der Ursachen, als des Grades der Verwahrlosung an.

Kopie aus dem Bundesarchiv

■ **Abb. 2.10** Fortsetzung

– 5 –

Das Vorgehen vieler solcher konfessioneller Heime erscheint mir ärztlich betrachtet als ein kurpfuscherisches Handeln. Man behandelt Bauchschmerzen (= geschlechtliche Verwahrlosung) ohne ursächlich zu kurieren, ohne zu fragen, ob diese Bauchschmerzen Folgen einer Blinddarmentzündung, Folgen von Gallensteinen oder einer sonstigen Erkrankung sind, während wir ärztlich gewohnt sind, vor der Einleitung einer Therapie die Ursache einerErkrankung aufzudecken.

Im Kampf gegen die Gemeinschaftsunfähigen erwächst die weitere jugendpsychiatrische Aufgabe, jugendliche Asoziale aus erblicher charakterlicher Abartigkeit möglichst rechtzeitig zu erfassen und in besonderen Bewahrungsabteilungen unterzubringen, sie aber auf jeden Fall rechtzeitig von nur umweltbedingten Verwahrlosten abzusondern. Solche schwersterziehbaren, rückfällig kriminellen Jugendlichen gehören meines Erachtens weder in Heil- und Pflegeanstalten noch in Erziehungsanstalten, wo sie nur die Heilung Kranker und die Erziehungsarbeit an noch Erziehbaren stören. Sie sind viel besser in besonderen, disziplinell straff organisierten, aber auf jeden Fall jugendpsychiatrisch laufend beaufsichtigten Jugendschutzlagern untergebracht, in denen viel strengere Massnahmen angewendet werden können, als es die Heil- und Pflegeanstalten oder die Erziehungsanstalten zulassen. Nur ein Bruchteil dieser jugendlichen Asozialen wird, wie die, vor denen selbst der Strafvollzug kapituliert, den Heil- und Pflegeanstalten zugeführt werden dürfen, so die Paranoischen, die aggressiv Perversen, die Epileptoiden und ausgesprochen psychisch Kranke. Selbst wenn man bei vielen dieser schwersterziehbaren Jugendlichen und asozialen Kriminellen die Voraussetzungen des § 73 RJWG. als gegeben ansieht, so ist bei den meisten ihre weitere Bewahrung als anstaltspflegebedürftig "Kranke" in Heil- und Pflegeanstalten nicht gerechtfertigt.

Die Schaffung besonderer Abteilungen für nerven- und geisteskranke Kinder und Jugendliche ist jugendpsychiatrisch selbstverständlich. Es geht nicht an, wie ich es selbst erlebt habe, in den Abteilungen bunt durcheinander gewürfelt zu finden

126539

Kopie aus dem Bundesarchiv

🔲 **Abb. 2.10**   Fortsetzung

- 6 -

jugendliche Epileptiker und Schizophrene, neben nur
umweltgeschädigten, aber erbbiologisch voll tauglichen
jungen Menschen, schwachsinnige Jugendliche leiteren,
mittleren und schwereren Grades neben Kindern mit Fol-
gezuständen einer cerebralen Kinderlähmung usw.

Diesen grundsätzlichen Vorschlägen für eine zukünftige Planung jugendpsychiatrisch ausgerichteter Anstalten oder Abteilungen steht entgegen eine bereits
bei der Durchführung der Aufgaben des Reichsausschusses
usw. deutlich erkennbarer Mangel an jugendpsychiatrisch
ausgerichteten Ärzten. Die besonderen kinderpsychiatrischen Aufgaben aber verlangen unbedingt eine besondere
fachliche Vorbildung in ihren einzelnen neurologischen,
psychiatrischen, psychologisch-charakterologischen, erbbiologischen und heilpädagogischen Zweigen. Die wissen-
schaftlich-klinischen Ausbildungsmöglichkeiten für kinderpsychiatrisch geeignete und interessierte Ärzte haben
sich aber in den letzten Jahren im Reich nicht vermehrt,
sondern spürbar verringert. Diesen Fragen zukünftiger
kinderpsychiatrischer Fachausbildung ist aber im Hinblick
auf die dargelegten praktischen Notwendigkeiten besondere
Aufmerksamkeit zu widmen.

gez. Dr. H e i n z e
Provinzialobermedizinalrat
und Direktor.

126600

Kopie aus dem Bundesarchiv

◼ **Abb. 2.10** Fortsetzung

Im Rahmen seiner Lobbyarbeit für die Kinderpsychiatrie beklagte Heinze den „Mangel an jugend-psychiatrisch ausgerichteten Ärzten" und forderte mehr Ausbildungsmöglichkeiten:

>> Die wissenschaftlich-klinischen Ausbildungsmöglichkeiten für kinderpsychiatrisch geeignete und interessierte Ärzte haben sich aber in den letzten Jahren im Reich nicht vermehrt, sondern spürbar verringert (Heinze Vorschläge, 6.2.1942, BArch, R96-I-9, Pag. 126600, siehe auch ◘ Abb. 2.10).

Die Annahme des DGKJP-Vorstands von 1994, dass „durch die Herrschaft des Nationalsozialismus … die berufspolitischen Aktivitäten sehr behindert und zum Teil in ihren Zielen verfälscht und belastet" worden seien [47], ist angesichts der Entwicklungslinie der Vorsitzenden von Schröder über Villinger zu Heinze mit ihren zum Teil schon vor 1933 formulierten jeweiligen Konzeptionen nur bedingt zutreffend.

Mit dem DGKH-Vorsitzenden Heinze kam es zu einer Radikalisierung der Programmatik. Die DGKH bekam damit noch stärker als zuvor den Charakter eines autoritären „Ordnungsentwurfes" mit einem radikalen „Durchgriff" gegen eine Randgruppe ([125]:39) als konsequente Umsetzung der NS-Gesundheitspolitik in ihrer zwiespältigen Gestalt zwischen Forschen/Heilen und Aussondern/Vernichten.

■ **Dokument 4: Vorschläge für eine zukünftige Neugestaltung jugend-psychiatrischer Anstalten 1942**

Die „Vorschläge für eine zukünftige Neugestaltung jugend-psychiatrischer Anstalten" sind verfasst von Heinze und mit dem 6.2.1942 datiert. Diese „Vorschläge" vom 6.2.1942 wurden ein gutes Jahr später, am 5.6.1943, als „Denkschrift des Vorsitzenden der Deutschen Gesellschaft für Kinderpsychiatrie und Heilpädagogik" dem Reichsgesundheitsführer Conti als „Anlage III" übergeben ([152]:385).

Das Dokument wurde in der Literatur bereits gelegentlich zitiert, so beispielsweise bei H.-W. Schmuhl [152]. Bei U. Benzenhöfer ([34]:42–45) wurde die offene Benennung von rassenpolitischen Maßnahmen hervorgehoben. Bei R. Castell et al. ([44]:85) wurde es bez. der Frage ausgewertet, ob Heinze das Dokument als Vorsitzender gezeichnet hatte oder nicht.

Die „Vorschläge" sind von besonderer Bedeutung für die Geschichte der DGKH, weil in ihnen die programmatischen Vorstellungen der Fachgesellschaft im Nationalsozialismus ausführlich anhand eines Themas, den jugend-psychiatrischen Anstalten, dargelegt werden. Die „Vorschläge" haben einen Umfang von 6 Seiten (Heinze Vorschläge, 6.2.1942, BArch, R96-I-9; ◘ Abb. 2.10).

■ **Dokument 5: Das künftige Arbeitsprogramm der DGKH von 1943**

„Das künftige Arbeitsprogramm der Deutschen Gesellschaft für Kinderpsychiatrie und Heilpädagogik" ist von Heinze verfasst, als „1.Vors. d. Dtsch. Ges. f. Kinderpsychiatrie und Heilpädagogik" unterzeichnet und auf den 5.6.1943 datiert (Heinze Arbeitsprogramm der DGKH, 5.6.1943, MPIP HA, GDA 110, ◘ Abb. 2.11). Das Dokument hat einen Umfang von 7 Seiten und wurde in der bisherigen Erforschung der Geschichte der Kinder- und Jugendpsychiatrie noch nicht beachtet. Das „Arbeitsprogramm" ist das zeitlich letzte derzeit bekannte Dokument der DGKH, da in ihrem Mitteilungsorgan, der *Zeitschrift für Kinderforschung*, weder 1943 noch 1944 eine Mitteilung der Fachgesellschaft zu finden ist.

Die Funktion dieses „Arbeitsprogramms" (◘ Abb. 2.11) ist noch ungeklärt. Das Datum des Dokuments entspricht dem Termin eines Treffens von psychiatrischen Funktionären mit Conti ([152]:385–387), könnte also zur Abstimmung mit dem Reichsgesundheitsführer gedient haben.

Prof. Dr.med.habil. Hans Heinze
1.Vors.d.Dtsch.Ges.f. Kinderpsychiatrie
und Heilpädagogik.

Landesanstalt Görden
Brandenburg (H.), den 5.6.194?

Das künftige Arbeitsprogramm der Deutschen Gesellschaft
für Kinderpsychiatrie und Heilpädagogik.

Das Arbeitsprogramm der Deutschen Gesellschaft für Kinderpsychiatrie und Heilpädagogik, das der Gründer der Gesellschaft,
mein früherer Lehrer Professor Dr. Schröder entworfen hat, und
bei dessen Gestaltung ich ihn jahrelang unterstützen durfte, dessen Verwirklichung und Durchführung aber durch die kriegsbedingten
Verhältnisse verzögert worden ist, bedarf in seinen Grundsätzen
auch nach den Erfahrungen der letzten Jahre keinerlei Abänderungen.

Kinderpsychiatrie und Heilpädagogik stellen besondere
wissenschaftliche und praktische Arbeitsgebiete dar, deren pädagogische, ärztliche und soziologische Bedeutung heute kaum
noch bestritten ist. Kinderpsychiatrie als besonderer Wissenschaftszweig und als besonderes praktisches Betätigungsgebiet
ist aber mehr als Psychiatrie, Pädiatrie, innere Medizin und
Neurologie in Anwendung auf das Kind. Kinderpsychiatrie bedeutet nicht ausschließlich das ärztliche Wissen um die Geisteskrankheiten des Kindes- und Jugendalters und um deren Behandlung;
Kinderpsychiatrie bedeutet vielmehr das Verstehen und Helfen
bei seelischen Schwierigkeiten jeder Art. Mag auch der Psychiater
mit seiner besonderen ärztlichen Denk- und Arbeitsweise die
besten Vorbereitungen für diesen Sonderzweig der ärztlichen
Wissenschaft mitbringen, für die Betätigung im kinderpsychiatrischen Bereich ist er damit noch nicht genügend ausgestattet.
Er bedarf daneben erst noch der charakterologischen Ausbildung, die ihm wenigstens bisher die Fachpsychologie nicht
in dem für die besonderen wissenschaftlichen und praktischen
Notwendigkeiten erforderlichen Maße zu vermitteln vermocht hat.

Als Hauptaufgabenbereiche sind der Kinderpsychiatrie
und der Heilpädagogik die Erforschung der Störungen der Intelligenz und des Charakters des Kindes.gestellt. Die Bearbeitung
dieser beiden Hauptthemen steht im Mittelpunkt ihres wissenschaftlichen und praktischen Interessenbereiches. Im einschlägi-

◾ **Abb. 2.11** Hans Heinze: Das künftige Arbeitsprogramm der DGKH (mit freundl. Genehmigung des Historischen Archivs des Max-Planck-Instituts für Psychiatrie in München)

gen wissenschaftlichen Schrifttum haben wir, die Schüler
Schröders, an seiner Forschungsrichtung orientiert, immer
wieder dargelegt, daß die Fähigkeiten des Verstandes und des
Charakters selbständige, erblich voneinander unabhängige Seiten der Persönlichkeit darstellen, daß anlagemäßige Abweichungen des Charakters von der Norm niemals ableitbar sind aus
gleichzeitiger intellektueller Unterwertigkeit, daß intellektuelle Minderbegabung keinen wesentlichen Einfluß auf die
Wertigkeit des Charaktergefüges hat, daß also das Gesamt
der geistigen Fähigkeiten und das Gesamt der anlagebedingten
Charakterseiten voneinander unabhängige Anlagen darstellen.

Aus diesen Erkenntnissen sehen wir im erblichen Schwachsinn, in der anlagemäßig gegebenen intellektuellen Unterwertigkeit keine Krankheit, in der klinischen und erbbiologischen Erforschung und in der unterrichtlichen Sonderbehandlung dieser erblichen Schwachsinnsformen des Kindesalters
aber ein spezielles Aufgabengebiet der Gesellschaft, nachdem
die wissenschaftlichen Erkenntnisse der letzten Jahre deutlich
genug gezeigt haben, daß gerade der einfache erbliche Schwachsinn nach seiner Aufteilung und Systematik erneut sehr viel
intensiverer wissenschaftlicher Bearbeitung bedarf. Die bisher
weitgehend übliche Einteilung dieser erblichen Schwachsinnsformen nach graduellen Unterschieden von der Debilität über
die Imbezillität zur Idiotie hin genügt den modernen klinischen und erbbiologischen Erkenntnissen längst nicht mehr.
Erbbiologie und Klinik drängen vielmehr nach der Erforschung
isolierbarer, anlagemäßig unterschiedlicher geistiger Seiten
und Fähigkeiten, um damit auch der heilpädagogischen Praxis
verwertbares Rüstzeug an die Hand zu geben.

In Aufgabenbereich der Abartigkeiten und Störungen der
Intelligenz bedürfen in Zukunft eine Sonderbearbeitung die
erworbenen Schwachsinnsformen, die Demenz des Kindes- und Jugendalters, die unter den Idioten prozentual an erster Stelle
stehen, deren Ätiologie und deren zukünftige Prophylaxe wissenschaftlich wie praktisch zu bearbeiten besonders wertvoll
erscheint. Gerade auch von Seiten der Gesellschaft für Kinderpsychiatrie auf die notwendige Unterteilung des angeborenen
Schwachsinns in seine erblichen und erworbenen Formen hinzuweisen, erscheint aus erbpflegerischen und erbgesundheitsgesetz-
lichen Gründen dringend notwendig.

◼ **Abb. 2.11**   Fortsetzung

- 3 -

Diese Forderungen nach einer intensiven wissenschaftlichen Beschäftigung mit den erblichen und erworbenen Schwachsinnsformen werden für die Heilpädagogik und für ihre praktische Betätigung unerlässlich zu segensreichen Folgerungen führen müssen. Ich denke dabei in erster Linie an die Neu- und Umgestaltung der Sonderschulen, vor allem der Hilfsschulen und an das Bestreben, aus der Hilfsschule eine Leistungsschule zu gestalten. Die wissenschaftlichen Erkenntnisse haben gezeigt und werden bei intensiver Beschäftigung mit diesen Fragestellungen noch deutlicher erweisen, daß es nicht angeht auf die Hilfsschule in Zukunft eine Miniatur des Lehrplanes der Volksschule anzuwenden, sondern daß als Voraussetzung für den Erfolg der Hilfsschule als Leistungsschule die anlagemäßig unterschiedlichen theoretischen und praktischen Begabungen der intellektuell unterwertigen Kinder zugrunde gelegt werden müssen, und daß im Hinblick auf die Berufsziele der Hilfsschüler die Ausbildung ihrer praktischen Fähigkeiten zu Fertigkeiten in den Mittelpunkt des Hilfsschulunterrichts gestellt werden müssen.

Die Bedeutung isolierter Mindersinnigkeiten und partieller Intelligenzdefekte für eine zukünftige Neugestaltung des Sonderschulunterrichtes sollen hier außer Betracht bleiben. Ebenso erübrigt es sich, an dieser Stelle über das Problem der Leistungsschwäche und der Leistungsstärke auf geistigem Gebiete grundsätzliche Ausführungen zu machen. Auch die Erforschung der Ursachen dieser unterschiedlichen Leistungsfähigkeiten auf geistigem Gebiete aber gehört in den wissenschaftlichen Aufgabenbereich der Gesellschaft.

Als Hauptthema hat der Gründer der Gesellschaft ihr die Erforschung und Behandlung der Störungen des Charakters gestellt. Am eingehendsten hat sich Schröder und seine Schule auf kinderpsychiatrischem Gebiet mit der Frage beschäftigt, in welchem Sinne das Wort "Charakter" benutzt werden soll. Er hielt es für am eindeutigsten, Charakter gleichzusetzen mit den anlagemäßig gegebenen Seiten und Richtungen der Persönlichkeit, und er hat immer angestrebt festzustellen und zu ergründen, was im Verhalten eines Kindes auf Rechnung des anlagemäßigen Gefüges seines Charakters kommt und was Ausdruck oder Folge äußerer Umstände sei. Damit galt sein Hauptinteresse

Abb. 2.11 Fortsetzung

– 4 –

der Erforschung, Erkennung und Erziehung kindlicher und
jugendlicher Psychopathen, in deren Abartigkeiten er niemals Zwischenstufen zwischen Geistesgesundheit und Geisteskrankheit, nicht Übergänge zu Geisteskrankheiten, sondern lediglich charakterliche Varianten, Menschen mit ungewöhnli-
chem, außerdurchschnittlichen Charaktergefüge mit größerer
Spielbreite derjenigen seelischen Unterschiede sah, die zwischen allen Menschen bestehen. Unter seiner Führung ist die
Kenntnis von diesen charakterlichen Verschiedenheiten aus anlagebedingten Unterschieden nach allen Seiten und Richtungen
mächtig in Fluß gekommen. Er hat eine praktische <u>differentielle</u>
<u>Charakterologie</u> für das Kindesalter geschaffen, die nicht
nur systematisch, sondern damit auch lehr- und lernbar wurde,
und die im Hinblick auf das heilpädagogische Aufgabenbereich
reiche Erfahrungen über den Grad und die Grenze der Beeinflußbarkeit solcher charakterlicher Abartigkeiten gesammelt hat.
Mir erscheint es in Zukunft notwendig, im Aufgabenbereich der
Gesellschaft <u>nun erbbiologisch die charakterologischen For-</u>
<u>schungsergebnisse auf ihre Wertigkeit zu überprüfen</u>, einer zu-
künftigen Charaktererblehre den Auftrag zu erteilen nachzuweisen, ob die von Schröder und seinen Schülern abgegrenzten
Charakterseiten richtig gesehen waren. Die Vieldimensionalität
seiner Charakterlehre dabei zur Grundlage aller Vererbungs-
feststellungen zu machen, und von solchen erbbiologischen Erkenntnissen die Anlageumweltlehre erneut zu befruchten, und
andererseits dem Heilpädagogen durch solche Feststellungen
zu helfen, unterschiedliche Grenzen der Erziehbarkeit, von
der Leicht- über die Schwer- bis zur Unerziehbarkeit abzustecken.

In einem solchen Zusammenwirken einer mehrdimensionalen
Charakterologie des Kindesalters und einer charakterologisch
fundierten Erblehre scheinen mir in Zukunft nicht nur für die
Pädagogik, sondern vor allem für das Fürsorgeerziehungswesen
und für den jugendlichen Strafvollzug wesentliche Erkenntnisse
zu erwachsen. Diesen Forschungsaufträgen- und Aufgaben hat
die Gesellschaft in Zukunft ihre ganz besondere Aufmerksamkeit zu widmen.

Solche auf eine charakterologische Betrachtungsweise
gegründeten erbbiologischen Forschungsergebnisse werden nicht

🔵 **Abb. 2.11** Fortsetzung

– 5 –

nur die Fragen nach den Grenzen der Erziehbarkeit, sondern
damit vielmehr nach das Problem der Bedeutung der Umwelt
in ein neues grelles Licht rücken. Solche naturwissenschaftlichen Erkenntnisse werden dazu beitragen, die heute noch an
vielen Orten nachweisbare übersteigerte Umweltgläubigkeit ein-
zudämmen und der Auffassung Bahn zu brechen, daß es keine
Umwelt und keine Erziehung gibt, die absolut schlecht oder
absolut gut für jedes Kind sei, sondern daß es bei einer Vor-
hersage des Erfolges von Unterricht oder Erziehung auf die
anlagemäßig bedingte geistige und charakterliche Fertigkeit
jedes einzelnen Kindes ankommt.

Was die praktischen Auswirkungen der zukünftigen Tätigkeit der Gesellschaft für Kinderpsychiatrie und Heilpädagogik angeht, so scheinen sich nach meinen Erfahrungen und
Beobachtungen die Verhältnisse nach dem Ableben des Gründers
der Gesellschaft nicht verbessert, sondern verschlechtert
zu haben. Wer die Kinderpsychiatrie und Heilpädagogik nicht
nur als einen gesonderten Wissenschaftszweig, sondern auch als
ein praktisches Betätigungsgebiet von hervorragender Bedeutung
anerkennt, der muß dafür Sorge tragen, daß ihr zunächst einmal
in Zukunft die entsprechenden Forschungs- und Ausbildungs-
stätten zur Verfügung gestellt werden. Über diese unerläßlich
notwendige Voraussetzung wissenschaftlich-kinderpsychiatrischer
Betätigung habe ich Herrn Oberdienstleiter Brack und Herrn
Ministerialrat Dr. Linden wiederholt Vortrag gehalten. Leider
aber ist festzustellen, daß nicht nur durch die Bedingungen
des Krieges, sondern bereits vor Kriegsbeginn die kinderpsychiatrischen Ausbildungs- und Forschungsstätten an Zahl in
Deutschland zurückgegangen sind, und daß damit unvermeidlich wird
daß wir den ungeheuren Vorsprung auf kinderpsychiatrischem
Gebiet vor dem Ausland einbüßen, der sich, wie wir Beteiligten alle feststellen konnten, auf dem 1.Internationalen
Kongreß für Kinderpsychiatrie in Paris 1937 für alle Teilnehmer so eindrucksvoll, besonders nach den Ausführungen von
Prof. Rüdin und Schröder, offenbart hat. Heute gilt es mit
allen zur Verfügung stehenden Mitteln diesen Vorsprung zu
halten. Das wird aber nur zu erreichen sein, wenn man vor
allem an den Deutschen Hochschulen die kinderpsychiatrischen

■ **Abb. 2.11**   Fortsetzung

- 6 -

Ausbildungs- und Forschungsstätten nicht nur erhält, sondern vermehrt. Die vorbildliche Ausbildungsstätte, die Prof. Schröder in Leipzig geschaffen hat, und die ich mit ausbauen helfen durfte, kann solchen geplanten Neugründungen nur Beispiel sein. Ihr wissenschaftlicher Erfolg und ihre praktische Bedeutung wird vor allem abhängig bleiben von der weltanschaulichen Einstellung ihres Leiters, von seinem wissenschaftlichen Einfallsreichtum und von seiner praktischen Initiative. Ein Maximum an Erfolg wird aber nur dann gesichert sein, wenn der kinderpsychiatrisch ausgerichtete Arzt verständnisvoll mit dem heilpädagogisch orientierten Erzieher zusammen arbeitet. Die in Leipzig vorbildlich von Prof. Schröder gegründete Arbeitsgemeinschaft wies das Ideal einer solchen Zusammenarbeit zwischen Kinderpsychiatern, Heilpädagogen, Jugendpsychologen und Jugendrichtern auf. In dieser beruflich so engen Zusammenarbeit war Konkurrenzneid ebenso ausgeschlossen wie jeder Kompetenzkonflikt. Diese Erfahrungen haben uns gezeigt, daß es weder an der Kinderpsychiatrie noch an der Heilpädagogik, sondern immer nur an ihren einzelnen Vertretern liegt, ob der Zusammenarbeit dieser verwandten Wissenschaftszweige und praktischen Betätigungsbereiche Erfolge beschieden sind, die auch vor der Kritik eines internationalen Forums bestehen können.

Im einzelnen halte ich besonders für die Großstädte die Schaffung kinderpsychiatrischer Beratungs- und Untersuchungsstellen für notwendig, denen am besten, wie in Leipzig, Aufnahme- und Beobachtungsabteilungen zugeordnet werden. Daß dabei der Hauptakzent auf die Tätigkeit der Beobachtungsabteilungen gelegt werden muß, hat die praktische Erfahrung genügend bewiesen. Jeder Fachkenner weiß, daß in vielen Fällen von unterrichtlichen oder erzieherischen Schwierigkeiten in Kindesalter eine ambulante Untersuchung oder Beratung der Erziehungsberechtigten nicht ausreicht.

Vor allem aber erfordern schon jetzt die kinderpsychiatrischen Erkenntnisse dringendst eine Umgestaltung des Fürsorgeerziehungs- vor allem des Anstaltserziehungswesens. Unsere Forderung nach einer Differenzierung der Fürsorgeerziehungsanstalten ist an vielen Stellen nicht überhört worden. Sie in einem zukünftigen Jugendrecht nachhaltig zu verankern erscheint mir unerläßlich notwendig. Es geht in Zukunft nicht mehr an, Fürsorgezöglinge allein nach dem Grad ihrer Verwahrlosungserscheinungen gesondert unterzubringen, vielmehr ist es erforderlich, nach Sich-

Abb. 2.11 Fortsetzung

- 7 -

tung in einer kinderpsychiatrisch geleiteten Aufnahme- und
und Beobachtungsabteilung Zöglinge, bei denen die Anstaltserziehung beschlossen worden ist oder werden soll, zu unterscheiden in vorwiegend Umweltgeschädigte und in vorwiegend
anlagemäßig (geistig oder charakterlich) Abartige und nun
die Anstalten resp. Anstaltsabteilung weiter zu differenzieren in solche für Leicht-, Schwer- und Schwersterziehbare.
Nur unter solchen Voraussetzungen wird der Fürsorgeerziehung
in Zukunft der größtmögliche Erfolg beschieden sein können;
Voraussetzungen, die ohne Einschränkung auch auf die Neugestaltung des Jugendstrafvollzuges Anwendung finden müssen.
Solche Differenzierungsbestrebungen aber gründen sich bereits auf die Voraussetzung der Unterscheidung von umweltbe-
dingter Verwahrlosung und anlagebedingter Asozialität, einer
Unterscheidung, für die der erbbiologisch ausgerichtete kinderpsychiatrische Forschungszweig weitere Grundlagen zu schaffen
hat, um endlich auch dadurch der anlagebedingten Asozialität
vor Einsetzen der Fruchtbarkeitsperiode erbgesundheitsgesetz-
lich rechtzeitig einen Riegel vorzuschieben.

Zum Schluß kann ich nicht nachdrücklich genug darauf hinweisen, daß die Deutsche Kinderpsychiatrie sich mit allen
Mitteln gegen den Vorwurf eines pädagogischen Pessimismus
wehrt. Sie wird auch in Zukunft nicht daran denken, vor unterrichtlichen oder erzieherischen Schwierigkeiten zu kapitulieren,
die anlagebedingte, intellektuelle oder charakterliche Abartigkeiten bedingen, sie wird vielmehr ihre höchste erzieherische Aufgabe darin sehen, für jedes einzelne der ihr anvertrauten Kinder den individuell richtigen Weg zu suchen, um das
Kind unter größtmöglicher Steigerung seiner Leistungs- und
Einsatzbereitschaft in die Volksgemeinschaft einzugliedern.

Abb. 2.11 Fortsetzung

Anders als die „Denkschrift" vom 6.2.1942 wird das „Arbeitsprogramm" aber nicht als „Anlage" für diese Sitzung erwähnt ([152]:385, Fußnote 550).

2.2.12 Kontinuitäten nach 1945

Es konnte aufgezeigt werden, dass Akteure wie Schröder und Villinger schon an der Grundformulierung der Gedanken beteiligt gewesen waren, die später im Nationalsozialismus eine „gesundheitspolitische" Umsetzung erfahren sollten. Es stellt sich auch in der Kinder- und Jugendpsychiatrie die Frage nach den Kontinuitäten im Denken und Handeln der Akteure über das Kriegsende hinaus. In der Nachkriegszeit wurden zumindest Elemente der DGKH-Programmatik von den verbliebenen Akteuren wieder aufgegriffen, z. B. persistierte das Selbstverständnis, als „Kinderpsychiater" die „erziehbaren" Kinder von den „unerziehbaren" Kindern unterscheiden zu können. Auch die Forderung nach einem entsprechend fein gegliederten System von Beobachtungsstationen, Fürsorgeeinrichtungen und Bewahrung hatte Bestand.

Ein über Jahrzehnte verfolgtes Thema von Villinger, der nach dem Krieg die Neugründung der Fachgesellschaft an sich ziehen sollte, stellte beispielsweise die Bewahrung von praktisch Unerziehbaren dar. Die drei folgenden Beispiele zeigen die Kontinuität seiner fachlichen Position:

- 1929: Eine der Aufgaben des Jugendamtspsychiaters sei „6. Aussonderung praktisch Unerziehbarer und ihre Überleitung in Sonderanstalten (klinisch-psychiatrische Beobachtungsstationen, Schwachsinnigen-, Irren-, Bewahranstalten)" ([195]:1015),
- 1940: In Wien fordert Villinger: „Ein Bewahrungsgesetz, das es gestatten würde, praktisch Unerziehbare … in besonderen, entsprechend eingerichteten Arbeitskolonien unterzubringen" ([200]:26),
- 1949: „7. Aussonderung praktisch Unerziehbarer und ihre Unterbringung in Sonderanstalten (Schwachsinnigen-, Heil- und Pflege-, Bewahranstalten)" ([201]:86).

Eine Parallelentwicklung zur Forderung nach Bewahrung war die Einengung der Diagnose „jugendlicher Psychopath" auf die anlagebedingt „praktisch Unerziehbaren". Besonders von Schröder und Villinger gefordert, hatte sich die Diagnose über die letzten Jahrzehnte verengt und war zu einer eher seltenen geworden (siehe auch ▶ Kap. 11). Die Diagnose „Psychopathie" war auch noch Ende der 1950er

» … reserviert für die anlagemäßigen (charakterogenen) Abartigkeiten von Temperament, Halt, Wille, Grundstimmung usw. Die Kinderpsych[iatrie] ist mit der Diagnose Psychopathie äußerst zurückhaltend ([178]:59).

In der ersten nach dem Krieg gegründeten kinder- und jugendpsychiatrischen Klinik in Marburg waren das gerade einmal knapp 2 %, nur 20 von 880 Patienten wurden „als Psychopathen rubriziert" ([178]:59). Das entsprach auch der damaligen Lehrmeinung. Noch in der 4. Auflage des *Lehrbuches der allgemeinen Kinderpsychiatrie* von 1964 wird ausgeführt, dass diese Diagnose selten sei und nur bei nachweislich „anlagebedingtem Versagen" vergeben werden darf ([192]:466). Erhielt ein Kind oder ein Jugendlicher in der Nachkriegszeit jedoch die Diagnose, ein „jugendlicher Psychopath" zu sein, so hatte das für den Betroffenen fatale Folgen für den weiteren Lebensweg. So empfiehlt beispielsweise ein behandelnder Kinder- und Jugendpsychiater 1951 nach 4 Wochen stationärer Beobachtung in seinem Gutachten:

» Seine psychischen Auffälligkeiten sind nach dem Ergebnis unserer Beobachtung im wesentlichen als anlagebedingt anzusehen. Nach dem Stand seiner körperlichen und geistigen Ausreifung ist unter Berücksichtigung seines bisherigen Verhaltens und seiner Wesensart von einem weiteren Schulbesuch … u. E. keine wesentliche Förderung mehr zu erwarten. Wir würden daher seine Schulentlassung … unter der Voraussetzung befürworten, dass der Junge unter fester und ständiger Aufsicht und Anleitung ganztägig arbeitsmäßig beschäftigt und zu einer einfachen Berufsausbildung herangezogen wird, um weitere Entgleisungen zu vermeiden (Archiv des ZfP Südwürttemberg, Standort Weissenau, Patientenakten, 1951-36).

Eine bedrückende Kontinuität: Es erfolgt zwar keine Einweisung mehr in eine „Arbeitskolonie" oder in ein „Jugendschutzlager", aber es wird vom Arzt ein Vorenthalten von Bildung, das Heranziehen zu unbezahlter Arbeit und letztlich damit eine gesellschaftliche Ausgrenzung empfohlen. M. Holtkamp [80] bezeichnet diese fachliche Kontinuität als „Kontinuität des Minderwertigkeitsgedankens" ([80]:110–157).

Der „Minderwertigkeitsgedanke" spiegelte sich ebenfalls versicherungstechnisch wider in der Unterscheidung von „Pflegefall" versus „Heil- oder Behandlungsfall". Diese Unterscheidung war im „Halbierungserlass" von 1942 [126] erstmals grundgelegt worden und zog sich – einschließlich der verschiedenen Kostenträgerzuständigkeit Sozial-/Jugendhilfe versus Krankenversicherung – als Fortbestehen des nationalsozialistischen Verwaltungsaktes bis in die 80er-Jahre durch und führte zur Mehrbelastung der Herkunftsfamilien der Patienten im Fall eines „Pflegefalles". Die ausführliche Beschreibung dieser versicherungstechnischen Kontinuität von 1942 bis 1984 erfolgt bei R. Schepker (▶ Kap. 11).

Diese Kontinuität im Denken wurde auch getragen durch den Fortbestand von personellen Verbindungen, die beispielsweise Villinger halfen, nach 1945 das Feld der Kinder- und Jugendpsychiatrie im Westen Deutschlands zu bestellen. Einige Elemente dieses Netzwerks, das Villinger nach 1945 nutzen konnte, seien hier skizziert:

— Wichtig für Villinger wurde nach dem Kriegsende etwa die Förderung durch Kretschmer, dieser förderte Villinger, wo immer möglich. Sei es bei ihrem Lehrstuhltausch zwischen Marburg und Tübingen oder beim Neuaufbau der GDNP, deren erste beide Jahrestagungen nach dem Krieg in Tübingen (1947) und dann in Marburg (1948) stattfanden. Kretschmer und Villinger teilten sich bis 1954 den Tagungsvorsitz von noch 4 weiteren Jahrestagungen ([50]:48–49). Auf der ersten Tagung in Tübingen musste der Vortrag von Villinger zwar ausfallen, weil dieser verhindert war, jedoch wurde bereits als Tagungsort für die zweite Fachtagung Marburg 1948 angegeben ([84]:563f.).
— Bereits seit der Weimarer Zeit, aber auch im Nationalsozialismus hatte Villinger Kontakt zum AFET und Wolff. Besonders eng waren Villingers Kontakte zur Inneren Mission spätestens seit seiner Zeit in Bethel. Pastor Wolff und die Innere Mission („so stimmen wir unbedingt für … Villinger") unterstützten Villinger, sodass er bereits 1948 in einer Nachwahl zum Beiratsmitglied der AFET gewählt werden konnte (Innere Mission an Wolff, 26.11.1948, ADE, AFET).
— Polligkeit, ein gut vernetzter Fürsorgefunktionär, hatte ebenfalls langjährige Kontakte zum AFET, war 1925–1930 dort im Vorstand und ab 1934 im sog. Überleitungsausschuss ([4]:295). Ab 1947 waren Polligkeit, Villinger und Wolff gemeinsam in Arbeitsausschüssen des AFET aktiv (Protokoll Vorstandssitzung, 12.12.1947, ADE, AFET, S. 6). Spätestens 1948 wurde Polligkeit Mitglied des Beirates des AFET (Wahl von Vorstands- und Beiratsmitgliedern, 29.10.1948, ADE, AFET). Nach Villingers Nachwahl (Ergebnis der

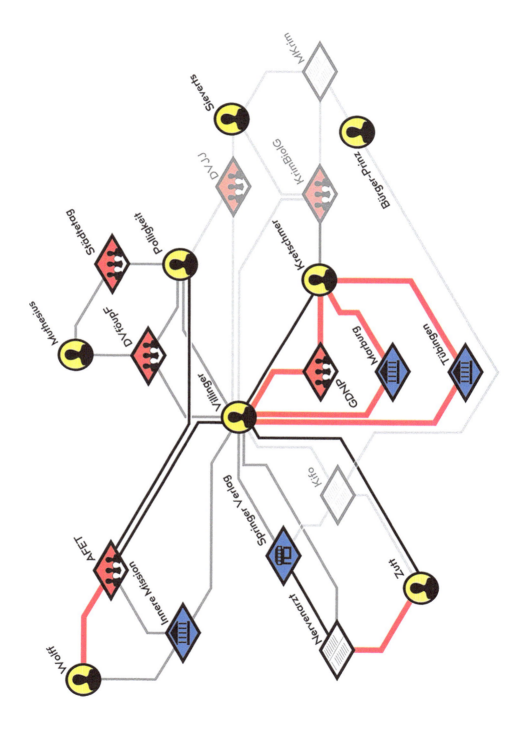

Abb. 2.12 Kontinuitäten 1945 (Grafik: Arno Görgen).
Diese Grafik zeigt Teile des Netzwerks von Villinger nach 1945, welche ihren Ursprung in der Weimarer Republik oder im Nationalsozialismus hatten. Es hat z. T. einige Jahre gedauert, bis Fachgesellschaften, Zeitschriften usw. wieder aktiv waren. Alles nicht transparent Dargestellte entstand bereits vor 1950. Die transparenten Grafikelemente repräsentieren Entstehendes ab 1950, wie die DVJJ, KrimBiolG und *MKrim*. Lediglich die *Kifo* wurde, trotz der Bemühungen um ihr Wiedererscheinen, nicht neu verlegt. Als Icons werden verwendet[8]: Einzelpersonen, Gesellschaften/Vereine, Tagung, Einrichtung (z. B. Universität), Zeitschrift und Behörden/Ämter. Der Typ und die Stärke der Beziehungen zwischen diesen ‚Knoten' werden zur optischen Verdeutlichung durch 3 verschiedene Linientypen dargestellt: 1) rote Linien für „Chef von", „Vorstandsmitglied von", „Herausgeber von", 2) schwarze Linien für „arbeitet bei", „ist Mitglied von", „wirkt ständig mit bei" und 3) graue Linien für gelegentliche Publikationen, Vorträge, Kontakte, Mitwirkung usw.

Vorstands- und Beiratswahl, 7.12.1948, ADE, AFET) wurden dann 1950 **Hans Muthesius** (1885–1977) (Wolff an Muthesius, 28.3.1950, ADE, AFET), 1954 Sieverts (Wolff an Sieverts, 18.10.1954, ADE, AFET) und Stutte (Wolff an Stutte, 18.10.1954, ADE, AFET) in den Beirat gewählt. Stutte, Villingers Oberarzt, hatte schon 1947/1948 erste Forschungs- aufgaben für den AFET übertragen bekommen, über deren erste Ergebnisse schon auf der AFET-Sitzung 1948 berichtet wurde ([2]:49).

– Mit **Jürg Zutt** (1893–1980) verband Villinger die mehrjährige gemeinsame Herausgabe der *Zeitschrift für Kinderforschung*, von 1936 bis 1944. Obwohl sich Villinger bereits seit 1946 um ein Wiedererscheinen dieser Zeitschrift beim Springer-Verlag bemühte (Springer an Villinger, 4.11.1946, ZLB, Springer), sollte es auch in den Folgejahren keine deutsche *Zeitschrift für Kinder- und Jugendpsychiatrie* geben. Die Zeitschrift *Der Nervenarzt*, für die Zutt als Mithe- rausgeber fungierte, bot eine Ausweichmöglichkeit. In den ersten beiden Jahrgängen des *Nervenarztes* nach 1945, 1947 und 1948, wurde beispielsweise 4 Kinder- und Jugendpsych- iatern (Villinger, Stutte, Franz Günther von Stockert und Gerhard Bosch) die Gelegenheit zur Publikation gegeben (*Der Nervenarzt* 18. Jahrgang 1947 und 19. Jahrgang 1948).

– Der DVföupF und der Deutsche Gemeindetag waren beide Gäste bei der Gründungs- tagung der DGKH in Wien 1940 ([162]:68). Durch welche Funktionäre sie dort vertreten wurden, ist noch nicht bekannt. Zwei bedeutende Funktionäre dieser Organisationen, Polligkeit und Muthesius, übernahmen jedoch nach 1945 sofort wieder wichtige Aufgaben im Deutschen Städtetag und im DVföupF. Beide waren mit Villinger bekannt (Polligkeit s. o., Muthesius war zeitweise im RMdI zuständig für die „Arbeitskolonien" für Jugendliche, wie Villinger sie nannte, die sog. Jugendschutzlager) und schätzten seine Expertise.

– Die DVJJ war, vertreten durch Francke ([162]:68), selbst regelmäßiger Autor in der *Kifo*, ebenfalls Gast bei der Gründungstagung der DGKH in Wien 1940 gewesen. Die *Monats- schrift für Kriminalbiologie und Strafrechtsreform* hatte 1940 zur Tagung in Wien einge- laden. Erst einige Jahre nach 1945 wurden die Aktivitäten der DVJJ wieder aufgenommen und die *Monatsschrift für Kriminalbiologie und Strafrechtsreform* wieder herausgegeben. Die Zusammenarbeit wurde reaktiviert, es gab über Sieverts und Bürger-Prinz gute Kontakte zur „Monatsschrift", deren Mitherausgeber sie bereits seit 1936 bzw. 1939 waren. Seit 1939 war die Monatsschrift auch das Mitteilungsorgan der Kriminalbiologischen Gesellschaft, in der auch Villinger langjähriges Mitglied war (**Abb. 2.12**).

Die Wiedergründung der Fachgesellschaft 1950 in Marburg ([44]:90–98, [80]:112–113) war ein Beispiel für Kontinuitäten und Diskontinuitäten. Schon der erste von Villinger öffentlich für diese

---

8   Detailinformationen zu Individuen und Institutionen finden sich in ■ Tab. 2.2 und ■ Tab. 2.3.

Fachgesellschaft verwendete Name erinnerte an die DGKH: „Verein für Jugendpsychiatrie, Heilpädagogik und Jugendpsychologie e. V." „mit Sitz in Marburg, Ortenbergstr.8" [202], lediglich die Jugendpsychologie war hinzugekommen. Man bezog sich explizit „auf die auch bei uns gegebene Tradition durch die 1940 gegründete" Fachgesellschaft. Die „einschlägigen Sozial- und Fürsorgeorganisationen" als Kooperationspartner waren identisch mit denen von Wien, die „spätere Einbeziehung von Pädiatern, Heilpädagogen, Psychologen und Vertretern anderer ‚Nachbardisziplinen' [war] geplant". Das Ganze sollte „in Form einer Arbeitsgemeinschaft im Rahmen der Gesellschaft deutscher Neurologen und Psychiater" realisiert werden (Protokoll über das Jugendpsychiater-Treffen, 21.-22.10.1950, Archiv DGKJP). „Wissenschaftliches und praktisches" [202] sollte in der Fachgesellschaft behandelt werden.

Anders als bei der Gründung der DGKH 1940 in Wien mit 500 Gästen, darunter nur einer ganz kleinen Gruppe von kinder- und jugendpsychiatrischen Ärzten, fand die Wiedergründung in Marburg in ganz kleinem Kreise statt. Die im Vereinsnamen angegebenen Heilpädagogen und Psychologen, aber auch die „Nachbardisziplinen" wie Pädiater und Psychotherapeuten waren nicht anwesend. Nur eine kleine Gruppe von 19 eingeladenen kinder- und jugendpsychiatrisch interessierten Ärzten traf sich zur Gründung. Eine ausführliche Darstellung der Wiedergründung der Fachgesellschaft nach 1945 erfolgt bei S. Topp (▶ Kap. 8)

2.2.13 Individuen und ihre Netzwerkverbindungen

In diesem Abschnitt werden die Akteure zusätzlich zur vorigen Schilderung in ihrer Beziehung zur Kinder- und Jugendpsychiatrie/Heilpädagogik dargestellt. Die Darstellung kann und soll keine Kurzbiografien ersetzen. Die Übersicht über die Akteure soll vielmehr weitere Hintergründe zu den oben geschilderten Netzwerkverbindungen verdeutlichen. In Zusammenschau mit der chronologischen Schilderung und den eingesetzten Netzwerkgrafiken soll versucht werden, jenseits des bisherigen Narratives mit dieser Übersicht zu einer weiteren Vertiefung der Netzwerkzusammenhänge beizutragen.

Die folgende Betrachtung der Individuen umfasst vor allem ihre Interaktionsbedingungen, die Grundlagen und objektiven Bedingungen ihrer Interaktionen, aber auch ihre faktischen Eigenschaften (z. B. Alter, Wohnort), ihre persönliche Gewordenheit, ihre persönlichen Vorerfahrungen, den Antrieb für ihr Handeln (Handlungsmotivation, Erwartungen), ihre wissenschaftlichen Positionen (Denkströmungen) und die Frage, wie die Individuen durch ihr Handeln nach Macht, gesellschaftlicher Anerkennung und ggf. auch nach Befriedigung (mitunter narzisstischer) Bedürfnisse streben (Netzethik, netzinterne Handlungsbilanz). Wenn auch übergeordnete Loyalitäten offener oder verdeckter Natur (analog zu „invisible loyalties" nach [41]) möglicherweise eine Rolle spielen, wird darauf hingewiesen.

Aufgrund der unterschiedlichen Rollen und der unterschiedlich intensiven Beteiligung der Akteure an den Netzwerkaktivitäten, aber auch aufgrund des sehr heterogenen Forschungsstandes und der heterogenen Quellenlage wird nicht zu jeder Person ausführliches Material vorgestellt, sodass die Darstellung auf der Individuenebene sehr unterschiedlich differenziert ausfällt.

Die Darstellung folgt hier nicht den einzelnen „Knoten" oder der Zeitachse, sondern wurde alphabetisch sortiert.

Hermann Althaus (1899–1966)

Hermann Althaus (1899–1966) musste aus finanziellen Gründen sein Landwirtschaftsstudium abbrechen, arbeitete zeitweise als Verwalter in der Landwirtschaft und dann ab 1925 als Erzieher in einem Landeserziehungsheim. Er wurde bald Landesjugendpfleger und über verschiedene andere

Stationen dann Dezernent im Landeswohlfahrts- und Jugendamt ([74]:378–379, [142]:413). Althaus trat bereits 1932 in die NSDAP ein und war ein überzeugter Nationalsozialist.

1933 wurde er zum Leiter des „Amtes Wohlfahrtspflege und Jugendhilfe" ([5]:43) in der Nationalsozialistischen Volkswohlfahrt ernannt. Als Leiter des „Amtes Wohlfahrtspflege und Jugendhilfe" war er zuständig für „Heim- und Anstaltsfragen", er war also einer der Ansprechpartner der Kinderpsychiater bei der immer wieder von ihnen geforderten Neugestaltung des Anstaltswesens. Ab 1934 ist Althaus Mitglied des sog. Übergangsausschusses des AFET [4]. 1935 wurde er Vorsitzender des DVföupF, wobei Polligkeit in die Geschäftsführerposition wechseln musste ([74]:90–91). Zudem war er auch Leiter des Deutschen Instituts für Jugendhilfe und Mitherausgeber der Zeitschrift *Deutsche Jugendhilfe. Früher Zentralblatt für Jugendrecht und Jugendwohlfahrt*.

Die Fürsorgeressourcen wollte er ausdrücklich auf die Erbgesunden konzentrieren:

» Nationalsozialistische Volkswohlfahrt wird die Sorge für alle Erbgesunden, die durch ihre Leistungsfähigkeit von Bedeutung für die Gesamtheit des Volkes sind, beanspruchen ([5]:24).

Für die Betreuung der „Erbkranken und Asozialen" gebe es lediglich eine „Mindestleistungen gewährende behördliche Fürsorge" ([5]:25).

Ob er als Vorsitzender des DVföupF 1940 in Wien die Gründungsversammlung besuchte, ist nicht bekannt; der DVföupF wurde dort jedoch ausdrücklich begrüßt.

Gustav Aschaffenburg (1866–1944)

Gustav Aschaffenburg (1866–1944) war einer der Wegbereiter der forensischen Psychiatrie ([152]:245) und Mitherausgeber der medizinisch-juristischen *Monatsschrift für Kriminalpsychologie und Strafrechtsreform*. Nachdem er 1935 als Alleinherausgeber fungierte (26. Jahrgang, 1935) wurde er 1936 als „Nicht-Arier" durch Exner, Sieverts und Lange ersetzt (27. Jahrgang, 1936).

Carl Bennholdt-Thomsen (1903–1971)

Carl Bennholdt-Thomsen (1903–1971) war als Arzt in der Hitlerjugend aktiv und ab 1943 pädiatrischer Ordinarius in Prag ([44]:501). Nach T. Beddies ([31]:132) war er 1939 „Standortarzt der HJ in Frankfurt-Süd", nach Angaben im Autorenverzeichnis eines Buches des Amts für Gesundheitsführung der Reichsjugendführung: zur „Gesundheitsführung der Jugend". Zu seinen Aufgaben gehörte die „Errichtung einer Forschungsabteilung der Kinderklinik in engster Zusammenarbeit mit der Hitlerjugend" ([31]:156).

Bei der „Tagung der Gebietsärzte der Hitler-Jugend 1944 in Prag" ([31]:172) hielt Bennholdt-Thomsen einen der Fachvorträge, genauso wie Kretschmer und Villinger [25].

Nach der Wiedergründung der kinder- und jugendpsychiatrischen Fachgesellschaft 1950 bat man Bennholdt-Thomsen, Vorstandsmitglied zu werden und im Vorstand das Grenzgebiet der Pädiatrie zu vertreten.

Karl Ludwig Bonhoeffer (1868–1948)

Was hat Karl Ludwig Bonhoeffer (1868–1948) mit dem Netzwerk der Kinder- und Jugendpsychiatrie zu tun? Für R. Castell et al. ([44]:344, 437, 502–503) war er lediglich der Lehrer von Paul Schröder, dem späteren Vorsitzenden der DGKH. Zu Bonhoeffers Leben und Schaffen gibt es vielfältige Literatur ([57]:44–51, [63], [90], [121], [122]:108–109, [152], [177]). Bei genauerer Betrachtung lassen sich dort einige Bezüge zur Kinder- und Jugendpsychiatrie finden.

Bonhoeffer war nicht nur der Lehrer von Schröder, sondern auch von Kramer, beide waren Oberärzte in seiner Klinik. Beide gehörten zu den bedeutenden Kinder- und Jugendpsychiatern der Weimarer Republik – der Pionier des Faches, Kramer [179], und der spätere Präsident bzw. Vorsitzende von internationalen und deutschen Fachgesellschaften, Schröder.

Bonhoeffer hatte nach dem 1. Weltkrieg epidemiologische Untersuchungen über die Häufigkeiten psychischer Erkrankungen durchgeführt und kam zu dem Schluss, dass ungewöhnlich viele „Psychopathen" den Krieg überlebt hätten und dass dies zu einer Verstärkung der Gruppe der Minderwertigen in der Bevölkerung geführt habe. „Bonhoeffer zeigte Interesse an der Psychopathie in ihrer bevölkerungspolitischen Bedeutung" ([90]:218).

Das „erstarkende wissenschaftliche Interesse an auffälligen Kindern" ([90]:219) war einer der Gründe dafür, dass Bonhoeffer am 16.3.1921 an der Charité die vermutlich dritte universitäre Kinderbeobachtungsstation im Deutschen Reich ([90]:218–241, [122]:85) gründete, nach Frankfurt ([44]:23) und Tübingen (Herbst 1919 durch Robert Gaupp [44]:23). In Berlin sollte der Schwerpunkt aber vor allem auf Patienten mit der Diagnose Psychopathie liegen.

> **»** Die Station leistet … einen wichtigen Beitrag zu der Klärung des Problems „Milieu – Anlage" beim psychotischen Kind (von der Leyen an Preußisches Ministerium für Wissenschaft, Kunst und Volksbildung, 6.3.1931, BArch, R4901-1355).

In den Jahren 1929 bis 1932 wurden z. B. 196 „psychopathische Kinder" aufgenommen und 191 Patienten mit anderen Diagnosen (Schwachsinn, Epilepsie und „andere organische Erkrankungen"; drei Berichte von v. d. Leyen an das Preußische Ministerium für Wissenschaft, Kunst und Volksbildung, 6.3.1931, 11.4.1932 und 17.3.1933, BArch, R4901-1355).

Die ärztliche Betreuung der Beobachtungstation übertrug Bonhoeffer seinem Oberarzt Kramer, der sich auch um die Begleitforschung kümmerte und häufig in der *Zeitschrift für Kinderforschung* zu diesem Themenkreis publizierte (9 Beiträge zwischen 1920 und 1935, [70]:240 B).

Zwischen dem DVFjP und der Charité gab es eine enge Zusammenarbeit ([90], [121]:131–132). Bonhoeffer beteiligte sich aber auch direkt an der Arbeit des DVFjP, war dort viele Jahre im „Arbeitsausschuß" ([112]:636). Die Zusammenarbeit mit der Sonderpädagogin und Schriftführerin des DVFjP von der Leyen war anscheinend fast gleichberechtigt. Die Sonderpädagogin ist auf Fotos im weißen Kittel inmitten des Ärztekollegiums zu sehen ([121]:Bild 46, [122]:Abb. 5.4).

In der Diskussion um einen preußischen Gesetzentwurf zur Sterilisation 1932 im Preußischen Landesgesundheitsrat sprach sich Bonhoeffer gegen eine andiskutierte Zwangssterilisation von „Psychopathen" aus.

> **»** Die Sterilisation von Psychopathen ausdrücklich zu fordern, erscheine nicht angemessen ([57]:75).

Auch in einem Rundfunkvortrag vom 24.1.1933 „lehnte Bonhoeffer die Sterilisation von ‚Psychopathen' mit dem Argument ab, diese seien der ‚Sauerteig der Gesellschaft'" ([57]:75). Conti, ebenfalls Mitglied im Preußischen Landesgesundheitsrat, setzte sich hingegen für die Zwangssterilisation ein ([57]:74).

Diese enge Zusammenarbeit von Bonhoeffer, der Charité und dem DVFjP beeindruckte Rüdin jedoch nicht. Von der Leyen gab ihn mit der Aussage wieder: „meine Herren Kollegen … forschen und forschen und es muss gehandelt werden" (von der Leyen an Siegmund-Schultze, 19.6.1933, EZA, 626 / I / 1,5). Für Rüdin war Bonhoeffer fortschrittsfeindlich:

» Die bisherigen Vorstände haben ja nur gebremst und gezögert und sich milde gesagt durch eine grosse Passivität in allem ausgezeichnet, was wir heute als Fortschritt betrachten (Rüdin an Reiter, 16.10.1934, MPIP-HA, GDA 129).

Bonhoeffer war langjähriger Vorsitzender des DVP, von 1920–23, 1924–30 und 1931–34 ([50]:51). Im Rahmen der Gleichschaltung des Gesundheits- und Fürsorgewesens verlor Bonhoeffer diese Funktion 1935 jedoch zugunsten Rüdins, des neuen Vorsitzenden der auf Druck der Reichsregierung nach erzwungener Zusammenlegung der psychiatrischen und neurologischen Fachgesellschaften entstandenen GDNP [152].

Nachdem das RMdI 1933 die Fördermittel des DVFjP weitestgehend gestrichen hatte und von der Leyen über kein ausreichendes Einkommen mehr verfügte, unterstützte Bonhoeffer von der Leyen mit einem Stipendium und ermöglichte so Kramer und von der Leyen 1934 die Erstellung der umstrittenen Longitudinalstudie über Fälle von Therapieerfolgen bei Psychopathen für die *Zeitschrift für Kinderforschung*.

International wurde Bonhoeffer im Feld der Kinderpsychiatrie als so bedeutend angesehen, dass er, wie auch sein Oberarzt Kramer, zum 1. Kongress der Kinderpsychiater nach Paris eingeladen wurde ([44]:35). Nachdem Rüdin auffiel, dass Kramer „Nicht-Arier" sei, wurde dieser nicht mehr berücksichtigt und Bonhoeffer verzichtete von sich aus auf die Teilnahme.

Kramer erhielt 1938 im Rahmen der „Festschrift für Karl Bonhoeffer zum 70. Geburtstage" letztmalig die Gelegenheit zu einer Veröffentlichung. Er schrieb „Über ein motorisches Krankheitsbild im Kindesalter" [94]. Sein ehemaliger Oberarztkollege Schröder, mittlerweile der 1. Präsident der Internationalen Kinderpsychiater, berichtete über „Kinderpsychiatrie" [157]. Bonhoeffer unterstützte Kramer bis zu dessen Ausreise 1938 in die Niederlande ([121]:169, [122]:96).

Viktor Brack (1904–1948)

Viktor Brack (1904–1948) war Leiter des Hauptamtes II der KdF ([44]:504, [152]). Als solcher war er verantwortlich für die Organisation der sog. Euthanasie-Aktion, häufig als „T4-Aktion" bezeichnet ([152]:289).

Im Rahmen der praktischen Umsetzung der sog. Kindereuthanasie arbeitete Brack eng mit dem späteren Vorsitzenden der DGKH, Heinze, zusammen ([152]:296). Auch fachpolitisch scheint Brack Heinze ernst genommen zu haben, so fragte er Heinze im April 1941 um fachlichen Rat bez. eines Konzeptes über die weitere Entwicklung der Psychiatrie, welches ihm von „Pg. Prof. Schneider" (Heinze „Betr. Pflegekinder-System", 15.4.1941, BArch, R96-I-9) vorgelegt worden war. Aufgrund seines aktiven praktischen Eintretens für die NS-Rassenhygiene einerseits und seiner programmatischen Vorstellungen andererseits [146] setzte sich Brack dann bei Reiter ausdrücklich für Heinze als Nachfolger von Schröder ein ([152]:352).

Hans Bürger-Prinz (1897–1976)

Hans Bürger-Prinz (1897–1976) war von 1931–1936 Oberarzt von Schröder in Leipzig und damit auch Kollege von Heinze, arbeitete somit mit beiden späteren Vorsitzenden der DGKH zusammen ([44]:505, [152]). Rüdin berief Bürger-Prinz 1937 in die Delegation für den Internationalen Kinderpsychiatrischen Kongress in Paris (Rüdin an Heuyer, 14.7.1937, MPIP-HA, GDA 43). Bürger-Prinz betrachtete seine Nominierung für Paris als gerechtfertigt, „da ich 5 Jahre an der Leipziger Psychiatrischen und Nervenklinik spezielle psychiatrische Kinderstudien getrieben habe, und augenblicklich an einer Monographie über Psychosen im Kindesalter arbeite" (Bürger-Prinz an das RMWEV, 17.6.1937, BArch, R4901-2947, Pag. 167).

Bürger-Prinz wurde zeitgleich mit Reiter 1939 Mitherausgeber der *Monatsschrift für Kriminalbiologie und Strafrechtsreform. Organ der Kriminalbiologischen Gesellschaft* (30. Jahrgang 1939). Die Monatsschrift war auch das Mitteilungsorgan der Kriminalbiologischen Gesellschaft, in der neben Reiter selbst auch Rüdin, Villinger und Sieverts Mitglieder waren.

1943 und 1944 (Bd. 49 und Bd. 50) wurde Bürger-Prinz als Mitwirkender an der *Zeitschrift für Kinderforschung* aufgeführt, leitender Herausgeber war zu der Zeit Villinger.

Nach 1945 war Bürger-Prinz sofort wieder aktiver Teil der Psychiatrieszene, bei der ersten Versammlung der GDNP nach dem Kriege 1947 in Tübingen war er lediglich verhindert und konnte einen vorgesehenen Vortrag nicht halten ([84]:563). Bei der Wiedergründung der Fachgesellschaft der Kinder- und Jugendpsychiater 1950 in Marburg wurde er eingeladen und war neben Villinger der einzige anwesende Ordinarius (Protokoll über das Jugendpsychiater-Treffen, 21.-22.10.1950, Archiv DGKJP).

Leonardo Conti (1900–1945)

Die Verbindung von Leonardo Conti (1900–1945) mit der Kinder- und Jugendpsychiatrie wurde bisher wenig beachtet, drängt sich bei einer Netzbetrachtung jedoch auf.

Conti, als Allgemeinarzt in Berlin tätig und seit 1927 in der NSDAP ([44]:506–507, [74]:58–61, 382, [114], [116]:192, [142]:417, [150], [152]), wurde bereits am 13.2.1933 von Hermann Göring damit beauftragt, „die Medizin von Juden und Marxisten zu ‚reinigen'. Dafür wurde er am 12.1.34 zum Staatsrat auf Lebenszeit ernannt" ([114]:335). 1939, bei seiner Ernennung zum Reichsgesundheitsführer, wurde diese Säuberung lobend erwähnt:

» Als Kommissar z. b. V. durch Ministerpräsident Göring in das Preußische Ministerium des Innern berufen, haben Sie das Gesundheitswesen Preußens von Juden und Marxisten gesäubert und die Grundlage für den Neuaufbau geschaffen [64].

An der Zerschlagung des DVFjP war Conti, zumindest indirekt, beteiligt. Pfundtner berichtet über Conti:

» Ich darf im übrigen auf das abschriftlich anliegende Schreiben des Staatskommissars zur Wahrnehmung der Geschäfte des Stadtrats für die Wohlfahrtspflege in Berlin vom 13. Juli 1933 Bezug nehmen, wonach eine Zuweisung von Kindern in das Niehagener Heim [Träger war der DVFjP] nicht mehr erfolgen soll (Pfundtner, 10.8.1933, MPIP-HA, GDA 83).

Nach dem Tode Wagners und der Pensionierung Gütts wurde Conti am 28.8.1939 zum Reichsgesundheitsführer und zum Staatssekretär im RMdI ernannt, womit er zugleich auch Leiter der Abteilung für Volksgesundheit (vormals Gütt) wurde. „Reichsminister Dr. Frick wies sodann auf die frühere Wirksamkeit Dr. Contis im Innenministerium … hin" [12].

In den gesundheitspolitischen Vorstellungen von Conti spielten gesunde Kinder eine besondere Rolle:

» Ohne Kinderreichtum gibt es keinen Aufstieg, nicht einmal Stillstand, sondern nur Rückgang der Volkskraft ([45]:5).
[Nur] ein Volk, das zäh und gläubig von Kindern zu Enkeln sein Leben baut, bestimmt sein Schicksal selbst ([45]:11).

Es gebe eine „Gesundheitspflicht". Vergleichbar mit der Freiluftschulbewegung forderte er den „planmäßigen Einbau der Leibesübungen in die persönliche Lebensführung" ([45]:10).

Es entstand sogar bei seinen Zeitgenossen der Eindruck, Conti sei Kinderarzt. Als der Vorsitzende der DGfK, Birk, diesen Irrtum aufgriff, wurde er von einem Berliner Kollegen korrigiert:

> Andererseits ist Tatsache, dass gerade Conti, der übrigens nicht Kinderarzt ist, aber auf
> Grund seiner Tätigkeit bei Reyher unserem Fach ganz besonderes Interesse entgegenbringt,
> sich in der letzten Zeit und auch weiterhin mit einer ganzen Reihe von Fragen beschäftigt,
> die natürlich zum Teil noch starke Zukunftsmusik sind, bei denen der Kinderarzt aber
> unbedingt gehört werden muss (Hofmeier an Birk, 23.2.1940, HUB-UA, Kinder- und
> Jugendmedizin, DGKJ 0053).

Gemeint war das Konzept der Gesundheitsführung, in dessen Rahmen die Kinderärzte auf eine Ausweitung ihres Einflusses hofften. Bei der Kinderkundlichen Woche in Wien sollte und wollte Conti den Begrüßungsvortrag zum Thema „Umfang und Ziele der Gesundheitsführung im Kindesalter" halten (Conti an Birk, 27.2.1940, HUB-UA, Kinder- und Jugendmedizin, DGKJ 0053). Kurz vor der Veranstaltung musste Schöbel Goebel aber mitteilen: „Vertraulich und lediglich zu Ihrer Kenntnisnahme möchte ich Ihnen mitteilen, dass Staatssekretär Dr. Conti … einen Autounfall gehabt hat und dem Vernehmen nach einen Kieferbruch erlitt" (Schöbel an Goebel, 6.8.1940, HUB-UA, Kinder- und Jugendmedizin, DGKJ 0060). Conti konnte nicht nach Wien kommen.

Auch die Psychotherapeuten vermissten sein Erscheinen, Göring formulierte in Wien:

> Wir wollen auch noch des Mannes gedenken, der es ermöglicht hat, daß die Psychotherapie
> in Deutschland Fuß gefaßt hat: Es ist der Reichsgesundheitsführer Herr Staatssekretär
> Dr. Conti. Er wurde 1933 vom Preußischen Ministerpräsidenten zugezogen, um sein
> Urteil darüber abzugeben, ob unsere Gesellschaft bestehen bleiben solle. Ich habe ihm
> folgendes Telegramm geschickt:„In dankbarer Erinnerung an Ihr entschiedenes Eintreten
> für die Belange der Psychotherapie seit 1933 in Erkenntnis ihrer Wichtigkeit für die
> Volksgemeinschaft, begrüßen Sie die Psychotherapeuten Deutschlands mit dem Wunsche
> recht baldiger Genesung" ([60]:8).

Direkte Kontakte zwischen Conti und den Vorsitzenden der DGKH, Schröder und Villinger, sind nicht belegt. Heinze jedoch hatte 1943 persönlich Kontakt mit ihm [152] und unterstützte ihn im Folgenden mit der Erstellung von Unterlagen:

> Ich habe dem Reichsgesundheitsführer die von ihm geforderte Übersicht über das
> kinderpsychiatrische Schrifttum überreicht (Heinze an Nitsche, 20.1.1944, BArch, R96-I 18;
> Dokument findet sich auch bei [33]:284–285).

Fred Dubitscher (1905–1978)

Fred Dubitscher (1905–1978) war als Mitarbeiter im RGA Rassenhygieniker ([116]:144–145, [152]:451). „Dubitscher-Berlin, vom Reichsgesundheitsamt" war 1937 mit in Paris auf dem 1. Internationalen Kongress für Kinderpsychiatrie (Rüdin Bericht Paris, 1937, MPIP-HA, GDA 41, siehe auch ◘ Abb. 2.5) und in Genf ([173]:376) auf dem 1. Internationalen Kongress für Heilpädagogik. Auf der geplanten 2. Tagung der DGKH war er als Redner vorgesehen.

Rupert Egenberger (1877–1959)

Rupert Egenberger (1877–1959) war 1922 Mitbegründer und 1. Vorsitzender der GfH ([71]:88) sowie Mitherausgeber der *Kifo* von 1923–1935, [37], [71].

Für Egenberger war die Schwachsinnigenschule, die Hilfsschule, eine „heilpädagogische Anstalt" ([37]:28). „Wenn schon Zehn- oder Hunderttausende Entartete und Minderwertige in unserem Volke vorhanden sind", hatte Egenberger erklärt, „so ist, nachdem man die Minderwertigen selbst nicht beseitigen kann, nur die eine Möglichkeit gegeben, mit bitterem Ernste die Auswirkung der Minderwertigkeit und die weitere Verseuchung durch Minderwertige durch heilpädagogische Mittel zu bekämpfen" ([49]:87, zitiert nach D. Hänsel [71]:105–106).

Dieses Konzept, auch sog. Minderwertige heilpädagogisch zu behandeln, wurde ab 1933 von dem von Gregor, Villinger und Schröder über viele Jahre propagierten Konzept der Ausgrenzung von Nichterziehbaren abgelöst. Hilfsschule sollte Leistungsschule werden – keine heilpädagogische Einrichtung.

Franz Exner (1881–1947)

Franz Exner (1881–1947) war seit 1927 Mitglied der Kriminalbiologischen Gesellschaft. 1937 wurde Exner als 3. Vorsitzender in den Vorstand der Kriminalbiologischen Gesellschaft gewählt [102].

Bereits 1936 bildete Exner zusammen mit Sieverts und Lange den neuen Herausgeberkreis der *MKrim*, nachdem Aschaffenburg als „Nicht-Arier" diese Aufgabe abgeben musste. Später traten noch Reiter und Bürger-Prinz hinzu.

Herbert Francke (1885–1947)

Herbert Francke (1885–1947) war Landgerichtsdirektor in Berlin und führendes Mitglied der DVJJ (VJJ Mitgliederliste, undatiert, EZA, 626), ebenfalls Mitglied im Arbeitsausschuss des DVFjP, wie z. B. auch Bonhoeffer, Villinger und Wiedel ([112]:636).

Francke war viele Jahre Mitglied im DVJJ und nahm aktiv z. B. am 6. Jugendgerichtstag 1924 und 7. Jugendgerichtstag 1927 teil, einen 8. Jugendgerichtstag gab es erst wieder 1950.

In der *Zeitschrift für Kinderforschung* war er sowohl in der Weimarer Republik, als auch während des Nationalsozialismus mit vielen Publikationen vertreten, von 1924 bis 1944 ([70]:237 B). Seine Hauptthemen bestanden in der Ausbildung der Jugendrichter, dem Jugendstrafrecht, der Jugendwohlfahrt, den Altersgrenzen im Jugendstrafrecht und der Fürsorgeerziehung. Übersichtsarbeiten zu dem Themenfeld erschienen dann 1932 (Bd. 39), 1932 (Bd. 40), 1934 (Bd. 42), 1934 (Bd. 43), 1935 (Bd. 44), 1936 (Bd. 45), 1939 (Bd. 47), 1943 (Bd. 49) und 1944 (Bd. 50).

1934 wurde Francke Mitglied im sog. Überleitungsausschuss des AFET, zusammen z. B. mit Althaus, Wolff, Hundinger und Polligkeit [4].

In seinem Grußwort für die DVJJ, „der von mir vertretenen Vereinigung" ([54]:8), bei der Gründung der DGKH 1940 in Wien forderte Francke die „richtige Frühdiagnose" durch den „kriminalbiologisch und jugendpsychiatrisch geschulten Arzt", um mit „frühzeitiger Bewahrung" und einer entsprechend „geeigneten erzieherischen Behandlung" dieser Jugendlichen deren weitere Straftaten vermeiden zu können ([54]:6–7). In seinem DVJJ-Grußwort sprach Francke von „unserer Gesellschaft" ([54]:8). H. Stutte [180] erinnerte sich noch viele Jahre später sehr positiv an Franckes Auftritt.

Fritz Goebel (1888–1950)

Fritz Goebel (1888–1950) war über viele Jahre, 1924–1948, der Schriftführer der pädiatrischen Fachgesellschaft, der DGfK ([142]:421). Als Schriftführer der bedeutendsten in Wien 1940 tagenden Fachgesellschaft war er der Hauptverantwortliche für die Organisation der Kinderkundlichen Woche.

Wie viele Pädiater vertrat er die Auffassung, dass die Kinder- und Jugendpsychiatrie ein Teil der Kinderheilkunde sein sollte, und als er vom RGA nach dem Interesse an der zu gründenden DGKH gefragt wurde, gab er entsprechend zur Antwort:

» Meine persönliche Meinung ist die, dass wir eine Gesellschaft für Kinderpsychiatrie und Heilpädagogik auf die Beine bringen und sie der Deutschen Gesellschaft für Kinderheilkunde angliedern sollten. Einen Zuschuss für die geplante Tagung in Höhe bis zu RM 1500.-werden wir ohne Schwierigkeiten zur Verfügung stellen können (Goebel an Rott, 6.4.1940, HUB-UA, Kinder- und Jugendmedizin, DGKJ 0050).

Matthias Göring (1879–1945)

Matthias Göring (1879–1945) war der Vorsitzende der Deutschen Allgemeinen Ärztlichen Gesellschaft für Psychotherapie ([90], [114]:79–87, [152]).

Aus seiner Sicht existierte diese Gesellschaft lediglich, weil Conti „sich seit 1933 dafür eingesetzt [hatte], daß die Tiefenpsychologie dem deutschen Volk erhalten blieb" ([59]:2). Versehentlich bezeichnete Göring Conti in seiner Eröffnungsrede der Wiener Tagung sogar als „Reichsgesundheitsminister", was dieser sicherlich gerne gehört hätte ([60]:8). Göring machte deutlich, dass die Psychotherapeuten „stets Gewicht darauf gelegt [hätten], Kinder zu behandeln, dadurch vorbeugend zu wirken" ([60]:9).

» Auch vom Standpunkt der Volksgesundheit aus ist es eine dringende Aufgabe, frühzeitig therapeutischen Einfluß auf das neurotisch erkrankte Kind und seine Familie zu gewinnen, noch ehe dem Staat und der Familie unabsehbare Kosten erwachsen, beginnend mit Heilverfahren und Zusatzerziehung aller Art, über die Fürsorgeerziehung bis zu den Maßnahmen der Rechtspflege bei jugendlichen Straffälligen ([88]:23).

Als einen Schwerpunkt des Psychotherapeutischen Institutes etablierte Göring deshalb die Abteilung für Erziehungshilfe ([59]:4, [88]:23–27), in direkter Konkurrenz zu den Kinder- und Jugendpsychiatern.

Adalbert Gregor (1877/1878–1971)

Adalbert Gregor (1877/1878–1971) war Anstaltsleiter und einer der Wegbereiter der Kinder- und Jugendpsychiatrie ([44]:512, [70]:71A–79A, [152]:214, 242, 418–419).

Von 1923 bis 1944 gehörte Gregor zum Kreis der Mitarbeiter bei der *Kifo* und „veröffentliche insgesamt 15 Originalarbeiten in der Zeit zwischen 1920 und 1934" allein in dieser Zeitschrift ([70]:72 A). Gregor war seit 1927 Mitglied der Kriminalbiologischen Gesellschaft, wie später auch Rüdin, Reiter, Sieverts und Villinger [99]. Er war auch Mitglied im DVFjP, wo er 1930 zum 2. Vorsitzenden gewählt wurde ([112]:636). Seit 1930 war Gregor zudem auch im Vorstand des AFET ([4]:293).

Gregor war es, der Villinger für den Arbeitsausschuss des DVFjP vorschlagen hatte: „Prof. Gregor schlägt Dr. Villinger, Tübingen zur Zuwahl vor" (DVFjP Vorstandsprotokoll, 24.11.1924, EZA, 626). Villinger wurde gewählt.

Am 1. Internationalen Kongress für Kinderpsychiatrie in Paris 1937 sollte Gregor teilnehmen. Rüdin berichtete aber an Heuyer: „Ferner sind verhindert die Herren: Bumke, Plötz, Bonhoeffer, Gregor, Gaupp und Lange-Breslau" (Rüdin an Heuyer, 14.7.1937, MPIP-HA, GDA 43).

Gregors wissenschaftliches und praktisches Hauptanliegen war nach J. Hagelskamp ([70]:77A–78A) die Differenzierung und Verbesserung der Fürsorgeerziehung. Er propagierte die Mitwirkung oder besser noch Leitung der Fürsorgeeinrichtungen durch Psychiater. Für die „asozialen Zöglinge", wie er sie nannte, forderte Gregor die unbestimmte Unterbringung, ein „Verwahrungsgesetz" zum „Schutz des Individuums vor Verwahrlosung und Sicherung der Gesellschaft vor kriminellen Elementen" ([61]:417) sowie „ausgiebige Arbeitsmöglichkeiten" ([61]:423). „Ähnliche Forderungen vertritt später auch Villinger zur Begründung eines Verwahrungsgesetzes", stellte J. Hagelskamp ([70]:77A) zusammenfassend fest und verwies diesbezüglich auf W. Villinger [197].

Villinger seinerseits zitierte Gregor in Wien als wissenschaftliche Referenz in der Frage der Notwendigkeit einer unbestimmten Bewahrung ([200]:19). Wenig später konnte Gregor erste Erfolge in dieser Frage vermelden:

» Die bestehenden Beziehungen zwischen Fürsorgeerziehung und dem Jugendstrafvollzug wurden durch die Verordnung über die unbestimmte Verurteilung Jugendlicher vom 10. September 1941 noch erweitert ([62]:180).

Arthur Gütt (1891–1949)

Arthur Gütt (1891–1949) war von 1933 bis 1939 Leiter der Abteilung Volksgesundheit beim RMdI ([116]:197, [142]:422, [152]:44), sein direkter Vorgesetzter war Staatssekretär Pfundtner ([154]:111). Gütt hatte „sich mit einer umfassenden Denkschrift zur Neuordnung der Bevölkerungspolitik für seinen neuen Posten empfohlen" ([152]:44) und wurde am 1.5.1933 zum Leiter der Abteilung Volksgesundheit berufen. Seine Aufgabe beschrieb der Reichsinnenminister Frick 1933 wie folgt:

» Außer der wirtschaftlichen und finanztechnischen Umstellung wird das „Öffentliche Gesundheitswesen" zu vereinheitlichen und für rassenhygienische Maßnahmen frei zu machen sein ([55]:7).

An der Säuberung des Fürsorge- und Gesundheitswesens war Gütt führend mitbeteiligt. „Bei der Machtübernahme war das öffentliche Gesundheitswesen völlig zersplittert" ([67]:2) und so galt es „die geforderte Neugestaltung des Gesundheitswesens durchzusetzen und damit die bisherige Zersplitterung, die Aufspaltung in zahlreiche staatliche und kommunale Stellen zu beseitigen" ([69]:70). Ein wichtiger Schritt dazu war das „Gesetz über die Vereinheitlichung des Gesundheitswesens vom 3. Juli 1934", und darin besonders die Bestimmungen über die Gesundheitsämter [106]. Auch eine Vereinheitlichung und eine Reform der medizinischen Ausbildungs- und Bestallungsordnung wurden umgesetzt.

Parallel dazu trieb Gütt die Maßnahmen zur „Erb- und Rassenpflege" voran, vor allem das Gesetz zur Verhütung erbkranken Nachwuchses, die Zwangssterilisation [106].

» Was nutzte es unserem Volke auch, wenn neue Erkenntnisse von Blut und Boden, Rasse und Volkstum gewonnen wurden, wenn es nicht gelang, die Durchführung dieser Ziele zur Tat werden zu lassen, wenn es nicht möglich gemacht wurde, wieder Vererbung und Auslese in ihre natürlichen Rechte zur Gestaltung der Familie und des Volkes einzusetzen ([66]:10).

… daß es nicht höchste Aufgabe eines Staatswesens sein kann, sich zu erschöpfen in falsch verstandener Nächstenliebe zu jedem minderwertigen, asozialen Geschöpf ([66]:9).

Für die praktische Umsetzung der Erb- und Rassenpflege „hat dann der Reichsausschuß für Volksgesundheitsdienst … die Aufgabe, in enger Verbindung mit dem Reichsministerium für Volksaufklärung und Propaganda und in enger Fühlungnahme mit der Ärzteschaft die geistige und seelische Bereitschaft unseres Volkes zur Aufnahme der Forderungen der Erbgesundheits- und Rassenpflege zu fördern" ([65]:8–9).

Zur Unterstützung dieser Ziele unterstand auch die GDNP dem Reichsausschuss für Volksgesundheitsdienst. Gütt hatte mithilfe von Rüdin die Zusammenlegung der neurologischen und psychiatrischen Fachgesellschaften durchgesetzt [152]. Für Gütt war die Kinder- und Jugendpsychiatrie Bestandteil der Erwachsenenpsychiatrie und Neurologie, organisatorisch also der GDNP zugeordnet. So beauftragte er 1937 den Vorsitzenden der GDNP Rüdin mit der Delegationsleitung der deutschen Kinderpsychiater in Paris. Rüdin erhielt schon vorab vom RMdI die Erlaubnis, die internationalen Kinderpsychiater zu einer 2. Tagung ins Deutsche Reich einzuladen. Rüdin war auch als Vorsitzender dieses 2. internationalen Kongresses vorgesehen, wie ein Beschluss des GDNP-Beirates belegt, der satzungsgemäß vom RMdI bestätigt werden musste (GDNP Protokoll Beiratssitzung, 24.9.1938, MPIP-HA, GDA 30). Die Deutsche Arbeitsgemeinschaft für Kinderpsychiatrie wurde im März 1939 in Wiesbaden im Rahmen der GDNP-Jahrestagung als Untergruppe der GDNP gegründet.

Gütts Jagdunfall 1938/1939 und die folgende Pensionierung 9/1939 ([142]:422) veränderten spürbar die Machtverteilung im Psychiatrienetz. Sein Nachfolger Conti tendierte eher zu den Pädiatern. Letztlich wurden die Kinder- und Jugendpsychiater zusammen mit den Heilpädagogen 1940, ein Jahr nach der Pensionierung von Gütt, als eine von der GDNP offensichtlich unabhängige Fachgesellschaft gegründet.

Franz Hamburger (1874–1954)

Franz Hamburger (1874–1954) war der pädiatrische Ordinarius in Wien und 1940 der Gastgeber der Kinderkundlichen Woche ([31]:75–81, [44]:514, [81]).

Hamburger beschäftigte sich schon frühzeitig mit dem Thema der Behandlung von psychisch kranken Kindern und Jugendlichen durch Pädiater. 1924 besuchte er die Tagung der GfH und hielt dort einen Vortrag mit dem Thema: „Psychische Therapie im Kindesalter" [107]. Auch auf dem 1. Internationalen Kongress für Kinderpsychiatrie war Hamburger nicht nur anwesend, sondern auch Mitglied im „Ausführungs-Komitee" der Internationalen Kinderpsychiater für das Land Österreich ([188]:128).

Angeregt durch Conti und dessen Konzept der Gesundheitsführung, entwickelte Hamburger die Idee der „Kindergesundheitsführung" und den Begriff „ärztliche Kinderkunde" anstatt Kinderheilkunde (Hamburger, 1940, HUB-UA, Kinder- und Jugendmedizin, DGKJ 0049). Anfang 1940 versuchte Hamburger, den Vorstand der DGfK für dieses Konzept zu gewinnen, indem er den Vorsitzenden Birk anschrieb (Hamburger, 9.2.1940, HUB-UA, Kinder- und Jugendmedizin, DGKJ 0048) und sein Konzept vorstellte (Hamburger, 9.2.1940, HUB-UA, Kinder- und Jugendmedizin, DGKJ 0053). Andere Pädiater unterstützten ihn, um „durch die Gesellschaft für Kinderheilkunde Fühlung mit den leitenden Staats- und Parteistellen zu bekommen, um die Gesundheitsführung unserer Kinder weiter zu verbessern, und den Unterricht in der Kinderheilkunde an den Universitäten gebührend auszubauen" (Duken an Birk, 15.2.1940, HUB-UA, Kinder- und Jugendmedizin, DGKJ 0053). Auch um eine Namensänderung der pädiatrischen Fachgesellschaft bemühte sich Hamburger im Februar 1940, traf aber auf Ablehnung. Goebel hatte andere Sorgen:

> » Dass wir statt „Kinderheilkunde" den Namen „ärztliche Kinderkunde" einführen, halte ich
> während des Krieges für nicht diskussionswichtig (Goebel an Birk, 19.2.1940, HUB-UA,
> Kinder- und Jugendmedizin, DGKJ 0048).

Im September 1940 war Hamburger dann Gastgeber der Kinderkundlichen Woche in Wien. Die Namensgebung für diese Tagungswoche zeugte von einer gewissen Nähe zu den programmatischen Vorstellungen Hamburgers von „ärztliche Kinderkunde" ([81]:134–135).

In seinem Diskussionsbeitrag grenzte sich Hamburger, zur Vorsicht mahnend, besonders von Schröder ab, indem er feststellte, „daß wir bei der Prognosestellung über den Charakter der Kinder und über ihre voraussichtliche Leistungsfähigkeit und Wertigkeit sehr vorsichtig sein sollen". Er forderte die Kliniken offensiv auf, nicht nur „heilpädagogische(n) Abteilungen" an Kinderkliniken, sondern zusätzlich auch Kinderhorte zu gründen, wie es an der „Wiener Kinderklinik" bereits geschehen sei ([24]:117).

Seine Äußerungen wurden sogar in der Tagespresse wahrgenommen: Die „Verschüttung von Fehlentwicklungen" muss im Kindesalter beginnen.

> » Wie wichtig das ist, zeigt die Tatsache, daß nach den Worten Prof. Hamburgers, des Direktors
> der Wiener Universitätskinderklinik, 85 v. H. der Erkrankungen des Kindes seelisch bedingt
> sind (Berliner Lokal-Anzeiger, 7.9.1940, „Warum unartige Kinder").

Carl Hamel (1870–1949)

Carl Hamel (1870–1949) war 1926–1933 Präsident des RGA und im Vorstand des DVFjP aktiv. 1933 ging er in den vorzeitigen Ruhestand und Reiter wurde sein Nachfolger ([116]:190–191, [152]:32).

Heinrich Hanselmann (1885–1960)

Der Schweizer Heinrich Hanselmann (1885–1960) war Mitglied im Vorstand der GfH und Mitherausgeber der *Zeitschrift für Kinderforschung* ([44]:515), wodurch er vielfältige Kontakte zu Ruth von der Leyen hatte.

Hanselmann fungierte als 1. Vorsitzender der 1939 erstmals tagenden internationalen Heilpädagogen.

Walter Hecker (1889–1974)

Walter Hecker (1889–1974) war als Landesrat bei der Rheinischen Provinzialverwaltung mit Fragen der Jugendhilfe befasst, er war Leiter der Abteilung „Fürsorgeerziehung und Jugendwohlfahrt" sowie des Landesjugendamtes ([74]:388, [152]:346).

Hecker war seit 1930 Mitglied des AFET-Vorstands und seit 1934 auch Mitglied des sog. Überleitungsausschusses des AFET, zusammen mit Althaus, Hundinger, Francke und Polligkeit ([4]:294).

In Wien, auf der Gründungstagung der DGKH, erläuterte Hecker, dass der Einsatz von Fürsorgeressourcen sich nach dem „voraussichtlichen Nutzen oder dem Erfolg des öffentlichen

Erziehungsaufwandes für den Zögling selbst und vor allem für die Volksgemeinschaft" richtete. Die „Erbbedingtheit der … Verwahrlosungserscheinungen" und eine mögliche „Unerziehbarkeit" seien zu klären, um eine „Trennung der erbgesunden Erfolgsfälle von den erbgeschädigten Schwererziehbaren" durchführen zu können ([77]:29). Denn „selbst wenn einmal ein einzelner Zögling dieser Art [der Erbgeschädigten] für seine Person vorübergehend gebessert und scheinbar resozialisiert war", so sei das „für die gegenwärtige Generation ein finanzieller und für die kommende ein bevölkerungspolitischer" Misserfolg, weil seine „erbbiologische Minderwertigkeit [nur] ‚überdeckt'" werde ([77]:30).

Auch Hecker forderte wie Villinger ein „Bewahrungsgesetz", zusätzlich zeitnah „wenigstens die Bereitstellung einer vorläufigen polizeilichen Ersatzeinrichtung" ([77]:37). In seinem Verwaltungsalltag beklagte er jedoch wenig später, dass diese notwendige „Differenzierung" der Fürsorgeanstalten „aufgehalten bzw. völlig zurückgeworfen" wurde durch „die Inanspruchnahme mehrerer Heime zu Kriegszwecken" (Hecker, 4.7.1941, BArch, R36-1955, S. 3).

Hans Heinze (1895–1983)

Hans Heinze (1895–1983) war Anstaltsleiter und Vorsitzender der DGKH, wahrscheinlich ab Frühjahr 1942 ([30], [34], [44]:340–366, [46], [119], [120], [122]:110–112, [146], [152]).

Heinze war einer der „Aktivisten der ‚Euthanasie'" [34] und überzeugt von der Einheit von Aussortieren, Heilen und Forschen. Mit ihm als Vorsitzendem der DGKH wurde die NS-Rassenpflege Bestandteil der Programmatik der DGKH.

In seinen programmatischen „Vorschlägen für eine zukünftige Neugestaltung jugend-psychiatrischer Anstalten" vom 6.2.1942 bezog sich Heinze auf den Artikel „Stiefkinder der Nation" aus *Das Schwarze Korps. Zeitung der Schutzstaffeln der NSDAP*, wo „eine reinliche Scheidung zwischen den für die Volksgemeinschaft wertvollen und wertlosen Zöglingen gefordert" wurde (Heinze Vorschläge, 6.2.1942, BArch, R96-I-9, S. 2, siehe auch ◻ Abb. 2.10). Weiter war dort zu lesen:

» Daß man Schwachsinnige und Psychopathen, also Erbkranke von der Volksgemeinschaft absondert, in geschlossenen Heimen unterbringt und versucht, sie zu einer ihrem beschränkten Verstand entsprechenden Leistung anzuhalten, ist selbstverständlich. Daß man kriminelle und asoziale Elemente gleichfalls absondert und zwar – wenn sie nicht besserungsfähig sind – für immer absondert, ist gleichfalls selbstverständlich [10].

Heinze war überzeugt davon, dass die Kinder- und Jugendpsychiater diese „reinliche Scheidung" vornehmen konnten, dass sie mit der Charakterologie über die dafür notwendige Methode verfügten, und forderte wiederholt „jugendpsychiatrisch geleitete Aufnahme- und Beobachtungsabteilungen" (Heinze Vorschläge, 6.2.1942, BArch, R96-I-9, S. 2, siehe auch ◻ Abb. 2.10).

Nach dem Krieg spielte Heinze keine bedeutende Rolle mehr in der Fachgesellschaft. Ohne ein Wort der Distanzierung wurde seiner nach dem Tod 1983 gedacht: „Der Vorsitzende gedachte der im letzten Jahr verstorbenen Mitglieder: … Prof. Dr. Hans Heinze" ([148]:402).

Georges Heuyer (1884–1977)

Georges Heuyer (1884–1977) war der Organisator des 1. Internationalen Kongresses für Kinderpsychiatrie 1937 in Paris und zeitweise Mitherausgeber der *Zeitschrift für Kinderforschung* von 1934 bis 1935 (Bd. 43–44; [44]:459–463).

In der *Kifo* veröffentlichte Heuyer aber lediglich 2 Originalarbeiten: eben 1934 und 1935, Bd. 43 und 44 ([70]:239B).

Werner Heyde (1902–1964)

Werner Heyde (1902–1964) war medizinischer Mitarbeiter bei der KdF ([44]:518, [152]). In die Vorbereitungen zur Jahrestagung der GDNP im Herbst 1941 in Würzburg war er als lokaler psychiatrischer Ordinarius eingebunden. Da auch die 2. Tagung der DGKH in Würzburg hätte stattfinden sollen, beteiligte er sich an der Debatte um die Nachfolgeregelung von Schröder und bezog klar Stellung zugunsten von Heinze, mit dem er bei der KdF zusammengearbeitet hatte ([152]:352).

Ina Hundinger (1901–2000)

Ina Hundinger (1901–2000) war Geschäftsführerin des Evangelischen Reichserziehungsverbandes (EREV). 1934 wurde sie Mitglied des sog. Überleitungsausschusses des AFET [4]. 1940 war sie in Wien als Vertreterin der Inneren Mission zu Gast (Hundinger Bericht über die Tagung der DGKH, ohne Datum, ADE, EREV 277). Zudem gehörte sie zu den wenigen bekannten Mitgliedern der DGKH; sie wurde zumindest bei der DGKH angemeldet, nach einer handschriftlichen Notiz auf der entsprechenden Postkarte der DGKH (DGKH Postkarte, 14.10.1940, ADE, EREV 277).

Max Isserlin (1879–1941)

Max Isserlin (1879–1941) war Leiter der Heckscher Klinik in München ([36], [44]:520–521, [117]). Isserlin war seit 1922 Vorstandsmitglied der GfH und seit 1923 Mitherausgeber der *Kifo*. In seinem programmatischen Beitrag 1922 auf der 1. Tagung der GfH mit dem Titel „Psychiatrie und Heilpädagogik" machte Isserlin deutlich, dass die Psychiatrie „der Erkenntnisboden [sei], auf welchem allein ein zielbewußtes Handeln für die Erziehung des Abnormen erwachsen kann" ([82]:4).

» Da die Psychiatrie als medizinische Disziplin die krankhaften Erscheinungen bekämpft, so liegt es ihr ob, die Grenze anzugeben, wo Erscheinungen als ausgesprochen krankhafte außerhalb jeder erzieherischen Bemühung bleiben müssen. Ihr liegt es auch ob, die Wege anzudeuten, auf denen die erzieherische Bemühung sich der krankhaften Individualität anzupassen hat ([82]:10).

Vergleichbares führte er in der ersten Ausgabe der *Zeitschrift für Kinderforschung* in seinen einleitenden Worten aus [83] – die Psychiatrie gewann in der vormals vorwiegend pädagogischen Zeitschrift an Bedeutung.

Isserlin musste 1934 den Herausgeberkreis der *Kifo* verlassen, weil er als „Nicht-Arisch" eingestuft wurde. Die Aktivitäten der GfH ruhten. Er verlor die Leitung der Heckscher Klinik und emigrierte 1939 nach England, wo er 1941 verstarb.

Franz Kramer (1878–1967)

Franz Kramer (1878–1967) war ein Pionier der Kinder- und Jugendpsychiatrie [179], wie Stutte ihn noch 1967 bezeichnete. In der Literatur wurde er jedoch nur selten berücksichtigt ([56], [90], [121], [122]:79–101).

Kramer war Oberarzt an der Charité unter Bonhoeffer und verantwortlich für die Kinderbeobachtungsstation, eine der wenigen im Deutschen Reich. Aber schon bevor die Kinderbeobachtungstation 1921 gegründet wurde, war Kramer im Bereich der Kinder- und Jugendpsychiatrie als gerichtlicher Gutachter tätig und zusammen mit von der Leyen an der Gründung der DVJJ beteiligt. Die forensische Kinder- und Jugendpsychiatrie blieb einer seiner praktischen und wissenschaftlichen Schwerpunkte und er erwarb dadurch „große Verdienste ... um ... eine psychologisch orientierte forensische Behandlung jugendlicher Rechtsbrecher" [179].

Weitere praktische und wissenschaftliche Schwerpunkte waren für Kramer „die kindlichen Schwererziehbarkeitszustände und jugendliche Anpassungsstörungen" [179]. Früh deutete Kramer an, dass die Dauer der Fürsorge einen wichtigen Aspekt der Behandlung darstellte:

» Wesentlich ist dabei, daß die Fürsorge für den jugendlichen Psychopathen nicht zu zeitig aufhört. Wie schon erwähnt, erfolgt die sittliche Reifung des Psychopathen oft erst in sehr verspäteter Weise, und die Erfahrung lehrt, daß, wenn es gelingt, diese Jugendlichen bis zu diesem Zeitpunkt, der oft erst Mitte oder Ende der 20 er Jahre erreicht ist, zu bringen, ohne daß sie sozial scheitern, wir brauchbare und sich in die Rechtsordnung fügende Menschen erzielen können. Zu berücksichtigen ist auch, daß, was wir an psychischer Eigenart bei den Psychopathen in späteren Jugendjahren oder im erwachsenen Alter vorfinden und was wir fälschlich lediglich als Produkt der Anlage betrachten, zu einem erheblichen Teil die Rückwirkung unzweckmäßiger Erziehungs- und Strafmaßnahmen, des sozialen Scheiterns ist [91].

Diese damals als Psychopathen bezeichneten Kinder und Jugendlichen wurden zum Behandlungs- und Forschungsschwerpunkt der 1921 gegründeten Beobachtungsstation an der Charité und des DVFjP. 14 Jahre nach Kramers ersten Hypothesen konnten von der Leyen und er 1934 in einer Longitudinalstudie diese Annahmen wissenschaftlich erhärten – zu spät, denn die dann schon vorherrschende wissenschaftliche Auffassung von der Erblichkeit des Charakters, vertreten z. B. durch Rüdin und Schröder, wollte dieses Ergebnis nicht mehr zur Kenntnis nehmen. Die wissenschaftliche Karriere Kramers war damit beendet [147].

Kramer war Gründungs- und Vorstandsmitglied des DVFjP und seit 1923 auch Mitherausgeber der *Kifo*. Alleine in der *Kifo* veröffentlichte Kramer 10 Originalarbeiten ([70]:240B). Nach der Machtergreifung durch die Nationalsozialisten änderte sich alles. Kramer trat bereits 1933, nach vielen Diskussionen, von sich aus in einem Akt der Selbstgleichschaltung von seinem Vorstandsposten des DVFjP zurück. Nachdem Villinger im November 1935 der leitende Herausgeber der *Kifo* wurde, verlor Kramer auch seine Mitherausgeberschaft. Er verlor auch die Lehrerlaubnis und die Anstellung an der Charité [122]. Kramers internationaler Ruf war aber ungeschmälert. So gehörte er 1937, wie auch sein Chef Bonhoeffer, zum sog. Ehrenkommittee des 1. Internationalen Kongresses für Kinderpsychiatrie in Paris ([44]:35). Er durfte jedoch nicht anreisen, weil Rüdin, der deutsche Delegationsleiter für Paris, feststellte:

» Prof. Kramer (Prof. Franz Kramer, Berlin W 62; Bruggrafenstraße 17), dessen Identität ich unterdessen ermittelt habe, ist Nicht-Arier, weshalb seine Dokumente (Devisenbewilligung) auch zurückgehen (Rüdin an Deutsche Kongreß-Zentrale, 10.7.1937, MPIP-HA, GDA 43).

Kramer, einer der führenden Kinder- und Jugendpsychiater der Weimarer Republik, wurde also nach 1933, als „Nicht-Arier" und zudem unpassende wissenschaftliche Positionen vertretend, aus der Szene der Heilpädagogik und der sich langsam herausbildenden Kinder- und Jugendpsychiatrie verdrängt. Er wanderte 1938 aus Deutschland aus und kehrte nie zurück. Seine Rolle in der Geschichte der Kinder- und Jugendpsychiatrie geriet fast vollständig in Vergessenheit.

Der Name Kramer ist weiter in der Kinder- und Jugendpsychiatrie durch das sog. Kramer-Pollnow-Syndrom, heute bekannt als Aufmerksamkeitsdefizit-Hyperaktivitätsstörung, präsent.

Die Forschungen dazu waren wiederum aufs Engste mit dem DVFjP verbunden: „Das Kinder-material diente ferner als Unterlage für eine Arbeit von Herrn Prof. Kramer über hyperkineti-sche Kinder" (von der Leyen an Preußisches Ministerium für Wissenschaft, Kunst und Volksbil-dung, 6.3.1931, BArch, R4901-1355), berichtet von der Leyen an das Ministerium. Sie hätten – so der Bericht 2 Jahre später – weitere „Fälle von hyperkinetischen Erkrankungen im Kindesalter" behandelt und Kramer sowie Pollnow hätten einen entsprechenden Artikel veröffentlicht (von der Leyen an Preußisches Ministerium für Wissenschaft, Kunst und Volksbildung, 17.3.1933, BArch, R4901-1355).

Alfred Krampf (1891–?)

Alfred Krampf (1891–?) war Mitglied der NSLB Reichsfachschaft V und bis zu seiner Einbe-rufung 1939 auch der „Reichsfachgruppenleiter für die Hilfsschule" ([72]:29). Weil er zustän-dig für das Hilfsschulwesen war, vertrat er 1937 die NSLB Fachschaft V beim 1. Internationalen Kongress für Kinderpsychiatrie in Paris. In Wien 1940 nahm Krampf vermutlich kriegsbedingt nicht teil. Für die 2. Tagung der DGKH war Krampf jedoch für einen der beiden Hauptvorträge samt Präsentation vorgesehen [72].

Für eine Hilfsschule als Leistungsschule war der „Ausleseprozess" von besonderer Bedeu-tung und hierfür forderte Krampf die enge Kooperation zwischen „dem Psychiater und dem Heilpädagogen" ([98]:431).

» Der deshalb vorzunehmende Ausleseprozeß erstreckt sich demnach auf die Frage der Erfolgsaussichten, die für das Individuum vorliegen.

Dementsprechend sollten dann drei verschiedene Lerngruppen gebildet werden: a) „geistig Geschädigte", b) „schulisch dauernd Leistungsunfähige mit normaler Intelligenz", c) „psycho-pathische Konstitutionen … die nach Meinung der Ärzte durch besondere Behandlung … mit Erfolg erziehbar sind". Die noch „schwereren Fälle" sollten von den anderen Gruppen „entfernt untergebracht werden" ([71]:50, [97]:182). Auf der 2. Tagung der DGKH sollten, thematisch passend, „Alfred Krampf über den Hannoverschen Hilfsschulversuch, der die Hilfsschule in Züge differenziert, und Karl Tornow über das Magdeburger Ausleseverfahren für Hilfsschulen vortragen" ([72]:287).

Ernst Kretschmer (1888–1964)

Ernst Kretschmer (1888–1964) war, wie auch Schröder, seit 1935 Mitglied des Beirates der GDNP ([44]:522, [152]). Kretschmer nahm zwar 1937 in Paris auf dem 1. Internationalen Kongress für Kinderpsychiatrie teil, verfügte selbst in Marburg aber nicht über eine Kinderbeobachtungssta-tion und hatte sich auch publizistisch nicht zum Thema geäußert. Mit Villinger verband ihn die gemeinsame Ausbildung und Arbeit bei Robert Eugen Gaupp (1870–1953) in Tübingen. Kretsch-mer schätzte Villinger 1935 gegenüber Rüdin als seinen „Schüler" ein (Kretschmer an Rüdin, 27.12.1935, MPIP-HA, GDA 129).

Kretschmer ging 1933 ein Bündnis mit Rüdin ein, im Bestreben die Integration der Psycho-therapie in die psychiatrische Fachgesellschaft voranzubringen ([152]:53–57). Auch deshalb wurde Kretschmer zu einem langjährigen GDNP-Beiratsmitglied, wo auch Schröder von 1935 bis 1938 Mitglied war ([152]:108–116).

Erwin Lesch (1893–1974)

Erwin Lesch (1893–1974) war langjähriger 1. Geschäftsführer der GfH [78]. Als 1. Geschäftsführer der GfH gab Lesch mehrere Kongressberichte beim Springer-Verlag heraus (beispielsweise [109]). Als Hilfsschullehrer ([72]:274) wurde Lesch 1933 Mitglied beim NSLB, konkret der Fachschaft V. Er veröffentliche gelegentlich in der Zeitschrift *DdS*, wie z. B. seine Tagungsankündigung 1934, unter dem Thema: „Heilpädagogik im Dienste der Volksgesundung – Vererbung und Erziehung". Auf der Rednerliste befanden sich neben den Vertretern der Fachschaft V und der Kriminalbiologischen Gesellschaft auch Rüdin, Schröder und Gregor [110].

Lesch beschäftige sich intensiv mit der Schülerauswahl für die Hilfsschulen und den Unterrichtsinhalten, wobei er mit Tornow zusammenarbeitete ([78]:37–38). Er entwickelte ein spezielles „Aufnahmeverfahren", das „Münchener Sichtungsverfahren", mit dem schul- und bildungsunfähige Kinder identifiziert werden sollten ([78]:38). In Wien 1940 hielt Lesch einen Vortrag über „Sichtung der Schulversager – eine heilpädagogische Aufgabe" ([152]:346). Es ging ihm „um eine Sichtung des schlechten Schülermaterials der allgemeinen Volksschule" ([111]:111), mit dem Ergebnis, „die Volksschule wird spürbar entlastet", die „Hilfsschulneuaufnahmen verdoppelten sich", es erfolgte ein „innerer Ausbau der Hilfsschule …, die alte ‚Schwachsinnigenschule' ist verschwunden, an ihre Stelle ist die Leistungshilfsschule getreten mit Ertragswert im neuen Geiste" ([111]:115).

Die GfH wurde 1940 in Wien, obwohl seit Jahren nicht mehr nachweislich aktiv, begrüßt ([162]:68). Ob Lesch in Wien die GfH repräsentierte, ist unklar, jedoch wurde er von der NSLB Fachschaft V nicht als Teil ihrer eigenen Delegation in Wien betrachtet ([211]:371).

Herbert Linden (1899–1945)

Herbert Linden (1899–1945) war Referent im RMdI in der Abteilung IV Volksgesundheit, erst unter Gütt und später unter Conti ([44]:524, [114]:345, [142]:428, [152]). Zu den Aufgaben von Linden gehörte auch die Betreuung der psychiatrischen ([152]:81) und psychotherapeutischen Fachverbände ([114]:385).

Am 28.6.1941 wurde Linden von Rüdin in die Nachfolgeregelung von Schröder miteingebunden ([152]:350–352). Da er aber der zuständige Referent und offensichtlich nicht entscheidungsbefugt war, bat ihn Rüdin lediglich, ihm seine „Ansicht über Villinger und auch über Heinze zu schreiben". Im weiteren Verlauf des Schreibens wies Rüdin zudem darauf hin, dass die Ernennung des bisherigen Vorstands der DGKH „vom Reichsgesundheitsamt … " „durchgeführt wurde", nach Abstimmung mit Linden und Rüdin (Rüdin an Linden, 28.6.1941, BArch, R96 I 11, siehe auch ◘ Abb. 2.9). Linden antwortete Rüdin einfach nicht, worüber sich dieser ärgerte (Rüdin an Nitsche, 8.7.1941, BArch, R96 I 11, auch zitiert in [152]), und er sprach dann später lediglich eine „Empfehlung" zugunsten von Heinze aus (Rüdin an Nitsche, 14.7.1941, BArch, R96 I 11, auch zitiert in [44]). Die Meinung von Lindens Vorgesetztem Conti in dieser Sache ist nicht bekannt, es dauerte jedoch noch Monate bis der für die Berufung zuständige Reiter sich für Heinze entschied [146].

Anton Maller (1891–1964)

Anton Maller (1891–1964) war Generalsekretär der internationalen Heilpädagogen ([173]:356) und 2. Schriftführer der DGKH ([146]:351). Im Vorstand der DGKH vertrat Maller die internationalen Heilpädagogen (Rüdin an Linden, 28.6.1941, BArch, R96 I 11, siehe auch ◘ Abb. 2.9). In einer „Mitteilung" der DGKH nach dem Tode Schröders im September 1941 wurde er als Kontaktperson angegeben: „Anfragen sind zu richten an: Dir. Anton Maller, Tullnerbach bei Wien" (DGKH Mitteilung, Eingangsstempel 22.9.1941, BArch, R4901 / 1140).

Hans Muthesius (1885–1977)

Hans Muthesius (1885–1977) war 1933 unter Polligkeit Referent beim DVföupF ([74]:400–401, [154], [209]:165). Ab Dezember 1939 arbeitete Muthesius beim RMdI in der Abteilung Volksgesundheit, die durch Conti geleitet wurde [74], [154].

Muthesius arbeitete in der „Unterabteilung IV W" und sollte sich um die „Bearbeitung der Sachgebiete ‚Jugendwohlfahrt' und ‚Besondere Fürsorgemaßnahmen aus Anlaß des Krieges'" kümmern ([154]:115). Unter anderem war er zuständig für „Kinder- und Jugendfürsorge", „gemeinschaftsfremde Jugendliche" und „Maßnahmen gegen Gemeinschaftsfremde" ([154]:115–120). Konkret kümmerte er sich auch um die „Jugendschutzlager" und das „Gemeinschaftsfremdengesetz" ([141]:271–272, [154]:126–135), innerhalb dessen die Bewahrung ein von den Kinder- und Jugendpsychiatern geforderter Bestandteil war ([209]:187–208). Beide Tätigkeitsfelder bildeten Kooperationsbereiche mit der Kinder- und Jugendpsychiatrie. Die Betreuung der sog. Jugendschutzlager durch Kinder- und Jugendpsychiater hatte Heinze ausdrücklich in seinen programmatischen „Vorschlägen für eine zukünftige Neugestaltung jugend-psychiatrischer Anstalten" vom 6.2.1942 aufgenommen (Heinze Vorschläge, 6.2.1942, BArch, R96-I-9; siehe auch ◘ Abb. 2.10).

Nach 1945 wurde Muthesius schnell einer der führenden Fürsorgefunktionäre und kooperierte vielfältig mit den Kinder- und Jugendpsychiatern ([80]:125, [154]:179–189). 1948 wurde Muthesius Beigeordneter des Deutschen Städtetages und Vorstandsmitglied beim DVföupF. 1950 wurde er Beiratsmitglied bei dem AFET und 1. Vorsitzender der Arbeitsgemeinschaft für Jugendpflege und Jugendfürsorge ([154]:315–316).

Paul Nitsche (1876–1948)

Paul Nitsche (1876–1948) war Anstaltsleiter, langjähriger Geschäftsführer der GDNP, dann weiterhin Beiratsmitglied der GDNP und arbeitete ab dem 6.5.1940 als medizinischer Mitarbeiter für die KdF ([44]:525–526, [115], [152]). Er wurde ferner bekannt für die Entwicklung des „Luminal-Schemas", welches zur Standardmethode des heimlichen Kindermordes nach dem Stopp der „Aktion T4" wurde ([152]:291).

Nitsche war an der Diskussion um die Nachfolgeregelung für Schröder beteiligt. Rüdin bat ihn um Unterstützung im Dialog mit Reiter. Nitsche setzte sich für den rassehygienisch radikaleren Heinze ein ([152]:350–353).

Hans Pfundtner (1881–1945)

Hans Pfundtner (1881–1945) war Leitender Staatssekretär im RMdI ([74]:404, [142]:431). Er war es, der die Auflösung des DVFjP 1933 persönlich anordnete. Staatssekretär Pfundtner war der direkte Vorgesetzte von Gütt ([154]:111). Über seine Rolle im Gesundheits- und Fürsorgewesen ist bislang aber wenig bekannt ([152]:284).

Wilhelm Polligkeit (1876–1960)

Wilhelm Polligkeit (1876–1960) war über Jahrzehnte einer der wichtigen Fürsorgefunktionäre. Er war Vorsitzender des DVföupF, zeitweise auch Geschäftsführer, und Vorstandsmitglied des AFET, später auch im sog. Überleitungsausschuss des AFET ([4], [74]:405–406, [141], [142]:432, [209]:34–35).

Nach 1945 entwickelte Polligkeit sich sehr schnell wieder zu einem der führenden Funktionäre in seinem Feld. Schon 1946 gelang es ihm, die Besatzungsverwaltung von der Notwendigkeit der Neugründung des DVföupF zu überzeugen ([154]:179–189). Er hatte besonders über den AFET vielfältige Kontakte zu den Kinder- und Jugendpsychiatern.

Polligkeit war durch seine Funktionen über Jahrzehnte und über die verschiedenen Systeme hinweg an der Fürsorgegesetzgebung beteiligt. Ein Thema mit hoher Kontinuität war dabei immer die Notwendigkeit der Bewahrung. Als Polligkeit 1950 bei dem AFET einen Vortrag hielt ([3]:35–42), begründet er die Notwendigkeit der Bewahrung von „Schwerst- oder Unerziehbaren", wie auch in den Jahren zuvor, mit dem „Schutz der Öffentlichkeit" ([3]:42).

Hans Reiter (1881–1969)

Hans Reiter (1881–1969) war Präsident des RGA von 1933 bis 1945 ([44]:528, [116], [142]:162–164, 433, [152]). Bereits am 25.7.1933 übernahm Reiter, ein international bekannter Hygieniker, zunächst kommissarisch, ab Oktober 1933 dann endgültig das Präsidentenamt am RGA von Carl Hamel [116].

Bereits an der Universität Rostock hatte sich Reiter intensiv mit Fragen der Sozialhygiene und dem Konzept von Anlage und Umwelt beschäftigt ([116]:213–227). Diese Forschungen haben sein Verständnis von Erziehung geprägt, welches Reiter 1932 zusammenfassend so darstellte:

» Der Erzieher hat demnach in seiner Arbeit weitgehend die biologische Struktur jedes Einzelmenschen, die menschlichen „Bausteine", zu beachten. Erziehung kann nur ein „Gestalten" bedeuten, Erzieher sind Baumeister, sie schaffen nicht den „Baustoff". Das Ziel jeder Erziehung muß sein: Beste Lebensbrauchbarkeit des einzelnen! Der Erzieher hat bei seiner Arbeit die „Erziehbarkeit", die eine Funktion der biologischen Anlage ist, zu benutzen. Da jedoch, wie wir gesehen haben, die Anlagen des Einzelmenschen ganz verschiedenartige sind, ist eine weitgehende Individualisierung unter Verwendung der verschiedensten Erziehungswege nötig ([127]:460).
Anlage selbst begrenzt die beste pädagogische Arbeitsleistung! Der Erzieher muß sich darüber im Klaren sein, daß durch keine Form der Erziehung eine Änderung der Erbanlage möglich ist! ([127]:461).

Als Präsident des RGA ordnete Reiter diese Erkenntnisse in das besonders von Conti propagierte Konzept der Gesundheitsführung und die wirtschaftlichen Anforderungen ein:

» Die Ergebnisse der Gesundheitsführung treten damit in ein enges Verhältnis zur Leistung der Wirtschaft, weil eine gesunde Wirtschaft gesunde Menschen mit hohen Leistungsmöglichkeiten zur Voraussetzung hat ([130]:474).

Die „biologische Erziehungsdiagnostik" wurde der Ausgangspunkt von Auslese und Erziehung:

» Für die Erziehung mußte natürlich die erbbiologische Erkenntnis eine grundsätzliche Verschiebung der ganzen Arbeitsbasis bringen. Nachdem man erkannt hatte, daß jede Erziehung – selbst die hochwertigste – den Rahmen der Erziehungsmöglichkeiten, dessen Grenzen erbbiologisch absolut festgelegt und unveränderlich sind, nicht sprengen kann, wird das Ziel jeder Erziehungsaufgabe nur darin liegen können, die Erziehungskunst bis zur äußersten Grenze dieses Rahmens auszuweiten. Die biologische Erziehungsdiagnostik, d. h. die Erkennung aller Erziehungsmöglichkeiten für jeden einzelnen Menschen, muß die notwendige Voraussetzung aller Erziehungskunst darstellen, nur dann werden den Erziehern und Lehrern Enttäuschungen erspart, - und nur unter dieser Form der Erziehung werden wir einmal in der Lage sein, das große und staatswichtige Problem der menschlichen Auslese richtig zu lösen! Dieses Problem der Auslese ist ein biologisch-gesundheitliches, es kann nur gemeinsam von Arzt und Lehrer auf Grund unserer biologischen Erkenntnisse gelöst werden, - es muß aber baldigst der Lösung näher gebracht werden, weil nur diese Lösung bei Durchsetzung aller verantwortlichen Stellen eines Staates mit den wertvollsten und tüchtigsten Menschen dafür bürgt, daß aus dem ganzen Volk die höchste Leistung herauswachsen kann. Die Prüfung der Auslese hat dabei nicht nur auf die Anlage von Intelligenz zu achten, sondern auch auf die der zahlreichen verschiedenartigsten Charaktereigenschaften, die neben der Intelligenz das schließliche Wissen, die Fähigkeiten und die Ethik der ganzen Persönlichkeit bedingen ([130]:476).

Arzt und Pädagoge können die „Erkennung aller Erziehungsmöglichkeiten" nur gemeinsam leisten – passend zu dieser Grundauffassung wird Reiter 1939 Mitherausgeber der medizinisch-sonderpädagogischen *Zeitschrift für Kinderforschung* und bleibt es bis zu deren Einstellung im Herbst/Winter 1944.

Auch in seinem Grußwort bei der Gründungstagung der DGKH 1940 in Wien formulierte Reiter „daß das Erzieherische, um das sich der Arzt früher nur verhältnismäßig wenig gekümmert habe, in der nationalsozialistischen Gesundheitsführung eine wichtige Rolle spiele, ja, daß die Lösung, die für das Erziehungsproblem gefunden werde, für die Zukunft des deutschen Volkes entscheidend sein werde. Voraussetzung einer richtigen Erziehung [sei] die Erkenntnis, daß ihr ganz bestimmte Grenzen gesetzt sind, die in der erbbedingten Anlage liegen" [24].

Ein weiteres Thema, mit dem sich Reiter bereits seit vielen Jahren beschäftigte, war die sog. Kriminalbiologie:

» Es erscheint aber für die gesamte Rechtsauffassung nötig, die Ursachen der Rechtsverletzung kennenzulernen und zu erfahren, warum dieser Mensch in einer asozialen Form auf einen bestimmten Reiz, der so viele Menschen ohne eine gleichartige asoziale Reaktion trifft, reagierte. Ergeben sich bei einer kriminalbiologischen Prüfung, daß eine erbbiologisch minderwertige Anlage die ursächliche Begründung des asozialen Handelns abgibt, dann ist nicht zu erwarten, daß durch irgendeine „Strafe" diese Anlage eine Änderung erfährt. Hier wird ganz abseits irgendwelcher Strafmaßnahmen allein das Wohl der Volksgemeinschaft darüber zu bestimmen haben, ob der Asoziale wieder innerhalb dieser Volksgemeinschaft in voller Freiheit leben darf und ob er das Recht hat, mit seinem kranken asozialen Erbgut eine neue Generation zu belasten. Sind diese Überlegungen zwar noch neuartig, so gehören sie doch zu dem integrierendsten Bestand der neuen Auffassungen über Volksgesundheit, Volksgemeinschaft und Staatsinteresse! ([130]:476–477).

Passend zu diesen forensischen Grundauffassungen wurde Reiter 1939 Mitherausgeber der ehemaligen *Monatsschrift für Kriminalpsychologie und Strafrechtsreform*, die mit seinem Eintritt in den Herausgeberkreis in *Monatsschrift für Kriminalbiologie und Strafrechtsreform* (30. Jahrgang 1939) umbenannt wurde. Im gleichen Jahr avancierte die Monatsschrift zum Mitteilungsorgan der Kriminalbiologischen Gesellschaft, in der Reiter selbst, Gregor, Sieverts, Kretschmer, Rüdin, Villinger u. a. Mitglieder waren. Zeitgleich wurde auch Hans Bürger-Prinz 1939 Mitherausgeber.

Fritz Rott (1878–1959)

Fritz Rott (1878–1959) war Referent im RGA [142]. Als Kinderarzt beschäftigte er sich schwerpunktmäßig mit Sozialhygiene, konkret mit der Bekämpfung der Säuglingssterblichkeit. In diesem Zusammenhang hatte er auch Kontakt zum DVFjP.

1936 unterstützte er den Freiluftschulkongress, wo neben seinem Vorgesetzten Reiter auch Triebold, Tornow und Villinger aktiv waren ([142]:171).

Bereits ab 1934 war das RGA, mit Rott als Referent, zuständig für die Betreuung der medizinischen Fachgesellschaften ([135]:109). In dieser Funktion des Referenten war er 1939 auch Delegationsleiter der deutschen Teilnehmer am 1. Internationalen Kongress für Heilpädagogik in Genf. In seiner Delegation waren u. a. Schröder, Villinger, Tornow und Dubitscher, ebenfalls RGA ([142]:170–171).

Ernst Rüdin (1874–1952)

Ernst Rüdin (1874–1952) war einer der weltweit führenden psychiatrischen Erbbiologen und Rassehygieniker ([44]:530, [134], [152], [204]).

Mit der Machtergreifung der Nationalsozialisten ergab sich für Rüdin die einmalige Chance, seine Vorstellungen von Rassenhygiene praktisch umzusetzen zu können. Er wollte und konnte nun „handeln", anders als seine „Herren Kollegen … [die] forschen und forschen und es muss gehandelt werden" (von der Leyen an Siegmund-Schultze, 19.6.1933, EZA, 626 / I / 1,5). Rüdin informierte Linden über seine Motivation:

» Da ich hoffe, daß die großen Dinge, die die Regierung in erbbiologischer und rassenhygienischer Hinsicht für die nächste Zukunft plant und die auch das Ziel meiner Bestrebungen sind in Angriff genommen werden, so ist eine Zusammenarbeit der Psychiater und der Neurologen mit der Regierung und im Benehmen auch mit der Partei unter Innehaltung aller grundlegenden politischen und weltanschaulichen Richtlinien dringend notwendig und ich soll ja der Regierung und der Partei auch Bürge dafür sein, daß das Nötige in dieser Richtung geschieht (Rüdin an Linden, 16.10.1934, MPIP-HA, GDA 129).

In seiner Rede zur Gründung der GDNP, der Einheitsorganisation von Neurologen und Psychiatern, betonte Rüdin deutlich die gegenseitigen Chancen in der Zusammenarbeit der Psychiatrie mit dem NS-Staat:

» So braucht der neue deutsche Staat den rassenhygienisch vorgebildeten und tätigen Psychiater und Neurologen, aber auch umgekehrt: Der rassenhygienisch eingestellte Neurologe und Psychiater braucht die nationalsozialistische Bewegung und den neuen Staat, denn ohne ihn, seine·Organe und seinen Führer wären die Bestrebungen des Rassenhygienikers heute dazu verdammt, höchstens ein kümmerliches Dasein der gnädigen Duldung eines Minimums von Rassenhygiene zu fristen ([139]:6–7).

Er dankte Hitler dafür „daß er durch eine geniale politische Tat für unsere rassenhygienische Tat überhaupt erst die breite Bahn der Gegenwart geschaffen" habe ([139]:7).

Rüdin erklärte, es müsse „die rassenhygienische Arbeit des Psychiaters und Neurologen … zum überwiegenden Teil eine ausmerzende sein, in erster Linie die schwer Erbkranken selber betreffend" [137]. Nach der Verabschiedung und Umsetzung diverser rassenhygienischer

Gesetze, vor allem des GzVeN, war Rüdin aber verunsichert und formulierte dies in seiner Eröffnungsrede der Jahrestagung 1939 in Wiesbaden. Waren es doch die Psychiater gewesen, „welche Staat und Partei auf die ungeheueren Erbgefahren aufmerksam gemacht" haben und dann „tatkräftig zur Bekämpfung dieser Gefahr übergegangen" waren ([138]:166). Und nun hieße es, „der Psychiater werde immer überflüssiger", „die Geistes- und Nervenkranken bräuchten keine oder nur ein Minimum von Betreuung" und die Irrenanstalten könnte man nach und nach schließen ([138]:166). Die Psychiater würden nicht als Retter vor den „ungeheueren Erbgefahren", sondern „verächtlich angesehen und deswegen von vielen tüchtigen Ärzten gemieden" werden und man müsste „gegen die Untergrabung des Ansehens unseres Standes Protest erheben" ([138]:167).

Im Rahmen dieser GDNP-Jahrestagung wurde im März 1939 von Schröder ebenfalls die „Deutsche Arbeitsgemeinschaft für Kinderpsychiatrie" „als Untergruppe der ‚Deutschen Gesellschaft für Neurologie und Psychiatrie'" gegründet [145]. Dies war ganz im Sinne des psychiatrisch-neurologischen Einheitskonzeptes von Gütt und Rüdin. Außerdem tagte auch der Vorbereitungsausschuss des 2. Internationalen Kongresses für Kinderpsychiatrie.

Noch im Herbst 1939 berichtete Linden an das RMWEV: „Nach einer Mitteilung von Herrn Prof. Dr. med. Paul Schröder, Leipzig, hat der Ausschuß des Internationalen II. Kongresses für Kinder-Psychiatrie in Wiesbaden am 28. März d. Js. beschlossen, den Kongreß im Sommer d.J. 1941 in Deutschland, und zwar wahrscheinlich in Leipzig abzuhalten" (Linden an RMWEV, 11.9.1939, BArch, R4901-2947, Pag. 219), was weitestgehend der mit Rüdin abgestimmten Planung entsprach. In der Beiratssitzung der GDNP am 24.9.1938 hatte Rüdin noch unter dem Tagesordnungspunkt „Tagung für Kinderpsychiatrie" verfügt:

> » Die Tagung für Kinderpsychiatrie betreffend wird festgestellt, daß Professor Rüdin den
> Vorsitz hat und Professor Schröder Geschäftsführer ist. Die Versammlung soll in zwei Jahren
> in Leipzig tagen (GDNP Bericht Beiratssitzung, 24.9.1938, MPIP-HA, GDA 128, auch zitiert bei
> [152]).

Danach jedoch, also Winter 1939–1940, scheint es Emanzipationsschritte der Kinder- und Jugendpsychiater gegeben zu haben, die letztlich zur Gründung der von allen medizinischen Nachbardisziplinen unabhängigen kinderpsychiatrisch-heilpädagogischen DGKH führten. Eine für Rüdin sehr unerfreuliche Entwicklung.

Hintergrund dafür, dass diese Emanzipation möglich wurde und dass das psychiatrisch-neurologische Einheitskonzept von Rüdin überwunden werden konnte, waren auch das Ausscheiden Gütts aus dem Staatsdienst im September 1939 und die Ernennung Contis zu seinem Nachfolger. Gütt, der Leiter der Abteilung Volksgesundheit im RMdI, hatte zur Jahreswende 1938/1939 einen Jagdunfall erlitten, von dem er sich nie richtig erholte, sodass er schließlich im September 1939 in den Ruhestand versetzt wurde. Damit hatte Rüdins Netzwerk den entscheidenden Förderer im RMdI verloren, ihm fehlte nun ein direkter Zugriff auf einen Entscheider. Was ihm blieb, war lediglich der Referent Linden ([53]:94).

Letztlich als Ersatz für den 2. Internationalen Kongress für Kinderpsychiatrie in Leipzig wurde die Gründungstagung einer deutschen kinderpsychiatrisch-heilpädagogischen Fachgesellschaft vorbereitet. Bei der internationalen Kinderpsychiatertagung hatte sich Rüdin noch als Vorsitzender gesehen, bei der Gründung der DGKH spielte er keinerlei belegte Rolle mehr. Erst nach der erfolgten Gründung bemühte sich Rüdin darum, wenigstens noch eine Kooperation mit der DGKH zu erreichen.

Auch bei der Gestaltung der Inhalte hatte Rüdin offensichtlich seinen früheren Einfluss verloren. 1937 berichtete er den Ministerien noch:

>> Die den Deutschen am Kongress zweifellos günstige Atmosphäre führte ferner zu
dem Vorschlag, der angenommen wurde, dass auf der deutschen Tagung als eines der
Leitthemen die Rolle der Erblichkeit bei den kinderpsychiatrischen Zuständen in Referaten
und Vorträgen behandelt werden solle (Rüdin Bericht Paris, 1937, MPIP-HA, GDA 41, siehe
auch ◘ Abb. 2.5).

Bei der 1. Tagung der DGKH in Wien war das „schwierige Kind" das Leitthema, nicht die „Erblichkeit". Lediglich 2 der 13 Fachvorträge waren erborientierte Beiträge, die von Leiter und Just. Noch
enttäuschender für Rüdin waren sicher die Planungen der 2. Tagung 1941 in Würzburg mit dem Leitthema „Das Hilfsschulkind". Rüdin war besorgt, dass die Rassenhygiene gänzlich aus dem Blick verloren geht und drängte Schröder dazu, wenigstens noch einen erbbiologischen Vortag ins Tagungsprogramm aufzunehmen ([152]:348). Zur Begründung führte Rüdin gegenüber Dubitscher an:

>> Wir müssen gerade an die Kinderpsychiatrie einen sehr ernsten und strengen
erbbiologischen und rassenhygienischen Maßstab anlegen und ich vertraue in dieser
Hinsicht ganz auf Sie. Die Gesellschaft darf nicht bloß heilpädagogisch aufgezogen werden,
sonst bekommen wir unsere Erbminderwertigen nie los (Rüdin an Dubitscher, 24.2.1941,
MPIP-HA, GDA 128, zitiert nach [152]:348).

Nach Schröders Tod im Juni 1941 glaubte Rüdin kurzzeitig, er könnte sich wieder mehr Einfluss
auf die DGKH sichern. Rüdin schrieb an Nitsche: „Herr Ministerialrat [Linden] empfiehlt Prof.
Heinze … ich bin damit einverstanden … dann muß ich eben so die Ernennung bewerkstelligen"
(Rüdin an Nitsche, 14.7.1941, BArch, R96 I 11, auch zitiert in [44]). Auch Heyde, einem Mitarbeiter der KdF, erklärte er, er habe

>> Nitsche gebeten … sich … mit Prof. Reiter in Verbindung zu setzen und ihm klar zu machen,
daß wir Heinze als Vorsitzenden der Kinderpsychiater-Gesellschaft haben müssen. Natürlich
könnte man das ja einfach verfügen. … Also wir handeln natürlich, wie wir es für richtig
finden, aber ich möchte eben, daß es so geschieht, daß die Form unseres Handelns auch
Reiter gegenüber nicht verletzend ist (Rüdin an Heyde, 19.7.1941, BArch, R96 I / 11, auch
zitiert in [44]).

Trotz der Unterstützung durch einen Referenten im RMdI (Linden) und von Mitarbeitern der KdF
(Brack, Heyde und Nitsche) konnte Rüdin die Ernennung von Heinze nicht „bewerkstelligen".
Erst Monate später hatte das RGA Heinze zum Vorsitzenden der DGKH ernannt, und Villinger
„verlor … diesen Posten durch die Umtriebigkeit von Heinze, SS, der das Reichsgesundheitsamt
zwang, [ihn] zum zweiten Vorsitzenden zu machen" (Villinger an Kretschmer, 21.1.1946, UAT,
308-45). Rüdin wurde nicht einmal mehr informiert.

Rüdin, mittlerweile ohne eine funktionierende Verbindung zur Leitung der Abteilung Volksgesundheit im RMdI, hatte auch vom RGA, Reiter oder Rott, fast ein Jahr nachdem sich sein Netzwerk auf Heinze verständigt hatte, immer noch keine zuverlässige Information darüber, ob der
Wunschkandidat inzwischen wirklich berufen war, und so empfiehlt er Nitsche am 27.6.1942,
„wenn Reiter auch eine Tagung für Kinderpsychiatrie in Aussicht nimmt" solle er „auch Heintze"
berücksichtigen, „der ja jetzt wohl Vorsitzender der Gesellschaft für Kinderpsychiatrie" sei (Rüdin
an Nitsche, 27.6.1942, BArch, R96 I / 11, auch zitiert in [44]).

Die Auseinandersetzungen um die DGKH belegen den dramatischen Einflussverlust Rüdins
seit dem Herbst 1939, seitdem es die psychiatrisch-rassenhygienische Machtachse Gütt–Rüdin

nicht mehr gab. Immer belastender wird auch sein Wohnort München. Schon in der Nachfolgediskussion kann er wichtige Gespräche nicht mehr persönlich führen, sondern muss andere darum bitten [152].

Alfred Schöbel (1892–1978)

Alfred Schöbel (1892–1978) war Sekretär, später Geschäftsführer beim Reichsausschuss für Volksgesundheitsdienst ([142]:436). Der Reichsausschuss für Volksgesundheitsdienst war dem RMdI unterstellt [65]. 1940 unterstützte Schöbel die organisatorische Vorbereitung der Kinderkundlichen Woche in Wien. In seiner Korrespondenz zur Tagungsvorbereitung verwendete Schöbel sowohl Briefpapier der Reichsarbeitsgemeinschaft für Mutter und Kind – er unterschrieb als Geschäftsführer (Schöbel an Goebel, 24.7.1940, HUB-UA, Kinder- und Jugendmedizin, DGKJ 0060) – als auch Briefbögen der Deutschen Vereinigung für Säuglings- und Kleinkinderschutz e. V., die er ebenfalls als Geschäftsführer unterzeichnete (Schöbel an Goebel, 6.8.1940, HUB-UA, Kinder- und Jugendmedizin, DGKJ 0060).

Paul Schröder (1873–1941)

Paul Schröder (1873–1941) war der 1. Vorsitzende der DGKH ([43], [44]:436–442, [104], [122]:110, [124], [152], [153], [182]).

Schröder war wie auch Villinger im 1. Weltkrieg aktiv, beide wurden mit Orden ausgezeichnet, beide haben zwischen den Weltkriegen nebenberuflich die Wehrmacht unterstützt und beide waren Mitglied im antidemokratisch-militaristischen Stahlhelm, Schröder bereits ab 1924. Schröder hat wiederholt die Bedeutung der „charakterologischen Untersuchung" für die Wehrmacht [159] betont.

Seit 1910 hatte sich Schröder mit den psychischen Problemen von Kindern und Jugendlichen beschäftigt, und dabei war immer auch der gesellschaftliche Nutzen von großer Bedeutung:

» Für die soziale Brauchbarkeit eines Jugendlichen ... ist der Grad der Intelligenz allein ein ungenügender Maßstab. Der Imbezille ist oft zwar kein wertvolles, aber doch ein brauchbares Element in der Gesellschaft, es gibt Berufe und Beschäftigungen mit rein mechanischer Arbeit genug ... und gerade für die Erziehung machen viele leicht und mäßig Schwachsinnige sehr geringe Schwierigkeiten ([155]:706).

In Wien 1940 formulierte er das Behandlungsziel der Kinderpsychiatrie entsprechend:

» Kinderpsychiatrie soll ... geschädigte und nicht vollwertige Kinder zu ihrem und der Allgemeinheit Nutzen eingliedern helfen ([171]:14).

Schröder ging von der Erblichkeit des Charakters aus:

» Die ... auf sie gebauten Hoffnungen basieren auf einer in den weitesten Kreisen verbreiteten einseitigen Überschätzung der Bedeutung von Milieu, schlechtem Beispiel, mangelnder Erziehung für die Verwahrlosung, d. h. für das soziale Scheitern eines Menschen, sie basieren zum mindesten auf einer Unterschätzung des endogenen Faktors, d. i. der angeborenen Veranlagung, welche von vornherein die Möglichkeit einer sozial günstigen Entwicklung einerseits, die Wahrscheinlichkeit baldiger sozialer Konflikte andererseits wesentlich mit bestimmen hilft ([155]:712).

Schröder ging davon aus, dass es (erblich) „charakterologisch abartige Kinder" – auch „Monstra" genannt [157] – gab. 1940 in Wien ging Schröder auf die Erblichkeit des Charakters an sich gar nicht direkt ein, sondern darauf, dass der Kinderpsychiater „auf Grund sorgfältiger charakterkundlicher Differenzierung aller Einzelnen" über eine Methode verfüge, „schwierige; außerdurchschnittliche Kinder in den Besonderheiten ihres seelischen Gefüges verstehen und erkennen, richtig bewerten und leiten, zielbewußt erziehen und eingliedern" zu können ([171]:11).

» Bei weitem am ungünstigsten zu beurteilen ist die zweite Gruppe, die der als vorwiegend ethisch oder moralisch defekt Bezeichneten ... Geboten erscheint ... möglichst frühzeitiger Beginn der Erziehung in der straffen Zucht einer Anstalt ... Anderweitige Versuche pflegen vergeblich zu sein, und bedeuten nichts als eine Vergeudung von Mühe und Zeit ([156]:265).

Für diese Gruppe von Kindern und Jugendliche schlug Schröder 1940 „Verwahrungsanstalten für die schwer Gemütsarmen zusammen mit den übermäßig Erregbaren und Gewalttätigen" vor ([171]:13).

1937 fasste Schröder seine Vorstellungen zur Kinderpsychiatrie, seine Arbeit, wie folgt zusammen:

» Ich glaube aber auch, daß diese Arbeit, so wie sie in Leipzig betrieben wird, sehr stark im Interesse der Allgemeinheit liegt: rücksichtsloses Ausscheiden alles dessen, was charakterologisch als wertlos erkannt wird, aber alle Hilfe denjenigen Kindern, die entweder aus ihrem Charaktergefüge heraus in die Umgebung nicht passen, in die sie herein geraten sind und deshalb verkümmern, oder den Vielen, die lediglich milieugeschädigt sind. Unter beiden Gruppen sind viele besonders wertvolle Naturen die zu erhalten und zu fördern gerade in unserer Zeit wichtig ist (Schröder an Rüdin, 9.8.1937, MPIP-HA, GDA 132, auch zitiert bei [152]).

Fast gleichförmig lautete seine programmatische Aussage 1940 in Wien:

» Kinderpsychiatrie soll ... eingliedern helfen ... Das hat allerdings nicht wahllos und gleicherweise an allen „Schwierigen" zu geschehen, vielmehr unter steter sachkundiger Auswahl der Wertvollen und Erziehungsfähigen, mit ebenso strengem und zielbewußtem Verzicht auf die als überwiegend wertlos und unerziehbar Erkannten ([171]:14).

Diese Beispiele von inhaltlicher Kontinuität über Jahrzehnte zeigen exemplarisch, wie Schröder versuchte, seine lange vorhandenen wissenschaftlichen Vorstellungen im Nationalsozialismus, obwohl selbst kein NSDAP-Mitglied, umzusetzen:

» Ins Weltanschauungsfeld des Nationalsozialismus ließen sich zahlreiche Ordnungsentwürfe integrieren, die seit der Jahrhundertwende eine direktere und feinere Steuerung von sozialen Prozessen auf der Grundlage wissenschaftlicher Erkenntnisse und unter Einschränkung individueller Freiheiten sowie rechtsförmiger Regulierungen anstrebten [125].

Schröder, wie auch Villinger, drängten die „Gesundheitspolitik" und wurden in keiner Weise von ihr dominiert. Schröder war 1940 schon 2 Jahre lang Emeritus, kein Mitglied in der NSDAP, handelte ohne jeden bekannten konkreten Vorteil für sich. Er gestaltete die Gründung der DGKH vor dem Hintergrund der damaligen Denkräume, weil er wirklich überzeugt war, dass die „Monstra" auszusortieren und die anderen Kinder je nach individuellem Vermögen zu fördern seien und dass er als Kinder- und Jugendpsychiater über die dafür notwendigen Kenntnisse verfüge. Seine Handlungsmotivation war die Umsetzung der wissenschaftlichen Vorstellungen von Kinderpsychiatrie, die er für sich und mit anderen über 2 Jahrzehnte entwickelt hatte. Zu klären bleibt noch, wie Schröder seine Arbeit für die Vorbereitung der Fachgesellschaft 1938 bis 1940 finanzieren konnte. Wer hat die vielfältigen Reisen bezahlt, wer das DGKH-Briefpapier, wer hat die Auslandsreisegenehmigung, z. B. für Genf 1939, erteilt? Gegenüber Rüdin benannte er 1937 dieses Problem, machte aber ansonsten nur Andeutungen:

> » Sie werden verstehen, wie schwer und wie ungern ich gerade dieses Arbeitsgebiet verlasse, wenn ich demnächst aus dem Staatsdienst ausscheiden muß. Ich habe mir bereits allerlei Gedanken gemacht, wie ich trotzdem die Arbeit fortsetzen könnte. Aber ich weiß zunächst keinen gangbaren Weg (Schröder an Rüdin, 9.8.1937, MPIP-HA, GDA 132, auch zitiert bei [152]).

Schröder starb am 7.6.1941, [43]. Er hinterließ eine junge, ohne ihn instabile kinderpsychiatrisch-heilpädagogische Fachgesellschaft.

Friedrich Siegmund-Schultze (1885–1969)

Friedrich Siegmund-Schultze (1885–1969) war langjähriger Vorsitzender des DVFjP und musste nur wenige Monate nach der Machtergreifung durch die Nationalsozialisten das Land verlassen (siehe auch ▶ Kap. 5).

Rudolf Sieverts (1903–1980)

Rudolf Sieverts (1903–1980), Jurist ([44]:532, [87]:583–584), wurde bereits 1928/1929 Mitglied der Kriminalbiologischen Gesellschaft, zeitgleich mit Villinger. Beide wurden 1929 in der Liste der neuen Mitglieder genannt [100].

Sieverts, bei der Machtergreifung durch die Nationalsozialisten noch keine 30 Jahre alt, war wie Villinger ein Nutznießer der Gleichschaltung. 1934 wurde er Nachfolger auf dem Lehrstuhl von Ernst Delaquis (1878–1951), dem Lehrstuhl für Strafrecht, Kriminologie, Jugendrecht und -fürsorge sowie Rechtsvergleichung in Hamburg. 1936, nachdem Aschaffenburg als letzter der vormaligen Herausgeber der *Monatsschrift für Kriminalpsychologie und Strafrechtsreform* die Zeitschrift als „Nicht-Arier" verlassen musste, wurde Sieverts, gemeinsam mit zwei anderen Mitgliedern der Kriminalbiologischen Gesellschaft, zum Herausgeber der renommierten Zeitschrift (27. Jahrgang 1936). Durch seine Mitgliedschaft in der Kriminalbiologischen Gesellschaft war er den führenden NS-Kriminalbiologen Rüdin und Reiter bereits über viele Jahre bekannt.

Ein besonderes fachliches Anliegen von Sieverts war es, die unbestimmte Verurteilung im Jugendstrafrecht zu verankern. Neben den personenbezogenen, damals als kriminalbiologisch bezeichneten Aspekten erwartete er auch einen generellen Effekt:

> » Die Unbestimmtheit der Strafe ist aber auch zu fordern, weil damit zugleich der generalpräventive Effekt des Jugendstrafrechts sehr erhöht wird ([175]:45).

Seine Positionen stimmten weitestgehend mit denen von Villinger überein. Es verwundert also nicht, dass beide diese Positionen, jeweils aus der eigenen fachlichen Sicht, 1938 in einem vielbeachteten Sammelband mit dem Titel *Der nichtseßhafte Mensch. Ein Beitrag zur Neugestaltung der Raum- und Menschenordnung im Großdeutschen Reich* veröffentlichten [29]. In anderen Veröffentlichungen verwiesen sie immer wieder auf den jeweils anderen und dessen Artikel, z. B. in R. Sieverts [176] und in der Wiener Rede von Villinger:

> » Ein Bewahrungsgesetz würde die beste Abhilfe und gleichzeitig auch die erste Erprobung dessen bringen, was der Psychiater Willmanns schon vor Jahren und jetzt der Jurist Sieverts für den Strafvollzug an jungen Menschen als biologisch einzig vertretbare Form empfehlen: die unbestimmte Verurteilung ([200]:25).

Nach 1945 konnte Sieverts seine Karriere fast nahtlos fortsetzen und wurde der 1. Vorsitzende der Deutschen Vereinigung für Jugendgerichte und Jugendgerichtshilfen nach dem Krieg ([44]:532, [87]:583–584, [209]:242).

Hermann Stutte (1909–1982)

Hermann Stutte (1909–1982) spielte in der Geschichte der DGKH, der Fachgesellschaft bis 1945, keine bekannte Rolle. Es ist nicht einmal belegt, ob er Mitglied der DGKH war. Aber er ist einer der wenigen bekannten Gäste der Gründungstagung in Wien [181]. Zu Stutte gibt es bisher nur wenige und zudem sehr kontroverse Literatur: C. A. Rexroth et al. [132], R. Castell et al. ([44]:488–494), M. Holtkamp ([80]:117–121), W. Schäfer [144] und W. Jantzen [85].

Als Villinger 1945 nach Tübingen kam, um den psychiatrischen Lehrstuhl kommissarisch zu übernehmen, arbeitete Stutte dort bereits. Er wechselte mit Villinger dann nach Marburg (siehe auch ▶ Kap. 8) und wurde von Villinger sofort in dessen Forschungs- und Netzwerkarbeit eingefügt, so übernahm er schon 1947/1948 einen ersten Forschungsauftrag für den AFET, über dessen Ergebnisse schon 1948 berichtet wurde.

Stutte nahm später in der Psychiatrie-Enquete eine tragende Rolle für die Konzeptualisierung der kinder- und jugendpsychiatrischen Versorgung ein.

1992 kam es zu einer sehr emotionalen öffentlichen Kontroverse um Stutte, angestoßen durch eine Artikelserie in der Marburger Lokalpresse ([80]:119), die in die überregionale Presse überging [86] und die letztlich dazu führte, das sich die von Stutte mitbegründete „Lebenshilfe" (für das geistig behinderte Kind) vom ihm distanzierte ([79]:25–26). Ein Kernpunkt der Debatte war immer wieder die auch Stutte angelastete „Kontinuität des Minderwertigkeitsgedankens" ([80]:110–157). Volker Roelcke untersucht in diesem Zusammenhang in ▶ Kap. 9 die „Erbbiologie und Kriegserfahrung in der Kinder- und Jugendpsychiatrie der frühen Nachkriegszeit: Kontinuitäten und Kontexte bei Hermann Stutte".

Karl Tornow (1900–1985)

Karl Tornow (1900–1985) war nicht im Vorstand der DGKH, denn das war dem ranghöheren Zwanziger vorbehalten, er war aber ein sehr aktiver Vertreter der NSLB Reichsfachschaft V [71], [72]. Er war als Vertreter der NSLB Reichsfachschaft V in Genf auf dem 1. Internationalen Kongress für Heilpädagogik, nicht Zwanziger, er hielt in Wien 1940 die programmatische Rede für die „Heilpädagogen", nicht die ebenfalls anwesenden Lesch oder Zwanziger.

Tornow war, ebenso wie Villinger, sehr engagiert in der Freiluftschulbewegung. Noch im Vorfeld der gemeinsamen Gründungstagung in Wien publizierte Tornow einen Artikel zu „Frei-lufterziehung und Heilpädagogik" [184], in dem auch auf das gemeinsame Werk von 1938 mit Triebold und Villinger verwiesen wurde [193].

Wenn Tornow die Ziele der Sonderpädagogik beschrieb, wählte er ähnliche Formulierungen wie Schröder:

» Das Ziel jeglicher Sondererziehung ist deshalb die möglichste Erlangung einer volklichen Brauchbarkeit des Zöglings ([186]:80–81).

Auch bez. der notwendigen Kooperation zwischen Sonderpädagogik und Kinderpsychiatrie vertrat Tornow vergleichbare Positionen:

» Von der völkischen Sonderpädagogik als einem einheitlichen und in sich geschlossenen Wissenschaftsgebiet mit eigener Ziel- und Fragestellung aus gesehen, ist die Kinderpsychiatrie genau so wie die Erbbiologie, die Psychologie, die Physiologie und dgl. eine Hilfswissenschaft, wenn auch eine der wichtigsten, da sie dem Sondererzieher überhaupt erst die Voraussetzungen, Möglichkeiten und Begrenzungen seines Tuns aufzeigt und ihm Aufschluß gibt über Erscheinungen des Lebens, die ohne Psychiatrie für ihn Rätsel mit all ihren Folgen pädagogischer Art sein und bleiben würden. Daraus geht schon die notwendige enge Zusammenarbeit zwischen dem Sondererzieher und dem Psychiater hervor ([186]:83).

Hilfsschüler sollten alle Schüler werden „wo die Gefahr der Volksschädigung dadurch besteht, daß jemand behindert ist, sich unter Einwirkung der üblichen Bildungs- und Erziehungskräfte und -einrichtungen zum vollwertigen und lebenstüchtigen Gliede des deutschen Staates und der deutschen Volks- und Kulturgemeinschaft zu entwickeln" ([186]:78). Um diese Schüler jedoch möglichst frühzeitig zu identifizieren, bedurfte es eines differenzierten „Ausleseprozesses": eines besonderen „Auswahlverfahrens" für Hilfsschüler. Tornow beschäftigte sich intensiv mit einem solchen Auswahlverfahren. Vergleichbar wie P. Schröder [159] hielt er Leistungstests zur Auslese nicht für ausreichend, sondern wendete ein aufwendiges Auswahlverfahren an, das „Magdeburger Auswahlverfahren". Damit folgte er den Auffassungen von Schröder:

» Psychotechnische Prüfungen sind für manche Feststellung unentbehrlich, aber stets nur als Teilfaktoren, nie als Maßstab für den Gesamtwert eines arbeitenden, sportlich, als Soldat usw. tätigen, oder in führender Stellung befindlichen Menschen. Einblick in seine Verwendbarkeit und seinen Wert eröffnet uns stets erst die charakterologische Untersuchung und Beobachtung, der, je nach den geforderten Sonderleistungen, psychotechnische Prüfungen zuzugesellen sind (Zusammenfassung von [159]).

Das Leitthema der geplanten 2. Tagung der DGKH lautete „Das Hilfsschulkind" und es waren zwei Hauptvorträge „mit Vorführungen" vorgesehen. Neben dem „Hannoverschen Schulversuch" sollte eben dieses „Magdeburger Auswahlverfahren für die Hilfsschule (Tornow, Magdeburg)" vorgestellt werden ([170]:248).

Durch die gemeinsame Gründung einer kinderpsychiatrisch-heilpädagogischen Fachgesellschaft erhoffte sich Tornow neben der inhaltlichen Kooperation auch eine weitere organisatorische Stärkung der Hilfsschulen durch „die Schaffung einer Zentralstelle für alle Fragen der Sondererziehung", welche „weder im Innenministerium noch im Reichserziehungsministerium" existierte.

» Dieses volksbiologisch wichtige Gebiet ist organisatorisch und verwaltungsmäßig zerrissen, dadurch, daß z. B. die Fürsorge- oder Ersatzerziehung dem Innenministerium untersteht, während die übrigen Sondererziehungseinrichtungen zum Reichserziehungsministerium gehören. Aber dort ist dieser Hauptteil nicht etwa in einem Referat vertreten, sondern die Blinden- und Gehörlosenerziehung gehören einem Referat an, und die sachlich dazu gehörige Schwerhörigen- und Sehschwachenerziehung gehören zu einem ganz anderen Referat, nämlich dem für Hilfsschulen. Und dieses wiederum ist nicht etwa ein selbständiges Referat, sondern einem Teilgebiet der Volksschulen angehängt, die sachlich nichts mit dem Hilfsschulwesen zu tun haben ([186]:85).

Die Gründung einer gemeinsamen Fachgesellschaft mit den Kinderpsychiatern sollte die organisatorische Weiterentwicklung der Hilfsschulen unterstützen.

Moritz Tramer(1882–1963)

Der Schweizer Moritz Tramer (1882–1963) war neben Heuyer einer der zu seiner Zeit weltweit führenden Kinderpsychiater ([44]:454–458).

Bereits 1934 gründete er die erste Zeitschrift speziell für Kinderpsychiatrie, ganz anders als die heilpädagogisch-kinderpsychiatrische *Kifo*, die thematisch bewusst viel breiter angelegt war ([44]:271–274). Eine vergleichbare Zeitschrift wird in Deutschland erst fast 40 Jahre später, 1973, gegründet.

1936 gründete Tramer die „Kommission für Kinderpsychiatrie" der „Schweizer Gesellschaft für Psychiatrie – SGP" ([8]:63).

Neben Heuyer war Tramer eine der treibenden Kräfte bei der Vorbereitung des 1. Internationalen Kongresses für Kinderpsychiatrie 1937 in Paris und wurde folgerichtig zum Generalsekretär des Internationalen Komitees für Kinderpsychiatrie gewählt, sodass die Schweiz auch zum Sitz der Gesellschaft wurde ([188]:128).

1942 publizierte er das erste deutschsprachige kinderpsychiatrische Lehrbuch, das *Lehrbuch der allgemeinen Kinderpsychiatrie einschließlich der allgemeinen Psychiatrie der Pubertät und Adoleszenz* ([44]:288–299). Dieses Lehrbuch blieb bis Anfang der 1970er das einzige deutschsprachige, wissenschaftliche, systematische und umfassende Lehrwerk der Kinder- und Jugendpsychiatrie.

Werner Villinger (1887–1961)

Werner Villinger (1887–1961) war 1. Schriftführer der 1940 neugegründeten kinderpsychiatrisch-heilpädagogischen Fachgesellschaft DGKH ([44]:463–480, [80], [85], [119], [143], [144], [152]).

Mit M. Holtkamp [80] existiert seit 2002 eine Monografie, ein Standardwerk über Villinger, zudem mit wenigen Schwächen, wie der Rezensent H. Remschmidt [131] feststellte. In der Folgezeit wird die Monografie jedoch in der fachinternen Geschichtsdiskussion kaum rezipiert, was F. Häßler [76] verwundert anmerkt.

Villinger war, ebenso wie Reiter und Tornow, sehr engagiert in der Freiluftschulbewegung. Er beteiligte sich zusammen mit Reiter, Rott, Triebold und Tornow am Freiluftschulkongress 1936. Gemeinsam mit Triebold und Tornow veröffentlichte er 1938 ein gemeinsames Werk zur Freilufterziehung in Fürsorgeerziehungsheimen, mit einem „Heilpädagogischen Vorwort" von Zwanziger als dem „Reichsfachschaftsleiter V (Sonderschulen) im NS-Lehrerbund" ([193]:2). Die Freiluftschulbewegung gab Villinger vielfältige Gelegenheiten zum Kontakt mit dem RGA und der NSLB Fachschaft V.

Auf Villingers wissenschaftliche Vorstellungen, ihre Entwicklung, die Kontinuität des Minderwertigkeitsgedankens, braucht hier nicht im Detail eingegangen zu werden, weil dies bereits sehr ausführlich bei M. Holtkamp [80] erfolgt ist. Holtkamp beschreibt Villingers jugend- und sozialpsychiatrischen Konzepte mit ihren rassenhygienischen Aspekten, wie er sie in der Weimarer Republik entwickelt hatte ([80]:43–78) und deren teilweise Umsetzung im Nationalsozialismus ([80]:78–110).

Durch die Gleichschaltung des Gesundheits- und Fürsorgewesens nach 1933 war nicht nur organisatorisch ein Vakuum entstanden, es bot sich auch der Raum „Ordnungsentwürfe [zu] integrieren, die seit der Jahrhundertwende eine direktere und feinere Steuerung von sozialen Prozessen auf der Grundlage wissenschaftlicher Erkenntnisse und unter Einschränkung individueller Freiheiten sowie rechtsförmiger Regulierungen anstrebten" [125]. Diese integrierbaren „Ordnungsentwürfe", wie z. B. die Neugestaltung der Fürsorgeanstalten und die unbefristete Bewahrung sowie das organisatorische und personelle Vakuum nach der Gleichschaltung, waren es letztlich, die Schröder und Villinger den Weg öffneten zur Gründung der DGKH. Sie haben diese „Ordnungsentwürfe" im Nationalsozialismus offensiv verfolgt in dem Selbstbewusstsein, fachlich über die notwendigen Fähigkeiten zur frühkindlichen Prognose, d. h. zur Auslese, zu verfügen.

Ob „karrieristischer Opportunismus" [80] oder „Doppelspiel" [152] oder vielleicht auch sogar beides – das Verhalten von Villinger bleibt schwer zu bewerten.

Villingers dokumentiertes Eintrittsdatum als T4-Gutachter war der 28.3.1941 (Liste „Gutachter", o. Dat., BArch, R178-1 Akte 3, Pag. 127891, auch zitiert bei [80]). Villinger lässt sich belegterweise 1941 zu T4-Gutachten bewegen, obwohl das eigentlich mit seiner christlichen Grundauffassung kollidiert [152]. Spielten hier vielleicht übergeordnete Loyalitäten eine Rolle? Im März 1941 war Villinger verbeamteter Ordinarius, Beratender Psychiater bei der Wehrmacht, leitender Herausgeber einer Fachzeitschrift und Funktionär einer reichsweiten Fachgesellschaft. Er hatte im 1. Weltkrieg erleben müssen, „wie gerade die seelisch Abnormen gegen Kriegsende zu einer immer größeren Gefahr für den inneren Bestand und Halt des besten Heeres der Welt wurden und schließlich dessen vorher glänzend bewährte Zucht und Ordnung in einem nie für möglich gehaltenen Ausmaß untergruben, ja, weithin zerstörten" [199].

Bezüglich der Menschenversuche an Villingers Patienten mit Hepatitisinfektion [203] im Oktober 1941 ([80]:108–109) ist die Annahme von übergeordneten Loyalitäten sogar noch naheliegender. Villinger war im 1. Weltkrieg selbst aktiv, wurde mit Orden ausgezeichnet, hatte zwischen den Weltkriegen nebenberuflich die Wehrmacht unterstützt und war kurzzeitig Mitglied im antidemokratisch-militaristischen Stahlhelm. Villinger war hochrangiger Beratender Psychiater der Wehrmacht und die Menschenversuche waren notwendig, weil eine Gelbsuchtepidemie die Kampfkraft der deutschen Truppe geschwächt hatte [113].

Zu seiner Beteiligung an NS-Medizinverbrechen hält Holtkamp zusammenfassend fest:

> » Mit der Freigabe seiner psychiatrischen Patienten für Menschenversuche und der Beteiligung an der „Euthanasie"-Mordaktion war der ethisch-moralische Tiefststand seiner psychiatrischen Karriere erreicht ([80]:110).

In diesem Zeitraum, Herbst 1941 und Frühjahr 1942, wurde Villinger vom kommissarischen Vorsitzenden zum stellvertretenden Vorsitzenden der DGKH degradiert und war darüber persönlich betroffen. Villinger „verlor … diesen Posten durch die Umtriebigkeit von Heinze, SS, der das Reichsgesundheitsamt zwang, [ihn] zum zweiten Vorsitzenden zu machen" (Villinger an Kretschmer, 21.1.1946, UAT, 308-45). Nicht nur, dass er Heinze mit der Zuordnung zur SS versah, die zumindest nach dem bisherigen Forschungsstand nicht belegbar ist, er vermied 1943 beim Abdruck des Tagungsberichtes von Wien in der *Kifo* die Benennung der Vorstandsmitglieder, anders als noch in der Sonderausgabe 1941, wo er als Herausgeber den Vorstand mit Schröder, Villinger und Maller auflistete. Obwohl die *Kifo* das Mitteilungsorgan der DGKH war, wurde bis Herbst 1944 unter dem leitenden Herausgeber Villinger nicht eine Mitteilung der DGKH gedruckt.

Schaut man sich die berufliche Situation von Villinger 1932/1933 und 1945 an, so ergibt sich die nachfolgende Netzbilanz. 1932/1933 war Villinger, geboren am 9.10.1887, bereits 45 Jahre alt:

- er war Oberarzt beim Hamburger Jugendamt,
- an der Universität Hamburg war er apl. Professor,
- er hielt Vorträge auf Tagungen, hatte mehrere Mitgliedschaften in Fachorganisationen, jedoch keinerlei Führungspositionen,
- 44 Zeitschriften- und Buchbeiträge und eine Familienchronik waren zu zählen [80].

Am Ende der NS-Zeit war er 58 Jahre alt, aber nun

- Lehrstuhlinhaber seit 1940 in Breslau und kommissarisch ab 1945 in Tübingen,
- 1. Vorsitzender des DVFjP seit 1935,
- leitender Herausgeber der *Kifo*, dem Mitteilungsorgan des DVFjP und auch ab 1941 der DGKH,
- 2. Vorsitzender der Fachgesellschaft DGKH seit 1942 (zuvor 1. Schriftführer und kommissarischer Vorsitzender),
- waren 31 weitere Zeitschriften- und Buchbeiträge [80] hinzugekommen.

Insgesamt machte Villinger während der NS-Zeit einen riesigen Karrierefortschritt, bei zumeist vollstem Vertrauen durch das NS-Regime. Kretschmer wurde 1945 in Tübingen als politisch unzuverlässig abgelehnt und der zuverlässige Villinger ihm vorgezogen. Betrachtet man diese Netzbilanz von Villinger im Nationalsozialismus, so kann man die Einordnung des Verhaltens von Villinger als „karrieristische[r] Opportunismus" [80] zumindest nachvollziehen.

Ruth von der Leyen (1888–1935)

Ruth von der Leyen (1888–1935) war Sonderpädagogin und eine der führenden Persönlichkeiten im Feld der Heilpädagogik sowie der sich langsam herausbildenden Kinder- und Jugendpsychiatrie in der Weimarer Republik ([35], [44]:534, [90], [93], [152]:276).

Von der Leyen war Gründungsmitglied und Schriftführerin des DVFjP ([112]:636), sie war Gründungsmitglied und anfangs auch Geschäftsführerin der DVJJ ([112]:636) und sie war Gründungs- und Vorstandsmitglied der GfH ([58]:V). Seit 1923 war sie im Herausgeberkreis der *Kifo* und deren Schriftleiterin [93]. Neben ihren vielfältigen verbandspolitischen Aktivitäten war sie aber auch wissenschaftlich und praktisch heilpädagogisch tätig, was Kramer rückblickend so einordnet:

>> Ruth v. der Leyen war mit der Entwicklung, die die wissenschaftliche Erkenntnis und die erzieherische Leitung abnormer Kinder in den letzten beiden Jahrzehnten genommen hat, auf das engste verknüpft [93].

Alleine in der *Kifo* veröffentlichte von der Leyen 18 Originalarbeiten ([70]:241 B).

Nach der Machtergreifung durch die Nationalsozialisten veränderte sich ihre Arbeits- und Lebenssituation dramatisch. In ▶ Kap. 5 wird der komplexe Prozess der Gleich- und Selbstgleichschaltung des DVFjP und das Verhalten der Akteure in diesem Prozess näher untersucht, braucht also hier nicht nochmals dargestellt zu werden.

Wie schwer es ist, das Verhalten der Akteure in einem solchen Gleichschaltungsprozess zu bewerten, zeigt exemplarisch die Entscheidung von von der Leyen, Kramer und Bonhoeffer, im Frühjahr 1934 mit der Auswertung des „Materials" des DVFjP, den Patientenakten, zu beginnen und im Herbst 1934 eine Longitudinalstudie zu veröffentlichen. Erst am 1.11.33 hatte das RMdI das „Material" zur „anderweitigen Bearbeitung" freigegeben (DVFjP an Mitglieder, 16.7.1934,

EZA, 626 / I / 1,5). Der Kontext der Entscheidung, im April 1934 die Bearbeitung „in Angriff" zu nehmen, das „Material" auszuwerten und einen Artikel zu schreiben (DVFjP an Mitglieder, 16.7.1934, EZA, 626 / I / 1,5), war folgender:

- Der Vorsitzende des DVFjP, Siegmund-Schultze, war außer Landes gebracht.
- Das Vorstandsmitglied Hamel war als Präsident des Reichsgesundheitsamtes in den vorzeitigen Ruhestand versetzt ([116]:190–191).
- Helene Weber (1881–1962), Mitglied im Arbeitsausschuss des DVFjP, wurde wegen politischer Unzuverlässigkeit aus dem Staatsdienst entlassen ([142]:440).
- Bertha Paulssen (1891–1973), Mitglied im Arbeitsausschuss des DVFjP, war bei der Säuberung des Hamburger Jugendamtes entlassen worden ([80]:19).
- Der Leitende Staatssekretär Pfundtner hatte persönlich die Auflösung des DVFjP angeordnet (Pfundtner an DVFjP, 7.7.1933, MPIP-HA, GDA 83), alles habe „gefälligst sofort" zu erfolgen.
- Zwei jüdische Vorstandsmitglieder waren in einem Schritt der Selbstgleichschaltung zurückgetreten (DVFjP Protokoll, 22.7.1933, EZA, 626 / I / 1,5).
- Der Leiter der Abteilung Volksgesundheit Gütt kümmerte sich persönlich um die Organisation der Auflösung (Gütt an DVFjP, 1.7.1933, EZA, 626 / I / 1,5) und beauftragte Rüdin, den Reichskommissar für Eugenik und Rassenhygiene (DVFjP Protokoll, 22.7.1933, EZA, 626 / I / 1,5), mit der praktischen Umsetzung.
- Ein Großteil des DVFjP, sozusagen des Lebenswerkes von Ruth von der Leyen, wurde in den folgenden Monaten abgewickelt, zerstört (DVFjP an Mitglieder, 16.7.1934, EZA, 626 / I / 1,5).
- Das „Material", die Patientenakten, wurden nur deshalb freigegeben, weil sie von Rüdin und dem RMdI als nicht geeignet für „die Bearbeitung … zu Gunsten eugenischer Ergebnisse" eingestuft wurden (Rüdin an Gütt, 18.7.1933, MPIP-HA, GDA 83).
- Auf Empfehlung von Rüdin verlor von der Leyen zudem große Teile ihres Einkommens, weil ihre Tätigkeit nicht „der Prophylaxe der kommenden Generation zugewendet ist" (Rüdin an Gütt, 18.7.1933, MPIP-HA, GDA 83).
- Zudem war von der Leyen nicht mehr gesund (von der Leyen an Rüdin, 8.7.1933, MPIP-HA, GDA 83).
- Kramer hatte seine Lehrerlaubnis am 23.11.33 verloren ([122]:94).
- Bonhoeffer war in der DVP teilentmachtet worden, Rüdin schon sein Stellvertreter und Nitsche der Schriftleiter [152].
- Unter der Einstellung der staatlichen Förderung kam auch die organisatorische Verbandsarbeit, weil über Fördermittel mitfinanziert, fast vollständig zum Erliegen.

Von der Leyen, Kramer und Bonhoeffer nutzen den ihnen noch verbliebenen kleinen Handlungsspielraum konsequent aus. Von Bonhoeffer erhielt von der Leyen ein Stipendium, damit sie ab April 1934 das „Material", die Patientenakten, systematisch auswerten konnte (Hurwitz an SS, 12.11.1933, EZA, 626 I 01,5). Mit Kramer zusammen, der noch bei der Charité angestellt war, verfassten sie eine umfangreiche Veröffentlichung. Diese „1. Arbeit wird, mit Unterstützung der Psychiatrischen Klinik der Charité, im Herbst d. J. in der Zeitschrift für Kinderforschung veröffentlicht werden" (DVFjP an Mitglieder, 16.7.1934, EZA, 626 / I / 1,5), wo von der Leyen noch selbst Schriftführerin war. Sie gehen mit dieser Longitudinalstudie an die Öffentlichkeit, in der sie wissenschaftlich einen Eckpfeiler der nun vorherrschenden NS-Gesundheitspolitik, die Erblichkeit des Charakters von Kindern, angriffen:

» Nicht Gemütlosigkeit, Fehlen altruistischer Empfindungen usw. sind gegeben, sondern die Anlage bedingt nur die Möglichkeit, unter bestimmten äußeren Bedingungen in ein brutal-egoistisches Verhalten zu verfallen [95].

Das wiedersprach vollkommen den Auffassungen von Rüdin, Schröder u. a.

Wie war dieses Verhalten zu bewerten? „Widerstand" in wissenschaftlicher Form oder nur wissenschaftliche Naivität? Den sehr empörten Leserbrief von Schröder durften von der Leyen und Kramer noch beantworten. Danach erscheint in der *Kifo* von beiden keine weitere wissenschaftliche Publikation mehr [70].

Von der Leyens Netzbilanz im Sommer 1935 war negativ. Ihr Lebenswerk war vollständig zerstört und ihr Netzwerk hatte immer weniger Einfluss: Im RMdI hatte sie keine Kontaktperson mehr, im RGA zwar Wiedel, aber mit dem Vorgesetzten Reiter. Kramer war inzwischen aus der Charité entlassen und Bonhoeffer bereits in der psychiatrischen Fachgesellschaft vollkommen entmachtet worden.

Gütt hatte die letzten, bis dahin lediglich unbemerkten Fördermittel für die Arbeit des DVFjP gekündigt und machte dabei die grundsätzliche Haltung des Nationalsozialismus gegenüber der Arbeit des DVFjP und von der Leyen deutlich:

» Ich halte eine so weitgehende Fürsorge für jugendliche Psychoathen nicht mit dem Grundgedanken der nationalsozialistischen Gesundheitspolitik vereinbar. Insbesondere scheint mir der Gedanke, durch eine intensive Heilpädagogik eine Besserung des anlagemäßig bedingten Zustandes herbeizuführen, abwegig (Gütt an DVFjP, 6.6.1935, BArch, R4901-1355).

Von der Leyens Lebenssituation war bedrückend: Nun waren auch die letzten Fördermittel des Reiches von Gütt gekündigt, ihr persönliches Einkommen nicht mehr gesichert, ihre Gesundheit nicht stabil; der Abteilungsleiter Volksgesundheit hatte ihr mitgeteilt, dass eine „so weitgehende Fürsorge" im Nationalsozialismus nicht mehr erwünscht war und fand ihren sonderpädagogischen Therapieansatz sogar „abwegig".

Am 10.7.1935 beging von der Leyen Selbstmord.

Julius Wagner-Jauregg (1857–1940)

Julius Wagner-Jauregg (1857–1940) war Nobelpreisträger und 1940 Gast der Kinderkundlichen Woche, bei der DGKH Gründungstagung und der Tagung der Psychotherapeuten [24], [60].

Es ist zumindest denkbar, dass Wagner-Jauregg und Reiter sich kannten, waren doch beide langjährige Mitglieder der Kriminalbiologischen Gesellschaft. Ob Wagner-Jauregg nur ein normaler Tagungsbesucher war oder ob er als Ehrengast eingeladen war, ist nicht bekannt. Wagner-Jauregg starb wenige Tage nach der Gründungsversammlung [89].

Ferdinand von Neureiter (1893–1946)

Ferdinand von Neureiter (1893–1946) war seit 1927 Mitglied in der Kriminalbiologischen Gesellschaft, anfangs sogar im Vorstand. Ab 1937 leitete von Neureiter die „Kriminalbiologische Forschungsstelle" im Reichsgesundheitsamt ([129]:355–356). Ab 1937 war er zusammen mit Reiter wieder im Vorstand der Kriminalbiologischen Gesellschaft, das RGA war dort also mit zwei Vertretern vertreten.

Gerhard Wagner (1888–1938)

Gerhard Wagner (1888–1938), bereits seit 1929 Mitglied in der NSDAP, war 1935–1938 Reichsärzteführer ([116]:191, [142]:439) und hatte weitere Funktionen inne [48]. Conti übernahm diese Aufgaben nach dem Tod von Wagner.

Paul Wiedel (1878–1953)

Paul Wiedel (1878–1953) war 1919–1933 Referent im RMdl und 1933–1943 Leiter der Humanmedizinischen Abteilung am RGA ([116]:365, [142]:440, [152]).

Wiedel war mehrjähriges Mitglied im Arbeitsausschuss des DVFjP, wie auch Bonhoeffer und Villinger, und galt als ein „Freund" des DVFjP in den Ministerien (von der Leyen an Siegmund-Schultze, 29.9.1933, EZA, 626 / I / 1,5; von der Leyen an Siegmund-Schultze, 30.10.1933, EZA, 626 / I / 1,5).

Wiedel wurde 1933 vom RMdI ins RGA versetzt, dort wurde er Leiter der Abteilung Humanmedizin und damit auch Vorgesetzter von Rott ([142]:164–165). Die Aufgabe dieser Abteilung war es, „die Reichsregierung in ihrem Bestreben zu unterstützen, den völkisch-biologischen Zerfall des deutschen Volkes aufzuhalten oder zu verhindern, nicht nur dadurch, daß dem Volke alle Gesundheitsgefahren ferngehalten werden, sondern durch das ständige Bemühen, das Volk zu verantwortungsbewußter gesundheitlicher Lebensführung zu erziehen" ([207]:29).

Johannes Wolff (1884–1977)

Johannes Wolff (1884–1977) war jahrzehntelanger Vorsitzender des AFET, insgesamt von 1924–1969 ([4]:298, [74]:422). Er hat dabei immer wieder mit Kinder- und Jugendpsychiatern zusammengearbeitet, wie z. B. Gregor und Villinger. Besonders intensiv aber war die Zusammenarbeit nach 1945 mit Villinger und Stutte.

Jürg Zutt (1893–1980)

Jürg Zutt (1893–1980) war zusammen mit Villinger und später auch noch Reiter von 1936 bis 1944 einer der Herausgeber der *Kifo* (Vertrag Springer mit Villinger, 24.4.1936, ZLB, Springer). Zutt war Oberarzt bei Bonhoeffer, Schriftleiter des *Zentralblatts für die gesamte Neurologie und Psychiatrie* ([152]:76-77) und Mitherausgeber von *Der Nervenarzt*.

Nach 1945 arbeitete Zutt vielfach mit Villinger zusammen (siehe auch ▶ Kap. 8). Nachdem die Nachkriegsvorsitzenden der GDNP, Kretschmer und Villinger, ihre Amtsperioden absolviert hatten, übernahm Zutt 1954 den Vorsitz der DGPN, mit dem 2. Vorsitzenden Villinger und dem Schriftleiter Ehrhardt, seinerseits Oberarzt von Villinger ([152]:403).

Fritz Zwanziger (?–?)

Fritz Zwanziger (?–?) war Schuldirektor und Reichsfachschaftsleiter der NSLB Fachschaft V sowie Leiter der Reichsfachgruppe „Taubstummenwesen einschl. Schwerhörigen- und Sprachheilwesen" [72]. Zwanziger beschäftigte sich schon in der Weimarer Republik mit der Heilpädagogik, so war er z. B. 1928 Teilnehmer bei der GfH-Tagung ([108]:433).

Die Volksschule sollte, um effektiver zu werden, nach seiner Meinung von „geschädigten" Schülern entlastet werden:

> **»** Die Volksschule, als die Schuleinrichtung für die breite Masse, muß entlastet und befreit werden von all dem vielfach geschädigten Schülergut, das nicht imstande ist, den normalen Bildungsgang der Volksschule zu gehen ([210]:477).

Die Auswahl der „geschädigten" Schüler und ihre gezielte Förderung waren dabei zentrale Aufgaben: „Darum steht unsere Zeit unter dem Gesichtspunkte der Auslese, der Begabtenförderung" ([210]:477). Zumal „das deutsche Volk weder gewillt noch in der Lage ist, auf das geschädigte

Schülergut verzichten zu können, erwächst uns die neue Aufgabe, dieses Arbeitsgebiet fach- und vernunftgemäß anzufassen und zu ordnen" ([210]:477).

Die Kooperation mit den Ärzten war für ihn selbstverständlich:

» Auf dem Gebiete der Sondererziehung ist es eine von Natur aus gegebene Sache, daß Arzt und Sondererzieher zusammenarbeiten. Bei gutem Willen wird ein fruchtbares Zusammenwirken bestimmt möglich sein [211].

Die gemeinsame Fachgesellschaft mit den Kinder- und Jugendpsychiatern, in der er 2. Vorsitzender wurde, ergab für ihn vor allem deshalb Sinn, weil er sich fachliche Unterstützung sowohl bei der Schülerauswahl als auch bei der weiteren Differenzierung der Hilfsschule, z. B. dem Hannoverschen Modell von Krampf, versprach:

» Unser deutsches Sonderschulwesen kann bei seinem Neuaufbau diese Hilfe sehr gut gebrauchen. Wir müssen leider gegen allzuviel Unverstand oder oberflächliche Beurteilung ankämpfen [211].

2.2.14 Institutionen im Netzwerk

In diesem Abschnitt werden die Institutionen zusätzlich zur obigen Schilderung detailliert in ihrer Beziehung zur Kinder- und Jugendpsychiatrie/Heilpädagogik dargestellt. Die Übersicht über die Institutionen soll weitere Hintergründe zu den oben beschriebenen Netzwerkverbindungen verdeutlichen. In Zusammenschau mit der chronologischen Schilderung und den von uns eingesetzten Netzwerkgrafiken hoffen wir, jenseits des bisherigen Narratives mit dieser Übersicht zu einer weiteren Vertiefung der Netzwerkzusammenhänge beitragen zu können.

Die Institutionen werden als Vergegenständlichung von vormaligen Handlungen, von vormaligen Netzwerkaktivitäten betrachtet. Hier werden beschrieben 1. Zeitschriften als Ergebnisse kollektiven Wirkens und Wissensträger von Ideen, 2. Fachgesellschaften als kollektiver Rahmen für die Handlungen Einzelner und 3. Behörden, Ämter und politische Organisationen als gesamtgesellschaftliche Rahmen für die Handlungen aller, entsprechend der in Politik und Gesellschaft formulierten Anforderungen. Da die Institutionen eine Vergegenständlichung von Netzwerkaktivitäten repräsentieren, spiegeln sich in ihnen, mehr oder weniger deutlich, auch die Vorstellungen der beteiligten Individuen wider.

Aufgrund der unterschiedlichen Funktionen und der unterschiedlich intensiven Einbindung in die Netzwerkaktivitäten, aber auch aufgrund des sehr heterogenen Forschungsstandes und der heterogenen Quellenlage wird nicht zu jeder Institution ausführliches Material vorgestellt, sodass die Darstellung auf der Institutionenebene unterschiedlich differenziert ausfällt.

Die Institutionen werden hier lediglich betrachtet in ihrer Relation zur Kinder- und Jugendpsychiatrie, ansonsten erfolgt der Hinweis auf den Forschungsstand. Die Darstellung folgt nicht den einzelnen „Knoten" oder der Zeitachse, sondern wurde alphabetisch sortiert.

Allgemeiner Fürsorgeerziehungstag

Der AFET (heute der Bundesverband für Erziehungshilfe) wurde 1906 gegründet. Sein Gegenstand war die „öffentliche Sorge um die Erziehung und Ausbildung junger Menschen", die Fürsorgeerziehung. Im AFET waren im Wesentlichen die Institutionen organisiert, die sich ihrerseits konkret um die verschiedenen Formen der gesellschaftlichen Erziehungshilfe kümmerten, also Anstalten, Erziehungsvereine und Jugendwohlfahrtsbehörden. Gemeinsame Interessen wurden artikuliert und vertreten, besonders gegenüber Trägern und Gesetzgebung. Der AFET war stark christlich geprägt, Caritas und die Innere Mission immer präsent. Der evangelische Pastor Wolff war Vorsitzender des AFET von 1924 bis 1969 [4]. Der AFET kooperierte mit dem DVföupF, dem DVFjP und dem DVJJ.

Die inhaltlichen Positionen des AFET wurden auch von Kinder- und Jugendpsychiatern wie Gregor, Vorstand ab 1930, und Villinger, Beirat ab 1948, mitgeprägt. Die Schwererziehbaren, Grenzen der Erziehung, sog. Unerziehbare und deren Ausscheidung, Bewahrung usw. waren immer wieder Themen. So hielt Villinger 1931 einen Vortrag über „Das Problem der Schwererziehbaren in der Fürsorgeerziehung" ([4]:266, 278) und 1934 einen über „Die Durchführung des Gesetzes zur Verhütung erbkranken Nachwuchses" ([4]:278).

Nach der Ernennung Hitlers zum Reichskanzler war der AFET, genauso wie auch z. B. Villinger, erfreut darüber, dass es in einigen Aspekten der Fürsorgeerziehung deutliche Verbesserungen gab. Wolff artikulierte dies im AFET-Tätigkeitsbericht 1933–1934 wie folgt: die „Hoffnungslosigkeit" der letzten Jahre sei „einem neuen Geist des Aufbauwillens und der Gewissheit sinnvoller Arbeit gewichen" (AFET Tätigkeitsbericht 1933–1934, ohne Datum, ADE, AFET, S. 1). Auch die Chance zu gestalten, schien ihm reizvoll: „ … wie auf anderen Gebieten des öffentlichen Lebens traten die Schwierigkeiten zurück vor den Fragen, die eine positiv gerichtete, durch ein grosses einheitliches Ziel bestimmte neue Schau aller Jugendhilfemassnahmen uns aufgibt" (AFET Tätigkeitsbericht 1933–1934, ohne Datum, ADE, AFET, S. 1).

Ab 1934 waren im „Überleitungsausschuss des AFET" neben Pastor Wolff auch Althaus, Hecker, Polligkeit und Hundinger vertreten. In den folgenden Jahren beteiligte sich der AFET weiter aktiv an der Neugestaltung des Fürsorgesystems im Nationalsozialismus. Im Tätigkeitsbericht des AFET 1937–1938 wurde z. B. mitgeteilt, dass man bemüht sei, „bei der Klärung grundsätzlicher Fragen nach Kräften mitzuwirken". Dazu gehörte die „Trennung von FE und Bewahrungsmassnahmen" und die „Auslese der Mj. … für andere Massnahmen ausserhalb der FE". Dem GzVeN „galt im Berichtsjahr wiederum die besondere Aufmerksamkeit unserer Arbeit" und für die „Auskunftserteilung" sei „die angeregte grundsätzliche Regelung gefunden" (AFET Tätigkeitsbericht 1937–1938, ohne Datum, ADE, AFET, S. 1-3). Die Gestaltungsspielräume wurden vom AFET genutzt.

Deutsche Allgemeine Ärztliche Gesellschaft für Psychotherapie

Die Deutsche Allgemeine Ärztliche Gesellschaft für Psychotherapie (DAÄGP) war die Fachgesellschaft der Psychotherapeuten, ihr Vorsitzender Göring ([90], [114]:79–87, [152]).

Der Vorsitzende Göring war auch über seine Familienbeziehung zu seinem Bruder Hermann hinaus gut vernetzt. Er hatte Kontakte zum RMdI, besonders mit Linden, der das RMdI auch im Verwaltungsrat des „Deutschen Instituts für psychologische Forschung und Psychotherapie" vertrat ([114]:193). Auch zum RGA, dessen Präsidenten Reiter, unterhielt Göring Kontakte ([114]:253–254, [152]:172).

Nachdem Conti 1933 die Existenz der DAÄGP grundsätzlich gesichert hatte, fand ein jahrelanger Kampf zwischen der Psychiatrie und den Psychotherapeuten um Vorherrschaft, Unterordnung, Selbstständigkeit usw. statt, zwischen Rüdin und Göring [152]. Rüdin konnte bei diesem Konflikt auf die Unterstützung von Kretschmer setzen, der gerne die DAÄGP in Teilen übernommen hätte:

» Ich teile ganz Ihre Meinung, daß man gegebenenfalls die Psychotherapeutische Gesellschaft mit ihrem weltanschaulich und wissenschaftlich recht heterogenen Bestandteilen nicht einfach als Ganzes in ihrer jetzigen Form übernehmen kann, daß aber sehr wohl alles Wertvolle angegliedert werden kann und soll (Kretschmer an Rüdin, 27.12.1935, MPIP-HA, GDA 129).

Die DAÄGP ihrerseits zeigt sich beständig interessiert an Psychotherapie mit Kindern und Jugendlichen. Die DAÄGP hat „stets Gewicht darauf gelegt, Kinder zu behandeln, und dadurch vorbeugend zu wirken. Wie wir immer schon betont haben, liegt uns nicht so sehr an dem Wohlergehen des einzelnen, als an dem Wohlergehen des ganzen Volkes" ([60]:9).

1940 konnte Göring über die Ausgründung einer Kinderabteilung im Institut berichten und stellte den Plan vor zur Gründung von psychotherapeutischen Beratungsstellen in allen großen Städten:

>> Eine andere Unterabteilung ist die Erziehungsberatung … Es bestehen viel zu wenig Erziehungsberatungsstellen im Deutschen Reich. Wir hoffen, mit der Zeit in jeder größeren Stadt eine unter unserem Einfluß stehende Erziehungsberatungsstelle einrichten zu können. In München bestehen Erziehungsberatungen verschiedener Art, z. B. eine, in der speziell erbbiologische Fragen geprüft werden unter Professor Luxenburger; eine andere in der Heckscherschen Klinik, in die vor allem epileptische Kinder geschickt werden. Unsere von Dr. Seif geleitete Erziehungsberatungsstelle behandelt die neurotischen und schwererziehbaren Kinder [59].

Über eine Therapeutin berichtete Göring, sie habe „eine besondere Gabe für die Behandlung schwer erziehbarer Kinder" [59]. Die DAÄGP ging damit organisatorisch und inhaltlich in direkte Konkurrenz zu den Kinder- und Jugendpsychiatern. In München wurde ihre Erziehungsberatungsstelle neben zwei anderen betrieben, eine davon kinderpsychiatrisch. Die „schwer erziehbaren Kinder" sollten ebenfalls behandelt werden, für die sich eher Schröder und Villinger zuständig sahen.

Dass die DAÄGP auch an einer organisatorischen Einbindung der Behandlung dieser Patientengruppen in ihre Fachgesellschaft interessiert war, zumindest aber die Zuordnung einer solchen Fachgesellschaft unter die ihre wünschte, ist verständlich ([152]:352–353). In Wien 1940 machte Göring, im Rahmen seiner Eröffnungsansprache des an die Gründungstagung der DGKH anschließenden Kongresses für Psychotherapie, diese Überschneidung der Zielgruppen und die Tatsache, dass diese Arbeit von der DAÄGP bereits geleistet wird, sehr deutlich:

>> Es ist uns eine besondere Freude, daß wir unsere Tagung gemeinschaftlich mit der Gesellschaft für Kinderheilkunde sowie der Gesellschaft für Kinderpsychiatrie und Heilpädagogik hatten. Wir haben stets Gewicht darauf gelegt, Kinder zu behandeln, und dadurch vorbeugend zu wirken ([60]:9).

Noch im April 1941 äußerte Heinze sich dem entgegenstehend optimistisch, als er „im Rahmen der psychiatrischen Planungsarbeiten" um eine Stellungnahme gebeten wurde:

>> Ich glaube dagegen nicht, dass die Gefahr allzu groß ist, dass die Kinderpsychiatrie in den Bannkreis der Therapeuten gerät. Die Gründung der Deutschen Gesellschaft für Kinderpsychiatrie, unter dem Vorsitz von Prof. Schröder, hat dem einen Riegel vorgeschoben (Heinze, „Betr. Pflegekinder-System", 15.4.1941, BArch, R96 I / 9).

Nach dem Tode Schröders im Juni 1941 verstärkten die Psychotherapeuten, genauso wie auch die Erwachsenenpsychiater, ihre Bestrebungen zur Einbeziehung der DGKH. Nach Schmuhl erreichte Rüdin am 24.7.1941 die Information, „dass Göring die führerlose Deutsche Gesellschaft für Kinderpsychiatrie und Heilpädagogik in seiner Gesellschaft der Psychotherapeuten aufgehen lassen wollte" ([152]:352). Das wollte und konnte Rüdin aber verhindern.

Deutsche Arbeitsgemeinschaft für Kinderpsychiatrie

„In Paris war 1937 beschlossen worden, den 2. Internationalen Kongreß in Deutschland abzuhalten, und zwar 1940 oder 1941 in Leipzig" ([171]:9). Am 27.3.1939 fand unter der Leitung des (Tagungs-)Präsidenten Schröder die 1. Tagung des Arbeitsausschusses des Internationalen Komitees für Kinderpsychiatrie statt. Inhalt dieser Sitzung war die Vorbereitung des 2. Internationalen Kongresses für Kinderpsychiatrie in Leipzig. Wegen der zu geringen Anzahl von Ausschussmitgliedern, vor allem Tramer und Heuyer fehlten, konnten letztlich aber keine bindenden Beschlüsse gefasst werden ([13]:62). Die für Leipzig 1941 geplanten Tagungsinhalte waren zu diesem Zeitpunkt rein medizinisch ausgerichtet ([13]:62–63).

Während dieser Sitzung teilte Schröder, bereits emeritiert (Rott an Goebel, 28.3.1940, HUB-UA, Kinder- und Jugendmedizin, DGKJ 0050, siehe auch ◘ Abb. 2.8), den internationalen Gästen mit, „daß er eine ‚Deutsche Arbeitsgemeinschaft für Kinderpsychiatrie' als Untergruppe der ‚Deutschen Gesellschaft für Neurologie und Psychiatrie' ins Leben rufen konnte, ferner, daß in Deutschland das öffentliche Interesse an der Kinderpsychiatrie sehr stark wächst" ([13]:63). Auch 1940 in Wien bezog sich Schröder auf die „in Wiesbaden am 27. März 1939 gegründeten Arbeitsgemeinschaft für Kinderpsychiatrie" [24].

Im Namen der Arbeitsgemeinschaft gab es keinen Zusatz „Heilpädagogik" und die Zuordnung zur GDNP ließ sie als ein rein ärztliches Unterfangen erscheinen. Schröder deutete jedoch eine Besonderheit an, nämlich dass die „Deutsche Arbeitsgemeinschaft für Kinderpsychiatrie" zwar das Resultat des sehr stark wachsenden öffentlichen Interesse sei, dies „allerdings mit eigener Richtung" ([13]:63). Diese „eigenen Richtung" war, „das Bestreben, für die deutschen Zwecke die Kinderpsychiatrie und Heilpädagogik zu vereinigen" (Rott an Goebel, 28.3.1940, HUB-UA, Kinder- und Jugendmedizin, DGKJ 0050, siehe auch ◘ Abb. 2.8). Schröder stellte fest:

» 1937 hat in Paris ein großer 1. Internationaler Kongreß für Kinderpsychiatrie stattgefunden. Er war überwiegend ärztlich eingestellt und besucht. 1939 hat dann in Genf der 1. Kongreß einer neuen Internationalen Gesellschaft für Heilpädagogik getagt, welcher überwiegend psychologisch-pädagogisch ausgerichtet war, aber auch eine starke ärztliche Beteiligung aufwies. Alles das drängte dazu, Heilpädagogik und Kinderpsychiatrie nunmehr auch bei uns wieder organisatorisch zusammenzufassen zu einer allgemeinen deutschen Gesellschaft ([171]:9).

Deutsche Gesellschaft für Kinderheilkunde

Die Deutsche Gesellschaft für Kinderheilkunde (DGfK) war nicht nur als die bedeutendste in Wien 1940 tagende Fachgesellschaft ([31]:80) für den organisatorischen Rahmen der Kinderkundlichen Woche in Wien verantwortlich, sie war generell an dem Thema Kinderpsychiatrie interessiert.

Der für die Tagungsvorbereitung vor Ort in Wien verantwortliche Pädiater war Hamburger. An der Pädiatrischen Universitätsklinik hatte Hamburger bereits eine Heilpädagogische Abteilung gegründet. Er war einer der Verfechter des Konzeptes der Kindergesundheitsführung, in Anlehnung an das Konzept der „Gesundheitsführung" von Conti, der wiederum in Wien genau zu diesem Thema sprechen sollte und wollte.

T. Beddies ([31]:75–81) beschreibt, wie Hamburger und andere Pädiater besonders in den Jahren 1939 und 1940 versuchten, „ihre Vorstellungen von einer Weiterentwicklung der Pädiatrie in eine ‚ärztliche Kinderkunde‘ durchzusetzen" ([31]:77). Die „ärztliche Kinderkunde" schloss ein, dass Grenzgebiete der Pädiatrie, wie z. B. die Kinderpsychiatrie, der Pädiatrie zuzuordnen wären und sich dadurch erhofftermaßen „die Uni- Kinderkliniken entsprechend … in ihrem Betrieb und ihrem Arbeitsbereich wesentlich vergrößern" würden (Hamburger an Birk, 9.2.1940, HUB-UA, Kinder- und Jugendmedizin, DGKJ 0048). In diesem Sinne war Hamburger schon einige Jahre verbandspolitisch aktiv.

Hamburger war schon auf dem 1. Internationalen Kongress für Kinderpsychiatrie im Juli 1937 in Wien anwesend und Mitglied im „Ausführungs-Komitee" der internationalen Kinderpsychiater ([188]:128). Nur wenige Monate später war er auch auf dem 4. Internationalen Kongress für Kinderheilkunde in Rom. Tramer, der Generalsekretär der internationalen Kinderpsychiater berichtet über diesen Kongress: „Der ‚Vierte Internationale Kongreß für Kinderheilkunde‘ (Rom, 26.-30. September 1937) behandelte als erstes Thema eines, das den Kinderpsychiater in besonderer Weise interessiert. Es lautete: Neuro-psychische Erkrankungen in der Pädiatrie vom klinischen und sozialen Standpunkte" mit 14 Referaten, Koreferaten und Vorträgen ([190]:88).

》 Der Kongreß billigte einstimmig auf Antrag von Hamburger (I-III) … folgende Resolution:
I. Die Psychoneurosen und alle schwierigen Probleme der Erziehung bilden einen wesentlichen Teil der Pädiatrie; und daher:
II. Alle Kinderspitäler sollen sich klinisch und ambulatorisch mit diesen Erkrankungen beschäftigen; und
III. Der pädiatrische Unterricht soll dementsprechend diese Erkrankungen, ihre Heilung und ihre Vorbeugung durch Erziehung berücksichtigen ([190]:90).

Der Generalsekretär der internationalen Kinderpsychiater, Tramer, war besorgt um die Eigenständigkeit der Kinderpsychiatrie und zitierte deshalb zur Unterstützung seinen deutschen Kollegen:

》 In ausgezeichneter Weise beleuchtet P. Schröder … nicht nur die gegenwärtige kinderpsychiatrische Situation, sondern weist auch die zukünftigen Wege auf. Die Kinderpsychiater müssen ihm für diese wohl begründete Stellungnahme, welche die andere Seite, vor allem auch die der Pädiater, würdigt, und in der er sich entschieden für die Selbständigkeit der Kinderpsychiatrie einsetzt, dankbar sein ([190]:91).

Tramer fasste die Position von Schröder wie folgt zusammen:

》 „Kinderpsychiatrie ist mehr als Psychiatrie, Neurologie und Innere Medizin in Anwendung auf das Kind; ihr Gebiet reicht, und zwar gerade mit dem für sie am meisten selbständigen, typischen und wertvollen Teil, weit darüber hinaus in das allgemein Seelische und Charakterologische." Sie „ist ein Gebiet für sich" und nicht nur eine Wissenschaft, sondern auch ein praktisches Betätigungsgebiet von „großer soziologischer, pädagogischer und ärztlicher", überhaupt „hervorragender Bedeutung". Gegenüber der Pädiatrie betont Schr., daß „in den letzten Jahrzehnten fast die gesamte wissenschaftliche Arbeit von den Psychiatern geleistet und ihnen, nicht den Kinderärzten, ist das Material zugeführt worden." Die Mitarbeit des Pädiaters kann aber gar nicht entbehrt werden, weil eine Reihe von Problemen nur durch ihn angegangen und gelöst werden können. „Nicht Konkurrenz und Kompetenzkonflikte kommen hier in Frage, sondern nur nachbarliche Zusammenarbeit" ([190]:92).

Aber auch der Schriftführer der DGfK Goebel, in dieser Funktion mit für die Organisation der Kinderkundlichen Woche in Wien verantwortlich, war an einer Zuordnung der DGKH zur DGfK interessiert. In dieser Haltung wurde er vom verantwortlichen Referenten beim RGA Rott bestärkt:

» Es ist durchaus wünschenswert, dass die Kinderärzte mit den Kinderpsychiatern in nähere Berührung kommen (Rott an Goebel, 5.7.1940, HUB-UA, Kinder- und Jugendmedizin, DGKJ 0060).

Um ein gemeinsames Abendessen von Pädiatern und Kinder- und Jugendpsychiatern und die Teilnahme der Pädiater an der DGKH-Tagung zu erleichtern, stellte Goebel das eigene Tagungsprogramm Ende Juli nochmals um: „ … haben wir wegen der Einschiebung der Aerztekonferenz mit dem Thema ‚Fütterungstuberkulose' und des Reichsausschusses für Tuberkulosebekämpfung unsere kinderärztlich erzieherischen Berichte auf Mittwoch, den 4.9. verlegt, damit der Anschluss an die Tagung der Deutschen Gesellschaft für Kinder-Psychiatrie und Heilpädagogik und an ihre Tagung erhalten blieb" (Goebel an Göring, 22.7.1940, HUB-UA, Kinder- und Jugendmedizin, DGKJ 0058).

In der Vorbereitung der Gründungstagung der DGKH versuchte Rott, auch die Zuordnung der DGKH zu einer möglichen Nachbargesellschaft zu klären, zumal anscheinend im Frühjahr 1940 noch nicht klar war, wer die Kosten der DGKH für Vorbereitung und Durchführung der Tagung von „vielleicht 1000 bis 1500 M" (Rott an Goebel, 28.3.1940, HUB-UA, Kinder- und Jugendmedizin, DGKJ 0050, siehe auch ◘ Abb. 2.8) übernehmen sollte. Mitglieder hatte die DGKH ja noch keine. Rott fragte an „ob es [der DGfK] opportun erscheint, hier engere Beziehungen aufzunehmen", ob „man die … noch nicht fest formierte Gesellschaft für Kinderpsychiatrie und Heilpädagogik irgendwie mit unserer Deutschen Gesellschaft für Kinderheilkunde in Zusammenhang bringen [sollte], sodass beide trotz selbständigen Arbeitens zu einem Ganzen vereinigt werden?" Dafür wären dann lediglich die Vorbereitungskosten von „1000 bis 1500 M" (Rott an Goebel, 28.3.1940, HUB-UA, Kinder- und Jugendmedizin, DGKJ 0050, siehe auch ◘ Abb. 2.8) zu übernehmen. Goebel signalisierte Bereitschaft (Goebel an Rott, 6.4.1940, HUB-UA, Kinder- und Jugendmedizin, DGKJ 0050), aber letztlich blieb die DGKH sowohl von der GDNP als auch von der DGfK unabhängig und die Kosten wurden von unbekannter Seite übernommen ([162]:67–68). Diese Unabhängigkeit der DGKH war jedoch keinesfalls stabil, was durch den Tod von Schröder deutlich wurde. Die offene Verhandlung eines Fachs an den Grenzen verschiedener Fächer setzte sich nun fort. Bei der Suche nach einem Nachfolger für Schröder wollte Rüdin auch deshalb schnell Klarheit, weil er „eine gewisse Gefahr … [sah], daß die Pädiater sich der Sache bemächtigen, was zweifelsohne unerwünscht wäre" (Rüdin an Linden, 28.6.1941, BArch, R96 I / 11, siehe auch ◘ Abb. 2.9).

Deutsche Gesellschaft für Kinderpsychiatrie und Heilpädagogik

Die Forschungsliteratur zur frühen Geschichte der DGKJP ist überschaubar und findet sich bereits in der Einleitung (▶ Kap. 1) beschrieben. Einige Autoren setzen sich konkret mit der Geschichte der DGKH auseinander ([44]:65–87, [53]:101–106, [72]:273–290, [104]:94–128, [152]:344–354).

» Der Vorsitzende teilte die Absicht der in Wiesbaden am 27. März 1939 gegründeten Arbeitsgemeinschaft für Kinderpsychiatrie mit, sich in eine Deutsche Gesellschaft für Kinderpsychiatrie und Heilpädagogik umzuwandeln. Die Teilnehmer stimmten dem zu ([24]:118).

So wurde aus der rein ärztlichen „Deutschen Arbeitsgemeinschaft für Kinderpsychiatrie" die kinderpsychiatrisch-sonderpädagogische Fachgesellschaft DGKH. Die DGKH war ein Beispiel dafür, wie Psychiater, Sonderpädagogen und Gesundheitsfunktionäre gemeinsamen in „institutionellen Arrangements auf mittlerer Ebene" versuchten, die „neue nationalsozialistische Ordnung" zu gestalten [125]. Psychiater und Sonderpädagogen nutzten eine günstige Machtkonstellation:

> » Alles das drängte dazu, Heilpädagogik und Kinderpsychiatrie nunmehr auch bei uns wieder organisatorisch zusammenzufassen zu einer allgemeinen deutschen Gesellschaft ([171]:9).

Villinger bezeichnete die DGKH später als „eine Art Auffang-Organisation" (Villinger an Rüdin, 4.7.1941, BArch, R96 I / 11, auch zitiert in [152]).

Wer der Nachfolger von Schröder als Vorsitzendem der DGKH wurde, ist gelegentlich diskutiert worden ([44]:78–87, [152]:352–354). Auf den Gründungsvorsitzenden Schröder folgte eine Phase mit dem kommissarischen Vorsitzenden Villinger, bis schließlich Heinze ernannt wurde [146]. Wer aber waren die weiteren Vorstandsmitglieder der DGKH?

Der gesamte Vorstand wurde 1941 in der Titelei des Sonderdruckes des Tagungsberichts [198] benannt: „Vorsitzender Professor Dr. P. Schröder, Leipzig", „Schriftführer: Professor Dr. W. Villinger, Breslau" und zuletzt der „Schatzmeister: Direktor A. Malter [sic!], Wien-Tullnerbach".

Im Vorstand waren also, zumindest zum Zeitpunkt der Drucklegung des Sonderdrucks, zwei Psychiater und ein Heilpädagoge vertreten. Dieser Sonderdruck wurde nach Angaben von 1943 Band Nr. 49 der *Kifo* am 24.1.1941 abgeschlossen. Neben den beiden Psychiatern vertrat Maller die Internationale Gesellschaft für Heilpädagogik als deren „Generalsekretär" im Vorstand der DGKH. Die NSLB Fachschaft V, die Schröder noch in seinem Tagungsreport als eine der Haupttriebfedern und Förderer der Gründung benannt hatte ([162]:68), war noch nicht vertreten. „Er dankte ferner vor allem dem NS.-Lehrerbund Reichsfachschaft V … für [den] raschen und verständnisvollen Einsatz" ([162]:68).

Eine paritätische Besetzung von Kinderpsychiatern und Heilpädagogen anstrebend, wandte sich Reiter schon Mitte Dezember 1940 mit einem neuen Vorschlag für die Vorstandsbesetzung, um Zwanziger als Vertreter der NSLB Fachschaft V ergänzt, zur Abstimmung an Linden vom RMdI, welcher wiederum Rüdin um eine Stellungnahme bat.

Rüdin schrieb später:

> » … daß der Präsident des Reichsgesundheitsamtes Ihnen [RMdI] als Vorstandsmitglieder der Deutschen Gesellschaft f. Kinderpsychiatrie und Heilpädagogik zu bestellen vorgeschlagen hat:
> 1. Herrn Prof. Schröder
> 2. Herrn Direktor Fritz Zwanziger, Reichsfachschaftsleiter im NS Lehrerbund.
> Als Schriftführer die Herren
> 1. Prof. Villinger
> 2. Direktor A. Maller, Generalsekretär der Internationalen Gesellschaft für Heilpädagogik
> (Rüdin an Linden, 28.6.1941, BArch, R96 I / 11, siehe auch ◘ Abb. 2.9).

Linden bat Rüdin am 18.12.1940 schriftlich um eine Stellungnahme. Da Rüdin, wie er sich ein halbes Jahr später noch erinnerte, keine Einwände hatte, nehme er an, „daß die Sache damals so durchgeführt wurde vom Reichsgesundheitsamt" (Rüdin an Linden, 28.6.1941, BArch, R96 I / 11, siehe auch ◘ Abb. 2.9). Anders als noch im Sonderdruck ausgewiesen, war der Vorstand somit paritätisch besetzt mit 2 Kinderpsychiatern und 2 Heil- bzw. Sonderpädagogen.

Ein weiterer Hinweis auf diese Vorstandsbesetzung findet sich September 1941 auf einer Mitteilung der DGKH über den Tod Schröders und die Absage der geplanten Tagung. Die Reihenfolge der unterzeichnenden Namen – Zwanziger, Villinger und Maller – entspricht den verbliebenen Vorstandsmitgliedern (DGKH Mitteilung, Eingangsstempel vom 22.9.1941, BArch, R4901 / 1140).

Der Tagungsbericht wurde 1943 nochmals in der *Kifo* selbst abgedruckt (Bd. 49). Zu dieser Zeit war Heinze bereits der neue Vorsitzende und Villinger sein Stellvertreter [146]. In der Titelei des 1943 erschienenen Zeitschriftenabdrucks fehlte jedoch jede Angabe zur Vorstandsbesetzung. Unklar blieb somit auch, wer die weiteren Vorstandsmitglieder und ob die Heilpädagogen und die Sonderpädagogen von der Fachschaft V noch im Vorstand vertreten waren.

Deutsche Vereinigung für Jugendgerichte und Jugendgerichtshilfe

Die Deutsche Vereinigung für Jugendgerichte und Jugendgerichtshilfe (DVJJ) war ein Kooperationspartner der DGKH, der auch mit einem Grußwort von Francke bei der Gründungsversammlung in Wien vertreten war ([24]:6–8).

Stutte stellte 1967 fest, dass „Prof Kramer … sich … große Verdienste erworben [hatte] um … eine psychologisch orientierte forensische Behandlung jugendlicher Rechtsbrecher in Deutschland" [179]. Schon „vom Jahre 1912 an wurden diese Untersuchungen [von jugendlichen Angeklagten in der Psychiatrischen Klinik der Charité] leitend von Prof. Kramer durchgeführt" ([112]:635).

» Die Vereinigung [DVJJ] war zunächst als Ausschuß für Jugendgerichte und Jugendgerichtshilfen der D. Z. f. J. im Jahre 1917 gegründet worden. Ihr 1. Vorsitzender war Geheimrat Prof. Dr. v. Liszt, die Geschäftsführung des Ausschusses lag in den ersten Jahren in den Händen von Elsa v. Liszt und der Berichterstatterin [von der Leyen]. Die im Jahre 1919 gegründete Unterkommission Jugendgericht und Arzt, steht unter dem Vorsitz von Prof. Dr. Kramer und unter der Geschäftsführung der Berichterstatterin [von der Leyen] ([112]:636).

Auch die Sonderpädagogin von der Leyen war an der Konstitution der DVJJ beteiligt:

» In der Zentrale wurde ihr Arbeitsgebiet die Jugendgerichtshilfe; sie leitete diese gemeinsam mit Elsa v. Liszt und Maria Hasak bis 1921. Auch späterhin, bis zu ihrem Tode, ist ihr Interesse an der Jugendgerichtshilfe stets rege geblieben, die Probleme der jugendlichen Kriminalität und deren Verhütung haben sie immer auf das Lebhafteste beschäftigt [93].

Die Jugendgerichtshilfe wurde als wichtiges Forschungsfeld betrachtet:

» In der Jugendgerichtsarbeit zeigte sich zunehmend die Bedeutung, die die abnorme psychopathische Anlage für die Entstehung jugendlicher Kriminalität hat, und die Erkenntnis setzte sich durch, daß nur durch frühzeitige Feststellung und heilpädagogische Einwirkung eine Vorbeugung in der asozialen Entwicklung der Kinder ermöglicht wird [93].

„Die Begutachtung von straffälligen Kindern und Jugendlichen für Jugendgerichte und Jugendgerichtshilfen" [92] war deshalb auch ein wichtiges Aufgabenfeld des DVFjP.

Die DVJJ wurde ab 1933 gleichgeschaltet und der nächste Jugendgerichtstag fand erst wieder 1950 statt, dann mit einer führenden Rolle von Sieverts.

Francke betonte in seinem Grußwort zur DGKH-Gründung in Wien:

» Die Deutsche Vereinigung für Jugendgerichte und Jugendgerichtshilfen begrüßt lebhaft die Gründung der Deutschen Gesellschaft für Kinderpsychiatrie und Heilpädagogik und hofft auf eine enge Zusammenarbeit in allen forensischen und kriminalbiologischen Fragen [54].

Besonders interessiert zeigte sich die DVJJ an der Zusammenarbeit mit den Kinderpsychiatern, es „soll also bei einem straffälligen Jugendlichen die richterliche Entscheidung auf dem festen Grunde einer zuverlässigen Diagnose und Prognose aufgebaut werden" [54] und beklagte zugleich: „Ja es fehlt nicht an örtlichen Stellen, denen die Mitarbeit eines Psychiaters überhaupt nicht zur Verfügung steht" [54].

Deutscher Verein für öffentliche und private Fürsorge

Der Deutsche Verein für öffentliche und private Fürsorge (DVföupF) betrachtete sich als der Mittelpunkt für alle öffentlichen und privaten Fürsorgeaktivitäten in Deutschland ([74]:87–93). Unter dem langjährigen Vorsitzenden Polligkeit hatte der Verein „vor allem während der Weimarer Republik nicht unmaßgeblichen Einfluß auf die Fürsorgegesetzgebung und -politik nehmen können" ([74]:87).

Wie viele Verbandspolitiker der Fürsorgeverbände, wie z. B. auch Wolff vom AFET, begrüßte Polligkeit die nationalsozialistische Herrschaft ([141]:133). Die Selbstgleichschaltung des DVföupF wurde von Polligkeit, Muthesius war seit 1933 sein Mitarbeiter, vorangetrieben. Er wurde letztlich aber selbst von Althaus, einem hochrangigen NSV-Funktionär abgelöst ([74]:91–92, [141]:147–148).

Da der DVföupF einen wichtigen Zugang zur nicht staatlichen Fürsorge bot, wurde er nicht aufgelöst ([74]:92), blieb jedoch über Althaus eng an die NSV angebunden. Der DVföupF wurde in Wien 1940 begrüßt [162], durch wen er vertreten war, ist nicht bekannt. Ob der Vorsitzende Althaus, zugleich auch hochrangiger Funktionär im NSV, Gast in Wien war, ist nicht belegt. Der NSV wiederum wurde in Wien im Gegensatz zum DVföupF nicht ausdrücklich begrüßt. Unter den Mitgliedern der DGKH war „die NSV Jugendhilfe mit hundert Mitgliedern" korporativ sehr zahlreich vertreten (Rüdin an Linden, 28.6.1941, BArch, R96 I / 11, siehe auch ◘ Abb. 2.9).

„Das Wissen über Villingers Tätigkeit im Deutschen Verein für öffentliche und private Fürsorge ist ebenfalls nur fragmentarischer Natur" ([80]:125). Dass Villinger nach 1945 im DVföupF aktiv war, kann zwar durch einen Nachruf auf ihn im Nachrichtendienst des Deutschen Vereins für öffentliche und private Fürsorge von 1961 als belegt gelten, aber eine Detailklärung steht noch aus ([80]:125).

Deutscher Verein für Psychiatrie

Zum Zeitpunkt der Machtübernahme durch die Nationalsozialisten war Bonhoeffer Vorsitzender des Deutschen Vereins für Psychiatrie [50] der 1930 722 Mitglieder zählte ([53]:10). An den Jahrestagungen des DVP nahmen 1932 297 Personen teil ([53]:22), 1933 waren es 193 ([53]:24) und 1934 311 Teilnehmer ([53]:25).

Über den DVP und dessen „Zwangsehe" ([50]:13) mit der „Gesellschaft deutscher Nervenärzte" ist einiges geschrieben worden ([50], [53], [57], [152], [204]:223–236). Die dieser Zwangsehe zugrundeliegenden Netzwerkprozesse sind umfassend bei [152] beschrieben.

Rüdin wurde auf der Vorstandssitzung des Deutschen Vereins für Psychiatrie am 29.7.1933 in den Vorstand kooptiert und zum stellvertretenden Vorsitzenden ernannt ([53]:26, [152]). Dies war auf „Veranlassung des RMdI" geschehen ([53]:25). Spätestens mit dieser Vorstandsentscheidung begann der Gleichschaltungsprozess des DVP. Im Folgenden sollte das RMdI und das Rüdin-Netzwerk den Druck auf Bonhoeffer erhöhen ([152]:78–93) und Bonhoeffer teilte am 4.10.1934 seinen Rücktritt mit, womit Rüdin als seinem Stellvertreter „die Führung der Geschäfte zufalle" (Rüdin an Gütt, 11.10.1934, MPIP-HA, GDA 129).

Um die Zwangsehe mit den Neurologen vorzubereiten, wurde bei der Versammlung der Gesellschaft Deutscher Nervenärzte ein „Schreiben des Reichsministeriums" verlesen, man verzichtete auf eine Diskussion und wolle „dem Wunsche der Reichsregierung entsprechend die Vereinigung der beiden Gesellschaften … beschliessen" (Rüdin an Gütt, 11.10.1934, MPIP-HA, GDA 129).

Rüdin vergewisserte sich bei Gütt 1934 jedoch nochmals über die volle Unterstützung des RMdI für diese Zwangsehe:

» Wenn Sie mir Ihr Vertrauen erneuern und Ihre Vollmacht zur Durchführung des von mir in grossen Zügen entwickelten Programmes erteilen, so will ich mir Mühe geben, auch alle Einzelheiten im Benehmen mit ihnen in zufriedenstellender Weise zu lösen und Ihnen Vorstandsbildung und Satzungsentwurf zur Genehmigung vorlegen. Ich würde dann auch für nächstes Jahr eine grosse gemeinsame Jahresver- sammlung mit aktuellem nationalsozialistisch völkisch-rassenhygienischem Programm einberufen, in der alles nötige mitgeteilt und wenn erforderlich die nachträgliche Zustimmung der Versammlung eingeholt werden könnte (Rüdin an Gütt, 11.10.1934, MPIP-HA, GDA 129).

Auch Reiter lässt sich von Rüdin am 14.1.1935 über den Stand der "fusionierten Gesellschaft", Satzung und Vorstandsbesetzung berichten. Reiter war seit Oktober 1934 für die Betreuung der medizinisch-wissenschaftlichen Fachgesellschaften verantwortlich. Rüdin berichtete über die aktuell geplante Vorstandsbesetzungen der "verschmolzenen 2 Gesellschaften" (Rüdin an Reiter, 14.1.1935, MPIP-HA, GDA 129).

Die GDNP wurde gegründet.

Deutscher Verein zur Fürsorge für jugendliche Psychopathen

Zur Rolle des DVFjP und seiner Hauptakteure in der Weimarer Republik findet sich einige Lite- ratur ([32], [56], [90]:199–217).

» Der [Deutsche Verein zur Fürsorge für jugendliche Psychopathen] hat den Zweck, die psychopathische Konstitution Jugendlicher zu erforschen und die Fürsorgearbeit für jugendliche Psychopathen in Deutschland anzuregen und zusammenzufassen (Bericht über die Prüfung der Beihilfen des RMdI, 30.9.1932, BArch, R2301-6843).

Neben vielen Forschungsbeiträgen, Fachtagungen, Gesetzesberatungen und verbandspoliti- schen Aktivitäten wird eine vom DVFjP mitgestaltete recht vielseitige Versorgungslandschaft in Berlin sichtbar. Der Verein wurde durch ranghohe Personen und Institutionen unterstützt, kooperierte mit den wichtigen Organisationen in der Gesundheits- und Fürsorgeszene. Die zwei Hauptakteure des DVFjP, Kramer und von der Leyen, waren in der Szene gut vernetzt und ver- fügten über viel Einfluss.

Der DVFjP wurde am 18.10.1918 gegründet [92]. Nachdem der Vorsitzende des DVFjP, Sieg- mund-Schultze, 1933 das Land verlassen musste, übernahm von der Leyen als Schriftführerin kommissarisch seine Aufgaben. Nach ihrem Suizid am 10.7.1935 wurde Villinger am 18.10.1935 zum neuen Vorsitzenden gewählt (DVFjP an Mitglieder, Dezember 1935, EZA, 626). Ob über- haupt noch weitere Wahlen stattfanden, ist nicht bekannt. Die *Kifo* blieb das Mitteilungsorgan des DVFjP bis zu ihrer letzten Ausgabe 1944 mit Heft 2, fertiggestellt am 26.9.1944.

Die deutsche Sonderschule

Im April 1934 erschien das erste Heft von *Die deutsche Sonderschule* als "Organ der Reichsfach- schaft V Sonderschulen im NSLB". Schriftleiter war Tornow. Die Zeitschrift ging aus dem "Organ des Verbandes der Hilfsschulen Deutschlands" mit dem Titel *Die Hilfsschule* hervor. Die Zeit- schrift wurde als "Einheitsfachzeitschrift" nachdrücklich beworben. Krampf forderte:

> Wir sind dabei auf die Mithilfe aller Kollegen angewiesen. Jeder tue seine Pflicht und werbe in seinem Mitarbeiterkreise für die eigene Zeitschrift! Jeder einzelne muß sie lesen, will er den Anforderungen der neuen Zeit gewachsen sein ([96]:7).

Als zentrale Aufgabe wurde angesehen:

> Wir haben dafür zu sorgen, daß die aufwachsende deutsche Volkskraft nicht durch volksfeindliche, rasseschädigende Überhumanität gedrosselt wird. Für die Betreuung behinderter, aber für das Volksleben noch aussichtsvoller Schüler haben wir in angemessener Form verantwortungsbewußt zu wirken: das völlig Unwerte auszumerzen verlangt die Selbsterhaltungspflicht der Nation [136].

Ab 1934 war *Die Deutsche Sonderschule* zugleich Mitteilungsorgan der NSLB Fachschaft V. Ab 1936 war die *Kifo* nicht mehr das Mitteilungsorgan der GfH. Ob ein Zusammenhang zwischen der Krise der *Kifo* und der Existenz der *DdS* besteht, ist unklar. Jedoch wurden die schulischen Sonderpädagogen deutlich aufgefordert, die *DdS* als die ihre zu betrachten:

> Wie und wo aber können all diese Artikel erscheinen, daß sie allen zugänglich sind? In unserer Einheitsfachzeitschrift! [96].

Zumindest einige Vertreter der heilpädagogischen Szene, wie z. B. Lesch, folgten der Aufforderung.

Aber nicht nur die *Kifo* hatte in den folgenden Jahren Schwierigkeiten. In der Märzausgabe von *Die Deutsche Sonderschule. Zeitschrift der Reichsfachschaft V Sonderschulen im NSLB* findet sich letztmalig der Hinweis auf den NSLB und die Mitteilung, dass der „NS-Lehrerbund stillgelegt" worden sei (Jahrgang 10, Heft 3, März 1943).

Gesellschaft Deutscher Neurologen und Psychiater

Die Gesellschaft Deutscher Neurologen und Psychiater (GDNP) wurde 1935 gegründet. Auf „Wunsch der Reichsregierung", operativ unterstützt durch den Leiter der Abteilung Volksgesundheit im RMdI Gütt gelang es dem Psychiater Rüdin, den Zusammenschluss der Gesellschaft Deutscher Nervenärzte und des Deutschen Vereins für Psychiatrie umzusetzen [151], [152]. Die GDNP hatte im Jahr 1935 1085 Mitglieder ([139]:142). Zum Vorsitzenden der GDNP war Rüdin bestimmt worden [152], welcher jedoch nicht von den Mitgliedern, sondern „vom Reichsinnenministerium mit der Neuorganisation beauftragt worden war" ([139]:142).

Rüdin begrüßte 1935 die Teilnehmer der Gründungsversammlung der GDNP mit den Worten:

> Es war ein Wunsch sowohl vieler Psychiater und Neurologen, als auch der Reichsregierung, den auseinanderstrebenden Tendenzen des Spezialistentums wieder zusammenführende Tendenzen entgegenzusetzen. Deshalb haben wir Neurologen und Psychiater wieder in einer Gesellschaft vereinigt [139].

In seiner Rede bezog er sich insgesamt dreimal direkt auf die Reichsregierung.

Die Gründungsversammlung stand „im Zeichen nationalsozialistischer Weltanschauung der Erbbiologie und der Rassenhygiene" ([139]:7). Der entsprechende gesundheitspolitischen Auftrag der GDNP war, dass „der neue Staat den rassenhygienisch vorgebildeten und tätigen Psychiater" brauchte [139] und „daß nach dem Willen des Reichsinnenministeriums diese neue Organisation eine erhöhte Gewähr für die Mitarbeit der deutschen Nerven- und Irrenärzte an den ihnen im nationalsozialistischen Staate erwachsenden wichtigen Aufgaben bieten solle" ([139]:142). „Deshalb haben wir Neurologen und Psychiater wieder in einer Gesellschaft vereinigt" ([139]:4).

Die GDNP ging 1935 aus der „Zwangsehe" [50] von DVP und der Gesellschaft Deutscher Nervenärzte hervor. Rüdin wirkte scheinbar übermächtig. Er erhielt jedwede Unterstützung des RMdI, um sich durchzusetzen, die Psychiater und Neurologen waren chancenlos, die zahlreichen Dialoge dienten lediglich zur Ausgestaltung der von der Reichsregierung geforderten Einheitsgesellschaft. Was der wirkliche „Wunsch … vieler Psychiater und Neurologen" war, lässt sich nicht mehr feststellen, da es anscheinend keinerlei Abstimmungen gab, Verfahrensregeln für die Gründung der GDNP selbst waren in deren Satzung gar nicht vorgesehen.

Rüdin lud bereits in der Funktion als „Reichsleiter" ([139]:141) zur außerordentlichen Mitgliederversammlung der GDNP ein. Dort wurde „auch der Vorstand … von der Mitgliederversammlung bestätigt" ([139]:142). Die Satzung hatte „als auf der heutigen Mitgliederversammlung genehmigt zu gelten …, falls sich kein Widerspruch gegen sie erhebe" ([139]:142). Es gab keinen Widerspruch der 432 Teilnehmer. Aber selbst wenn es Widerspruch gegeben hätte und es wäre etwas beschlossen worden, das nicht im Interesse der Reichsregierung gewesen wäre, hätte immer noch § 10 der GDNP-Satzung zu „Beschlüssen" zur Anwendung kommen können:

» Der Reichsminister des Inneren kann Beschlüsse aufheben oder ihre Durchführung aussetzen.

Diese GDNP-Satzung ([50]:109–114) war ohne jeden Zweifel ein „vereinsrechtliches Kuriosum", ein Verein, wo „ordentliche Mitgliederversammlungen nicht abgehalten werden" ([50]:14) und die scheinbar Rüdin und Nitsche „gleichsam auf den Leib geschnitten war" ([152]:109).

Die Aufgabe der GDNP wurde in der Satzung klar benannt:

» Die Arbeit der Gesellschaft dient dem Zwecke, im nationalsozialistischen Staate die Nerven- und Seelenheilkunde in wissenschaftlicher und praktischer Hinsicht zu fördern und dadurch an der Gesunderhaltung und Aufartung des deutschen Volkes mitzuhelfen (§ 2).

In Übereinstimmung mit dieser gesundheitspolitischen Aufgabe war die GDNP auch „Mitglied des Reichsausschusses für Volksgesundheitsdienst beim Reichsministerium des Innern" (§ 1 Abs. 2). Der „Reichsausschuß für Volksgesundheitsdienst" war die „Verbindungsstelle zwischen dem Reichsministerium des Innern und der Öffentlichkeit zur Aufklärung und Erziehung des Deutschen Volkes auf allen gesundheitlichen Gebieten, insbesondere zur Pflege der Erbgesundheit und der Rassenpflege" ([118]:61). Im Reichsausschuss für Volksgesundheitsdienst war neben der GDNP auch die „Deutsche Gesellschaft für Rassenhygiene" Mitglied ([66]:17), als „das wissenschaftliche Kampfwerkzeug des Reichsausschusses" ([194]:18).

In der GDNP-Satzung gab es einen Wahlvorgang und einige Ernennungen:

» Der Reichsleiter und sein Stellvertreter werden durch den Beirat … gewählt (§ 5 Abs. 1):
Der Reichsgeschäftsführer wird von dem Reichsleiter ernannt (§ 6 Abs. 1).
Der Beirat besteht [somit] aus dem Reichsleiter, seinem Stellvertreter, dem Reichsgeschäftsführer und (§ 7 Abs. 1) den vom Reichsleiter für 3 Jahre zu ernennenden Beiratsmitgliedern (§ 7 Abs. 1).

Die Besetzung von Vorsitz, Stellvertreter und Beirat war zirkulär geregelt, also ein geschlossener Wahl- und Ernennungskreislauf. Die Satzung gab keine Auskunft darüber, wie dieser Kreislauf beginnen konnte. In der Realität der GDNP waren alle Funktionen dieses Kreises bereits vor der Gründungsversammlung festgelegt worden und wurden lediglich mitgeteilt ([139]:142). Der Stellvertreter, der Reichsgeschäftsführer und die Beiratsmitglieder waren auf Vorschlag von Rüdin, gemäß dem „Führerprinzip" ([152]:108), durch das RMdI bereits vorher ernannt worden, was auch für Schröder galt (RMdI an Rüdin, 23.7.1935, MPIP-HA, GDA 129).

Diesem geschlossenen Kreis von GDNP-Funktionären wurden zudem alle üblichen Vereinsrechte übertragen. „Der Reichsleiter ist Vorstand im Sinne des § 26 B" (§ 5 Abs. 3) und „die nach dem BGB der Mitgliederversammlung eines e. V. zustehenden Rechte werden dem Beirat übertragen, soweit nicht in dieser Satzung etwas anderes bestimmt oder die Übertragung gesetzlich unzulässig ist" (§ 7 Abs. 5). Sogar „Satzungsänderungen können vom Beirat mit einer Mehrheit von 2/3 der auf ordnungsmäßige Ladung … erschienenen Mitglieder beschlossen werden" (§ 12).

Die Mitgliederrechte des einzelnen Mitglieds endeten im Grunde eine Woche vor der Gründungsversammlung 1935, weil Anträge an die Mitgliederversammlung „mindestens 1 Woche vor der Versammlung dem Reichsgeschäftsführer" hätten vorliegen müssen (§ 9 Abs. 3). „Anträge an die Mitgliederversammlung waren nicht eingegangen" ([139]:142). Da die GDNP-Satzung keine „Ordentliche Mitgliederversammlungen" vorsah (§ 9. Abs. 1) und „außerordentliche Mitgliederversammlungen [nur] vom Reichsleiter einberufen werden" konnten (§ 9. Abs. 2) gab es keine weitere Gelegenheit mehr, überhaupt Anträge stellen zu können. Die GDNP im Nationalsozialismus war vielleicht die einzige medizinische Fachgesellschaft in der nie eine Abstimmung stattgefunden hat.

Aber auch fachlich konnten die Mitglieder sich nicht frei artikulieren, denn

» … bei der Anmeldung der Vorträge ist dem Reichsleiter eine kurze Inhaltsangabe einzusenden. Der Reichsleiter bestimmt die Dauer der einzelnen Vorträge und Aussprachen. Er hat das Recht, angemeldete Vorträge abzulehnen oder an geeigneter Stelle abgekürzt als Aussprachebemerkungen einzureihen (§ 11 Abs. 4).

Egal, ob ordentliche oder außerordentliche Mitglieder, alle Mitglieder der GDNP, außer der Beiratsmitglieder, waren vollkommen rechtlos. Die Unterscheidung in ordentliche und außerordentliche Mitglieder diente wohl lediglich dazu, für „ausländische Ärzte sowie Personen, welche nicht Ärzte sind" und „Vereine und Körperschaften" als außerordentliche Mitglieder einen nach außen plausiblen Status zu schaffen. Die Satzung selbst unterschied die ordentlichen und außerordentlichen Mitglieder lediglich in einem Punkt (§ 8 Abs. 7): „Die ordentlichen Mitglieder sind berechtigt, Anträge zu stellen." Bei allen anderen Regelungen fehlte die Unterscheidung in ordentliche und außerordentliche Mitglieder, somit konnte ein außerordentliches Mitglied rein theoretisch sogar zum Beiratsmitglied ernannt werden (§ 7), durfte dann aber selbst keine Anträge stellen. Alle Mitgliederrechte waren nach der Gründungsversammlung gänzlich auf den Reichsleiter und den Beirat übergegangen.

Die Mitglieder waren rechtlos. Rüdin und der kleine Kreis von GDNP-Funktionären hatten zwar alle Vereinsrechte, konnten sie aber trotzdem nicht eigenständig nutzen.

Es bestand eine strikte Informationspflicht für alle relevanten Sitzungen:

» Über jede Mitgliederversammlung ist eine Niederschrift anzufertigen, die insbesondere die gefaßten Beschlüsse enthalten muß und zu unterzeichnen ist vom Reichsleiter als dem Vorsitzenden der Mitgliederversammlung oder seinem Stellvertreter, sowie von dem Reichsgeschäftsführer. Dem Reichsminister des Innern und den Mitgliedern ist je ein Stück der Niederschrift zu übersenden (§ 9 Abs. 4).

> Über jede Beiratssitzung ist eine Niederschrift anzufertigen, die insbesondere die gefaßten Beschlüsse enthalten muß und von dem Reichsleiter oder seinem Stellvertreter sowie von dem Reichsgeschäftsführer zu unterzeichnen ist. Dem Reichsminister des Innern und den Beiratsmitgliedern ist je ein Stück der Niederschrift zu übersenden (§ 7 Abs. 6).

Das RMdI war somit immer genauestens informiert und nach der Satzung berechtigt, jede Personalie und jeden Beschluss in ihrem Sinne zu ändern:

» Der Reichsleiter und sein Stellvertreter … bedürfen der Bestätigung durch den Reichsminister des Innern, welcher auch die Amtsenthebung verfügen kann (§ 5 Abs. 1).
Der Reichsminister des Innern kann jederzeit Beiratsmitglieder abberufen (§ 7 Abs. 8).
Der Reichsminister des Innern kann Beschlüsse aufheben oder ihre Durchführung aussetzen (§ 10).
Satzungsänderungen … bedürfen der Zustimmung des Reichsministers des Innern (§ 12).
… vom Reichsminister des Innern gewünschte Änderungen der Satzung [sind] vorzunehmen (§ 5 Abs. 3).

Die GDNP unterlag per Satzung der totalen Kontrolle durch das RMdI, jede missliebige Entscheidung der GDNP-Funktionäre konnte verhindert werden. Die GDNP war per Satzung ein Instrument der Gesundheitspolitik des RMdI, mit dem offenen Auftrag, die Umsetzung der rassenhygienischen Vorstellungen des NS-Staates zu unterstützen, eine Marionettenorganisation mit einer Marionette als Vorsitzendem. Vereinsrechtlich eher einer staatlichen Stiftung gleichend, denn einem Verein.

Inwieweit diese GDNP-Satzung wirklich gelebt wurde, ist noch unklar. Der Bericht von der Mitgliederversammlung 1935 zur Gründung der GDNP wurde sogar veröffentlicht ([139]:141–143). Berichte von Beiratssitzungen sind zwar bekannt (z. B. GDNP Bericht Beiratssitzung, 24.9.1938, MPIP-HA, GDA 128, auch zitiert bei [152]), aber nicht, ob der Reichsminister des Innern, der zuständige Staatssekretär oder der Abteilungsleiter Volksgesundheit in Vertretung diese erhalten haben.

Der Beirat der GDNP hatte zumindest in den ersten 5 Jahren des Bestehens regelmäßig einmal jährlich getagt, so findet am 25.3.1939 die 5. Beiratssitzung statt.

Im „Reichsausschuß für Volksgesundheitsdienst" wurde die GDNP in diversen Beschreibungen nicht aufgelistet [68]. Anders als bei der Deutschen Gesellschaft für Rassenhygiene verzichtet Gütt auf die öffentliche Nennung der GDNP ([68]:17).

Seit Oktober 1934 war das RGA verantwortlich für die Betreuung der medizinischen Fachgesellschaften. Trotzdem stimmte Rüdin sein Vorgehen weitestgehend noch mit Gütt vom RMdI ab [152]. Im März 1937 wurde die GDNP aber gebeten, ab der Sitzung vom 19.3.1937 auch an der „Gruppe der Gesellschaften für Innere Medizin" beim RGA teilzunehmen und abzustimmen, „wann und wo sie eine Tagung beabsichtigt·und welche Themen behandelt werden sollen" und auch die „Forschungsarbeit, Gemeinschaftagungen und Themen für das nächste Jahr" zu besprechen (Reiter an Rüdin, 9.3.1937, MPIP-HA, GDA 128). Durch die Einbindung der GDNP in die Gruppe der Gesellschaften für Innere Medizin war Rüdin nun auch nicht mehr gänzlich frei in der Wahl von Tagungsterminen, Orten und sogar Themen.

Die GDNP wurde dadurch eine medizinische Fachgesellschaft mit vielen gesundheitspolitischen Anbindungen: der Reichsinnenminister (per Satzung), der Leiter der Abteilung Volksgesundheit im RMdI (Verantwortlich für die staatliche Gesundheitspolitik), der Präsident des RGA (vom RMdI beauftragt mit der Betreuung der medizinischen Fachgesellschaften) und die

Leitung des Reichsausschusses für Volksgesundheitsdienst (per Satzung). Im Mitteilungsorgan der GDNP sind dementsprechend sowohl Gütt (RMdI) als auch Reiter (RGA) vertreten.

Das Verhältnis der GDNP zur sich langsam herausbildenden Kinder- und Jugendpsychiatrie war von dem Selbstverständnis der GDNP als Einheitsorganisation für alle psychiatrischen, neurologischen und psychotherapeutischen Spezialisierungen geprägt [152]. Solange Gütt Abteilungsleiter Volksgesundheit war, wurde diese Linie auch strikt verfolgt: Rüdin wurde von ihm zum Delegationsleiter für den 1. Internationalen Kongress für Kinderpsychiatrie ernannt, Rüdin erhielt vom RMdI die Genehmigung, zum 2. Internationalen Kongress für Kinderpsychiatrie ins Deutsche Reich einzuladen, für den 2. Kongress wird 1938 festgelegt, „daß Professor Rüdin den Vorsitz hat und Professor Schröder Geschäftsführer ist" (GDNP Bericht Beiratssitzung, 24.9.1938, MPIP-HA, GDA 128, auch zitiert bei [152]), die Deutsche Arbeitsgemeinschaft für Kinderpsychiatrie wurde 1939 in Wiesbaden als Untergruppe der GDNP gegründet. Nach der Pensionierung von Gütt im September 1939 fehlte dessen durchsetzungsstarke Unterstützung.

Abweichend von der GDNP als Einheitsorganisation wurde 1940 in Wien im Rahmen der Kinderkundlichen Woche die eigenständige kinderpsychiatrisch-sonderpädagogische DGKH gegründet. Die GDNP spielte weder in der direkten Vorbereitung der Gründungstagung der DGKH, noch in der Tagung am 5. September 1940 selbst eine nachweisliche Rolle. Die GDNP tauchte in keinem Schriftwechsel zur Tagungsvorbereitung auf. Bei der Tagung selbst war anscheinend weder Rüdin als Vorsitzender der GDNP noch ein anderes Beiratsmitglied anwesend. Schmitz erwähnte zwar zu Beginn seiner Rede den leider verhinderten „Dezernenten für das Rheinische Irrenwesen und ärztlichen Berater des Landeshauptmanns Landesrat Prof. Dr. Creutz" ([149]:93), erwähnt aber nicht, dass dieser der Geschäftsführer der GDNP sei. Die GDNP übersandte keine Grußadresse und wurde bei den Danksagungen, anders als die Pädiater und Psychotherapeuten, nicht erwähnt [24]. Sofort nach der Tagung versuchte Rüdin deshalb, mit „Schröder über eine wieder engere Kooperation" zu reden, und dieser sei „bereit gewesen, auf die von mir [Rüdin] vorgeschlagene Zusammenarbeit zwischen unseren Gesellschaften einzugehen" (Rüdin an Linden, 28.6.1941, BArch, R96 I / 11, siehe auch ◘ Abb. 2.9). Hier war von „Kooperation" und „Zusammenarbeit" die Rede, nicht mehr von einer Unterorganisation der DGKH, für die Rüdin ja weisungsbefugt gewesen wäre. Gemeinsam zu „der Gruppe Innere Medizin" eingeladen zu werden, hätte Rüdin schon hilfreich gefunden (Rüdin an Linden, 28.6.1941, BArch, R96 I / 11, siehe auch ◘ Abb. 2.9).

Die notwendige Nachfolgeregelung Schröders versuchte Rüdin zu nutzen, um seinen Einfluss auf die DGKH wieder zu stärken. Rüdin war dabei ständig besorgt, dass ihm „die Kinderpsychiatrie nicht entgleitet" (Rüdin an Linden, 28.6.1941, BArch, R96 I / 11, siehe auch ◘ Abb. 2.9). Seine Bemühungen mithilfe seines Netzwerks einen Nachfolger zu benennen, sind ausführlich bei H.-W. Schmuhl [152] beschrieben; mit den inhaltlichen Hintergründen dieser Nachfolgediskussion befasst sich H.-W. Schmuhl in ▶ Kap. 7.

Nach 1945 wurde die GDNP vor allem von Kretschmer und Villinger neu belebt. Warum Kretschmer als Vorsitzender und sein Nachfolger im Amt Villinger diese zutiefst undemokratische und laut Satzung an der „Gesunderhaltung und Aufartung des deutschen Volkes" ausgerichtete Organisation unbedingt wiederbeleben wollten, bleibt unklar.

Gesellschaft für Heilpädagogik

Die Gesellschaft für Heilpädagogik (GfH) wurde 1922 gegründet, ihr Ziel lag in der „Förderung des Gesamtgebietes der Heilpädagogik" durch einen „alle zwei Jahre tagenden Kongreß für Heilpädagogik" [58]. Die auch international sehr beachteten Heilpädagogischen Kongresse fanden 1922, 1924, 1926, 1928 und 1930 statt. Am 2. Kongress 1924 nahmen 650 Teilnehmer aus 14 Ländern teil ([107]:V), beim 5. Kongress 1930 waren es schon 1200 Teilnehmer ([109]:III). Gregor und Villinger waren häufige Kongressredner, aber auch andere Akteure wie Schröder, Heinze, Rüdin und Hamburger finden sich unter den Vortragenden.

Im Gründungsvorstand waren u. a. Egenberger, Isserlin, Gregor und von der Leyen ([58]:V). Als Mitteilungsorgan der GfH war die *Zeitschrift für Kinderforschung* vorgesehen ([58]:VI). Die Kongressberichte der GfH wurden bei Springer verlegt ebenso wie die *Kifo*, gerade von Springer aufgekauft. Bei der *Kifo* wurden der Vorsitzende Egenberger und das Vorstandsmitglied Isserlin Mitherausgeber. Das Vorstandsmitglied von der Leyen übernahm die Schriftleitung bei der *Kifo*. Die *Kifo* blieb Mitteilungsorgan der GfH bis zum Band Nummer 43 (1934).

Von den Maßnahmen zur Gleichschaltung des Gesundheits- und Fürsorgewesens nach der Machtergreifung der Nationalsozialisten war auch die GfH betroffen, personell und organisatorisch. Nach 1933 fanden keine Großtagungen mehr statt, die Arbeit der GfH ruhte. Rott beschrieb das rückblickend:

> » Die Heilpädagogik ist ein Gebiet, welches … zunächst gegenüber den rassehygienischen Belangen zurückgedrängt worden war (Rott an Goebel, 28.3.1940, HUB-UA, Kinder- und Jugendmedizin, DGKJ 0050, siehe auch ◘ Abb. 2.8).

Die GfH verlor ab 1935 den Status als Mitteilungsorgan bei der *Zeitschrift für Kinderforschung*. Keines der drei Vorstandsmitglieder verblieb im Herausgeberkreis der *Kifo*.

Nachdem die Arbeit der GfH weitestgehend „ruhte", war ein institutionelles Vakuum entstanden. Der Schweizer Heilpädagoge Hanselmann, als Mitglied und Vorstandsbeisitzer der deutschen „Gesellschaft für Heilpädagogik e V." [109] und Mitherausgeber der *Zeitschrift für Kinderforschung* (*Zeitschrift für Kinderforschung* Bd. 43 1934 und Bd. 44 1935; [109]) genauestens mit diesen Entwicklungen vertraut, ergriff die Initiative und gründete am 18.4.1937 die Internationale Gesellschaft für Heilpädagogik ([8]:64). Es wurde mit der Vorbereitung eines 1. Internationalen Kongresses für Heilpädagogik Juli 1939 in Genf begonnen [28].

Besonders dieser 1. Internationale Kongress für Heilpädagogik 1939 in Genf führte dazu, dass die deutschen Sonderpädagogen und Kinder- und Jugendpsychiater „ein wenig eifersüchtig [waren], weil die Schweiz unter dem Vorsitz von Prof. Hanselmann in Zürich die früher in Deutschland ziemlich umfassenden Bestrebungen aufgegriffen und sozusagen beschlagnahmt hat, sodass heute der Mittelpunkt der internationalen Heilpädagogik nicht mehr in Deutschland, sondern in der Schweiz liegt" (Rott an Goebel, 28.3.1940, HUB-UA, Kinder- und Jugendmedizin, DGKJ 0050, siehe auch ◘ Abb. 2.8).

Gesundheitsführung der Reichsjugendführung

Die „Gesundheitsführung der Reichsjugendführung" oder auch „Amt für Gesundheitsführung" ([31]:45, [42]:1076) mit dem Amtschef „Hbf. Dr. Robert Hördemann" ([31]:50–51, [42]:1076) war prinzipiell zuständig für die „Jugendgesundheitspflege", z. B. mit regelmäßig anfallenden Reihenuntersuchungen, die „Jugendgesundheitssicherung", z. B. mit der Betreuung der HJ-Angehörigen beim Dienst, die „Jugendgesundheitserziehung", z. B. mit der Hygiene- und Gesundheitserziehung der Jugend, und die „jugendärztliche(n) Forschung" ([42]:917–919).

Der Gesundheitsführung der Reichsjugendführung wurde nach der Gründungstagung in Wien besonders gedankt für den „raschen und verständnisvollen Einsatz" [162]. Worin dieser Einsatz bestanden hatte, ist nicht bekannt.

Schröder verwies in seiner programmatischen Rede in Wien ausdrücklich auf das fachliche Interesse der Reichsjugendführung an der DGKH:

>> Besonders bekannt ist mir das Interesse von HJ. und BDM., das sich nicht nur erstreckt auf die wenigen „Schwierigen", welche in ihre Reihen geraten, sondern weit darüber hinaus auf die brennenden Probleme der recht- und frühzeitigen Aufstieg- und Führerauslese, welche in allererster Linie differentialcharakterologisch angegangen und gelöst werden müssen [171].

Gruppe Innere Medizin beim Reichsgesundheitsamt

Im Oktober 1934 wurde das RGA, Präsident Reiter, mit der Betreuung der „wissenschaftlichen Gesellschaften" und der „medizinischen Kongresse" beauftragt ([208]:308–312). Diese Betreuung erfolgte laut Geschäftsplan (RGA Geschäftsplan, 20.12.1937, HUB-UA, KAVH K1 55, Mappe K1 5-7) durch die „Humanmedizinischen Abteilung" unter der Leitung von Wiedel durch den Referenten Rott.

„Die deutschen medizinischen wissenschaftlichen Gesellschaften und Vereine" sollten mit dem RGA „zusammengeschlossen" werden, um „die Arbeitsergebnisse der wissenschaftlichen Gesellschaften und Vereine unmittelbar für die Gesundheitspolitik des Reiches nutzbar zu machen" ([135]:104). „Die Gesellschaften verwandter Forschungsrichtung" wurden 1936 gruppenweise zusammengefasst, um „Arbeitsquerverbindungen" herzustellen und der „Forschungsarbeit unter Umständen eine der staatlichen Gesundheitspolitik unmittelbar nützliche Richtung zu geben" ([135]:110).

Die GDNP war in der Gruppe II. „Innere Medizin" eingeordnet und die Deutsche Gesellschaft für Innere Medizin stellte die „die Gruppe führende Gesellschaft" ([208]:312) dar.

Fachgesellschaften in der Gruppe Innere Medizin ([208]:311)
- Deutsche Gesellschaft für Innere Medizin
- Deutsche Gesellschaft für Kreislaufforschung
- Deutsche Gesellschaft für Kinderheilkunde
- Deutsche Gesellschaft für Rheumabekämpfung
- Deutsche Gesellschaft für Bäder- und Klimaheilkunde
- Deutsche Gesellschaft für Verdauungs- und Stoffwechselkrankheiten
- Deutsche Hämatologische Gesellschaft
- Deutsche Allgemeine Ärztliche Gesellschaft für Psychotherapie
- Deutsche Tuberkulose-Gesellschaft
- Deutschen Zentralverein homöopathischer Ärzte
- Deutsche Ärztliche Arbeitsgemeinschaft für physikalische Therapie
- Deutsche Dermatologische Gesellschaft
- Gesellschaft Deutscher Neurologen und Psychiater
- Deutsche Pharmakologische Gesellschaft

Diese Arbeitsgruppe der Gesellschaften der Inneren Medizin traf sich zweimal jährlich, im Frühjahr bei der Deutschen Gesellschaft für Innere Medizin (DGIM) in Wiesbaden und im Herbst beim RGA in Berlin.

Acht Gruppensitzungen sind bekannt und bis auf die 3. und 4. Sitzung auch die Tagesordnung:

- **20.11.1936:** 1. Zusammenkunft der Gesellschaften der Gruppe Innere Medizin in Berlin (erwähnt in Reiter an Rüdin, 6.3.1937, MPIP-HA, GDA 129),
- **18.3.1937:** in Wiesbaden bei der DGIM (Reiter an Rüdin, 6.3.1937, MPIP-HA, GDA 129),
- **1937:** in Berlin,
- **1938:** in Wiesbaden,
- **8.12.1938:** 5. Gruppensitzung in Berlin mit Besprechung der Inhalte für die nächste Tagung der DGIM (Reiter an DGfK, 29.11.1938, HUB-UA, Kinder- und Jugendmedizin, DGKJ 0056; Reiter an Rüdin, 29.11.1938, MPIP-HA, GDA 30),
- **28.3.1939:** 6. Gruppensitzung in Wiesbaden (Reiter an Rüdin, 22.3.1939, MPIP-HA, GDA 129),
- **16.12.1939:** „7. Gruppensitzung der Gesellschaften der Gruppe Innere Medizin am … 16. Dezember 1939 … im Reichsgesundheitsamt" (Reiter an DGfK, 4.12.1939, HUB-UA, Kinder- und Jugendmedizin, DGKJ 0048),
- **7.5.1940:** 8. Sitzung in Wiesbaden „a) über die Planung der für den Herbst (Anfang September) in Wien vorgesehenen Tagungen" (Reiter an Rüdin, 27.4.1940, MPIP-HA, GDA 129).

Bei der ersten Gruppensitzung noch nicht anwesend, wurde die GDNP ab der zweiten Arbeitssitzung im März 1937 eingebunden. Reiter teilte der GDNP mit, dass in diesen „Gruppensitzungen" „Forschungsarbeit" und „Gemeinschaftstagungen" besprochen werden sollten. Die Gesellschaften sollten jeweils darüber berichten „ … wo sie eine Tagung beabsichtigt[en] und welche Themen behandelt werden sollen" (Reiter an alle wissenschaftlichen Gesellschaften, 10.10.1934, MPIP-HA, GDA 129; Reiter an Rüdin, 6.3.1937, MPIP-HA, GDA 129). Auch die DAÄGP war in die Gruppe Innere Medizin eingebunden ([114]:255).

Kanzlei des Führers

Die Kanzlei des Führers (KdF) war verantwortlich für die Organisation der sog. Euthanasie-Aktion T4 ([152]:289). Brack als Leiter des Hauptamtes II der KdF kümmerte sich um die konkrete Umsetzung, Heyde war bis November 1941 ärztlicher Leiter der Medizinischen Abteilung bis Nitsche diese Aufgabe übernahm. Heinze arbeitete besonders bei der sog. Kindereuthanasie eng mit der KdF zusammen.

Kriminalbiologische Gesellschaft

Die Kriminalbiologische Gesellschaft wurde am 6.6.1927 gegründet und hatte mit Stand vom November 1927 rund 100 Mitglieder, darunter Kretschmer, Hermann Hoffmann (1891–1944), der spätere langjährige Chef von Stutte, und Gregor ([99]:4–8).

Ziel der Gesellschaft war: „Der überaus verfeinerten Lehre von der strafbaren Handlung steht eine unzulängliche Kenntnis des Subjektes strafbaren Handelns gegenüber." Die „Individualisierung" des Strafrechts sei erforderlich, derzeit würden lediglich „die an einer ausgesprochenen Psychose Erkrankten und … die psychopathischen Kriminellen einer Untersuchung durch den Psychiater unterzogen" ([99]:1). „Dies bedeutet, daß hinter die Aktualität des Verbrechens zurückgegangen und auf die Potentialität im Verbrecher zurückgegriffen werden muß." Die Gesellschaft habe sich „die Erforschung der Persönlichkeit des Täters … zum Ziele gesetzt", „eine allseitig fundierte Lehre von der Persönlichkeit des Täters", mithin eine „Charakterologie" ([99]:2). Um dies leisten zu können, sollte bewusst interdisziplinär geforscht werden ([99]:3).

Mit Stand vom Oktober 1930 hatte die Kriminalbiologische Gesellschaft rund 170 Mitglieder ([101]:1–7), darunter befanden sich Rüdin, Reiter, Villinger und Sieverts. Rüdin wurde 1930 in den Vorstand gewählt. 1933 wurde auch Reiter in den Vorstand gewählt ([116]:200).

Auf der Tagung der Kriminalbiologischen Gesellschaft 1937 in München wurde ein neuer Vorstand gewählt. Reiter wurde nun Schatzmeister. Neben Rüdin, nicht mehr im Vorstand, gehörten einem Beirat des Vorstands nun auch Gütt und Sieverts an [174]. Exner, ein Mitherausgeber der *MKrim*, wurde zum 3. Vorsitzenden gewählt. Von Neureiter wurde als 1. Schriftführer gewählt, womit das RGA mit zwei Vertretern im Vorstand präsent war. Zusätzlich beschloss der Vorstand „die ‚Monatsschrift für Kriminalbiologie und Strafrechtsreform' zum offiziellen Organ der Gesellschaft zu bestimmen" [174]. Der Vorstand der Kriminalbiologischen Gesellschaft war mit zwei Mitgliedern im Herausgeberkreis der *MKrim* vertreten, Exner und Reiter.

Monatsschrift für Kriminalpsychologie und Strafrechtsreform

Die *Monatsschrift für Kriminalpsychologie und Strafrechtsreform* war eine juristisch-medizinische Fachzeitschrift, ab 1939 auch das Mitteilungsorgan der Kriminalbiologischen Gesellschaft. Der Name der Zeitschrift wurde mehrfach verändert, ursprünglich wurde der Begriff „Kriminalpsychologie" verwendet, ab 1939 dann „Kriminalbiologie" und heute „Kriminologie".

Den 26. Jahrgang 1935 hatte Aschaffenburg als Alleinherausgeber verantwortet, da er aber „Nicht-Arier" war, wurde er 1936 (27. Jahrgang) ersetzt durch Exner, Lange und Sieverts, alle drei langjährige Mitglieder der Kriminalbiologischen Gesellschaft und damit Rüdin und Reiter bekannt. 1937 wurde die *Monatsschrift für Kriminalpsychologie* umbenannt in *Monatsschrift für Kriminalbiologie*, zugleich wurde Reiter Mitherausgeber (28. Jahrgang, 1937). Die Umbenennung und der Mitherausgeber Reiter wurden über zwei Seiten gelobt [7]. 1939 (30. Jahrgang) wird die Zeitschrift „Organ der Kriminalbiologischen Gesellschaft". Nach Langes Tod 1938 trat Bürger-Prinz in den Herausgeberkreis ein.

Nationalsozialistische Volkswohlfahrt

Die Nationalsozialistische Volkswohlfahrt (NSV) war eine parteieigene Wohlfahrtsorganisation, deren Anerkennung als Parteiorganisation erst am 3.5.1933 erfolgte ([74]:9). Althaus war in der NSV Amtsleiter der Wohlfahrtsabteilung, zugleich Vorsitzender des DVföupF ([74]:91) und im sog. Überleitungsausschuss des AFET [4].

Die NSV wurde nicht offiziell als Gast auf der Gründungstagung der DGKH begrüßt [24], [162]. Der DVföupF hingegen wurde offiziell begrüßt [162], dessen Vorsitzender Althaus wiederum hoher Funktionär bei der NSV war. Nach der Gründung hatte die NSV 100 kooptierte Mitglieder in der DGKH. Nach derzeitigem Kenntnisstand das größte Mitgliederkontingent, weil die Fachschaft V lediglich 50 kooptierte Mitglieder stellte (Rüdin an Linden, 28.6.1941, BArch, R96 I / 11, siehe auch ◘ Abb. 2.9).

Nationalsozialistischer Lehrerbund Fachschaft V

Der Nationalsozialistische Lehrerbund (NSLB) war die parteinahe Organisation für Lehrer der verschiedenen Schulformen. In der Reichsfachschaft V waren die Sonderschulen organisiert ([71]:97), Zwanziger war der Reichsfachschaftsleiter. Das Mitteilungsorgan der NSLB Fachschaft V war die *Die deutsche Sonderschule*, die „Einheitsfachzeitschrift" der Fachschaft V, Tornow war der Schriftleiter. Der NSLB Reichsfachschaft V wurde nach der Gründungstagung der DGKH für den „raschen und verständnisvollen Einsatz" gedankt ([162]:68), wobei noch nicht geklärt werden konnte, worin dieser „Einsatz" bestand.

Die Reichsfachschaft V verfolgte das Ziel, die Volksschulen von leistungsschwachen Schülern zu entlasten und die vormalige „Hilfsschule" von einer „Schwachsinnigenschule" in eine „Leistungsschule" umzuwandeln, eine effektive „Sonderschule" [98]. Das sollte möglich werden, „weil nur ‚Bildungsfähige' aufgenommen werden dürfen. Die schweren und schwersten Fälle werden auf Antrag aus der allgemeinen Schulpflicht entlassen. Ihre Betreuung ist in Zukunft eine reine Fürsorgeangelegenheit" ([98]:430).

>> Der völkische Staat hat damit aufgeräumt. Er führt die Idioten einer ihnen angemessenen Pflege in öffentlicher Fürsorge oder privater Betreuung zu, da eine Hilfsschulausbildung, die teurer als die in der Volksschule ist, von vornherein zwecklos wäre (Tornow zitiert nach [71]:56).

Hänsel ordnet diese Argumentation als Scheinlegitimation ein:

>> Die Ausweitung der Auslese aus der Hilfsschule, die ab 1938 erfolgt, wird von führenden Professionsvertretern als Wandel der Hilfsschule zur Leistungsschule behauptet ([71]:55).

Die Vertreter der Fachschaft V nahmen bewusst in Kauf, dass die „Schul- und Bildungsunfähigen" in Anstalten abgeschoben wurden ([71]:141, [72]:81, [78]:38).

Die Schülerauslese, also die Feststellung, wer in der Volksschule nicht folgen konnte, wer ein Hilfsschüler und wer bildungsunfähig war, wurde zu einer vordringlichen Frage. Das Thema Auslese ([71]:65–73) und die Identifikation von bildungsunfähigen Hilfsschulkindern [185] beschäftigte die Sonderpädagogen, es wurden verschiedene Ausleseverfahren entwickelt, wie z. B. das „Magdeburger Auswahlverfahren für die Hilfsschulen" von Tornow. Dieses Auswahlverfahren sollte auch eines der Schwerpunktthemen der geplanten 2. Tagung der DGKH 1941 in Würzburg werden.

>> Der deshalb vorzunehmende Ausleseprozeß erstreckt sich demnach auf die Frage der Erfolgsaussichten, die für das Individuum vorliegen ([98]:431).

Die Sonderpädagogen bezweifelten jedoch, dass psychologische Leistungstests für diese Prognosestellung ausreichend sein sollten:

>> Während man früher glaubte, im psychologischen Teil derselben Ursachenforschung zu treiben und ihm deshalb den größeren Wert zusprach, will man jetzt nur durch die Testserien die Ausfallserscheinungen auf die Intelligenzfunktionen lokalisieren, um sie deutlicher zu machen und die pädagogischen Mittel danach auszurichten. Auch hier handelt es sich um einen zeitlich gebundenen Befund und nicht um einen Zustand. Somit kann nur die pädagogische Prüfung den Ausschlag geben, die uns in die Lage versetzt, das gesamte „geistige Inventar" aufzunehmen, den Umfang des wirklichen Könnens und Wissens zu bestimmen ([98]:429–430).
Der Punkt „psychotechnische Prüfung", d. h. Intelligenztestprüfung, [wurde] von Lenz und Tornow durch den Punkt „Verhalten des Kindes während der Prüfung" und damit durch Verhaltensbeobachtung und -bewertung ersetzt ([71]:72).

In diesem Punkt stimmten die Einschätzungen von Sonderpädagogen und Kinder- und Jugendpsychiatern überein, wenn Schröder feststellte: „Psychotechnische Prüfungen" sind nie „Maßstab für den Gesamtwert" und des Schülers „Verwendbarkeit und seinen Wert eröffnet uns stets erst die charakterologische Untersuchung und Beobachtung" (Zusammenfassung von [159]:82). Da die Kinder- und Jugendpsychiater, besonders Schröder und Villinger, davon ausgingen, dass das „Wissen und Können der dazu notwendigen charakterkundlichen Frühdiagnostik … bereits vorhanden" ist ([171]:14), erschien eine Kooperation sinnvoll. „Daß Arzt und Sondererzieher zusammenarbeiten" [211] war naheliegend, denn diese Prognosen sollten denen überlassen bleiben „die sich jeweils mit solchen Fragen eingehend beschäftigen müssen: dem Psychiater und dem Heilpädagogen" ([99]:431). Da die NSLB Fachschaft V auch zum Kongress der Internationalen Kinderpsychiater 1937 nach Paris eingeladen worden war, hatte Krampf die Möglichkeit des Dialoges mit der deutschen wissenschaftlichen Delegation unter Rüdin.

Ging es der Fachschaft V darum, die Sonderschulen als eigenständige Schulform zu etablieren, deren „Bedeutung nicht mehr verkannt werden darf" ([98]:430), waren sie sich auch ihrer Doppelfunktion als Sonderpädagogen bewusst: einerseits die „volksbiologische Aufgabe", „die intensive Mithilfe des Heilpädagogen bei der Erbauslese" und andererseits „das unterrichtliche und erziehliche Bemühen [mit dem] Ziel [der] Eingliederung in die Volksgemeinschaft" [98].

Die NSLB Fachschaft V machte die Gründungstagung erst mit ihrem „raschen und verständnisvollen Einsatz" möglich ([171]:68) und die Fachschaft V stellte mit Tornow, Zwanziger und Bechthold alleine 3 der 13 Redner [24]. Im Nachgang zur Gründungstagung wurde Zwanziger 2. Vorsitzender der DGKH (Rüdin an Linden, 28.6.1941, BArch, R96 I / 11, siehe auch ◼ Abb. 2.9). *Die Deutsche Sonderschule* veröffentlicht 1940 und 1941 häufig Mitteilungen von Schröder und Zwanziger zur DGKH.

Die Erwartungen der NSLB Fachschaft V an die „Gemeinschaftsarbeit" in der DGKH waren offensichtlich hoch. Die Redner der Fachschaft V wollten mit der Veröffentlichung ihrer Beiträge nicht bis zum 24.1.1941 warten, was von Villinger 1943 als Fertigstellungstermin des Tagungsberichtes von Wien genannt wurde. Die Vorträge von Zwanziger, Bechthold und Tornow, den drei von der NSLB Reichsfachschaft V Sonderschulen gestellten Rednern in Wien 5.9.1940, erschienen bereits bis November 1940 in pädagogischen Zeitschriften (in *Die deutsche Sonderschule* und in dem *Nationalsozialistischen Bildungswesen*, [19]). Nach dem Tode Schröders erschienen ab 1942 keine weiteren Mitteilungen der DGKH.

Die *Deutsche Sonderschule* erschien zwar unabhängig von der Existenz der Fachschaft V weiterhin, aber sie ist letztmalig mit dem Heft 3 1943 die *Zeitschrift der Reichsfachschaft V Sonderschulen im NSLB* und teilt mit, dass der „NS-Lehrerbund stillgelegt" sei (Jahrgang 10, Heft 3, März 1943).

Reichsgesundheitsamt

Das Reichsgesundheitsamt (RGA) beschäftigte sich mit „allen die Gesundheit von Mensch und Tier berührenden Fragen", um somit „den verschiedenen Reichsbehörden und Parteidienststellen … mit sachverständigem Rat, mit Anregung und Vorschlägen helfend zur Seite" stehen zu können ([6]:505).

Als Beratungsinstanz der Reichsregierung war das RGA der Abteilung für Volksgesundheit beim RMdI zugeordnet:

>> Ferner ist dem Reichsministerium des Innern das Reichsgesundheitsamt unterstellt, das der Abteilung „Volksgesundheit" damit angegliedert ist und zur Begutachtung wissenschaftlicher Fragen mit seinen Forschungsinstituten zur Verfügung steht ([66]:19).

Die Abteilung Volksgesundheit wurde geleitet von Gütt und ab 27.8.1939 von seinem Nachfolger Conti.

Das RGA war neben den vielfältigen Aufgaben im Bereich der Hygiene auch verantwortlich für die Vorbereitung gesetzlicher Maßnahmen auf dem Gebiet des Gesundheitswesens und für die wissenschaftliche Bearbeitung von Problemen der „Erb- und Rassenpflege" [133] und der „Kriminalbiologie" [123]. Eigene Forschungsprojekte wurden betrieben, wie z. B. im Bereich der Kriminalbiologie die „Untersuchungen an weiblichen jugendlichen Kriminellen im Frauen-gefängnis Berlin, Barnimstraße … Ferner sind Erhebungen erbbiologischer Art an den Kindern Sicherungsverwahrter in Gang gebracht worden ([123]:356).

Das RGA wurde seit 1933 von Präsident Reiter geleitet [116], [142], nachdem sein Vorgän-ger Hamel, Vorstandsmitglied des DVFjP (Bericht über die Prüfung der Beihilfen des RMdI – Anlage 2, 30.9.1932, BArch, R2301-6843), „im März 1933 … seinen Rücktritt hatte erklären müssen" ([116]:190).

Für die staatliche Gesundheitspolitik im Nationalsozialismus war eine „relativ kleine Medi-zinalabteilung des RMdI zuständig" ([53]:55), die Abteilung Volksgesundheit. Schon Aufgrund der Größe war die Abteilung Volksgesundheit auf die Unterstützung durch das RGA angewiesen, um die staatliche Lenkung der vielen medizinisch-wissenschaftlichen Gesellschaften gewähr-leisten zu können ([53]:56).

Im Oktober 1934 wurde deshalb der Präsident des RGA mit der Betreuung der „wissenschaft-lichen Gesellschaften" und der „medizinischen Kongresse" beauftragt ([208]:308–312) und es wurden ebenfalls „im Oktober 1934 … im Auftrage des Reichs- und Preußischen Ministers des Innern unter Führung des Präsidenten des Reichsgesundheitsamts und im Einvernehmen mit dem Reichsärzteführer [Dr. Wagner] die ärztlichen wissenschaftlichen Gesellschaften zu einer Arbeitsgemeinschaft mit dem Reichsgesundheitsamt zusammengeschlossen" ([208]:308). Wie diese Arbeitsgemeinschaft konkret aussehen sollte, war aber noch nicht entschieden, und so teilte Reiter den medizinischen Fachgesellschaften nur mit:

» Voraussichtlich wird die Form der Bindung in der Weise erfolgen, dass alle wissenschaftlichen Vereine in einer Spitzenarbeitsgemeinschaft zusammengefasst werden, die als eine selbständige Säule dem Reichsausschuss für Volksgesundheitsdienst (Reichszentrale für Gesundheitsführung) angehört und von mir als dem Präsidenten des Reichsgesundheitsamtes geführt werden wird (Reiter an alle wissenschaftlichen Gesellschaften, 10.10.1934, MPIP-HA, GDA 129).

In einem von Wiedel organisierten Rundschreiben an die medizinischen Fachgesellschaften wird mitgeteilt, „der Herr Reichsminister des Innern hat mich [Reiter] beauftragt eine enge Verbin-dung zu den wissenschaftlichen Gesellschaften und Vereinen herzustellen" (Reiter an alle wis-senschaftlichen Gesellschaften, 10.10.1934, MPIP-HA, GDA 129). Ziel der Zusammenarbeit sei,

- die Forschungsergebnisse unmittelbar für den Reichsausschuss für Volksgesundheitsdienst zur Verfügung zu haben,
- die Beteiligung an der gutachterlichen Tätigkeit des RGA und
- die Vorbereitung für die Reichsgesetzgebung (Reiter an alle wissenschaftlichen Gesell-schaften, 10.10.1934, MPIP-HA, GDA 129).

Man hoffte so, „die Arbeitsergebnisse der wissenschaftlichen Gesellschaft unmittelbar für die Gesundheitspolitik des Reiches nutzbar zu machen" ([208]:308). Man hoffe auch, auf die „plan-mäßige Durchführung wissenschaftlicher Untersuchungen bestimmter medizinischer Frage-stellungen" ([128]:508). Dabei sollte das Eigenleben der Gesellschaften und Vereine aber weiter bestehen bleiben.

„Dagegen muss besonders Wert darauf gelegt werden, daß der Vorstand der Gesellschaften und Vereine betont auf dem Boden des nationalsozialistischen Staates steht" (Reiter an alle wissenschaftlichen Gesellschaften, 10.10.1934, MPIP-HA, GDA 129) und zudem müssten „der Vorsitzende der Gesellschaft sowie die Mitglieder des engeren Vorstandes … deutschblütig sein [und] sie bedürfen … der Bestätigung des Reichsärzteführers, des Präsidenten des RGA und des Reichs- und Preußischen Ministeriums des Innern" ([135]:109).

Reiter machte deutlich, dass die Fachgesellschaften ihre Vorstände nicht mehr eigenständig besetzen könnten:

» In Verfolg des Auftrags [eines gleichgeschalteten Vorstands] behalte ich mir vor, die bereits namhaft gemachten oder die noch zu benennenden Vorstandsmitglieder im engsten Einvernehmen mit dem Reichsärzteführer dem Reichsminister des Innern zur Bestätigung zu empfehlen (Reiter an alle wissenschaftlichen Gesellschaften, 10.10.1934, MPIP-HA, GDA 129).

Auch um die Zusendung der Satzungen wurde gebeten, damit diese vereinheitlicht werden könnten (Reiter an alle wissenschaftlichen Gesellschaften, 10.10.1934, MPIP-HA, GDA 129). Jahre später stellte Reiter eine erfolgreiche Umsetzung fest:

» Hierbei wurde ein Einfluß auf die Zusammensetzung dieser Vereine insofern gewonnen, als ihre einzelnen Vorstände lediglich aus solchen Persönlichkeiten zusammengesetzt sind, die auf Vorschlag des Präsidenten des RGA und des Reichsärzteführers dem Reichsministerium des Innern vorgeschlagen sind und von diesem genehmigt [wurden] ([128]:508).

Auch dem RGA war es aber nicht möglich, jede medizinische Fachgesellschaft einzeln zu überwachen und jeden Kongress zu besuchen, weshalb ab 1936 drei „Arbeitsgruppen" von jeweils thematisch verwandten Fachgesellschaften gebildet wurden.

» Die Auswahl der Gesellschaften, an welche die Aufforderung zur Mitarbeit erging, erfolgte unter dem Gesichtspunkt, daß nur die anerkannten und aktiv arbeitenden deutschen medizinischen Fachorganisationen aufgefordert wurden ([208]:308).

Medizinische Arbeitsgruppen beim RGA
- Vorbeugende Medizin (Hygiene)
  - Deutsche Gesellschaft für Hygiene
  - Deutsche Gesellschaft für Vererbungswissenschaft usw.
- Innere Medizin
  - Deutsche Gesellschaft für innere Medizin
  - Deutsche Gesellschaft für Kreislaufforschung
  - Deutsche Gesellschaft für Kinderheilkunde
  - Deutsche allgemeine ärztliche Gesellschaft für Psychotherapie
  - Gesellschaft Deutscher Neurologen und Psychiater usw.
- Chirurgie:
  - Deutsche Gesellschaft für Chirurgie
  - Deutsche Orthopädische Gesellschaft usw. ([208]:311–312)

Die Betreuung erfolgte laut Geschäftsplan (RGA Geschäftsplan, 20.12.1937, HUB-UA, KAVH K1 55, Mappe K1 5-7) durch die „Humanmedizinische(n) Abteilung" unter der Leitung von Wiedel durch den Referenten Rott ([142]:165–166). Wesentlicher Inhalt der Gruppentagungen war die Abstimmung von Tagungsterminen und -orten, mit dem Ziel möglichst gemeinsame Tagungswochen abzuhalten sowie die konkrete Abstimmung der Tagungsprogramme ([208]:312).

Die Psychiater und Neurologen nahmen unter den medizinischen Fachgesellschaften eine Sonderstellung ein, da sie durch die Mitarbeit am Gesetz zur Verhütung erbkranken Nachwuchses und die wissenschaftliche Untermauerung der Rassenhygiene eine besondere Stellung hatten. Obwohl das RGA schon seit Oktober 1934 für die Betreuung der medizinisch-wissenschaftlichen Fachgesellschaften zuständig war, kümmerte sich der Abteilungsleiter Volksgesundheit Gütt immer wieder direkt um die Psychiater und Neurologen. Auch in der Gruppe II Innere Medizin beim RGA hatte die GDNP einen besonderen Status, sie nahm nur teil an der Verhandlungen ([208]:311).

Die Rolle des RGA in der NS-Gesundheitspolitik ist in den bisherigen Forschungen zu den Fachgesellschaften noch wenig berücksichtigt worden. In neueren Forschungen zu medizinischen Fachgesellschaften finden sich erste Anhaltspunkte, wie bei H.-W. Schmuhl [152] für die GDNP, die der Gruppe Innere Medizin „beitritt" ([152]:164), „um über eine engere Kooperation zu beraten" ([152]:163): „Nach einigem Zögern trat die Gesellschaft Deutscher Neurologen und Psychiater daher am 13. November 1937 der internistischen Arbeitsgruppe bei" ([152]:164). Realiter waren die Fachgesellschaften ausgesucht worden, „an die die Aufforderung zur Mitarbeit erging" ([135]:104). Rott listete deshalb die GDNP bereits 1936 offiziell als Mitglied der „Arbeitsgemeinschaft" ([135]:107) auf.

Um die Aufgaben und Kompetenzen des RGA scheint es ab 1938 zu Kontroversen gekommen zu sein. Zunächst zwischen Gütt und Reiter, was im Herbst 1939 zu einem SS-Ehrengerichtsverfahren zwischen den beiden führte ([116]:197). Aber auch mit Conti soll es 1941–42 zu deutlichen Differenzen gekommen sein ([116]:198–199), die in der Verselbstständigung der RGA-Institute am 1.4.1942 gipfelte.

Das RGA war eine der gesundheitspolitischen „Machtfraktionen" im NS-Staat ([80]:86) neben der Abteilung Volksgesundheit im RMdI, der NSDAP mit dem Reichsärzteführer (bis zum Tode Wagners) und der KdF.

Reichsministerium des Innern

Im Reichsministerium des Innern (RMdI) war die Abteilung Volksgesundheit für die staatliche Gesundheitspolitik zuständig. „Die Abteilung IV ‚Volksgesundheit', die dem Staatssekretär I unterstellt ist" wurde von Gütt geleitet, „der als solcher gleichzeitig Leiter des Reichsausschusses für Volksgesundheitsdienst" war ([66]:12). Der Leitende Staatssekretär war Pfundtner. Linden und später auch Muthesius arbeiteten als Referenten in dieser Abteilung.

Nach seinem Amtsantritt im Frühjahr 1933 kümmerte sich Gütt persönlich um die Umsetzung der Gleichschaltung des Gesundheits- und Fürsorgewesens, z. B. um die von Pfundtner angeordnete Auflösung des DVFjP. Selbst eines in seinen Augen unpassenden Zeitungsartikels von Hans Luxenburger, eines Mitarbeiters Rüdins, nahm er sich an und schrieb an Rüdin:

>> Nachdem das Gesetz zur Verhütung erbkranken Nachwuchses heraus ist, lassen wir uns derartige Bevormundung von Herrn Luxenburger nicht mehr gefallen. Ich bitte Sie, dies Herrn Luxenburger mitzuteilen, da ich andernfalls solche Artikel und solche Zeitschriften müßte beschlagnahmen lassen. Sollte Herr Luxenburger jetzt, nachdem das Gesetz heraus ist, auch weiterhin einen Kampf gegen die Zwangssterilisation führen, müßten wir

zusammen überlegen, ob wir noch andere Schritte gegen ihn unternehmen. Z. B. wäre mir interessant zu erfahren, in welcher Form er bei Ihnen an der Forsch. Anstalt angestellt ist (Gütt an Rüdin, 8.8.1933, MPIP-HA, GDA 83).

Das RMdI wäre nach der „Verordnung des Reichspräsidenten zum Schutze des Deutschen Volkes" vom 4.2.1933 sogar rechtlich zur Beschlagnahme in der Lage gewesen:

» Druckschriften, deren Inhalt geeignet ist, die öffentliche Sicherheit oder Ordnung zu gefährden, können polizeilich beschlagnahmt und eingezogen werden.

Neben der Strukturierung und Vereinfachung des Gesundheitswesens, z. B. mit dem Gesetz über die Vereinheitlichung des Gesundheitswesens vom 3.7.1934 ([69]:70), war die Erb- und Rassenpflege, das Gesetz zur Verhütung erbkranken Nachwuchses und dessen Umsetzung, ein wichtiger Arbeitsschwerpunkt der Abteilung Volksgesundheit. Für die wissenschaftliche Begründung der Erb- und Rassenpflege und deren praktischer Umsetzung schienen Psychiater und Neurologen von besonderer Bedeutung, weshalb Gütt mithilfe von Rüdin die Gründung der GDNP und deren direkte Kontrolle durch das RMdI durchsetzte.

Die gesundheitspolitische Kontrolle der medizinischen Fachgesellschaften und der medizinischen Kongresse gehörte ursprünglich auch zu den gesundheitspolitischen Aufgaben der Abteilung Volksgesundheit beim Reichsinnenministerium. Es zeigte sich jedoch bereits 1934, dass diese Abteilung personell nicht in der Lage war, alle medizinischen Fachgesellschaften und deren Reichstagungen kontrollieren zu können. So wurde das RGA im Oktober 1934 vom Reichsminister des Innern Frick mit der Betreuung der „wissenschaftlichen Gesellschaften" und der „medizinischen Kongresse" beauftragt ([208]:308–312). Trotz dieser Arbeitsaufteilung griff die Abteilung Volksgesundheit, hier besonders in Person von Gütt, häufiger in die Betreuung der Fachgesellschaften ein. Die Gründung der GDNP 1935, die satzungsmäßige Anbindung der GDNP an das RMdI und den Reichsausschuss für Volksgesundheitsdienst beim RMdI sowie die Betreuung des 1. Internationalen Kongresses für Kinderpsychiatrie durch Gütt und Rüdin seien hier als Beispiele genannt.

Reichsministerium für Volksaufklärung und Propaganda

Das Reichsministerium für Volksaufklärung und Propaganda (RMVP), zuständig für die NS-Propaganda, wurde 1940 in Wien nicht einfach nur begrüßt, es wurde ihm im Kongressbericht „für Förderung und materielle Unterstützung" gedankt ([162]:67–68). Worin die „Förderung" oder „Unterstützung" der DGKH bestanden hatten, ist nicht bekannt.

Zumindest zwei mögliche Motive wurden jedoch benannt: a) Propaganda im Balkan, b) Demonstration des deutschen Kulturwillens im Krieg.

Reiter erläuterte Goebel, warum die Tagungswoche in Wien wahrscheinlich stattfinden würde:

» Ich habe aber beantragt, einige der in Aussicht genommenen Tagungen – darunter auch die Wiener Veranstaltungen, denen ein propagandistischer Wert für die Ost- und Balkanländer zukommt – abzuhalten (Reiter an Goebel, 10.4.1940, HUB-UA, Kinder- und Jugendmedizin, DGKJ 0050).

Als die DGfK zögerte, wurde sie gedrängt mit den Vorbereitungen trotz ihrer Bedenken fortzufahren: „vornehmlich auch aus aussenpolitischen Gründen ist das wünschenswert" und es „wird vermittels der Deutschen Kongress-Zentrale eine Propaganda für die Wiener Woche·einsetzen, sodass auch ein reger Besuch, auch aus den Balkanländern, zu erwarten ist" (Rott an Goebel, 5.7.1940, HUB-UA, Kinder- und Jugendmedizin, DGKJ 0060).

Die Unterstützung der Pressearbeit für die Kinderkundliche Woche durch einen entsprechenden wissenschaftlichen Dienstleister wurde genutzt, „da es mit Rücksicht auf die aussenpolitische Propaganda der … Wunsch … des Propaganda-Ministeriums ist, dass alle irgend dafür geeigneten wissenschaftlichen Veranstaltungen ein entsprechend starkes Echo in der Presse finden, um damit den deutschen Kulturwillen auch im Kriege zu beweisen" (Akademia an Schöbel, 31.7.1940, HUB-UA, Kinder- und Jugendmedizin, DGKJ 0053). Eine Argumentation, die auch der 2. Vorsitzende der DGKH in seiner Gründungsmitteilung verwendete, die Gründung sei auch „ein Zeichen der inneren Kraft und des kulturellen Aufbauwillens des deutschen Volkes mitten im Kriege" [211].

Reichsministerium für Wissenschaft, Erziehung und Volksbildung

Das Reichsministerium für Wissenschaft, Erziehung und Volksbildung (RMWEV) stellt eine besondere Institution im heilpädagogisch-kinderpsychiatrischen Netzwerk dar, denn das RMWEV war beständig in Gefahr, durch die Abteilung Volksgesundheit beim RMdI, zumindest in wichtigen Entscheidungen, marginalisiert zu werden.

Obwohl das RMWEV der Dienstherr der wissenschaftlichen Teilnehmer der 1. Internationalen Tagung für Kinderpsychiatrie 1937 in Paris war, wurde ihm beispielsweise vom Leiter der Abteilung Volksgesundheit Gütt mitgeteilt, dass die Entscheidungsgewalt beim RMdI liege und Rüdin beauftragt werde, sich um diesen Kongress zu kümmern.

Bei der Gründungstagung der DGKH 1940 in Wien wurde das RMWEV nicht in den Grußworten erwähnt [24], obwohl doch die NSLB Fachschaft V wesentlich an der Tagung beteiligt war und im Vorstand vertreten sein sollte. Als Hilfsschullehrer unterstanden die Sonderpädagogen zumindest teilweise dem RMWEV. Da anscheinend nicht einmal über diese Tagung informiert, erhielt Conti nach der Gründungstagung eine Beschwerde aus dem RMWEV, dass man dort lediglich „aus Pressenachrichten [von einer Tagung in Wien] erfahren" hatte. Conti wurde um Abhilfe in der Zukunft gebeten (RMWEV an Conti, 2.10.1940, HUB-UA, Kinder- und Jugendmedizin, DGKJ 0060).

Das RMWEV wurde aus den Netzentscheidungen ausgegrenzt und zum Zuschauen degradiert.

Zeitschrift für Kinderforschung

Die hohe Bedeutung der *Zeitschrift für Kinderforschung* für die Geschichte der Kinder- und Jugendpsychiatrie wurde bereits von M. Dahl [46] herausgestellt, der „eine systematische Analyse" forderte ([46]:184). Bisher hat sich aber lediglich J. Hagelskamp [70] systematischer mit der *Kifo* auseinandergesetzt.

Die hohe Bedeutung der *Kifo* auch für die Geschichte der Fachgesellschaft wird schon dadurch verdeutlicht, dass die *Kifo* Mitteilungsorgan aller wichtigen heilpädagogisch-kinderpsychiatrischen Fachgesellschaften war: für die GfH von 1923 bis 1935, für den DVFjP von 1923 bis 1944 und für die DGKH von 1941 bis 1944. Von dem DVFjP und der GfH finden sich viele Mitteilungen in der *Kifo*. Anders als bei der DGKH: 1941 erscheint der Tagungsbericht von Wien als Sonderdruck und wird nochmals 1943 abgedruckt. Ansonsten finden sich aber keinerlei Mitteilungen von der DGKH in der *Kifo* bis zu ihrer kriegsbedingten Einstellung im Herbst 1944.

Nachdem Villinger im November 1935 die Schriftleitung der *Kifo* übernommen hatte, begannen schwierige Jahre für die *Kifo*. Die *Kifo* hatte nicht mehr den Status eines Mitteilungsorgans für die GfH nach 1935. Viele sonderpädagogische Autoren zogen es nun vor, in der 1934 gegründeten *DdS*, der Fachzeitschrift NSLB Fachschaft V Sonderschulen, zu veröffentlichen.

In den 9 Jahren zwischen 1936 und 1944 gab es in den Jahren 1938, 1941 und 1942 keine Zeitschriftenausgabe, auch gab es keine Doppelbände mehr pro Jahrgang, wie in einigen Jahren vor 1936. Der Verlag der Zeitschrift – Springer – war mit diesem Zustand unzufrieden und machte nach 1945 gegenüber Villinger konzeptionelle Bedenken geltend, die gegen eine Fortführung der Zeitschrift im alten Format sprachen:

» Die Zeitschrift hat früher gelitten unter dem Zwiespalt zwischen Medizinern und Pädagogen … wobei die eigentliche Pädagogik zu entfallen hätte (Aktennotiz Springer, 22.1.1954, ZLB, Springer).

Die letzte Ausgabe der *Kifo* erschien im Herbst 1944 mit Heft 2 (Bd. 50, abgeschlossen am 26.9.1944). Papier- und Druckkapazitätsmangel waren für die Einstellung des Erscheinens verantwortlich. Schon im Frühjahr 1944 verhandelte Reiter mit Rüdin die Prioritäten, welche der psychiatrischen Fachzeitschriften noch vorrangig erscheinen sollten (Reiter an Rüdin, 18.4.1944, MPIP-HA, GDA 26). Im Verlaufe des Jahres 1944 mussten aber fast alle medizinischen Fachzeitschriften ihr Erscheinen einstellen.

- **Archivliste**

Archivalien aus den folgenden Archiven wurden verwendet:
- Archiv des Evangelischen Werkes für Diakonie und Entwicklung, Berlin (ADE),
- Bundesarchiv, Berlin Lichterfelde (BArch),
- Evangelisches Zentral Archiv, Berlin (EZA),
- Max-Planck-Institut für Psychiatrie, Historisches Archiv, München (MPIP-HA),
- Universitätsarchiv Tübingen (UAT),
- Archiv der DGKJP, Geschäftsstelle Berlin,
- Archiv der DGPPN, Geschäftsstelle Berlin,
- Zentral- und Landesbibliothek Berlin (ZLB),
- Humboldt-Universität zu Berlin, Universitätsarchiv (HUB-UA),
- Archiv des ZfP Südwürttemberg, Standort Weissenau.

Die Quellenangaben selbst sind wie folgt strukturiert: Kurzbezeichnung, Datum, Archiv, Bestand und weitere Angaben. Paginierung wird mit „Pag." abgekürzt. Alle als Archivquellen zitierten Quellen wurden von den Autoren im Original oder in Kopie eingesehen. Eine Reihe von Quellen wurde bereits von anderen Autorinnen und Autoren zitiert oder genutzt. Diese wurden, soweit innerhalb unseres Kenntnishorizonts, durch ein „auch zitiert bei" kenntlich gemacht. Dabei kann nicht ausgeschlossen werden, dass nicht doch hier zitierte Quellen auch an anderen Orten genutzt worden sind. Sollten also trotz großer Sorgfalt Verweise fehlen oder fehlerhaft sein, so bitten wir, dies zu entschuldigen. Die Anzahl der prinzipiell verfügbaren Publikationen und die in den letzten Jahrzehnten stark veränderten Archivsignaturen sind dabei generelle Zuordnungsprobleme.

Literatur

[1]   AFET (1934) Die Gestaltung der Fürsorgeerziehung. Z Kinderforsch 42:254–258
[2]   AFET (1948) Niederschrift über die erweiterte Vorstands- und Beiratssitzung des Allgemeinen Fürsorge-
      erziehungstages e. V. in Göttingen in der Zeit vom 25. bis 27. Oktober 1948. Hannover
[3]   AFET (1950) Bericht über die Tagung des Allgemeinen Fürsorgeerziehungstages in Mannheim vom 19. bis
      21. März 1950. Hannover
[4]   AFET e. V. – Bundesverband für Erziehungshilfe (2006) 100 Jahre AFET – 100 Jahre Erziehungshilfe. Band I.
      1906–2005. Hannover
[5]   Althaus H (1937) Nationalsozialistische Volkswohlfahrt. Wesen, Aufgaben und Aufbau. Junker & Dünnhaupt,
      Berlin
[6]   Anon. (1936) Zum sechzigjährigen Bestehen des Reichsgesundheitsamts. Reichs-Gesundheitsbl 11:505
[7]   Anon. (1937) Dem neuen Jahrgang zum Geleit. Monatsschr Kriminalbiol Strafrechtsreform 28:1–2
[8]   Anon. (1937) Mitteilungen. Z Kinderpsychiatr 4:63–64
[9]   Anon. (1937) Premier Congres International de Psychiatrie Infantile. Z Kinderpsychiatr 3:163–164
[10] Anon. (1937) Stiefkinder der Nation. Das schwarze Korps. Zeitschrift der Schutzstaffeln der NSDAP. Organ
      der Reichsführung der SS:6
[11] Anon. (1938) Mitteilungen. A. Z Kinderpsychiatr 5:192
[12] Anon. (1939) A. Ärztlicher Gesundheitsdienst. Offentl Gesundheitsdienst 5:385–386
[13] Anon. (1939) Bericht über die 1. Tagung des Arbeitsausschusses des „Internationalen Comité für Kinderpsy-
      chiatrie". Z Kinderpsychiatr 6:62–63
[14] Anon. (1939) Lebenslauf und Amtseinführung. Dtsch Arztebl 69:324–325
[15] Anon. (1940) Die neue Deutsche Gesellschaft für Kinderpsychiatrie und Heilpädagogik. Monatsschr Krimi-
      nalbiol Strafrechtsreform 31: Einband
[16] Anon. (1940) Kinderkundliche Woche in Wien vom 1. bis 7. September 1940. Reichs-Gesundheitsbl 15:689
[17] Anon. (1940) Tagesgeschichtliche Notizen. Munch Med Wochenschr 87
[18] Anon. (1940) Tagungen und Kurse. NDD 21:140
[19] Anon. (1940) Völkische Sonderpädagogik und Kinderpsychiatrie. Dtsch Sonderschule 7:504
[20] Anon. (1941) Nachtrag. Deutsche Gesellschaft für Kinderpsychiatrie und Sonderpädagogik. Dtsch Sonder-
      schule 8:444
[21] Anon. (1941) Tagungen. Die Deutsche Gesellschaft für Kinderpsychiatrie und Heilpädagogik. NDD 22:120
[22] Anon. (1941) Tagungen. Die Deutsche Gesellschaft für Kinderpsychiatrie und Heilpädagogik. NDD 22:126
[23] Anon. (1942) Mitteilung der Gesellschaft Deutscher Neurologen und Psychiater. Allg Z Psychiatr Grenzgeb
      119
[24] Anon. (1943) Bericht über die 1. Tagung der Deutschen Gesellschaft für Kinderpsychiatrie und Heilpädago-
      gik in Wien am 5. September 1940. Z Kinderforsch 49:1–118
[25] Anon. (1944) Tagung der Gebietsärzte der Hitlerjugend. Reichsgesundheitsführer Dr. Conti und Reichsju-
      gendführer Axmann in Prag. Dtsch Arztebl 74:116–117
[26] Ash MG (2002) Wissenschaft und Politik als Ressourcen für einander. In: Bruch Rv, Kaderas B (Hrsg) Wissen-
      schaften und Wissenschaftspolitik. Bestandsaufnahmen zu Formationen, Brüchen und Kontinuitäten im
      Deutschland des 20. Jahrhunderts. Steiner, Stuttgart, S 32–51
[27] Asperger H (1940) Erste Kinderkundliche Woche in Wien 31. August bis 7. September 1940 (Schluß aus Nr.
      46). Med Klinik 36:1323–1325
[28] Asperger H (1971) Kurze Geschichte der Internationalen Gesellschaft für Heilpädagogik. Heilpädagogik:
      Fachzeitschrift der Heilpädagogischen Gesellschaft Österreich 14:50–52
[29] Bayerischer Landesverband Für Wanderdienst (Hrsg) (1938) Der nichtseßhafte Mensch. Ein Beitrag zur Neu-
      gestaltung der Raum- und Menschenordnung im Großdeutschen Reich. Beck'sche Verlagsbuchhandlung,
      München
[30] Beddies T (2002) Kinder und Jugendliche in der Heil- und Pflegeanstalt Görden als Opfer der NS-Medizin-
      verbrechen. In: Hübener K (Hrsg) Brandenburgische Heil- und Pflegeanstalten in der NS-Zeit. be.bra, Berlin
[31] Beddies T (2010) „Du hast die Pflicht, gesund zu sein!" Der Gesundheitsdienst der Hitler-Jugend 1933–1945.
      be.bra, Berlin Brandenburg
[32] Beddies T, Fuchs P (2006) Psychiatrische und pädagogische Versorgungskonzepte und -wirklichkeiten für
      psychisch kranke und geistig behinderte Kinder und Jugendliche in Berlin und Brandenburg 1919–1933. In:
      Czech H, Huentelmann AC, Vossen J (Hrsg) Gesundheit und Staat. Studien zur Geschichte der Gesundheits-
      ämter in Deutschland, 1870–1950. Matthiesen, Husum, S 79–92
[33] Benzenhöfer U (2003) Der Briefwechsel zwischen Hans Heinze und Paul Nitsche (1943/44). In: Beddies T,
      Hübener K (Hrsg) Dokumente zur Psychiatrie im Nationalsozialismus. be.bra, S 271–285

[34]   Benzenhöfer U (2003) Hans Heinze: Kinder- und Jugendpsychiatrie und „Euthanasie". In: Zwangssterilisation
        AzEdnEu (Hrsg) Beiträge zur NS-„Euthanasie"-Forschung. Klemm & Oelschläger, Ulm, S 9–52
[35]   Berger M (1999) Ruth von der Leyen – Ihr Leben und Wirken. Info/Berufsverband der Heilpädagogen e. V.:
        Vierteljahresschrift des BHP 4:11–13
[36]   Berger M (2002) Max Isserlin. Sein Leben und Wirken. Info/Berufsverband der Heilpädagogen e. V.: Viertel-
        jahresschrift des BHP 17:28–32
[37]   Berger M (2008) Rupert Egenberger. Sein Leben und Wirken. heilpaedagogik.de – Fachzeitschrift des Berufs-
        und Fachverbandes Heilpädagogik e. V. 2:27–30
[38]   Birk W (1941) Eröffnungsansprachen. Monatsschr Kinderheilkd 87:1–11
[39]   Birk W, Goebel F (1940) Kleine Mitteilungen. Monatsschr Kinderheilkd 84
[40]   Birk W, Goebel F (1940) Kleine Mitteilungen. Monatsschr Kinderheilkd 82
[41]   Boszormenyi-Nagy I, Ulrich DN (1981) Contextual family therapy. In: Gurman AS, Kniskern DP (Hrsg) Hand-
        book of family therapy. Brunner/Mazel, New York, S 159–185
[42]   Buddrus M (2003) Totale Erziehung für den totalen Krieg. Hitlerjugend und nationalsozialistische Jugend-
        politik. Teil 2. Saur, München
[43]   Bürger-Prinz H (1942) Paul Schröder †. Allg Z Psychiatr Grenzgeb 119:161–163
[44]   Castell R, Nedoschill J, Rupps M et al (2003) Geschichte der Kinder- und Jugendpsychiatrie in Deutschland in
        den Jahren 1937 bis 1961. Vandenhoeck & Ruprecht, Göttingen
[45]   Conti L (1939) Volksgesundheit – Volksschicksal. Gesundheitsführung 1:2–11
[46]   Dahl M (2001) Aussonderung und Vernichtung – Der Umgang mit „lebensunwerten" Kindern während
        des Dritten Reiches und die Rolle der Kinder- und Jugendpsychiatrie. Prax Kinderpsychol Kinderpsychiatr
        50:170–191
[47]   DGKJ (1994) Deutsche Gesellschaft für Kinder- und Jugendpsychiatrie (DGKJ) Merkblatt. Z Kinder Jugend-
        psychiatr Psychother 22:322–325
[48]   Dornedden (1933) Reichs-Spitzenorganisationen auf dem Gebiete des Gesundheitswesens. Reichs-Gesund-
        heitsbl 8:974–976
[49]   Egenberger R (1923) Die Ausbildung der Heilpädagogen. In: Goepfert H (Hrsg) Bericht über den Ersten
        Kongreß für Heilpädagogik in München vom 2.-5. August 1922. Springer, Berlin, S 79–87
[50]   Ehrhardt H (1972) 130 Jahre Deutsche Gesellschaft für Psychiatrie und Nervenheilkunde. Steiner, Wiesba-
        den
[51]   Fangerau H (2013) Evolution of knowledge from a network perspective: recognition as a selective factor
        in the history of science. In: Fangerau H, Geisler H, Halling T, Martin W (Hrsg) Classification and evolution in
        biology, linguistics and the history of science. Concepts, methods, visualization. Steiner, Stuttgart, S 11–32
[52]   Fangerau H, Noack T (2006) Rassenhygiene in Deutschland und Medizin im Nationalsozialismus. In: Schulz
        S, Steigleder K, Fangerau H, Paul NW (Hrsg) Geschichte, Theorie und Ethik der Medizin. Eine Einführung.
        Suhrkamp, Frankfurt/M
[53]   Fellmann S (2000) Die Tätigkeit der medizinisch-wissenschaftlichen Gesellschaften und Vereine im Bereich
        der Neurologie und Psychiatrie in Deutschland zwischen 1933 und 1945. In: Karl-Sudhoff-Institut für
        Geschichte der Medizin und der Naturwissenschaften. Universität Leipzig
[54]   Francke H (1943) [Grußwort]. Z Kinderforsch 49:6–8
[55]   Frick W (1933) Ansprache des Herrn Reichsministers des Innern Dr. Frick auf der ersten Sitzung des Sachver-
        ständigenbeirats für Bevölkerungs- und Rassenpolitik. Reichsdruckerei, Berlin
[56]   Fuchs P, Rose W, Beddies T (2012) Heilen und Erziehen. Die psychiatrische Kinderbeobachtungsstation an
        der Charité als regulativer Schwellenraum. In: Hess V, Schmiedebach H-P (Hrsg) Am Rande des Wahnsinns.
        Schwellenräume einer urbanen Moderne. Böhlau, Wien, S 111–148
[57]   Gerrens U (1994) Medizinisches Ethos und theologische Ethik. Die Positionen von Karl Bonhoeffer und
        Dietrich Bonhoeffer in den Auseinandersetzungen um Zwangssterilisation und „Euthanasie" im National-
        sozialismus. In: Theologische Fakultät. Ruprecht-Karls-Universität Heidelberg
[58]   Goepfert H (Hrsg) (1923) Bericht über den ersten Kongress für Heilpädagogik in München 2.-5. August 1922.
        Springer, Berlin
[59]   Göring M (1940) Bericht über das Deutsche Institut für psychologische Forschung und Psychotherapie. Zen-
        tralbl Psychother Grenzgeb Sonderheft:1–5
[60]   Göring M (1941) Eröffnungsansprache. In: Bilz R (Hrsg) Psyche und Leistung. Hippokrates, Stuttgart, S 7–10
[61]   Gregor A (1926) Das Verwahrungsgesetz vom Standpunkt des Erziehers. Z Kinderforsch 31:415–423
[62]   Gregor A (1943) Fürsorgeerziehung und unbestimmte Verurteilung. Dtsch Jugendhilfe 34:180–186
[63]   Grell U (1988) Karl Bonhoeffer und die Rassenhygiene. In: Arbeitsgruppe zur Erforschung der Geschichte
        der Karl-Bonhoeffer-Nervenklinik (Hrsg) Totgeschwiegen 1933–1945. Zur Geschichte der Wittenauer Heil-
        stätten. Seit 1957 Karl-Bonhoeffer-Nervenklinik. Hentrich, Berlin, S 207–218

[64]   Grote H (1939) Zur Berufung Dr. Contis zum Reichsgesundheitsführer. Dtsch Arztebl 69:322
[65]   Gütt A (1935) Aufbau und Aufgaben des Reichsausschusses für Volksgesundheitsdienst beim Reichs- und
       Preußischen Ministerium des Innern. Reichsausschuß für Volksgesundheitsdienst, Berlin
[66]   Gütt A (1935) Der Aufbau des Gesundheitswesens im Dritten Reich. Junker & Dünnhaupt, Berlin
[67]   Gütt A (1935) Der öffentliche Gesundheitsdienst im Dritten Reich. Eine Einführung von Dr. med. Arthur Gütt.
       In: Moebius E (Hrsg) Der öffentliche Gesundheitsdienst. Textausgabe des Gesetzes über die Vereinheit-
       lichung des Gesundheitswesens vom 3. Juli 1934 nebst Durchführungsverordnungen, Reichsgebührenord-
       nung und Erläuterungserlassen. Heymanns, Berlin, S 1–31
[68]   Gütt A (1937) Der Aufbau des Gesundheitswesens im Dritten Reich. Junker & Dünnhaupt, Berlin
[69]   Gütt A (1937) Die deutsche Gesundheitsgesetzgebung. In: Pfundtner H (Hrsg) Dr. Wilhelm Frick und sein
       Ministerium: aus Anlaß des 60. Geburtstages des Reichs- und Preußischen Ministers des Innern Dr. Wilhelm
       Frick am 12. März 1937. Eher, München, S 69–76
[70]   Hagelskamp J (1988) Pädagogische Entwicklungen im Spiegel der „Zeitschrift für Kinderforschung" (1896–
       1944). In: Erziehungswissenschaften. Westfälische Wilhelms-Universität Münster, Münster
[71]   Hänsel D (2006) Die NS-Zeit als Gewinn für Hilfsschullehrer. Klinkhardt, Bad Heilbrunn
[72]   Hänsel D (2008) Karl Tornow als Wegbereiter der sonderpädagogischen Profession. Die Grundlegung des
       Bestehenden in der NS-Zeit. Klinkhardt, Bad Heilbrunn
[73]   Hanselmann H (1940) Erster internationaler Kongreß für Heilpädagogik, 24. bis 26. Juli 1939 in Genf. Z Kin-
       derforsch 48:142–148
[74]   Hansen E (1991) Wohlfahrtspolitik im NS-Staat. Motivationen, Konflikte und Machtstrukturen im „Sozialis-
       mus der Tat" des Dritten Reiches. Maro, Augsburg
[75]   Hartmann C, Vordermayer T, Plöckinger O et al (Hrsg) (2016) Hitler, Mein Kampf. Eine kritische Edition. Mün-
       chen Berlin
[76]   Häßler F (2013) Editorial. Z Kinder Jugendpsychiatr Psychother 41:3
[77]   Hecker W (1943) Neugliederung der öffentlichen Ersatzerziehung nach Erbanlage und Erziehungserfolg. Z
       Kinderforsch 49:28–39
[78]   Heimlich U (2013) Bayerische Sonderpädagogik in der Nazi-Zeit – dargestellt am Beispiel des Münchener
       Hilfsschullehrers Erwin Lesch. Spuren 56:37–42
[79]   Hirschmüller A (1997) Die „Kinderabteilung der Tübinger Nervenklinik": Konzeption – Realisierung – Prota-
       gonisten. In: Klosinski G (Hrsg) Stationäre Behandlung psychischer Störungen im Kindes- und Jugendalter.
       Brennpunkte und Entwicklungen. Huber, Bern, S 17–35
[80]   Holtkamp M (2002) Werner Villinger (1887–1961) Die Kontinuität des Minderwertigkeitsgedankens in der
       Jugend- und Sozialpsychiatrie. Matthiesen, Husum
[81]   Hubenstorf M (2005) Pädiatrische Emigration und die „Hamburger-Klinik" 1930–1945. In: Widhalm K, Pollak
       A (Hrsg) 90 Jahre Universitäts-Kinderklinik am AKH in Wien. Umfassende Geschichte der Wiener Pädiatrie.
       Literas, Wien, S 69–220
[82]   Isserlin M (1923) Psychiatrie und Heilpädagogik. In: Goepfert H (Hrsg) Bericht über den ersten Kongress für
       Heilpädagogik in München 2.-5. August 1922. Springer, Berlin, S 1–10
[83]   Isserlin M (1923) Zum Geleit. Z Kinderforsch 28:1–3
[84]   Jantz H (1947) Bericht über die Neurologen- und Psychiatertagung in Tübingen. September 1947. Nerven-
       arzt 18:562–564
[85]   Jantzen W (1993) Eklektisch-empirische Mehrdimensionalität und der „Fall" Stutte. Eine methodologische
       Studie zur Geschichte der deutschen Kinder- und Jugendpsychiatrie. Z Heilpadag 44(7):454–472
[86]   Klee E (1992) Sichten und Vernichten. Die Zeit 38:60
[87]   Klee E (2005) Das Personalexikon zum Dritten Reich. Wer war was vor und nach 1945. Fischer, Frankfurt/M
[88]   Koenig-Fachsenfeld OFV (1940) Arbeitsplan der Abteilung für Erziehungshilfe. Zentralbl Psychother Grenz-
       geb Sonderheft:23–27
[89]   Kogerer H (1940) Julius Wagner von Jauregg. Arztebl Dtsch Ostmark 3:242–243
[90]   Kölch MG (2002) Theorie und Praxis der Kinder- und Jugendpsychiatrie in Berlin 1920–1935. Die Diagnose
       „Psychopathie" im Spannungsfeld von Psychiatrie, Individualpsychologie und Politik. In: Fachbereich
       Humanmedizin. Freie Universität Berlin, Berlin
[91]   Kramer F (1920) Psychopathische Veranlagung und Straffälligkeit im Jugendalter. Z Kinderforsch 25:38–48
[92]   Kramer F (1927) Der Deutsche Verein zur Fürsorge für jugendliche Psychopathen e. V., Reichsdruckerei,
       Berlin
[93]   Kramer F (1935) Ruth v. der Leyen. Z Kinderforsch 44:307–310
[94]   Kramer F (1938) Über ein motorisches Krankheitsbild im Kindesalter. Monatsschr Psychiatr Neurol 99:294–
       300

[95] Kramer F, Leyen RVD (1934) Entwicklungsverläufe „anethischer, gemütsloser" psychopathischer Kinder. Z Kinderforsch 43:305–422

[96] Krampf A (1934) Zum Erscheinen des ersten Heftes unserer Einheitsfachzeitschrift. Dtsch Sonderschule 1:5–7

[97] Krampf A (1936) Hilfsschule im neuen Staat. Armanen, Leipzig

[98] Krampf A (1938) Zum Hilfsschulproblem. Offentl Gesundheitsdienst 4:425–435

[99] Kriminalbiologische Gesellschaft (1928) Tagung in Wien zu Pfingsten 1927. Mosers, Graz

[100] Kriminologisches Institut der Universität Graz (1929) Tagung in Dresden im Oktober 1928. Mosers, Graz

[101] Kriminologisches Institut der Universität Graz (Hrsg) (1931) Tagung in München in der Zeit vom 29. September bis 2. Oktober 1930. Mosers, Graz

[102] Kriminologisches Institut der Universität Graz (Hrsg) (1938) Arbeitstagung in München (5. bis 7. Oktober 1937). Mosers, Graz

[103] Latour B (2007) Eine neue Soziologie für eine neue Gesellschaft. Suhrkamp, Frankfurt/M

[104] Laube S (1996) Zur Entwicklung der Kinder- und Jugendpsychiatrie in Deutschland von 1933 bis 1945 - unter besonderer Berücksichtigung psychiatrischer Beiträge. In: Medizinische Fakultät Karl-Sudhoff-Institut für Geschichte der Medizin und der Naturwissenschaften. Medizinischen Fakultät der Universität Leipzig, Leipzig

[105] Lehmkuhl U, Lehmkuhl G (2013) Die bisherige Auseinandersetzung und Aufarbeitung der „Euthanasie" im Nationalsozialismus durch die deutsche Kinder- und Jugendpsychiatrie. Z Kinder Jugendpsychiatr Psychother 41:4–11

[106] Lemme (1939) 5 Jahre Abteilung Volksgesundheit im Reichsministerium des Innern. Archiv für Rassen- und Gesellschaftsbiologie einschließlich Rassen- und Gesellschaftshygiene 33:89–90

[107] Lesch E (Hrsg) (1925) Bericht über den zweiten Kongress für Heilpädagogik in München 29. Juli bis 1. August 1924. Springer, Berlin

[108] Lesch E (Hrsg) (1929) Bericht über den vierten Kongress für Heilpädagogik in Leipzig 11.-15. April 1928. Springer, Berlin

[109] Lesch E (Hrsg) (1931) Bericht über den Fünften Kongress für Heilpädagogik in Köln. 7.-10. Oktober 1930. Müller & Steinicke, München

[110] Lesch E (1934) 6. Kongreß für Heilpädagogik, München, 26. bis 28. Juli 1934. Dtsch Sonderschule 1:222–224

[111] Lesch E (1943) Sichtung der Schulversager – eine heilpädagogische Aufgabe. Z Kinderforsch 49:111–115

[112] Leyen RVD (1931) Die Eingliederung der Fürsorge für jugendliche Psychopathen in Jugendrecht und Erziehung. Z Kinderforsch 38:625–671

[113] Leyendecker B, Klapp BF (1989) Deutsche Hepatitisforschung im Zweiten Weltkrieg. In: Ärztekammer Berlin (Hrsg) Der Wert des Menschen. Medizin in Deutschland 1918–1945. Hentrich, Berlin

[114] Lockot R (1985) Erinnern und Durcharbeiten. Zur Geschichte der Psychoanalyse und Psychotherapie im Nationalsozialismus. Fischer, Frankfurt/M

[115] Mäckel K (1992) Professor Dr. med. Hermann Paul Nitsche – sein Weg vom Reformpsychiater zum Mittäter an der Ermordung chronisch-psychisch Kranker zur Zeit des Nationalsozialismus in Deutschland. In: Bereich Medizin, Karl-Sudhoff-Institut für Geschichte der Medizin und der Naturwissenschaften. Universität Leipzig, Leipzig

[116] Maitra RT (2001) „ … wer imstande und gewillt ist dem Staate mit Höchstleistungen zu dienen!" Hans Reiter und der Wandel der Gesundheitskonzeption im Spiegel der Lehr- und Handbücher der Hygiene zwischen 1920 und 1960. Matthiesen, Husum

[117] Martinius J (2000) Max Isserlin. Begründer der Kinderpsychiatrie in München. Z Kinder Jugendpsychiatr Psychother 28:59–62

[118] Möllers B (1940) Die Gesundheitsführung des deutschen Volkes. In: Reiter H, Möllers B (Hrsg) Carl Fluegges Grundriss der Hygiene. Springer, Berlin, S 58–72

[119] Nedoschill J (2009) Aufbruch im Zwielicht – die Entwicklung der Kinder- und Jugendpsychiatrie in der Zeit von Zwangssterilisation und Kindereuthanasie. Prax Kinderpsychol Kinderpsychiatr 58:504–517

[120] Nedoschill J, Castell R (2001) Der Vorsitzende der Deutschen Gesellschaft für Kinderpsychiatrie und Heilpädagogik im zweiten Weltkrieg. Prax Kinderpsychol Kinderpsychiatr 50:228–237

[121] Neumärker K-J (1990) Karl Bonhoeffer. Leben und Werk eines deutschen Psychiaters und Neurologen in seiner Zeit. Springer, Berlin

[122] Neumärker K-J (2005) Leben und Werk von Franz Max Albert Kramer (24.4.1878–29.06.1967) und Hans Pollnow (7.3.1902–21.10.1943). In: Rothenberger A, Neumärker K-J (Hrsg) Wissenschaftsgeschichte der ADHS. Kramer-Pollnow im Spiegel der Zeit. Steinkopff, Darmstadt, S 79–118

[123] Neureiter EV (1939) Untergruppe L2 (Kriminalbiologische Forschungsstelle). In: Reiter H (Hrsg) Das Reichsgesundheitsamt 1933–1939. Sechs Jahre nationalsozialistische Führung. Springer, Berlin, S 355–356

[124]   Nissen G (2005) Kulturgeschichte seelischer Störungen bei Kindern und Jugendlichen. Klett-Cotta, Stuttgart
[125]   Raphael L (2001) Radikales Ordnungsdenken und die Organisation totalitärer Herrschaft: Weltanschauungs-
        eliten und Humanwissenschaftler im NS-Regime. Gesch Ges 27:5–40
[126]   Reichsarbeitsministerium (1942) Jahrgang 1942. Amtliche Nachrichten für Reichsversicherung. Sonderaus-
        gabe des Reichsarbeitsblattes
[127]   Reiter H (1932) Erbbiologie und Erziehung. Gesundheit und Erziehung 45:454–461
[128]   Reiter H (1936) Wege und Ziele des Reichsgesundheitsamts nach der Machtübernahme. Zum sechzigjähri-
        gen Jubiläum des Reichsgesundheitsamts. Reichs-Gesundheitsbl 11:506–509
[129]   Reiter H (1939) Das Reichsgesundheitsamt 1933–1939. Sechs Jahre nationalsozialistische Führung. Sprin-
        ger, Berlin
[130]   Reiter H (1940) Die Bedeutung biologischen Denkens für eine rationale Staatsführung. Reichs-Gesund-
        heitsbl 15:473–477
[131]   Remschmidt H (2002) Martin Holtkamp. Werner Villinger (1887–1961). Nervenarzt 73:1064
[132]   Rexroth CA, Bussiek D, Castell R (2003) Hermann Stutte. Die Bibliographie. Biographie – Abstracts – Kom-
        mentare. V&R unipress, Göttingen
[133]   Ritter R (1939) Untergruppe L3 (Rassenhygienische und bevölkerungsbiologische Forschungsstelle). In:
        Reiter H (Hrsg) Das Reichsgesundheitsamt 1933–1939. Sechs Jahre nationalsozialistische Führung. Springer,
        Berlin, S 356–358
[134]   Roelcke V (2002) Programm und Praxis der psychiatrischen Genetik an der Deutschen Forschungsanstalt
        für Psychiatrie unter Ernst Rüdin: Zum Verhältnis von Wissenschaft, Politik und Rasse-Begriff vor und nach
        1933. Medizinhist J 37:21–55
[135]   Rott F (1936) Die deutschen medizinischen wissenschaftlichen Gesellschaften und Vereine. In: Reiter H
        (Hrsg) Ziele und Wege des Reichsgesundheitsamtes im Dritten Reich. Barth, Leipzig, S 104–110
[136]   Ruckau P (1934) An meine Arbeitskameraden an den deutschen Sonderschulen! Dtsch Sonderschule 1:1
[137]   Rüdin E (1939) Bedeutung der Forschung und Mitarbeit von Neurologen und Psychiatern im nationalsozi-
        alistischen Staat. Z Ges Neurol Psychiatr 165:7–17
[138]   Rüdin E (1940) Eröffnungsansprache des Vorsitzenden Prof. Dr. Rüdin. Allg Z Psychiatr Grenzgeb 114:164–
        167
[139]   Rüdin E, Nitsche P (1936) I. Jahresversammlung der Gesellschaft Deutscher Neurologen und Psychiater
        Dresden (1.-4. IX. 1935). Allg Z Psychiatr Psych Gerichtl Med 104:1–143
[140]   Rüdin E, Pette H, Creutz W et al (1941) 6. Jahresversammlung d. Gesellschaft Deutscher Neurologen und
        Psychiater, Würzburg, 5. bis 7. Oktober 1941. Psychiatr Neurol Wochenschr 43:359–360
[141]   Sachße C, Tennstedt F (1992) Der Wohlfahrtsstaat im Nationalsozialismus. Kohlhammer, Stuttgart
[142]   Schabel E (1995) Soziale Hygiene zwischen Reform und Sozialer Biologie. Fritz Rott (1878–1959) und die
        Säuglingsfürsorge in Deutschland. Matthiessen, Husum
[143]   Schäfer W (1991) „Bis endlich der langersehnte Umschwung kam …" – Anmerkungen zur Rolle des Mar-
        burger Psychiaters Werner Villinger in der NS- und Nachkriegszeit. In: Philipps-Universität FMd (Hrsg) „Bis
        endlich der langersehnte Umschwung kam …": Von der Verantwortung der Medizin unter dem National-
        sozialismus. Schüren, Marburg, S 178–283
[144]   Schäfer W (1998) „Sichtung, Siebung und Lenkung". Konzepte Marburger Wissenschaftler zur Bekämpfung
        von Jugendverwahrlosung. In: Hafeneger B, Schäfer W (Hrsg) Marburg in den Nachkriegsjahren. Marburg, S
        253–313
[145]   Schepker K, Fangerau H (2016) Die Gründung der Deutschen Gesellschaft für Kinderpsychiatrie und Heilpä-
        dagogik – Der Weg von Paul Schröder zum Gründungsvorsitzenden. Z Kinder Jugendpsychiatr Psychother
        44:180–188
[146]   Schepker K, Topp S, Fangerau H (2016) Wirren um Paul Schröder, Werner Villinger und Hans Heinze. Die drei
        Vorsitzenden der Deutschen Gesellschaft für Kinderpsychiatrie und Heilpädagogik zwischen 1940 und
        1945. Nervenarzt doi:10.1007/s00115-016-0104-2
[147]   Schepker R, Schmeck K, Kölch MG et al (2015) Eine frühe Gen-Umwelt-Theorie der Störungen des Sozialver-
        haltens versus „Anethischer Psychopathie". Prax Kinderpsychol Kinderpsychiatr 64:290–307
[148]   Schmidt MH (1983) Bericht über die 18. wissenschaftliche Tagung der Deutschen Gesellschaft für Kinder-
        und Jugendpsychiatrie vom 9.-11. Mai 1983 in Marburg. Z Kinder Jugendpsychiatr Psychother 11:402–405
[149]   Schmitz HA (1943) Die Aufgaben der Provinzialverwaltungen auf dem Gebiet der Kinderpsychiatrie, an
        Hand der Erfahrungen im Rheinland. Z Kinderforsch 49:93–100
[150]   Schmuhl H-W (2008) Die biopolitische Entwicklungsdiktatur des Nationalsozialismus und der „Reichsge-
        sundheitsführer" Leonardo Conti. In: Henke K-D (Hrsg) Tödliche Medizin im Nationalsozialismus. Von der
        Rassenhygiene zum Massenmord. Böhlau, Köln Weimar Wien, S 101–117

[151]   Schmuhl H-W (2013) Psychiatrie und Politik. Die Gesellschaft Deutscher Neurologen und Psychiater im
        Nationalsozialismus. In: Wolters C, Beyer C, Lohff B (Hrsg) Abweichung und Normalität. Psychiatrie in
        Deutschland vom Kaiserreich bis zur Deutschen Einheit. transcript, Bielefeld, S 137–157
[152]   Schmuhl H-W (2016) Die Gesellschaft Deutscher Neurologen und Psychiater im Nationalsozialismus. Sprin-
        ger, Berlin Heidelberg
[153]   Schorsch G (1942) Paul Schröder †. Arch Psychiatr Nervenkr 114:441–443
[154]   Schrapper C (1993) Hans Muthesius (1885–1977). Ein deutscher Fürsorgejurist und Sozialpolitiker zwischen
        Kaiserreich und Bundesrepublik. Votum, Münster
[155]   Schröder P (1910) Die geistig Minderwertigen und die Jugendfürsorgeerziehung. Z Ges Neurol Psychiatr
        3:705–713
[156]   Schröder P (1911) Das Fortlaufen der Kinder. Monatsschr Kriminalpsychol Strafrechtsreform 5:257–266
[157]   Schröder P (1938) Kinderpsychiatrie. Monatsschr Psychiatr Neurol 99:267–293
[158]   Schröder P (1939) Kinderpsychiatrie. Z Psych Hygiene 12:54–57
[159]   Schröder P (1939) Psychotechnik und Charakterbeurteilung. Z Arbeitspsychol Prakt Psychol 12:80–82
[160]   Schröder P (1939) Schwierige Kinder. Z Arztl Fortbild 7:196–199
[161]   Schröder P (1940) Deutsche Gesellschaft für Kinder-Psychiatrie und Heilpädagogik. Dtsch Sonderschule
        7:435
[162]   Schröder P (1940) Gründung und Erste Tagung der Deutschen Gesellschaft für Kinder-Psychiatrie und Heil-
        pädagogik in Wien. Z Psych Hygiene 13:67–71
[163]   Schröder P (1940) I. Tagung der Gesellschaft für Kinder-Psychiatrie und Heilpädagogik. Dtsch
        Sonderschule 7
[164]   Schröder P (1940) Jugend-Charakterkunde. Monatsschr Kinderheilkd 83:179–185
[165]   Schröder P (1940) Kurze Nachrichten. Allg Z Psychiatr Grenzgeb 116:231
[166]   Schröder P (1940) Mitteilung. Z Kinderpsychiatr 7:63
[167]   Schröder P (1940) Probleme der heilpädagischen Beratung. In: Sekretariat der Internationalen Gesellschaft
        für Heilpädagogik (Hrsg) Bericht über den 1. Internationalen Kongreß für Heilpädagogik. Leemann, Zürich,
        S 136–139
[168]   Schröder P (1941) Kleine Mitteilung. Die Deutsche Gesellschaft für Kinderpsychiatrie und Heilpädagogik.
        Monatsschr Kinderheilkd 88:144
[169]   Schröder P (1941) Schwererziehbarkeit. Dtsch Sonderschule 8:129–132
[170]   Schröder P (1941) Zur diesjährigen Tagung der Deutschen Gesellschaft für Kinderpsychiatrie und Sonder-
        pädagogik. Dtsch Sonderschule 8:248
[171]   Schröder P (1943) Kinderpsychiatrie und Heilpädagogik. Z Kinderforsch 49:9–14
[172]   Schröder P, Heinze H (1928) Jugendliche Psychopathen und Fürsorgeerziehung. Bl Wohlfahrtspflege 8:169–
        173
[173]   Sekretariat der Internationalen Gesellschaft für Heilpädagogik (Hrsg) (1940) Bericht über den 1. Internatio-
        nalen Kongreß für Heilpädagogik. Leemann, Zürich
[174]   Sieverts R (1938) Aus der Kriminalbiologischen Gesellschaft. Monatsschr Kriminalbiol Strafrechtsreform
        29:47
[175]   Sieverts R (1938) Zur Neuordnung des deutschen Jugendstrafvollzugs. Monatsschr Kriminalbiol Strafrechts-
        reform 29:31–46
[176]   Sieverts R (1939) Das kommende Jugendstrafrecht und die Betreuung des Straffälligen. Monatsblätter für
        Straffälligenbetreuung und Ermittlungshilfe 14:145–159
[177]   Stertz G (1956) Karl Bonhoeffer. 1868–1948. In: Kolle K (Hrsg) Grosse Nervenärzte. 21 Lebensbilder. Thieme,
        Stuttgart, S 17–26
[178]   Stutte H (1958) Grenzen der Sozialpädagogik. Ergebnisse einer Untersuchung praktisch unerziehbarer Für-
        sorgezöglinge. Stephansstift, Hannover
[179]   Stutte H (1967) Prof. Dr. Franz Kramer. Acta Paedopsychiatr 34:182–183
[180]   Stutte H (1970) 30 Jahre Deutsche Vereinigung für Jugendpsychiatrie. Nervenarzt 41:313–317
[181]   Stutte H (1980/81) Über die Anfänge der „Europäischen Kinderpsychiatrie". Acta Paedopsychiatr 46:189–192
[182]   Thüsing C (1999) Leben und wissenschaftliches Werk des Psychiaters Paul Schröder unter besonderer
        Berücksichtigung seines Wirkens an der Psychiatrischen und Nervenklinik der Universität Leipzig. In: Medi-
        zinische Fakultät. Universität Leipzig, Leipzig
[183]   Tornow K (1937) Der Freiluftgedanke. Dtsch Sonderschule 4:161–168
[184]   Tornow K (1940) Freilufterziehung und Heilpädagogik. Dtsch Sonderschule 7:237–240
[185]   Tornow K (1941) Bildungsunfähige Hilfsschulkinder. Was wird aus ihnen? Dtsch Sonderschule 8:24–35
[186]   Tornow K (1943) Völkische Sonderpädagogik und Kinderpsychiatrie. Z Kinderforsch 49:76–86

[187]   Tramer M (1937) Der 1. Internationale Kongress für Kinderpsychiatrie. Z Kinderpsychiatr 4:96

[188]   Tramer M (1937) Mitteilung. Z Kinderpsychiatr 4:127–128

[189]   Tramer M (1937) Zum ersten internationalen Kongreß für Kinderpsychiatrie. Z Kinderpsychiatr 4:35–37

[190]   Tramer M (1938) Kinderpsychiatrische Rundschau. Z Kinderpsychiatr 5:88–93

[191]   Tramer M (1941) Aus Tagungsberichten. Z Kinderpsychiatr 7:201–202

[192]   Tramer M (1964) Lehrbuch der allgemeinen Kinderpsychiatrie. Schwabe & Co, Basel

[193]   Triebold K, Tornow K, Villinger W (Hrsg) (1938) Freilufterziehung in Fürsorge-Erziehungsheimen. Diesterweg, Frankfurt/M

[194]   Ulich H (1935) [ohne Titel]. In: Gütt A (Hrsg) Aufbau und Aufgaben des Reichsausschusses für Volksgesundheitsdienst beim Reichs- und Preußischen Ministerium des Innern. Reichsausschuß für Volksgesundheitsdienst, Berlin, S 18–20

[195]   Villinger W (1929) Die Aufgaben des Jugendamtpsychiaters. Med Welt 3: 1015–10167, 1049–1052

[196]   Villinger W (1936) 3. Internationaler Freiluftschulkongreß vom 18.-23. Juli 1936 in Bielefeld und Hannover. Monatsschr Kinderheilkd 65:71–72

[197]   Villinger W (1938) Die Notwendigkeit eines Reichsbewahrungsgesetzes vom jugendpsychiatrischen Standpunkt aus. Z Kinderforsch 47:1–20

[198]   Villinger W (Hrsg) (1941) Bericht über die 1. Tagung der Deutschen Gesellschaft für Kinderpsychiatrie und Heilpädagogik in Wien am 5. September 1940. Springer, Berlin

[199]   Villinger W (1941) Psychiatrie und Wehrmacht. Munch Med Wochenschr 88:437–442

[200]   Villinger W (1943) Erziehung und Erziehbarkeit. Z Kinderforsch 49:17–27

[201]   Villinger W (1949) Gefährdete Jugend und Jugendpsychiatrie. Bl Wohlfahrtspflege Wurttemberg-Baden 96:85–86

[202]   Villinger W (1951) Bericht über das Jugendpsychiater-Treffen in Marburg am 21. und 22. Oktober 1950. Nervenarzt 22:233

[203]   Voegt H (1942) Zur Aetiologie der Hepatitis epidemica. Munch Med Wochenschr 89:76–79

[204]   Weber MM (1993) Ernst Rüdin. Eine kritische Biographie. Springer, Heidelberg

[205]   Weygandt W (1937) Der Erste Internationale Kongreß für Psychiatrie des Kindesalters in Paris vom 24. Juli bis 1. August 1937. Z Psych Hygiene 10:125–133

[206]   Weygandt W (1937) Die Pariser Fachkongresse Sommer 1937. Psychiatr Neurol Wochenschr 39:454–456

[207]   Wiedel P (1936) Die Humanmedizinische Abteilung. In: Reiter H (Hrsg) Ziele und Wege des Reichsgesundheitsamtes im Dritten Reich. Barth, Leipzig, S 28–36

[208]   Wiedel P (1939) Die Abteilung A (Humanmedizin) 1933 bis 1939. In: Reiter H (Hrsg) Das Reichsgesundheitsamt 1933–1939. Sechs Jahre nationalsozialistische Führung. Springer, Berlin, S 302–313

[209]   Willing M (2003) Das Bewahrungsgesetz (1918–1967). Eine rechtshistorische Studie zur Geschichte der deutschen Fürsorge. Mohr Siebeck, Tübingen

[210]   Zwanziger F (1939) Der derzeitige Stand des deutschen Schwerhörigen- und Sprachheilwesens – wie es ist und wie es werden soll. Dtsch Sonderschule 6

[211]   Zwanziger F (1940) Tagung der Deutschen Gesellschaft für Kinderpsychiatrie und Heilpädagogik. Dtsch Sonderschule 7:371

[212]   Zwanziger F (1941) Deutsche Gesellschaft für Kinderpsychiatrie und Sonderpädagogik. Dtsch Sonderschule 8:391

Kollektives Vergessen: Die Diagnose Psychopathie und der Umgang mit dem schwierigen Kind im Verständnis von Franz Kramer und Ruth von der Leyen

Petra Fuchs und Wolfgang Rose

Der Beitrag ist aus dem DFG-Teilforschungsprojekt „Die Breite des Normalen'. Zum Umgang mit Kindern im Schwellenraum zwischen ,gesund' und ,geisteskrank' in Berlin und Brandenburg, 1918–1933", am Berliner Institut für Geschichte der Medizin der Charité hervorgegangen. Projektleitung: Thomas Beddies. Wissenschaftliche Mitarbeit: Wolfgang Rose und Petra Fuchs.

H. Fangerau, S. Topp, K. Schepker (Hrsg.), *Kinder- und Jugendpsychiatrie im Nationalsozialismus und in der Nachkriegszeit*, DOI 10.1007/978-3-662-49806-4_3

Am 29. Juni 1967 starb der deutsche Neurologe und Psychiater **Franz Kramer** (*1878) im niederländischen Bilthoven. In einem Nachruf würdigte Hermann Stutte (1909–1982), erster deutscher Ordinarius für Kinder- und Jugendpsychiatrie, Kramers Verdienste „um die Reform der Erziehungsfürsorge, die heilpädagogische Behandlung geistig behinderter Kinder und eine psychologisch orientierte forensische Behandlung jugendlicher Rechtsbrecher in Deutschland". Die europäische Kinderpsychiatrie habe allen Anlass, „sich dieses Pioniers, dem durch die apokalyptischen Zeitumstände die Weiterführung seiner wissenschaftlichen Arbeiten unterbunden wurde und dem auch die gebührende Anerkennung versagt blieb, in Verehrung und mit Dankbarkeit zu erinnern" ([92]:183). Tatsächlich ist Stuttes Würdigung dieses frühen kinderpsychiatrischen Protagonisten – neben einem Beitrag im *Biographischen Lexikon hervorragender Ärzte* (1962) ([22]:813) – die einzige gut 20 Jahre nach dem Ende des Zweiten Weltkriegs, und sie bleibt es mit einer Zäsur Anfang der 1980er-Jahre bis in das neue Jahrtausend hinein [32], [60]. In der disziplingeschichtlichen Rezeption findet Franz Kramer nur am Rande Erwähnung [16], erst durch die Würdigung als Erstbeschreiber der als Kramer-Pollnow-Syndrom bezeichneten hyperkinetischen Erkrankung des Kindesalters und in jüngeren Arbeiten rückt er wieder verstärkt in den Fokus der wissenschaftshistorischen Aufmerksamkeit [55], [10], [23], [24], [25], [26], [75].

Die von Stutte angedeuteten Pionierleistungen auf dem Gebiet der frühen Kinder- und Jugendpsychiatrie gehen jedoch nicht allein auf die Person Franz Kramers zurück. Entscheidenden Anteil an diesen Leistungen hatte auch die Sozialpädagogin **Ruth von der Leyen** (1888–1935), Geschäftsführerin des 1918 in Berlin gegründeten „Deutschen Vereins zur Fürsorge jugendlicher Psychopathen" (DVFjP), dem Vertreter aus dem Bereich der Jugendfürsorge und der Berliner Verwaltung ebenso angehörten, wie Ärzte der Psychiatrischen und Nervenklinik der Charité. Ruth von der Leyen und Franz Kramer zählten zur jüngeren Generation einer multiplexen „scientific community", die sich die (natur-)wissenschaftliche Erforschung psychischer Auffälligkeiten des Kindesalters und den systematischen Ausbau einer Fürsorge für „jugendliche Psychopathen" in Deutschland zum Ziel gesetzt hatte. Mit ihren Aktivitäten knüpften sie an eine seit der Jahrhundertwende entwickelte Kooperation zwischen freier Jugendhilfe und psychiatrischer Klinik an, die auf das Engagement der Geschäftsführerin der „Deutschen Zentrale für Jugendfürsorge" (DZJ), der promovierten Juristin und Sozialpädagogin **Frieda Duensing** (1864–1921), und den ehemaligen Direktor der Psychiatrischen und Nervenklinik **Theodor Ziehen** (1862–1950) zurückgingen.

Als zentrale Organisation, bei der alle Aktivitäten im Kontext der Psychopathenfürsorge in Deutschland nach dem Ersten Weltkrieg zusammengeführt und koordiniert werden sollten, entwickelte von der Leyen den DVFjP rasch zu einer der wichtigsten und einflussreichsten Größen der sozialreformerischen und pädagogischen Bewegung und nahm entscheidenden Einfluss auf das sich etablierende staatliche Jugendwohlfahrts- und Gesundheitswesen.

Das institutionelle Zentrum der interdisziplinären Kooperation von Pädagogik, Psychiatrie und Jugendfürsorge bildete schließlich die 1921 gegründete Kinderbeobachtungsstation an der Charité. Das 12 Plätze umfassende „Beobachtungsheim" unter fachärztlicher Aufsicht Kramers und unter sozial- sowie heilpädagogischer Leitung von der Leyens gehörte zu den zentralen Einrichtungen des DVFjP und fungierte bis 1933 gewissermaßen als Laboratorium für die empirische Erforschung psychopathischer Konstitutionen des Jugendalters im Hinblick auf Ätiologie und Therapie ([60]:627).

Als Nichtmedizinerin bleibt von der Leyen im psychiatrischen Kontext jedoch bislang, zeitgeschichtlich ebenso wie medizinhistorisch, weitgehend unberücksichtigt. Dies ist aus zwei Gründen bemerkenswert: Zum einen arbeiteten sie und Franz Kramer mehr als 2 Jahrzehnte lang am Projekt der „Fürsorge für ‚das schwierige, das konfliktreiche, gefährdete, verwahrloste, kriminelle Kind'" ([60]:627) eng zusammen – von ihrer ersten Begegnung in der Berliner Jugendgerichtshilfe im Jahr 1913 bis zum Suizid der Sozialpädagogin am 10. Juli 1935. Zum anderen trug insbesondere die Sozialpädagogin entscheidend zur Verwissenschaftlichung der Psychopathenfürsorge und zu deren Anbindung an die klinische Psychiatrie bei ([60]:631).

Der vorliegende Beitrag beleuchtet eine bislang weitgehend unberücksichtigte Facette in der Entstehungsgeschichte der deutschen Kinder- und Jugendpsychiatrie. Mit dem Blick auf den von Franz Kramer und Ruth von der Leyen entwickelten Ansatz zu den Ursachen der Diagnose Psychopathie und zum Umgang mit dem schwierigen Kind geht er dem Einfluss unterschiedlicher Wissensordnungen auf die Genese dieses modernen und relativ jungen Fachgebiets nach. Er stellt damit das gängige Narrativ in Frage, dass die Genese der Kinder- und Jugendpsychiatrie als eine „kumulative Entwicklung" ([19]:18) und ein kontinuierliches, lineares, geordnetes und kausales Fortschreiten auf dem Weg hin zu einer neuen Wissensordnung beschreibt. Vielmehr soll gezeigt werden, dass die Entstehung dieser medizinischen Subdisziplin krisenhaft verlief und sich zunächst in einer „Periode ausgesprochener fachwissenschaftlicher Unsicherheit" ([56]:80) vollzog. In dieser Situation fungierte das Psychopathiekonzept als Gründungsparadigma der Kinder- und Jugendpsychiatrie.

3.1   Das schwierige Kind – ein Phänomen der urbanen Moderne

Kinder und Jugendliche, die durch auffälliges Verhalten hervortraten und zum Teil erhebliche Erziehungsschwierigkeiten bereiteten, stellten im ausgehenden 19. Jahrhundert eine der zentralen pädagogischen und medizinischen Herausforderungen der sich stürmisch entwickelnden urbanen Moderne dar [67]. Dabei reichte das Spektrum der Verhaltensweisen, die den Toleranzrahmen sprengten, von „übermäßigem" Lügen über sexuelle Auffälligkeiten bis hin zu Kriminalität. Das Phänomen des solchermaßen schwierigen Kindes bildete sich im Übergang vom 19. zum 20. Jahrhundert als Massenproblem im Zuge von Industrialisierung, zunehmender Urbanisierung und den damit einhergehenden sozialen Verwerfungen heraus. Die weite Verbreitung von Alkoholismus, Gewalt und Kriminalität kennzeichnete insbesondere die proletarischen Lebensverhältnisse im (groß-)städtischen Raum und betraf auch Kinder und Jugendliche in hohem Maße.

Zeitgenössisch charakterisierte der Begriff „Verwahrlosung" die Gefahren, die sich aus den prekären Lebensverhältnissen unausweichlich zu ergeben schienen. Der Psychiater Hans Walter Gruhle (1880–1958) deutete Verwahrlosung als einen

» Zustand von Aufsichtslosigkeit, von Erziehungsbedürftigkeit …, der dadurch bedingt ist, daß das Kind nicht das Mindestmaß an Erziehung findet, das seiner Veranlagung entspricht. Er äußert sich darin, daß das verwahrloste Kind es an der in seinem Alter sonst üblichen sittlichen Reife fehlen läßt und damit zu einer Gefahr für weitere Kreise und Allgemeinheit wird ([31]:1).

Die Sorge um das verwahrloste Kind ging untrennbar mit der Angst um die soziale Stabilität der wilhelminischen Gesellschaft einher. Sie bildeten die ideologischen Wurzeln der entstehenden Jugendfürsorge, die von den Angehörigen der bildungsbürgerlichen Schichten, vor allem von den Protagonistinnen der bürgerlichen Frauenbewegung, getragen wurde.

» Wenn wir das entsetzliche sittliche Elend verfolgen, das in den Großstädten mit der Massenanhäufung der Bevölkerung durch die Mischung der Geschlechter, der Kinder und Erwachsenen, der Anlieger und Schlafburschen entsteht, dann befinden wir uns vor dem allergrößten Schaden unserer Zeit, und ihn zu beheben, muß unsere allergrößte Aufgabe sein ([93]:33).

3.2 Pädagogik, Psychiatrie und Jugendfürsorge: Das Psychopathiekonzept als Gründungsparadigma der Kinder- und Jugendpsychiatrie

Das fehlende oder auch ungefestigte Wissen hinsichtlich der Ursachen, der Ausprägung und der Behandlung kindlicher Verhaltensauffälligkeiten zog dynamische Aushandlungsprozesse zwischen den unterschiedlichen beteiligten Disziplinen nach sich, namentlich zwischen den Wissensordnungen der Psychiatrie und Pädiatrie, der Pädagogik und Psychologie sowie des Rechtswesens.

3.2.1 Psychiatrie

Obwohl die Psychiatrie im letzten Viertel des 19. Jahrhunderts als „Institution für systematisierte Reflexionen über die Gefährdungen des bürgerlichen Selbst" und als „Ordnungsfaktor für die Obrigkeit" ([73]:110) an Bedeutung gewonnen hatte, war ihre Entwicklung als wissenschaftliche Disziplin um 1900 noch nicht zum Abschluss gekommen. Dem Fach fehlte es sowohl an einem Konsens über Begrifflichkeiten, Einteilung und Behandlungsmöglichkeiten für die postulierten Krankheitszustände, als auch an einer ausreichenden akademischen Etablierung. Den Status als medizinische und akademisch anerkannte Disziplin erreichte die Psychiatrie trotz der wachsenden Zahl von Lehrstühlen und Kliniken an den Universitäten erst Anfang des 20. Jahrhunderts. Ihr Gegenstandsbereich waren die psychischen Erkrankungen des Erwachsenenalters. Kinder und Jugendliche stellten schon allein aufgrund des geringen Vorkommens ausgeprägter Psychosen ein Randphänomen der Fachdisziplin dar. Darüber hinaus nahm das Fach Minderjährige lediglich als unfertige Erwachsene wahr, deren psychische Störungen entsprechend zu behandeln waren ([66]:323). Daran änderte auch das Erscheinen der Monografie *Die psychischen Störungen des Kindesalters* von **Hermann Emminghaus** (1845–1904) im Jahr 1887 nichts. Der Ordinarius für Psychiatrie in Freiburg und Direktor der dortigen psychiatrischen Klinik verstand das Kind als Phänomen eigengesetzlicher Prägung, dessen „Seelenleben … im gesunden wie im kranken Zustande ganz incommensurabel mit demjenigen des Erwachsenen" sei ([39]:140, [17]). Seine Auffassung, nach der die kindliche Psyche über Qualitäten verfüge, die im Erwachsenenalter verloren gingen, fand jedoch unter den zeitgenössischen Fachkollegen wenig Resonanz ([7]:468, [65]:91). Erst retrospektiv gilt die Veröffentlichung als konstituierend für die Kinder- und Jugendpsychiatrie als medizinisches Fachgebiet ([91]:621, [65]:146, [17]:418). Um 1900 aber zeigte sich die Psychiatrie weder interessiert an Kindern und Jugendlichen als eigenständiger Patientengruppe noch verfügte sie über Konzepte, die abweichendes kindliches Verhalten auf psychischer Grundlage erklären konnten. Solange nicht eindeutig eine krankhafte Grundlage dafür erkennbar war, sahen Psychiater die Zuständigkeit für auffälliges kindliches Verhalten bei den Pädagogen. Diese waren es schließlich auch, die mit dem Konzept der Psychopathie zuerst ein psychiatrisches Denkmodell auf das Problemfeld des „schwierigen Kindes" anwendeten.

3.2.2 Pädagogik

Die Pädagogik des ausgehenden 19. Jahrhunderts war wesentlich von den Vorstellungen **Johann Friedrich Herbarts** (1776–1841) geprägt. Sie verstand sich als normative Wissenschaft, die sich am „Ewigkeitsgehalt" der „sittlichen Ideen" orientierte ([70]:165). Herbart hatte versucht, für alle „Aspekte des Problemfeldes Pädagogik" eine „systematisch-rationale Psychologie" zu entwickeln ([29]:63, [68]:130). Mit diesem Ansatz stellte die Pädagogik eine wissenschaftlich fundierte und effiziente „Unterrichtstechnik" bereit, die, ähnlich wie die Technik der sich allmählich durchsetzenden industriellen Produktionsweise, großen Nutzen bei geringem Aufwand versprach. Insbesondere durch die Bereitstellung geeigneter Disziplinierungstechniken kam die Pädagogik Herbarts mit ihrer Vorstellung vom „vernünftigen, trieb- und affektreduzierenden Einzelwesen" ([68]:140) den sozialen Erfordernissen im Kontext der Industrialisierung in hohem Maße entgegen. Die veränderte gesellschaftliche Realität im letzten Viertel des 19. Jahrhunderts stellte diese Form der normativen Pädagogik jedoch grundlegend in Frage, denn die „Periode der fortgeschrittenen Bedürfnisbefriedigung" ([68]:11) machte eine auf Askese und Disziplin ausgerichtete moralische Erziehung überflüssig. Die Reformpädagogik, die sich als „neuzeitliche naturgemäße Erziehung" präsentierte, löste die „alte" herbartianische Pädagogik ab ([68]:9). Eine zweite Ursache für diesen Paradigmenwechsel ergab sich aus dem ebenfalls mit der Industrialisierung verbundenen Urbanisierungsprozess am Ende des 19. Jahrhunderts, nämlich aus der Bedrohung des pädagogischen Ideals durch die vermeintliche Zunahme der sog. Kinderfehler [88]. War das mit diesem Begriff bezeichnete abweichende Verhalten Minderjähriger schon von jeher Gegenstand pädagogischer Bemühungen gewesen [29], so erreichten jugendliche Devianz und Delinquenz durch die Konzentration von Menschen in (groß-)städtischen Massenquartieren jedoch eine bis dato nie gekannte Dimension. Die herbartianische Pädagogik war aber offenbar nicht in der Lage, den Herausforderungen der scheinbar massenhaft angewachsenen Zahl verhaltensauffälliger Minderjähriger adäquat zu begegnen: Eine intendierte, nachhaltige, erklärbare und verallgemeinerbare Verhaltensänderung, die sich aus den angewendeten Prinzipien der Pädagogik ergab, ließ sich in den meisten Fällen nicht erreichen.

Pädagogische Pathologie – Versuch einer „Medikalisierung" der „Kinderfehler"

Einen Ausweg aus dieser Krise sah ein Teil der pädagogischen Akteure in der „Medikalisierung" des Spezialgebiets der „Kinderfehler" im Sinne einer am naturwissenschaftlichen Verständnis der Medizin orientierten Herangehensweise bei der Lösung des sozialen Problems jugendlicher Devianz und Delinquenz. Mit seinem Werk *Die Pädagogische Pathologie oder Die Lehre von den Fehlern der Kinder* (1890) gelang einem Schüler Herbarts, dem Honorarprofessor für Philosophie an der Universität Leipzig und angesehenen Fachvertreter **Ludwig Strümpell** (1812–1899), eine Annäherung an das naturwissenschaftliche Paradigma. „Nicht bloß die körperlichen Zustände des Kindes, sondern auch die jeweiligen Inhalte, Formen und Richtungen seiner geistigen Entwickelung können unabhängig von jeder Wertschätzung, nur nach ihrem tatsächlichen Dasein und Zustandekommen aufgefaßt und untersucht werden" ([88]:2), postulierte er. Strümpell zielte auf eine deutliche Trennung des normativen Charakters seines Faches von der rein sachlichen Untersuchung seines Gegenstandes ab. Faktisch blieb er jedoch mit der Konzeption der „Kinderfehler" im Sinne der Abweichung von der pädagogischen Idealnorm einem moralischen Leitbild verhaftet. Seine Beschreibung von über 300 Formen devianten kindlichen Verhaltens folgte darüber hinaus weder einer Systematik, die die beobachteten Einzelphänomene in einen Zusammenhang stellte, noch lieferte sie stichhaltige Antworten auf die Frage nach den möglichen Ursachen für auffälliges Agieren von Minderjährigen. Als geeignet, die Lücke in Strümpells „Versuch einer Grundlegung" zu schließen, erwies sich hingegen das Konzept der Psychopathie, das die Psychiatrie nahezu zeitgleich entwickelte.

Das „geborgte" Paradigma Psychopathie

Den Begriff „Psychopathie" im Sinne einer Gruppenbezeichnung hatte **Julius Ludwig August Koch** (1841–1908), Direktor der württembergischen Heil- und Pflegeanstalt Zwiefalten, bereits 2 Jahre vor Erscheinen der „Pädagogischen Pathologie" Strümpells in die deutschsprachige

Psychiatrie eingeführt ([12]:1, [71]:285, [66]:230, 232). Unter „psychopathische Minderwertigkeiten" fasste Koch angeborene oder erworbene, dauerhafte oder vorübergehende „psychische Abnormitäten", die jenseits von Geisteskrankheiten im eigentlichen Sinne „die betreffenden Individuen wegen einer abnormen, minderwertigen Konstitution ihrer Gehirne auch im günstigsten Falle nicht als im Vollbesitz geistiger Normalität und Leistungsfähigkeit stehend erscheinen lassen" ([43]:34f., [44]). Mit der Betonung hirnorganischer Ursachen für psychopathische Minderwertigkeiten knüpfte er an das von Wilhelm Griesinger (1817–1868) formulierte Gründungsparadigma der naturwissenschaftlichen Psychiatrie in Deutschland an [19], das Geisteskrankheiten als Gehirnkrankheiten definierte ([30]:1). In diesem Sinne stellte die Psychopathielehre keinen Paradigmenwechsel, sondern allenfalls eine Erweiterung des psychiatrischen Kenntnisstandes dar ([56]:104). Mit Blick auf „das Heer der ‚reizbar Schwachen', der ‚Abnormen', der ‚sexuell Perversen', der Süchtigen, der Psychopathen, Zwangskranken, Neurotiker" dehnte die Psychiatrie zugleich ihren Gegenstandsbereich auf weite Teile der Gesellschaft aus. Bei den hier anzutreffenden psychischen Störungen drohte „die Grenze zwischen ‚Abnorm' und ‚Normal' zu verschwinden" ([19]:291). Koch selbst bezog den Begriff der psychopathischen Minderwertigkeiten nicht auf Kinder und Jugendliche, doch eigneten sich die darunter fallenden, sehr heterogenen Symptomgruppen wegen ihres relativ häufigen Auftretens in der Phase des Heranwachsens hervorragend als Erklärungsansatz für auffälliges Verhalten. Erneut war es der Pädagoge Strümpell, der das Koch'sche Konzept auf Minderjährige anwendete. Die beiden Fachvertreter hatten Kenntnis vom Werk des jeweils anderen und nahmen wechselseitig aufeinander Bezug. So verwies Koch, der auch außerpsychiatrische Anwendungsmöglichkeiten seiner Psychopathielehre erörtert hatte, explizit auf Strümpells „Pädagogische Pathologie" ([43]:IX). Dieser wiederum widmete nicht nur die 2. Auflage seines Werkes dem Direktor der Zwiefaltener Anstalt, sondern erweiterte sie um eine Darstellung des Psychopathiekonzeptes. Nicht zuletzt integrierte Strümpell das Koch'sche Denkmodell in die eigene Lehre und hob die ursprüngliche Beschränkung der „Pädagogischen Pathologie" auf nicht somatische Abweichungen auf ([89]:VIII). Das Psychopathiekonzept besaß insofern eine gewisse Anziehungskraft für die Pädagogik, als es Spielraum für erzieherisches Einwirken auch in „medizinischen Fällen" ließ. In der Bildungsfähigkeit, die psychopathischen Kindern und Jugendlichen trotz der krankhaften Grundlage ihrer Verhaltensauffälligkeiten zugebilligt wurde, sah Strümpell die Basis für erzieherische Beeinflussung. Das Primat im Umgang mit kindlicher Devianz lag aus seiner Sicht jedoch bei der Pädagogik, wenngleich er die „psychiatrische Arbeit" für unverzichtbar hielt ([89]:229, [45]:28). Mit dem Rückgriff auf das medizinisch-naturwissenschaftliche Psychopathiekonzept vollendete Strümpell seine Lehre von der „Pädagogischen Pathologie". Dieser Ansatz, der offen war für die meisten Probleme der Beschäftigung mit devianten Kindern und Jugendlichen, ermöglichte es nun einer größeren Gruppe von Theoretikern und Praktikern nach Lösungen zu suchen ([19]:18). Die wechselseitige Bezugnahme von Koch und Strümpell kann also als Ausgangspunkt für die Entstehung eines wissenschaftlichen Netzwerks angesehen werden, in dem der Diskurs über Verhaltensstörungen des Kindes- und Jugendalters fortan kontinuierlich geführt wurde.

3.2.3 Pädagogik und Psychiatrie

Die Auffassungen Strümpells, der 1899 verstarb, fanden Resonanz bei einigen seiner Fachkollegen [87], vor allem bei dem Lehrer und Mitbegründer der Heilpädagogik, **Johannes Trüper** (1855–1921) [90], [103], [72], [28], [81]. Bereits 1893 sprach sich der Publizist und Wissenschaftsorganisator für die Anwendung des Koch'schen Psychopathiekonzepts auf die pädagogische Arbeit mit erziehungsschwierigen Kindern aus und wurde damit rasch weit über seinen Wirkungskreis Jena hinaus bekannt. Gemeinsam mit Julius L. A. Koch, dem Pädagogen Christian

Ufer (1856–1934), Schulrektor aus Altenburg, und Friedrich Zimmer (1855–1919), Professor für Theologie und Philosophie, Direktor des Predigerseminars und Begründer des Evangelischen Diakonievereins in Herborn, gab er ein einflussreiches wissenschaftliches Fachorgan heraus. Es orientierte sich zunächst an Strümpells „Pädagogischer Pathologie" und erschien ab 1900 unter dem endgültigen Titel *Zeitschrift für Kinderforschung*.

Zeitschrift für Kinderforschung
Begründet wurde das Organ 1896 unter dem Titel *Die Kinderfehler. Zeitschrift für pädagogische Pathologie und Therapie in Haus, Schule und sozialem Leben*. In Anlehnung an die englische Form der *Child Study* wurde 4 Jahre später der Zusatz „Zeitschrift für Kinderforschung" in den Titel aufgenommen, die sich schließlich als Name der Publikation durchsetzte.

Bis zum Beginn des Ersten Weltkrieges übernahm die Gruppe um Trüper die Meinungsführerschaft in der Diskussion über das psychopathische Kind und sorgte maßgeblich für die Etablierung des neuen Paradigmas. Trüper sprach sich für eine enge Zusammenarbeit zwischen Pädagogen und Psychiatern aus, betonte aber das Primat der Pädagogik und sah die Psychiatrie nur in einer unterstützenden Funktion. Trüpers Versuch, mit der Pädologie eine Grundlagenwissenschaft zu schaffen, die das Kind an sich zum Forschungsgegenstand machte, unabhängig davon, ob sein Verhalten als „normal" oder „abnorm" zu werten sei, scheiterte jedoch am anhaltenden und dominierenden Interesse für das „kranke" Kind. Sein eigentliches Ziel ließ sich nicht realisieren: Mit der Pädologie wollte er ein Wissensgebiet *vor* der Pädagogik etablieren, statt eine neue Disziplin zu schaffen, die *zwischen* der Pädagogik und der Psychiatrie angesiedelt war und sich auf das Grenzgebiet psychopathischer Erscheinungen fokussierte. Auf dem 1906 in Berlin stattfindenden „Kongress für Kinderforschung und Jugendfürsorge", an dem über 700 Interessierte teilnahmen, traten die Differenzen der unterschiedlichen Fachvertreter hervor. Die herbartianische Pädagogik der „Jenaer Richtung", Motor des Projektes Kinderforschung, stand nun auch innerpädagogisch in Frage und Vertreter der experimentellen Pädagogik wie Ernst Meumann (1862–1915) und William Stern (1871–1938) vermieden eine Zusammenarbeit oder lehnten sie ab ([81]:333–338, [3]). Der 1898 gegründete „Verein für Kinderforschung" stellte nach dem Kongress seine Aktivitäten ein.

Bis zum Beginn des Ersten Weltkrieges 1914 war also die Konstruktion der Diagnose „psychopathisches Kind" noch nicht abgeschlossen. Die renommierte *Zeitschrift für Kinderforschung*, die sich durch eine große Interdisziplinarität ihrer Beiträge auszeichnete ([81]:314), blieb *das* Organ der wissenschaftlichen Beschäftigung mit devianten Kindern und Jugendlichen. Doch mangelte es an einer Synthese der verschiedenen Sichtweisen und insbesondere an Äußerungen aus psychiatrischer Perspektive. Führende Exponenten einer Psychopathologie des Kindes- und Jugendalters wie **Theodor Ziehen** (1862–1950) und dessen Nachfolger **Wilhelm Strohmayer** (1874–1936) [68] – beide waren als Konsiliarärzte im Trüper'schen Erziehungsheim „Sophienhöhe" tätig und im Verein für Kinderforschung aktiv – fallen durch ihre weitgehende publizistische Abstinenz in diesem Fachorgan auf. Hatte die Psychiatrie bis dahin Kinder und Jugendliche nicht in den Blick genommen, eröffnete nun das Psychopathiekonzept einen Zugang zu dieser besonderen Patientengruppe, und sowohl Ziehen als auch Strohmeyer griffen das ursprünglich medizinische Theoriesystem auf, um den Führungsanspruch der Psychiatrie zu reklamieren. Bereits zwischen 1902 und 1906 hatte Ziehen, der in Jena eng mit dem Pädagogen Trüper kooperiert und sich erste diagnostische und therapeutische Kenntnisse mit psychopathischen Kindern und Jugendlichen erworben hatte, grundlegende Änderungen am Psychopathiekonzept vorgenommen und den Begriff der psychopathischen Konstitution – vermutlich von Otto Binswanger (1852–1929) – aufgegriffen. Ziehen grenzte schwere geistige Behinderungen von Psychopathie ab, neben dem angeborenen Schwachsinn seien die „psychopathischen

Konstitutionen die häufigste, praktisch weitaus wichtigste Geistesstörung des Kindesalters", die „ein Grenzgebiet zwischen Geistesgesundheit und Geisteskrankheit" ([100]:23f.) markierten. Bei Kindern mit psychopathischen Konstitutionen lägen „zahlreiche krankhafte seelische Erscheinungen namentlich auf dem Gebiete des Gefühlslebens" vor, darunter Willensschwäche, heftige Stimmungswechsel und starke unbeherrschte Affekte ([101]:3). Obwohl Ziehen primär prophylaktische, erzieherische Maßnahmen zur Behandlung dieser Kinder vorsah, betonte er die Notwendigkeit der „Hinzuziehung des sachverständigen Arztes" ([100]:50).

3.2.4 Psychiatrie und Jugendfürsorge

Neben der Fortsetzung seiner Forschungen zu kinderpsychiatrischen Themen brachte sich Theodor Ziehen auch in die praktische Organisation der entstehenden Fürsorge für erziehungsschwierige Kinder und Jugendliche ein. Als Ordinarius für Neurologie und Psychiatrie der Berliner Universität und Leiter der Psychiatrischen und Nervenklinik der Charité unterstützte er die Initiativen **Frieda Duensings** (1864–1921), die, wie er selbst, seit 1904 in Berlin tätig war. Die Geschäftsführerin der DZJ war im Rahmen ihrer Tätigkeit auf psychopathische Mädchen und Jungen aufmerksam geworden, „diese unglücklichen Kinder …, mit denen niemand fertig wird und die so oft Gegenstand grausamster Mißhandlung werden" ([60]:630, [8]:310). Eine wirkungsvolle Hilfe für diese Klientel konnte ihrer Auffassung nach jedoch nur auf der Basis wissenschaftlicher Erkenntnisse über die Ursachen von Psychopathie und die Bedingungen einer „Regeneration entarteter Jugendlicher, eine[r] Resozialisierung gesellschaftlich gefallener jugendlicher Individuen" erfolgen ([60]:630). Die von Duensing organisierte erste Konferenz über „die Fürsorge für schwachsinnige und abnorme Kinder" im Januar 1907, bei der Ziehen als Korreferent auftrat, markierte den Beginn der „engen Zusammenarbeit zwischen Psychiatrie und Jugendfürsorge in Berlin" ([60]:631). Zugleich stellte sie einen Wendepunkt dar, weil nunmehr „der Psychopathenfürsorge die klinische Psychiatrie zugrunde" ([60]:631) gelegt wurde. Die DZJ überwies nunmehr alle „als abnorm auffallenden Kinder" zur psychiatrischen Untersuchung, Beobachtung und Beratung an die Charité.

Zentrales Projekt der Kooperation von Psychiatrie und Jugendfürsorge in Berlin war das erste Heilerziehungsheim „für unbemittelte psychopathische Knaben" in der uckermärkischen Kleinstadt Templin, in dem, neben Franz Kramer, der an der Charité tätige Militärarzt und Privatdozent für Psychiatrie und Neuropathologie Ewald Stier (1874–1962) tätig wurde.

Die Modelleinrichtung der Psychopathenfürsorge, die Psychopathie als einziges Aufnahmekriterium vorsah und sich explizit gegenüber schwachsinnigen, verwaisten und verwahrlosten Knaben in Fürsorgeerziehung abgrenzte, wurde im April 1913 eröffnet [2]. Ziehen unterstützte das Vorhaben, indem er die Notwendigkeit spezieller Heime für psychopathische Kinder und Jugendliche aus psychiatrischer Sicht begründete ([101], [78]:399). Bei rechtzeitig einsetzender Behandlung durch „Ärzte und Pädagogen … in gemeinschaftlichem Wirken" sei eine weitgehende soziale Integration dieser Kinder möglich, zugleich könnten gesellschaftliche Kosten gemindert werden, die sonst durch „asoziales" Verhalten, Kriminalität und Prostitution entstünden ([101]:3f., 8, 11).

Frieda Duensing und Theodor Ziehen, die bereits 1912 aus ihren jeweiligen Ämtern ausgeschieden waren, hatten bis dahin in ihrem jeweiligen Wirkungsbereich dafür gesorgt, dass die begonnene Zusammenarbeit von Medizinern, Pädagoginnen und Fürsorgerinnen auch nach ihrem Weggang fortgesetzt werden konnte ([27]:4). Zur neuen Generation von Akteuren dieser interdisziplinären Praxis gehörten Franz Kramer, der 1912 mit Karl Bonhoeffer (1868–1948) aus

Breslau an die Charité gekommen war und Ruth von der Leyen, die seit 1913 in der Abteilung Jugendgerichtshilfe der DZJ wirkte.

3.3   Franz Kramer, Ruth von der Leyen und die Entwicklung der Berliner Psychopathenfürsorge

Neben seiner umfangreichen fachärztlichen Tätigkeit setzte Kramer sein bereits in Breslau begonnenes Engagement im Bereich der privaten Jugendfürsorge fort und übernahm auch in Berlin die psychiatrischen Begutachtungen minderjähriger Delinquenten am damals größten deutschen Jugendgericht. Als Leiterin der Jugendgerichtshilfe wurde Ruth von der Leyen ebenfalls für diese Einrichtung tätig. Zuvor hatte sie eine Ausbildung als Wohlfahrtspflegerin an der Sozialen Frauenschule absolviert und ein Praktikum in der Wohlfahrtsstelle für Jugendliche beim Polizeipräsidium abgeschlossen ([11]:360).

Soziale Frauenschule Berlin
Die interkonfessionelle Soziale Frauenschule in Berlin-Schöneberg wurde 1908 von der Frauenrechtlerin und Sozialreformerin Alice Salomon (1872–1948) gegründet. Sie ist der Ausgangspunkt einer systematischen, theorie- und methodengeleiteten Ausbildung für Sozialarbeit und Sozialpädagogik in Deutschland, die insbesondere Mädchen und Frauen bürgerlicher Herkunft die Ausübung eines Berufes ermöglichen sollte. Die heutige Alice Salomon Hochschule Berlin ist die institutionelle Nachfolgerin der Sozialen Frauenschule.

Wohlfahrtsstelle für Jugendliche Polizeipräsidium Berlin
Die Wohlfahrtsstelle für Jugendliche beim Polizeipräsidium war eine 1909 auf Anregung des Deutschen Evangelischen Frauenbundes und der DZJ eingerichtete Institution der polizeilichen Jugendfürsorge. Sie diente insbesondere als Anlaufstelle für „sittlich gefährdete und verwahrloste Mädchen und Frauen", die im Verdacht der Prostitution standen bzw. der Prostitution nachgingen.

Von der Leyen beschäftigte insbesondere die Frage, inwieweit eine „abnorme Anlage" als Ursache von jugendlicher Kriminalität und Erziehungsschwierigkeiten anzusehen und in welchem Maße pädagogische Maßnahmen zu deren Beseitigung oder zur Vorbeugung geeignet seien. Obwohl sie und Kramer auf das Konstrukt des psychopathischen Kindes zurückgriffen, begegneten sie der Uneindeutigkeit dieses „Krankheitsbildes" mit einem individualisierenden Ansatz: *Das* psychopathische Kind existiere nicht, wohl aber gebe es Jungen und Mädchen mit einem breiten Spektrum individueller Schwierigkeiten, auf die ebenso individuell reagiert werden müsse. Zwar teilten beide die zeitgenössische Auffassung, nach der sich unter den straffälligen Minderjährigen „ein großer Prozentsatz psychopathischer Individuen" befände, doch in der gemeinsamen Beschäftigung mit delinquenten Mädchen und Jungen entwickelten sie bis 1918 eine differenzierte Sichtweise auf psychopathische Konstitutionen ([48]:39). Diese bewegten sich vielfach „auf der Grenze zwischen dem Normalen und Krankhaften …, und die Grenzfestsetzung zwischen dem, was wir als normal und krankhaft anzusehen haben, ist daher immer einer gewissen Willkür unterworfen", betonte Kramer ([48]:40). Obwohl er der „psychopathische[n] Anlage für das unsoziale Verhalten, für die Kriminalität … große Bedeutung" beimaß, ging er davon aus, dass primär „ungünstige Milieuverhältnisse" auf der Basis einer solchen Disposition Verhaltensauffälligkeiten hervorbrächten. „Wir dürfen … den Einfluß der Anlage nicht überschätzen." Das gängige und „vielfach missbrauchte Schlagwort vom geborenen Verbrecher" führe zu dem falschen Schluss, straffällig gewordene Jugendliche als hoffnungslose „Fälle" anzusehen, Versuche der „Besserung" für aussichtslos zu halten „und nur auf Sicherungsmaßnahmen bedacht zu sein" ([48]:45). Kramer und von der Leyen gingen von einer dynamischen Wechselwirkung zwischen einem Anlagemoment und ungünstigen äußeren Bedingungen aus, die für die Mehrzahl straffällig gewordener Jugendlicher zu einer größeren Gefährdung führe. Frühzeitiges Erkennen und heilpädagogische Maßnahmen ermöglichten „eine Vorbeugung in der asozialen Entwicklung der Kinder" ([54]:308, [48]:38). Nur qualitative empirische Forschung sei geeignet, kindlichen Erziehungsschwierigkeiten wissenschaftlich auf den Grund zu gehen und Verhaltensauffälligkeiten zum Wohl des heranwachsenden Individuums wie zum Nutzen der Gesellschaft zu beeinflussen. Institutionell gaben dabei der kurz vor Ende des Krieges gegründete Deutsche Verein zur Fürsorge für jugendliche Psychopathen und die Kinderbeobachtungsstation an der Charité den Rahmen der Kooperation Ruth von der Leyens und Franz Kramers.

3.4 Spezialisierung, Professionalisierung und Vernetzung der Psychopathenfürsorge: Der Deutsche Verein zur Fürsorge für jugendliche Psychopathen

Am 19. Oktober 1918, im Rahmen der ersten öffentlichen Tagung über Psychopathenfürsorge in Berlin, wurde von einer Gruppe der Teilnehmenden der DVFjP gegründet. Anlass war die zeitgenössisch übereinstimmende Wahrnehmung, nach der Krieg und Revolution als Ursachen für die erhebliche Zunahme jugendlicher Verwahrlosung, homo- und heterosexueller Prostitution sowie Kriminalität verantwortlich gemacht wurden und eine spezialisierte Fürsorge notwendig erscheinen ließen ([38]:245, [60]:638, [97]:24). Zum Verein zählten Franz Kramer, Ewald Stier, Karl Bonhoeffer und der spätere Kinder- und Jugendpsychiater Werner Villinger (1887–1961). Helenefriederike Stelzner (1861–1937), eine Schülerin Theodor Ziehens, hatte sich an den 1917 beginnenden Vorbereitungen zur Vereinsgründung beteiligt ([13]:184, [14]:294, [15], [99]:12, 28, 32, [84]). Ruth von der Leyen übernahm die Geschäftsführung, während der Theologe, Sozialpädagoge und Sozialethiker Friedrich Siegmund-Schultze (1885–1969), erster Direktor des Berliner Jugendamtes, als Vorsitzender des DVFjP fungierte ([47]:8). In der Absicht, die Psychopathenfürsorge in die noch junge Sozialpädagogik und die allgemeine Pädagogik zu integrieren, betonte von der Leyen die Notwendigkeit, sich

» in fürsorgerischen und sozialpädagogischen Kreisen der Breite des Normalen, der fließenden Übergänge zwischen normal und abnorm, der unendlichen Verflochtenheit von Anlage, Erlebnis und Umwelt im Leben jedes Kindes, das einer ergänzenden und ersetzenden Erziehungshilfe bedarf, bewusst [zu] werden ([60]:627).

Publikationsorgan des DVFjP und der Gesellschaft für Heilpädagogik wurde die *Zeitschrift für Kinderforschung*, in deren Herausgebergremium Ruth von der Leyen und Franz Kramer ab 1923 eintraten.

Redaktion der *Zeitschrift für Kinderforschung* ab 1923
Zum Redaktionsstab gehörten ab 1923 der an der Berliner Charité tätige Neuropathologe Robert Hirschfeld (1879–[?]), der Psychiater Max Isserlin (1879–1941) und dessen langjährige Mitarbeiterin am Münchener Versorgungskrankenhaus für Hirnverletzte, M. Gräfin von Kuenburg (1895–1976). Der Heilpädagoge, Mitbegründer und erster Vorsitzender der Gesellschaft für Heilpädagogik, Rupert Egenberger (1877–1959), kam 1924 hinzu.

Neue Zielrichtung war die Erörterung des Phänomens Psychopathie in seinem Zusammenhang mit der Medizin (Psychiatrie, Pädiatrie, Innere Medizin), der Psychologie (Phänomenologie, Strukturpsychologie), zur Pädagogik und Jurisprudenz auf wissenschaftlicher Basis ([60]:642). Als Schriftleiterin nahm von der Leyen besonderen Einfluss auf die weitere Entwicklung des Fachorgans, das mit dem erklärten Anspruch auf Verwissenschaftlichung der Psychopathenfürsorge eine Akzentverschiebung von der Pädagogik hin zur Medizin und Psychiatrie vollzog ([32]:128A–134A, [16]:258f., [77]:238).

Die Tätigkeit des DVFjP, der seinen Sitz unter wechselnden Adressen in Berlin-Mitte, Tiergarten und Kreuzberg hatte, erstreckte sich auf das Reich und wurde im Wesentlichen finanziert durch das Reichsministerium des Innern (Medizinalabteilung) und das Preußische Ministerium für Volkswohlfahrt ([83]:35, [6], [46]:199). Ein kleinerer Teil der materiellen Absicherung erfolgte durch Mitgliedsbeiträge und private Spenden ([50]:349).

Neben Groß-Berlin bestanden weitere Ortsgruppen in Breslau, Hanau und Königsberg ([18]:287). Der DVFjP gehörte dem 5. Wohlfahrtsverband (später: Paritätischer Wohlfahrtsverband), der Spitzenorganisation der Freien Wohlfahrtspflege Deutschlands an und war im Vorstand oder als Mitglied in einer Reihe von Fachorganisationen vertreten ([60]:640, [5]).

Neben zahlreichen weiteren Aktivitäten baute der DVFjP ein Netz von Institutionen aus, zu denen die „Beratungsstelle für Heilpädagogik" (seit 1919), die „Spielnachmittage" (ebenfalls seit 1919), eine Maßnahme der halboffenen Fürsorge des DVFjP sowie eine Reihe von Heilerziehungsheimen und heilpädagogischen Erholungsheimen in Brandenburg, Sachsen und Pommern gehörten ([60]:652). Von zentraler Bedeutung war jedoch die Kinderbeobachtungsstation an der Charité, wo Ruth von der Leyen und Franz Kramer „unter sorgfältiger Wahrung der gegenseitigen Kompetenzen" eine Praxis der gleichberechtigten interdisziplinären Zusammenarbeit von Heilpädagogik und Psychiatrie etablierten ([52]:308).

3.5   Die Kinderbeobachtungsstation als Forschungslaboratorium der Berliner Psychopathenfürsorge

In enger Abstimmung mit dem DVFjP hatte Karl Bonhoeffer am 15. März 1921 eine „separate psychiatrische Kinderbeobachtungsstation" (KBS) an der Psychiatrischen und Nervenklinik eröffnet [6]. Einen Tag später wurden die ersten 4 Jungen und ein Mädchen aufgenommen [4]. Sie gehörten zur Gruppe psychisch auffälliger Kinder und Jugendlicher im schulpflichtigen Alter, die in den folgenden Jahren „teils von Angehörigen, teils von den Jugendfürsorgen und Jugendgerichten", vielfach aber auch von ärztlichen Stellen, den Jugendämtern und Krankenkassen an die Charité überwiesen wurden ([6], [60]:645). Insgesamt 809 Mädchen und Jungen wurden zwischen 1921 und 1933 auf die KBS aufgenommen, von denen gut die Hälfte auf die Kategorie der psychopathischen Konstitution entfiel [4].

Organisatorisch zählte die KBS zu den Einrichtungen des DVFjP, räumlich war sie an der Charité angesiedelt, institutionell und personell wurde sie in Kooperation von Verein und psychiatrischer Klinik geführt. Unter der formalen Leitung Franz Kramers, der zeitgleich mit der Eröffnung der Station zum außerordentlichen Professor der Medizinischen Fakultät der Berliner Universität ernannt worden war, teilten sich die jeweiligen Assistenzärzte der Klinik die Leitung der KBS mit anfänglich einer, später mehreren sozial- und heilpädagogisch qualifizierten Jugendleiterinnen des DVFjP ([59]:318, [62]:477, [60]:653). Der Verein hatte sich bereit erklärt, so Bonhoeffer, „eine [seiner] Helferinnen zum Zwecke des Unterrichts und der Beschäftigung der Kinder uns tagsüber zur Verfügung zu stellen und nachts mit den Kindern schlafen zu lassen, ohne dass der Klinik Kosten für die Entlohnung und Versicherung der betr. Persönlichkeit erwachsen. Im klinischen und pädagogischen Interesse würde diese Einrichtung in hohem Masse gelegen sein", handele es sich bei diesen Kindern doch „um ein für den Unterricht, wie sozial außerordentlich wichtiges Beobachtungsmaterial" [6].

Die ärztliche Tätigkeit auf der KBS war eingebunden in den allgemeinen klinischen Betrieb und erfüllte eine wichtige Funktion für die psychiatrische Ausbildung angehender Mediziner. Gleichzeitig gewährleistete ihr Einsatz die medizinische Betreuung der Station. Insgesamt

19 Ärzte lassen sich nachweisen, die Kinder und Jugendliche auf die KBS aufnahmen und die Krankenakten der Station führten. Dazu zählte der Psychiater und Neurologe **Dr. med. et phil. Hans Pollnow** (1902–1943), mit dem Franz Kramer 1932 eine Untersuchung über ein hyperkinetisches Krankheitsbild des Kindesalters publizierte [55]. Pollnow war insbesondere über seine poliklinische Tätigkeit in die interdisziplinäre Praxis der Berliner Psychopathenfürsorge eingebunden. Er arbeitete ebenfalls eng mit den Berliner Jugendämtern zusammen und wirkte über mehrere Jahre als Sachverständiger für das dortige Jugendgericht [55], [74].

Ruth von der Leyen, die sich als heilpädagogische Leiterin häufig auf der Station einfand, nahm im klinischen Kontext offenbar einen quasi ärztlichen Status ein, wie zwei Fotografien von 1929 und 1932 nahelegen ([87], [63]:87, 90). Sie zeigen die Sozialpädagogin jeweils im weißen Arztkittel als Mitglied des medizinischen Kollegiums.

Räumlich war die KBS in den ungenutzten Ecksälen der oberen „ruhigen" Frauenstation untergebracht. Sie bestand aus einem Schlaf- und einem Wohnraum sowie einem Zimmer für die Erzieherin. Obwohl Bonhoeffer von Anfang an Wert darauf gelegt hatte, „dass die Station Abteilung der Charité sei und die Erzieherin sich bei allen Maßnahmen und Anordnungen dem Willen des Arztes zu fügen habe" ([60]:653), kam der leitenden Heilpädagogin im professionellen Umgang mit devianten und delinquenten Kindern und Jugendlichen eine entscheidende Rolle zu: Ihre systematischen Verhaltensbeobachtungen, die sich im Einzelfall über einen Zeitraum von bis zu einem knappen Jahr erstreckten [4], bildeten die Basis für die Diagnosestellung des Psychiaters. Denn, so von der Leyen,

» nur die heilpädagogisch vorgebildete Jugendleiterin wird dem Arzt einen Beitrag geben können zu der Frage, inwieweit Umweltverhältnisse einen entscheidenden Einfluss auf das Verhalten der Kinder ausüben [1].

Zentrale Aufgabe der Heilpädagogin war es, „das Verhalten der Kinder in den verschiedensten Situationen während des ganzen Tages zu beobachten und … die Reaktionen, insbesondere der psychisch auffälligen Kinder in der neuen Umwelt, verglichen mit den Berichten der Angehörigen, zu vergleichen und zu beobachten". Um diese Forschungsaufgabe zu erfüllen [1], bildeten die Jugendleiterinnen das alltägliche Umfeld des Kindes in der kinderpsychiatrischen Forschungsabteilung der Charité in einer familienähnlichen Situation nach bürgerlichem Muster nach. Die Räume waren wohnlich gestaltet, denn für die Zeit der Beobachtung sei es notwendig, „daß der Jugendliche in eine Umgebung kommt, die nicht zu fremdartig ist, und die dadurch sein Verhalten nicht zu stark beeinflusst" ([57]:95). Gelegenheit zur differenzierten Wahrnehmung und Einschätzung der Kinder bot sich der Jugendleiterin über die Beschäftigung der Mädchen und Jungen durch eine differenzierte und didaktische Alltagsgestaltung, durch Spielen, mit Unterricht und durch sportliche Betätigung.

Diese intensive und zeitaufwendige pädagogische Vorarbeit war notwendiger Teil des psychiatrischen Diagnoseprozesses, sie erfolgte symptomorientiert und bezogen auf eine von Kramer entwickelte Typologie jugendlicher Psychopathie, die 5 Hauptgruppen voneinander abgrenzte:
 — die empfindsamen (überempfindlichen, sensitiven),
 — die überlebhaften,
 — die gemütsarmen,
 — die epileptoiden und
 — die haltlosen Psychopathen ([51]:579f.).

Im Vergleich zu anderen Typologien fällt die geringere Differenzierung der Gruppen auf. So unterschied etwa Emil Kraepelin (1856–1926) 13 verschiedene Formen der Psychopathie ([71]:286), während Kurt Schneiders (1887–1967) Typologie, die „häufig übernommen" wurde, 10 Kategorien umfasste [12]. Kramer begründete seine Zurückhaltung bei der Klassifikation jugendlicher Psychopathie mit der außerordentlichen Varianz der Symptome und ihren vielfältigen Kombinationsmöglichkeiten, die „der Übersicht und Einordnung erhebliche Schwierigkeiten" bereiteten ([51]:579).

Den hohen Stellenwert des empirischen Vorgehens für das von Kramer als Psychopathenfürsorge bezeichnete Forschungsfeld begründete er zum einen mit der unscharfen Abgrenzung des Psychopathiebegriffs: Dadurch, dass der Untersuchungsgegenstand ein Gebiet darstelle, „wo das Normale und das Pathologische allmählich ineinander übergehen" und die Grenze zwischen beiden „eine absolut fließende" sei, unterliege jede Definition „in weitem Maße der Willkür des einzelnen". Auf eine derart unsichere theoretische Ausgangsposition gestützt, ließe sich ein Forschungsprojekt (zumal ein interdisziplinär angelegtes) nicht sinnvoll gründen. Andererseits, so Kramer weiter, bestünde ein Ziel der gemeinsamen Tätigkeit in der Psychopathenfürsorge ja gerade darin, „das Gebiet zu umgrenzen, in welchem die ärztliche Einwirkung erforderlich ist". Definitionen des Psychopathiebegriffs seien jedoch „erst das Ergebnis der ärztlichen Untersuchung", stünden mithin erst am Ende des Forschungsprozesses. Ins Zentrum der Beschreibung des Arbeitsgebietes rückte damit die Erfahrung,

>> daß es Kinder gibt, die nicht schwachsinnig sind, die Erziehungsschwierigkeiten bereiten, die sich asozial verhalten, und bei denen sich ergibt, daß sie den normalen Erziehungseinflüssen gegenüber sich unzugänglich verhalten ([49]:3f.).

Auf diese Gruppe habe sich die gemeinsame Arbeit von Psychiatrie, sozialer Fürsorge und Pädagogik zu richten, um die Ursachen „abnormen" Verhaltens von Kindern und Jugendlichen zu ergründen und praktische Konsequenzen daraus zu ziehen ([49]:5). Ruth von der Leyen formulierte das gemeinsame Forschungsverständnis wie folgt:

>> Wege und Ziele der Psychopathenfürsorge können nie theoretisch erforscht werden. Die Kinder selbst – durch ihre in immer neuer Mischung sich zeigenden psychopathischen Züge, (trotz einzelner vorhandener Grundtypen) durch ihre immer verschiedene Reaktionsart auf das vorhandene oder das neugegebene Milieu zeigen uns die Unzulänglichkeit unserer vorhandenen Maßnahmen, quantitativ wie qualitativ ([58]:38).

In diesem Sinne vertraten Psychiater und Pädagoginnen der Station das Konzept einer „individualisierten Wissenschaft", die grundsätzlich davon ausging, dass der Gegenstand der Forschungsarbeit – und nicht nur der Diagnose und Therapie – in der Psychopathenfürsorge nicht die Kategorie Psychopathie, sondern stets ein konkretes kindliches Subjekt mit jeweils einmaligen Persönlichkeitseigenschaften war:

>> Die Psychopathenfürsorge soll zeigen, daß es keine allgemein gültigen Maßnahmen für die Erziehung der Jugend gibt, sondern daß jede einzelne Maßnahme der sorgfältig zu erforschenden Persönlichkeit des Kindes, seinen Anlagen, seinen Kräften, seinen Befähigungen entsprechen muß ([58]:38).

Die interdisziplinäre Zusammenarbeit von Psychiatrie und Heilpädagogik auf der Berliner Kinderbeobachtungsstation erfolgte auf der Basis weitgehender Gleichberechtigung, sowohl geschlechterbezogen als auch die Disziplinen betreffend. Der methodischen Praxis lag die gegenseitige Anerkennung der jeweiligen fachlichen Kompetenzen zugrunde, tatsächlich ergänzte sich, wie von der Leyen 1934 resümierend feststellte, das kooperierende interdisziplinäre Vorgehen der Sachverständigen von Psychiatrie und Sozialpädagogik ([58]:2004).

Der Erfolg der arbeitsteiligen Praxis bestand in der allmählichen Entwicklung einer differenzierten Sichtweise auf Ursachen auffälligen kindlichen Verhaltens und in der Generierung variierender Möglichkeiten zu dessen Beeinflussung. Vor diesem Hintergrund revidierte und modifizierte Kramer sein ursprüngliches Psychopathiekonzept, das in Übereinstimmung mit der psychiatrischen Grundauffassung Devianz zunächst als eher anlagebedingt definiert hatte. Im Ergebnis des gemeinsamen, letztlich als unabschließbar gedachten Forschungsprozesses entwickelten er und Ruth von der Leyen ein Psychopathiemodell, das von der unauflösbaren Wechselbeziehung zwischen Anlage und Umwelt ausging und eine Vielzahl therapeutischer Möglichkeiten eröffnete.

Die gemeinsame Forschungsarbeit des DVFjP und der Charité hatte sich, so konstatierte von der Leyen, „im Laufe der Jahre verdichtet zu der Erforschung des Problems Anlage – Umwelt" ([60]:627). Im Kontext der wissenschaftlich motivierten Klärung der Frage nach den Ursachen für psychische Auffälligkeiten fielen Ruth von der Leyen und Franz Kramer durch eine ergebnisoffene Haltung auf, wobei beide eher das Milieu als Ursache für Verhaltensauffälligkeiten, Erziehungsschwierigkeiten und kriminelles Agieren von Kindern und Jugendlichen ausmachten als eine genetische Veranlagung.

3.6 Wirkungen und Folgen der nationalsozialistischen Exklusionspolitik

Spätestens seit der zweiten Hälfte der 1920er-Jahre fanden biologistische Deutungen sozialer Devianz in der gesundheits- und wohlfahrtspolitischen Diskussion zunehmend Akzeptanz [98]. Hatte etwa Werner Villinger anfänglich noch vor der Überbetonung endogener Faktoren gewarnt, so wandelte sich sein Denken nur wenige Jahre später. „Ererbte Ursachen" psychischer Störungen spielten nunmehr eine wesentlich größere Rolle, und ausdrücklich befürwortete er eugenische Maßnahmen wie Eheverbot oder „künstliche Unfruchtbarmachung …, ein harmloser, in seinen Folgen subjektiv ganz unbedenklicher Eingriff", zur radikalen „Bekämpfung der psychischen Degeneration" ([96]:113, 116f.). Hatten Franz Kramer und Ruth von der Leyen bis 1933 noch bedeutenden Einfluss auf den fachwissenschaftlichen Diskurs, so bewirkte der Nationalsozialismus für beide nicht nur einen brutalen biografischen Bruch, sondern auch die vollständige und nachhaltige Exklusion ihrer beider antizipierenden theoretischen Position innerhalb des wissenschaftlichen Netzwerks.

Noch 1934 vertraten beide die Auffassung, es gebe keine „eindeutige Anlage" als Ursache für die Entwicklung kindlicher psychischer Auffälligkeiten, für „asoziales" Verhalten, Kriminalität und Schwererziehbarkeit ([54]:226). „Wir haben unter unserem grossen Material an schwer erziehbaren, kriminellen, asozialen Kindern bisher vergeblich nach solchen gesucht, bei denen trotz Einleitung zweckmässiger Erziehungsbedingungen der anethische Symptomenkomplex bestehen geblieben wäre" ([71]:297), konstatierten sie in ihrer einzigen gemeinsamen Veröffentlichung „Entwicklungsverläufe ,anethischer, gemütloser' psychopathischer Kinder" [53]. Der auf Langzeitstudien über einen Zeitraum von bis zu 15 Jahren beruhende Beitrag bildete die Essenz ihrer bis dahin erfolgten empirischen Forschung und plädierte für die Fortsetzung einer individualisierenden, auf Beobachtung und Erfahrung basierenden und in letzter Konsequenz stets am Einzelfall orientierten Wissenschaft. Der mehr als hundertseitige Artikel ist jedoch nicht nur als Beitrag zur wissenschaftlichen Debatte zu lesen, sondern auch als Versuch der Stellungnahme gegen den damaligen Zeitgeist. Die Sozialpädagogin und der Psychiater versuchten hier

mit der ganzen Autorität ihrer jahrzehntelangen wissenschaftlichen Beschäftigung und praktischen Erfahrungen mit erziehungsschwierigen Kindern und Jugendlichen öffentlich eine Gegen-
position zu den grassierenden deterministischen Erklärungsmodellen abweichenden Verhaltens
zu formulieren.

Bei näherer Beschäftigung mit der Gruppe „gemütsarmer psychopathischer" Kinder hatten
Kramer und von der Leyen Zweifel an der Auffassung entwickelt, nach der „brutal-egoistische"
Verhaltenskomplex auf konstitutionell bedingten Defekten beruhte. Regelmäßig hätten sie einerseits gefunden, „daß neben der fast immer vorhandenen erblichen Belastung schwere Schäden in
Erziehung und Pflege der Kinder vorlagen", insbesondere schon in der frühen Kindheit. Andererseits hätte die Versetzung in „günstige erzieherische Bedingungen" zu einem auffallend schnellen „Wechsel des Verhaltens" und einem raschen Rückgang der anethischen, gefühllosen und
stumpfen Verhaltensmuster geführt ([53]:309). Sie vermuteten daher, dass der Symptomkom-
plex „Gemütsarmut" als Reaktion einer psychopathischen Anlage auf ungünstige Umweltbedingungen entstehe. Um dies zu beweisen, sei jedoch eine mehrjährige Beobachtung der betroffenen Kinder erforderlich, insbesondere um ihre „Bewährung in der Selbständigkeit und im Beruf
abzuwarten" ([53]:309).

Als Vertreter einer anlagetheoretischen Position äußerte **Paul Schröder** (1873–1941), Direktor der Nervenklinik der Universität Leipzig und Leiter der dortigen Kinderbeobachtungsstation, dagegen die Überzeugung:

> » Der Anethische ist und bleibt gemütsarm, erzieherischer Erfolg ist nicht zu erwarten,
> Mühe und Kosten sind vergeblich. Ist das Minus geringer, so sind Resultate in sehr weitem
> Umfange möglich, erreichbar ist dann wenigstens „moralisches Verhalten", schwerlich
> „Besserung der moralischen Gesinnung" ([53]:308).

Der schon Anfang der 1930er-Jahre intensivierte Diskurs über die Bedeutung des „Anlagefaktors" in der Psychopathenfürsorge hatte sich tendenziell zu der Auffassung verdichtet, dass
es eine Gruppe auffälliger Kinder gebe, die „von vorneherein prognostisch ungünstig" sei und
die von **Hans Heinze** (1895–1983), einem Schüler Schröders, als „Monstra" betitelt wurden
([46]:205f.). Diese Kontroverse markiert den Scheideweg, an dem die Psychopathenfürsorge
um 1933 stand. Schröder und Heinze waren überzeugt, eine stabile charakterologische Prognose hinsichtlich praktischer Brauchbarkeit und sozialer Wertigkeit eines Menschen sowie
seiner „Erziehung zu einer sozialen Lebensführung" ([82]:33) erstellen zu können. Dieses Versprechen kam dem rassenhygienischen Effizienzdenken entgegen, indem es einen wissenschaftlichen Selektionsmechanismus für die Entscheidung anbot, ob Fürsorge und Erziehung bei
einer bestimmten Person sozial und ökonomisch „lohnenswert" waren oder nicht. Nur wenige
Jahre später war Hans Heinze als Leiter der Heil- und Pflegeanstalt Brandenburg-Görden an
der praktischen Umsetzung dieses Mechanismus beteiligt, indem er von ihm als unerziehbar
oder schwersterziehbar eingeschätzte Jugendliche u. a. in Jugendkonzentrationslager überweisen ließ ([9]:148–152).

Die Diskussion des gemeinsamen Aufsatzes von 1934 bildete zugleich den Endpunkt der wissenschaftlichen Arbeit Franz Kramers und Ruth von der Leyens. Er bedeutete ihren Ausschluss
aus der „scientific community" der Psychopathenfürsorge, die sie mitbegründet, maßgeblich
geprägt und der sie über lange Jahre als anerkannte Mitglieder angehört hatten. Die Wirkungen des Nationalsozialismus, von Hermann Stutte im Jahr 1967 rückblickend euphemistisch
als „apokalyptische Zeitumstände" bezeichnet, betrafen das sozialpolitische, gesellschaftsrefor-
merische Projekt der Psychopathenfürsorge und seine zwei Hauptakteure gleichermaßen: Ruth
von der Leyen, die mit ihrer individualtherapeutischen Ausrichtung und ablehnenden Haltung

gegenüber der Zwangssterilisation der Programmatik der Nationalsozialisten ebenso widersprach wie mit ihrem Wissenschaftsverständnis, zog sich aus der Forschungsarbeit zurück, die sie bis dahin als zentrale Aufgabe der Psychopathenfürsorge formuliert und selbst aktiv betrieben hatte. Auch ihre Publikationstätigkeit, die schon ab 1933 deutlich abgenommen hatte, stellte sie ein. Den Vorsitz des noch bis 1944 weiter bestehenden DVFjP übernahm Werner Villinger, der sich wenig später an den medizinischen Verbrechen von NS-Zwangssterilisation und „Euthanasie" beteiligte ([16]:463–480, [35]:418–419, [42]:641, [80]).

Als jüdischer Mediziner war Franz Kramer, unabhängig von seiner nicht deterministischen Haltung, seit Beginn der NS-Diktatur der Verfolgung und dem Vernichtungswillen der neuen Machthaber ausgesetzt. Im Winter 1933 wurde ihm die Lehrbefugnis an der Universität Berlin entzogen ([6], [45]:216, [64]), im März 1935 folgte seine Entlassung aus dem Beschäftigungsverhältnis der Charité. Diese Maßnahme und die Einstellung der staatlichen Förderung für die auf der Kinderbeobachtungsstation tätige Jugendfürsorgerin im Juni 1935 bedeuteten das Ende des empirischen, individualisierenden und subjektorientierten Forschungs- und Praxisprojektes zugunsten verhaltensauffälliger Jugendlicher. Gut einen Monat nach dem Ablehnungsbescheid weiterer staatlicher Förderung durch das Reichsinnenministerium, am 10. Juli 1935, nahm Ruth von der Leyen sich das Leben ([46]:215). Obwohl sich die Gründe für ihren Suizid nicht mehr vollständig ergründen lassen, lässt es die Rekonstruktion der Ereignisse, mit denen sie und Franz Kramer seit der „Machtergreifung" der Nationalsozialisten konfrontiert waren, plausibel erscheinen, dass die Sozialpädagogin der Dynamik von massivem und stetig wachsendem Druck der Verhältnisse, dem Verlust ihres Lebenswerkes und dem Verlust von Menschen aus ihrem privaten und beruflichen Umfeld nicht mehr standzuhalten vermochte.

Erst nach ihrem Suizid erschien von der Leyens und Kramers Entgegnung auf Schröders Kritik am Beitrag „Entwicklungsverläufe ‚anethischer, gemütloser' psychopathischer Kinder". Die Erwiderung verdeutlichte einmal mehr die grundlegend unterschiedlichen epistemologischen Überzeugungen und Herangehensweisen der fachlichen Gegner aus den Forschungszentren in Leipzig und Berlin. Während Schröder und Heinze eine anlagemäßig bedingte Unveränderbarkeit bestimmter charakterlicher Grundelemente behaupteten und erzieherische Maßnahmen für „Monstra", also auffallend gemütsarme Kinder, für aussichtslos hielten, wendeten sich Kramer und von der Leyen gegen die wissenschaftliche Konstruktion einer Anlage zur Gemütsarmut. Ausgehend von der unauflöslichen Verflochtenheit von Anlage und Milieu richtete sich ihr Erkenntnisinteresse auf den prinzipiell unabschließbaren pädagogisch-therapeutischen Prozess, in dessen Mittelpunkt stets ein konkretes Kind mit jeweils einmaligen Persönlichkeitseigenschaften stand.

Mit dem Nachruf auf seine Kollegin und langjährige Weggefährtin endete Franz Kramers Publikationstätigkeit in der *Zeitschrift für Kinderforschung*. Zwar gehörte er bis 1938 weiterhin zum Mitarbeiterstab der Zeitschrift, als Mitherausgeber fungierte er jedoch nur noch bis Ende 1935.

Zwei Jahre später wurde sein Antrag auf Teilnahme am „Ersten Internationalen Kongress für Kinderpsychiatrie" in Paris mit der Begründung abgelehnt, Kramer bedürfe der Genehmigung nicht, da er der Hochschulverwaltung nicht mehr unterstehe ([64]:89). Diese verklausulierte Formulierung bezieht sich indirekt auf seine Entfernung als Jude aus dem Lehrkörper der Universität auf der Basis des Gesetzes zur Wiederherstellung des Berufsbeamtentums. Bei Gustav Aschaffenburg (1866–1944), Ordinarius für Psychiatrie an der Kölner Universität, beispielsweise hatte die hingegen offen antisemitische Antwort auf dessen Antrag gelautet: „Nichtariern wird die Teilnahme an internationalen Kongressen nicht gestattet" ([64]:89). Unter den 12 Delegierten aus Deutschland, die 1937 am Pariser Kongress teilnahmen, befand sich Paul Schröder. Er nutzte die Chance und referierte über die „charakterlich Abartigen", die quantitative Klassifizierung von Intelligenzstörungen und die qualitative Unterscheidung von Charakterstörungen

([16]:36, [64]:89). Zwar gehörte Kramer dem Ehrenkomitee des Internationalen Kongresses für Kinderpsychiatrie an, da er aber der Veranstaltung fernbleiben musste, hatte er keine Gelegenheit, sich dort als Fachvertreter zu präsentieren ([16]:35). Während Franz Kramer 1938 mit seiner Familie in die Niederlande emigrierte und auch im Exil mit den Folgen der deutschen Besatzung konfrontiert war ([16]:101), stieg Paul Schröder zum führenden Repräsentanten der deutschen Kinder- und Jugendpsychiatrie auf, die sich ab Ende der 1930er-Jahre in einem eigenen Fachverband zu organisieren begann ([16]:34–76). Franz Kramer überlebte die NS-Diktatur, kehrte aber nach dem Krieg nicht mehr nach Deutschland zurück.

Die Frage, ob von der Leyens und Kramers Konzept für die weitere Entwicklung des Fachgebiets in Deutschland eine wesentliche Rolle spielen hätte können, lässt sich retrospektiv nicht beantworten. Wohl aber lässt sich festhalten, dass mit dem „Verschwinden" dieser beiden Akteure und der von ihnen gegründeten Institutionen, mit der gewaltsamen Zerstörung des multiprofessionellen Netzwerks der Psychopathenfürsorge durch Vertreibung, Verfolgung und Vernichtung seiner jüdischen sowie politisch anders denkenden Akteure, auch der von ihnen vertretene Forschungsansatz und das milieu-orientierte Konzept der Therapie jugendlicher Psychopathie ausgelöscht wurde. Der Bruch, den die nationalsozialistische Diktatur für die gesellschaftliche Vielfalt, die Gleichzeitigkeit gegensätzlicher Auffassungen, Denk- und Lebensweisen in der Weimarer Republik bedeutete, war radikal und wirkt nachhaltig bis heute fort. An das Kramer'sche und von der Leyen'sche Konzept des Umgangs mit auffälligen Mädchen und Jungen knüpfte die deutsche Nachkriegsgesellschaft nicht wieder an. Erst allmählich werden in der aktuellen Fachliteratur zum konstant bestehenden Phänomen des schwierigen Kindes Theorie und Praxis dieser beiden außergewöhnlichen Protagonisten eines frühen Erklärungs- und Therapieansatzes wieder rezipiert [79].

Literatur

Zitierte Archivquellen

[1]　Bundesarchiv (Barch), R 4091, Nr. 1355
[2]　Brandenburgisches Landeshauptarchiv (BLHA), Rep. 2 A II Templin, Nr. 1491
[3]　Ev. Zentralarchiv Berlin (EZA) Bestand 626, Nr. 51 W IV b
[4]　Historisches Psychiatriearchiv der Charité Berlin (HPAC), Krkbl. Nr. 411/1910; 272/1912; 280/1912, Diagnosebuch der Kinderstation 1921–1945; HPAC, KBS 1, 2, 3, 4, 5; Ärzte-Liste der Nervenpoliklinik, Nr. 37
[5]　Landesarchiv Berlin (LAB), B Rep. 042, Nr. 26272
[6]　Universitätsarchiv der Humboldt Universität zu Berlin (UAHUB), Char. Dir. 912, Nr. 236 und 279; Char. Dir. 913; UK-Personalia-K-29/2

Zitierte Literatur

[7]　Alexander F, Selesnick ST (1969) Geschichte der Psychiatrie. Ein kritischer Abriß der psychiatrischen Theorie und Praxis von der Frühgeschichte bis zur Gegenwart. Diana, Zürich
[8]　Allen AT (2000) Feminismus und Mütterlichkeit in Deutschland 1800–1914. Deutscher Studienverlag, Weinheim
[9]　Beddies T (2002) Kinder und Jugendliche in der brandenburgischen Heil- und Pflegeanstalt Görden als Opfer der NS-Medizin. In: Hübener K (Hrsg in Zusammenarbeit mit Heinze M) Brandenburgische Heil- und Pflegeanstalten in der NS-Zeit. be.bra. Wissenschaft, Berlin, S 129–154
[10]　Beddies T, Fuchs P (2006) Psychiatrische und pädagogische Versorgungskonzepte und -wirklichkeiten für psychisch kranke und geistig behinderte Kinder und Jugendliche in Berlin und Brandenburg 1919–1933. In: Hüntelmann AC, Vossen J, Czech H (Hrsg) Gesundheit und Staat. Studien zur Geschichte der Gesundheitsämter in Deutschland 1870–1950. Matthiesen, Husum, S 79–92
[11]　Berger M (1998) Leyen, Ruth Ida von der. In: Maier H (Hrsg) Who is who der Sozialen Arbeit. Lambertus, Freiburg i. Br., S 360–361

[12]   Braig CH (1978) Die Entwicklung des Psychopathiebegriffs unter besonderer Berücksichtigung der Kinder-
       psychiatrie (Eine Literaturverwertung 1920 bis 1960). Med. Diss., Univ. Tübingen
[13]   Brinkschulte E (1995) Ausgewählte Biographien der Berliner Dokumentation Deutsche Ärztinnen im Kaiser-
       reich. In: Brinkschulte E (Hrsg) Weibliche Ärzte. Die Durchsetzung des Berufsbildes in Deutschland. 2. Aufl.
       Hentrich, Berlin
[14]   Buchin J (2000) Stelzner, Helenfriederike. In: Bleker J, Schleiermacher S (Hrsg) Ärztinnen aus dem Kaiser-
       reich. Lebensläufe einer Generation. Deutscher Studienverlag, Weinheim, S 294
[15]   Buchin J (o. J.) Dokumentation Ärztinnen im Kaiserreich, Wilhelmine Geißler (Geissler). http://geschichte.
       charite.de/aeik/ueber.php. Zugegriffen: 15.10.2016
[16]   Castell R, Nedoschill J, Rupps M, Bussiek D (2003a) Geschichte der Kinder- und Jugendpsychiatrie in
       Deutschland in den Jahren 1937 bis 1961. Vandenhoeck & Ruprecht, Göttingen
[17]   Castell R (2003b) Hermann Emminghaus (1845–1904). In: Castell R (Hrsg) Geschichte der Kinder- und
       Jugendpsychiatrie in Deutschland in den Jahren 1937 bis 1961. Vandenhoeck & Ruprecht, Göttingen,
       S 408–420
[18]   Der Deutsche Verein zur Fürsorge für jugendliche Psychopathen (1922) Rechenschaftsbericht 1.06.1919–
       31.12.1920. Allg Z Psychiatr Psych Gerichtl Med 78:286–287
[19]   Dörner K (1984) Bürger und Irre. Zur Sozialgeschichte und Wissenschaftssoziologie der Psychiatrie. Europäi-
       sche Verlagsanstalt, Frankfurt/M
[20]   Emminghaus H (1913) Die Psychischen Störungen des Kindesalters. Laupp, Tübingen
[21]   Erzellitzer M (1913) Jugendnot und Jugendpflege. Vossische Zeitung, Nr. 415, 17.8.1913
[22]   Fischer I (1962) Kramer, Franz. In: Fischer I (Hrsg) Biographisches Lexikon hervorragender Ärzte der letzten
       fünfzig Jahre, zugleich Fortsetzung des Biographischen Lexikons der hervorragenden Ärzte aller Zeiten und
       Völker. 2. und 3. unveränd Aufl, Urban & Schwarzenberg, München Berlin
[23]   Fuchs P (2012) „Rat in allen Fällen". Die Wirkungen des Deutschen Vereins zur Fürsorge für jugendliche Psy-
       chopathen in Brandenburg. In: Hübener K, Ludwig A, Schreiter R (Hrsg) Soziale Stiftungen und Vereine in
       Brandenburg zwischen Kaiserreich und Bundesrepublik. be.bra. Wissenschaft, Berlin, S 213–248
[24]   Fuchs P (2014) Ein kunstseidenes Mädchen in der Charité – Wahrnehmung, Deutung und Umgang mit
       jugendlicher sexueller Devianz in der Metropole Berlin. In: Dietze G, Dornhof D (Hrsg) Metropolenzauber –
       sexuelle Moderne und urbaner Wahn. Böhlau, Wien Köln Weimar, S 107–130
[25]   Fuchs P, Rose W (2015) „Unter Wahrung der gegenseitigen Kompetenzen" – Pädagogische Beobachtungen
       in den Krankenakten der psychiatrischen Kinderbeobachtungsstation an der Charité (1921–1933). In: Borck
       C, Schäfer A (Hrsg) Das psychiatrische Aufschreibesystem. Fink, Paderborn, S 135–152
[26]   Fuchs P, Rose W, Beddies T (2012) Heilen und Erziehen. Die Kinderbeobachtungsstation an der Psychiatri-
       schen und Nervenklinik der Charité. In: Hess V, Schmiedebach HP (Hrsg) Am Rande des Wahnsinns. Schwel-
       lenräume einer urbanen Moderne. Böhlau, Wien Köln Weimar, S 111–148
[27]   Fürstenheim W (1930) Junge Psychopathen. Ein Rückblick und Ausblick auf ihre Erfassung, Erforschung und
       Betreuung. Voss, Leipzig
[28]   Gerhard UJ, Schönberg A (2008) Johannes Trüper – Die Entstehung der Kinder- und Jugendpsychiatrie in
       Jena unter dem Einfluss und in Wechselwirkung mit der Pädagogik. In: Castell R (Hrsg) Hundert Jahre Kin-
       der- und Jugendpsychiatrie. Biographien und Autobiographien. V&R unipress, Göttingen, S 17–46
[29]   Göppel R (1989) „Der Friederich, der Friederich …" Das Bild des „schwierigen Kindes" in der Pädagogik des
       19. und 20. Jahrhunderts. Edition Bentheim, Würzburg
[30]   Griesinger W (1845) Die Pathologie und Psychiatrie der psychischen Krankheiten, für Ärzte und Studieren-
       de. Krabbe, Stuttgart
[31]   Gruhle HW (1912) Die Ursachen der jugendlichen Verwahrlosung und Kriminalität – Studien zur Frage
       Milieu oder Anlage. Springer, Berlin
[32]   Hagelskamp J (1988) Pädagogische Entwicklungen im Spiegel der „Zeitschrift für Kinderforschung" (1896–
       1944). Unveröffentl. Diplomarbeit der Erziehungswissenschaften. Universität Münster
[33]   Harms E (1962) Die Entwicklung der Kinderpsychiatrie. Prax Kinderpsychol Kinderpsychiatr 11:81–85
[34]   Harms E (1967) Origins of modern psychiatry. Thomas, Springfield
[35]   Harms I (2010) Die Gutachter der Meldebogen. In: Rotzoll M et al (Hrsg) Die nationalsozialistische „Eutha-
       nasie"-Aktion „T4" und ihre Opfer. Geschichte und ethische Konsequenzen für die Gegenwart. Schöningh,
       Paderborn, S 405–420
[36]   Herrn R (2013) Wie die Traumdeutung durch die Türritze einer geschlossen Anstalt sickert. Zum Umgang
       mit der Psychoanalyse an der Psychiatrischen und Nervenklinik der Charité. In: Schmuhl HW, Roelcke V
       (Hrsg) „Heroische Therapien". Die deutsche Psychiatrie im internationalen Vergleich, 1918–1945. Wallstein,
       Göttingen, S 69–99

[37]   Holtkamp M (2002) Werner Villinger (1887–1961). Die Kontinuität des Minderwertigkeitsgedankens in der Jugend- und Sozialpsychiatrie. Matthiesen, Husum

[38]   [N.N.] Jugendfürsorge (1918) Concordia. Z Zentralstelle Volkswohlfahrt 25:245–246

[39]   Kindt H (1971) Vorstufen der Entwicklung zur Kinderpsychiatrie im 19. Jahrhundert. Zur Wertung von Hermann Emminghaus und seiner „Psychischen Störungen des Kindesalters" (1887). Schulz, Freiburg i. Br.

[40]   Klee E (1986) Was sie taten – was sie wurden. Ärzte, Juristen und andere Beteiligte am Kranken- und Judenmord. Fischer, Frankfurt/M

[41]   Klee E (2003) Das Personenlexikon zum Dritten Reich. Wer war was vor und nach 1945. Fischer, Frankfurt/M

[42]   Klee E (2013) Auschwitz – Täter, Gehilfen, Opfer und was aus ihnen wurde. Ein Personenlexikon. Fischer, Frankfurt/M

[43]   Koch JLA (1886) Pädagogik und Medizin. Pädagogisches Magazin. Abhandlungen vom Gebiete der Pädagogik und ihrer Hilfswissenschaften. In: Mann F (Hrsg) Zur Pädagogischen Pathologie und Therapie. Beyer & Söhne, Langensalza, S 15–33

[44]   Koch JLA (1888) Sechstes Kapitel. Die psychopathischen Minderwertigkeiten. In: Koch JLA (Hrsg) Kurzgefaßter Leitfaden der Psychiatrie. Dorn, Ravensburg, S 34–50

[45]   Koch JLA (1891/1893) Die psychopathischen Minderwertigkeiten. 3 Bde. Maier, Ravensburg

[46]   Kölch M (2002) Theorie und Praxis der Kinder- und Jugendpsychiatrie in Berlin 1920–1935. Die Diagnose „Psychopathie" im Spannungsfeld von Psychiatrie, Individualpsychologie und Politik. Diss. med., FU Berlin. http://www.diss.fu-berlin.de/2006/472. Zugegriffen: 15.10.2016

[47]   Koepp L (1927) Frieda Duensing als Führerin und Lehrerin. Herbig, Berlin

[48]   Kramer F (1920) Psychopathische Veranlagung und Straffälligkeit im Jugendalter. Vortrag, gehalten auf der Tagung über Psychopathenfürsorge am 19. Oktober 1918. Z Kinderforsch 25:38–48

[49]   Kramer F (1921) Die wechselseitige Zusammenarbeit zwischen Psychiater und Jugendwohlfahrtspflege in Ermittlung und Heilerziehung. In: Deutscher Verein zur Fürsorge für jugendliche Psychopathen e. V. (Hrsg) Bericht über die zweite Tagung über Psychopathenfürsorge Köln a. Rh. 17. und 18. Mai 1921. Berlin, S 1–12

[50]   Kramer F (1928) Der Deutsche Verein zur Fürsorge für jugendliche Psychopathen e. V. In: Reichsausschuß für das ärztliche Fortbildungswesen (Hrsg) Gesundheitswesen und soziale Fürsorge im Deutschen Reich. Eine Sammlung von Ausarbeitungen und Leitsätzen für die von der Hygiene-Organisation des Völkerbundes veranstaltete Internationale Studienreise für ausländische Medizinalbeamte in Deutschland 1927. Berlin, S 349–355

[51]   Kramer F (1930) Psychopathische Konstitutionen. In: Clostermann L, Heller T, Stephani P (Hrsg) Enzyklopädisches Handbuch des Kinderschutzes und der Jugendfürsorge. Akademische Verlagsgesellschaft, Leipzig, S 557–587

[52]   Kramer F (1935) Nachruf Ruth von der Leyen. Z Kinderforsch 44:307–310

[53]   Kramer F, von der Leyen R (1934) Entwicklungsverläufe „anethischer, gemütloser" psychopathischer Kinder. Z Kinderforsch 43:305–422

[54]   Kramer F, von der Leyen R (1935) Entwicklungsverläufe „anethischer, gemütloser" psychopathischer Kinder. Briefwechsel mit Herrn Prof. Dr. P. Schröder. Z Kinderforsch 44:224–228

[55]   Kramer F, Pollnow H (1932) Über eine hyperkinetische Erkrankung im Kindesalter. Monatsschr Psychiatr Neurol 82:1–40

[56]   Kuhn TS (2003) Die Struktur wissenschaftlicher Revolutionen. Suhrkamp, Frankfurt/M (Erstveröffentl. 1962, 1970)

[57]   von der Leyen R (1921) Diskussionsbericht. In: Deutscher Verein zur Fürsorge für jugendliche Psychopathen e. V. (Hrsg) Bericht über die zweite Tagung über Psychopathenfürsorge Köln a. Rh. 17. und 18. Mai 1921. Berlin, S 93–97

[58]   von der Leyen R (1923) Wege und Aufgaben der Psychopathenfürsorge. Z Kinderforsch 28:37–49

[59]   von der Leyen R (1927) Stätten für Beratung, Beobachtung und Unterbringung psychopathischer Kinder und Jugendlicher (Mit einer Übersichtskarte). Z Kinderforsch 33:311–328

[60]   von der Leyen R (1931) Die Eingliederung der Fürsorge für jugendliche Psychopathen in Jugendrecht und Erziehung. Aus der Arbeit des Deutschen Vereins zur Fürsorge für jugendliche Psychopathen e. V. in den Jahren 1918–1930. Z Kinderforsch 38:625–671

[61]   von der Leyen R (1934) Psychopathische Kinder und Jugendliche, Fürsorge und Erziehung für. In: Dannemann A, Gnerlich G, Henze A et al (Hrsg) Enzyklopädisches Handbuch der Heilpädagogik. Bd 2: Millard–Z u. Nachtrag. Marhold, Halle/S, S 2002–2012

[62]   von der Leyen R, Marcuse D (1928) Stätten für Beratung, Beobachtung und Unterbringung psychopathischer Kinder und Jugendlicher (Mit einer Übersichtskarte). Z Kinderforsch 34:468–492

[63] Neumärker KJ (1982) Zur Geschichte der Abteilung für Kinderneuropsychiatrie an der Berliner Charité. Acta paedopschiatr 48:297–305

[64] Neumärker KJ (2005) Leben und Werk von Franz Max Albert Kramer (24.4.1878–29.06.1967) und Hans Pollnow (7.3.1902–21.10.1943). In: Rothenberger A, Neumärker KJ (Hrsg) Wissenschaftsgeschichte der ADHS. Kramer-Pollnow im Spiegel der Zeit. Steinkopff, Darmstadt, S 79–118

[65] Nissen G (1991) Zur Geschichte der Kinder- und Jugendpsychiatrie. Nervenarzt 62:143–147

[66] Nissen G (2005) Kulturgeschichte seelischer Störungen bei Kindern und Jugendlichen. Klett-Cotta, Stuttgart

[67] Nitschke A, Bruch R vom, Ritter GA (Hrsg) (1990) Jahrhundertwende. Der Aufbruch in die Moderne, 1880–1930. 2 Bde. Rowohlt, Reinbek b. Hamburg

[68] Plake K (1991) Reformpädagogik. Wissenssoziologie eines Paradigmenwechsels. Wachsmann, Münster New York

[69] Reichert B (1989) Hermann Emminghaus – Ein Pionier der Kinder- und Jugendpsychiatrie. Leben, Werk und Wirkungsgeschichte. Reichert, Würzburg

[70] Rein W (1898) Pädagogik, philosophische. In: Rein W (Hrsg) Encyklopädisches Handbuch der Pädagogik 5. Beyer, Langensalza, S 161–169

[71] Remschmidt H (1978) Die „Psychopathie" in der Kinder- und Jugendpsychiatrie. Z Kinder Jugendpsychiatr 6:280–301

[72] Richter HH (2003) Johannes Trüper und seine Sophienhöhe in Jena. Bussert & Stadeler, Quedlinburg Jena

[73] Roelcke V (2002) Die Entwicklung der Psychiatrie zwischen 1880 und 1932. Theoriebildung, Institutionen, Interaktionen mit zeitgenössischer Wissenschafts- und Sozialpolitik. In: Bruch R vom, Kaderas B (Hrsg) Wissenschaften und Wissenschaftspolitik. Bestandsaufnahmen zu Formationen, Brüchen und Kontinuitäten im Deutschland des 20. Jahrhunderts. Steiner, Stuttgart, S 109–124

[74] Rose W (2014) Hans Pollnow – Spuren seines Lebens. In: Beddies T, Doetz S, Kopke Ch (Hrsg) Jüdische Ärztinnen und Ärzte im Nationalsozialismus. Entrechtung, Vertreibung, Ermordung. De Gruyter Oldenbourg, Berlin Boston, S 62–74

[75] Rose W, Fuchs P, Beddies T (2016) Diagnose „Psychopathie". Die urbane Moderne und das schwierige Kind. Berlin 1918–1933 (= Kulturen des Wahnsinns [1870–1930], Bd 3). Böhlau, Wien Köln Weimar

[76] Rothenberger A, Neumärker KJ (2005) Wissenschaftsgeschichte der ADHS. Kramer-Pollnow im Spiegel der Zeit. Steinkopff, Darmstadt

[77] Schäfer W (2001) Die Anfänge psychiatrischer Beobachtung und Behandlung von Zwangs- und Fürsorgezöglingen in der Landesheilanstalt Marburg 1900 bis 1924. In: Sandner P, Aumüller G, Vanja Ch (Hrsg) Heilbar und nützlich. Ziele und Wege der Psychiatrie in Marburg an der Lahr. Jonas, Marburg, S 214–239

[78] Schauer R (1912) Theodor Ziehens pädagogische Bedeutung. Z Kinderforsch 17:398–414

[79] Schepker R, Schmeck K, Kölch M, Schepker K (2015) Eine frühe Gen-Umwelt-Theorie der Störungen des Sozialverhaltens versus „Anethischer Psychopathie". Prax Kinderpsychol Kinderpsychiatr 64:290–307

[80] Schmuhl HW (2002) Zwischen vorauseilendem Gehorsam und halbherziger Verweigerung. Werner Villinger und die nationalsozialistischen Medizinverbrechen. Nervenarzt 73:1058–1063

[81] Schotte A (2010) Heilpädagogik als Sozialpädagogik. Johannes Trüper und die Sophienhöhe bei Jena. Garamond, Jena

[82] Schröder P (1931) Kindliche Charaktere und ihre Abartigkeiten. Mit erläuternden Beispielen von Dr. med. Hans Heinze. Hirt, Breslau

[83] Siegel E (1981) Dafür und dagegen. Ein Leben für die Sozialpädagogik. Radius, Stuttgart

[84] Stelzner HF (1911) Die Psychopathischen Konstitutionen und ihre sociologische Bedeutung. Karger, Berlin

[85] Stier E (1913) Wandertrieb und pathologisches Fortlaufen bei Kindern. In: Stier E (Hrsg) Sammlung zwangloser Abhandlungen zur Neuro- und Psychopathologie des Kindesalters. Erster Band, Heft 1 bis 3. Fischer, Jena

[86] Strohmayer W (1922) Über Pubertätskrisen und die Bedeutung des Kindheitserlebnisses. Z Kinderforsch 27:113–130

[87] Stroß AM (2000) Pädagogik und Medizin. Ihre Beziehungen in „Gesundheitserziehung" und wissenschaftlicher Pädagogik 1779–1933. Deutscher Studienverlag, Weinheim

[88] Strümpell L (1890) Die pädagogische Pathologie oder die Lehre von den Fehlern der Kinder. Versuch einer Grundlegung für gebildete Ältern, Studirende der Pädagogik, Lehrer, sowie für Schulbehörden und Kinderärzte. Alfred Spitzner, Leipzig

[89] Strümpell L (1892) Die Pädagogische Pathologie oder Die Lehre von den Fehlern der Kinder. Versuch einer Grundlegung für gebildete Ältern, Studirende der Pädagogik, Lehrer, sowie für Schulbehörden und Kinderärzte. 2., bedeutend verm. Aufl. Alfred Spitzner, Leipzig

[90] Stukenberg W (1922) Johann Trüper †. Z Kinderforsch 27: I–VIII

[91]   Stutte H (1957) Zur Geschichte und Gegenwartssituation der deutschen Kinder- und Jugendpsychiatrie. Fortschr Med 75:21f
[92]   Stutte H (1967) In memoriam Prof. Dr. Franz Kramer. Acta paedopschiatr 34:182–183
[93]   Tätigkeitsbericht der Deutschen Zentrale für Jugendfürsorge für das Jahr 1911. Berlin 1912
[94]   Trüper J (1908) Zum Gedächtnis unserer Verstorbenen. 2. Julius Ludwig August Koch. Z Kinderforsch 13:353–367
[95]   Villinger W (1926) Zur Hygiene des Seelenlebens und der Nerven der Kinder und Jugendlichen. Z Kinderforsch 32:111–129
[96]   Voigtländer E (1916) Veränderungen der Verwahrlosung während des Krieges. Jugendfürsorge? 13:24–26
[97]   Weingart P, Kroll J, Bayertz K (1988) Rasse, Blut und Gene. Geschichte der Eugenik und Rassenhygiene in Deutschland. Suhrkamp, Frankfurt/M
[98]   Ziegeler B (1993) Weibliche Ärzte und Krankenkassen. Anfänge ärztlicher Berufstätigkeit von Frauen in Berlin 1893–1935. Deutscher Studienverlag, Weinheim
[99]   Ziehen T (1902-1906) Die Geisteskrankheiten des Kindesalters mit besonderer Berücksichtigung des schulpflichtigen Alters. 3 Bde. Reuther & Reichard, Berlin
[100] Ziehen T (1906) Die Geisteskrankheiten des Kindesalters mit besonderer Berücksichtigung des schulpflichtigen Alters 3. Bd. Reuther & Reichard, Berlin
[101] Ziehen T (1912) Die Erkennung der psychopathischen Konstitutionen (krankhaften seelischen Veranlagungen) und die öffentliche Fürsorge für psychopathisch veranlagte Kinder. 2. Aufl. Karger, Berlin
[102] Ziehen T (1913) Ärztliche Wünsche zur Fürsorgeerziehung bezüglich der sogenannten psychopathischen Konstitutionen. Beiträge zur Kinderforschung und Heilerziehung 112. Beyer, Langensalza
[103] Zimmermann K (2005) Johannes Trüper. Ein Heilpädagoge zwischen Pädagogik und Kinder- und Jugendpsychiatrie Köln. Diss 2005. http://kups.ub.uni-koeln.de/id/eprint/1629. Zugegriffen: 15.10.2016

Zwischen Anlage und Erziehung. Zum pädiatrischen Umgang mit „nervösen" und „psychopathischen" Kindern in der Weimarer Republik

Thomas Beddies

Literatur – 221

Vorliegender Beitrag beruht auf ausführlicheren Darlegungen in: Rose W, Fuchs P, Beddies T (2016) Diagnose „Psychopathie". Die urbane Moderne und das schwierige Kind. Berlin 1918–1933. Böhlau-Verlag, Wien Köln Weimar, S. 49–68.

An der Wiege der Kinder- und Jugendpsychiatrie stand am Beginn ihrer Entwicklung zu einer medizinischen Spezialdisziplin nicht nur die Psychiatrie, sondern auch die Pädiatrie, die einen wesentlichen wissenschaftlichen und personellen Beitrag zur Identifizierung und Behandlung verhaltensauffälliger Minderjähriger leistete. Dabei wurden Kinderärzten, die fachlich wie standesrechtlich auf die Behandlung von Klein- und Schulkindern bis zum vollendeten 13. Lebensjahr festgelegt waren, ganz überwiegend jüngere Kinder mit spezifischen Beschwerden und Auffälligkeiten vorgestellt. Zu nennen wären hier Schlafstörungen, Einnässen, motorische Unruhe und Schulversagen, aber auch sexuelle „Frühreife" und Gewalt gegen Personen und Sachen. Nicht selten handelte es sich um Erscheinungen auf der Grundlage von Minderbegabung oder geistiger Behinderung („Oligophrenie"), also um Mängel, für die auch körperliche Ursachen infrage kamen, sei es, dass diese als „angeboren" oder in der Folge von Krankheiten oder Unfällen als „erworben" galten. Demgegenüber näherten sich die Psychiater den Erscheinungen psychischer Auffälligkeit bei Minderjährigen eher von der Seite der Jugendlichen und jungen Erwachsenen her an. Störungen erschienen in diesem Alter nicht selten bereits verfestigt, ihre Ausprägungen waren gravierender für die Betroffenen wie für die Umwelt als bei Kindern. Während sich die Kinderärzte vornehmlich „Erziehungsschwierigkeiten" gegenübergestellt sahen, die unter Einbeziehung von Eltern, Lehrern und gelegentlich auch Fürsorgeerziehungsbehörden frühzeitig beeinflusst werden sollten, wurden die Psychiater nicht selten mit justiziablen Delikten wie Diebstahl, Körperverletzung, Homosexualität oder Prostitution konfrontiert, die u. U. weitergehende Maßnahmen wie Anstalts- oder Heimunterbringung nach sich zogen. Alter und Vorgeschichte der Betroffenen, mangelnde „Beeinflussbarkeit", eine ungünstige Prognose und die Frage des Schutzes der Allgemeinheit: Das waren Faktoren, die den Zugriff auf „jugendliche Psychopathen" in vielen Fällen rechtlich, institutionell und auch medizinisch in einen ganz anderen Zusammenhang stellten, als es bei der Behandlung und Betreuung „auffälliger Kinder" der Fall war.

Obwohl sich also Pädiatrie und Psychiatrie unter Konzentration auf spezifische Altersgruppen und Problemlagen dem Phänomen psychischer Auffälligkeit im Kindes- und Jugendalter von unterschiedlichen Ausgangspunkten her näherten, gab es Berührungspunkte und Überschneidungen, die sowohl im wissenschaftlichen Bereich wie auch in der konkreten ärztlichen Tätigkeit eine enge Zusammenarbeit angeraten sein ließen. Kinderärzte lernten, psychiatrische und psychologische Untersuchungsmethoden ebenso wie entsprechendes therapeutisches Handeln auf ihre junge oder sehr junge Klientel anzuwenden, während Psychiater sich die Kenntnisse der Pädiater hinsichtlich der körperlichen Entwicklung und somatischen Besonderheiten von Kindern und Jugendlichen zunutze machten. Lernten die Psychiater, dass Kinder stets „dynamisch" unter Berücksichtigung ihrer körperlichen, geistigen und seelischen Entwicklung und nicht etwa „statisch" als kleine Erwachsene zu behandeln waren, so hatten die Pädiater anzuerkennen, dass psychopathologische Zustandsbilder nicht regelhaft physische Korrelate aufwiesen und von der körperlichen Seite her zu erklären und zu beeinflussen waren, sondern nicht selten spezifischer psychiatrischer Befunderhebung und Behandlung bedurften.

Somit konnten die beiden jungen Disziplinen hinsichtlich ihrer Bemühungen um die Ätiologie, Diagnostik, Therapie und Prognose auffälligen Verhaltens und psychischer Erkrankung eigentlich nur voneinander profitieren; allerdings ist festzustellen, dass jenseits rhetorischer Bekenntnisse zur Kooperation der Ausbau und die Festigung eigener Positionen auf dem Feld der Behandlung und Fürsorge für kindliche und jugendliche Psychopathen nicht selten im Vordergrund standen. Dabei sah es zunächst so aus, als könne sich die Pädiatrie die Zuständigkeit nicht nur für das körperlich kranke, sondern auch für das verhaltensauffällige Kind sichern.

Adalbert Czerny (1863–1941) etwa urteilte in seinen häufig zitierten Berliner Vorlesungen über den „Arzt als Erzieher des Kindes" selbstbewusst:

» Wer soll Eltern auf die große Bedeutung [der] ersten Erziehungseinflüsse auf ein Kind aufmerksam machen? … Dies kann nur Aufgabe eines Arztes sein, denn nur er vermag die Konsequenzen einer fehlerhaften Erziehung eines Kindes in den ersten Anfängen objektiv zu beurteilen, und ihm fällt die Aufgabe zu, später aus Erziehungsfehlern resultierende Mängel der Kinder zu beheben ([5]:4f.).

Czerny hatte bei diesen Ausführungen den Kinderarzt oder sein Idealbild eines pädiatrisch kundigen Haus- und Familienarztes vor Augen, sicher aber nicht den Facharzt für Psychiatrie. Seine Vorlesungen, seit 1908 in zahlreichen Auflagen erschienen, wurden immer wieder auch als Referenz im Hinblick auf eine notwendige pädiatrische Auseinandersetzung mit den schädlichen Folgen moderner Lebensweisen und verfehlter Erziehungsgrundsätze angeführt. Noch im Vorwort der 5. Auflage von 1919 zeigte er sich überzeugt davon, dass die „fortschreitende Kultur" Nachteile für das kindliche Nervensystem mit sich bringe und sich bei Kindern „in besorgniserregender Art" geltend machen werde ([5]:VI). Mangelnde Konsequenz in der Erziehung, Ein-Kind-Ehe, urbaner Lebensstil, Schulüberbürdung und weitere Erscheinungen des modernen Lebens führten demnach nicht selten zu pädagogischen Misserfolgen mit fatalen Folgen für die Entwicklung der Kinder. Es sei Angelegenheit des Arztes zu entscheiden, was dabei tatsächlich „der Art der Erziehung, und was den Eigenheiten des Nervensystems des betroffenen Kindes zur Last zu legen" sei ([5]:IV). Für diese Aufgabe sah Czerny die Medizin und vor allem die Pädiatrie gut gerüstet, sofern sie auf der Grundlage „objektiver naturwissenschaftlicher Beobachtung der Gehirnfunktionen der Kinder" angegangen werde ([4]:1f.). Anlässlich eines Fortbildungskurses für Ärzte und Pädagogen zum Thema „Kind und Umwelt. Anlage und Erziehung", der 1930 von seinem Schüler **Arthur Keller** (1868–1934) in der Berliner Universitätskinderklinik auf dem Gelände der Charité organisiert wurde [19], glaubte Hausherr Czerny die Tagung allerdings knapp und wenig verbindlich einleiten zu müssen, indem er beklagte, dass die Kinderärzte bei Erziehungsproblemen in der Regel eben nicht zur Mitarbeit herangezogen würden. Er führte hierzu aus:

» Wir lesen, hören und staunen, wer alles den Mut findet, ohne Kenntnis der Kinder eine Aktivität in der Pädagogik zu entwickeln, die leider nicht immer schadlos ist. Der gegenwärtige Stand ist so, dass wir sagen müssen, entweder eine ernste Zusammenarbeit von Pädiatern mit Psychologen und Pädagogen oder die Pädiater werden gezwungen sein, sich eine eigene Psychologie und Erziehungslehre zu schaffen ([4]:1f.).

Czernys Selbstbewusstsein in Bezug auf die Bewältigung dieser Aufgabe durch die Kinderheilkunde ist vor dem Hintergrund wissenschaftlicher Fortschritte und therapeutischer Erfolge zu sehen, die der Pädiatrie im ausgehenden 19. Jahrhundert weithin Anerkennung eingebracht hatten. Dabei war die deutsche Kinderheilkunde im Zuge ihrer fachlichen Konsolidierung über die Sozialhygiene stets in besonderer Weise mit dem Begehren des Nationalstaats verbunden gewesen, auf ein zahlreiches Volk körperlich leistungsfähiger und geistig gesunder Individuen zugreifen zu können [43]. Für die Zeit um 1900 lässt sich daher ein reges öffentliches Interesse an allen mit dem Komplex „Kindheit und Jugend" zusammenhängenden Fragen feststellen ([52]:500f.), das nicht zuletzt auch in Forderungen nach Erweiterung des Kinderschutzes und der Kinderrechte seinen Ausdruck fand. Die Akzeptanz der Kindheit als eigener Lebensphase mit spezifischen Bedürfnissen führte auch zu einem wachsenden Interesse an den damit einhergehenden Risiken und Notlagen. Insbesondere den Lebensumständen schnell wachsender Unterschichten in den expandierenden urbanen Ballungsräumen widmete man erhöhte Aufmerksamkeit. Aus diesem Blickwinkel betrachtet, war die aufkommende Pädiatrie in ihrem Ursprung, ihrer Entwicklung und auch in ihrem Selbstverständnis eine Disziplin, die soziale und pädagogische Aspekte stets in Forschung und Praxis einzubeziehen hatte. Arthur Keller rechtfertigte das ärztliche Ausgreifen in den Bereich der Pädagogik, indem er – Begriffe aus beiden Wissenschaftsfeldern zusammenführend – argumentierte, dass „Fehler und Mängel in der Erziehung" zu „ausgeprägten Symptomen" führten, die den Einsatz einer „pädagogischen Pathologie" erforderten ([21]:95,107).

Die Stärken einer etwa im Vergleich zu Frankreich an sich „verspäteten" deutschen Pädiatrie fasste der Wiener Pädiater **Theodor Escherich** (1857–1911) 1905 dahingehend zusammen, dass die „Erforschung der speziell dem Kindesalter eigentümlichen Krankheitsprozesse" erweitert worden sei zu einer „generellen Betrachtung aller im Kindesalter vorkommenden pathologischen Zustände" ([8]:8). In ihrer eigenen Wahrnehmung verfügte die deutsche Kinderheilkunde zu Beginn des 20. Jahrhunderts über ein „alle Störungen der Lebensvorgänge umfassendes, nach wissenschaftlichen Grundsätzen geordnetes und in seiner Universalität von keinem anderen Spezialgebiete der Medizin erreichtes Lehrgebäude" ([8]:13), das allerdings zunächst keine Entsprechung in akademischen und ständischen Strukturen fand. Erst die Bevölkerungsverluste des Ersten Weltkriegs und der Kollaps des hergebrachten politischen und gesellschaftlichen Systems führten dazu, dass sich der Bedeutungszuwachs der Kinderheilkunde auch in einer adäquaten Ausstattung mit Ordinarien, Kliniken und entsprechender Berücksichtigung in den Studienplänen abbildete [38], [55]. Dass nämlich nur künftige Generationen zahlreicher und leistungsstarker Individuen die Folgen des Kriegs würden überwinden können, war damals parteiübergreifende Überzeugung, der sich die Pädiater in besonderer Weise verpflichtet fühlten. Als berufenste Hüterin aller gesundheitlichen Belange der „Ganzheit des Kindes" hatte die Kinderheilkunde ihrem Selbstverständnis gemäß auch an den Forschungen und Ergebnissen der Psychologie und der Pädagogik Anteil zu nehmen ([22]:242), um zur Bewältigung der gesamtgesellschaftlichen Aufgabe „Kindergesundheit" an hervorragender Stelle beitragen zu können. Die lebhafte Sorge um das Kind nach dem verlorenen Krieg war dabei letztlich biopolitisch motiviert: Es ging um eine körperliche und geistig-moralische „Sanierung der Jugend" mit dem Ziel der Wiedererstarkung Deutschlands ([9]:102).

In diesem Sinne, aber auch vor dem Hintergrund eines allgemeinen sozialstaatlichen Aufbruchs bildete sich in der Weimarer Demokratie ein komplexes Gefüge medizinischer Behandlung, pädagogischer Betreuung und sozialer Fürsorge nicht nur somatisch, sondern auch psychisch kranker, „schwieriger" und verhaltensauffälliger Kinder heraus, das von der niedrigschwelligen Erziehungsberatung in Schulen und Jugendämtern über ambulante Behandlung und stationäre Aufnahme in Krankenhäusern bis hin zur dauerhaften Unterbringung in Anstalten und Heimen reichte, in das Schul- und Fürsorgeärzte, niedergelassene Kinderärzte und auch klinisch tätige Pädiater eingebunden waren. Die Pluralität der Angebote bildete sich dabei nicht nur in den Versorgungsstrukturen und den beteiligten Professionen ab: Vielfalt herrschte auch bei den Erklärungs- und Lösungsansätzen hinsichtlich Ursache, Verlauf und therapeutischer Beeinflussung der Störungen. Das Verhältnis von Anlage und Umwelt, Konstitution und Kondition wurde intensiv diskutiert [36], [3], und gerade hinsichtlich der „Psychopathie" war durchaus strittig, welcher Grad von Auffälligkeit überhaupt als krankhaft anzusehen und wie die Erscheinungen ggf. zu kategorisieren und zu beeinflussen seien.

Bereits während des Ersten Weltkriegs waren in Deutschland neben Risiken für die körperliche Gesundheit von Kindern und Jugendlichen auch erhebliche Probleme im Bereich des

Mentalen und Sozialen wahrgenommen worden, um deren Bewältigung man sich, das war absehbar, würde bemühen müssen. Insbesondere die unzureichende Versorgung in den letzten Kriegsjahren, die militärische Niederlage und der politische Umbruch trugen aus zeitgenössischer Sicht mit dazu bei, dass sich die Lage auch in Bezug auf die psychische Gesundheit der Kinder gravierend verschlechterte. Vielfach beobachtete Störungen des kindlichen Nervensystems führte man in diesem Zusammenhang auf die Folgen der Unterernährung ([1]:2, [47]:806), vor allem aber auch auf exogene psychische Faktoren zurück [17], [44].

■ **Carl Pototzky**
Der Berliner Arzt Carl Pototzky (1880–1948) wies 1921 auf die „dauernden Erregungen der Kriegsjahre" hin,

» die sich von den Erwachsenen auf die Kinder übertrugen, die mangelnde Disziplin, die infolge der Abwesenheit oder des Verlustes des Vaters, wie durch die notgedrungene berufliche Tätigkeit der Mutter sich rasch geltend machte, ferner mannigfache psychologische Momente, die die Seele des Kindes trafen, sei es, dass Sorge und Not in eine bisher wohlgeordnete Häuslichkeit einzog, sei es, dass andererseits plötzlich einsetzender Wohlstand alle Hemmungen niederriss ([31]:249).

Diskutiert wurde zudem, inwieweit insbesondere die großstädtischen Verhältnisse zu den Phänomenen von Schwererziehbarkeit und Verwahrlosung beitrugen und die kriegsbedingten Probleme in besonderer Schärfe hervortreten ließen ([51]:66). Den Krieg hatten Kinder und Halbwüchsige zwar ausschließlich mittelbar in der Heimat erlebt, waren von seinen Auswirkungen aber natürlich nicht unberührt geblieben. Dabei wirkten die Zeitereignisse nicht nur auf die persönliche physische und psychische Entwicklung, sondern prägten auch das engere und weitere soziale Umfeld: Dem katastrophalen Ende des Kaiserreichs folgte nicht selten „Prekarität als generationeller Erfahrungsraum" ([53]:41). Das Hineinwachsen in die politischen, ökonomischen und sozialen Verhältnisse der Weimarer Republik, die zumeist als krisenhaft wahrgenommen wurden, und die sich mit besonderer Härte bei denjenigen auswirkten, die nach 1900 geboren worden waren, kann als kollektive Lebenserfahrung von Kindern und Jugendlichen beschrieben werden, deren Anteil an der Gesamtbevölkerung aufgrund der enormen Menschenverluste zudem relativ hoch war ([53]:249).

Der bereits zitierte Carl Pototzky war in der Zeit der Weimarer Republik Leiter einer im letzten Kriegsjahr 1918 eröffneten „Poliklinik für nervöse und schwererziehbare Kinder" am „Kaiserin Auguste-Viktoria Haus. Reichsanstalt zur Bekämpfung der Säuglings- und Kleinkindersterblichkeit" (KAVH) in Berlin-Charlottenburg. Diese Poliklinik am KAVH war aus seiner Perspektive nur die erste von zahlreichen weiteren, die noch entstehen sollten: Große Kinder- und Universitätskinderkliniken, so Pototzky, müssten künftig regelmäßig über Ambulatorien für diese Klientel verfügen, da die hohe Zahl „neuropathisch und psychopathisch" veranlagter Kinder vermehrt spezialisierte Einrichtungen erfordere, um eine medizinische Versorgung und erzieherische Betreuung gewährleisten zu können ([31]:249). Mit der Leitung dieser Nervenpolikliniken, die also pädiatrischen Einrichtungen anzugliedern wären, sollten dementsprechend Ärzte betraut werden, die vor allem kinder-, aber auch nervenärztlich geschult seien und darüber hinaus auch für die Pädagogik Interesse und Verständnis hätten. „Wenn man auch einer weiteren Spezialisierung innerhalb eines Spezialfaches nicht das Wort reden soll", so Pototzky, „dürfte sich doch praktisch der Typ eines ‚Kindernervenarztes' allmählich herausbilden" ([31]:249, [37]). Es war dies eine Bezeichnung, die er auch für sich selbst beanspruchte.

In der Poliklinik des KAVH kamen „Neuropathien und Psychopathien des Kindesalters, geistige Defekte, Epilepsie sowie auch sonstige organische Nervenerkrankungen" zur Behandlung; besonderen Wert legte Pototzky dabei auf die Erfassung nervöser Störungen bereits im Säuglingsalter. Therapeutisch favorisierte er die Psychotherapie, zu der er Suggestions- und hypnotische Methoden zählte [30], aber auch körperliche und seelische Übungstherapien [34]; „reine Psychoanalyse" hingegen lehnte er ab. Vor allem, so Pototzky, müsse „die Pädagogik zu ihrem Recht kommen", die Eltern müssten „das beruhigende Gefühl haben, dass ihnen der Arzt in den schwierigen Erziehungsfragen als treuer Berater" zur Seite stehe ([31]:249). Zweckmäßig und folgerichtig wäre es deshalb, wenn die Polikliniken sich dauerhaft in ein kommunales oder staatliches Gesundheits- und Fürsorgesystem einfügten: „Der Gang wäre dann der, dass aus Kindergärten, Schulkindergärten und Schulen nervöse und schwer erziehbare Kinder durch die Schulärzte den Spezialpolikliniken … zur Behandlung und Beobachtung" überwiesen würden, die sie, falls notwendig, entsprechenden Spezialanstalten (Epileptiker-, Idiotenanstalten, Psychopathenheimen und weiteren) überwiesen ([31]:249). Genüge die poliklinische Behandlung nicht, so müssten diese Kinder zur klinischen Beobachtung an Nervenabteilungen an Kinderkliniken überwiesen werden. So sei in Tübingen, „allerdings an der Nervenklinik", bereits eine Kinderabteilung eingerichtet worden ([31]:249). Gemeint ist damit die von Robert Gaupp (1870–1953) initiierte und seit 1919/20 (bis zu dessen Weggang 1926 nach Hamburg) von Werner Villinger (1887–1961) geleitete Station an der Universitätsnervenklinik in Tübingen [50].

Das Verhältnis exogener und endogener Faktoren bei der Schwererziehbarkeit (gekennzeichnet durch gesteigerten Bewegungsdrang, Unbeständigkeit, Unfolgsamkeit, Ängstlichkeit, geringe Festigkeit erlernter Funktionen, mangelhafte Anpassung an das Milieu) diskutierte Pototzky dahingehend ([33]:3), dass exogene Faktoren, also „Milieu und Erlebnis", sowie Freud'sche „pansexuelle Gesichtspunkte" zu sehr in den Vordergrund gestellt würden ([34]:88). Es könne so der Eindruck entstehen,

» es dürfte heute überhaupt den Begriff der Schwererziehbarkeit eines Kindes nicht geben, da diese lediglich als ein Produkt einer unrichtigen Behandlung seitens der Eltern anzusehen sei, resp. sich als eine Frage des Milieus ergebe ([34]:90).

Tatsächlich sei Schwererziehbarkeit wesentlich auch mit grundlegenden endogenen Faktoren in Beziehung zu bringen, zu denen Pototzky Störungen der Denk-, der Willens- und der Gefühlssphäre zählte. Störungen der „Denksphäre" seien als Formen und Grade geistiger Behinderung zu beschreiben, Störungen der „Willenssphäre" als solche, die Hemmungen entweder zu stark oder zu schwach ausgeprägt zutage treten ließen (Psychopathie). Störungen der „Gefühlssphäre" bringt er vor allem mit „Hysterie" in Verbindung, die aber möglicherweise auch nur als eine „Reaktionstype psychopathischer Veranlagung" anzusehen sei ([34]:89, [32]). In jedem Fall sei stets eine pathologische endogene Grundlage vorhanden, auf deren Basis exogene Einwirkungen zu Störungen führten:

» Ich möchte … den Standpunkt einnehmen, dass … die exogenen Faktoren nur eine sekundäre Stellung gegenüber den endogenen Faktoren einnehmen, dass sie sogar für sich allein – also ohne die endogenen Faktoren – überhaupt nicht den Zustand der Schwererziehbarkeit hervorrufen können ([34]:91).

Folgerichtig bemühte sich Pototzky intensiv darum, körperliche Entsprechungen für psychische Auffälligkeiten zu finden, und bediente sich dabei der „capillarmikroskopischen Methode" Walter Jaenschs (1889–1950) [15], [16], die in dessen „Ambulatorium für Konstitutionsmedizin" an der Charité in großem Stil angewendet wurde [26], [27]. Vereinfacht ausgedrückt ging es dabei darum, aus bestimmten Formen der Kapillaren (kleinster Blutgefäße) der Finger auf eine Deformation oder Hemmung der Hirnkapillaren zu schließen und so eine intellektuelle oder psychische Störung nachweisen zu können ([56]:360). Pototzky nahm entsprechende Untersuchungen am KAVH teilweise zusammen mit seinem Kollegen Leonid Dioxiades (1889–1969) vor [35], [7].

- **Arthur Keller**

Arthur Keller (1868–1934), ein weiterer Protagonist, der in der Zeit der Weimarer Republik in Berlin „psychopathische" Kinder und Jugendliche von pädiatrischer Seite her kommend betreute, war in den Jahren 1908–1911 als Gründungsdirektor am Kaiserin Auguste-Viktoria Haus tätig gewesen [46]. In der Folge hatte er sich als Kinderarzt niedergelassen und war 1926 Schularzt in Berlin-Mitte geworden [46]; sein Bezirk umfasste damit auch das damals berüchtigte Scheunenviertel, eine Anzahl durch Armut, Prostitution und Kleinkriminalität geprägter Straßenzüge der Spandauer Vorstadt [10]. Für den Bezirk Mitte mit insgesamt etwa 360.000 Einwohnern wurde ihm zusammen mit seiner Kollegin Paula Heyman (1890–1943) auch die „ärztliche Beratung in der Psychopathenfürsorge" übertragen ([23]:249).

Ursprünglich mit der Stoffwechselphysiologie und Ernährung des Säuglings ganz einem traditionellen Aufgabenfeld der wissenschaftlichen Pädiatrie verhaftet [6], hatte Keller sein Interesse von der „Laboratoriumsforschung" weg zunehmend hin zur Säuglings- und Kleinkinderfürsorge gewandt und bearbeitete nach seinem Wechsel auf die Schularztstelle besonders Fragen der Psychopathologie des Kindesalters im Kontext der sozialen Verhältnisse seiner Klienten und ihrer Familien. Die Praxis der Jugendfürsorge in Berlin verhandelte er seit 1929 engagiert in einer ganzen Serie von Artikeln in der von ihm herausgegebenen *Monatsschrift für Kinderheilkunde* und berichtete dabei u. a. ausführlich von seinen Hospitationen und Besuchen in Heimen für schwer erziehbare und psychopathische Kinder und Jugendliche in den Randbezirken Berlins, in der Provinz Brandenburg und darüber hinaus [18], [20], [22], [23], [24]. In engem Kontakt mit diesen Heimen organisierte er verschiedentlich auch die Beobachtung auffälliger Kinder über einen längeren Zeitraum hinweg ([23]:254). Die im wörtlichen wie im übertragenen Sinne an sich naheliegende Einrichtung, die Kinderbeobachtungsstation in der Psychiatrischen und Nervenklinik der Charité, besuchte Keller offenbar nicht, und auch in seine Erörterungen der Versorgungsinfrastruktur für psychopathische Kinder in Berlin bezog er sie nicht ein, sondern konstatierte:

» Abzulehnen ist aber die Angliederung solcher Beobachtungsheime … an psychiatrische Kliniken. Die Beobachtung soll auch nicht in sogenannten Psychopathenheimen erfolgen, – sonst ist der Fall wiederum als psychiatrisch gestempelt, – sondern auf neutralem Boden ([21]:105).

Keller hoffte, dass ihm zur Vermeidung vorzeitiger Psychiatrisierung der Kinder über kurz oder lang „eine eigene Beobachtungsabteilung" zur Verfügung stehen werde ([23]:254). Tatsächlich wurde noch im Jahr 1933 bei der Erziehungsberatungsstelle am Koppenplatz ein „Beobachtungshort" eingerichtet, von dem er sich erhoffte, er würde nicht als „teure Bewahranstalt", sondern als relativ kostengünstige „Beobachtungs- und Behandlungsstelle im Dienste der Bekämpfung der ständig zunehmenden Verwahrlosung" fungieren [24]. Ob diese Einrichtung unter dem NS-Regime und nach Kellers Tod 1934 weiterhin bestand, konnte bislang nicht ermittelt werden.

Im Gegensatz zu seinem Leipziger Kollegen Ernst Welde (1881-[?]), der Ende der 1920er-Jahre verlangte, dass der Schularzt seine Zeit und Kraft nicht zu sehr „in der Fürsorge für das einzelne Individuum" erschöpfen, sondern vor allem „das Wohl des gesamten Volkes" im Auge behalten solle ([54]:477), beharrte Keller darauf, dass „in jedem einzelnen Falle, wo Hilfe nottut, auch wirklich geholfen" werden solle ([18]:256). Allerdings beschränkte er sich in seiner Tätigkeit aus standespolitischen und wirtschaftlichen Erwägungen lediglich auf die diagnostische Abklärung der Einzelfälle. Eine Behandlung, auch im Bereich der Psychotherapie und Psychologie, kam für ihn nicht infrage, weil „im Bezirk Mitte (am Koppenplatz), wenn ich und meine Fürsorgerinnen uns richtig darum kümmern, tatsächlich jedem Kinde zweckmäßige anderweitige Behandlung" durch niedergelassene ärztliche Kollegen gewährleistet werden konnte ([18]:259).

Nach Kellers Überzeugung waren diagnostisch vor allem die Übergangs- und Grenzzustände in der Intelligenzentwicklung und im Verhalten nur vom erfahrenen Schularzt zu erkennen und zu beurteilen ([22]:242). Entschieden rechnete er die „erzieherische und fürsorgerische Arbeit an gefährdeter Jugend zu den schwierigsten Problemen moderner Kulturbestrebungen" überhaupt ([20]:1). Er hatte im Rahmen seiner informatorischen Besuche der einschlägigen Heime für schwer erziehbare, psychopathische und schwachsinnige Kinder und Jugendliche das Handeln und die Einstellung der dort Beschäftigten schätzen gelernt und betonte insbesondere „das Maß an Freiheit, das man diesen Kindern heute gewährt, und demgegenüber das Maß von Verantwortung, die der Leiter der Anstalt und seine Helfer tragen" ([20]:1, [25]).

Die Anpassung der „Asozialen" an die Gemeinschaft, die Beseitigung der Erziehungsschwierigkeiten, die „Erziehung zur Arbeit" und zur Selbstständigkeit ließen sich nur erreichen, wenn sich zwischen Erziehern und Zöglingen schließlich ein mühsam zu erarbeitendes Vertrauensverhältnis einstellte, dass sich nach Kellers Beobachtung zumeist den Persönlichkeiten der Hausväter, Lehrer und Ausbilder, ihrem Engagement und ihrer Lebensklugheit verdankte ([20]:9).

Diese Praktiker in den Heimen, so stellte er weiter fest, hätten freilich gegen die „Anwendung der Anschauungen von Freud, Adler usw." durchweg eine ablehnende Haltung:

> » Sie fürchten die psychoanalytischen Gutachten, welche in die tiefsten Tiefen graben, die Jugendlichen aufwühlen und gleichzeitig sie auf ihre Fehler aufmerksam machen ([20]:4).

Keller, der sich als Czerny-Schüler verstand, rekurrierte rhetorisch immer wieder auf den national und international führenden Pädiater seiner Zeit [25]. Umso überraschender ist es deshalb festzustellen, dass er als Schularzt im Umgang mit verhaltensauffälligen Kindern einen ganz eigenen, gar eigensinnigen Weg ging, indem er seit 1930 eng mit **Alexander Neuer** (1883–1941[?]), einem Schüler des österreichischen Individualpsychologen **Alfred Adler** (1870–1937), zusammenarbeitete. Am Beginn dieser Zusammenarbeit hatte offenbar ein Versuch Kellers zur Demonstration der großen Unterschiede in der Bewertung von Erziehungsschwierigkeiten, Fehlern und Vergehen Jugendlicher gestanden:

> » Ich habe … Sachverständigen aus den verschiedensten Lagern etwa 20 Kinder und Jugendliche vorgestellt, die in der Familie, in der Schule, in der Öffentlichkeit besondere Schwierigkeiten machen, die aus dem Normalen herausfallen. Es ergaben sich bei dieser Gelegenheit in der Beurteilung des Einzelfalls nach Diagnose, Behandlung und Prognose krasse Differenzen zwischen Ärzten und Lehrern, zwischen Pädagogen der Normalschule und der Hilfsschule und Heilpädagogen, zwischen Ärzten verschiedener Richtung: derselbe Junge erscheint dem einen als Psychopath, dem andern als schlecht oder falsch erzogen, dem dritten als Berliner Range, wie sie in dem Milieu dieser Familie in der Weinmeisterstraße am Alexanderplatz gar nicht anders erwartet werden kann. Mir zur Rechten saß ein Psychiater, mir zur Linken ein Psychologe. Der eine fragte nach allen Einzelheiten der Familienanamnese, um die Schwere der Belastung festzustellen, der andere nahm auffallend wenig davon Notiz, kümmerte sich um so mehr um die Sonderheiten im Verhalten des

Kindes und betonte in der Aussprache nur immer wieder, daß es in der Praxis auf alle die Fragen der Vererbung und Anlage viel weniger ankomme als auf die eine Frage, wie können wir diesem Kinde helfen?
Als geborener Optimist und Kinderfreund habe ich mich für Links entschieden; als Mann der Praxis habe ich gemeint: „Handeln ist stärker als Reden", und habe Alexander Neuer, den Schüler Alfred Adlers, gebeten, mir in der Fürsorge für schwierige Kinder und Jugendliche zur Seite zu stehen ([23]:248f.).

Wahrscheinlich ab Herbst 1930 führte Keller mit Neuer in einer Gemeindeschule eine Erziehungsberatung durch, aus deren Praxis er enthusiastisch berichtete:

» Als Individualpsychologe reinsten Wassers arbeitet Neuer nur mit den Mitteln seiner Wissenschaft. … Ich muss gestehen, dass ich von Neuers Art zu arbeiten begeistert bin und, wenn dies der Individualpsychologie erb- und eigentümlich ist, dann von Alfred Adlers Psychologie. … Ich bewundere die Art und Weise, wie Neuer den jungen Menschen zum Sprechen bringt, wie er von den ersten Fragen nach der allgemeinen Situation ausgehend immer näher an den Menschen herankommt, schließlich mit seinen Fragen eine bestimmte Richtung einschlägt, bis uns Beisitzern das Aha! aufgeht, bis wir erkennen, auf welches Ziel er losgeht, welche Eigenschaften oder Umstände Neuer als Ursache der bestehenden Schwierigkeiten annimmt ([23]:252).

Begeisterung ist hier erkennbar; an anderer Stelle freilich auch noch eine gewisse Zurückhaltung, von der Persönlichkeit des Kollegen direkt auf dessen Lehre zu schließen. Überhaupt, so der Praktiker Keller, würde er „der Pädiatrie und dem einzelnen Pädiater dringend raten, sich von einseitiger Einstellung fernzuhalten und für die Praxis im Einzelfalle das Beste herzunehmen, von welcher Seite es auch geboten wird" ([23]:253).

■ **Paul Schröder**
Diese situationsbezogene, die exogenen Faktoren der Verhaltensauffälligkeiten der Kinder in den Vordergrund stellende Herangehensweise Kellers und seine Hinwendung zur Individualpsychologie blieben nicht unwidersprochen. Paul Schröder (1873–1941), Direktor der Psychiatrischen und Nerven-Klinik der Universität Leipzig und spezialisiert auf kinder- und jugendpsychiatrische Fragestellungen, handelte 1933 in der *Monatsschrift für Kinderheilkunde* ironisch-distanziert die „Kinderpsychologie Freuds und Adlers" ab: „Die merkwürdige Werbekraft", so Schröder, „welche diese Lehren offensichtlich für weite Kreise besitzen oder besessen haben, macht es für den, der dieser Psychologie nicht zu folgen vermag, um so mehr zur Pflicht, sich mit ihnen auseinanderzusetzen" ([41]:81). Adlers individualpsychologischen Ansatz, seinen Glauben „an das Minderwertigkeits- oder Insuffizienzgefühl der Kinder und was er daraus für die Psychologie ableitet" (nämlich laut Schröder den „Ressentimentkomplex"), hält der Autor immerhin für „diskutabler in den Einzelheiten" als Freuds Lehren, doch gehöre schon „ein ungewöhnliches Ausmaß von Gläubigkeit dazu, solchen Lehren und Behauptungen Adlers zuliebe die Kinder in ihrer Gesamtheit so zu sehen wie er" ([41]:89). Dem Gedanken einer „ursprünglichen seelischen Gleichheit" der Kinder, wie er von der Psychoanalyse und Individualpsychologie vertreten werde, stellte Schröder seine eigenen Arbeiten über eine differenzielle Charakterologie gegenüber: Demnach seien zunächst die charakterlichen Gegebenheiten des einzelnen Kindes in ihren „Qualitäten und Abmessungen" abzuklären, um auf der Grundlage dieses Wissens festzustellen, wie Umwelteinflüsse auf die Entwicklung des Charakters und auf das Verhalten wirken ([41]:90, [40]).

Gegen das „erstarrte Schema der ‚Individualpsychologie' und der ‚Psychoanalayse'" warb Schröder bei den Pädiatern ausdrücklich dafür,

> » planmäßig mit hereinleuchten zu helfen in die Frage der anlagemäßigen Unterschiede und der Verschiedenheiten des Charakters beim Kleinkind, sowie in die Modelbarkeit von Halt, Gemüt, Triebleben, Geltungsstreben, Phantasie, Stimmung, Gefühlsleben, Initiative, Ansprechbarkeit, Erregbarkeit usw. in frühen Jahren ([41]:91).

Schröder stand mit diesem Ansatz und dem Anliegen, ihn von psychiatrischer Seite her den Kinderärzten zu vermitteln, nicht allein. Bereits 3 Jahre zuvor hatte auf dem von Arthur Keller organisierten, bereits erwähnten Kurs für Ärzte und Pädagogen in der Berliner Universitätskinderklinik **Otmar von Verschuer** (1896–1969) in ganz ähnlicher Weise das Verhältnis von „Anlage und Milieu" thematisiert und mit der Zwillingsforschung seinen Königsweg zur Erforschung dieser „doppelten Bedingtheit" aufgezeigt [49].

- ■   **Kurs „Kind und Umwelt. Anlage und Erziehung" – 1930**
Die Vorträge des Kurses zum Thema „Kind und Umwelt. Anlage und Erziehung" waren noch im Jahr 1930 publiziert worden [19]. Der Band ist in 5 Abschnitte gegliedert, die sich mit den folgenden Themen beschäftigen:
- ▬   Grundsatzfragen von Erziehung, Anlage und Milieu sowie Konstitution und Typen,
- ▬   nervöse und psychopathische Kinder,
- ▬   Fragen der Intelligenz, Schulbegabung und Lebenstüchtigkeit sowie
- ▬   Probleme der Fürsorgeerziehung.

Neben Verschuer aus Berlin [39] hatte Keller mit Werner Villinger aus Hamburg [12] und Karl Coerper (1886–1960) aus Köln [42] zwei weitere engagierte Experten gewinnen können, die – fachlich etabliert, in Bezug auf Einfluss und Karriere aber längst nicht saturiert – selbstbewusst und „zukunftsweisend" ihre Ansichten zu „nervösen und psychopathischen Kindern", „Anlage und Milieu", „Konstitution und Typen" den Kursteilnehmern vermittelten. Hier beanspruchte, gerade im Vergleich zu den Beiträgen der altgedienten Praktiker aus Schulen, Heimen und Behörden, in der späten Weimarer Republik eine neue Generation erbpathologisch orientierter Mediziner den Vorrang in der wissenschaftlichen Arena. Mit Villinger, damals „leitender Oberarzt am Jugendamt Hamburg", beteiligte sich nur ein einziger klinischer Psychiater mit einem – allerdings zentralen – Beitrag über „Nervöse und psychopathische Kinder" aktiv an der Veranstaltung [51].

- ■   **Jahrestagung der „Deutschen Gesellschaft für Kinderheilkunde" – 1928**
Kellers Kurs zum Verhältnis von „Kind und Umwelt" reihte sich ein in eine ganze Serie von Veranstaltungen, mit denen die Kinderärzte sich in der zweiten Hälfte der 1920er-Jahre für die Erfordernisse der Behandlung auffälliger Kinder und den damit zusammenhängenden pädagogischen und psychologischen Fragen zu wappnen suchten. Der Wiener Kinderarzt und Individualpsychologe **Arthur Zanker** (1890–1957) sah in der Tatsache, dass die Deutsche Gesellschaft für Kinderheilkunde im Rahmen ihrer Jahrestagung in Hamburg 1928 der Kinderpsychologie und Pädagogik eine eigene Sektion widmete, einen Ausdruck dafür, dass in der Pädiatrie die „selbstzufriedene Beschränkung auf rein naturwissenschaftliche Forschung" dem „Streben nach Erweiterung des Gesichtskreises, nach Verständnis nicht nur der Krankheit und ihrer Symptome, sondern des ganzen Menschen, der körperlichen und seelischen Persönlichkeit" Platz gemacht hätten ([57]:384). Auf der Jahrestagung widmete man diesen Problemen eine Vortragsreihe, die der Psychologe **William Stern** (1871–1938) mit einem Beitrag über „moderne Kindespsychologie"

eröffnete, mit dem er versuchte, in der stets aktuellen Streitfrage „exogen – endogen" im Hinblick auf auffällige Kinder vermittelnd zu wirken. Stern führte aus:

> Ich glaube, dass gerade das eingehende Einzelstudium der sich entwickelnden Kinderseele die Einseitigkeit der beiden Standpunkte und die Richtigkeit des ihnen übergeordneten „Konvergenz"-Standpunktes mehr und mehr herausstellen wird: Anlage und Umwelt stehen nicht in einem Rangverhältnis …, sondern in einer Korrelation von unerhörter Innigkeit und in Beziehungen des Notwendig-sich-Ergänzens und gegenseitigen Aufeinanderange-wiesenseins. … Denn der endogene Faktor ist nie als starre Angeborenheit, sondern immer nur als vieldeutige Angelegtheit („Disposition") wirksam, … und der exogene Faktor „Welt" ist nicht einfach da als starre Hohlform, in die der Mensch gepreßt wird, sondern er wird durch das Entgegenkommen oder Sich-Entgegenkommen der inneren Dispositionen selbst dauernd geformt zu dem, was wir „Milieu" und „Schicksal" nennen ([45]:8).

Dieser Gedanke sei es, der vor jenem Fatalismus schütze, der die seelischen Gegebenheiten des Kindes als unveränderliche Größen hinnehme und daher dazu neige, die Möglichkeit erziehlicher und heilender Einwirkungen allzu gering einzuschätzen.

Auf die Individualpsychologie eingehend, warnte Stern vor genau jener Einseitigkeit einer pragmatischen und positiven Herangehensweise, die Keller 2 Jahre später an der Arbeit Neuers so schätzen sollte: Zwar sei, so Stern, die Individualpsychologie geeignet, Erzieher und Ärzte zur „höchsten Entfaltung ihrer Kräfte anzuspannen", doch auch das bestenfalls Erreichbare hätte „verschiedenes Niveau und die Zugänglichkeit für Ermutigung" sei eine „von Individuum zu Individuum stark variierende Anlage"; so dürfe der – in der Praxis sehr wertvolle – Optimismus der individualpsychologischen Einstellung nicht dazu führen, „die Theorie zu verfälschen, indem man die Varietätenfülle angelegter Gaben und Fähigkeiten zu einer Quantité negligeable herabzudrücken" suche ([45]:9).

Meinhard von Pfaundler (1872–1947), Chef der Universitäts-Kinderklinik München, der auf der Tagung 1928 in Hamburg zu „Krankheitszeichen bei fehlerzogenen Kindern" sprach, reichte nur eine kurze Zusammenfassung seines Vortrags zur Veröffentlichung ein, welche ihn offenbar zur Pointierung nötigte:

> Die Individualpsychologie leidet an Elephantiasis grundlegender Ideen sowie an einseitigem, weder dem Verstehen noch dem Einfühlen zugänglichen Finalismus. Ihre Voraussetzungen sind zum Teil unzutreffend, ihrer Folgerungen bleiben mehrfach unerfüllt ([29]:18).

Der Psychiater **August Homburger** (1873–1930), der bereits seit 1917 in Heidelberg in den Räumen der pädiatrischen Ambulanz eine „heilpädagogische Beratungsstelle" betrieb [13] und von seinem dortigen pädiatrischen Kollegen Ernst Moro (1874–1951) nach Hamburg eingeladen worden war, näherte sich in seinem Vortrag der „Lehre vom Seelisch-Abnormen im Kindesalter" ausführlich und systematisch von der Seite der klinischen Psychiatrie her an [14], traf damit aber offenbar nicht den rechten Ton vor dem rein pädiatrischen Auditorium. Seinen Ausführungen sei das Bestreben anzumerken gewesen,

> sich nur streng mit wissenschaftlichem Tatsachenmaterial zu beschäftigen, wie der Analyse der Abnormitäten nach Gesichtspunkten von Anlage, Umwelt, Reaktionsweise und zeitlichem Aufbau. Es ist begreiflich, daß Homburger damit nur das Interesse engster Fachgenossen zu fesseln vermochte, der Allgemeinheit aber zu doktrinär, ja stellenweise schwer verständlich erscheinen musste ([57]:386).

Als nach einem abschließenden Beitrag Carl Pototzkys die Diskussion über die Sektion eröffnet wurde [35], äußerte sich **Erich Benjamin** (1880–1943) noch einmal ausführlich zu den zeitbedingten exogenen Faktoren in Bezug auf die seelische Verfassung der Jugend, warnte vor einer Überbetonung erblicher Gegebenheiten und betonte die Wichtigkeit einer „tiefgreifenden erzieherischen Beeinflussung" bereits in den allerersten Lebensjahren ([2]:47).

■ IV. Ärztekonferenz der „Deutschen Vereinigung für Säuglings- und Kleinkinderschutz" – 1931

Der frühzeitigen Erkennung psychopathischer Konstitution, Psychopathie und Schwerziehbarkeit war auch die IV. Ärztekonferenz der Deutschen Vereinigung für Säuglings- und Kleinkinderschutz 1931 in Dresden gewidmet, wobei die dort diskutierten Vorschläge zur erzieherisch-therapeutischen Beeinflussung bereits stark von den Auswirkungen der katastrophalen ökonomischen Situation im Deutschen Reich geprägt waren. Als Referenten traten mit Werner Villinger, Carl Pototzky und Erich Benjamin hinlänglich bekannte Protagonisten der Fürsorge für das „seelisch und geistig abnorme Kind" auf; ergänzt wurde diese erprobte Trias von Fachleuten durch den Berliner Kinderarzt und Sozialhygieniker **Gustav Tugendreich** (1876–1948), der zusammenfassend über institutionelle Aspekte der fürsorgerischen Erfassung und Betreuung dieser Kinder sprach. Prominent kam dabei die Forderung einer Zuweisung insbesondere sehr junger „Psychopathen" an die Pädiatrie zur Sprache, wobei allerdings (selbst-)kritisch immer wieder auf den vergleichsweise schlechten Ausbildungsstand der Kinderärzte in diesen Fragen hingewiesen wurde, den sie freilich selbst zu verantworten hätten. Den auf diesem Gebiet gut ausgebildeten „Erziehern, Irren- und Seelenärzten" verdanke man „bedeutende Erkenntnisse auf dem Gebiet des kindlichen Geistes- und Seelenlebens", während in der Kinderheilkunde „Erkennung, Betreuung, Aufzeichnung der geistig-seelischen Entwicklung" im Vergleich zum somatischen Feld doch sehr vernachlässigt worden sei ([48]:99). Erst „nachdem die Teilung längst geschehen, naht der Poet" – hier gemeint: der Kinderarzt –, zitiert Tugendreich Schiller und bedauert:

> **»** Diese künstliche Trennung ist für Diagnose und Therapie, sie ist für das geistig und seelisch abnorme Kind und seine Fürsorge höchst nachteilig ([48]:100).

Aufschlussreich ist die dokumentierte Aussprache über die Beiträge, der zu entnehmen ist, dass sich in Dresden tatsächlich die wichtigsten medizinischen Vertreter der Erfassung und Betreuung auffälliger Kinder getroffen hatten. Anwesend waren demnach u. a. Arthur Keller, Paula Heyman (1890–1943), Curt Boenheim (1894–1983), Wilfried Cohn-Hülse (1900–1962), Gustav Adolf Waetzoldt (1890–1945) und auch Franz Kramer (1888–1967) aus Berlin, außerdem Franz Hamburger (1874–1954) und Albert Moll (1862–1939) aus Wien, Jussuf Ibrahim (1877–1953), Jena, Stefan Engel (1878–1968), Dortmund, und Paul Schröder, Leipzig. Franz Kramer, der – soweit bekannt – im Rahmen seiner Tätigkeit auf der Beobachtungsstation für jugendliche Psychopathen der Nervenklinik der Charité die Zusammenarbeit mit der Pädiatrie nicht eben in den Vordergrund gestellt hatte, begrüßte in seinem Diskussionsbeitrag dennoch den Gedanken verstärkter Kooperation:

> **»** Es entspricht das durchaus den Bestrebungen, die der Deutsche Verein zur Fürsorge für jugendliche Psychopathen [DVFjP] seit 1918 verfolgt; dieser hat immer ein Zusammenwirken von Psychiater und Pädiater bei der Beurteilung dieser Probleme angestrebt ([28]:120).

In der Endphase der Weimarer Republik blieben die Ausführungen Kramers indes weitgehend ohne konkrete Folgen. Zwar gab es mit der vom DVFjP und der Deutschen Vereinigung für Säuglings- und Kleinkinderschutz gemeinsam organisierten Sachverständigenkonferenz zu dem Thema „Die Erziehungsschwierigkeiten des Kleinkindes" am 19. März 1933 tatsächlich noch einen Versuch, das Zusammenwirken der beiden medizinischen Fächer zu verbessern; auch wurden im selben Jahr zwei Pädiater in das Herausgeberkollegium der *Zeitschrift für Kinderforschung* aufgenommen. Doch die nach 1933 sich endgültig durchsetzende Tendenz, die medizinische und (volks-)erzieherische Tätigkeit der Kinderärzte ganz auf das Ziel einer Höherentwicklung der „Volksgemeinschaft" auszurichten, verbannte das Problem des „psychopathischen Kindes" an die Peripherie des pädiatrischen Interesses. Der in Dresden anwesende Wiener Ordinarius für Pädiatrie **Franz Hamburger** hatte bereits in seiner Antrittsvorlesung 1930 Vorstellungen einer umfassenden Gesundheitsführung von Kindern und Familien anklingen lassen, mit der er seinem Fach nicht nur neue Aufgaben zugewiesen, sondern eine Umorientierung der Kinderheilkunde zu einer ärztlichen Kinderkunde gefordert hatte, die sich insbesondere mit dem Aspekt der Krankheitsvorbeugung und Leistungssteigerung gesunder Kinder auseinandersetzen sollte ([11]:778). Dass mit der Verwirklichung dieses Konzepts die Pädiatrie und die Pädiater weit über ihre gewohnten Behandlungsfelder und -methoden (und auch über die Altersgrenze von 13 Jahren) hinaus tätig werden sollten, wurde als weiterer erwünschter Effekt von ihm begrüßt.

Literatur

[1] Die Aushungerung Deutschlands (1919) Vorträge auf der ausserordentlichen Sitzung der Vereinigten ärztlichen Gesellschaften am 18. Dezember 1918. Berl Klin Wochenschr 56:1–9
[2] Benjamin E (1928) Diskussionsbeitrag. Monatsschr Kinderheilkd 41:47–49
[3] Benjamin E (1932) Die Bedeutung der exogenen Faktoren (Milieu und Erziehung). Monatsschr Kinderheilkd 53:92–98
[4] Czerny A (1930) Einleitung. In: Keller A (Hrsg) Kind und Umwelt. Anlage und Erziehung. Ein Kurs für Ärzte und Pädagogen in der Universitätskinderklinik Berlin. 6. bis. 8. März 1930. Deuticke, Leipzig Wien, S 1f
[5] Czerny A (1942) Der Arzt als Erzieher des Kindes. 9. unveränd. Aufl. Deuticke, Leipzig Wien
[6] Czerny A, Keller A (1906) Des Kindes Ernährung, Ernährungsstörungen und Ernährungstherapie. Ein Handbuch für Ärzte. 5 Bde. Deuticke, Leipzig Wien
[7] Doxiades L (1928) Grundlagen zur Bewertung des kapillaroskopischen Bildes am Nagelfalz bei normalen und geistesschwachen Kindern. Monatsschr Psychiatr Neurol 69:176–187
[8] Escherich T (1904) Die Grundlagen und Ziele der modernen Pädiatrie. In: Escherich T, Jacobi A (Hrsg) Der gegenwärtige Stand der Kinderheilkunde und ihre Beziehungen zu den angrenzenden Wissensgebieten. Zwei Vorträge gehalten in der pädiatrischen Sektion des internationalen Kongresses für Wissenschaften und Künste in St. Louis am 23. September 1904. Karger, Berlin, S 5–32
[9] Fischer-Defoy W (1928) Der Schularzt. Braun, Karlsruhe
[10] Geisel E (1981) Im Scheunenviertel. Bilder, Texte und Dokumente. Severin & Siedler, Berlin
[11] Hamburger F (1930) Über die Ausbildung des Mediziners in der Kinderheilkunde. Wien Klin Wochenschr 43:769–774
[12] Holtkamp M (2002) Werner Villinger (1887–1961). Die Kontinuität des Minderwertigkeitsgedankens in der Jugend- und Sozialpsychiatrie. Matthiesen, Husum
[13] Homburger A (1924) Die heilpädagogische Beratungsstelle in Heidelberg. Z Kinderforsch 29(4):261–274
[14] Homburger A (1928) Psychopathologische Grundlagen ärztlich-erzieherischen Denkens. Monatsschr Kinderheilkd 41:19–34
[15] Jaensch W (1926) Grundzüge einer Physiologie und Klinik der psychophysischen Persönlichkeit. Ein Beitrag zur funktionellen Diagnostik. Springer, Berlin
[16] Jaensch W (1930) Die Hautkapillarmikroskopie. Ihre praktische Bedeutung für Diagnose und Therapie körperlich-seelischer Individualität im Zusammenhang mit dem Kropf- und Minderwertigkeitsproblem. Marhold, Halle/S
[17] Kastan M (1922) Asoziales Verhalten jugendlicher geistig abnormer Individuen in und nach dem Kriege. Arch Psychiatr Nervenkr 64:1–12
[18] Keller A (1929) Aus der Praxis der Jugendfürsorge: Sinn, Aufgaben und Ausführung der Schularzttätigkeit. Monatsschr Kinderheilkd 45:523–539

[19]   Keller A (Hrsg) (1930) Kind und Umwelt. Anlage und Erziehung. Ein Kurs für Ärzte und Pädagogen in der Universitätskinderklinik Berlin. 6. bis. 8. März 1930. Deuticke, Leipzig Wien
[20]   Keller A (1930) Aus der Praxis der Jugendfürsorge: Heime für schwer erziehbare, psychopathische und schwachsinnige Kinder und Jugendliche. Monatsschr Kinderheilkd 47:1–10
[21]   Keller A (1930) Erziehungsfehler und Fehlerziehung. In: Keller A (Hrsg) Kind und Umwelt. Anlage und Erziehung. Ein Kurs für Ärzte und Pädagogen in der Universitätskinderklinik Berlin. 6. bis. 8. März 1930. Deuticke, Leipzig Wien, S 94–107
[22]   Keller A (1932) Aus der Praxis der Jugendfürsorge: Die Stellung des Schularztes in der Fürsorge. Monatsschr Kinderheilkd 51:241–245
[23]   Keller A (1932) Aus der Praxis der Jugendfürsorge: Erziehungsberatung am Koppenplatz. Monatsschr Kinderheilkd 51:245–256
[24]   Keller A (1933) Aus der Praxis der Jugendfürsorge: Beratung und Beobachtung im Dienste der Jugendfürsorge. Monatsschr Kinderheilkd 55:134–145
[25]   Keller A (1933) Erzieher. Monatsschr Kinderheilkd 55:92–96
[26]   Kölch M (2004) „Förderungsfähig" – „förderungswürdig"? Die Beurteilung von Kindern mittels Kapillarmikroskopie im Ambulatorium für Konstitutionsmedizin an der Charité. In: Beddies T, Hübener K (Hrsg) Kinder in der NS-Psychiatrie, be.bra Wissenschaft, Berlin, S 71–86
[27]   Kölch M (2006) Theorie und Praxis der Kinder- und Jugendpsychiatrie in Berlin 1920-1935. Die Diagnose „Psychopathie" im Spannungsfeld von Psychiatrie, Individualpsychologie und Politik. Diss. med., FU Berlin 2002. http://www.diss.fu-berlin.de/2006/472/index.html. Zugegriffen: 22.09.2016
[28]   Kramer F (1932) Beitrag zur Aussprache. Monatsschr Kinderheilkd 53:120
[29]   von Pfaundler M (1928) Krankheitszeichen bei fehlerzogenen Kindern. Monatsschr Kinderheilkd 41:18
[30]   Pototzky C (1919) Zur Methodik der Psychotherapie im Kindesalter mit besonderer Berücksichtigung der „Milieusuggestions-Methode". Z Kinderheilkd 21:104–112
[31]   Pototzky C (1921) Die Errichtung von Polikliniken und Beratungsstellen für nervöse und schwer erziehbare Kinder. Dtsch Med Wochenschr 47:249
[32]   Pototzky C (1924) Nervöse Konstitutions- und Reaktionstypen. Z Kinderheilkd 37:24–26
[33]   Pototzky C (1925) Das Problem schwererziehbarer Kinder unter Berücksichtigung planwirtschaftlicher Gesichtspunkte. In: Langstein L (Hrsg) Wege und Ziele der Gesundheitsfürsorge unter dem Gesichtspunkt der Planwirtschaft: 1. Fortbildungslehrgang der deutschen Gesundheitsfürsorgeschule. Selbstverlag, Berlin-Charlottenburg, S 1–12
[34]   Pototzky C (1926) Die Schwererziehbarkeit des Kindes. Z Kinderheilkd 41:88–95
[35]   Pototzky C (1928) Die klinischen Ergebnisse der Kapillaroskopie bei neuropathischen und geistesschwachen Kindern. Monatsschr Psychiatr Neurol 69:188–199
[36]   Pototzky C (1932) Die Bedeutung der endogenen Faktoren (Konstitution). Monatsschr Kinderheilkd 53:84–91
[37]   Pototzky C (1933) Die Psychopathologie des Kindes – ein Grenzfach. Z Kinderforsch 41:287–297
[38]   Salge B (1920) Die Entwicklung der Kinderheilkunde auf den deutschen Universitäten im letzten Jahrzehnt. In: Rott F (Hrsg) Beiträge zur sozialen Hygiene des Säuglings- und Kleinkindesalters. Stilke, Berlin, S 192–198
[39]   Schmuhl H-W (2005) Grenzüberschreitungen. Das Kaiser-Wilhelm-Institut für Anthropologie, menschliche Erblehre und Eugenik 1927–1945. Wallstein, Göttingen
[40]   Schröder P (1931) Kindliche Charaktere und ihre Abartigkeiten. Mit erläuternden Beispielen von Dr. med. Hans Heinze. Hirt, Breslau
[41]   Schröder P (1933) Die Kinderpsychologie von Freud und Adler. Monatsschr Kinderheilkd 55:81–91
[42]   Schütz H (2004) Gesundheitsfürsorge zwischen humanitärem Anspruch und eugenischer Verpflichtung. Entwicklung und Kontinuität sozialhygienischer Anschauungen zwischen 1920 und 1960 am Beispiel von Prof. Dr. Karl Coerper. Matthiesen, Husum
[43]   Seidler E (1995) Die Kinderheilkunde und der Staat. Monatsschr Kinderheilkd 143:1184–1191
[44]   Soecknick A (1924) Kriegseinfluss auf jugendliche Psychopathen (nach dem Krankenmaterial der Psychiatrischen und Nervenklinik der Universität zu Königsberg i. Pr.). Arch Psychiatr Nervenkrank 70:172–186
[45]   Stern W (1928) Die moderne Kinderpsychologie, ihre Theorien, Ergebnisse und pädagogischen Auswirkungen. Monatsschr Kinderheilkd 41:1–17
[46]   Stürzbecher M [o. J.] „Keller, Arthur". Neue Deutsche Biographie. http://www.deutsche-biographie.de/ppn13997301X.html. Zugegriffen: 22.09.2016
[47]   Tugendreich G (1919) Die Wirkung der englischen Hungerblockade auf die deutschen Kinder. Dtsch Med Wochenschr 45:806f
[48]   Tugendreich G (1932) Fürsorgerische Erfassung des seelisch und geistig abnormen Kindes. Monatsschr Kinderheilkd 53:99–119

[49]   von Verschuer O Frhrr (1930) Anlage und Milieu. In: Keller A (Hrsg) Kind und Umwelt. Anlage und Erziehung.
       Deuticke, Leipzig Wien, S 39–49
[50]   Villinger W (1923) Die Kinderabteilung der Universitätsnervenklinik Tübingen. Zugleich ein Beitrag zur
       Kenntnis der Enzephalitis epidemica und zur sozialen Psychiatrie. Z Kinderforsch 28(2):128–160
[51]   Villinger W (1930) Nervöse und psychopathische Kinder. In: Keller A (Hrsg) Kind und Umwelt. Anlage und
       Erziehung. Ein Kurs für Ärzte und Pädagogen in der Universitätskinderklinik Berlin. 6. bis. 8. März 1930. Leip-
       zig Wien, S 63–80
[52]   Wehler H-U (1995) Deutsche Gesellschaftsgeschichte. Dritter Band: 1849–1914. Beck, München
[53]   Weinrich A (2013) Der Weltkrieg als Erzieher. Jugend zwischen Weimarer Republik und Nationalsozialismus.
       Klartext, Essen
[54]   Welde E (1929) Aus der sozialhygienischen Praxis des modernen Schularztes. Monatsschr Kinderheilkd
       42:477–481
[55]   Witt D (1980) Die Entwicklung der Pädiatrie zum eigenen Fachgebiet. Dargestellt nach den Protokollen der
       Deutschen Ärztetage und nach den Publikationen im Deutschen Ärzteblatt. Med. Diss., München
[56]   Wittneben W (1926) Kasuistik und Therapie archikapillärer Zustandsbilder bei Jugendlichen. Z Kinderforsch
       32:361–413
[57]   Zanker A (1929) Über die Verhandlungen der deutschen Gesellschaft für Kinderheilkunde zu Hamburg 1928.
       Int Z Individualpsychol 7:384–388

„Denn im Verein stehen wir dem Nichts gegenüber". Der Vorstand des Deutschen Vereins zur Fürsorge für jugendliche Psychopathen e. V. zwischen gescheiterter Überlebensstrategie und Resistenz (1933–1935)

Anne Oommen-Halbach und Klaus Schepker

Aus dem Brief Ruth von der Leyens an Friedrich Siegmund-Schulze vom 29.9.1933, [20].

© Springer-Verlag GmbH Deutschland 2017
H. Fangerau, S. Topp, K. Schepker (Hrsg.), *Kinder- und Jugendpsychiatrie im Nationalsozialismus und in der Nachkriegszeit*, DOI 10.1007/978-3-662-49806-4_5

Die Arbeit des „Deutschen Vereins zur Fürsorge für jugendliche Psychopathen e. V." (im Folgenden: DVFjP) kann auch als Teil der Konstitutionsgeschichte des Faches Kinder- und Jugendpsychiatrie betrachtet werden.

Dies ist auf den ersten Blick nicht offensichtlich: Während der 1918 gegründete DVFjP insbesondere während der Zeit der Weimarer Republik seine Fürsorge- und Vereinstätigkeit sowie seine wissenschaftliche Aktivität ausbaute, wurde die „Deutsche Gesellschaft für Kinderpsychiatrie und Heilpädagogik" erst 1940 gegründet. Zu diesem Zeitpunkt hatte der DVFjP seinen Einfluss auf das staatliche Jugendwohlfahrts- und Gesundheitswesen bereits verloren, seine wesentlichen Protagonisten waren verfolgt, vertrieben oder aus dem Leben geschieden (zum Einfluss des DVFjP in der Weimarer Republik vgl. [59]).

Als treibende Kräfte des Vereins können insbesondere die Sozialpädagogin **Ruth von der Leyen** (1888–1935; zu von der Leyen vgl. [41], [11], [81]) und der Neurologe und Psychiater an der Psychiatrischen und Nervenklinik Berlin **Franz Kramer** (1878–1967; zu Kramer vgl. [100], [131]) angesehen werden. Das Jahr 1933 brachte sowohl für von der Leyen als auch für Kramer eine dramatische Einengung ihrer sozialpädagogischen und ärztlichen Arbeits-, Forschungs- und Lebensfelder, die über die gemeinsame Arbeit im DVFjP miteinander verschränkt waren ([120]:301).

Ihr jahrzehntelang verfolgtes individualtherapeutisches Fürsorge- aber auch Forschungsanliegen mit einem Fokus auf das einzelne verhaltensauffällige Kind, für das eine „psychopathische Konstitution" postuliert wurde (zum Begriff der Psychopathie vgl. [75]:21–28, siehe auch [78]:349), stand im Widerspruch zur nationalsozialistischen Doktrin der „Volksgesundheit", die zu Selektion, Aussonderung bis hin zur Tötung verhaltensauffälliger Kinder führte [49].

Dass die Verantwortlichen des DVFjP, insbesondere von der Leyen, die schwindenden Handlungsspielräume dennoch – teilweise erfolgreich – zu nutzen wussten, um das Ziel der Etablierung eines individuellen, stark pädagogisch geprägten Therapieansatzes in einem gewissen Ausmaß bis in das Jahr 1935 weiterzuverfolgen, soll das Thema dieses Beitrags sein.

Hierbei wird an die von Volker Roelcke exemplarisch belegte Forschungsthese angeknüpft, dass es auch im therapeutischen Handeln von Psychiatern zwischen 1933–1945 individuelle „Handlungsspielräume" gegeben hat, um sich zumindest punktuell gegen NS-Menschenrechtsverletzungen im Kontext der ärztlichen Tätigkeit aufzulehnen. Ein solches Verhalten führte nicht zwangsläufig zu persönlichen oder beruflichen Sanktionen ([42], [113], [114]:1320, [116]).

Unter der Fragestellung einer möglichen Resistenz gegenüber der NS-Ideologie und deren spezifischen Implikationen für therapeutische Handlungsfelder, z. B. im Kontext der NS-Zwangssterilisationen, entstanden dabei uneinheitliche, teils ambivalente Bilder der Mediziner zwischen Anpassung und Widerstand. Auch die lange Zeit unangefochtene Darstellung des Berliner Ordinarius für Psychiatrie und Neurologie **Karl Bonhoeffer** (1868–1948) „als personifizierter Gegensatz zum Nationalsozialismus" ([63]:208) hat in dieser Hinsicht Korrekturen erfahren ([38]:56–62, [113]:74–84).

Walter Schmuhl wies im Hinblick auf das zwiespältige Wirken des Psychiaters **Walter Creutz** (1898–1971) „zwischen Resistenz und Kollaboration" [122] darauf hin, dass üblicherweise verwendete Begriffe wie „Zivilcourage" und „Widerstand" den komplexen Zeitumständen der Medizin im Nationalsozialismus möglicherweise nicht gerecht würden ([122]:1074). Auch im Ringen einiger Vorstandsmitglieder des DVFjP um ein Weiterbestehen der etablierten Arbeits-, Forschungs- und Lebensperspektiven finden sich solche Ambivalenzen.

In diesem Kapitel wird versucht, aus weitgehend fachpolitischer und biografischer Perspektive einerseits die Ausschaltung des interdisziplinären DVFjP in den Jahren 1933–1935 zu rekonstruieren, andererseits die Auswege nachzuzeichnen, die insbesondere von Ruth von der Leyen geplant und teilweise auch beschritten wurden, um das wissenschaftliche Erbe des Vereins zu retten.

Hierbei interessieren auch die Personen, die im interdisziplinären Netzwerk des Vereins, in dem auch familiäre Verbindungen bestanden, mitwirkten. Zur Kontextualisierung wurden daher auch Biografien weiterer Vorstandsmitglieder, die in der historischen Betrachtung des DVFjP bisher weniger Beachtung erfuhren, eingeschlossen. Zu ihnen zählt z. B. der 1. Vorsitzende des Vereins, der Theologe und Sozialreformer **Friedrich Siegmund-Schultze** (1885–1969; zu Siegmund-Schultze vgl. z. B. [109]), dessen Korrespondenzen mit von der Leyen aus den Jahren 1933–1935 aus dem Evangelischen Zentralarchiv Berlin (EZA, Bestand 626) für diese Untersuchung herangezogen wurden. Darüber hinaus wurden Archivalien aus dem Bundesarchiv Berlin (Bestand R 4901/1355) sowie dem Historischen Archiv des Max-Planck-Instituts für Psychiatrie (MPIP-HA, Bestand GDA 83) eingesehen.

5.1   Bisheriger Forschungsstand

Von der Leyen und Kramer wurden als treibende Kräfte des DVFjP in ihrer Bedeutung für die Entwicklung der Kinder- und Jugendpsychiatrie in Deutschland erst in jüngerer Vergangenheit erkannt. Nachdem sie zunächst in der disziplinengeschichtlichen Literatur übergangen bzw. marginalisiert wurden ([47]:257, 259, 534), führten v. a. die Publikationen von Thomas Beddies, Petra Fuchs, Michael Kölch, Klaus-Jürgen Neumärker und Wolfgang Rose zu einer differenzierten Auseinandersetzung mit dem Leben und Wirken von der Leyens und Kramers.

Die Forschungsschwerpunkte wurden dabei zunächst auf die Gründung des DVFjP [59] sowie auf die zeitgenössisch umstrittene Diagnoseentität der „Psychopathie" im Kindes- und Jugendalter gelegt ([75]; die zum Zeitpunkt der Fertigstellung dieses Beitrags erschienene Monografie von Rose W, Fuchs P, Beddies T (2016) Diagnose „Psychopathie". Die urbane Moderne und das schwierige Kind. Berlin 1918–1933. Böhlau, Wien Köln Weimar, aus der Reihe „Kulturen des Wahnsinns [1870–1930]", Bd. 3, verspricht eine umfassende Darstellung zur Diagnose „Psychopathie"). Im Weiteren interessierten die aus dem Konzept der „Psychopathie" resultierenden individuellen therapeutischen Vorgehensweisen [61] sowie eine Kontextualisierung des milieuorientierten Ansatzes von Kramer und von der Leyen in aktuelle therapeutische Konzepte der Kinder- und Jugendpsychiatrie [120]. Auch fanden die pädagogischen Beobachtungsberichte innerhalb der Krankenakten der „Kinder- Kranken- und Beobachtungsstation" (im Folgenden verkürzt: Kinderbeobachtungsstation) an der Charité Berlin, die von pädagogischer Seite durch den DVFjP betreut wurde, unter einer epistemologischen Perspektive Beachtung [60]: Hier wurden sie als spezifisches Fallbeispiel der „patientenbezogenen Dokumentation" ([45]:7) betrachtet, die sich innerhalb der Psychiatrie des 19. Jahrhunderts etablierte.

5.2   Der Deutsche Verein zur Fürsorge für jugendliche Psychopathen

Für die Entstehungsgeschichte und Zielsetzung des 1918 gegründeten DVFjP, der bis 1933 den organisatorischen Kristallisationspunkt unterschiedlich strukturierter primär (heil-)pädagogischer diagnostischer, therapeutischer, rehabilitativer und beratender Einrichtungen für „psychopathische Kinder" im Deutschen Reich bildete, sei auf die Beiträge von Petra Fuchs in diesem Band verwiesen (▶ Kap. 3). Der Verein, der 1933 etwa 90 Mitglieder umfasste [17], gliederte sich in zwei leitende Gremien: den Vorstand sowie den Arbeitsausschuss, deren jeweilige Geschäftsführung in der Hand von der Leyens lag [94]. Allein durch die personelle Besetzung der Führungsgremien hatte der DVFjP vielfache Berührungspunkte zur Psychiatrie. Im Jahr 1931 gehörten dem 9-köpfigen Vorstand allein 3 psychiatrisch tätige Professoren an: Dies waren, außer Kramer, der Direktor der Psychiatrischen Abteilung des Stadtkrankenhauses Dresden-Johannstadt **Eduard**

Reiss (1878–1957; zu Reiss vgl. [85]:1166) sowie der Oberstabsarzt und außerordentliche Professor für Neurologie und Psychiatrie an der Berliner Friedrich-Wilhelm Universität **Ewald Stier** (1874–1962; zu Stier vgl. [56]:1512–1513, [101]:92–93). Darüber hinaus waren im Arbeitsausschuss der bereits erwähnte Karl Bonhoeffer, der Direktor der Heilanstalt Strecknitz-Lübeck **Johannes Reinhard Enge** (1877–1966), der in Lübeck eine „Beratungsstelle für psychopathische Jugendliche" begründete ([50]:41–51), der Professor für Psychiatrie und Direktor des Bürger-Hospitals in Stuttgart **Albrecht Wetzel** (1880–1947), der seit 1913 kriminologische Studien betrieb ([56]:1673, [96]), sowie der Psychiater **Werner Villinger** (1887–1961). Villinger war von 1926–1933 am Landesjugendamt Hamburg tätig und hielt in dieser Zeit auch Vorlesungen an der Staatlichen Sozialen Frauenschule Hamburg. Er wurde 1932 in Hamburg zum Professor und 1934 zum Chefarzt der von Bodelschwinghschen Anstalten in Bethel ernannt ([71]:11–25, 118).

Die Präsenz der Psychiater im Vorstand des Vereins bedeutete jedoch nicht, dass es sich um einen ärztlichen Verein handelte. Vielmehr zählte die Interdisziplinarität zu den Charakteristika des Vereins. So hatte der Münchener Neurologe und Psychiater **Max Isserlin** (1879–1941) 1923 anlässlich des Redaktionswechsels der *Zeitschrift für Kinderforschung*, die im gleichen Jahr offizielles Organ des DVFjP geworden war, programmatisch formuliert:

»   Bei der Gewinnung wissenschaftlicher Einsicht bei der Förderung von Jugendfürsorge und Heilerziehung könne „es keine Grenzen der Berufsklassen geben" ([72]:1).

Dies galt im Besonderen für den DVFjP ([39]:89–90); seine Mitbegründerin und Geschäftsführerin von der Leyen verkörperte diesen Anspruch gewissermaßen auch in ihrer eigenen Biografie: Nach einem Musikstudium (1905–1912) hatte sie zunächst die Soziale Frauenschule Berlin besucht (1912–1913), bevor sie für kurze Zeit in der Wohlfahrtstelle des Polizeipräsidiums Berlin tätig wurde. Seit April 1913 war sie Mitarbeiterin der „Deutschen Zentrale für Jugendfürsorge", hier unterstand ihr bis 1921 die Abteilung für Jugendgerichtshilfe, bevor sie sich ausschließlich als Geschäftsführerin und Schriftführerin des DVFjP engagierte [11]. Als Schülerin von **Alice Salomon** (1872–1948), der Gründerin der Sozialen Frauenschule Berlin, hatte von der Leyen auch Verbindungen zu Persönlichkeiten der Sozialreform und der bürgerlichen Frauenbewegung.

Hiermit stand sie in den Führungsgremien des DVFjP nicht allein: So zählten zum Arbeitsausschuss des Vereins auch die Sozialpädagogin und Politikerin **Helene Weber** (1881–1962; zu Weber vgl. [103]), die Nationalökonomin und Sozialarbeiterin **Käthe Mende** (1878–1963; zu Mende vgl. [46]:390–391), die wie von der Leyen zu den Mitarbeiterinnen der Deutschen Zentrale für Jugendfürsorge gehörte, sowie die bereits 1909 am Polizeipräsidium tätige Fürsorgerin und spätere Dozentin für „Polizeiliche Fürsorge" und „Gefangenen- und Strafentlassenenfürsorge" in Berlin **Margarete Dittmer** (1872–1943?; zu Dittmer vgl. [104]: 228–229, [106]), um nur Einige zu nennen.

Zum Arbeitsausschuss gehörte ebenso die promovierte Psychologin und Regierungsrätin am Jugendamt Hamburg **Bertha Paulssen** (1891–1973; zu Paulssen vgl. [54]:168, [88]:214, [108]) sowie die jüngere Schwester des 1. Vorsitzenden **Maria Siegmund-Schultze** (geb. 16.7.1883), die das Jugendamt ihres Geburtsortes Görlitz leitete ([62]:255, [18]).

Im Zentrum der unterschiedlichen Institutionen, die der Verein seit Beginn seines Bestehens aufbaute, stand die 1919 eröffnete Beratungsstelle für Heilpädagogik in Berlin-Mitte. Hier gestaltete sich der erste Kontakt mit Eltern und (erziehungs-)schwierigen Kindern, erfolgten regelhafte ärztliche Untersuchungen, wurden heilpädagogische Therapien festgelegt und deren Durchführung veranlasst ([75]:200–202). Zeit seines Bestehens gründete der Verein darüber hinaus 3 Heilerziehungsheime, die jeweils über einige Jahre bestanden, ein Lehrlingsheim für Mädchen sowie 2 pädagogische Erholungsheime. Zu den offenen Angeboten des Vereins zählten die 1919 eingeführten „Spielnachmittage" ([60]:138, [94]:654).

Die Kinderbeobachtungsstation nahm unter den Einrichtungen, die vom DVFjP von pädagogischer Seite mitbetreut wurde, in ihrer räumlichen, organisatorischen und inhaltlichen Verschränkung mit der klinischen Psychiatrie der Charité eine Sonderstellung ein. Obgleich Karl
Bonhoeffer bei deren Eröffnung im März 1921 hervorhob, dass die letzte Entscheidungsgewalt
bei den zuständigen Ärzten läge, begegneten sich die therapeutisch Tätigen – hier im Wesentlichen Ärzte und Pädagogen – weitgehend auf Augenhöhe ([60]:140).

Der DVFjP stellte die (heil-)pädagogisch vorgebildete Jugendleiterin für die Kinderbeobachtungsstation zur Verfügung, die im Weiteren zeitweilig durch eine Pflegerin Unterstützung
erfuhr. In der Beratungsstelle, die von Ruth von der Leyen geleitet wurde ([81]:309), liefen die
Fäden der unterschiedlichen Institutionen des DVFjP zusammen – hier wurde auch die weitere
Therapie der von der Kinderbeobachtungsstation entlassenen Patienten koordiniert.

Auf ärztlicher Seite lag die Verantwortung für die Kinderbeobachtungsstation bei dem psy-
chiatrischen Oberarzt Franz Kramer, der sich bereits als Assistent der Breslauer Universitäts-
Poliklinik für Nervenkranke (1902–1912) durch seine Kooperation mit der Breslauer Zentrale
für Jugendfürsorge für die spätere Leitung der Kinderbeobachtungsstation qualifiziert hatte. In
Berlin führte er bereits seit 1912 Untersuchungen von delinquenten Jugendlichen durch, die beim
Jugendgericht Berlin-Mitte angeklagt worden waren ([100]:84, [76]). Neben Bonhoeffer und
Kramer waren eine Vielzahl von Assistenten der Klinik zeitweise auf der Kinderbeobachtungs-
station eingesetzt. Zu den Ärzten, die über einen längeren Zeitraum hier tätig wurden, zählten
Rudolf Thiele (1888–1960) und **Hans Pollnow** (1902–1943), auf deren Lebenswege an späterer
Stelle kurz eingegangen werden soll.

5.3   Die personellen Veränderungen im Jahr 1933

In ihrem Brief vom 12.11.1933 beschrieb die Freundin und langjährige Kollegin von der Leyens,
Lisbeth Hurwitz (geb. 1894), den „unter so traurigen Umständen begangenen 15. Geburtstag des
Vereins": Man habe sich „mit Erfolg Mühe [gegeben], die Sorgen zurückzustellen und sich des
Zusammengehörigkeitsgefühls in diesen Zeiten zu freuen" [10].

Adressat dieser Zeilen war der ehemalige 1. Vorsitzende des Vereins, der Theologe Friedrich
Siegmund-Schultze, der sich zum Zeitpunkt des Vereinsgeburtstags bereits im Schweizerischen
Exil befand. Die vorausgegangene gewaltsame Inhaftierung Siegmund-Schultzes durch die SA
am 21. Juni 1933 erfolgte im Ulmenhof in Wilhelmshagen, einem von Siegmund-Schultze geleiteten Kinderheim, das 1924 von der „Soziale[n] Arbeitsgemeinschaft Berlin-Ost" gegründet und
in den ersten 5 Jahren seines Bestehens durch den DVFjP geleitet wurde ([75]:203, [111]:61 [Foto-
grafie des Kinderheims], [94]:658). Nachdem Siegmund-Schultze am Morgen des 23. Juni 1933
durch die Gestapo vernommen worden war, hatte er noch am Abend desselben Tages die gewaltsam erzwungene Ausreise in die Schweiz antreten müssen ([65]:120–130, [68]:394–409). Hintergrund war Siegmund-Schultzes Initiative zur Gründung eines „Internationalen Hilfskomitee[s]
für deutsche (evangelische, katholische und mosaische) Auswanderer jüdischer Abstammung",
deren erstes Büro am 1.7.1933 in Berlin eröffnet werden sollte ([112]:311–321).

Das Schreiben Siegmund-Schultzes an Ruth von der Leyen, in dem er seinen Rücktritt vom
Vorstand des DVFjP aus gesundheitlichen Gründen bekannt gab, datiert auf den 24. Juni 1933,
[25]. Siegmund-Schultze selbst trug dazu bei, die Umstände seiner Reise nicht in die Öffentlichkeit dringen zu lassen. So wurde an verschiedener Stelle die Wiederherstellung seiner angegrif-
fenen Gesundheit als einziger Anlass seiner Reise genannt ([65]:130, [68]:405).

Da Siegmund-Schultze zum einen in der bisherigen historischen Darstellung des DVFjP
nur am Rande Erwähnung findet, zum anderen in der Disziplin der Erziehungswissenschaften

als solcher „zu den vergessenen Gründervätern" gezählt werden kann ([132]:69), sollen einige Eckpunkte seines Wirkens, insbesondere seines Engagements für die (Sozial-)Pädagogik und die Soziale Fürsorge, der Skizzierung seiner Vertreibung im Folgenden angeschlossen werden.

Friedrich Siegmund-Schultze

Friedrich Siegmund-Schultze hatte als 26-Jähriger die sozialreformerisch geprägte Soziale Arbeitsgemeinschaft Berlin-Ost, eine modellhafte „Gemeinwesenarbeit im ärmsten Berliner Arbeiterviertel am Schlesischen Bahnhof" ([111]:59–66, [112]:313) gegründet, zu deren Zielen auch die Erziehungsarbeit an Jugendlichen zählte ([118]:243–245). Von 1913–1925 war er Vorsitzender der Abteilung Groß-Berlin der Deutschen Zentrale für Jugendfürsorge, eben jener übergeordneten Behörde, deren Abteilung für Jugendgerichtshilfe bis 1921 von Ruth von der Leyen in Kooperation mit **Elsa von Liszt** (1878–1946; zu Liszt vgl. [41]:11, [107]) geleitet wurde.
Unter Siegmund-Schultzes Mitwirkung wurde zu Beginn des Ersten Weltkriegs der „Weltbund für Freundschaftsarbeit der Kirchen" ins Leben gerufen, in dessen Kontext der Theologe der erste Leiter einer „Caritas inter arma" genannten Auskunft- und Hilfsstelle für Deutsche im Ausland und Ausländer in Deutschland wurde. In den Jahren 1917–1918 war er als erster Direktor des Berliner Jugendamtes tätig ([58], [130]:9–12). Bei der Gründungssitzung des DVFjP übernahm er das Amt des 1. Vorsitzenden, das er bis Juni 1933 innehatte. Darüber hinaus leitete Siegmund-Schultze das Kinderheim Ulmenhof in Wilhelmshagen, in dem 1931 bis zu 30 Kinder untergebracht werden konnten ([94]:658, [111]:61).
1926 wurde er zum Honorarprofessor für Jugendkunde und Jugendwohlfahrt an der Philosophischen Fakultät der Universität Berlin ernannt. Die im Juni 1933 vereitelte Einrichtung einer internationalen Flüchtlingshilfe wurde schließlich im Januar 1936 im Beisein Siegmund-Schultzes auf einer ersten Sitzung in London realisiert ([112]:321). Nach dem Krieg kehrte er nach Deutschland zurück, lehnte jedoch einen Ruf nach Berlin als ordentlicher Professor für Sozialethik und Sozialpädagogik ab; stattdessen ging er 1947 als Honorarprofessor an die Universität Münster. Seit 1948 leitete er die von ihm gegründete Jugend-Wohlfahrtsschule in Dortmund. Darüber hinaus engagierte sich Siegmund-Schultze über 60 Jahre für die internationale ökumenische Friedensarbeit in vielfältigen Gremien, Gesellschaften und Vereinigungen, hierzu zählte auch die Herausgabe der ökumenischen Vierteljahreszeitschrift *Die Eiche* (1913–1933).

Was aber waren die „traurigen Umstände" [10] gewesen, die Hurwitz im November 1933 konstatierte?
„Sie werden von allen Seiten jetzt so überfallen werden, wie von mir. Aber tatsächlich brennen ja auch die Dinge" [14]. Mit diesen entschuldigenden Worten begann Ruth von der Leyen ihren Brief vom 8. Juni 1933 an den zu diesem Zeitpunkt noch in Berlin weilenden 1. Vorsitzenden. Dieser Satz ist vermutlich im Kontext einer Gesprächseinladung von der Leyens in die Medizinalabteilung des Reichsministerium des Innern zu verstehen, die für den „13.6., vormittags ½ 11" angesetzt worden war: Gesprächsthema sollte – so von der Leyen an Siegmund-Schultze – die „Gleichschaltung des Vereins" sein. „Das bezieht sich auf Kramer", konkretisierte sich die Schriftleiterin und Geschäftsführerin des Vereins, dessen bevorstehende Entlassung aus dem Vorstand sie aufgrund seiner jüdischen Herkunft offensichtlich befürchtete. Sie selbst wollte die Fortsetzung ihrer eigenen Arbeit von Kramers Verbleib im Vorstand abhängig machen. Denn der Verein könnte seine Aufgabe, „die Erforschung der psychopathischen Konstitution, ohne Kramer, der gerade die psychiatrisch-wissenschaftliche Arbeit mit aufgebaut [habe], nicht erfüllen" [14].
Knapp 10 Tage später, am 17.6.1933, fand eine Unterredung von der Leyens mit **Ernst Rüdin** (1874–1952; zu Rüdin vgl. [115]), dem neu ernannten „Reichskommissar für Rassenhygiene" ([123]:46–47) statt, in deren Gefolge von der Leyen die Personalfrage um Kramer nüchterner betrachtete: „Ich halte es für fast selbstverständlich, dass man die Reichsunterstützung [des DVFjP] von dem Austritt Kramers und Reiss' und von der Hinzuwahl anderer, der Regierung genehmer Herren abhängig" mache, teilte sie Siegmund-Schultze mit Schreiben vom 19.6.1933 mit. Im Folgenden beriet sie sich persönlich mit Kramer, wie eine Entscheidung über die Zusammensetzung des Vorstands zu treffen sei. Sie selbst hatte hierbei in Vorschlag gebracht, „dass der ganze Vorstand demissioniere" – eine Idee, die von Kramer rundweg abgelehnt wurde: Man solle der Regierung „das Unangenehme dieser Situation nicht ersparen" [15].

Während der Vorstandssitzung vom 21.6.1933, bei der 7 von 10 Vorstandsmitgliedern in die Geschäftsstelle des Vereins in der Großbeerenstraße 58 in Berlin gekommen waren, beschloss man bis auf Weiteres, der „Verein soll in der Stille mit seinem bisherigen Vorstand weiterarbeiten" [16]. Darüber hinaus wurde die Pädagogin **Charlotte Nohl** (geb. 1893) – sie war seit 1919 für die Durchführung der Spielnachmittage des DVFjP verantwortlich und Mitarbeiterin in der Beratungsstelle ([94]:654, [60]:144) – zur Entlastung von der Leyens in den Vorstand kooptiert [16].

Doch bereits einen Monat später war die Strategie des Vereins, das Ausscheiden der als „jüdisch" klassifizierten Vorstandsmitglieder zunächst „in der Stille" [16] zu umgehen, offensichtlich nicht mehr aufrechtzuerhalten: Der Mitbegründer des DVFjP, Franz Kramer, sowie der Psychiater Reiss legten am 22.7.1933 in der außerordentlichen Mitgliederversammlung ihre Ämter endgültig nieder [17].

Drei Wochen zuvor hatte **Arthur Gütt** (1891–1949), der seit dem 1.5.1933 die Abteilung Volksgesundheit im Reichsministerium des Innern leitete und in dieser Position gemeinsam mit Rüdin Hauptmotor der „Gleichschaltung" der psychiatrisch-neurologischen Fachgesellschaften wurde ([123]:44), in einem Schreiben an von der Leyen unmissverständlich erklärt, dass es dem „Reichsministerium des Innern leider nicht möglich sein wird, den Verein in Zukunft zu unterstützen" [8]. Inwieweit es über dieses Schreiben hinaus eine explizite Aufforderung zur Entlassung der „jüdischen" Vorstandsmitglieder gegeben hatte oder ob es sich letztlich unter dem Druck der Einstellung jeglicher ministerieller Zuwendung durch das Reichsministerium des Innern doch um eine „Selbstgleichschaltung" des DVFjP handelte, kann anhand der vorliegenden Archivalien nicht beurteilt werden (vgl. auch [10]).

Franz Kramer verlor am 23.11.1933 aus rassistischen Gründen infolge des „Gesetzes zur Wiederherstellung des Berufsbeamtentums" seine Lehrbefugnis an der Universität Berlin; daran änderte auch ein Schreiben Karl Bonhoeffers vom 29.11.1933 an Ministerialrat Achelis nichts, in dem sich dieser für Kramer einsetzte ([124]:91–92). Am 31.3.1935 folgte Kramers Zwangsentlassung aus der Psychiatrischen und Nervenklinik der Charité, die Gehaltszahlungen wurden bereits mit dem Monat März eingestellt. Sein Versuch, einen Lehrstuhl für Neurologie in Istanbul unter Vermittlung von **Ferdinand Sauerbruch** (1875–1951) zu erlangen, scheiterte ebenso wie eine Anstellung in Baltimore an der Johns Hopkins University. Letztlich konnte er sich und seine Familie bis in das Jahr 1938 mit einer Privatpraxis in Berlin über Wasser halten. Am 3.8.1938 emigrierte Kramer, erst 3 Monate später gefolgt von seiner Familie, mit Unterstützung von Bonhoeffer und Sauerbruch nach Holland, wo er – ebenso als „Jude" diskriminiert und unter ständiger Existenzbedrohung – zunächst eine Anstellung in Utrecht fand. Erst nachdem Kramer auch das niederländische Arztexamen absolviert hatte, konnte er als Neurologe in Amsterdam tätig werden. Nach 1945 gehörte er zu den wissenschaftlichen Mitarbeitern des „Rijksasyls voor Psychopathen" in Avereest und war in der „psychiatrischen Willem Arntsz Stichting" bis 1948 tätig ([100]:79–101, [139]:101).

Das erzwungene Ausscheiden Kramers aus der Charité war nicht nur für den DVFjP, sondern auch für die Kinderbeobachtungsstation einschneidend. Etwa zeitgleich mit Kramer wurde auch der Stationsarzt Hans Pollnow aus rassistischen Gründen entlassen. Er hatte 1932 gemeinsam mit Kramer über das „Hyperkinetische Syndrom" publiziert; die zugrunde liegenden Beobachtungen hierfür waren auf der Kinderbeobachtungsstation gesammelt worden [84]. Pollnow emigrierte 1933 nach Frankreich, wo er an einem „Beobachtungs- und Heilerziehungsheim für schwierige Kinder" in Paris tätig wurde. Er gehörte auch zu einer Gruppe von Ärzten, die das jüdische Kinderhilfswerk „l'Œuvre de secours aux enfants" unterstützte. 1943 wurde Pollnow verhaftet und gelangte über mehrere Internierungslager in das Konzentrationslager Mauthausen, wo er im Oktober 1943 erschossen wurde ([117]:168–174).

Auch der erste Stationsarzt der Kinderbeobachtungsstation Rudolf Thiele verließ 1933 die Charité. Er hatte als Berufsanfänger seine ärztliche Tätigkeit auf der Kinderbeobachtungsstation begonnen. Offensichtlich erstreckten sich seine Verantwortungsbereiche über Stationsarbeit und poliklinische Tätigkeit hinaus auch auf die phasenweise Betreuung der Heime des DVFjP ([75]:203). Er publizierte 1926 in der *Zeitschrift für Kinderforschung* seine Habilitationsstudie, für die er Untersuchungen an Kindern auf der Kinderbeobachtungsstation durchgeführt hatte [133]. Auch findet sich Thiele auf einem Foto, auf dem das Team der Kinderbeobachtungsstation im Jahr 1929 abgebildet ist ([100]:86–87).

Im Hinblick auf die Entwicklung der Kinderbeobachtungsstation und die Arbeit des DVFjP ist die Bedeutung Thieles eher als unbedeutend einzustufen. Angesichts seiner bemerkenswerten Nachkriegskarriere, die mit der Vertreibung Kramers und Pollnows kontrastiert, soll er dennoch an dieser Stelle kurz Erwähnung finden:

Rudolf Thiele

Der ehemals junge Stationsarzt der Kinderbeobachtungsstation Rudolf Thiele kehrte 1948 als Professor an die Charité zurück, wo er 1949 den ehemaligen Lehrstuhl Bonhoeffers übernahm. Er war seit dem 1. Januar 1933 an den Wittenauer Anstalten, später an der Anstalt Herzberge tätig, bevor er 1938 den Lehrstuhl für Psychiatrie und Neurologie an der Universität Greifswald übernahm. Thiele war nicht nur Mitglied der SA und zahlreicher anderer NS-Verbände, sondern verfolgte auch in seiner ärztlichen Tätigkeit Ziele nationalsozialistischer Gesundheitspolitik, z. B. im Kontext des „Gesetzes zur Verhütung erbkranken Nachwuchses", an dessen Entwurf und Durchführung er mitarbeitete ([86], [134]).

Über das weitere Schicksal des zuvor erwähnten Vorstandsmitglieds Eduard Reiss ist kaum etwas bekannt. Er emigrierte 1933 in die Schweiz nach Zürich – wohl auch, weil er ein Gegner der Zwangssterilisationen war ([44]:291, [73]:228, 295). Auch im „Deutschen Verein für Psychiatrie" findet sich Reiss auf der Liste der „gestrichenen" Mitglieder, wenn auch überliefert wurde, dass sich die Vorstandsmitglieder Rüdin und **Hermann Paul Nitsche** (1876–1948) darin einig waren, dass Reiss „nicht aus der Mitgliederliste gestrichen werden sollte" ([123]:140–142, hier S. 142).

Dem in die Schweiz emigrierten Siegmund-Schultze wurde am 21. März 1934 die Lehrerlaubnis an der Universität Berlin entzogen ([132]:70). In seinem Antwortschreiben vom 26.3.1934 an das Preußische Ministerium für Wissenschaft, Kunst und Volksbildung hieß es:

> » Ich habe mich nie parteipolitisch betätigt, habe vielmehr seit fünfundzwanzig Jahren in Rede und Schrift gefordert, daß es für uns Deutsche nur eine Partei geben dürfe: Deutschland ([124]:70–72).

Den Dekan der Philosophischen Fakultät Berlin ließ Siegmund-Schultze wissen, er werde sein „Leben auch weiterhin [für] die Aufgabe einer Gewinnung der entwurzelten Elemente des Volkes für eine wahre Volksgemeinschaft setzen" ([132]:81). Weder diese Antwortschreiben noch ein Empfehlungsschreiben des Theologen **Adolf Deissmann** (1866–1937) änderte das Schlussvotum des Kultusministeriums, es bestehe „kein Bedürfnis für derartige Hochschullehrer in Zukunft" ([124]:72). Die von Siegmund-Schultze gegründete Soziale Arbeitsgemeinschaft Berlin-Ost wurde am 14.6.1940 unter Berufung auf den § 1 der „Verordnung des Reichspräsidenten zum Schutz von Volk und Staat" politisch verboten ([65]:163). Zusammenfassend waren die Verhaltensweisen Siegmund-Schultzes – so resümierte Stefan Grotefeld – zwischen 1933 und 1945 vielfältig und zeigten ein Spektrum von „mehr oder weniger passive[m] Abwarten und zeitweise[m] Gewährenlassen über Äußerungen von Zivilcourage und Versuche, die Existenz bestehender Institutionen zu sichern, bis hin zur partiellen Beteiligung am entschiedenen Widerstand gegen Hitler" ([65]:23).

Von seinen Kontakten zum aktiven Widerstand ist vor allem derjenige zu **Carl Friedrich Goer-deler** (1884–1945) hervorzuheben, dem er auch als Berater in sozialen Fragen zur Seite stand. Der Jurist und Politiker Goerdeler, Oberbürgermeister der Stadt Leipzig von 1930 bis zu seinem Rücktrittsgesuch 1936 anlässlich der gegen seinen Willen veranlassten Niederreißung des Mendelssohn Bartholdy Denkmals, stand insbesondere seit 1939 im Zentrum des zivilen Widerstands. Im Rahmen seiner umfangreichen Reisetätigkeit knüpfte Goerdeler Kontakt zu den alliierten Regierungen (zu Goerdeler vgl. [97], [105], [110]). In Siegmund-Schultzes Züricher Haus fand mind. ein konspiratives Gespräch Goerdelers im Oktober 1938 statt, darüber hinaus sind Vermittlungsbemühungen Siegmund-Schultzes zwischen Goerdeler und der britischen Regierung insbesondere für das Jahr 1941 belegt, bei denen Siegmund-Schultze seine Kontakte zur Church of England nutzte ([48]:98–103, [65]:299–332, [74]:198–200, [110]:252, 316–318).

Auf personeller Ebene brachte das Jahr 1933 für den DVFjP also zunächst den Verlust dreier Vorstandsmitglieder, wobei die Austritte Kramers und Siegmund-Schultzes für das weitere Bestehen des Vereins als besonders gravierend anzusehen sind.

Darüber hinaus verlor der DVFjP direkten politischen Einfluss: **Carl Hamel** (1870–1949), Mitglied im Vorstand des DVFjP und seit 1926 Präsident des Reichsgesundheitsamtes, war im März 1933 in den vorzeitigen und dauernden Ruhestand versetzt worden.

Carl Hamel
Der 1894 als Arzt approbierte Hamel war erstmalig 1902 als Hilfsarbeiter in das Reichsgesundheitsamt eingetreten, das er seit 1906 als Regierungsrat und Mitglied und seit 1916 als Vortragender Rat vertrat. Seit 1922 gehörte er als Ministerialdirigent dem Reichsministerium des Innern an. Als Präsident der obersten Behörde des öffentlichen Gesundheitswesens forcierte Hamel seit 1926 die internationale Ausrichtung des Deutschen Reichs in Belangen des Gesundheitswesens: Er selbst gehörte dem Hygiene-Komitee des Völkerbundes an und war seit 1929 deutscher Vertreter beim Internationalen Gesundheitsamt in Paris ([95]:190–191). Nach seiner Entlassung aus dem Reichsgesundheitsamt versuchte Hamel, der bis dato Ehrenämter in vielfältigen Vereinen und Stiftungen des Gesundheitswesen bekleidet hatte, diese „dem Zugriff des ‚Dritten Reiches' zu entziehen und sie in ihrer sozialen Mission aufrechtzuerhalten" ([137]:582).

Als Nachfolger Hamels wurde der bereits 1931 in die NSDAP eingetretene Professor für Sozialhygiene **Hans Reiter** (1881–1969) benannt, der bereits seit 1923 rassenhygienische Vorlesungen an der Universität Rostock angeboten hatte ([95]:188–191).

Trotz dieses Machtwechsels verlor der DVFjP die Verbindung zum Reichsgesundheitsamt nicht gänzlich: **Paul Wiedel** (1878–1953), der dem Arbeitsausschuss des DVFjP angehörte, wurde nach 14-jähriger Tätigkeit als ärztlicher Referent im Reichsministerium des Innern ins Reichsgesundheitsamt versetzt. Die Versuche von der Leyens, diesen Kontakt für den zunehmend unter Druck geratenen Verein zu nutzen, scheiterten allerdings [19], [21]. Letztlich fehlte durch die Versetzung Wiedels auch der Rückhalt im Reichsministerium des Innern ([87]:513).

Die Entlassungen Kramers und Pollnows sollten im folgenden Jahr auch die ärztliche Betreuung der Kinderbeobachtungsstation treffen. Hinzu traten die ministeriellen Mittelkürzungen bzw. -streichungen, die auch das Ende der (sozial-)pädagogischen Arbeit des Vereins bedeuteten. Dies betraf nicht nur die Jugendleiterin der Kinderbeobachtungsstation, sondern insbesondere auch die Arbeit Ruth von der Leyens, wie an späterer Stelle ausgeführt werden wird.

■ Differenzen innerhalb des DVFjP

Doch neben diesen von außen erzwungenen weitreichenden personellen Veränderungen des Vereins, schienen die „Dinge" im Sommer 1933 auch *innerhalb* des Vereinsvorstands zu „brennen" [14]: Hierauf weist ein Brief des 2. Vorsitzenden **Adalbert Gregor** (1878–1971) vom 6.6.1933 an Ruth von der Leyen hin. Der Fachreferent für Jugendwohlfahrt beim Justizministerium in Karlsruhe ([137]:540) gab im Hinblick auf die in Aussicht gestellte baldige Vorstandssitzung des

235   **5**

5.4 · Das Forschungsmaterial des DVFjP als Grundlage eines Sterilisationsgesetzes?

Vereins zu bedenken, dass „das Bestehen des Vereins … ja wesentlich gefördert [würde], wenn er sich mit zweitgemässen [sic] Aufgaben, wie Rassenhygiene, Eugenetik etc. beschäftigen würde". Im Weiteren fügte er an:

> » Wie liegt eigentlich die Frage bezgl. Juden und Soz. Demokraten für unseren Verein? Es wäre meiner Ansicht wenigstens nach badischen Verhältnissen, nicht denkbar, dass jemand, der einer dieser Kategorien angehört, künftig im Vorstand sein kann [7].

In ihrem Antwortschreiben vom 8.6.1933 verwies von der Leyen zunächst nüchtern auf die Satzung des Vereins, die allein der Mitgliederversammlung die Entscheidungsgewalt über die personelle Zusammensetzung des Vorstands einräumte, und ließ Gregor im Folgenden wissen:

> » Persönlich möchte ich betonen, dass der Verein, dessen Mitbegründerin ich bin, sich in den vergangenen 15 Jahren hauptsächlich zur Aufgabe gemacht hat, psychopathische Konstitutionen zu erforschen, also wissenschaftliche Arbeit zu leisten. … Es ist aber nach meiner Kenntnis niemals Gepflogenheit wissenschaftlicher Gesellschaften gewesen, sich den jeweiligen politischen Konstellationen anzupassen [12].

Ruth von der Leyen ließ diesem Brief dennoch am 8.6.1933 ein offizielles Schreiben an das Justizministerium mit der Bitte um Entsendung Gregors folgen [13], denn – so ließ sie Siegmund-Schultze noch am gleichen Tag wissen – es sei besser „den Feind gegenüber zu haben als im Rücken" [14]. „Angesichts der Absage von Gregor" beschlossen Kramer und von der Leyen, innerhalb der Vorstandssitzung „die praktisch notwendigen Demissionen und alle damit in Zusammenhang stehenden Fragen" zu besprechen [15].

Gregor vertrat den DVFjP im Ausschuss des „Deutschen Verbandes für psychische Hygiene *und Rassenhygiene*" – dieser Namenszusatz war erst 1933 eingeführt worden ([123]:58, 418–422). In dieser Funktion hielt der Befürworter eugenischer Maßnahmen während des Lehrgangs an der „Deutschen Forschungsanstalt für Psychiatrie" im Januar 1934 in München einen Vortrag mit dem Titel „Über die Sterilisierung minderwertiger Fürsorgezöglinge". Der hier angesprochene Münchener Lehrgang, der ursprünglich bereits für Oktober 1933 geplant war, stand im Kontext der umfangreichen Schulungsarbeit, die die praktische Umsetzung des „Gesetzes zur Verhütung erbkranken Nachwuchses" in den Heil- und Pflegeanstalten katalysierte ([123]:135–140, 210–218).

Als praktizierender Katholik geriet Gregor dennoch in politische Schwierigkeiten: Nachdem die Jugendwohlfahrt dem Innenministerium unterstellt worden war, verlor Gregor seine Position im Justizministerium. Seit 1934 war er als Gefängnisarzt zunächst in Karlsruhe, später in Heilbronn tätig. Nach 1945 leitete er die Heil- und Pflegeanstalt in Wiesloch ([137]:540).

5.4   Das Forschungsmaterial des DVFjP als Grundlage eines Sterilisationsgesetzes?

Es sei niemals „Gepflogenheit wissenschaftlicher Gesellschaften gewesen, sich den jeweiligen politischen Konstellationen anzupassen" [12], das hatte von der Leyen – wie zuvor zitiert – den vorstandsintern geäußerten Vorschlägen einer stärkeren Annäherung an „zeitgemässe Aufgaben" [7] entgegengehalten. Aber war der DVFjP in erster Linie eine *wissenschaftliche* Gesellschaft?

Während § 2 der Vereinssatzung vom 18. Oktober 1918 die Erforschung der „psychopathischen Konstitution" Jugendlicher *und* die Fürsorgearbeit für „jugendliche Psychopathen" als gleichberechtigte Aufgaben benannte ([78]:349), stellte der seit 1918 geltende Vereinsname die Fürsorgearbeit eindeutig in den Vordergrund. Fraglos hatte der Verein Zeit seines Bestehens auch begleitende Forschung betrieben, doch basierte diese im Wesentlichen auf der praktischen und verbandspolitischen Arbeit des Vereins, hierzu zählten auch die vom Verein initiierten Tagungen und Sachverständigenkonferenzen (vgl. z. B. [35], [77], [78], [79], [89], [90], [91], [92], [93], [94]).

Die Akzentuierung der Forschung als primären Vereinszweck nach außen hin herauszustellen, war der Inhalt des Tagungsordnungspunktes 2b) der Vorstandssitzung des DVFjP vom 21.6.1933, der eine Namensänderung in „Deutscher Verein zur Erforschung psychopathischer Konstitutionen" vorschlug [16]. Dieser Vorschlag, den von der Leyen im Rahmen der Vorstandssitzung aufgegriffen hatte, ging auf das Vereinsmitglied **Gertrud Warschauer-Casper** (geb. 1893, vgl. [140]:201–202) zurück, Tochter des jüdischen Professors für Urologie **Leopold Casper** (1859–1959; zu Casper vgl. [137]:234–235), die seit 1932 mit dem Rabbiner **Malvin Warschauer** (1871–1955) verheiratet war, den sie 1938 auf der Flucht nach Großbritannien begleitete ([43]:797). Offensichtlich hatte es im Vorfeld der Vorstandssitzung eine Unterredung von der Leyens mit Warschauer-Casper in der Frage der Namensänderung gegeben. Aus unterschiedlichen formalen Gründen konnte weder in der Vorstandssitzung im Juni, noch in der außerordentlichen Mitgliederversammlung im Juli 1933 über eine Änderung des Vereinsnamens entschieden werden [16], [17].

Dennoch ist dieser – letztlich formal gescheiterte – Vorstoß bemerkenswert: Er stellt den Versuch dar, dem Verein den Anschein einer rein wissenschaftlichen Gesellschaft zu geben und ihn damit aus einem Gesundheitssystem herauszuheben, in dem die „Folgen einer übertriebenen Fürsorge für das Einzelindividuum" zugunsten von „Ausmerze und Auslese" ersetzt werden sollten, wie Reichsminister des Inneren **Wilhelm Frick** (1877–1946) in seiner Rundfunkrede vom 28.6.1933 verkündete [57].

Im Übrigen hatte auch die durch die Weltwirtschaftskrise schwer beeinträchtigte finanzielle Situation von Gemeinden und Kreisen dazu geführt, dass in den frühen 1930er-Jahren vermehrt Forderungen nach Einsparungen innerhalb der Jugendwohlfahrtspflege und Jugendfürsorge laut wurden. Auch in der *Zeitschrift für Kinderforschung* fanden diese Forderungen Widerhall: So hatte z. B. das Deutsche Archiv für Jugendwohlfahrt im November 1930 eine Tagung zum Thema: „Sparmaßnahmen in der Jugendwohlfahrtspflege" [36] initiiert. Als weiterer Hinweis auf diese bereits vor 1933 existierenden Forderungen kann das – in der *Zeitschrift für Kinderforschung* 1932 publizierte – Plädoyer für die „Erhaltung der vorbeugenden Fürsorge" des Gewerkschaftlers und Preußischen Ministers für Volkswohlfahrt **Heinrich Hirtsiefer** (1876–1941) herangezogen werden ([70]; zum weiteren Schicksal Hirtsiefers, der Ende 1933 als politischer Häftling zunächst im Wuppertaler Konzentrationslager Kemna, später im Lager Börgermoor inhaftiert wurde, vgl. [142]).

In ihrem Brief vom 19.6.1933 an Siegmund-Schultze berichtete von der Leyen über eine „eineinhalbstündige Besprechung" mit Ernst Rüdin, die sie „sehr ernst gestimmt" hatte. Ihr Resümee war:

>> Ich halte es nicht für ganz ausgeschlossen, dass das Reich uns ganz plötzlich die Mittel sperrt, weil es *unser Material* [Hervorhebung durch d. Verf.] nach eugenischen Gesichtspunkten nicht für genügend wertvoll erachtet [15].

„Unser Material" – hiermit waren die umfangreichen Aufzeichnungen und Sammlungen der Patientenbeobachtungen gemeint, die in den unterschiedlichen pädagogischen und medizinischen Einrichtungen des DVFjP seit seiner Gründung (teilweise existierten Beobachtungen bereits aus dem Jahr 1916, [82]:307) entstanden waren. Sie umfassten nicht nur Dokumente der pädagogischen, pflegerischen und ärztlichen Mitarbeiter der Kinderbeobachtungsstation an der Charité, sondern sammelten auch Aufzeichnungen der Patienteneltern und weiterer Angehöriger,

Schriftstücke der in Beobachtung bzw. Therapie befindlichen Kinder, z. B. deren Briefe; auch Beurteilungen von Lehrern wurden festgehalten [60], [82].

Um eben dieses Forschungsmaterial des Vereins wurde in den folgenden Monaten gerungen, wobei sich die Auseinandersetzung auf zwei Fragen konzentrierte:

- Wem gehört rechtmäßig das Material des Vereins, der bislang weitgehend aus ministeriellen Geldern finanziert worden war?
- Von wem und nach welchen Kriterien sollte das Forschungsmaterial ausgewertet werden?

Die Klärung dieser Fragen führten zu insgesamt drei persönlichen Gesprächen Ruth von der Leyens mit Ernst Rüdin und mehrfachen Ratgesuchen bei Siegmund-Schultze, die diesen im November 1933 veranlassten, seine implizite Warnung vor einer Auswertung der Patientendaten des DVFjP unter NS-gesundheitspolitischen Vorzeichen zu wiederholen: So jedenfalls, ließe sich sein Hinweis deuten, dass andernfalls „die Tendenz zur Auswertung stark unter Vorschrift stehen" würde [28].

Durch das seit Kurzem in das Reichsgesundheitsamt versetzte Vorstandsmitglied Wiedel, zugleich Mitglied des erweiterten Vorstands des Deutschen Verbandes für psychische Hygiene und Rassenhygiene ([123]:418), war von der Leyen im Frühjahr 1933 vertraulich informiert worden, dass der „Verein bei den Vorarbeiten zu einem Sterilisationsgesetz herangezogen werden" sollte [14]: Konkret wurde hier an die Auswertung des über 15 Jahre gesammelten Forschungsmaterials des Vereins unter eugenischen Gesichtspunkten gedacht. Von der Leyen hatte daraufhin um ein persönliches Gespräch mit Ernst Rüdin gebeten, das am 17.6.1933 stattfand [31]. In diesem Gespräch hatte die Geschäftsführerin des Vereins zum Ausdruck gebracht, dass für die Auswertung der Forschungsdokumente unter klinischen Aspekten allein Franz Kramer in Frage käme. Für die Auswertung hinsichtlich der eugenischen Gesichtspunkte bat von der Leyen allerdings Rüdin um eine persönliche Empfehlung. Offensichtlich wurde eine Kommission ins Auge gefasst, die nicht notwendigerweise nur aus Mitgliedern des DVFjP bestehen sollte. Im Vorfeld der Vorstandssitzung hatte von der Leyen „die Sachlage noch einmal mit Kramer besprochen" [15].

In ihrer Sitzung vom 21.6.1933, Tagungsordnungspunkt 4, beschlossen die Vorstandsmitglieder des DVFjP, in einer eigens hierfür eingesetzten Kommission im Herbst 1933 über eine wissenschaftliche Auswertung des „gesammelten Materials von Lebensschicksalen psychopathischer Kinder und Jugendlicher auch vom eugenischen Standpunkt" zu beraten [16]. Neben den Vorstandsmitgliedern Franz Kramer und Ewald Stier, plante man, **Max Fischer** (1862–1940) in die Kommission zu wählen. Der ehemalige Direktor der Heil- und Pflegeanstalt Wiesloch war seit seiner Pensionierung 1927 Mitarbeiter des von seinem Cousin **Eugen Fischer** (1874–1967) geleiteten Kaiser-Wilhelm-Instituts für Anthropologie ([123]:193).

Am 1.7.1933 ließ Gütt die Schriftführerin des Vereins wissen, dass er persönlich unter Hinzuziehung Rüdins zur Verfügung stünde, um über die zukünftige Nutzung des Forschungsmaterials des DVFjP zu beraten. Dieser Brief, den von der Leyen in Abschrift Siegmund-Schultze, etwa 10 Tage nach dessen Zwangsemigration zukommen ließ, veranlassten diesen zu einer eindrücklichen Warnung:

>> Erlassen Sie mir, mich zu den Ereignissen zu äussern. Nur das möchte ich aussprechen, dass es mir eine Beruhigung wäre, wenn die Bearbeitung des in unserem Verein gesammelten Materials nun *ohne eine Hineintragung fremder Prinzipien* [Hervorhebung durch d. Verf.] erfolgen könnte [26].

Die Frage des Forschungsmaterials war dabei auch verknüpft mit der Frage der zukünftigen persönlichen Finanzierung von der Leyens, die im Falle einer Forschungsbeauftragung durch das

Reichsministerium zumindest zeitweilig gesichert worden wäre. Davon hätte auch der Verein profitiert. Offensichtlich hatte Rüdin in seinem zweiten Gespräch primär den Wunsch geäußert, dass „Frl. v. d. L. ganz zu ihm nach München komme (was sie von vornherein ablehnte)" – so schrieb Hurwitz am 12.11.1933 an Siegmund-Schultze [10]. Auch wenn dieser Schritt nicht in Frage kam, so stellte die Aussicht, dass Ruth von der Leyen „vom Reich beauftragt werden würde, das Material des Vereins zusammen mit einem noch zu bestimmenden Fachmann für Eugenik zu bearbeiten" möglicherweise einen Hoffnungsschimmer dar angesichts einer völlig ungeklärten finanziellen Situation des Vereins und seiner Mitarbeiter [10]. Dies erklärt wohl auch, weshalb von der Leyen – auch nachdem Rüdin offiziell sein Desinteresse an den Patientenakten erklärt hatte – nach einem Gespräch mit Gütt einen erneuten Vorstoß beim Reichsministerium des Innern machte: Hierbei schlug sie vor, ein Sachbearbeiter des Reichsgesundheitsamtes könne in ihrem Beisein das Material ansehen, „um dann zu beraten, ob das Material durch Sachverständige aus den Gebieten der klinischen Psychiatrie und der Erbbiologie in Gemeinschaft mit der Unterzeichneten bearbeitet werden" sollte [19].

Gegenüber Sigmund-Schultze rechtfertigte sich von der Leyen für diesen Schritt mit den Worten:

» Der Grund, aus dem ich noch an einer Bearbeitung für das Ministerium festhalte, ist der, dass … mir versichert [wurde], dass sie mich mit Psychiatern zusammen mit der Bearbeitung des Materials beauftragen würden, so dass dadurch nicht nur ich finanziell gesichert wäre, sondern [dies] auch dem Verein über die nächste Zeit hätte hinaushelfen können [20].

In seinem Schreiben vom 18. Juli 1933 hatte Rüdin gegenüber Gütt im Reichsinnenministerium zu Bedenken gegeben, man dürfe von der Nutzung des Materials „zugunsten eugenischer Ergebnisse … nicht allzu viel erwarten", da der Wert des Materials „vielmehr auf diagnostischem, individual-prognostischem, individual-therapeutischem, individual-prophylaktischem und pädagogischem Gebiete" läge [33].

Entsprechend seiner geringen Erwartungshaltung zur Aussagekraft der gesammelten Daten des DVFjP hinsichtlich eugenischer Fragestellungen strebte er die Bearbeitung des Materials „ohne besondere finanzielle Unterstützung des Reichsinnenministeriums" an. Stattdessen hatte er mit Karl Bonhoeffer, „der Frl. von der Leyen sehr wohl kennt und sie sehr schätzt", über die Finanzierung von der Leyens durch die Psychiatrische und Nervenklinik der Charité gesprochen [33].

Zum 1. November 1933 wurde das Aktenmaterial des Vereins, von dem man sich keinen Gewinn für die eugenische Forschung versprach, auch durch das Reichsministerium des Innern endgültig „zur anderweitigen Bearbeitung" freigegeben [23].

Parallel zu diesen sich hinziehenden Verhandlungen erfolgte die systematische Kürzung der Fördergelder des DVFjP, für die Rüdin als „Reichsbeauftragter für die Auflösung des Deutschen Vereins zur Fürsorge für jugendliche Psychopathen" ([141]:206) persönlich Verantwortung trug.

5.5   Die systematische Ausschaltung des DVFjP und seiner Geschäftsführerin

Seit seiner Gründung aus Bedürfnissen sowohl der „praktischen Fürsorgearbeit" als auch der „wissenschaftlichen Forschungsarbeit" ([78]:349), hatte der DVFjP eine erhebliche Unterstützung durch Reichs- und Staatsbehörden erfahren: An der Finanzierung der Vereinsarbeit waren insbesondere die Medizinalabteilung des Reichsministerium des Inneren (seit 1.11.1934: Reichs- und

Preußisches Ministerium des Innern), das Preußische Ministerium für Volkswohlfahrt (bis zu dessen Auflösung im Jahr 1932) sowie das Preußische Ministerium für Wissenschaft, Kunst und Volksbildung (seit 1935 Reichs- und Preußisches Ministerium für Wissenschaft, Erziehung und Volksbildung, im Folgenden verkürzt: Reichserziehungsministerium) beteiligt.

Dies änderte sich schlagartig im Juli 1933. Nach einer ersten Mitteilung [30] wurden binnen einer Woche durch den Leitenden Staatssekretär des Reichsministerium des Innern **Hans Pfundtner** (1881–1945) die Vertragskündigungen sämtlicher Mitarbeiter des Vereins zunächst zum Ende des Monats, nach weiteren Verhandlungen mit Wirkung zum 30. September 1933 ausgesprochen [32]. Dies betraf auch von der Leyen, die die Mitglieder daraufhin zu einer außerordentlichen Versammlung einlud, um als Tagesordnungspunkt 3 über eine „Eventuelle Beschlussfassung über Auflösung des Deutschen Vereins zur Fürsorge für jugendliche Psychopathen" zu beraten [17]. An Siegmund-Schultze schrieb von der Leyen diesbezüglich:

> » Irgendwo glaubt man nicht daran, dass etwas gelöst werden könnte. Es kann einmal
> schweigen, aber unsere Freunde und unsere Kinder werden mit uns dafür sorgen, dass wir
> auch wieder einmal reden und handeln dürfen [18].

Wie aussichtslos von der Leyens persönliche und berufliche Situation gewesen sein muss, lässt sich indirekt auch aus ihrer Bitte um ein Berufszeugnis ablesen, das ihr Siegmund-Schultze zum 14. Oktober 1933 ausstellte [27].

Während sich anwesende wie auswärtige Mitglieder einstimmig dafür aussprachen, die Arbeit des Vereins in kleinem Umfang fortzusetzen, war eine weitere Finanzierung dieser Arbeit noch völlig unklar [17]. Zwar waren die finanziell unabhängigen Institutionen des Vereins von den Beschlüssen des Reichsministeriums des Innern zunächst nicht betroffen, doch fehlte dem Verein fortan die komplette Finanzierung der Heilpädagogischen Beratungsstelle – dies betraf z. B. Gehälter, Bürokosten, Telefon, Miete und Schreibmaterial [33]. Zudem entfiel mit der Beratungsstelle auch die zentrale Vermittlungsinstanz des Vereins, in der die organisatorischen Fäden der unterschiedlichen Institutionen in der Hand von der Leyens zusammenliefen. Von der durch Pfundtner angeordneten vollständigen Auflösung des Vereins riet Rüdin im Sommer 1933 im zweiten Schritt ab. Als Beweggrund hierfür nannte Rüdin die Schulden des Vereins, die andernfalls vom Reichsinnenministerium hätten übernommen werden müssen [17], [34].

Auch nach dem Wegfall der ministeriellen Gelder am 1.10.1933 versuchte der Verein zunächst die praktische Arbeit in geringem Umfang fortzusetzen: Zwar konnten die Spielnachmittage nicht mehr stattfinden, jedoch wurde versucht, durch Briefe und Gespräche mit den langzeitbetreuten Kindern und deren Familien in Kontakt zu bleiben. Sowohl das Lehrlingsheim für Mädchen als auch das Kinderheim Niehagen, das nicht von öffentlichen Geldern abhängig war, konnten zunächst erhalten werden. Seit Oktober 1934 mietete der Verein ein Haus in Marienfelde, in dem Charlotte Nohl mit einigen Kindern zusammenwohnte.

Als weitere Umstrukturierungsmaßnahme mit dem Ziel, die weitere praktische Arbeit des Vereins aufrechtzuerhalten, ist ferner die Neugründung des Vereins „Beratungsstelle für Heilerziehung E. V." anzusehen, die von der Leyen den Mitgliedern in ihrem Schreiben vom 16.7.1934 vorschlug: Hiermit wurde die bisher innerhalb des DVFjP geleistete Beratungstätigkeit ausgegliedert [23]. Geschäftsführerin dieses Vereins sollte Charlotte Nohl werden.

Nur der komplexen Mischfinanzierung und -organisation der Kinderbeobachtungsstation war es zu verdanken, dass die ministeriellen Gelder zur Finanzierung der pädagogischen Jugendleiterin *erst* im Juni 1935 komplett versiegten. Seit Eröffnung der Station waren die Ärzte und Kinderkrankenschwestern durch die Charité finanziert worden. Komplementär hierzu wurde die pädagogische Jugendleiterin (bis auf Kost und Dienstzimmer) durch den DVFjP gestellt, der wiederum die Mittel anteilig aus dem Preußischen Ministerium für Volkswohlfahrt bzw. seit 1933 durch das Reichsministerium des Innern einerseits sowie das Reichserziehungsministerium andererseits zur Verfügung gestellt bekam ([2], [78]:352). Hierzu erfolgten jährliche Anträge des Vereins, die jeweils aus einem ausführlichen Anschreiben von der Leyens, einer Empfehlung Karl Bonhoeffers und einer Jahresstatistik der Kinderbeobachtungsstation bestanden [1].

Als im März 1934 das Reichserziehungsministerium seine Beihilfe erstmalig nicht mehr bewilligte, wies von der Leyen in ihrem Schreiben vom 9.6.1934 auf die seit der Gründung der Kinderbeobachtungsstation bestehende Finanzierung durch zwei Ministerien hin. Da das Reichsministerium des Innern seine Beihilfe bereits zugesagt hatte, bat von der Leyen um erneute Prüfung [4]. Dieses Vorgehen war erfolgreich, denn bereits am 16.6.1934 wurden die fehlenden Gelder nachträglich bewilligt [6]. Als im Frühjahr 1935 das Reichs- und Preußische Ministerium des Innern dagegen seine Unterstützung untersagte, wies von der Leyen vice versa auf die bereits bewilligten Mittel des Reichserziehungsministeriums hin [5]. Doch diesmal scheiterte die Taktik: Mit Schreiben vom 6. Juni 1935 bestätigte Gütt nicht nur die Mittelverweigerung, sondern informierte nachrichtlich auch das Erziehungsministerium, wodurch die Förderung der Kinderbeobachtungsstation aus ministeriellen Geldern endgültig beendet wurde [3].

„Und wie sehr nah es uns allen geht, daß ihre [von der Leyens] Lebensarbeit zunächst so zerschlagen wird" – so hatte die langjährige Mitarbeiterin des DVFjP, die Jugendfürsorgerin Lisbeth Hurwitz, bereits im September 1933 die Situation von der Leyens gegenüber Siegmund-Schultze geschildert [9]. Die Tochter des Züricher Mathematikprofessors **Adolf Hurwitz** (1859–1919; [102]) war selbst als „jüdisch" klassifiziert zum 31. Juli 1933 entlassen worden und Mitte August nach Zürich emigriert, wo sie gemeinsam mit ihrer Mutter lebte. Offensichtlich war sie auch im Exil durch von der Leyen über die Vorgänge in Berlin bestens informiert. Ihre Briefe an Siegmund-Schultze geben einen sehr detailreichen und persönlichen Eindruck der sukzessiven Zerschlagung der Vereinsstrukturen durch das Reichsministerium des Innern. So wies sie am 24. September 1933 auf die letzte gemeinsame Arbeitswoche der Mitarbeiter des DVFjP in Berlin hin [9] und berichtete rückschauend (am 12.11.1933) vom Besuch eines Beamten im Auftrag des Reichsministeriums des Inneren, der einzelne Gegenstände des Vereins – u. a. „unsere einzige wirklich gute Schreibmaschine" – aus der Geschäftsstelle entfernte [10]. Insbesondere die Schilderungen der Bedrängnis der Geschäftsführerin und deren gesundheitliche Beschwerden nahmen einen sehr persönlichen Ton an, wofür sich Siegmund-Schultze am 18.11.1933 mit den Worten bedankte:

» Auch ein anderes war mir bis dahin nicht recht möglich gewesen, nämlich zu erkennen, unter wie schwierigen Verhältnissen Fräulein von der Leyen und die anderen Mitarbeiterinnen jetzt arbeiten. Dazu war Frl. v. d. Leyen offenbar zu tapfer gewesen [29].

Nach dem Suizid Ruth von der Leyens am 10. Juli 1935 verfasste Hurwitz eine ausführliche Würdigung ihrer Freundin, „deren Lebenswerk von Bedeutung weit über die Grenzen ihres Heimatlandes hinaus gewesen ist und bleiben wird" [11].

Es bleibt zu mutmaßen, dass die politischen Umstände, die von der Leyen nicht nur ihre Existenzgrundlage entzogen, sondern auch ihr Lebenswerk zerstörten, zu ihrem Suizid am 10. Juli 1935 beitrugen.

Von der Leyens Position als Geschäftsführerin des Vereins wurde nach ihrem Suizid von Villinger übernommen. Er wurde am 18.10.1935 Vorsitzender des DVFjP und übernahm 2 Wochen später auch die Schriftleitung des Organs des DVFjP, der *Zeitschrift für Kinderforschung*. Möglicherweise ist diese Übernahme auch als Indiz des erhöhten professionspolitischen

Machtanspruchs der Ärzte des sich in diesen Jahren herausbildenden Faches Kinder- und Jugendpsychiatrie anzusehen. Von der Leyen selbst hatte eine solche Befürchtung schon am 19. Juni
1933 brieflich geäußert:

> » Ich glaube auch, dass unter Umständen ich als Schriftführerin für den Verein nicht mehr
> ausreiche, da ich nicht medizinisch und vor allen Dingen nicht eugenisch vorgebildet
> bin [15].

Es ist anzunehmen, dass diese Einschätzung von der Leyens auf ihr Gespräch mit Rüdin zurückzuführen ist, das nur 2 Tage zuvor – am 17. Juni 1933 – stattgefunden hatte. Dass sich Rüdin
auch bei der späteren Besetzung des Vorsitzes der Deutschen Gesellschaft für Kinderpsychiatrie
und Heilpädagogik dezidiert für eine *ärztliche* Leitung einsetzte, unterstützt dieses Hypothese
(vgl. hierzu im Zusammenhang mit der Wiederbesetzung des Vorsitzes nach dem Tod Schröders [123]:350–351).

5.6 Ein Teil des Forschungsmaterials des DVFjP wird noch 1934 publiziert

Bereits im November 1933 hatte von der Leyen dem ehemaligen Vereinsvorsitzenden von Plänen,
„wie wir das Material in dieser finanziell so kritischen Zeit für uns nutzbar machen könnten"
berichtet [22]. Hierbei hatte sie auch über die mögliche Inanspruchnahme der Rockefeller Foundation nachgedacht. Schließlich ermöglichte die Gewährung eines 6-monatigen Stipendiums von
Karl Bonhoeffer die im April 1934 einsetzenden Vorbereitungen einer gemeinsamen Publikation
von Kramer und von der Leyen, die auf den Patientenakten des DVFjP basierte.

„80-100 der ältesten Fälle" waren zunächst zur Publikation in der *Zeitschrift für Kinderforschung* geplant. Die Unterstützung von 100 Reichsmark (RM) monatlich aus dem Klinikfonds
der Charité zuzüglich 100 RM aus verbliebenen ministeriellen Geldern sollte für die Finanzierung eines Zimmers und der erforderlichen Infrastruktur aufgewendet werden [20]. Indessen
musste von der Leyen in dieser Zeit auf die finanzielle Unterstützung ihres Vaters, des Juristen
Alfred Friedrich von der Leyen (1844–1934), noch kurz vor dessen Ableben, zurückgreifen. Der
Jurist war zugleich auch Gläubiger des DVFjP gewesen [10], [20], [23], [33].

Die 117 Seiten umfassende Publikation mit dem Titel „Entwicklungsverläufe ‚anethischer,
gemütloser' psychopathischer Kinder" erschien im Band 43 der *Zeitschrift für Kinderforschung*
von 1934 [82]. Die „Longitudinalstudie" – wie **Hermann Stutte** (1909–1982) sie in seinem
Nachruf auf Kramer 1967 bezeichnete ([131]:182) – versammelte nach einer 6-seitigen Einführung und Kontextualisierung des Themas überwiegend ungekürzte Patientenbeobachtungen
eines interdisziplinären Teams aus pädagogischen, pflegerischen und ärztlichen Mitarbeitern,
die nicht nur auf der Kinderbeobachtungsstation, sondern auch in den anderen Institutionen des
Vereins, teilweise auch bei Hausbesuchen der Beratungsstelle entstanden waren.

Das Außergewöhnliche der vorgestellten Untersuchungen lag in der Länge des Beobachtungs-
zeitraums von bis zu 18 Jahren (Beobachtungszeitraum in einigen Fällen von 1915/1916–1934)
und der Tatsache, dass die langjährige Studie von ein und dergleichen Forschergruppe durchgeführt wurde. Damit konnten die Autoren die Entwicklung der beobachteten Kinder vom Klein-
kindalter bis zum Erreichen des Erwachsenenalters überblicken, nicht selten wurde deren Weg
bis in die Lehrlingsheime und Ausbildungsbetriebe hinein begleitet.

Die Autoren konzentrierten sich auf eine Gruppe „psychopathischer Kinder", die sie im Titel
als „anethisch, gemütlos" charakterisierten. Dieses – auch aus der damaligen zeitgenössischen

psychiatrischen Literatur bekannte – Symptombild charakterisierten sie durch das Vorliegen der Eigenschaften: „Gemütlosigkeit, Gefühllosigkeit, Stumpfheit und Passivität", die sich insbesondere in einer Störung der Beziehungsebene und des Sozialverhaltens der Kinder äußerte ([82]:305–307, 393). Inwieweit diese Symptomkonstellation durch endogene oder exogene Faktoren, anders formuliert durch ererbte Anlagefaktoren oder erworbene Milieuschäden bedingt sei, war die zentrale Fragestellung der Studie ([82]:397).

Entgegen des ursprünglichen Plans der Publikation von etwa 100 Kasuistiken beschränkten sich die Autoren – vermutlich als Zugeständnis an die kaum haltbaren Forschungsbedingungen und den Zeitdruck – auf die ausführliche Beschreibung der Kasuistiken von 11 verhaltensgestörten Kindern, von denen das Jüngste bei Betreuungsbeginn 2 Jahre alt war. Der Aneinanderreihung der Patientenbeobachtungen ließen die Autoren eine knapp 30-seitige Diskussion und Interpretation der Patientenverläufe folgen, in die sie auch ihre weitreichenden therapeutischen Erfahrungen einfließen ließen.

Zu welchem Ergebnis kamen die Autoren? Zusammenfassend beobachteten sie bei 10 von 11 betreuten Patienten infolge einer langjährigen positiv-bestärkenden, pädagogischen Betreuung, die mit einem sozial schwierigen, für die Kinder belastenden häuslichen Umfeld kontrastierte, eine deutliche Besserung des gestörten Sozialverhaltens. Hieraus schlussfolgerten von der Leyen und Kramer, dass es sich beim „Symptomenkomplex der Anethischen" ([82]:421) eben *nicht* um eine genetisch bedingte Störung, vielmehr um eine überwiegend reaktive Erscheinung auf Umweltschäden handelte. Unter diesen Umweltschäden verstanden die Autoren vor allem die „psychopädagogischen Bedingungen" ([82]:397), vereinfacht gesagt ein schwieriges Elternhaus, in dem das Kind aufwuchs. Wenn auch eine möglicherweise bestehende genetische Veranlagung der Kinder nicht ausgeschlossen wurde, so maßen die Autoren den Umweltfaktoren den entscheidenden Einfluss für die Genese der Verhaltensstörung bei. Somit postulierten sie zugleich eine günstige Prognose des gestörten Sozialverhaltens unter der Voraussetzung einer adäquaten pädagogischen Therapie in einem positiven Umfeld. Damit unternahmen von der Leyen und Kramer anhand ihrer langjährig gesammelten Daten den Versuch der Beweisführung, dass vor allem pädagogische Fürsorge- und Therapiekonzepte für diese Gruppe der „psychopathischen Kinder" erfolgversprechend seien.

Dieses Resümee von der Leyens und Kramers war nicht überraschend. Es entsprach im Wesentlichen ihren Beobachtungen und Ergebnissen, die Kramer seit Bestehen der Kinderbeobachtungsstation in der *Zeitschrift für Kinderforschung* wiederholt publiziert hatte [77], [78], [79], [80].

Allein das (gesundheits-)politische System und damit die Akzeptanz für solche – wenn auch schon während der Zeit der Weimarer Republik kontrovers diskutierten – Ergebnisse hatte sich seitdem verändert. Die mit dem Jahr 1933 hereinbrechende nationalsozialistische Gesundheitspolitik mit einer radikalen Abwehr von Fürsorgekonzepten nicht nur für verhaltensauffällige Kinder, für die fortan eine anlagebedingte Störung postuliert wurde, umschrieb Gütt am 6.6.1935 gegenüber von der Leyen in folgenden Worten:

» Ich halte eine so weitgehende Fürsorge für jugendliche Psychopathen nicht mit dem Grundgedanken der nationalsozialistischen Gesundheitspolitik vereinbar. Insbesondere scheint mir der Gedanke, durch eine intensive Heilpädagogik eine Besserung des anlagemäßig bedingten Zustandes herbeizuführen, abwegig [3].

Zwar hatte Ruth von der Leyen über mehrere Monate die Auswertung ihrer erhobenen Langzeitdaten vom eugenischen Standpunkt her angeboten, doch waren die hier veröffentlichten Ergebnisse nicht anschlussfähig an eugenische Konzepte, die die ererbten Faktoren in der Beurteilung delinquenter Kinder in den Vordergrund stellten ([120]:298–300). Damit stellten sich die Autoren in offenen Widerspruch zu den Vorgaben der führenden Funktionäre im nationalsozialistisch orientierten Gesundheitssystem wie Rüdin, Gütt und Reiter.

Dass es für diese Position auch im Vorstand des DVFjP nicht einhelligen Rückhalt gab, darauf weist eine Rezension des 2. Vorsitzenden Gregors 1933 hin: Als Rezensent eines von **Hildegard Mischke** und Reiter 1932 publizierten Aufsatzes über die „Bedeutung von Anlage und Milieu bei weiblichen Fürsorgezöglingen Mecklenburgs" kam Gregor 1933 zur der Schlussfolgerung:

>> Die Verff. haben zweifellos darin Recht, daß der Erfolg der F.E. [Fürsorgeerziehung] nicht im Gegensatz zur Schwere der augenfälligen Verwahrlosung, sondern zur Schwere der minderwertigen Veranlagung steht. Zuzustimmen ist deshalb der Forderung nach einer eugenetischen Gesetzgebung, um unser Volk von Minderwertigen zu reinigen [64].

Gerade dieser Forderung widersprachen Kramer und von der Leyen in ihrer Publikation von 1934. Wie aber gestaltete sich das fachliche Echo auf die Veröffentlichung von der Leyens und Kramers?

Paul Schröder (1873–1941; zu Schröder vgl. [135], [119]), Ordinarius für Neurologie und Psychiatrie an der Universität Leipzig und späterer 1. Vorsitzender der Deutschen Gesellschaft für Kinderpsychiatrie und Heilpädagogik, formulierte seine vehemente Kritik in Form eines offenen Briefes, den er persönlich und ausschließlich an seinen früheren Breslauer Kollegen Kramer richtete und der im Band 44 der *Zeitschrift für Kinderforschung* publiziert wurde [127]. Er stellte die Forschungsergebnisse Kramers und von der Leyens grundsätzlich in Frage, in dem er das Vorliegen eines „anethischen Symptomkomplexes" in den beschriebenen Fällen gänzlich bestritt. Schließlich wies er darauf hin, „daß das ... an sich sehr lehrreiche Material" für die verfolgte Fragestellung der Autoren „völlig zu versagen" scheine ([127]:226).

Die Kritik Schröders war ebenfalls nicht überraschend. Die Forschungsthesen Kramers und von der Leyens standen im Widerspruch zu der von ihm bereits seit 1910 verfolgten Hypothese der Vererbung von Charaktereigenschaften [125]. Er selbst hatte 1928 gemeinsam mit seinem Schüler **Hans Heinze** (1895–1983), dem späteren Gutachter im Verfahren der NS-Kinder-„Euthanasie" sowie der Gasmord-„Aktion T4" [37], [69], Forschungsergebnisse auf der in Leipzig 1926 gegründeten „Beobachtungsabteilung für jugendliche Psychopathen" gesammelt und publiziert. Hier kamen die Autoren u. a. zu dem Schluss:

>> Wir können von manchen Psychopathen besonderer Art die Aussichtslosigkeit dauernder günstiger pädagogischer Beeinflussung mit einem hohen Grade von Wahrscheinlichkeit voraussagen, wir können bei andern allgemeine Richtlinien für den günstigsten Weg der Beeinflussung geben ... Bestätigt sich das, dann werden nicht selten Enttäuschungen und große unnütze Kosten für die Allgemeinheit vermieden werden können ([128]:191).

Gerade für die Frage: „Milieuschaden oder Charakterabweichung" empfahlen die Autoren äußerste Zurückhaltung. Denn „ungemein häufig" sei bereits das „schlechte Milieu zu Hause die Folge von psychopathischen Eigenarten der charakterologisch abartigen Eltern" ([128]:195). Ähnlich äußerte sich Schröder auch in seiner 1931 erschienenen Monografie *Kindliche Charaktere und ihre Abartigkeiten* über ererbte Ursachen kindlicher Verwahrlosung ([126]:120–121, siehe auch [67]).

Die Rezension Schröders blieb nicht unwidersprochen. Auf den 15. April 1935 datiert die zweiseitige Erwiderung von der Leyens und Kramers, in der sie ihre Forschungsergebnisse verteidigten [83]. Zum Zeitpunkt der Publikation ihrer Erwiderung im Band 44 der *Zeitschrift für Kinderforschung* lebte von der Leyen schon nicht mehr. Im gleichen Zeitschriftenband erschien der von Kramer verfasste Nachruf zum Tode von der Leyens [81].

Im Gegensatz zu Schröders Besprechung in der *Zeitschrift für Kinderforschung* fiel die Rezension Villingers im *Zentralblatt für die gesamte Neurologie und Psychiatrie* sehr sachlich aus. Im Wesentlichen beschränkte sich der Leiter der von Bodelschwinghschen Anstalten auf eine Zusammenfassung der Beobachtungen und deren Beurteilung durch die Autoren. Und doch formulierte Villinger in einem einzigen Satz die problematischen Zeitumstände, in denen die Publikation erschien:

> » Im Mittelpunkt steht die Frage nach der Bedeutung endogener und exogener Faktoren, eine
> Frage, die heute, wo der endogene Faktor die Vorzugsstellung einnimmt, die bis vor kurzem
> den exogenen Faktoren eingeräumt wurden, an Aktualität nicht eingebüßt hat ([136]:457).

Mit diesem Satz benannte Villinger den unter nationalsozialistischen Vorzeichen vollzogenen Umschwung im Fachstreit über die Bedeutung von Anlage und Umwelt beim verhaltensgestörten Kind.

5.7   Resümee und Ausblick

Die Phase der Professionalisierung und Konstitutionalisierung des Faches Kinder- und Jugendpsychiatrie, die ihren ersten Höhepunkt während der Gründung der Deutschen Gesellschaft für Kinderpsychiatrie und Heilpädagogik (DGKH) im Jahr 1940 – zeitgleich mit den systematischen Morden an Kindern in den „Kinderfachabteilungen" – erreichte, wurde von Ernst Berger als eine „nicht tilgbare Hypothek" innerhalb der Fachgeschichte bezeichnet: Hier habe sich die Geschichte des Faches Kinder- und Jugendpsychiatrie „unentwirrbar mit der Politik des Nationalsozialismus verwoben" ([40]:239, siehe auch [119], [98]). Vor diesem Hintergrund ist auch die Verdrängung bis hin zur Vernichtung des therapeutischen und verbandspolitischen Netzwerks des DVFjP zu sehen.

Die Korrespondenz des gewaltsam ins Schweizerische Exil vertriebenen ehemaligen 1. Vorsitzenden Siegmund-Schultze mit der Geschäftsführerin des Vereins von der Leyen ermöglicht, die Ausschaltung des DVFjP in den Jahren 1933–1935 weitgehend zu rekonstruieren: Hierbei lassen sich drei unterschiedliche, miteinander verzahnte Ebenen differenzieren:
– die vereinspolitische Ausschaltung des DVFjP durch das Reichsministerium des Innern, für die namentlich Ernst Rüdin Verantwortung trug,
– die Vertreibung der „nicht-arischen" bzw. politisch andersdenkenden Mitglieder des Vereins,
– der wissenschaftliche Streit um die Frage, inwieweit „psychopathische Konstitutionen" durch Anlage oder Umwelt maßgeblich beeinflusst werden.

Die Korrespondenzen lassen jedoch auch eine andere Lesart zu: Sie beleuchten das Ringen der Geschäftsführerin und weiterer Vorstandsmitglieder um das Überleben des Vereins. Hierzu zählt die Aufrechterhaltung ministerieller Förderung für die Kinderbeobachtungsstation bis in das Jahr 1935 sowie der zunächst erfolgreiche Versuch, die therapeutische und fürsorgerische Tätigkeit unter schwersten Bedingungen aufrechtzuerhalten. Noch im Juli 1934 hatte von der Leyen eine formale Auslagerung der Beratungsstelle durch einen eigens hierfür gegründeten Verein erwirkt, um eine weitere beratende Tätigkeit des DVFjP zu ermöglichen.

Von der Leyens Auseinandersetzungen mit Rüdin um das Forschungsmaterial des Vereins sind nicht frei von Ambivalenzen: In einer politischen Atmosphäre, in der das Ende der „übertriebenen Fürsorge für das Einzelindividuum" zugunsten der Volksgesundheit propagiert wurde ([57], [119]:3), stellte die Betonung der wissenschaftlichen Bedeutung des Vereins für das nationalsozialistische Gesundheitssystem offensichtlich eine Überlebensperspektive dar. So ließe sich das bereitwillige und wiederholte Angebot von der Leyens verstehen, die langjährig gesammelten Patientenbeobachtungen zur Erforschung eugenischer Fragestellungen zur Verfügung zu stellen. Nicht zuletzt die persönliche Notlage von der Leyens, die sich durch die sukzessive Kürzung von Fördergeldern zunehmend verschärfte, nährte die Hoffnung auf eine ministerielle Forschungsbeauftragung. Auf die Gefahren einer möglichen Fehldeutung der Vereinsdokumente wies insbesondere Siegmund-Schultze wiederholt eindrücklich hin. Auch die Änderung des Vereinsnamens in „Deutscher Verein zur Erforschung der psychopathischen Konstitution" scheint dem Überlebenswunsch des Vereins geschuldet zu sein.

Es finden sich hingegen keinerlei Hinweise für die Absicht, die Forschungsfragestellungen und -ergebnisse NS-ideologisch auszurichten. Im Gegenteil: In ihrer ersten diesbezüglichen Mitteilung an Siegmund-Schultze hatte von der Leyen betont, dass nur mithilfe Kramers eine Bearbeitung der Patientenbeobachtungen möglich sei.

» Denn nur er [Kramer, d. Verf.] hat die weitgehende Kenntnis der Charakterveränderungen der psychopathischen Persönlichkeiten durch Umwelt- und Erziehungseinflüsse von früher Kindheit an und darauf wird es bei der Darstellung unseres Materials … ankommen [14].

Es ging also um die Widerlegung der bereits lange vor 1933 existierenden Forschungsthese, kindlichen Verhaltensstörungen lägen ererbte Charaktereigenschaften zu Grunde.

Die unter existenziellen persönlichen Bedrohungen der Autoren noch 1934 erschienene Publikation der Langzeitbeobachtungen von Kramer und von der Leyen entsprach im Ergebnis den von Kramer bereits in den 1920er-Jahren skizzierten Forschungsthesen. Während sie damals Teil einer pädagogischen und medizinischen Forschungsdebatte waren, standen sie nun, 1934, in Opposition zur NS-Doktrin einer gesteigerten Leistungsfähigkeit des „Volkskörpers". Wenn den Autoren – gemessen an den umfangreich dokumentierten Patientenbeobachtungen aus der Berliner Kinderbeobachtungsstation – auch nur die Publikation von einigen wenigen Kasuistiken gelang, so war ihr Ergebnis pars pro toto doch eindeutig: Unter den Voraussetzungen eines bestärkenden, positiven, pädagogischen Umfeldes zeigten die Langzeitverläufe der beobachteten Kinder mit „psychopathischer Konstitution", so die Interpretation der Autoren, eine gute Prognose. Daraus ließ sich die Forderung nach einer umfangreichen Fürsorgetätigkeit für verhaltensgestörte, erziehungsschwierige Kinder schlussfolgern, womit die Autoren den seit 1933 von Rüdin, Gütt und Reiter vertretenen NS-Parolen gegen eine „übertriebene Fürsorge" und für „Selektion" und „Aussonderung" offen widersprachen [57].

Zu den Charakteristika des Deutschen Vereins zur Fürsorge für jugendliche Psychopathen zählte seine Interdisziplinarität. Die führenden Mitglieder des Vereins, zu denen auch Vertreter der Sozialreform sowie der bürgerlichen Frauenbewegung zählten, verbanden methodisch Konzepte der Heilpädagogik, Jugendgerichtsarbeit, Jugendfürsorge sowie der Psychiatrie miteinander. Mit dem Machtwechsel 1933 und dessen Folgen, der gewaltsamen Vertreibung der „nicht arischen" sowie politisch andersdenkenden Mitglieder, wurde diese – während der Weimarer Republik gewachsene – multiprofessionelle Struktur zerstört. Nimmt man die Besetzung des Vorstands von 1931 zur Grundlage ([94]:636), so mussten mind. 3 von 9 Vorstandsmitgliedern das Land verlassen (Kramer, Reiss, Siegmund-Schultze), 2 weitere Mitglieder verloren ihren politischen Einfluss (Gregor, Hamel), von der Leyen schied aus dem Leben. (Über das weitere Schicksal der langjährigen Mitarbeiterin der Deutschen Zentrale für Jugendfürsorge **Lina Koepp**, die 1931 bereits 70 Jahre alt war, konnte nichts ermittelt werden, ebenso wenig über die Vita des Schatzmeisters **Richard Schlanzke**).

Auch im 11-köpfigen Arbeitsausschuss waren die Verluste erheblich: Bertha Paulssen emigrierte 1935 ([66]:118); Helene Weber wurde 1933 aus ihrer Position als Ministerialrätin im Preußischen Wohlfahrtsministerium aus politischen Gründen entlassen [103]; Paul Wiedel verlor an politischem Einfluss durch die Versetzung aus dem Reichsministerium des Innern in das Reichsgesundheitsamt ([87]:513); auch Albrecht Wetzel geriet nach 1933 unter Druck, weitere kriminologische Studien erschienen von ihm nicht mehr ([96]:16). Käthe Mende verlor als „Jüdin" 1933 ihre Stelle beim Deutschen Archiv für Jugendwohlfahrt und wurde 1943 in das Konzentrationslager Theresienstadt deportiert. Als Mitarbeiterin der dortigen Krankenstation überlebte sie den Holocaust und kehrte 1945 nach Berlin zurück, wo sie sich wiederum für die politische Sozialarbeit engagierte ([46]:391). Über das weitere Schicksal Margarete Dittmers konnte nichts ermittelt werden, ebenso wenig über Maria Siegmund-Schultze, wenn auch belegt ist, dass sie im Juli 1933 noch an der Mitgliederversammlung des DVFjP teilnahm zu einem Zeitpunkt, an dem ihr Bruder bereits emigriert war [18]. Karl Bonhoeffer wurde endgültig im Jahr 1938 an der Friedrich-Wilhelms-Universität emeritiert. Der DVFjP verdankte ihm vielfache Unterstützung, insbesondere im Kontext der Kinderbeobachtungsstation. Als die ministerielle Förderung für die Stelle der Jugendleiterin endgültig beendet wurde, erwirkte Bonhoeffer, dass die Erzieherin Pederzani, deren „Kraft … für den Betrieb unentbehrlich" sei, als „Kinderschwester" aus dem Etat der Charité finanziert wurde [1]. Darüber hinaus setzte sich Bonhoeffer 1933 und in den folgenden Jahren für das persönliche Schicksal seines Oberarztes Kramer ein ([124]:91–92, [100]:79–101). Er ermöglichte zudem die Publikation von der Leyens und Kramers in der *Zeitschrift für Kinderforschung*.

Über das weitere Lebensschicksal einiger Mitglieder des Vorstands und des Arbeitsausschusses ist bis heute wenig bekannt. Offensichtlich können nicht nur die Biografien Kramers und von der Leyens als Beispiele jener „zerbrochene[n] Leben" ([138]:251) zählen, die infolge von Verfolgung, Vertreibung und Ermordung während der NS-Zeit auch in der zeithistorischen und disziplinengeschichtlichen Forschung der Nachkriegszeit (zunächst) dem Vergessen anheimfielen (siehe auch [55]).

Dem ausführlichen Nachruf auf Ruth von der Leyen von Lisbeth Hurwitz ist zu entnehmen, dass von der Leyen noch kurz vor ihrem Tod mit dem Plan der Gründung einer „Internationalen Vereinigung zur Erforschung der psychopathischen Konstitution Jugendlicher" beschäftigt war [11]. Angesichts einer aussichtslosen persönlichen, fachlichen und politischen Situation und angesichts schwindender praktischer und wissenschaftlicher Betätigungsfelder in Deutschland, schien der Kontakt ins Ausland möglicherweise eine Perspektive zu versprechen. Im Kontext dieser Pläne stand sie im Austausch mit dem Schweizer Pädagogen **Heinrich Hanselmann** (1885–1960), dem späteren ersten Präsidenten der „Internationalen Gesellschaft für Heilpädagogik" (1937) und Mitherausgeber der *Zeitschrift für Kinderforschung* seit 1934 (Band 43). Des Weiteren versuchte sie den Neurologen **William Healy** (1869–1963) [129] für die im Herbst 1935 geplante Gesellschaftsgründung zu gewinnen [24].

William Healy hatte 1909 in Chicago das „Juvenile Psychopathic Institute" gegründet, das als Vorbild der späteren „child guidance clinics" diente, die wiederum Modellcharakter für die 1949 in Bremen von dem Bonhoeffer-Schüler **Heinrich Schulte** (1898–1983; zu Schulte vgl. [52], [99]) gegründete Kinderbeobachtungsstation hatte ([53]:132–142, hier: S 136; siehe auch ► Kap. 15). Inwieweit solche *nach* 1945 gegründeten Stationen (vgl. z. B. auch die 1954 gegründete Kinderbeobachtungsstation in Innsbruck [51]) das Erbe der in der Zeit der Weimarer Republik entstandenen Kinderbeobachtungsstationen antraten, wurde bisher nicht untersucht. Auch ein (inter-)nationaler Vergleich solcher Abteilungen vor und nach 1945 steht noch aus.

Literatur

Zitierte Archivquellen

[1]   Bundesarchiv Berlin [BArch], Bestand R 4901, Archivnummer 1335, Anmeldung für den Staatshaushalt 1936, Bl 390
[2]   BArch, R 4901/1335, Bl 387, Bonhoeffer K (18.7.1935) an die Charité-Direktion
[3]   BArch, R 4901/1335, Bl 371, Gütt A (6.6.1935) an den Deutschen Verein zur Fürsorge für jugendliche Psychopathen E.V. (nachrichtlich an den Reichs- und Preußischen Minister für Wissenschaft, Erziehung und Volksbildung)
[4]   BArch, R 4901/1335, Bl 256, Leyen R vd (9.6.1934) an das Preußische Ministerium für Wissenschaft, Kunst und Volksbildung
[5]   BArch, R 4901/1335, Bl 372, Leyen R vd (2.5.1935) an das Reichs- und Preußische Ministerium des Innern
[6]   BArch, R 4901/1335, Bl 257, Preußisches Ministerium für Wissenschaft, Kunst und Volksbildung an die Charité Direktion
[7]   Evangelisches Zentralarchiv Berlin [EZA], Bestand 626/I/1,5, unpaginierter Bestand, Gregor A (6.6.1933) an Ruth von der Leyen
[8]   EZA, 626/I/1,5, Gütt A (1.7.1933) an Ruth von der Leyen (Abschrift)
[9]   EZA, 626/I/1,5, Hurwitz L (24.9.1933) an Friedrich Siegmund-Schultze
[10] EZA, 626/I/1,5, Hurwitz L (12.11.1933) an Friedrich Siegmund-Schultze
[11] EZA, 626/I/1,5, Hurwitz L (1935) Ruth von der Leyen †, ungekürzte Fassung, 6 S
[12] EZA, 626/I/1,5, Leyen R vd (8.6.1933) an Adalbert Gregor
[13] EZA, 626/I/1,5, Leyen R vd (8.6.1933) an das Justizministerium in Baden, Karlsruhe
[14] EZA, 626/I/1,5, Leyen R vd (8.6.1933) an Friedrich Siegmund-Schultze
[15] EZA, 626/I/1,5, Leyen R vd (19.6.1933) an Friedrich Siegmund-Schultze
[16] EZA, 626/I/1,5, Leyen R vd (21.6.1933) Niederschrift über die Vorstandssitzung des Deutschen Vereins zur Fürsorge für jugendliche Psychopathen E.V.
[17] EZA, 626/I/1,5, Leyen R vd (22.7.1933) Protokoll der außerordentlichen Mitgliederversammlung des Deutschen Vereins zur Fürsorge für jugendliche Psychopathen E.V.
[18] EZA, 626/I/1,5, Leyen R vd (24.7.1933) an Friedrich Siegmund-Schultze
[19] EZA, 626/I/1,5, Leyen R vd (22.9.1933) an den Reichsminister des Innern (Abschrift)
[20] EZA, 626/I/1,5, Leyen R vd (29.9.1933) an Friedrich Siegmund-Schultze
[21] EZA, 626/I/1,5, Leyen, R vd (30.10.1933) an Friedrich Siegmund-Schultze
[22] EZA, 626/I/1,5, Leyen R vd (27.11.1933) an Friedrich Siegmund-Schultze
[23] EZA, 626/I/1,5, Leyen R vd (16.7.1934) Entwurf eines Schreibens an die Mitglieder des Deutschen Vereins zur Fürsorge für jugendliche Psychopathen E.V., versandt an die Vorstandsmitglieder des DVFjP
[24] EZA, 626/I/1,5, Leyen R vd (23.2.1935)
[25] EZA, 626/I/1,5, Siegmund-Schultze F (24.6.1933) an Ruth von der Leyen
[26] EZA, 626/I/1,5, Siegmund-Schultze F (11.7.1933) an Ruth von der Leyen
[27] EZA, 626/I/1,5, Siegmund-Schultze F (14.10.1933) Zeugnis für Ruth von der Leyen
[28] EZA, 626/I/1,5, Siegmund-Schultze F (16.11.1933) an Ruth von der Leyen
[29] EZA, 626/I/1,5, Siegmund-Schultze F (18.11.1933) an Lisbeth Hurwitz
[30] Max-Planck-Institut für Psychiatrie - Historisches Archiv (MPIP-HA), Bestand GDA 83, unpaginierter Bestand, Gütt A (1.7.1933) an Ruth von der Leyen
[31] MPIP-HA, GDA 83, Leyen R vd (14.6.1933) an Ernst Rüdin
[32] MPIP-HA, GDA 83, Pfundtner (7.7.1933) an den Deutschen Verein zur Fürsorge für jugendliche Psychopathen E.V.
[33] MPIP-HA, GDA 83, Rüdin E (18.7.1933) an Arthur Gütt
[34] MPIP-HA, GDA 83, Rüdin E (undatiert) an Arthur Gütt

Zitierte Literatur

[35] Anonymus (1926) Erweiterte Mitgliederversammlung des Deutschen Vereins zur Fürsorge für jugendliche Psychopathen E.V. am 14. November 1925 Berlin. Z Kinderforsch 31:403–414
[36] Anonymus (1931) Sparmaßnahmen in der Jugendwohlfahrtspflege. Z Kinderforsch 38:139–141

[37]   Beddies T (2002) Kinder- und Jugendliche in der brandenburgischen Heil- und Pflegeanstalt Görden als
       Opfer der NS-Medizinverbrechen. In: Hübener K, in Zusammenarbeit mit Heinze M (Hrsg) Brandenburgi-
       sche Heil- und Pflegeanstalten in der NS-Zeit. be.bra Verlag, Berlin, S 129–154 (=Schriftenreihe zur Medizin-
       Geschichte des Landes Brandenburg, Bd 3)
[38]   Beddies T (2005) Universitätspsychiatrie im Dritten Reich. Die Nervenklinik der Charité unter Karl Bonhoef-
       fer und Maximinian de Crinis. In: Vom Bruch R (Hrsg) Die Berliner Universität in der NS-Zeit, Bd II: Fachberei-
       che und Fakultäten. Steiner, Stuttgart, S 55–72
[39]   Beddies T, Fuchs P (2006) Psychiatrische und pädagogische Versorgungskonzepte und -wirklichkeiten für
       psychisch kranke und geistig behinderte Kinder und Jugendliche in Berlin und Brandenburg 1919–1933.
       In: Huentelmann AC, Vossen J, Czech H (Hrsg) Gesundheit und Staat. Studien zur Geschichte der Gesund-
       heitsämter in Deutschland, 1870–1950. Matthiesen, Husum, S 79–92 (=Abhandlungen zur Geschichte der
       Medizin und der Naturwissenschaften, Heft 104).
[40]   Berger E (2016) Die Kinderpsychiatrie in Österreich 1945–1975 – Entwicklungen zwischen historischer
       Hypothek und sozialpsychiatrischem Anspruch. In: Gabriel E, Dietrich-Daum E, Lobenwein E, Watzka C
       (Hrsg) Virus. Beiträge zur Sozialgeschichte der Medizin, Bd 14. Schwerpunkt: Gesellschaft und Psychiatrie in
       Österreich 1945 bis ca. 1970, Leipziger Universitätsverlag, Leipzig, S 239–248
[41]   Berger M (1999) Ruth von der Leyen – Ihr Leben und Wirken. BHP (Berufs- und Fachverband Heilpädagogik
       e. V.) Info 17:11–13
[42]   Beyer C (2013) Gottfried Ewald und die „Aktion T4" in Göttingen. Nervenarzt 84:1049–1055
[43]   Biographisches Handbuch der deutschsprachigen Emigration nach 1933, Bd 1 (1980) Institut für Zeitge-
       schichte München, Research Foundation for Jewish Immigration (Hrsg) Saur, München New York London
       Paris
[44]   Bock G (2010) Zwangssterilisation im Nationalsozialismus. Studien zur Rassenpolitik und Geschlechterpoli-
       tik. Monsenstein & Vannerdat, Münster
[45]   Borck C, Schäfer A (2015) Das psychiatrische Aufschreibesystem. In: Borck C, Schäfer A (Hrsg) Das Psychiatri-
       sche Aufschreibesystem. Fink, Paderborn, S 7–28
[46]   Bussiek B (1998) Mende, Käthe. In: Maier H (Hrsg) Who is who der Sozialen Arbeit. Lambertus, Freiburg i. Br.,
       S 390–391
[47]   Castell R, Nedoschill J, Rupps M, Bussiek D (2003) Geschichte der Kinder- und Jugendpsychiatrie in Deutsch-
       land in den Jahren 1937 bis 1961. Vandenhoeck & Ruprecht, Göttingen
[48]   Conway JS (1990) Between pacifism and patriotism – a protestant dilemma: The case of Friedrich Sieg-
       mund-Schultze. In: Nicosia FR, Stokes LD (Hrsg) Germans against Nazism. Nonconformity, opposition and
       resistance in the Third Reich. Essays in honour of Peter Hoffmann. Berg, New York Oxford, S 87–114
[49]   Dahl M (2001) Aussonderung und Vernichtung – Der Umgang mit „lebensunwerten" Kindern während
       des Dritten Reiches und die Rolle der Kinder- und Jugendpsychiatrie. Prax Kinderpsychol Kinderpsychiatr
       50:170–191
[50]   Delius P (1988) Das Ende von Strecknitz. Die Lübecker Heilanstalt und ihre Auflösung 1941. Ein Beitrag zur
       Sozialgeschichte der Psychiatrie im Nationalsozialismus. Neuer Malik, Kiel (= Veröffentlichungen des Beirats
       für Geschichte der Arbeiterbewegung und Demokratie in Schleswig-Holstein, Bd 2)
[51]   Dietrich-Daum E (2016) Kinder und Jugendliche aus Südtirol auf der Kinderbeobachtungsstation von Maria
       Nowak-Vogl in Innsbruck (1954–1987) – ein Projektbericht. In: Gabriel E, Dietrich-Daum E, Lobenwein E,
       Watzka C (Hrsg) Virus. Beiträge zur Sozialgeschichte der Medizin 14:249–266
[52]   Engelbracht G (2002) Kurzbiographie und Bibliographie Heinrich Schulte. In: Stemberger G (Hrsg) Psychi-
       sche Störungen im Ich-Welt-Verhältnis. Gestalttheorie und psychotherapeutische Krankheitslehre. Kram-
       mer, Wien, S 159–166
[53]   Engelbracht G (2004) Von der Nervenklinik zum Zentralkrankenhaus Bremen-Ost. Bremer Psychiatriege-
       schichte 1945–1977. Temmen, Bremen
[54]   Erling M (2008) Paulssen, Bertha (1891–1973). In: Lindley SH, Stebner EJ (Hrsg) The Westminster handbook
       to women in American religious history. Westminster John Knox Press, Louisville London, S 168
[55]   Fangerau H, Krischel M (2011) Der Wert des Lebens und das Schweigen der Opfer: Zum Umgang mit den
       Opfern nationalsozialistischer Verfolgung in der Medizinhistoriografie. In: Westermann S, Kühl R, Ohnhäuser
       T (Hrsg) NS-„Euthanasie" und Erinnerung. Vergangenheitsaufarbeitung – Gedenkformen – Betroffenenper-
       spektiven. Lit, Berlin, S 19–28
[56]   Fischer I (1962) Biographisches Lexikon der hervorragenden Ärzte der letzten fünfzig Jahre (1880–1930), Bd
       2, 2. und 3. unveränderte Aufl. Urban & Schwarzenberg, München Berlin
[57]   Frick W (1933) Ansprache des Herrn Reichsminister des Innern Dr. Frick auf der ersten Sitzung des Sachver-
       ständigenbeirats für Bevölkerungs- und Rassenpolitik. Reichsdruckerei, Berlin

[58]   Friedländer W (1966) Friedrich Siegmund-Schultze als Gründer und erster Direktor des Jugendamtes Berlin und sein Einfluß auf das Reichsjugendwohlfahrtsgesetz. In: Reschke H (Hrsg) Friedrich Siegmund-Schultze als Wegbereiter Sozialer Arbeit. Deutscher Verein für öffentliche und private Fürsorge, Frankfurt/M, S 53–59 (= Schriften des Vereins für Öffentliche und Private Fürsorge, Bd 236)

[59]   Fuchs P (2012) Die Wirkungen des Deutschen Vereins zur Fürsorge für jugendliche Psychopathen in Brandenburg. In: Hübener K, Ludwig A, Schreiter R (Hrsg) Soziale Stiftungen und Vereine in Brandenburg. Vom Deutschen Kaiserreich bis zur Wiederbegründung des Landes Brandenburg in der Bundesrepublik. be-bra Wissenschaft, Berlin-Brandenburg, S 213–248

[60]   Fuchs P, Rose W (2015) „Unter Wahrung der gegenseitigen Kompetenzen". Pädagogische Beobachtungen in den Krankenakten der psychiatrischen Kinderbeobachtungsstation an der Charité (1921–1933). In: Borck C, Schäfer A (Hrsg) Das Psychiatrische Aufschreibesystem. Fink, Paderborn, S 135–152

[61]   Fuchs P, Rose W, Beddies T (2012) Heilen und Erziehen: Die Kinderbeobachtungsstation an der Psychiatrischen und Nervenklinik der Charité. In: Hess V, Schmiedebach HP (Hrsg) Am Rande des Wahnsinns. Schwellenräume einer urbanen Moderne. Böhlau, Wien Köln Weimar, S 111–148 (= Kulturen des Wahnsinns, Bd 1)

[62]   Genealogisches Handbuch des Adels (Band 52) (1972) Stiftung Deutsches Adelsarchiv (Hrsg) Starke, Limburg an der Lahn

[63]   Grell U (1989) Karl Bonhoeffer und die Rassenhygiene. In: Arbeitsgruppe zur Erforschung der Geschichte der Karl-Bonhoeffer-Nervenklinik (Hrsg) Totgeschwiegen 1933–1945. Zur Geschichte der Wittenauer Heilstätten. Seit 1957 Karl-Bonhoeffer-Nervenklinik. Hentrich, Berlin, 207–218

[64]   Gregor A (1933) Reiter, Hans und Hildegard Mischke: Bedeutung von Anlage und Milieu bei weiblichen Fürsorgezöglingen Mecklenburgs. Monatsschr Kriminalpsychol 23: 513–553 (1932). Z Kinderforsch 41:127–128

[65]   Grotefeld S (1995) Friedrich Siegmund-Schultze. Ein deutscher Ökumeniker und christlicher Pazifist. Kaiser, Gütersloh (= Heidelberger Untersuchungen zu Widerstand, Judenverfolgung und Kirchenkampf im Dritten Reich, Bd 7)

[66]   Harvey E (1992) Zwischen Reformpädagogik und Hygiene des Geisteslebens. Die öffentliche Jugendfürsorge in Hamburg in der Weimarer Republik. In: Glensk E, Rothmaler C (Hrsg) Kehrseiten der Wohlfahrt: die Hamburger Fürsorge auf ihrem Weg von der Weimarer Republik in den Nationalsozialismus. Ergebnisse, Hamburg, S 98–119

[67]   Heinze H (1932) Zur Phänomenologie des Gemüts. Charakterologische Untersuchungen an Kindern. Z Kinderforsch 40:371–456

[68]   Hesse E (1990) Der Vater. In: Grünberg W (Hrsg) Friedrich Siegmund-Schultze. Friedenskirche, Kaffeeklappe und die ökumenische Vision. Texte 1910–1969. Kaiser, München, S 394–409

[69]   Hinz-Wessels A (2009) Hans Heinze. Psychiater und Aktivist der nationalsozialistischen „Euthanasie". In: Jüdisches Museum Berlin (Hrsg) Tödliche Medizin: Rassenwahn im Nationalsozialismus. Wallstein, Göttingen, S 108–115

[70]   Hirtsiefer H (1932) Betrifft: Erhaltung der vorbeugenden Fürsorge. Z Kinderforsch 39:307–308

[71]   Holtkamp M (2002) Werner Villinger (1887–1961). Die Kontinuität des Minderwertigkeitsgedankens in der Jugend- und Sozialpsychiatrie. Matthiesen, Husum

[72]   Isserlin M (1923) Zum Geleit. Z Kinderforsch 28:1–3

[73]   Johnson U (Hrsg) (1977) Margret Boveri. Verzweigungen. Eine Autobiographie. Piper, München

[74]   Klemperer K v (1994) Die verlassenen Verschwörer: der deutsche Widerstand auf der Suche nach Verbündeten 1938–1945. Siedler, Berlin

[75]   Kölch MG (2002) Theorie und Praxis der Kinder- und Jugendpsychiatrie in Berlin 1920–1935. Die Diagnose „Psychopathie" im Spannungsfeld von Psychiatrie, Individualpsychologie und Politik. Diss. med. Berlin

[76]   Kramer F (1913) Intelligenzprüfungen an abnormen Kindern. Monatsschr Psychiatr Neurol 33:500–519

[77]   Kramer F (1923) Bedeutung von Milieu und Anlage beim schwer erziehbaren Kinde. Z Kinderforsch 28:25–36

[78]   Kramer F (1928) Der Deutsche Verein zur Fürsorge für jugendliche Psychopathen E.V. In: Reichsausschuß für das ärztliche Fortbildungswesen (Hrsg) Gesundheitswesen und Soziale Fürsorge im Deutschen Reich. Eine Sammlung von Ausarbeitungen und Leitsätzen. Reichsdruckerei, Berlin, S 349–355

[79]   Kramer F (1930) Die Ursache der Schwersterziehbarkeit, beurteilt vom psychopathologischen und charakterologischen Standpunkt. Z Kinderforsch 37:131–138

[80]   Kramer F (1933) Psychopathische Konstitution und organische Gehirnerkrankungen als Ursache von Erziehungsschwierigkeiten. Z Kinderforsch 41:306–322

[81]   Kramer F (1935) Ruth von der Leyen †. Z Kinderforsch 44:307–310

[82]   Kramer F, Leyen R vd (1934) Entwicklungsverläufe „anethischer, gemütsloser" psychopathischer Kinder. Z Kinderforsch 43:305–422

[83]　Kramer F, Leyen R vd (1935) Entwicklungsverläufe „anethischer, gemütsloser" psychopathischer Kinder. Erwiderung. Z Kinderforsch 44:227–228

[84]　Kramer F, Pollnow H (1932) Über eine hyperkinetische Erkrankung im Kindesalter. Monatsschr Psychiatr Neurol 82:1–40

[85]　Kreuter A (1996) Deutschsprachige Neurologen und Psychiater. Ein biographisch-bibliographisches Lexikon von den Vorläufern bis zur Mitte des 20. Jahrhunderts, Bd 3. Paetz–Zwinger. De Gruyter, München

[86]　Kumbier E (2008) Kontinuität im gesellschaftlichen Umbruch – Der Psychiater und Hochschullehrer Rudolf Thiele (1888–1960) In: Helmchen H (Hrsg) Psychiater und Zeitgeist. Zur Geschichte der Psychiatrie in Berlin. Pabst, Lengerich, S 319–332

[87]　Labisch A, Tennstedt F (1985) Der Weg zum „Gesetz über die Vereinheitlichung des Gesundheitswesens" vom 3. Juli 1934. Entwicklungslinien und -momente des staatlichen und kommunalen Gesundheitswesens in Deutschland, Teil 2. Akademie für öffentliches Gesundheitswesen in Düsseldorf, Düsseldorf (= Schriftenreihe der Akademie für öffentliches Gesundheitswesen in Düsseldorf, Bd 13)

[88]　Lagerquist L DeAne (1999) The Lutherans. Greenwood Press, Westport (Connecticut) London

[89]　Leyen R vd (1923) Wege und Aufgaben der Psychopathenfürsorge. Z Kinderforsch 28:37–49

[90]　Leyen R vd (1926) Aus der Arbeit des Deutschen Vereins zur Fürsorge für jugendliche Psychopathen E.V. in den Jahren 1919–1924. Wege und Aufgaben der Psychopathenfürsorge III. Z Kinderforsch 32:448–463

[91]　Leyen R vd (1926) Erziehungsschwierigkeiten, Gefährdung und Verwahrlosung überempfindlicher psychopathischer Kinder und Jugendlicher. Z Kinderforsch 31:163–182

[92]　Leyen R vd (1926) Sachverständigen-Konferenz und Mitgliederversammlung des Deutschen Vereins zur Fürsorge für jugendliche Psychopathen e. V. am 13. und 14. November 1925, Berlin. Z Kinderforsch 31:394–402

[93]　Leyen R vd (1927) Stätten für Beratung, Beobachtung und Unterbringung psychopathischer Kinder- und Jugendlicher (Mit einer Übersichtskarte). Z Kinderforsch 33:311–328

[94]　Leyen R vd (1931) Die Eingliederung der Fürsorge für jugendliche Psychopathen in Jugendrecht und Erziehung. Z Kinderforsch 38:625–671

[95]　Maitra RT (2001) „… wer imstande und gewillt ist, dem Staate mit Höchstleistungen zu dienen!" Hans Reiter und der Wandel der Gesundheitskonzeption im Spiegel der Lehr- und Handbücher der Hygiene zwischen 1920 und 1960. Matthiesen, Husum

[96]　Mildenberger F (2008) Gedanken zu Albrecht Wetzels Lebenswerk. In: Farin M, Mildenberger F (Hrsg) Albrecht Wetzel. Über Massenmörder (1920), vervollständigt um die Kasuistik des Massenmords, Teil 1 (1914) nebst einem einleitenden Essay und einer biographischen Skizze. Belleville, München, S 7–17

[97]　Mommsen H (2005) Ludwig Beck und Carl Goerdeler – Führer des zivilen Widerstands gegen Hitler. In: Brakelmann G, Keller M (Hrsg) Der 20. Juli 1944 und das Erbe des deutschen Widerstands. Lit, Münster, S 89–102 (= Schriftenreihe der Evangelischen Akademikerschaft Westfalen und der evangelischen Stadtakademie Bochum, Bd 1)

[98]　Nedoschill J (2009) Aufbruch im Zwielicht – die Entwicklung der Kinder- und Jugendpsychiatrie in der Zeit von Zwangssterilisation und Kindereuthanasie. Prax Kinderpsychol Kinderpsychiatr 58:504–517

[99]　Neumärker KJ (2001) Bonhoeffer und seine Schüler – Spannungsfeld zwischen Neurologie und Psychiatrie. In: Holdorff B, Winau R (Hrsg) Geschichte der Neurologie in Berlin. De Gruyter, Berlin New York, S 175–192

[100]　Neumärker KJ (2005) Leben und Werk von Franz Max Albert Kramer (24.4.1878–29.6.1967) und Hans Pollnow (7.3.1902–21.10.1943). In: Rothenberger A, Neumärker KJ (Hrsg) Wissenschaftsgeschichte der ADHS. Kramer-Pollnow im Spiegel der Zeit. Steinkopff, Darmstadt, S 79–118

[101]　Neuner S (2011) Politik und Psychiatrie. Die staatliche Versorgung psychisch Kriegsbeschädigter in Deutschland 1920–1939. Vandenhoeck & Ruprecht, Göttingen (= Kritische Studien zur Geschichtswissenschaft, Bd 197)

[102]　O'Connor JJ, Robertson EF (2016) Adolf Hurwitz. http://www-history.mcs.st-andrews.ac.uk/Biographies/Hurwitz.html. Zugegriffen: 27.9.2016

[103]　Paulini C (1999) Helene Weber. In: Eggemann M, Hering S (Hrsg) Wegbereiterinnen der modernen Sozialarbeit. Texte und Biographien zur Entwicklung der Wohlfahrtspflege, Juventa, Weinheim, S 229–253

[104]　Paulini C (2001) „Der Dienst am Volksganzen ist kein Klassenkampf". Die Berufsverbände der Sozialarbeiterinnen im Wandel der Sozialen Arbeit. Leske & Budrich, Wiesbaden (= Siegener Studien zur Frauenforschung, Bd 8)

[105]　Reich I (1997) Carl Friedrich Goerdeler. Ein Oberbürgermeister gegen den NS-Staat. Böhlau, Köln Weimar Wien

[106]　Reinicke P (1998) Dittmer, Margareta. In: Maier H (Hrsg) Who is who der Sozialen Arbeit. Lambertus, Freiburg i. Br., S 143–144

[107] Reinicke P (1998) Liszt, Elsa von. In: Maier H (Hrsg) Who is who der Sozialen Arbeit. Lambertus, Freiburg i. Br., S 365–366

[108] Reinicke P (1998) Paulssen, Bertha. In: Maier H (Hrsg) Who is who der Sozialen Arbeit. Lambertus, Freiburg i. Br., S 460–461

[109] Reinicke P (1998) Siegmund-Schultze, Friedrich Wilhelm. In: Maier H (Hrsg) Who is who der Sozialen Arbeit. Lambertus, Freiburg i. Br., S 549–551

[110] Ritter G (1954) Carl Goerdeler und die Deutsche Widerstandsbewegung. Deutsche Verlags-Anstalt, Stuttgart

[111] Roehm E (1985) Sterben für den Frieden. Spurensicherung: Hermann Stöhr (1898–1940) und die ökumenische Friedensbewegung. Calwer, Stuttgart

[112] Roehm E, Thierfelder J (1990) Juden, Christen, Deutsche 1933–1945, Bd 1: 1933 bis 1945. Calwer, Stuttgart

[113] Roelcke V (2008) Politische Zwänge und individuelle Handlungsspielräume: Karl Bonhoeffer und Maximinian de Crinis im Kontext der Psychiatrie im Nationalsozialismus. In: Schleiermacher S, Schagen U (Hrsg) Die Charité im Dritten Reich. Schöningh, Paderborn München Wien Zürich, S 67–84

[114] Roelcke V (2010) Psychiatrie im Nationalsozialismus. Historische Kenntnisse, Implikationen für aktuelle ethische Debatten. Nervenarzt 81:1317–1325

[115] Roelcke V (2012) Ernst Rüdin – renommierter Wissenschaftler, radikaler Rassenhygieniker. Nervenarzt 83:303–310

[116] Roelcke V (2013) Hans Roemer (1878–1947). Überzeugter Eugeniker, Kritiker der Krankentötungen. Nervenarzt 84:1064–1068

[117] Rose W (2014) Hans Pollnow – Spuren seines Lebens. In: Beddies T, Doetz S, Kopke C (Hrsg) Jüdische Ärztinnen und Ärzte im Nationalsozialismus. Entrechtung, Vertreibung, Ermordung. De Gruyter, Berlin Boston, S 162–174 (= Europäisch-jüdische Studien Beiträge, Bd 12)

[118] Sachße C (2007) Friedrich Siegmund-Schultze, die „Soziale Arbeitsgemeinschaft" und die bürgerliche Sozialreform in Deutschland. In: Krauß EJ, Möller M, Münchmeier R (Hrsg) Soziale Arbeit zwischen Ökonomisierung und Selbstbestimmung. kassel university press, Kassel, S 231–256

[119] Schepker K, Fangerau H (2016) Die Gründung der Deutschen Gesellschaft für Kinderpsychiatrie und Heilpädagogik. Der Weg von Paul Schröder zum Gründungsvorsitzenden. Z Kinder Jugendpsychiatr Psychother 44:1–9

[120] Schepker R, Schmeck K, Kölch M, Schepker K (2015) Eine frühe Gen-Umwelt-Theorie der Störungen des Sozialverhaltens versus „Anethischer Psychopathie". Prax Kinderpsychol Kinderpsychiatr 64:290–307

[121] Schmuhl HW (2002) Zwischen vorauseilendem Gehorsam und halbherziger Verweigerung. Werner Villinger und die nationalsozialistischen Medizinverbrechen. Nervenarzt 73:1058–1063

[122] Schmuhl HW (2013) Walter Creutz und die „Euthanasie" in der Rheinprovinz. Zwischen Resistenz und Kollaboration. Nervenarzt 84:1069–1074

[123] Schmuhl HW (2016) Die Gesellschaft Deutscher Neurologen und Psychiater im Nationalsozialismus. Springer, Berlin Heidelberg

[124] Schottlaender R (1988) Verfolgte Berliner Wissenschaft. Ein Gedenkwerk. Hentrich, Berlin

[125] Schröder P (1910) Die geistig Minderwertigen und die Jugendfürsorgeerziehung. Z Ges Neurol Psychiatr 3:705–713

[126] Schröder P (1931) Kindliche Charaktere und ihre Abartigkeiten. Mit erläuternden Beispielen von Dr. med. Hans Heinze. Hirt, Breslau

[127] Schröder P (1935) Entwicklungsverläufe „anethischer, gemütloser" psychopathischer Kinder. Von Franz Kramer und Ruth v. der Leyen (Ds. Ztschr. Bd. 43, S. 305 u. ff.) Z Kinderforsch 44:224–227

[128] Schröder P, Heinze H (1928) Die Beobachtungsabteilung für jugendliche Psychopathen in Leipzig. Allg Z Psychiatr Psych Gerichtl Med 88:189–197

[129] Snodgrass J (1984) William Healy (1869–1963): pioneer child psychiatrist and criminologist. J Hist Behav Sci 20:332–339

[130] Stache C (1985) Friedrich Siegmund-Schultze 1885–1969. Begleitbuch zu einer Ausstellung anlässlich seines 100. Geburtstags veranstaltet vom Evangelischen Zentralarchiv in Berlin. Evangelisches Zentralarchiv in Berlin, Berlin (= Veröffentlichungen des Evangelischen Zentralarchivs in Berlin, Bd 2)

[131] Stutte H (1967) In memoriam Prof. Dr. Franz Kramer †. Acta Paedopsychiatr 34:182–183

[132] Tenorth HE (2007) Friedrich Siegmund-Schultze – eine erziehungswissenschaftliche Annäherung. In: Tenorth HE, Lindner R, Fechner F, Wietschorke J (Hrsg) Friedrich Siegmund-Schultze (1885–1969). Ein Leben für Kirche, Wissenschaft und soziale Arbeit. Kohlhammer, Stuttgart, S 69–83 (= Konfession und Gesellschaft. Beiträge zur Zeitgeschichte, Bd 38)

[133] Thiele R (1926) Über psychische Folgezustände nach Encephalitis epidemica bei Kindern und Jugendlichen. Z Kinderforsch 31:506–515

[134] Thiele R (1934) Angeborener Schwachsinn. In: Bonhoeffer K, Albrecht K, Hallervorden J et al (Hrsg) Die psychiatrischen Aufgaben bei der Ausführung des Gesetzes zur Verhütung erbkranken Nachwuchses. Klinische Vorträge im erbbiologischen Kurs Berlin, März 1934. Karger, Berlin, S 1–15

[135] Thüsing C (1999) Leben und wissenschaftliches Werk des Psychiaters Paul Schröder unter besonderer Berücksichtigung seines Wirkens an der Psychiatrischen und Nervenklinik der Universität Leipzig. Diss. med., Leipzig

[136] Villinger W (1935) Kramer, Franz, und Ruth v. der Leyen: Entwicklungsverläufe „anethischer, gemütloser" psychopathischer Kinder (Psychiatr. u. Nervenklin., Charité u. Beratungsstelle f. Heilerziehung d. Dtsch. Ver. f. Jugendliche Psychopathen, Berlin). Z Kinderforsch 43: 305–422 (1934). Zentralbl Ges Neurol Psychiatr 75:457–458

[137] Voswinckel P (2002) Biographisches Lexikon der hervorragenden Ärzte der letzten fünfzig Jahre von Isidor Fischer †, Nachträge und Ergänzungen, Bd 3: Aba-Kom. Olms, Hildesheim, Zürich New York

[138] Voswinckel P (2004) Damnatio memoriae: Kanonisierung, Willkür und Fälschung in der ärztlichen Biographik. In: Bayer K, Sparing F, Woelk W (Hrsg) Universitäten und Hochschulen im Nationalsozialismus und in der frühen Nachkriegszeit. Steiner, Stuttgart, 249–270

[139] Voswinckel P (2005) Kramer, Franz. In: Rothenberger A, Neumärker KJ (Hrsg) Wissenschaftsgeschichte der ADHS. Kramer-Pollnow im Spiegel der Zeit. Steinkopff, Darmstadt, S 101

[140] Walters-Warschauer, JJ (1981) The Life and Work of Malvin Warschauer. Leo Baeck Institute Yearbook 26:191–204

[141] Weber MM (1993) Ernst Rüdin. Eine kritische Biographie. Springer, Berlin

[142] Zunkel F (1972) Hirtsiefer, Heinrich. In: Historische Kommission bei der bayrischen Akademie der Wissenschaften (Hrsg) Neue Deutsche Biographie (NDB), Bd 9: Hess – Hüttig, Duncker & Humblot, Berlin, S 241–242

Die Deutsche Gesellschaft für Kinderpsychiatrie und Heilpädagogik im Nationalsozialismus als verkappte Fachgesellschaft für Sonderpädagogik

Dagmar Hänsel

© Springer-Verlag GmbH Deutschland 2017
H. Fangerau, S. Topp, K. Schepker (Hrsg.), *Kinder- und Jugendpsychiatrie im Nationalsozialismus und in der Nachkriegszeit*, DOI 10.1007/978-3-662-49806-4_6

6.1   Die traditionelle Verbindung von Psychiatrie und Heilpädagogik

Die Verbindung von Psychiatrie und Heilpädagogik hat in Deutschland eine lange Tradition. Die deutsche Heilpädagogik hatte im 19. Jahrhundert in Gestalt der „Pädagogischen Patholo-gie" und der Kinderfehlerlehre von Ludwig Strümpell sowie der Pädagogik schwachsinniger Kinder von Arno Fuchs auf Vorstellungen und Begriffe der Psychiatrie zurückgegriffen [54], [21]. Sie hatte die Volksschulkinder, für die sie Zuständigkeit beanspruchte, als „pathologisch Fehlerhafte", als „angeboren Schwachsinnige" und als „moralisch Minderwertige" kategorisiert, sie als geistig Kranke und als überwiegend Erbkranke definiert und damit ihre dauernde Son-dererziehung in der als Sonderschule begriffenen Hilfsschule begründet und legitimiert. Die in der Hilfsschule tätigen Volksschullehrkräfte wurden durch die Nähe zur Medizin als Heil-pädagogen fachlich und moralisch erheblich aufgewertet. Die Heilpädagogik wies als Kinder-fehlerlehre und als Pädagogik schwachsinniger Kinder von Beginn an eine besondere Nähe zur Kinderpsychiatrie auf.

Wenngleich Psychiatrie und Heilpädagogik auch in anderen Ländern, etwa in der Schweiz oder in Ungarn, miteinander verbunden waren, war für Deutschland doch singulär, dass Heilpä-dagogik und Hilfsschulpädagogik hier weitgehend identisch waren. „Behinderte" sind im deut-schen Bildungssystem, das von der Hilfsschultradition geprägt ist, bis heute überwiegend Kinder, die von Sonderpädagogen aus dem Zusammenhang der allgemeinen Schule negativ ausgelesen worden sind und die, auch im Zusammenhang von Inklusion, in separaten Sonderschulen, vor allem in Hilfsschulen, beschult werden, die jedoch inzwischen Förderschulen heißen.

Aus der Verbindung von Psychiatrie und Heilpädagogik war 1922 in München eine erste multidisziplinäre, international orientierte Fachgesellschaft, die „Gesellschaft für Heilpädago-gik", entstanden, die sich die Einrichtung eines universitären Lehrstuhls für Heilpädagogik zum Ziel gesetzt hatte. An der Einrichtung eines solchen Lehrstuhls hatten nicht nur Heilpädagogen, sondern auch Psychiater ein starkes Interesse. Dieses Interesse wurde in dem Vortrag deutlich, den der Psychiater **Max Isserlin** auf dem 2. Kongress der Gesellschaft hielt, der 1924 in München stattfand [6].

Isserlin, der Vorstandsmitglied der Gesellschaft für Heilpädagogik war, bestimmte die Heil-pädagogik als „angewandte Psychopathologie". Die Psychopathologie galt Isserlin als der „wissen-schaftliche Boden, auf welchem die Heilpädagogik erwächst" ([29]:6). Dementsprechend sollte der Lehrstuhl für Heilpädagogik nach Isserlins Vorstellungen an der medizinischen Fakultät angesiedelt und mit einem Psychiater besetzt werden. Drohend erhebt sich „die Gefahr der Los-lösung einer eigenen pädagogischen Pathologie von dem wissenschaftlichen Boden der Medizin", erklärte Isserlin und betonte, es könne „keine eigene pädagogische Pathologie gesondert von der Psychopathologie geben". Isserlin warnte zudem:

> » Wird die Heilpädagogik von dem Boden entfernt, auf welchem Pathologie allein gepflegt
> wird und gedeiht, so ist sie entwurzelt und muß verdorren ([29]:8).

Von den Vertretern der Heilpädagogik wurde der Inhaber des Lehrstuhls für Heilpädagogik dagegen als Heilpädagoge gedacht und die Institution, an der dieser Lehrstuhl angesiedelt werden sollte, aus taktischen Erwägungen offen gelassen.

Der Gesellschaft für Heilpädagogik, die zwischen 1922 und 1930 5 Kongresse mit Referenten und Teilnehmern aus verschiedenen Ländern veranstaltet hatte [5], [6], [7], [8], [9], war 1937 eine zweite multidisziplinäre Fachgesellschaft gefolgt, die ausdrücklich international orientiert war. Es handelte sich dabei um die von dem Schweizer Sonderpädagogen **Heinrich Hanselmann** gegründete „Internationale Gesellschaft für Heilpädagogik", die ihren 1. Kongress 1939 in Genf abhielt [10]. In den genannten Fachgesellschaften wirkten Heilpädagogen und Psychiater im Vorstand und als Referenten auf den Kongressen zusammen.

Die „Deutsche Gesellschaft für Kinderpsychiatrie und Heilpädagogik" (DGKH), die am 5. September 1940 in Wien gegründet worden war und dort auch ihre Gründungstagung abhielt, stellte die dritte Fachgesellschaft in dieser Reihe dar [11]. Sie war wie die zuvor gegründeten Fachgesellschaften multidisziplinär angelegt, international orientiert und mit den beiden anderen Fachgesellschaften vernetzt.

Der Gründer und Vorsitzende der DGKH, der Kinderpsychiater **Paul Schröder**, hatte auf dem 4. Kongress der Gesellschaft für Heilpädagogik, der 1928 in Leipzig stattgefunden hatte, einen Vortrag zum Begriff der Psychopathie gehalten und sich mit diesem zentralen Begriff der Psychiatrie kritisch befasst [38]. Auf dem 5. Kongress von 1930 in Köln hatte er über das Problem der „Leichterziehbarkeit" referiert [39]. Auf dem 1. Kongress der Internationalen Gesellschaft für Heilpädagogik hatte Schröder die heilpädagogische Beratung zum Thema seines Vortrags gemacht [47]. Insgesamt hatten 4 der 13 Referenten, die an der Gründungstagung der DGKH 1940 mitgewirkt hatten und die aus Deutschland und der Schweiz stammten, bis dahin auch auf den Kongressen der Gesellschaft für Heilpädagogik Vorträge gehalten.

Psychiater arbeiteten auch mit der „Reichsfachschaft V Sonderschulen" des Nationalsozialistischen Lehrerbundes (NSLB) zusammen. Die Reichsfachschaft Sonderschulen stellte als gemeinsame Berufsorganisation das Pendant zur DGKH als gemeinsamer Fachgesellschaft für alle Sonderschullehrergruppen dar und spielte für die Gründung der DGKH im Jahr 1940 eine wichtige Rolle.

6.2   Forschungsstand und Ziel des Beitrags

Die im nationalsozialistischen Deutschland gegründete DGKH ist von der historischen Kinderpsychiatrieforschung bisher eher einseitig betrachtet worden. Während bis in die 1980er-Jahre die apologetischen Darstellungen des an der Gründungstagung als Zuhörer beteiligten Kinderpsychiaters Hermann Stutte dominierten [56], [57], [58], [59], traten später kritische, quellenbasierte Forschungsbeiträge hinzu, die das Bild eines politisch untadeligen Anfangs der Gesellschaft revidierten [16], [35], [15].

Dass die DGKH auch eine Gesellschaft für Heil- und Sonderpädagogik gewesen ist, ist von der Kinderpsychiatrie bisher eher am Rande wahrgenommen worden. Die Rezeption des Beitrags der Sonderpädagogik ist im Wesentlichen auf jenen Vortrag beschränkt geblieben, den der promovierte Hilfsschullehrer **Karl Tornow** auf der Gründungstagung der Gesellschaft gehalten hatte. Tornows Vortrag ist von der historischen Kinderpsychiatrieforschung als Ausdruck nationalsozialistischer Ideologie rezipiert worden. So merkte etwa Manfred Müller-Küppers zu diesem Vortrag kritisch an: „Ein Beitrag über völkische Sonderpädagogik von Tornow entspricht der Erwartung", während er die „Mehrzahl der Beiträge" für „untadelig" hielt ([34]:22). Hingegen hatte Matthias Dahl neben Tornows Beitrag auch Beiträge von Kinderpsychiatern als Beleg dafür gewertet, dass die Gründungsversammlung der Gesellschaft „nationalsozialistisch geprägt" gewesen sei ([16]:187).

Inzwischen sind von Historikern neue Forschungsarbeiten vorgelegt worden, die einem netzwerkanalytischen Ansatz folgen. Mit diesem Ansatz kann auch die Verbindung von Psychiatrie und Sonderpädagogik systematisch erforscht werden. Zu nennen ist hier die Forschungsarbeit von Hans-Walter Schmuhl zur Geschichte der Gesellschaft Deutscher Neurologen und Psychiater im Nationalsozialismus, die sich auch mit der DGKH befasst ([35]:344–354), und die Forschungsarbeit von Heiner Fangerau, Klaus Schepker und Sascha Topp zur Geschichte der

Deutschen Gesellschaft für Kinderpsychiatrie und Heilpädagogik im Nationalsozialismus und in der Nachkriegszeit [36].

Während sich die kinderpsychiatrische Forschung bisher nur am Rande mit der Rolle der Sonderpädagogik in der DGKH befasst hat, wird diese im Nationalsozialismus gegründete Gesellschaft, die ja auch eine Fachgesellschaft für Heil- und Sonderpädagogik war, in den Standardwerken zur Geschichte der Sonderpädagogik bis heute verschwiegen [19], [32], [33]. Die Gesellschaft für Heilpädagogik, die im Nationalsozialismus nicht weiterbestand, und die Internationale Gesellschaft für Heilpädagogik, die in der Schweiz gegründet worden war, sind von der Sonderpädagogik dagegen in den Blick genommen worden, um an ihnen die „Blüte" der Sonderpädagogik vor der Zeit des Nationalsozialismus und die Internationalität der Disziplin zu verdeutlichen.

In diesem Beitrag wird die Verbindung von Psychiatrie und Heilpädagogik an einem besonders aufschlussreichen Fall dargestellt. Ziel des Beitrags ist es, die wichtige Rolle herauszuarbeiten, die die Reichsfachschaft V Sonderschulen des Nationalsozialistischen Lehrerbunds und deren führende Vertreter in der Gründungsphase der Gesellschaft in den Jahren 1940 und 1941 gespielt haben, und einen von der Sonderpädagogik verschwiegenen Zusammenhang sichtbar zu machen. Die DGKH wurde von den an ihrer Gründung beteiligten Sonderpädagogen als Fachgesellschaft für Sonderpädagogik begriffen, in die die Kinderpsychiatrie als Hilfswissenschaft der Sonderpädagogik und als Grundlage für eine neue spezielle Sonderpädagogik, die Schwererziehbarenpädagogik, eingebunden war. Die DGKH kann insofern als verkappte Fachgesellschaft für Sonderpädagogik gelten.

Mit diesem Beitrag setze ich meine Forschungen zur Sonderpädagogik im Nationalsozialismus und meine kritische Auseinandersetzung mit der sonderpädagogischen Historiografie fort [23], [24], [25], [26].

6.3   Die Rolle der Reichsfachschaft Sonderschulen in der Gründungsphase der DGKH

Die Reichsfachschaft V Sonderschulen wurde Ende 1933 im Rahmen des Nationalsozialistischen Lehrerbundes gegründet, der ein der NSDAP angeschlossener Verband war. Im NSLB waren Lehrkräfte aller Schulformen sowie Hochschullehrer und Erzieher in 7 Fachschaften organisiert [20]. Die Fachschaft Sonderschulen war in 4 Fachgruppen untergliedert, die für das Blindenwesen, das Taubstummenwesen, das Hilfsschulwesen sowie das Anstaltswesen und für deren Lehrkräfte zuständig waren. Zum Anstaltswesen wurden von Sonderpädagogen insbesondere Fürsorgeanstalten gezählt. Zur Berufsgruppe der Sonderschullehrer gehörten im Nationalsozialismus neben Blinden-, Taubstummen- und Hilfsschullehrkräften daher auch Lehrkräfte in Fürsorgeanstalten. Während Blinden-, Taubstummen- und Hilfsschullehrkräfte in die Zuständigkeit des Reichsministeriums für Wissenschaft, Erziehung und Volksbildung und damit des Reichskultusministeriums fielen, unterstanden Lehrkräfte in Fürsorgeanstalten der Zuständigkeit des Reichsinnenministeriums. Die in Fürsorgeanstalten tätigen Lehrkräfte verfügten zudem teilweise nicht über eine Lehrerausbildung oder gar über eine zusätzliche sonderpädagogische Qualifizierung.

Die Reichsfachschaft Sonderschulen war bestrebt, die Zuständigkeit für Lehrkräfte in Fürsorgeanstalten in das Reichskultusministerium zu verlagern und für Lehrkräfte in Fürsorgeanstalten eine sonderpädagogische Lehrerausbildung durchzusetzen. Die im Reichskultusministerium 1941 entworfene Ausbildungs- und Prüfungsordnung für Hilfsschullehrer sollte deshalb auch für Lehrer in Fürsorgeanstalten gelten [26].

Mit der Reichsfachschaft Sonderschulen war im Nationalsozialismus etwas gänzlich Neues und Zukunftsweisendes entstanden. In ihr wurden erstmals die zuvor in getrennten Berufsverbänden organisierten Gruppen der Sonderschullehrer in einer gemeinsamen Berufsorganisation vereint. Diese Vereinigung war im NSLB gegen den erklärten Willen der organisierten Taubstummenlehrerschaft von dem Hilfsschullehrer Martin Breitbarth mit rassenhygienischen Argumenten durchgesetzt worden [14]. Die Taubstummenlehrer befürchteten durch die Vereinigung mit Hilfsschullehrern in der Reichsfachschaft Sonderschulen den Verlust der status- und besoldungsmäßigen Privilegien, die sie wie Blindenlehrer als Oberlehrer besaßen, und die Majorisierung durch die zahlenmäßig weit größere Berufsgruppe der Hilfsschullehrer.

Wie die Gründung der Reichsfachschaft Sonderschulen war auch das „Gesetz zur Verhütung erbkranken Nachwuchses"(GzVeN) für die Sonderpädagogik im Nationalsozialismus von besonderer Bedeutung. Es wird häufig übersehen, dass dieses Gesetz, das am 14. Juli 1933 erlassen worden war und am 1. Januar 1934 in Kraft trat, nicht nur psychisch Kranke und Anstaltspatienten, sondern auch und vor allem (ehemalige) Schüler aller Sonderschulformen, insbesondere aber diejenigen der Hilfsschule betraf. Die Definition des „angeborenen Schwachsinns", der „erblichen Blindheit", der „erblichen Taubheit" und der „schweren erblichen körperlichen Missbildung" als „Erbkrankheiten" im Sinne des Gesetzes verband die bestehenden Sonderschulen und bot für die Vertreter der Reichsfachschaft Sonderschulen die Möglichkeit, für Sonderschullehrkräfte eine neue gemeinsame praktische Aufgabe zu reklamieren, durch die sie sich als Diagnostiker profilieren und die Unterstützung des Naziregimes für ihre professionspolitischen Ziele gewinnen konnten. Diese für alle Sonderschullehrergruppen beanspruchte praktische Aufgabe bestand darin, „Erbkranke" im „Sammelbecken der Sonderschule" zusammenzufassen, sie durch Sondererziehung zur Akzeptanz ihrer Sterilisation als „Erbkranke" zu führen und durch sonderpädagogische Diagnostik an ihrer Selektion im Rahmen des Gesetzes mitzuwirken [1], [62]. Das GzVeN wurde von den Vertretern der Reichsfachschaft Sonderschulen denn auch als „Fachschaftsgesetz" bezeichnet, und es wurde betont, dass sich nur die Fachschaft Sonderschulen auf einem speziellen Gesetz gründe [1].

Die sonderpädagogische Diagnostik nahm für sich in Anspruch, anders als die medizinisch-psychiatrische Diagnostik, auf langjähriger Entwicklungsbeobachtung der Sonderschulkinder und auf intimer Kenntnis ihrer Familienverhältnisse zu basieren und insbesondere für die schwer zu bestimmenden Fälle unverzichtbar zu sein. Sonderpädagogen forderten für sich deshalb einen Platz im Spruchkollegium des Erbgesundheitsgerichts, das über die Sterilisation entschied, und beanspruchten, für die Durchführung und Akzeptanz des Gesetzes unentbehrlich zu sein [1], [62].

Die Reichsfachschaft Sonderschulen arbeitete daher auch mit dem Rassenpolitischen Amt der NSDAP (RPA) eng zusammen, das rassenpolitische Propaganda betrieb und von dem Mediziner **Walter Groß** geleitet wurde, und veranstaltete mit diesem 1936 ein 11-tägiges rassenpolitisches Schulungslager für Sonderschullehrer aus allen Fachgruppen und Teilen des Reiches in Tasdorf bei Berlin [24]. Im Rahmen dieses Lagers wurde auch der gerade fertiggestellte Propagandafilm „Erbkrank" des Rassenpolitischen Amtes gezeigt, der ein verkapptes Plädoyer für die „Euthanasie" darstellte, und die psychiatrische Anstalt in Berlin-Buch besichtigt. Dadurch sollten die versammelten Sonderschullehrer auch emotional für die rassenhygienischen Maßnahmen gewonnen werden. Die Zusammenarbeit vertiefte und verstetigte sich 1937 mit der Einrichtung eines „Referats für negative Auslese und Sonderschulfragen" im Rassenpolitischen Amt, an dem führende Vertreter der Reichsfachschaft Sonderschulen mitwirkten, unter ihnen **Fritz Zwanziger**, **Karl Tornow** und **Alfred Krampf**. Mit der Einrichtung dieses Referats wurden Sonderpädagogen an der Selektion von „Erbkranken" über den Schulbereich hinaus beteiligt und dadurch auch als Diagnostiker erheblich aufgewertet. Nachdem der von der Reichsfachschaft Sonderschulen in Tasdorf geplante Propagandafilm über die Sonderschule in Zusammenarbeit mit dem Rassenpolitischen Amt nicht zustande gekommen war, erschien 1942 ein von Karl Tornow und Herbert Weinert verfasstes Propagandabuch über die Sonderschule, das den Titel *Erbe und Schicksal* trug und das mit ähnlichen Stilmitteln wie der Film „Erbkrank" arbeitete [24].

Die wichtige Rolle, die die Reichsfachschaft Sonderschulen in der Gründungsphase der DGKH gespielt hat, wird schon daran deutlich, dass ihr ranghöchster Vertreter, der Taubstummenlehrer Fritz Zwanziger aus Nürnburg, stellvertretender Vorsitzender der DGKH war. Offenbar war nach dem Tod des bisherigen Vorsitzenden Paul Schröder am 6. Juni 1941 überlegt worden, dass Zwanziger als stellvertretender Vorsitzender kommissarisch den Vorsitz der Gesellschaft übernehmen sollte. Darauf deutet zumindest der Brief hin, den der Psychiater **Ernst Rüdin** am 28. Juni 1941 an **Herbert Linden** im Reichsministerium des Inneren geschrieben hatte. Dort hatte Rüdin mit Blick auf den Vorsitz der DGKH erklärt, er habe gehört, „daß ein Lehrer sich der Sache annehmen soll", und gefordert, „daß die Führung dieser Gesellschaft unbedingt in geeigneten ärztlichen Händen bleiben muss". Rüdin wies in diesem Brief zudem darauf hin, dass „unter den Hörern und Mitgliedern der neuen Gesellschaft nur eine ganz verschwindend geringe Zahl von Psychiatern vorhanden ist, dem gegenüber Hunderte von Sonderschullehrern, Erziehern, Psychologen" und anderen ständen, und dass der Gesellschaft „korporativ die NSV Jugendhilfe mit hundert Mitgliedern und der NS Lehrerbund mit 50 Mitgliedern beigetreten" seien ([35]:231). Psychiater fürchteten damit nicht zu Unrecht, in der DGKH zahlenmäßig den Sonderpädagogen zu unterliegen und an den Rand gedrängt zu werden.

Die wichtige Rolle der Reichsfachschaft Sonderschulen wird auch in den Berichten deutlich, die über die Gründungstagung der DGKH erschienen sind, die am 5. September 1940 in Wien im Rahmen der „Kinderkundlichen Woche" stattgefunden hatte. Nachdem **Paul Schröder** im Juli-/Augustheft 1940 der Zeitschrift *Die deutsche Sonderschule*, dem Organ der Reichsfachschaft Sonderschulen, in einer kurzen Notiz auf die geplante Tagung hingewiesen hatte [46], erschien dort bereits kurz nach der Tagung im folgenden September-/Oktoberheft 1940 ein erster Tagungsbericht, den Fritz Zwanziger als ranghöchster Vertreter der Reichsfachschaft Sonderschulen verfasst hatte.

Die „Gründungs- und Propagandatagung der neuen Gesellschaft", heißt es in Zwanzigers Bericht

» füllt eine Lücke aus und entspricht einem längst gefühlten Bedürfnis. Auf dem Gebiete der Sondererziehung ist es eine von Natur aus gegebene Sache, daß Arzt und Sondererzieher zusammenarbeiten. Bei gutem Willen wird ein fruchtbares Zusammenwirken bestimmt möglich sein. Unser deutsches Sonderschulwesen kann bei seinem Neuaufbau diese Hilfe sehr gut gebrauchen ([67]:371).

Zwanziger berichtete weiter, dass als führende Vertreter des NSLB unter seiner Führung die Parteigenossen Eduard Bechthold, Karl Tornow und Karl Triebold an der Gründungstagung teilgenommen hätten. Er kündigte an, dass im kommenden Jahr voraussichtlich die erste „Arbeitstagung" stattfinden werde, auf der „Fragen aus dem Gebiete der Sonderschulerziehung eingehend behandelt werden sollen". Zwanziger wertete die Gründung der Gesellschaft als „Zeichen der inneren Kraft und des kulturellen Aufbauwillens des deutschen Volkes mitten im Kriege" und kündigte weitere Mitteilungen zu der Gesellschaft an dieser Stelle an ([67]:371).

Schröder hatte als Vorsitzender der Gesellschaft ebenfalls 1940 einen Bericht über die Gründungstagung veröffentlicht. In diesem Bericht heißt es einleitend, der „Einberufer und Leiter der Tagung" habe die Vertreter des Reichsinnenministeriums, des Reichsministeriums für Volksaufklärung und Propaganda sowie des Reichsgesundheitsamts begrüßt und ihnen für Förderung und materielle Unterstützung gedankt. Weiter heißt es dort:

» Er dankte ferner vor allem dem NS.-Lehrerbund Reichsfachschaft V und der Gesundheitsführung der Reichsjugendführung für ihren raschen und verständnisvollen Einsatz ([45]:68).

Durch die Formulierung „vor allem" hob Schröder die besondere Bedeutung hervor, die die Reichsfachschaft Sonderschulen des NSLB für die Gründung der DGKH gespielt hatte. Schröder erklärte in seinem Bericht zudem ausdrücklich:

» Ein rascher Zusammenschluß wurde insbesondere durch den NS.-Lehrerbund begünstigt und ermöglicht ([45]:68).

Im Maiheft 1941 der Zeitschrift *Die deutsche Sonderschule* erschien ein zweiter Bericht über die Gründungstagung, der von **Gustav Lenz** verfasst worden war. Lenz war Lehrer an der von Tornow geleiteten Hilfsschule in Magdeburg und arbeitete mit diesem besonders eng zusammen. Es ist deshalb anzunehmen, dass Tornow diesen Bericht veranlasst hatte. Lenz ging in seinem Bericht kurz auf den Vortrag von Schröder ein und nannte als weitere Referenten vor allem die an der Tagung beteiligten Sonderpädagogen, unter ihnen Karl Tornow [30].

Im offiziellen Bericht über die Gründungstagung, den Werner Villinger als Schriftführer im Auftrag der Gesellschaft 1941 herausgegeben hatte und der als Heft 1/1941 der *Zeitschrift für Kinderforschung* erst 1943 erschien, wurde einleitend darauf verwiesen, dass bei der Eröffnung der Tagung „zahlreiche" Vertreter der Reichswaltung des NS-Lehrerbundes und anderer Parteiorganisationen anwesend gewesen seien ([11]:3). Berichtet wurde ferner, dass Fritz Zwanziger in der Schlusssitzung dem Vorsitzenden für die Leitung und Einberufung der Sitzung „im Namen der Teilnehmer an der Tagung" gedankt habe ([11]:118).

Das Interesse, das Schröder am Zusammenschluss mit Sonderpädagogen in einer gemeinsamen Fachgesellschaft hatte, mag pragmatisch und in dem Bestreben begründet gewesen sein, sich gegenüber der Psychiatrie und ihrer bestehenden Fachgesellschaft, der „Gesellschaft Deutscher Neurologen und Psychiater", abzugrenzen. Der NSLB in Gestalt der Reichsfachschaft Sonderschulen ermöglichte nicht nur den „raschen Zusammenschluß" und damit die schnelle Gründung der Gesellschaft, sondern verschaffte ihr auch erhöhte öffentliche Aufmerksamkeit und zahlreiche Mitglieder. Hinzu kamen die traditionelle Nähe von Psychiatrie und Heilpädagogik und die enge Zusammenarbeit von Psychiatern und Heilpädagogen im Bereich der Hilfsschule. Durch den Verzicht auf die Integration der Kinderpsychiatrie in die Fachgesellschaft der Psychiater drückte Schröder seine Vorbehalte gegenüber der Psychiatrie aus und unterstrich die Autonomie der Kinderpsychiatrie. Er vermied dadurch zudem, dass die junge Disziplin der Kinderpsychiatrie von der etablierten Psychiatrie in einer gemeinsamen Fachgesellschaft an den Rand gedrückt werden konnte. Umgekehrt erhoffte sich die Reichsfachschaft Sonderschulen vom Zusammenschluss mit Medizinern eine Unterstützung ihrer professionspolitischen Bestrebungen und eine Stärkung der Einheit der verschiedenen Sonderschullehrergruppen.

■ Gründungstagung der DGKH – 1940

Die wichtige Rolle, die Sonderpädagogen und die Reichsfachschaft Sonderschulen in der Gründungsphase der DGKH gespielt haben, wird nicht zuletzt an den Vorträgen deutlich, die auf der Gründungstagung der Gesellschaft gehalten und im Tagungsbericht dokumentiert worden sind. Von den 13 auf der Tagung gehaltenen Vorträgen entfielen allein 5 auf Sonderpädagogen [11].

Die Tagungsvorträge lassen sich in programmatische Beiträge, die das Verhältnis von Kinderpsychiatrie und Sonderpädagogik thematisierten, in grundlegende Beiträge zur Vererbung und in Beiträge zu Sonderschulen und zu Fürsorgeanstalten und damit zu Einrichtungen der Sondererziehung unterscheiden. Die zentralen programmatischen Vorträge wurden von Paul Schröder als Vorsitzendem der Gesellschaft und von Karl Tornow als führendem Kopf der Reichsfachschaft Sonderschulen und damit von einem Kinderpsychiater und einem Sonderpädagogen gehalten [50], [65].

Die führenden Vertreter der Reichsfachschaft Sonderschulen wirkten mit einer Ausnahme alle als Vortragende an der Tagung mit. Nur der Leiter der Reichsfachgruppe Anstaltswesen, Paul Bartsch, war nicht beteiligt. Vermutlich hatte er keinen Fronturlaub erhalten. Der Taubstummenlehrer **Fritz Zwanziger** aus Nürnberg hielt als Reichsfachschaftsleiter und damit als ranghöchster Vertreter der Reichsfachschaft Sonderschulen sowie als Leiter der Reichsfachgruppe Taubstummenwesen auf der Gründungstagung einen Vortrag, der sich mit der Entwicklung der Taubstummenschule im „neuen Deutschland" befasste ([70]:14). Der Blindenlehrer **Eduard Bechthold** aus Halle an der Saale referierte als Leiter der Reichsfachgruppe Blindenwesen über die Lage der Blindenschule im nationalsozialistischen Deutschland [3]. Der promovierte Hilfsschullehrer **Karl Tornow** aus Magdeburg hielt als Hauptschriftleiter des seit April 1934 erschienenen Organs der Reichsfachschaft Sonderschulen *Die deutsche Sonderschule* und als Leiter der Reichsfachgruppe Hilfsschulen jedoch nicht einen Vortrag über „gegenwartsmächtige Hilfsschulfragen", wie Schröder in seinem Tagungsbericht darstellte, sondern den zentralen programmatischen Vortrag, der komplementär zu Schröders Vortrag angelegt war ([45]:70).

Als weitere Sonderpädagogen wirkten der Hilfsschullehrer **Erwin Lesch** aus München und der Sprachheillehrer **Josef Spieler** aus Fribourg in der Schweiz als Vortragende an der Gründungstagung der Gesellschaft mit. Spieler stellte in seinem Vortrag seine Arbeit mit Sprachgestörten in einer heilpädagogischen Beobachtungsstation in der Schweiz dar [51]. Lesch machte in seinem Vortrag das Münchner „Sichtungsverfahren" und damit die Selektion in die Hilfsschule zum Thema [31]. Wie Zwanziger und Bechthold strich Lesch den grundlegenden Wandel und die positive Entwicklung der Sonderschule im nationalsozialistischen Deutschland heraus und erklärte mit Blick auf die Hilfsschule, „die alte ‚Schwachsinnigenschule' ist verschwunden, an ihre Stelle ist die Leistungshilfsschule getreten mit Ertragswert im neuen Geiste" ([31]:115).

Spieler und Lesch spielten auch nach der NS-Zeit in der Sonderpädagogik eine wichtige Rolle. Spieler hielt auf dem ersten Verbandstag des 1949 wiedergegründeten Hilfsschulverbands den Leitvortrag, in dem er „Entwicklungshemmungen" der deutschen Sonderpädagogik im Nationalsozialismus behauptete und damit den Mythos von der Niederhaltung der Sonderpädagogik im Nationalsozialismus begründete ([52]:17). Lesch führte als Vorsitzender des bayerischen Hilfsschulverbands nach 1945 in München die Ausbildungslehrgänge für Hilfsschullehrer, die er während der Herrschaft des Nationalsozialismus geleitet hatte, im Wesentlichen unverändert fort. An diesen Lehrgängen hatten in der Zeit des Nationalsozialismus neben Ernst Rüdin auch andere führende Rassenhygieniker als Dozenten mitgewirkt [26].

Zu den 4 Vorträgen über Sonderschulen, die auf der Gründungstagung der DGKH gehalten wurden, kamen 4 Vorträge über Fürsorgeanstalten hinzu. Damit behandelten 8 der 13 Vorträge Einrichtungen der Sondererziehung [11].

Die Reihenfolge, in der die auf der Gründungstagung gehaltenen Vorträge im Tagungsbericht abgedruckt wurden, ist nicht inhaltlich-systematisch, sondern vom Rang der Vortragenden in der Gesellschaft bestimmt. Dementsprechend stand der Beitrag des Vorsitzenden Paul Schröder an erster, der Beitrag des stellvertretenden Vorsitzenden Fritz Zwanziger an zweiter und der des Schriftführers Werner Villinger an dritter Stelle. Tornows programmatischer Vortrag, der das Pendant zu Schröders Vortrag darstellte, wurde hingegen erst an neunter Stelle abgedruckt.

In der Zeitschrift *Die deutsche Sonderschule* erschien nicht lange nach der Gründungstagung, im Märzheft 1941, ein Beitrag Schröders zur Schwererziehbarkeit, in dem dieser seine Charakterologie und damit seine Vorstellungen von der Kinderpsychiatrie skizzierte [48]. Schwererziehbarkeit war nicht nur für Kinderpsychiater, sondern auch für Sonderpädagogen, insbesondere für Hilfsschullehrer, ein zentrales Thema, galt Schwachsinn doch auch als moralische Kategorie. Schröder verwies in seinem Beitrag auch auf die Gründungstagung und den Tagungsbericht der

DGKH sowie auf seine unter Mitarbeit von Hans Heinze verfasste grundlegende Schrift *Kindliche Charaktere und ihre Abartigkeiten*, die 10 Jahre zuvor erschienen war [40].

■　**Geplante zweite Tagung der DGKH – 1941**

Im folgenden Heft des Fachschaftsorgans, im Aprilheft 1941, erschien eine Mitteilung Schröders, in der dieser das Thema, die Vorträge und die Referenten für die geplante zweite Tagung der DGKH bekanntgab, die 1941 stattfinden sollte [49]. Als Thema war für die zweite Tagung „Das Hilfsschulkind" und damit eine zentrale sonderpädagogische Thematik vorgesehen. Aufschlussreich ist die Reihenfolge, in der Schröder die für die Tagung geplanten Vorträge und ihre Referenten in seiner Mitteilung auflistete.

An erster Stelle wurden von Schröder die 3 Vorträge zur Hilfsschule genannt, die von **Alfred Krampf**, **Karl Tornow** und von einem dritten, nicht benannten Referenten gehalten werden sollten. Mit Krampf und Tornow waren führende Repräsentanten der Reichsfachschaft Sonderschulen vertreten. Krampf war wie Tornow Hilfsschullehrer und hatte die Reichsfachgruppe Hilfsschulen in der Reichsfachschaft Sonderschulen bis 1939 geleitet. Nachdem Krampf zur Wehrmacht einberufen worden war, hatte Tornow diese Aufgabe übernommen. Krampf, der während der Herrschaft des Nationalsozialismus in Hannover zum Schulrat befördert wurde, sollte auf der Tagung über den Hannoverschen Schulversuch und damit über die von ihm initiierte innere Neugestaltung der Hilfsschule in Hannover berichten.

Tornow sollte über das von ihm in Magdeburg eingeführte Ausleseverfahren für die Hilfsschule referieren, das zur Vorlage für die reichsweite Neuordnung und Vereinheitlichung der Hilfsschulauslese im Erlass zum „Personalbogen für die Hilfsschüler" von 1940 geworden war. Im dritten Vortrag sollte das Landhilfsschulkind und damit der Ausbau der Hilfsschule auf dem Land zum Thema gemacht werden, der in der „Allgemeinen Anordnung über die Hilfsschulen in Preußen" von 1938 festgeschrieben worden war [23]. Die Vorträge sollten also Neuerungen der Hilfsschule im Nationalsozialismus zum Thema machen, die von der Reichsfachschaft Sonderschulen des NSLB durchgesetzt worden waren.

Erst an zweiter Stelle listete Schröder in seiner Mitteilung jene grundlegenden Vorträge auf, die auf der Tagung einleitend gehalten werden sollten. Diese Vorträge sollten ebenso wie die grundlegenden Vorträge auf der Gründungstagung Fragen der Vererbung thematisieren. Als Referenten waren der Psychologe **Oswald Kroh** aus München und der Mediziner **Fred Dubitscher** vom Reichsgesundheitsamt in Berlin vorgesehen, die über Begabung sprechen sollten. Dubitscher hatte 1937 für das *Handbuch der Erbkrankheiten* den Band über Schwachsinn verfasst, in dem er auch die Hilfsschule und das Hilfsschulkind thematisierte [18].

Erst an dritter und damit letzter Stelle nannte Schröder in seiner Mitteilung die 4 Vorträge, die sich mit speziellen Problemen des Hilfsschulkindes befassten. Als Referenten waren hier die führenden Repräsentanten der Kinderpsychiatrie in der DGKH vertreten. Schröder sollte einen Vortrag über Geistesschwäche und Leistungsschwäche, Villinger einen Vortrag über Straffälligkeit des ehemaligen Hilfsschulkindes halten. Weiter waren ein Vortrag über Sprachstörungen und schulisches Versagen sowie ein Vortrag über Schreib-Lese-Schwäche geplant, deren Referenten hier allerdings nicht benannt wurden. An anderer Stelle hat Schröder den Psychiater Hans Bürger-Prinz als Referenten für letzteren Vortrag genannt ([37]:349). Bürger-Prinz war Gutachter der Dissertation *Der Pflegling und seine Anstalt*, die Paul Bartsch 1944 an der Universität Hamburg vorlegte [2].

Nicht lange nach dieser Mitteilung Schröders über die geplante zweite Tagung der DGKH erschien im Augustheft 1941 der Zeitschrift *Die deutsche Sonderschule* eine Mitteilung Zwanzigers. Diese Mitteilung besagte, die im September 1940 in Wien aufgenommene „Gemeinschaftsarbeit" habe eine „jähe Unterbrechung" erfahren, nachdem der Vorsitzende der Gesellschaft am

6. Juni 1941 unerwartet gestorben sei. Zwanziger teilte „auf viele Anfragen" hin mit, die Jahrestagung 1941 stehe „keineswegs" fest, „weder Tagungsort noch -zeit". Durch den Tod Schröders sei die „Angelegenheit ins Stocken geraten". Zwanziger gab der Hoffnung Ausdruck, dass sich ein Nachfolger finden werde, der die Arbeit in Schröders Geiste weiterführen werde, und betonte:

» Die Menschen wechseln. Das ist Naturgesetz. Die Idee muß leben ([69]:391).

Im Septemberheft 1941 des Fachschaftsorgans *Die deutsche Sonderschule* erschien ein Nachtrag zu dieser Mitteilung Zwanzigers im vorangegangenen Heft des Inhalts, Werner Villinger habe „einstweilen" den Vorsitz der DGKH übernommen. Weiter hieß es dort: „Wann die diesjährige Tagung stattfindet, steht noch nicht fest. Wir werden rechtzeitig darüber berichten, da der Besuch durch Fachschaftsmitglieder sehr erwünscht ist" ([17]:444). Weitere Mitteilungen zur DGKH erschienen im Fachschaftsorgan jedoch in der Folgezeit nicht mehr.

■ **Resümee**

Insgesamt wird hier die wichtige Rolle deutlich, die die Reichsfachschaft Sonderschulen des NSLB in der Gründungsphase der DGKH in den Jahren 1940 und 1941 spielte. Schröders Bericht über die Gründungstagung der Gesellschaft zeigt, dass der NSLB den „raschen Zusammenschluß" von Kinderpsychiatern und Sonderpädagogen und damit die Gründung der DGKH im Jahr 1940 überhaupt erst ermöglicht hat. Das große Interesse, das die im NSLB organisierten Sonderpädagogen mit der Gründung der DGKH verbanden, spiegelt sich in den zahlreichen Beiträgen wider, die in ihrem Organ, der Zeitschrift *Die deutsche Sonderschule*, in den Jahren 1940 und 1941 erschienen.

Sonderpädagogen haben in der Gründungsphase der DGKH im Nationalsozialismus keine vernachlässigbare Rolle am Rand gespielt, sondern das Profil der Gesellschaft entscheidend geprägt. Sonderpädagogen stellten mit Fritz Zwanziger den stellvertretenden Vorsitzenden der DGKH, waren als Mitglieder der Gesellschaft und als Teilnehmer an der Gründungstagung zahlreicher als Kinderpsychiater vertreten und wirkten als Referenten an der Gründungstagung von 1940 entscheidend mit, was auch für die 1941 geplante zweite Tagung vorgesehen war. Auf der Gründungstagung standen mit den Sonderschulen und den Fürsorgeanstalten Einrichtungen der Sondererziehung im Zentrum. Für die geplante zweite Tagung war mit dem Hilfsschulkind eine zentrale sonderpädagogische Thematik vorgesehen. Die Bezeichnung der DGKH als „Kinderpsychiatergesellschaft" ist deshalb ebenso unangemessen wie die Bezeichnung der Gründungstagung als „kinderpsychiatrische Tagung" ([35]:233).

Sonderpädagogen entwickelten eine Sicht des Verhältnisses von Kinderpsychiatrie und Sonderpädagogik, die sich von der Perspektive der Kinderpsychiater grundlegend unterschied und die für die Zusammenarbeit von Kinderpsychiatern und Sonderpädagogen in den Einrichtungen der Sondererziehung höchst folgenreich sein sollte. Das kann anhand der programmatischen Vorträge von Schröder und Tornow gezeigt werden.

6.4   Die Kinderpsychiatrie als Hilfswissenschaft der Sonderpädagogik

Die programmatischen Vorträge, die Schröder und Tornow auf der Gründungstagung der DGKH gehalten hatten, waren, wie bereits erwähnt, komplementär angelegt. Das wird schon im Titel der Vorträge deutlich, die „Kinderpsychiatrie und Heilpädagogik" und „Völkische Sonderpädagogik und Kinderpsychiatrie" lauteten. Die Titel der Vorträge weisen auf unterschiedliche Präferenzen von Kinderpsychiatern und Sonderpädagogen in der Begrifflichkeit hin. Schröder bevorzugte in seinem Vortrag den Begriff „Heilpädagogik" und verwendete die Begriffe „Heilpädagogik" und „Sonderpädagogik" nebeneinander und synonym [50]. Tornow präferierte dagegen den Begriff „Sonderpädagogik" und unterschied die Begriffe systematisch [65]. Tornows Vortrag wurde bereits 1940 in der Zeitschrift *Nationalsozialistisches Bildungswesen*, herausgegeben von der Reichsleitung der NSDAP, Hauptamt für Erzieher, abgedruckt und damit Sonderschullehrkräften rasch zugänglich gemacht [63].

Tornow hatte den Begriff „Sonderpädagogik", den er synonym mit dem Begriff „Sonderschulpädagogik" gebrauchte, 1934 als neuen zentralen Fachbegriff eingeführt und mit ihm die traditionelle Bezeichnung „Heilpädagogik" abgelöst. Das war mit jenem Vortrag geschehen, den Tornow auf dem ersten reichsweiten Schulungslager für Sonderschullehrer aller Fachgruppen gehalten hatte, das von der Reichsfachschaft Sonderschulen im Oktober 1934 und für eine zweite Gruppe im Januar 1935 in Berlin-Birkenwerder veranstaltet worden war. Tornows Vortrag wurde im Februar-/Märzheft 1935 des Fachschaftsorgans unter dem Titel „Die Einheit der Fachschaft V (Sonderschulen) im NSLB. und die sich daraus ergebende Schau ihrer Arbeit in wissenschaftlicher und praktischer Hinsicht" abgedruckt und wortgleich im gleichen Jahr als Monografie unter dem Titel *Völkische Heil- oder Sonderschulpädagogik? Zugleich eine Begründung der Einheit der Reichsfachschaft V (Sonderschulen) im NSLB* publiziert [60], [61]. Damit wurde dem Begriff „Sonderpädagogik" in Fachkreisen rasche Verbreitung zuteil.

Mit der Einführung des Begriffs „Sonderpädagogik" war nicht nur die Abkehr vom traditionellen Begriff „Heilpädagogik" verbunden, der zugleich für die Hilfsschulpädagogik stand. Durch den Begriffswechsel, den Tornow aus der „kopernikanischen Wendung" aller Lebensbereiche im Nationalsozialismus ableitete, wurde auch die Vereinigung aller Sonderschullehrergruppen in der Reichsfachschaft Sonderschulen begründet und legitimiert. Taubstummenlehrer hatten gegen ihre Vereinigung mit Hilfsschullehrern in einer gemeinsamen Fachschaft nämlich vorgebracht, dass sie, anders als diese, keine Heilpädagogen seien, weil sich Taubheit ebenso wie Blindheit nicht heilen ließe. Hilfsschullehrer verbanden mit dem Begriff der Heilpädagogik jedoch nicht den Anspruch der Heilung, sondern markierten mit ihm die Nähe zur Medizin.

Indem Tornow den Begriff „Heilpädagogik" durch den Begriff „Sonderpädagogik" ersetzte, überwand er die Gleichsetzung mit der Hilfsschulpädagogik und hebelte die Vorbehalte der Taubstummenlehrer gegen die gemeinsame Fachschaft Sonderschulen geschickt aus. Mit der Einführung des Begriffs „Sonderpädagogik" war jedoch nicht nur ein Etikettenwechsel verbunden. Vielmehr wurde die Sonderpädagogik von Tornow auch inhaltlich neu und zukunftsweisend bestimmt und als „völkische" Sonderpädagogik an die rassenhygienischen Ziele des Naziregimes angeschlossen.

Tornow übernahm in seinem Vortrag, den er auf der Gründungstagung der DGKH in Wien hielt, weite Teile seines Vortrags von 1934, wenn auch in stark gekürzter Form. Er gab in Wien den Begriff „Sonderschulpädagogik" zu Gunsten der weiteren Bezeichnung „Sonderpädagogik" auf und präzisierte den Anspruch der „völkischen" Sonderpädagogik. Tornow führte in seinen Vorträgen 1940 wie 1934 aus, die „weltanschaulich bedingte, wahrhaft kopernikanische Wendung", die mit dem Nationalsozialismus eingeleitet worden sei und die in der „rassischen Denkweise und Einstellung" ihren „sichtbarsten Ausdruck" gefunden habe, habe auch einen neuen Wissenschaftsbegriff und eine neue „organische Denkweise" hervorgebracht ([65]:77).

Dies mache eine Abkehr von der alten „individualistischen, liberalistischen und humanitären Heilpädagogik" und die Hinwendung zu einer neuen deutschen, nationalsozialistisch-völkisch begründeten Sonderpädagogik erforderlich ([65]:82). Anders als die Heilpädagogik hebe die Sonderpädagogik nicht auf den einzelnen Defekt ab und trenne damit nicht die verschiedenen

Berufsgruppen der Sonderschullehrer, sondern verbinde sie als Sonderpädagogen zu einer organischen Einheit. Mit dem Begriff der Sonderpädagogik korrespondierte der Begriff „Sondererziehung", mit dem Tornow den „Wirklichkeitsbereich einer einheitlichen Sonderpädagogik als
Wissenschaft" bezeichnete ([65]:79).

Mit der Einführung des Begriffs „Sonderpädagogik" durch Tornow ging eine neue Definition
des Hilfsschulkindes einher. Hilfsschulkinder, betonte Tornow in seinem Vortrag auf der Gründungstagung der DGKH, könnten nicht mit Schwachsinnigen und Erbkranken, Erbkranke nicht
mit Minderwertigen gleichgesetzt werden. Als minderwertig könnten vielmehr nur „Asoziale"
gelten ([65]:82). Hilfsschulkinder wurden von Tornow neu und zukunftsweisend als Behinderte
und als Sonderschulbedürftige definiert. Damit wurde nicht nur ihre Gleichsetzung mit „Erbkranken" im Sinne des GzVeN vermieden, sondern auch der Kreis der in die Hilfsschule gehörenden Kinder beträchtlich erweitert. Die generelle Kategorisierung der Hilfsschulkinder als
„angeboren Schwachsinnige" verschwand in der Zeit des Nationalsozialismus nicht nur aus der
Hilfsschulpädagogik, sondern auch aus amtlichen Dokumenten.

Der von Tornow 1934 eingeführte Begriff „Sonderpädagogik" und der mit ihm korrespondierende Begriff „Sondererziehung" wurde von dem Schweizer Sonderpädagogen **Heinrich Hanselmann** in seiner 1941 erschienenen Schrift *Theorie der Sondererziehung* übernommen, ohne
dass Hanselmann jedoch auf Tornow Bezug nahm [28]. Das empörte die Reichsfachschaft Sonderschulen, die den Begriff „Sonderpädagogik" in einer scharfen Attacke gegen Hanselmann als
„unser geistiges Eigentum" reklamierte ([68]:391). Hanselmann gilt indes in der Sonderpädagogik noch bis heute als Schöpfer des Begriffs „Sonderpädagogik".

Schröder und Tornow unterschieden sich in ihren programmatischen Vorträgen jedoch nicht
nur durch die Verwendung der Begriffe „Heilpädagogik" und „Sonderpädagogik", sondern auch
durch ihre unterschiedliche Sicht des Verhältnisses von Kinderpsychiatrie und Sonderpädagogik.

■ Paul Schröder

Schröder hob in seinem Vortrag einleitend lobend die Entwicklungen hervor, die in der Sonderpädagogik in Deutschland bereits gelungen seien. Das Schul- und Erziehungswesen für die
Blinden und Gehörlosen, führte Schröder aus, sei „schon seit langem festgelegt" und durch
„ausgezeichnete Fachleute" zusammengefügt. Unterricht und Betreuung der schwach Begabten
hätten in Deutschland mit seinem „mustergültigen staatlichen Hilfsschulwesen einen Höhepunkt ihrer Entwicklung erreicht" ([50]:9). Ähnliches gelte auch für die ältere Krüppelfürsorge
und für die neuere Pädagogik der Sprachstörungen. Diesen „bereits erwachsenen Geschwistern
der Sonderpädagogik, deren Legitimität niemand bezweifelt, die anerkannt sind und allgemein
gewürdigt, gefördert und gepflegt" würden, stehe ein „späterer Nachkömmling" gegenüber, der
noch nicht so gut entwickelt sei wie jene und für den sich der Name „Kinderpsychiatrie" eingebürgert habe ([50]:10).

Kinderpsychiatrie und Sonderpädagogik wurden von Schröder als Teile eines Ganzen begriffen. Die Kinderpsychiatrie wurde von ihm, ähnlich wie von Isserlin, als Grundlagenwissenschaft,
die Sonderpädagogik als angewandte Wissenschaft und damit als praktische Kinderpsychiatrie
bestimmt. Die Kinderpsychiatrie, betonte Schröder, steht nicht neben der Sonderpädagogik,
sondern „ist vielmehr wesentlicher Bestandteil von ihr, ragt allenthalben in die anderen Teilgebiete der Sonderpädagogik hinein und in die Pädagogik überhaupt, soweit diese Charakterkunde
ist und Menschenkenntnis fördern will" ([50]:14).

Während Tornow in seinem Vortrag Vorbehalte gegenüber dem Begriff „Heilpädagogik"
und den mit ihm verbundenen Vorstellungen der Hilfsschulpädagogik postuliert hatte, machte
Schröder in seinem Vortrag Vorbehalte gegenüber dem Begriff „Kinderpsychiatrie" und den Vorstellungen der Psychiatrie geltend. Darauf wird weiter unten noch einzugehen sein.

Mit der Bezeichnung des Verhältnisses von Kinderpsychiatrie und Sonderpädagogik als ein Verhältnis von Grundlagenwissenschaft und angewandter Wissenschaft korrespondierten Schröders Vorstellungen über die Zusammenarbeit von Kinderpsychiatern und Sonderpädagogen in den Einrichtungen der Sondererziehung.

Der Lehrer ist „notwendig der getreue Schüler des Psychologen", erklärte Schröder und bestimmte damit das Verhältnis von Kinderpsychiatern und Sonderpädagogen hierarchisch ([50]:11). Den Kinderpsychiatern kam nach Schröders Vorstellungen in den Einrichtungen der Sondererziehung die führende Rolle zu. Sie erstellten die charakterologische Diagnose der Kinder, durch die auch deren soziale Wertigkeit festgelegt wurde, entwickelten auf dieser Grundlage eine Entwicklungsprognose und bestimmten, in welche Einrichtungen der Sondererziehung die Kinder geschickt werden sollten. Schröder:

» Für die Sonderschulung am abartigen Kind ist der Pädagoge, wie die Dinge heute noch liegen, weitgehend angewiesen auf den charakterologisch geschulten Arzt; denn er und nicht der Fachpädagoge ist es bisher gewesen, der systematisch Erkenntnis und Lehren der kindlichen Schwererziehbarkeit aufgebaut hat ([42]:286).

Der charakterologischen Diagnose sollte eine längere systematische Beobachtung der Kinder in kinderpsychiatrischen „Beobachtungs- und Sichtungsabteilungen" vorausgehen, die den Fürsorgeanstalten vorgeschaltet werden sollten ([50]:13). Die von Schröder gegründete Beobachtungsstation in Leipzig stellte das Vorbild für die von ihm geforderten Beobachtungs- und Sichtungsabteilungen dar. Pädagogen sollten Kinderpsychiatern Material für die Erstellung ihrer charakterologischen Diagnose liefern und in den von Kinderpsychiatern festgelegten Einrichtungen der Sondererziehung als Erzieher wirken.

Fürsorgeanstalten sollten nach Schröders Vorstellungen entsprechend den Ergebnissen der charakterologischen Diagnostik abgestuft und gegliedert werden. Schröder unterschied in seinem Vortrag Einrichtungen „vom Gepräge der Landerziehungsheime", die er für vorwiegend Milieugeschädigte vorsah, „Sonderanstalten oder Sonderabteilungen" für die vielfältigen Gruppen der charakterlich Abweichenden und „Verwahrungsanstalten" für jene, die durch kinderpsychiatrische Diagnostik als „überwiegend wertlos und unerziehbar" beurteilt worden waren ([50]:13f.). In den Fürsorgeanstalten sollte auch „der Einbau von Hilfsschuleinrichtungen" erfolgen ([50]:13). Die Hilfsschule wurde von Schröder damit als Teil des Fürsorgesystems begriffen.

Hinsichtlich der in den Einrichtungen der Sondererziehung tätigen Ärzte und Pädagogen forderte Schröder eine sorgfältige Auswahl, eine „gute charakterologische Schulung" und eine „von Zuständigkeitsstreitigkeiten freie Zusammenarbeit" ([50]:13). Schröder appellierte, Ärzte und Pädagogen sollten „nicht Gegenspieler sein, sondern zusammenwirken und sich aufeinander angewiesen wissen, genau wie auf allen anderen Gebieten der Sonderpädagogik" ([50]:13). Dennoch konnte Schröders Appell nicht darüber hinwegtäuschen, dass das Verhältnis von Ärzten und Pädagogen ein hierarchisch bestimmtes war. Da die Sonderpädagogik angewandte Kinderpsychiatrie sein sollte, fungierten die Sonderpädagogen als Schüler und Zuarbeiter der Kinderpsychiater.

■ Karl Tornow

Tornow hingegen wertete als Sonderpädagoge das Verhältnis von Kinderpsychiatrie und Sonderpädagogik und damit auch die Zusammenarbeit von Kinderpsychiatern und Sonderpädagogen grundlegend anders als Schröder. Tornow stellte die Sonderpädagogik im Titel seines Vortrags nicht zufällig an die erste und die Kinderpsychiatrie an die zweite Stelle. Er verstand die

Sonderpädagogik als autonome Disziplin, nicht als angewandte Kinderpsychiatrie, und die Kinderpsychiatrie als Hilfswissenschaft der Sonderpädagogik. Tornow erklärte in seinem Vortrag:

> » Von der völkischen Sonderpädagogik als einem einheitlichen und in sich geschlossenen Wissenschaftsgebiet mit eigener Ziel- und Fragestellung aus gesehen, ist die Kinderpsychiatrie genau so wie die Erbbiologie, die Psychologie, die Physiologie und dgl. eine Hilfswissenschaft, wenn auch eine der wichtigsten ([65]:83).

Tornow verdeutlichte das Verhältnis von Kinderpsychiatrie und Sonderpädagogik durch das Bild zweier sich überschneidender Kreise. Dieses Bild geht auf die „Pädagogische Pathologie" von Ludwig Strümpell zurück ([55]:402).Die beiden Kreise standen bei Tornow wie bei Strümpell für die Sonderpädagogik und für die Medizin, die Schnittmenge beider Kreise für das gemeinsame Forschungsfeld und den gemeinsamen Wirkungsbereich von Sonderpädagogen und Ärzten. Durch das Bild der sich überschneidenden Kreise sollten die Eigenständigkeit und Gleichwertigkeit von Sonderpädagogik und Medizin sowie die gleichberechtigte Zusammenarbeit von Sonderpädagogen und Ärzten verdeutlicht werden.

Trotz der vielen Gemeinsamkeiten und der notwendigen fachlichen Ergänzung von Sonderpädagogen und Kinderpsychiatern sei deren jeweilige „grundsätzliche Einstellung" unterschiedlich, betonte Tornow in seinem Vortrag. Der Psychiater „verfolgt in erster Linie das Ziel der möglichsten Erlangung der Gesundheit seines Patienten, während der Sondererzieher das Schwergewicht seiner Arbeit auf Bildungs- und Erziehungsmaßnahmen zur Erlangung einer volklichen Brauchbarkeit legen muß" ([65]:84). „Erbkranke", argumentierte Tornow, seien zwar „völkisch" und damit für die Fortpflanzung des deutschen Volkes unbrauchbar. Sie könnten jedoch „volklich" brauchbar gemacht werden, wenn sie in der Sonderschule erzogen und dort zur Akzeptanz ihrer Sterilisation geführt würden.

Tornow drehte das Abhängigkeitsverhältnis um, indem er selbstbewusst die Erwartungen formulierte, die die Sonderpädagogik an die Kinderpsychiatrie richteten. Er erklärte, die Sondererzieher erwarteten nun von der Psychiatrie „Ergebnisse der Erforschung und Behandlung des rassisch bedingten deutschen Kindes" und eine Abkehr von der Vergangenheit, in der „Fremdrassige" die Forschung bestimmt und „fremdrassische Mischlinge" als Untersuchungsobjekte benutzt hätten,

> » um dann deutschen Kindern die dabei gewonnenen widerwärtigen und blutsfremden Heilmethoden anzubieten und aufzuzwingen. Ohne Namen zu nennen, wird man mich in Wien gerade in dieser Beziehung sehr wohl verstehen ([65]:84).

Es entbehrt angesichts dieser Äußerung nicht der Ironie, dass Tornow nach dem Ende der NS-Zeit in einer psychoanalytisch orientierten Beratungsstelle tätig wurde und sich zum Lehranalytiker ausbilden ließ [24].

Angesichts dieser von Tornow im Gegensatz zu Schröder gerade umgekehrt behaupteten Abhängigkeit von Sonderpädagogik und Kinderpsychiatrie forderten die Sonderpädagogen nun ihre Gleichstellung mit den Ärzten. Dementsprechend beanspruchten sie für Sonderschullehrkräfte im Rahmen des „Gesetzes zur Verhütung erbkranken Nachwuchses" (GzVeN) Beteiligung an erbbiologischer Forschung, Bestandsaufnahme der „erbkranken" Bevölkerung, Propagandaarbeit für das Gesetz, Meldepflicht für „erbkranke" Sonderschulkinder, Einbeziehung als Gutachter und Sachverständige in das Sterilisationsverfahren und Mitwirkung als Mitglieder des Erbgesundheitsgerichts an dessen Urteilen [1], [62]. Das Gesetz wurde von den Vertretern der Reichsfachschaft Sonderschulen als „Fachschaftsgesetz" reklamiert, das „ausnahmsweise die

Schülerschaft der Reichsfachschaft 5" betreffe und eine neue gemeinsame praktische Aufgabe für alle Sonderschullehrergruppen schaffe ([1]:561). Die Sonderschule wurde dementsprechend als „Sammelbecken für erbbiologisch unerwünschten Nachwuchs" bestimmt, aus dem die zu sterilisierenden „erbkranken" und die für die Sondererziehung „unbrauchbaren" Sonderschulkinder mittels sonderpädagogischer Diagnostik zu selektieren waren ([65]:82).

6.5 Die Kinderpsychiatrie als Schwererziehbarenpädagogik

Schröders Anspruch war es, mit seiner Charakterologie eine „praktische, vorwiegend differenzierend vorgehende Charakterkunde" und damit eine Psychologie des Charakters zu entwickeln ([45]:129). Durch die Erkenntnis des individuellen Charaktergefüges sollten die soziale Wertigkeit des einzelnen Kindes bestimmt, seine Entwicklung prognostiziert und die Erziehungsmaßnahmen festgelegt werden, derer es angesichts seines speziellen Charaktergefüges bedürfe. Schröder grenzte sich mit seiner Charakterologie vehement gegenüber den Vorstellungen und Begrifflichkeiten der Psychiatrie ab.

Schröder hegte erhebliche Vorbehalte gegen den Begriff „Kinderpsychiatrie". Das neue, als Kinderpsychiatrie bezeichnete Gebiet, erklärte er in seinem Vortrag auf der Gründungstagung der DGKH, „hat von seiner Namenspatin, der Psychiatrie, so wie man sie in Deutschland versteht, nicht sehr viel mitbekommen". Man müsse „bei Kinderpsychiatrie den Begriff der Psychiatrie schon sehr weit fassen, etwa als Sorge um das Seelische schwieriger Kinder" ([50]:10). Der Name „Kinderpsychiatrie" sei nur deshalb gewählt worden, „weil man keinen besseren finden konnte, und weil er sich außerhalb Deutschlands bereits stark eingebürgert hatte" ([43]:55). „Kinderpsychiatrie ist keine Psychopathenfürsorge", so Schröder. An anderer Stelle hatte Schröder ausgeführt:

» Unser Ziel ist vielmehr viel weiter. Wir wollen schwierige, außerdurchschnittliche Kinder in den Besonderheiten ihres seelischen Gefüges verstehen und erkennen, richtig bewerten und leiten, zielbewußt erziehen und eingliedern lernen. Das vermögen wir nur auf Grund sorgfältiger charakterkundlicher Differenzierung aller Einzelnen ([50]:11). Kinderpsychiatrie beschäftigt sich mit Kindern und Jugendlichen, welche stärker als der Durchschnitt gefährdet sind, asozial oder antisozial zu werden; das macht diese Kinder unmittelbar-praktisch zu Objekten der Fürsorge der psychischen Hygiene. Gerade sie sind es auch immer wieder vor allem, an denen Sonderpädagogik, öffentliche Fürsorge und Jugend-Strafrechtspflege sich zu betätigen haben ([43]:56).

„Schwierige Kinder, namentlich wenn sie intellektuell gut begabt waren, sind lange Zeit gern als abnorm, als ‚Psychopathen' dem Arzt überwiesen und überlassen worden", kritisierte Schröder. Inzwischen habe aber „in ärztlichen Kreisen ständig zunehmend die Einsicht Platz gegriffen, daß mit wenigen Ausnahmen die schwierigen, besonderer Erziehungsmaßnahmen bedürftigen Kinder gar nicht Kranke sind und des Arztes als solchen bedürfen" ([48]:130). Der Begriff „Psychopathie" schmecke manchem, und das zu Recht, „zu sehr nach Arzt und Medizin" ([38]:216). Wie die Auffassung der schwierigen Kinder als Kranke, die die Psychiatrie vorgenommen hatte, und ihre Bezeichnung als „Psychopathen" lehnte Schröder ihre Einteilung in Typen und die Vorstellung ab, schwierige Kinder wiesen Charaktermerkmale auf, die bei „Normalen" nicht vorhanden seien [44].

Schröder ging von der Vorstellung elementarer Seiten des Seelischen aus, die bei allen Menschen vorhanden seien und die insgesamt das Charaktergefüge ausmachen würden. Als

elementare Seiten des Seelischen unterschied Schröder Verstand, Gemüt, Halt, Fantasie, Gel-
tungsstreben, Antrieb, Gefühle und Stimmungen, motorisches Verhalten, Wollen und Triebe.
Schröder nahm eine deutliche Trennung zwischen dem Verstand und den übrigen Seiten des Seelischen vor, die er als Charakter begriff und denen sein besonderes Interesse als Kinderpsychiater
galt. Die elementaren Seiten des Seelischen wurden von Schröder als individuell unterschiedlich
stark ausgeprägt angenommen. Schröder unterschied neben einem breiten Durchschnittsbe-
reich Abweichungen in beide Richtungen und damit „normale" von „außerdurchschnittlichen"
oder „abartigen" Kindern. Der Hochbegabte und das Genie galten Schröder damit ebenso wie
der Schwachsinnige als „abartig".

Die Stärke, in der die einzelnen Merkmale ausgeprägt waren, wurde von Schröder als unabhängig voneinander angenommen. Einer schwachen Ausprägung des Merkmals „Verstand"
musste deshalb nicht notwendig eine schwache Ausprägung der übrigen Seiten des Seelischen
nach sich ziehen und umgekehrt. Der Grad der intellektuellen Begabung mache nur eine „wichtige seelische Seite" des Menschen aus, betonte Schröder. „Eine ganze Reihe anderer, ebenso
wichtiger seelischer Seiten ist von ihr unabhängig". Schwachsinnige seien wie hoch und genial
Begabte „seelisch außerordentlich verschieden". Menschen dürften deshalb nicht einseitig nach
dem Grad ihrer Intelligenz bewertet werden.

> » Für die soziale Wertung treten sogar oft die Verstandesfähigkeiten hinter anderen seelischen
> Eigenschaften an Bedeutung weit zurück ([40]:27).

„Verstand und Charakter sind selbständige, voneinander unabhängige Seiten", unterstrich
Schröder.

> » Abweichungen des Charakters sind niemals erklärbar aus gleichzeitiger Minderbegabung,
> Minderbegabung hat keinen Einfluß auf den Charakter, und das Charaktergefüge der
> Minderbegabten weist die gleiche Mannigfaltigkeit und Buntheit auf, wie das der gut und
> sehr gut Begabten ([42]:270).

Schwachsinn solle deshalb „am besten ganz von der Psychopathie getrennt" werden ([41]:1008).

Mit der Trennung von Verstand und Charakter grenzte Schröder nicht nur „schwachsinnige"
Hilfsschulkinder von „schwererziehbaren" Kindern in Fürsorgeeinrichtungen ab, sondern wertete
auch das Hilfsschulkind und die Hilfsschule deutlich auf. Schröder betonte: „Schwachsinnige
können ausgezeichnete, Hochbegabte dagegen schwierige Erziehungsobjekte sein" ([39]:666).
Schröder weiter:

> » Insbesondere bedeutet Schwachsinn allein nur wenig für die Frage der Erziehbarkeit sowohl
> wie der mutmaßlichen Kriminalität – soweit nicht Anforderungen gestellt werden, die über
> die Verstandesschranken des Zöglings hinausgehen. Wenn Imbezille zu Rückfallverbrechern
> werden, dann ist der Grund dafür nicht in ihrer Minderbegabung zu suchen, sondern in
> ihrem Charaktergefüge ([48]:131).
> Die überwiegende Mehrzahl der mäßig und erheblich Schwachsinnigen sind wertvolle
> Mitmenschen wegen ihrer oft ausgezeichneten charakterlichen Eigenschaften, wegen
> ihrer sehr guten Einfügung und Brauchbarkeit in den engen Rahmen notwendiger
> untergeordneter Tätigkeit ([38]:223).

Schwachsinn könne mit „ausgezeichneten ethisch-moralischen Qualitäten" einhergehen und
„intellektuelle Überbegabung" mit schweren Charakterdefekten verbunden sein ([38]:221).

Schröder betonte die Differenz von Verstand und Charakter und damit auch die Differenz von Verstandesschwäche und sozialer Wertigkeit in seinen Schriften immer wieder. Er erklärte:

» Schwachbegabte sind zu einem großen Teil ausgezeichnete, sozial wertvolle Menschen. Sie sind glücklich und zufrieden, wenn man sie nicht auf Grund falscher und utopischer Vorstellungen über sich hinausheben will ([41]:1008).

„Wir wissen, den intellektuellen Schwachsinn können wir nicht heben", betonte Schröder, aber „wir können die vorhandenen Anlagen ad maximum ausnutzen, üben und mit Material (Lernstoff) versehen, darin liegt der große Segen der Hilfsschule" ([38]:223). Die Kinderpsychiatrie wolle, was „alle Sonderpädagogik will: mithelfen, geschädigte oder nicht vollwertige Kinder eingliedern in die Volksgemeinschaft und ihren Wirtschaftsprozeß, allerdings gerade sie unter steter, strenger Auswahl der Brauchbaren und Wertvollen, und unter ebenso strengem zielbewußten Verzicht auf die durch charakterologische Frühdiagnose als überwiegend wertlos und unerziehbar Erkannten" ([45]:70).

Der Grad der Ausprägung der elementaren Seiten des Seelischen wurde von Schröder durch Vererbung bestimmt angenommen. Erziehung könne sich damit nur im Rahmen des anlagemäßig Vorgegebenen bewegen. „Über das anlagemäßig gegebene Maß der Verstandesfähigkeiten hinaus ist eine Entwicklung durch Unterricht nicht möglich", erklärte Schröder. „Die verstandesmäßig wenig oder sehr wenig begabten Kinder und Jugendlichen befinden sich dauernd auf einer tieferen Stufe als der Durchschnitt der Gleichaltrigen" ([40]:25). Das stellte zugleich eine Begründung für die Notwendigkeit ihrer dauernden Sondererziehung in der Sonderschule dar.

Die Vielfalt und Verschiedenheit der „außerdurchschnittlichen" Kinder, die aus der individuellen, unabhängig voneinander behaupteten Ausprägung der Charaktermerkmale folgte, mache die charakterologische Diagnostik aufwendig und komplex. Andererseits stelle die Annahme einer anlagemäßig festgelegten, unveränderbaren Ausprägung der Charaktermerkmale eine „große Konstante für jede pädagogische Prognose" dar, die auch eine Entscheidung darüber ermögliche, ob „der Erfolg die Kosten, den Zeitaufwand und die Mühe lohnen werden" ([47]:138). Durch die charakterologische Diagnose, insbesondere wenn sie als Frühdiagnose gestellt werde, konnten damit nach Schröders Vorstellung erhebliche Kosten eingespart werden, indem unnütze Aufwendungen für die als „wertlos" und „unerziehbar" Erkannten vermieden wurden.

Schröder veranschaulichte die von ihm unterschiedenen elementaren Seiten des Seelischen anhand von 21 Falldarstellungen, die rund die Hälfte des Umfangs seiner grundlegenden Schrift *Kindliche Charaktere und ihre Abartigkeiten* ausmachten [40]. Die Falldarstellungen waren im Rahmen einer mehrwöchigen Beobachtung der Kinder auf der Beobachtungsstation in Leipzig entstanden und von Schröders Mitarbeiter **Hans Heinze** verfasst worden. Sie dienten auch der Festlegung eines Programms anzuratender Erziehungsmaßnahmen für Behörden. Auffällig ist, dass es zum Merkmal „Verstand", anders als zu den übrigen Merkmalen, keine einzige Falldarstellung gab. Durch diese Auslassung wurden die Differenz zwischen Verstand und Charakter und die primäre Zuständigkeit der Kinderpsychiatrie für den Charakter betont.

 Hans Heinze wurde später als Leiter der Anstalt Brandenburg-Görden zu einem der wichtigsten Vertreter der Kinder-„Euthanasie" [4], [37]. Während des Schulungslagers in Birkenwerder 1935 hatte die Reichsfachgruppe Anstaltswesen unter der Leitung von Paul Bartsch auch die von Heinze zuvor geleitete Brandenburgische Landesanstalt in Potsdam besucht ([17]:268). Im Bericht darüber heißt es, dass dort nur unter „unsäglichen Mühen" von Lehrern und Erziehern das Ziel erreicht werden könne, die „geistig schwächsten deutschen Kinder doch noch zu brauchbaren Menschen zu erziehen" ([17]:268). Heinze wurde 1942 Nachfolger Schröders in der DGKH, die ihre Arbeit nach Schröders Tod im Jahr 1941 allerdings nicht mehr fortsetzte. Die

Gesellschaft wurde nach 1945 als rein kinderpsychiatrische Fachgesellschaft unter dem Vorsitz von Werner Villinger neu gegründet.

Schröder erwies sich mit seiner Charakterologie als Reformer im Bereich der Psychiatrie, wie Tornow ein Reformer im Bereich der Heilpädagogik war. Wie Schröder von den traditionellen Vorstellungen und Begriffen der Psychiatrie, hatte Tornow von den traditionellen Vorstellungen und Begriffen der Heilpädagogik Abschied genommen. Wie Schröder hatte Tornow die Gleichsetzung der „Verstandesschwachen" mit „charakterlich Minderwertigen" und ihre Vorstellung als Kranke überwunden. Wie Schröder hatte er die fachspezifische Diagnostik als Grundlage für Sondererziehung und Selektion betrachtet und die individuelle Vielfalt der Sonderschulkinder betont. Wie Schröder die Kinderpsychiatrie hatte Tornow die Sonderpädagogik an die rassenhygienischen Ziele des Naziregimes angepasst. Beide hatten die Beurteilung der Kinder erbbiologisch fundiert, die Selektion der „Erbkranken" betrieben und den Ausschluss der als „unbrauchbar" und „wertlos" Erkannten aus der Sondererziehung gefordert. Die Kinderpsychiatrie in Gestalt von Schröders Charakterologie erwies sich damit als an die Sonderpädagogik anschlussfähig.

Mit der Erweiterung der Sonderpädagogik um die Schwererziehbarenpädagogik war perspektivisch die Erweiterung des Sonderschulsystems um eine neue Sonderschulform für „Schwererziehbare" und die Erweiterung der sonderpädagogischen Profession um eine neue Sonderschullehrergruppe verbunden. Die Sonderpädagogik wurde damit durch die Schwererziehbarenpädagogik als Disziplin, Profession und Institution weiter ausdifferenziert.

Schröders Beitrag zur Schwererziehbarkeit, der im Märzheft 1941 der Zeitschrift *Die deutsche Sonderschule* gleich auf der ersten Seite beginnend abgedruckt worden war, war im Februarheft 1941 eine Rezension seiner 10 Jahre zuvor erschienenen Schrift *Kindliche Charaktere und ihre Abartigkeiten* vorausgegangen, die Tornow verfasst hatte [40]. Tornow betonte in seiner Rezension, das Buch habe auch und „ganz besonders dem Heilpädagogen und Sonderschullehrer jedes Spezialgebietes" etwas zu sagen. Es werde jedem Sonderschullehrer „in seiner praktischen Arbeit, bei seinen Gutachten, Beurteilungen und Prüfungen eine brauchbare Hilfe" sein und könne „aus voller Überzeugung empfohlen werden" ([64]:128).

Das große Interesse, das Sonderpädagogen an der Zusammenarbeit mit Schröder in einer gemeinsamen Fachgesellschaft hatten, war auch dem Bestreben geschuldet, Schröders Charakterologie als Grundlage für eine neue Schwererziehbarenpädagogik zu nutzen. Damit wird auch verständlich, warum Tornow die DGKH in seinem Vortrag auf der Gründungstagung so vehement gegenüber der Internationalen Gesellschaft für Heilpädagogik abgrenzte, deren Gründer Heinrich Hanselmann sich ebenfalls mit Schwererziehbarkeit befasst hatte und deren Generalsekretär Anton Maller auch zum Vorstand der DGKH gehörte und der dort zweiter Schriftführer war.

Tornow stellte in seinem Vortrag in Wien dem „ganz Neuen", das mit der DGKH entstanden war, den im Vorjahr stattgefundenen Kongress der Internationalen Gesellschaft für Heilpädagogik gegenüber und kritisierte, dieser habe sich, von wenigen Ausnahmen abgesehen, „mit viel Gerede besonders in den Gedankengängen des längst gestorbenen 18. und 19. Jahrhunderts" bewegt ([65]:86). Hanselmann, der als der Begründer der Sonderpädagogik als wissenschaftliche Disziplin gilt, hatte in seinem Vortrag auf diesem Kongress auch die „Verhütung der Fortpflanzung jener Erbanlagen" gefordert, die zur „Wiederentstehung entwicklungsgehemmter Kinder" führen würden ([27]:20).

Nach der NS-Zeit gehörten Tornow und Villinger zu den beiden einzigen Deutschen, die 1949 zum 2. Kongress der Internationalen Gesellschaft für Heilpädagogik in Amsterdam eingeladen wurden [12]. 1952 nahmen Tornow und Villinger als Vertreter Deutschlands an der Delegiertentagung dieser Gesellschaft in Zürich teil. 1954 hielt Tornow als einziger Deutscher auf dem 3. Kongress der Gesellschaft in Wien einen Plenarvortrag [66], [13]. Wenige Jahre später wurde der 1949 neu gegründete Hilfsschulverband, der sich 1955 in „Verband Deutscher Sonderschulen" umbenannte und der inzwischen „Verband Sonderpädagogik" heißt, zur deutschen Sektion dieser internationalen Fachgesellschaft erklärt.

Während die Heilpädagogik Schwererziehbarkeit als querliegende Kategorie begriffen hatte, die für alle Gruppen der „Abnormen" charakteristisch war ([22]:31), betonten Tornow und auch Schröder die Differenz zwischen Verstand und Charakter. Hilfsschulkinder wurden von Tornow damit nicht mehr generell als Kinder mit Mängeln des Geistes-, Gefühls- und Willenslebens und als „moralisch Minderwertige" gewertet, sondern gegenüber „Schwererziehbaren" deutlich abgegrenzt. Umgekehrt wurden „Schwererziehbare" nicht mehr mit „Schwachsinnigen" gleichgesetzt. Das ermöglichte, auch Hochbegabte als „sonderschulbedürftig" zu behaupten und in die Sonderschule auszulesen. Entsprechend konnte zwischen der Hilfsschule und der Sonderschule für „Schwererziehbare" und zwischen der Hilfsschulpädagogik und der Schwererziehbarenpädagogik unterschieden werden.

Zwanziger hatte in seinem Vortrag auf der Gründungstagung die Verbindung von Arzt und Heilpädagogen in der gemeinsamen Fachgesellschaft für Kinderpsychiatrie und Heilpädagogik als „Vernunftheirat" bezeichnet und seinen Vortrag mit den Worten geschlossen:

» Ich möchte erleben, daß daraus mit der Zeit eine Neigungsehe sich entwickelt. Haben wir diese, dann ist uns um die Fruchtbarkeit nicht bange, und auf die Fruchtbarkeit kommt es an ([70]:17).

Auch wenn die „Vernunftheirat" von Kinderpsychiatrie und Sonderpädagogik nur kurze Zeit dauerte, sollte sie sich doch für beide Seiten als fruchtbar erweisen.

6.6 Die Erfüllung der sonderpädagogischen Forderungen nach dem Ende der NS-Zeit

Tornow hatte seinen Entwurf einer „völkischen" Sonderpädagogik, den er auf der Gründungstagung der DGKH vorgetragen hatte, mit einer Reihe praktischer Forderungen verknüpft, die er als notwendige Konsequenz der „völkischen" Sonderpädagogik ausgab. Tornows Forderungen betrafen das „Gesamtgebiet der Sonderpädagogik" und liefen auf dessen institutionelle Absicherung hinaus ([65]:85). Die von Tornow vorgetragenen Forderungen waren von der Reichsfachschaft Sonderschulen seit ihrer Gründung erhoben worden. Mit Ausnahme der Forderung nach einer Zentralstelle für Sonderpädagogik im Reichskultusministerium, das erst 1934 gegründet worden war, waren alle diese Forderungen zuvor auch schon vom 1898 gegründeten „Verband der Hilfsschulen Deutschlands" erhoben worden, der 1933 in der Reichsfachschaft Sonderschulen aufgegangen war.

Als wichtigste Forderung nannte Tornow die „Schaffung einer Zentralstelle für alle Fragen der Sondererziehung" ([65]:85). Damit war die Schaffung eines übergreifenden Referats für Sondererziehung im Reichskultusministerium gemeint, das das „Gesamtgebiet der Sondererziehung unter volksbiologischen Gesichtspunkten" vertreten sollte ([65]:85). Tornow klagte:

» Etwas Derartiges gibt es leider bisher noch nicht, weder im Innenministerium noch im Reichserziehungsministerium, ja, dieses volksbiologisch wichtige Gebiet ist organisatorisch und verwaltungsmäßig zerrissen, dadurch, daß z. B. die Fürsorge- und Ersatzerziehung dem Innenministerium untersteht, während die übrigen Sondererziehungseinrichtungen zum Reichserziehungsministerium gehören. Aber dort ist dieser Hauptteil nicht etwa in einem Referat vertreten, sondern die Blinden- und Gehörlosenerziehung gehören einem Referat an, und die sachlich dazu gehörige Schwerhörigen- und Sehschwachenerziehung gehören zu einem ganz anderen Referat, nämlich dem für Hilfsschulen. Und dieses ist nicht etwa ein selbständiges Referat, sondern einem Teilgebiet der Volksschulen angehängt, die sachlich nichts mit dem Hilfsschulwesen zu tun haben ([65]:85).

Mit der Forderung nach der Einrichtung einer Zentralstelle für Sondererziehung auf Ministeriumsebene einher ging die Forderung nach einer „wissenschaftlichen Zentralstelle für das Gesamtgebiet der deutschen Sondererziehung" ([65]:86). Damit war ein Institut für Sondererziehung an einer Hochschule mit einem Lehrstuhl für Sonderpädagogik gemeint. Tornow gab der Hoffnung Ausdruck, dass es in Deutschland gelingen werde, „ein Institut für Sondererziehung oder gar einen Lehrstuhl zu schaffen", wie das an Hochschulen in der Schweiz und in Ungarn bereits gelungen sei ([65]:86). Durch die Schaffung eines Instituts für Sondererziehung mit einem Lehrstuhl für Sonderpädagogik sollte die Sonderpädagogik als selbstständige Disziplin etabliert und die Anbindung der sonderpädagogischen Lehrerausbildung an Hochschulen gesichert werden.

Eine weitere Forderung, die Tornow auf der Gründungstagung vortrug, betraf „die Schaffung einer organisch durchgegliederten Ausbildung der Sonderschullehrer und -erzieher" und damit die Schaffung einer gemeinsamen Sonderschullehrerausbildung, in die neben Blinden-, Taubstummen- und Hilfsschullehrern auch Fürsorgeanstaltslehrer einbezogen werden sollten ([65]:86). Tornow erklärte, es sei „geradezu ein unhaltbarer Zustand", die „vielleicht einmal den Staat gefährdenden Fürsorgezöglinge unvorgebildeten Erziehungskräften zu überlassen" und beklagte, dass Sonderschullehrer nach „einzelnen Sparten der Sondererziehung getrennt" ausgebildet würden ([65]:86).

Tornow forderte schließlich die Verselbstständigung der Sonderschule gegenüber der Volksschule. Er beklagte, dass bisher die Bestrebungen fehlgeschlagen seien, „die deutschen Sonderschulen von ihrer auf die Dauer unhaltbaren Stellung als Anhängsel der Volksschule zu befreien, um sie als selbständige Säule neben die Höhere, die Mittel- und Volksschule zu setzen" ([65]:85).

Tornow erklärte, im Interesse der Notwendigkeit einer gemeinsamen Zentralstelle für Sondererziehung sei die Gründung der „Gesellschaft für Kinderpsychiatrie und Sonder- oder Heilpädagogik" zu begrüßen ([65]:85). Damit sei „zum ersten Male auf breiter Basis eine Zusammenfassung aller derjenigen erfolgt, die aus völkischer Verantwortung und reinem Idealismus heraus, oft verkannt in ihren Bestrebungen, diese schwere Arbeit ohne die erforderliche Wirkung und Resonanz geleistet" hätten ([65]:85).

Alle diese hier nochmals skizzierten, von Tornow auf der Gründungstagung vorgetragenen und von der Reichsfachschaft Sonderschulen erhobenen Forderungen wurden nach dem Ende der NS-Zeit erfüllt. Sonderpädagogen gelang es bereits in den 1950er-Jahren, ein heilpädagogisches Institut mit einem Lehrstuhl für Heilpädagogik durchzusetzen und damit die Sonderpädagogik als selbstständige Disziplin zu etablieren. Entsprechendes gelang der Kinderpsychiatrie. In den 1950er-Jahren fand auch die Einrichtung der neuen Sonderschule für „Schwererziehbare" statt, die als Schule für „gemeinschaftsschwierige" Kinder bezeichnet wurde. Inzwischen hat sich diese Sonderschulform zu einer der tragenden Säulen des vielgliedrigen deutschen Sonderschulsystems entwickelt und die Gruppe der „Schwererziehbaren" ist zur drittgrößten Gruppe der in deutschen Schulen sonderpädagogisch Geförderten geworden.

Die Forderungen, die die Reichsfachschaft Sonderschulen und zuvor auch schon der Hilfsschulverband erhoben und die Tornow auf der Gründungstagung der DGKH vorgetragen hatte, blieben auch nach der NS-Zeit im Kern unverändert. Sie wurden von Sonderpädagogen jedoch mit neuen Begründungen vorgetragen, die vor allem auf die nationalsozialistischen Verbrechen an Menschen mit Behinderungen abhoben. Die Verweigerung des Ausbaus der Sonderschule wurde als Rückfall in die Barbarei der NS-Zeit ausgegeben und die Einrichtung eines vielglied-rigen, selbstständigen Sonderschulsystems mit der Schuld begründet, die das „deutsche Volk" gegenüber jenen Menschen abzutragen habe, die „durch Leiden oder Gebrechen benachteiligt sind". Deshalb müsse das „Ansehen der Sonderschulen in der Öffentlichkeit gehoben werden" ([53]:7). Sonderpädagogen beanspruchen seit dem Ende der NS-Zeit nicht mehr nur, Anwälte für Bildung und gesellschaftliche Integration, sondern auch Anwälte für das Lebensrecht von Menschen mit Behinderungen zu sein.

Das Verschweigen der DGKH in den Standardwerken zur Geschichte der Sonderpädagogik ist daher auch dem Bestreben geschuldet, den Anspruch der Sonderpädagogen, Anwälte für das Lebensrecht von Menschen mit Behinderungen zu sein, und die mit ihm verknüpften Geschichts-mythen zur Sonderpädagogik im Nationalsozialismus zu bewahren. Während in der Psychiatrie die Überwindung entsprechender Geschichtsmythen ([37]:415) inzwischen durch Quellenfor-schung gelungen ist, steht in der Sonderpädagogik eine solche Überwindung noch immer aus. Die Mythen vom Entwicklungsstillstand und von der Niederhaltung der Sonderpädagogik in der Zeit des Nationalsozialismus, von der Existenzbedrohung der Sonderschule durch das Nazi-regime und vom Gegensatz zwischen führenden Sonderschullehrern und Sonderschullehrkräf-ten im Sonderschulalltag, die als potenziell Widerstandsleistende und als missbrauchte, wehr-lose Opfer nationalsozialistischer Indoktrination und Repression dargestellt werden, leben in den Standardwerken der Sonderpädagogik bis heute fort.

Literatur

[1]   Bartsch K (1934) Sonderschullehrer auf dem Marsche. Dtsch Sonderschule 1(8):561–565
[2]   Bartsch K (1944) Der Pflegling und seine Anstalt. Phil. Diss. Hansische Universität Hamburg
[3]   Bechthold E (1943) Die Lage auf dem Gebiete des Blindenwesens. In: Bericht über die 1. Tagung der Deut-schen Gesellschaft für Kinderpsychiatrie und Heilpädagogik in Wien am 5. September 1940. Z Kinderforsch 49(1):71–76
[4]   Beddies T, Hübener K (Hrsg) (2004) Kinder in der NS-Psychiatrie. be.bra. Wissenschaft, Berlin
[5]   Bericht über den ersten Kongress für Heilpädagogik in München vom 2.-5. August 1922 (1923) In: Goepfert H (Hrsg) Im Auftrage der Gesellschaft für Heilpädagogik Forschungsinstitution für Heilpädagogik. Springer, Berlin
[6]   Bericht über den zweiten Kongress für Heilpädagogik in München vom 29. Juli bis 1. August 1924 (1925) In: Lesch E (Hrsg) Im Auftrage der Gesellschaft für Heilpädagogik Forschungsinstitution für Heilpädagogik. Springer, Berlin
[7]   Bericht über den dritten Kongress für Heilpädagogik in München vom 2.-4. August 1926 (1927) In: Lesch E (Hrsg) Im Auftrage der Gesellschaft für Heilpädagogik Forschungsinstitution für Heilpädagogik. Springer, Berlin
[8]   Bericht über den vierten Kongress für Heilpädagogik in Leipzig vom 11. bis 15. April 1928 (1929) In: Lesch E (Hrsg) Im Auftrage der Gesellschaft für Heilpädagogik Forschungsinstitution für Heilpädagogik. Springer, Berlin
[9]   Bericht über den fünften Kongress für Heilpädagogik in Köln vom 7. bis 10. Oktober 1930 (1931) In: Lesch E (Hrsg) Im Auftrage der Gesellschaft für Heilpädagogik Forschungsinstitution für Heilpädagogik. Müller & Steinicke, München
[10] Bericht über den I. Internationalen Kongreß für Heilpädagogik in Genf vom 24. bis 27. Juli 1939 (1940). In: Sekretariat der Internationalen Gesellschaft für Heilpädagogik (Hrsg) Leemann & Co., Zürich
[11] Bericht über die 1. Tagung der Deutschen Gesellschaft für Kinderpsychiatrie und Heilpädagogik in Wien am 5. September 1940 (1943). Z Kinderforschung 49(1)
[12] Bericht des Zweiten Internationalen Kongresses für Orthopädagogik vom 18.-22. Juli 1949 in Amsterdam (1950) In: van Houte IC, Stockvis B (Hrsg) Systemen Keesing, Amsterdam
[13] Bericht des Dritten Internationalen Kongresses für Heilpädagogik in Wien vom 8. bis 12. Juni 1954 (1955). Jugend und Volk, Wien
[14] Breitbart M (1933) Warum die heilpädagogische Fachschaft? Hilfsschule 26(6):322–327

[15]   Castell R, Nedoschill J, Rupps M, Bussik D (2003) Geschichte der Kinder- und Jugendpsychiatrie in Deutschland in den Jahren 1937 bis 1961. Vandenhoek & Ruprecht, Göttingen
[16]   Dahl M (2001) Aussonderung und Vernichtung – Der Umgang mit „lebensunwerten" Kindern während des Dritten Reiches und die Rolle der Kinder- und Jugendpsychiatrie. Prax Kinderpsychol Kinderpsychiatr 50:170–191
[17]   Die deutsche Sonderschule. Zeitschrift der Reichsfachschaft V Sonderschulen im NSLB (1/April 1934 – 11/ Juli/August 1944)
[18]   Dubitscher F (1937) Der Schwachsinn. In: Gütt A (Hrsg) Handbuch der Erbkrankheiten, Bd 1. Thieme, Leipzig
[19]   Ellger-Rüttgardt S (2008) Geschichte der Sonderpädagogik. Eine Einführung. Reinhardt, München Basel
[20]   Feiten W (1981) Der Nationalsozialistische Lehrerbund. Entwicklung und Organisation. Ein Beitrag zum Aufbau und zur Organisationsstruktur des nationalsozialistischen Herrschaftssystems. Beltz, Weinheim Basel
[21]   Fuchs A (1899) Schwachsinnige Kinder, ihre sittliche und intellektuelle Rettung. Eine Analyse und Charakteristik, nebst praktischer Anleitung zum Unterricht und zur Erziehung schwachsinniger Naturen. Für Lehrer und gebildete Eltern. Bertelsmann, Gütersloh
[22]   Fuchs A (1912) Schwachsinnige Kinder, ihre sittlich-religiöse, intellektuelle und wirtschaftliche Rettung. Versuch einer Hilfsschulpädagogik. 2. völlig umgearb. Aufl. Bertelsmann, Gütersloh
[23]   Hänsel D (2006) Die NS-Zeit als Gewinn für Hilfsschullehrer. Klinkhardt, Bad Heilbrunn
[24]   Hänsel D (2008) Karl Tornow als Wegbereiter der sonderpädagogischen Profession. Die Grundlegung des Bestehenden in der NS-Zeit. Klinkhardt, Bad Heilbrunn
[25]   Hänsel D (2012) Quellen zur NS-Zeit in der Geschichte der Sonderpädagogik. Z Padagog 58(2):242–261
[26]   Hänsel D (2014) Sonderschullehrerausbildung im Nationalsozialismus. Klinkhardt, Bad Heilbrunn
[27]   Hanselmann H (1940) Heilpädagogik in Gegenwart und Zukunft. In: Sekretariat der Internationalen Gesellschaft für Heilpädagogik (Hrsg) Bericht über den I. Internationalen Kongreß für Heilpädagogik in Genf vom 24. bis 27. Juli 1939. Leemann & Co., Zürich, S 17–24
[28]   Hanselmann H (1941) Grundlinien zu einer Theorie der Sondererziehung (Heilpädagogik). Rotapfel, Zürich
[29]   Isserlin K (1925) Fragen der heilpädagogischen Ausbildung. In: Lesch E (Hrsg) Bericht über den zweiten Kongress für Heilpädagogik in München vom 29. Juli bis 1. August 1924. Im Auftrage der Gesellschaft für Heilpädagogik Forschungsinstitution für Heilpädagogik. Springer, Berlin, S 5–12
[30]   Lenz G (1941) Gründung und Erste Tagung der Deutschen Gesellschaft für Kinder-Psychiatrie und Heilpädagogik. Dtsch Sonderschule 8(5):316
[31]   Lesch F (1943) Sichtung der Schulversager – eine heilpädagogische Aufgabe. In: Bericht über die 1. Tagung der Deutschen Gesellschaft für Kinderpsychiatrie und Heilpädagogik in Wien am 5. September 1940. Z Kinderforsch 49(1):111–115
[32]   Möckel A (2001) Geschichte der besonderen Grund- und Hauptschule. 4. erweiterte Aufl. Winter, Heidelberg
[33]   Möckel A (2007) Geschichte der Heilpädagogik. 2. Aufl. Klett-Cotta, Stuttgart
[34]   Müller-Küppers M (2001) Die Geschichte der Kinder- und Jugendpsychiatrie. Forum Kinder Jugendpsychiatr Psychother 11:9–35
[35]   Nedoschill J, Castell R (2001) Der Vorsitzende der Deutschen Gesellschaft für Kinderpsychiatrie und Heilpädagogik im Zweiten Weltkrieg. Prax Kinderpsychol Kinderpsychiatr 50:228–237
[36]   Schepker K, Fangerau H (2016) Die Gründung der Deutschen Gesellschaft für Kinderpsychiatrie und Heilpädagogik. Der Weg von Paul Schröder zum Gründungsvorsitzenden. Z Kinder Jugendpsychiatr 44:1–9
[37]   Schmuhl H-W (2016) Die Gesellschaft Deutscher Neurologen und Psychiater im Nationalsozialismus. Springer, Heidelberg
[38]   Schröder P (1929) Der Begriff der Psychopathie bei Kindern. In: Lesch E (Hrsg) Bericht über den vierten Kongress für Heilpädagogik in Leipzig vom 11. bis 15. April 1928. Im Auftrage der Gesellschaft für Heilpädagogik Forschungsinstitution für Heilpädagogik. Springer, Berlin
[39]   Schröder P (1931a) Die charakterlichen Grundlagen der Leichterziehbarkeit. In: Lesch E (Hrsg) Bericht über den fünften Kongress für Heilpädagogik in Köln vom 7. bis 10. Oktober 1930. Im Auftrage der Gesellschaft für Heilpädagogik Forschungsinstitution für Heilpädagogik. Müller & Steinicke, München, S 666–668
[40]   Schröder P (1931b) Kindliche Charaktere und ihre Abartigkeiten. Mit erläuternden Beispielen von Hans Heinze. Hirt, Breslau
[41]   Schröder P (1933) Psychopathen und abnorme Charaktere. Munch Med Wochenschr (30. Juni):1007–1009
[42]   Schröder P (1938a) Kinderpsychiatrie. Monatsschr Psychiatr Neurol 99:269–293
[43]   Schröder P (1938b) Kinderpsychiatrie. Z Psych Hygiene 12:54–57
[44]   Schröder P (1939) Schwirige Kinder. Z Arztl Fortbild 7:196–199
[45]   Schröder P (1940a) Gründung und Erste Tagung der Deutschen Gesellschaft für Kinder-Psychiatrie und Heilpädagogik in Wien. Z Psych Hygiene 13(5+6):67–71

[46] Schröder P (1940b) 1. Tagung der Deutschen Gesellschaft für Kinder-Psychiatrie und Heilpädagogik. Dtsch Sonderschule 7(7+8):297

[47] Schröder P (1940c) Probleme der heilpädagogischen Beratung. In: Sekretariat der Internationalen Gesellschaft für Heilpädagogik (Hrsg) Bericht über den I. Internationalen Kongreß für Heilpädagogik in Genf vom 24. bis 27. Juli 1939. Leemann & Co., Zürich, S 136–139

[48] Schröder P (1941a) Schwererziehbarkeit. Dtsch Sonderschule 8(3):129

[49] Schröder P (1941b) Zur diesjährigen Tagung der Deutschen Gesellschaft für Kinderpsychiatrie und Sonderpädagogik. Dtsch Sonderschule 8(4):248

[50] Schröder P (1943) Kinderpsychiatrie und Heilpädagogik. In: Bericht über die 1. Tagung der Deutschen Gesellschaft für Kinderpsychiatrie und Heilpädagogik in Wien am 5. September 1940. Z Kinderforsch 49(1):9–14

[51] Spieler J (1943) Freiwillige Schweiger und sprachscheue Kinder. In: Bericht über die 1. Tagung der Deutschen Gesellschaft für Kinderpsychiatrie und Heilpädagogik in Wien am 5. September 1940. Z Kinderforsch 49(1):39–43

[52] Spieler J (1949) Wesen und Stand der Heilpädagogik. Heilpadagog Bl 1(1):9–25

[53] Ständige Konferenz der Kultusminister der Länder in der Bundesrepublik Deutschland (1960) Gutachten zur Ordnung des Sonderschulwesens. Carthaus, Bonn Bad Godesberg

[54] Strümpell L (1890) Die Pädagogische Pathologie oder die Lehre von den Fehlern der Kinder. Versuch einer Grundlegung für gebildete Ältern, Studirende der Pädagogik, Lehrer, sowie für Schulbehörden und Kinderärzte. Ungleich, Leipzig

[55] Strümpell L (1910) Pädagogische Pathologie oder Die Lehre von den Fehlern der Kinder. Eine Grundlegung, fortgeführt und erweitert von Alfred Spitzner. 4. Aufl. Ungleich, Leipzig

[56] Stutte H (1970) 30 Jahre Deutsche Vereinigung für Jugendpsychiatrie. Nervenarzt 41(7):313–317

[57] Stutte H (1974) Zur Geschichte des Terminus „Kinderpsychiatrie". Acta paedopsychiatr 41:209–215

[58] Stutte H (1977) Österreichische Beiträge zum Lehrgebäude der Kinder- und Jugendpsychiatrie. Z Kinder Jugendpsychiatr 5(1):3–13

[59] Stutte H (1980) Über die Anfänge der „Europäischen Kinderpsychiatrie". Acta paedopsychiatr 46:189–192

[60] Tornow K (1935a) Die Einheit der Fachschaft V (Sonderschulen) im NSLB. und die sich daraus ergebende Schau ihrer Arbeit in wissenschaftlicher und praktischer Hinsicht. Dtsch Sonderschule 2(2):110–129

[61] Tornow K (1935b) Völkische Heil- oder Sonderschulpädagogik? Zugleich eine Begründung der Einheit der Reichsfachschaft V (Sonderschulen) im NSLB. Marhold, Halle/S

[62] Tornow K (1936) Die Mitarbeit des Sonderschullehrers bei der Verwirklichung des Gesetzes zur Verhütung erbkranken Nachwuchses. Aus der Praxis der Gutachtertätigkeit des Hilfsschullehrers. Dtsch Sonderschule 3(5):321–332

[63] Tornow K (1940) Völkische Sonderpädagogik und Kinderpsychiatrie. Nationalsozialistisches Bildungswesen 5(11):394–400

[64] Tornow K (1941) Besprechung zu „Kindliche Charaktere und ihre Abartigkeiten". Dtsch Sonderschule 8(2):127f

[65] Tornow K (1943) Völkische Sonderpädagogik und Kinderpsychiatrie. In: Bericht über die 1. Tagung der Deutschen Gesellschaft für Kinderpsychiatrie und Heilpädagogik in Wien am 5. September 1940. Z Kinderforsch 49(1):76–86

[66] Tornow K (1955) Psychotherapie und Heilpädagogik, aufgezeigt an zwei Fällen von Pseudoschwachsinn. In: Bericht des Dritten Internationalen Kongresses für Heilpädagogik in Wien vom 8. bis 12. Juni 1954. Jugend und Volk, Wien, S 106–115

[67] Zwanziger F (1940) Tagung der Deutschen Gesellschaft für Kinderpsychiatrie und Heilpädagogik in Wien, 4. und 5. September 1940. Dtsch Sonderschule 7(9+10):371

[68] Zwanziger F (1941a) Der Begriff „Sonderpädagogik" ist unser geistiges Eigentum. Dtsch Sonderschule 8(7+8):391

[69] Zwanziger F (1941b) Deutsche Gesellschaft für Kinderpsychiatrie und Heilpädagogik. Dtsch Sonderschule 8(7+8):391

[70] Zwanziger F (1943) Die Beschulung des gehör- und sprachgebrechlichen Kindes im neuen Deutschland. In: Bericht über die 1. Tagung der Deutschen Gesellschaft für Kinderpsychiatrie und Heilpädagogik in Wien am 5. September 1940. Z Kinderforsch 49(1):14–17

Die Gesellschaft Deutscher Neurologen und Psychiater und die Verselbstständigung der Kinder- und Jugendpsychiatrie. Konkurrenz oder Kooperation?

Hans-Walter Schmuhl

© Springer-Verlag GmbH Deutschland 2017
H. Fangerau, S. Topp, K. Schepker (Hrsg.), *Kinder- und Jugendpsychiatrie im Nationalsozialismus
und in der Nachkriegszeit*, DOI 10.1007/978-3-662-49806-4_7

Am 7. Juni 1941 starb der Nestor der deutschen Kinder- und Jugendpsychiatrie, Prof. Dr. **Paul Schröder** (1873–1941), unerwartet an einer Lungenembolie als Folge einer Leistenbruchoperation ([15]:437). Schröder, bis zu seiner Emeritierung im Jahre 1938 Ordinarius für Psychiatrie und Neurologie und Direktor der Psychiatrischen und Nervenklinik der Universität Leipzig, war auf der Gründungsversammlung der „Deutschen Gesellschaft für Kinderpsychiatrie und Heilpädagogik", die im Rahmen einer „Kinderkundlichen Woche" am 5. September 1940 in Wien stattfand, per Akklamation zum Vorsitzenden mit weitreichenden Befugnissen bestellt worden, mit dem Auftrag, einen Vorstand zu bilden, einen Beirat zu berufen, vorläufig die Geschäftsführung zu übernehmen und eine Satzung auszuarbeiten ([9]:118). Nur wenige Monate blieben Schröder, um die Verhältnisse der neuen Fachgesellschaft zu ordnen. Sein plötzlicher Tod warf die Frage auf, wie es weitergehen sollte. Zunächst und vor allem war zu klären, wer als Nachfolger Schröders neuer Vorsitzender der Deutschen Gesellschaft für Kinderpsychiatrie und Heilpädagogik werden sollte.

„Als bisheriger erster Schriftführer und von Herrn Professor Schröder einst schon als präsumptiver Nachfolger bezeichneter Geschäftsführer" übernahm zunächst Prof. Dr. **Werner Villinger** (1887–1961), seit dem 1. Januar 1940 Ordinarius für Psychiatrie und Nervenheilkunde an der Universität Breslau, „einstweilen die Fortführung der Geschäfte" (Villinger an Rüdin, 4.7.1941, [8]) der Deutschen Gesellschaft für Kinderpsychiatrie. Selbstbewusst trat er als „kommissarischer Vorsitzender" [25] auf. Die eigentliche Entscheidung über die Nachfolge Schröders wurde jedoch in den Wochen nach dessen Tod innerhalb eines diffizilen Netzwerks an der Schnittstelle zwischen Wissenschaft und Politik ausgehandelt. Die wichtigste Instanz war die Abteilung IV des Reichsministeriums des Innern, genauer gesagt: Ministerialrat **Herbert Linden** (1899–1945), der sich mit seiner Unterabteilung innerhalb des Ministeriums längst verselbstständigt hatte. Gegen dessen Willen konnte ein neuer Vorsitzender der kinderpsychiatrischen Fachgesellschaft nicht bestimmt werden. Formal hatte auch der Präsident des Reichsgesundheitsamtes, Prof. Dr. **Hans Reiter** (1881–1969), ein Mitspracherecht, da das Reichsinnenministerium ihn im Jahre 1934 beauftragt hatte, die wissenschaftlichen Fachgesellschaften im Bereich der Medizin zu einer Arbeitsgemeinschaft zusammenzufassen ([30]:95f.). Reiters Stellung war aber faktisch zu schwach, als dass er sich längerfristig gegen eine Lösung hätte stellen können, die von Linden mitgetragen wurde. Linden wiederum bildete sich seine Meinung im Austausch mit seinem unmittelbaren Bündnispartner in der Sphäre der Wissenschaft, Prof. Dr. **Ernst Rüdin** (1874–1952), dem Direktor der „Deutschen Forschungsanstalt für Psychiatrie" in München, der als Vorsitzender der „Gesellschaft Deutscher Neurologen und Psychiater" gleichsam ein Ernennungsrecht für sich beanspruchte. Rüdin agierte seinerseits in enger Kooperation mit Prof. Dr. **Paul Nitsche** (1876–1948), dem langjährigen Direktor der Landesanstalt Sonnenstein bei Pirna und nach deren Auflösung seit dem 1. Januar 1940 Direktor der Landesanstalt Leipzig-Dösen, sowie Prof. Dr. **Werner Heyde** (1902–1964), seit dem 1. Dezember 1939 Inhaber des Lehrstuhls für Psychiatrie und Neurologie an der Universität Würzburg. Dies bedeutete: Rüdin kooperierte mit der „Euthanasie"-Zentrale in der Berliner Tiergartenstraße 4, war Heyde doch im Juli/August 1939 zum Leiter der Medizinischen Abteilung der „Reichsarbeitsgemeinschaft Heil- und Pflegeanstalten" und Nitsche am 6. Mai 1940 zu seinem Stellvertreter bestimmt worden. Da auch Herbert Linden und seine Abteilung im Reichsinnenministerium eine zentrale Rolle bei der NS-„Euthanasie" spielten, waren bei den Aushandlungsprozessen an der Schnittstelle von Wissenschaft und Politik Akteure aus beiden Sphären vertreten, die in führenden Positionen im „Euthanasie"-Apparat mitarbeiteten.

Rüdin, Nitsche und Heyde setzten nun alles daran, um eine Bestätigung Werner Villingers als Vorsitzender der Deutschen Gesellschaft für Kinderpsychiatrie und Heilpädagogik durch die politischen Instanzen zu verhindern. Sie machten ihren Einfluss stattdessen zugunsten eines anderen Schülers Paul Schröders geltend: Dr. **Hans Heinze** (1895–1983), Direktor der Landes-anstalt Brandenburg-Görden, die sich seit Ende 1939 zu einem der Zentren der NS-„Euthanasie" entwickelt hatte. Die Intervention des Netzwerks um Rüdin hatte letztendlich Erfolg: Seit 1942 agierte Hans Heinze *de facto* als Vorsitzender der Gesellschaft für Kinderpsychiatrie und Heil-pädagogik. Auch wenn es hier eine Lücke in der Überlieferung gibt, kann man wohl sicher davon ausgehen, dass er mittlerweile auch die Bestätigung durch das Reichsinnenministerium und das Reichsgesundheitsamt erhalten hatte [25].

Die Vorgänge im Juni/Juli 1941 sind jüngst im Detail untersucht worden [25], [30]. Sie sollen an dieser Stelle nicht noch einmal in allen Einzelheiten dargestellt werden. Vielmehr möchte ich noch einmal vertiefend der Frage nachgehen, welche Motive der Intervention Rüdins, Nitsches und Heydes zugrunde lagen. Warum hatten sie massive Vorbehalte gegen Villinger? Warum wollten sie unbedingt Heinze an der Spitze der Deutschen Gesellschaft für Kinderpsychiatrie und Heilpädagogik installieren? Um diese Fragen beantworten zu können, ist es notwendig, sich zunächst klarzumachen, wie sich die Gründung der Deutschen Gesellschaft für Kinderpsychiatrie und Heilpädagogik aus der Sicht der Gesellschaft Deutscher Neurologen und Psychiater – genauer gesagt aus der Sicht des hinter dieser Organisationsstruktur stehenden Netzwerks – darstellte. Inwieweit durchkreuzte die Verselbstständigung der Kinder- und Jugendpsychiatrie die Inter-essen dieser Akteursgruppe? Welche Strategie verfolgte die Gesellschaft Deutscher Neurologen und Psychiater angesichts der neuen Fachgesellschaft? Wie sah der zwischen den beiden Gesell-schaften im Zeitraum vom September 1940 bis zum Mai 1941 ausgehandelte *Modus Vivendi* aus? Wie stellte sich das Verhältnis zwischen Paul Schröder und Ernst Rüdin dar?

Wir bewegen uns hier in einem komplexen Spannungsfeld, das von einem gleichzeitigen Nebeneinander, Miteinander, aber auch Gegeneinander mehrerer Netzwerke innerhalb der Psy-chowissenschaften – der Psychiatrie und Neurologie, der Psychotherapie, der Psychologie und Heilpädagogik – geprägt war. Diese Netzwerke wiederum waren mit Akteuren und Akteurs-gruppen aus der Sphäre der Politik verbunden, die untereinander in Konkurrenz standen und um Kompetenzen und Ressourcen kämpften. Die Entstehung einer neuen wissenschaftlichen Fachgesellschaft in diesem epistemischen Feld tangierte die Interessen der bereits bestehenden Fachvereinigungen und der hinter ihnen stehenden Bündnisse von Akteuren aus Wissenschaft und Politik. Dies zog unweigerlich Aushandlungsprozesse nach sich, in denen die beteiligten Organisationen und Netzwerke ihre – durchaus divergierenden und konfligierenden – Interes-sen zum Ausgleich zu bringen versuchten.

7.1 Ein unbequemer Verbündeter: Paul Schröder

Ernst Rüdin und das von ihm geknüpfte Netzwerk, das die Gesellschaft Deutscher Neurologen und Psychiater umspannte und zusammenhielt, dürften – auch wenn sich in den Quellen keine eindeutigen Belege dafür finden – Paul Schröders Initiative zur Gründung einer Fachgesellschaft für Kinderpsychiatrie mit durchaus gemischten Gefühlen verfolgt haben, war doch die Gesell-schaft Deutscher Neurologen und Psychiater, die in den Jahren von 1933 bis 1935 aus der Ver-einigung des „Deutschen Vereins für Psychiatrie", des „Deutschen Verbandes für psychische Hygiene" und der „Gesellschaft Deutscher Nervenärzte" entstanden war, erklärtermaßen mit dem Anspruch angetreten, „den auseinanderstrebenden Tendenzen des Spezialistentums wieder zusammenführende Tendenzen entgegenzusetzen" ([22]:4) – so Ernst Rüdin in seiner Eröffnungs-ansprache bei der Gründungsversammlung der vereinigten Fachgesellschaft am 1. September 1935. Rüdin und seine Verbündeten hätten nicht nur gerne die Vielzahl psychiatrisch-neurolo-gischer Fachgesellschaften auf regionaler Ebene eingeschränkt – eine entsprechende Bemerkung in Rüdins Eröffnungsansprache stieß indessen sofort auf interne Kritik, es kam deshalb nicht zu der gewünschten „Gleichschaltung" dieser Vereinslandschaft ([30]:153–155) –, sie strebten auch die Vereinigung aller Segmente des epistemischen Feldes, d. h. Psychiatrie, psychische Hygiene, Psychotherapie und Neurologie, unter dem Dach einer einzigen Fachgesellschaft an. Die Verselbstständigung eines Faches Kinder- und Jugendpsychiatrie und die Gründung der Deutschen Gesellschaft für Kinderpsychiatrie und Heilpädagogik lag daher, auf den ersten Blick betrachtet, nicht im Interesse Rüdins und seiner Verbündeten.

Hierbei ist freilich zu berücksichtigen, dass sich die Gesellschaft Deutscher Neurologen und Psychiater als eine dezidiert ärztliche Fachgesellschaft konstituiert hatte. Nur Ärzte, die im Deutschen Reich approbiert waren, vorzugsweise Psychiater und Neurologen, konnten überhaupt ordentliche Mitglieder werden. Dies führte in den Randbereichen des epistemischen Feldes zu einem Problem, existierten hier doch Fachvereinigungen mit ärztlichen *und* nicht ärztlichen Mitgliedern. Erstmals ergab sich dieses Problem bei der Inkorporierung des Deutschen Verbandes für psychische Hygiene, der schließlich in der Form eines „Deutschen Ausschusses für psychische Hygiene" in der vereinigten Fachgesellschaft aufging. In diesem Fall wurde das Problem dadurch gelöst, dass man den nicht ärztlichen Mitgliedern des Deutschen Verbandes für psychische Hygiene den Status außerordentlicher Mitglieder der neuen Gesellschaft Deutscher Neurologen und Psychiater zugestand ([30]:136).

Im Falle der „Deutschen Allgemeinen Ärztlichen Gesellschaft für Psychotherapie" wollten Rüdin und seine Verbündeten diesen Weg erklärtermaßen nicht gehen – die nicht ärztlichen Psychotherapeuten, insbesondere die Vertreter der Tiefenpsychologie, sollten keinesfalls, auch nicht als außerordentliche Mitglieder, in die Gesellschaft Deutscher Neurologen und Psychiater aufgenommen werden. Über Jahre hinweg versuchten Rüdin und seine Verbündeten deshalb, die Deutsche Allgemeine Ärztliche Gesellschaft für Psychotherapie zu spalten, die ärztlichen Psychotherapeuten in die Gesellschaft Deutscher Neurologen und Psychiater herüberzuholen und sie dort – nach dem Muster der psychischen Hygiene – in einer eigenen „Abteilung" zu organisieren ([30]:72–77, 164–178, 339–344). Indes scheiterten alle diese Versuche, da das Netzwerk um Prof. Dr. **Matthias Heinrich Göring** (1879–1945), das hinter der Deutschen Allgemeinen Ärztlichen Gesellschaft für Psychotherapie stand, den Rückhalt der „Reichsärzteführung" unter Dr. **Gerhard Wagner** (1888–1939) hatte und somit über einen eigenen Zugang zur politischen Sphäre verfügte. In der zweiten Hälfte der 1930er-Jahre entstand eine Pattsituation. Seit Kriegsbeginn arbeiteten Rüdin und sein Kreis daran, die psychiatrisch-neurologische und die psychotherapeutische Fachgesellschaft in loser Form miteinander zu verbinden. Im Juni 1941 zeichnete sich eine Kompromissmöglichkeit ab: Demnach sollte Göring als „ständiger Fachberater für Psychotherapie" (Göring an Heyde, 19.6.1941, [20]:259) in den Vorstand der Gesellschaft Deutscher Neurologen und Psychiater eintreten und den Vorsitz einer Kommission übernehmen, die aus ihm, einem Psychiater und einem Neurologen bestehen und Fragen beraten sollte, die für alle drei Fachrichtungen von Interesse waren. Rüdin und Göring verständigten sich darauf, eng zusammenzuarbeiten. Ansonsten jedoch sollten die beiden Fachgesellschaften selbstständig und unabhängig voneinander fortbestehen, wobei man Doppelmitgliedschaften sogar nach Möglichkeit fördern wollte.

Nach einem ähnlichen Modell sollte wohl auch das Verhältnis zwischen der Gesellschaft Deutscher Neurologen und Psychiater und der neu zu gründenden Deutschen Gesellschaft für Kinderpsychiatrie und Heilpädagogik organisiert werden.

Schröder war 1935 in den Beirat der neu gegründeten Gesellschaft Deutscher Neurologen und Psychiater berufen worden. Anzumerken ist, dass er nicht zur ersten Wahl Rüdins gehörte, sondern nachträglich nominiert wurde, nachdem man die Berufung von Prof. Dr. **Hugo Spatz** (1888–1969), Direktor des Kaiser-Wilhelm-Instituts für Hirnforschung, wegen dessen ungeklärter

Abstammungsverhältnisse vorerst zurückgestellt hatte ([30]:116). Schröder fand – soweit erkennbar – vor allem deshalb Berücksichtigung, weil er sich zu dieser Zeit in der heiklen Frage der problematischen Konsequenzen des „Gesetzes gegen gefährliche Gewohnheitsverbrecher und über
Maßregeln der Sicherung und Besserung" vom 24. November 1933 für die Heil- und Pflegeanstalten engagiert hatte ([30]:246–248) – nicht aber, weil er sich etwa auf dem Feld der Kinder-
und Jugendpsychiatrie profiliert hätte. Bei der Neuordnung des Beirats im März 1939 wurde er
nicht erneut berufen. Einer der Gründe dafür könnte Schröders Alter gewesen sein – er war 1938
emeritiert worden. Es dürfte aber auch damit zusammenhängen, dass sich der neue Geschäftsführer der psychiatrisch-neurologischen Fachgesellschaft, Dr. **Walter Creutz** (1898–1971), des
Themas der Unterbringung vermindert zurechnungsfähiger Rechtsbrecher in Heil- und Pflegeanstalten angenommen hatte ([30]:250–253).

Allerdings arbeiteten Ernst Rüdin und Paul Schröder seit 1937 auch im Hinblick auf die Vertretung der deutschen Belange im internationalen Diskurs um die Kinder- und Jugendpsychiatrie
zusammen. Die Wahl Schröders während des 1. Internationalen Kongresses für Kinderpsychiatrie, der vom 24. Juli bis zum 1. August 1937 in Paris stattfand, zum Präsidenten eines Internationalen Komitees für Kinderpsychiatrie, das den nächsten Kongress vorbereiten sollte, geschah
mit der tatkräftigen Unterstützung Rüdins, der die deutsche Delegation in Paris anführte. Im
Hintergrund stand das Bestreben, den 2. Internationalen Kongress für Kinderpsychiatrie nach
Deutschland zu holen – er sollte 1940 oder 1941 in Leipzig stattfinden. Schröder trieb die Planungen zu diesem Kongress offenbar in Abstimmung mit Rüdin voran. Am Rande der Fünften
Jahresversammlung der Gesellschaft Deutscher Neurologen und Psychiater, am 27. März 1939,
fand in Wiesbaden ein erstes Treffen des Arbeitsausschusses des Internationalen Komitees für
Kinderpsychiatrie statt, bei dem Schröder mitteilte, dass er eine „Deutsche Arbeitsgemeinschaft
für Kinderpsychiatrie" als „Untergruppe" ([15]:61) der Gesellschaft Deutscher Neurologen und
Psychiater ins Leben gerufen habe, die die Gründung einer deutschen Fachgesellschaft für Kinderpsychiatrie vorbereiten sollte.

Die Eingliederung einer solchen Fachgesellschaft als eigene Abteilung unter dem Dach der
Gesellschaft Deutscher Neurologen und Psychiater warf jedoch – dies sei noch einmal hervorgehoben – ähnliche Probleme auf wie die der Deutschen Allgemeinen Ärztlichen Gesellschaft
für Psychotherapie: Beiden Fachgesellschaften gehörten viele Mitglieder an, die weder Psychiater
noch Neurologen, ja teilweise nicht einmal Mediziner waren. Auf dem Feld der Kinderpsychiatrie
waren die Psychiater sogar gegenüber anderen Berufsgruppen wie Heilpädagogen, Sonderschullehrern, Psychologen und Pädiatern in der Minderheit. Im Falle einer Verschmelzung mit der
Gesellschaft Deutscher Neurologen und Psychiater hätte man alle diese bislang ordentlichen zu
außerordentlichen Mitgliedern herabstufen bzw. ganz ausschließen oder aber die psychiatrisch-
neurologische Fachgesellschaft grundsätzlich für Nichtmediziner öffnen müssen. Die Überlegungen gingen daher mit hoher Wahrscheinlichkeit nicht in Richtung einer Verschmelzung der
Deutschen Gesellschaft für Kinderpsychiatrie und Heilpädagogik mit der Gesellschaft Deutscher
Neurologen und Psychiater (wie im Falle des Deutschen Verbandes für psychische Hygiene),
sondern eher in Richtung einer lockeren Anbindung (wie im Falle der Deutschen Allgemeinen
Ärztlichen Gesellschaft für Psychotherapie) – keineswegs aber in Richtung auf die Gründung
eines Konkurrenzunternehmens.

Wie eingangs erwähnt, wurde die Deutsche Gesellschaft für Kinderpsychiatrie und Heilpädagogik schließlich – anders als ursprünglich geplant – im Rahmen einer „Kinderkundlichen
Woche" in Wien am 5. September 1940 aus der Taufe gehoben. Die Vorbereitung dieser Veranstaltung erfolgte sehr kurzfristig, was dazu führte, dass Schröder im Vorfeld der Gründung der
Deutschen Gesellschaft für Kinderpsychiatrie und Heilpädagogik ohne weitere Rücksprache
mit Rüdin agierte [25]. Die Verhandlungen über eine festere Verbindung mit der Gesellschaft

Deutscher Neurologen und Psychiater dauerten jedoch an. Das Netzwerk um Schröder dürfte einerseits dem Versuch der institutionellen Einbindung mit einer gewissen Reserve gegenübergestanden haben, waren sie doch mit dem Ziel angetreten, das neue Feld der Kinderpsychiatrie im Grenzgebiet von Psychiatrie, Psychologie und Sonderpädagogik zu etablieren – dazu gleich mehr. Andererseits konnten es sich die Kinder- und Jugendpsychiater kaum leisten, mit der Muttergesellschaft zu brechen, waren sie doch in der neuen Deutschen Gesellschaft für Kinderpsychiatrie und Heilpädagogik in der Minderheit. Hier ist sicherlich auch die internationale Dimension zu berücksichtigen – der 1. Internationale Kongress für Heilpädagogik in Genf im Juli 1939 hatte gezeigt, dass sich eine internationale heilpädagogische Bewegung formierte, die sich nicht umstandslos der Psychiatrie unterordnen würde. Wollten die deutschen Kinderpsychiater ihren Hegemonialanspruch durchsetzen, benötigten sie die Rückendeckung des Netzwerks um Rüdin und der von ihm dominierten Gesellschaft Deutscher Neurologen und Psychiater.

So dürfte es zu erklären sein, dass Schröder nach anfänglichem Zögern am 31. Mai 1941 ankündigte, die zweite Tagung der Deutschen Gesellschaft für Kinderpsychiatrie und Heilpädagogik unmittelbar vor der Sechsten Jahresversammlung der Gesellschaft Deutscher Neurologen und Psychiater am 4./5. Oktober 1941 in Würzburg abzuhalten. Rüdins Einladung, auf der Jahresversammlung der Gesellschaft Deutscher Neurologen und Psychiater zu referieren, schlug Schröder aus, es sei denn, es bestehe der Wunsch, dass er die „Versammlung kurz über Ziele und Zwecke der neuen Gesellschaft unterrichte" (Schröder an Rüdin, 31.5.1941, [8]). Dagegen nahm er die Einladung, wieder in den Beirat der Gesellschaft Deutscher Neurologen und Psychiater einzutreten, bereitwillig an und bat im Gegenzug um Vorschläge, „wer umgekehrt von den Psychiatern in den Beirat der neuen Gesellschaft eintreten" solle – dabei richtete Schröder ganz direkt die Frage an Rüdin, ob er „persönlich Wert darauf" lege (Schröder an Rüdin, 31.5.1941, [8]).

Die Anbindung der Deutschen Gesellschaft für Kinderpsychiatrie und Heilpädagogik sollte mithin in erster Linie durch die Person Paul Schröders gewährleistet werden. Man wird davon ausgehen können, dass Ernst Rüdin und sein Kreis diese Personalie als das geringste aller möglichen Übel betrachteten. Sicher: Rüdin und Schröder arbeiteten in manchen psychiatriepolitischen Fragen – vor allem im Hinblick auf die Auswirkungen des „Gesetzes gegen gefährliche Gewohnheitsverbrecher" – Hand in Hand. Doch deckte sich die Ausrichtung, die Schröder dem neuen Feld der Kinderpsychiatrie geben wollte, keineswegs völlig mit den Anschauungen Rüdins. Dies zeigt sich etwa an dem Grundsatzreferat über „Kinderpsychiatrie und Heilpädagogik", das Schröder bei der Gründungsversammlung der Deutschen Gesellschaft für Kinderpsychiatrie und Heilpädagogik am 5. September 1940 hielt. Hier setzte er auf eine deutliche Abgrenzung zur Psychiatrie. Er bedauerte, dass sich, „namentlich im Ausland, der Name Kinderpsychiatrie eingebürgert" ([9]:10) habe – denn man müsse „den Begriff Psychiatrie schon sehr weit fassen" ([9]:10), um das neue Fachgebiet der „Kinderpsychiatrie" darunter subsummieren zu können, „etwa als Sorge um das Seelische schwieriger Kinder, als kindliche Seelsorge" ([9]:10). Ausdrücklich stellte Schröder auch klar, dass „Kinderpsychiatrie" keine „Psychopathenfürsorge" sei. Ihr Arbeitsgebiet sei vielmehr wesentlich weiter gesteckt:

» Wir wollen schwierige, außerdurchschnittliche Kinder in den Besonderheiten ihres seelischen Gefüges verstehen und erkennen, richtig bewerten und leiten, zielbewusst erziehen und eingliedern lernen ([9]:11).

Deutliche Bezugspunkte der „Kinderpsychiatrie" sah Schröder zur Psychologie, sofern diese „Charakterologie oder Charakterkunde" ([9]:12) sei. Vor allem aber betonte Schröder die Verbindung zur Sonderpädagogik. Die „Kinderpsychiatrie" stehe „nicht neben Sonderpädagogik, ist vielmehr wesentlicher Bestandteil von ihr, ragt allenthalben in die anderen Teilgebiete der

Sonderpädagogik hinein und über sie hinaus in die Pädagogik hinein, soweit diese Charakterkunde" ([9]:14) sei.

Immerhin: „Charakter", so hatte Schröder bereits Mitte der 1930er-Jahre betont, könne „stets
und bewusst nur das anlagemäßig Gegebene meinen, das Bleibende, Dauernde und Unwandel-
bare" ([31]:171). Umwelt fasste Schröder als intervenierende Variable auf, die stets nur bis zu
einem gewissen Grad die anlagebedingte Grundstruktur des Charakters verändern könne. Und:

» Kein Milieu wirkt je auf alle in dem gleichen Sinne, keines ist je für jeden absolut günstig
oder absolut ungünstig ([31]:172).

Dies berührte sich durchaus mit den Vorstellungen Rüdins und seiner Forschergruppe über das
Zusammenspiel von Anlage und Umwelt und ihrem Verständnis von psychiatrischer Genetik
([30]:187–192). Hinzu kam, dass der zentrale Bezugspunkt der charakterologischen Diagnostik
und Prognostik und der darauf aufbauenden Sonderpädagogik für Schröder die „Volksgemeinschaft" war. Ziel sei es, „geschädigte und nicht vollwertige Kinder zu ihrem und der Allgemeinheit
Nutzen eingliedern [zu] helfen … in die Volksgemeinschaft und den allgemeinen Wirtschafts-
prozess" – immer aber „unter steter sachkundiger Auswahl des Wertvollen und Erziehungsfähigen, mit ebenso strengem und zielbewusstem Verzicht auf die als überwiegend wertlos und
unerziehbar Erkannten" ([9]:14). Dies entsprach dem Ziel des Netzwerks um Rüdin, das gesamte
epistemische Feld im Sinne der NS-Erbgesundheitspolitik neu auszurichten.

Dennoch gab es zwischen Schröder und Rüdin durchaus inhaltliche Gegensätze und Spannungen. Schon 1935 hatte Schröder die „ärztliche Psychologie", bei aller Anerkennung ihrer Leistungen, scharf kritisiert, da sie „die Eierschalen ihrer Herkunft aus der Pathologie" ([31]:170)
noch nicht abgestreift habe. Die Folge sei eine allzu große Affinität zu der „heute herrschende[n] Systematik in der Psychiatrie mit ihren übergroßen und verschwommenen Formkreisen
des manisch-depressiven Irreseins, des Jugendirreseins und der Epilepsie" ([31]:170). Schröder stellte bei den Psychiatern eine „Neigung zur Verschiebung der Grenzen und Spielbreite des
Gesunden ins Krankhafte, zur Einengung der Varianten des Normalen zugunsten des Pathologischen" ([31]:170) fest. Ein Dorn im Auge war ihm vor allem „der leidige, ärztlich noch immer
allzu beliebte Begriff des *Psychopathischen*, früher wertvoll als neu gesehene Zusammenfassung
von bisher nicht Zusammengefasstem, heute gefährlich durch üblich gewordenen Missbrauch
und Schlendrian in der Anwendung" ([31]:170). Schröder rief dazu auf, „von dem Sammelbegriff
Psychopathie und vor allem von seiner Bewertung als direkter Zwischenstufe zwischen Gesund
und Geisteskrank, als ‚leichtkrank'" ([31]:170) abzurücken. „Psychopathie" sei „als praktischer
Arbeitsbegriff zu zertrümmern" ([31]:173).

Eindringlich warnte Schröder vor allzu schneller Typenbildung. Typen seien „immer Abstraktionen, gedanklich erarbeitete Konstruktionen, oder sie sind prima-vista-Zusammenfassungen,
die gut gesehen sein können, aber naturgemäß oberflächlich gesehen sein müssen" ([31]:171). Im
Einzelfall sei das Typisieren „erbarmungslos unbrauchbar" ([31]:171). Diese Kritik richtete sich
gegen sämtliche Typensysteme, namentlich gegen die „Lebensformen" des Philosophen, Pädagogen und Psychologen **Eduard Spranger** (1882–1963), die „Grundelemente" des Pädagogen **Georg
Kerschensteiner** (1854–1932), vor allem aber gegen die Konstitutionstypologie **Ernst Kretschmers**
(1888–1964). Die „differentielle Charakterologie" ([32]:273), die Schröder entwickeln wollte,
sollte dagegen „erbbiologisch selbständige Einzelanlagen" – „genische Radikale" ([31]:171), wie
der Giessener Ordinarius **Hermann F. Hoffmann** (1891–1944) sie genannt hatte – untersuchen.
Diese Forderungen richteten sich erklärtermaßen gegen Studien aus der Deutschen Forschungsanstalt für Psychiatrie, die versuchten, „Psychopathie" und „Kriminalität" unter Zugrundelegung
von Typisierungen erbpsychiatrisch zu untersuchen [13], [33]. Diese Kritik musste Rüdin daher

als unmittelbaren Angriff auf das Forschungsdesign seines Instituts ansehen. Insbesondere in der Frage der „Psychopathie" gingen die Ansichten der beiden weit auseinander.

So war aus der Perspektive des Netzwerks um Ernst Rüdin positiv zu werten, dass mit Paul Schröder nun ein Psychiater an der Spitze der neu gegründeten Deutschen Gesellschaft für Kinderpsychiatrie und Heilpädagogik stand, ein Psychiater zudem, der in vielen, insbesondere praktischen Fragen der Erbgesundheitspolitik mit Rüdin und seinem Kreis konform ging. In seiner theoretischen Ausrichtung stimmte Schröder mit der Gruppe um Rüdin zwar im Hinblick auf die Bedeutung des Erbfaktors für die Formung des Charakters überein, in der Beurteilung des Konzepts der „Psychopathie" bestand aber ein tiefgreifender Dissens – mit Auswirkungen auf die Vorstellungen über die Grenzen der Erziehung: Vieles, was Schröder einem „außerdurchschnittlichen Charaktergefüge" ([32]:272) zuschrieb, war für Rüdin schlichtweg Ausdruck einer „psychopathischen Persönlichkeit".

7.2   Ein unsicherer Kantonist: Werner Villinger

Die Ende Mai 1941 getroffene Übereinkunft mit Paul Schröder war für Ernst Rüdin ein wichtiger Schritt in Richtung auf eine einheitliche Lenkung der wissenschaftlichen Fachgesellschaften auf dem Gebiet der Psychiatrie und Psychotherapie. Die Freude darüber währte jedoch nur wenige Tage, bis zum plötzlichen Tod Schröders am 7. Juni 1941. Jetzt überkreuzte sich die Frage nach der Ausrichtung des disziplinären Feldes mit der Nachfolgefrage. Rüdin wollte unbedingt eine ärztliche Führung sicherstellen, obwohl – oder gerade weil – die Mediziner und insbesondere auch die Psychiater in der Deutschen Gesellschaft für Kinderpsychiatrie und Heilpädagogik in der Minderheit waren. Warum aber unterstützten Rüdin und sein Kreis dann nicht die Ambitionen Werner Villingers, der sich doch bereits in Position gebracht hatte?

Hier war die Tätigkeit Villingers als Chefarzt der Anstalt Bethel in den Jahren von 1933 bis 1940 von Bedeutung [17], [24], [26], [27]. Pastor **Friedrich von Bodelschwingh d. J.** (1877– 1946), der Leiter der v. Bodelschwinghschen Anstalten, war bereits im Jahre 1930 auf Villinger aufmerksam geworden, als er auf der Suche nach einem neuen Chefarzt für die Anstalt Bethel war. Er hatte eingehende Erkundigungen im „Rauhen Haus" in Hamburg eingezogen, wo Villinger – neben seiner Tätigkeit als Leitender Oberarzt der Gesundheits- und Wohlfahrtsbehörde der Hansestadt – als beratender Psychiater tätig war. Dabei hatte Bodelschwingh den Eindruck gewonnen, dass Villinger die christliche Grundeinstellung mitbrachte, die er von einem Chefarzt Bethels erwartete. So war Villinger bereits 1930 der Wunschkandidat der Anstaltsleitung. Er entschied sich damals aber, vorerst in Hamburg zu bleiben, die Chefarztstelle wurde mit Dr. **Carl Schneider** (1891–1946) besetzt. Als dieser 1933 auf den Lehrstuhl für Psychiatrie und Neurologie an der Universität Heidelberg berufen wurde, kam v. Bodelschwingh sogleich auf Villinger zurück.

Dieser hatte den Machtwechsel im Jahre 1933 unbeschadet überstanden. Im März 1933 war er Mitglied des Stahlhelms geworden, trat aber eigenen Angaben aus der Nachkriegszeit zufolge nach der Umgründung des Stahlhelms in den „Nationalsozialistischen Deutschen Frontkämpferbund" im Jahr 1934 dort wieder aus – wahrscheinlicher ist aber, wie es Villinger 1936 in den Verhandlungen um seinen Beitritt zum „Nationalsozialistischen Deutschen Ärztebund" angab, dass seine Mitgliedschaft mit der Auflösung des Frontkämpferbundes im Jahre 1935 erlosch. Immerhin kam Villinger mit dem Beitritt zum Stahlhelm zunächst um die Mitgliedschaft in der NSDAP herum ([17]:21). Hier kommt die ambivalente Haltung Villingers gegenüber dem Nationalsozialismus zum Ausdruck – trotz ideologischer Gemeinsamkeiten teilte er wohl manche Vorbehalte des deutschnationalen Lagers gegen die plebejische Massenbewegung der NSDAP. Zum

1. Mai 1937 trat Villinger – eigenen Angaben zufolge unter dem Druck der Gauärzteführung und in Absprache mit v. Bodelschwingh – dann doch noch der NSDAP bei ([17]:20–21, 23–24). In einem Brief an v. Bodelschwingh aus dem Jahre 1945 gab Villinger an, er sei der NSDAP seinerzeit „bitter ungern" beigetreten. „Furcht, Sorge, Hoffnung" hätten ihn letztlich zu diesem Schritt bewogen, „rückschauend betrachtet Zeichen menschlicher Schwäche!" (Villinger an v. Bodelschwingh, 15.7.1945, [4]). Der späte Parteieintritt, mehr noch seine Rolle als Freund und Vertrauter Friedrich v. Bodelschwinghs, der als „geheimer Reichsbischof" eine herausragende Stellung im protestantischen Deutschland innehatte und, obwohl um kirchenpolitische Neutralität bemüht, doch als Exponent der Bekennenden Kirche galt, ließen Zweifel an der „politischen Zuverlässigkeit" Villingers aufkommen.

Gleichwohl gehörte Villinger zu den eifrigen Unterstützern der NS-Erbgesundheitspolitik. Mitte der 1920er-Jahre hatte er sich zur Frage der eugenischen Sterilisierung noch recht zurückhaltend geäußert. Er sprach sich zwar gegen eine übereilte gesetzliche Regelung der Sterilisierung aus, lehnte die Sterilisierung als Mittel der Eugenik aber nicht grundsätzlich ab. Auch trat er dafür ein, die Ehe- und Sexualberatung im Sinne einer rassenhygienischen Zwangsberatung umzugestalten und zu instrumentalisieren sowie die gesetzliche Eheschließung von „Ehetauglichkeitszeugnissen" abhängig zu machen. Seit 1927 bereits praktizierte er in der Hamburger Jugendbehörde die „erbbiologische Erfassung" von Kindern und Jugendlichen, die als „erblich belastet" eingestuft wurden.

Wie es das „Gesetz zur Verhütung erbkranken Nachwuchses" vorsah, wurde Villinger vom Vorstand der v. Bodelschwinghschen Anstalten ermächtigt, als Leitender Arzt der Anstalt Bethel die Anträge auf Sterilisierung zu stellen. Er trieb die praktische Umsetzung des Gesetzes in Bethel – gleichsam in vorauseilendem Gehorsam – energisch voran. Nach seinen eigenen Angaben waren in der Anstalt Bethel bis Ende 1935 bereits 2510 Anzeigen erstattet und 512 Anträge gestellt worden, 308 Sterilisierungen waren bis dahin bereits durchgeführt worden ([35]:76, 81–82, [17]:92–100). Das Bielefelder Erbgesundheitsgericht tagte, um die Verfahren zu beschleunigen, in den Anstalten und behandelte an einem Nachmittag 30–40 Fälle. Insgesamt sind bis 1944 aus der Anstalt Bethel 1092 Patienten im anstaltseigenen Sonderkrankenhaus Nebo sterilisiert worden ([21]:281, 291), dazu eine kleinere Zahl in dem zur Westfälischen Diakonissenanstalt Sarepta gehörenden Allgemeinkrankenhaus Gilead ([29]:326). Vergleichsweise viele Sterilisierungsanträge aus Bethel wurden jedoch in erster Instanz abgelehnt. Nach Angaben aus der Nachkriegszeit wurde von 1934 bis 1945 bei insgesamt 1335 Patienten ein Antrag auf Unfruchtbarmachung gestellt, davon wurden 109 in erster Instanz abschlägig beschieden ([14]:7–10). Im „Ständigen Ausschuss für Fragen der Rassenhygiene und Rassenpflege" des „Central-Ausschusses für Innere Mission" behauptete Villinger im Jahre 1937 zwar, man habe in Bethel in manchen Fällen „nur den Antrag gestellt …, um eine Ablehnung zu bekommen" ([15]:466), das Erbgesundheitsobergericht in Hamm habe dann auch – etwa bei der Beurteilung von Entwicklungsverzögerungen – eine „glückliche Hand gehabt" ([15]:466). Allerdings war Villinger selbst ärztlicher Beisitzer am Erbgesundheitsobergericht in Hamm. Dieses wies auf seine Beschwerde hin das Erbgesundheitsgericht Bielefeld an, bei Epilepsie einen strengeren Maßstab anzulegen und die Angaben der Patienten und ihrer Familien kritischer zu hinterfragen. Es gelang Villinger, in 14 von 15 Fällen, in denen die untere Instanz eine Sterilisierung abgelehnt hatte, die Unfruchtbarmachung doch noch durchzusetzen ([14]:11f.). Um das Gesetz auch auf jugendliche „Psychopathen" ausdehnen zu können, sprach sich Villinger (anders als sein Lehrer Schröder!) dafür aus, den Begriff des „Schwachsinns" weiter zu fassen. Nach seiner Definition meinte „Schwachsinn" die „Unfähigkeit …, mit Hilfe bewusster Einstellungen des Seelenlebens den durchschnittlichen Forderungen des Lebens gerecht zu werden" ([35]:237). Dabei sei es unerheblich, ob das Defizit eher auf dem Gebiet des Verstandes liege oder auf dem des Charakters ([36]:48, [17]:96). Trotz des gleichsam vorauseilenden Gehorsams, mit dem Werner Villinger das „Gesetz zur Verhütung erbkranken Nachwuchses" umsetzte, schlug ihm wohl hier und da Skepsis entgegen:

> » Kollegen haben uns verdächtigt und gesagt, Bethel sabotiert natürlich das Gesetz. Dagegen habe ich mich zur Wehr gesetzt ([15]:466).

Es muss offen bleiben, ob auch Ernst Rüdin und seine Verbündeten zu diesen Skeptikern gehörten. Es fällt allerdings auf, dass ihr Verhältnis zu Villinger von Anfang an recht distanziert war. Als im Vorfeld der Gründungsversammlung der Gesellschaft Deutscher Neurologen und Psychiater der Vorschlag gemacht wurde, Villinger zum Thema „Erbgang neurologischer Erkrankungen" sprechen zu lassen, lehnten Rüdin und auch Nitsche dies rundweg ab ([30]:120) – dies könnte freilich auch rein fachliche Gründe gehabt haben, war Villinger doch durchaus kein Fachmann für neurologische Erkrankungen. Auf der Zweiten Jahresversammlung der Gesellschaft Deutscher Neurologen und Psychiater, die vom 23. bis 25. August 1936 in Frankfurt am Main stattfand, hielt Villinger dann – im Rahmen einer Sektion mit psychotherapeutischem Schwerpunkt – ein Referat „Über individuelle und kollektive Methoden in der Psychotherapie". Villinger berichtete darin über die Behandlung „sozial entgleister Männer aus gehobener Schicht" ([23]:219) in einem „Arbeitsdienstlager" in der Betheler Moorkolonie Freistatt.

Es fällt auf, dass Werner Villinger zur Dritten Jahresversammlung der Gesellschaft Deutscher Neurologen und Psychiater, die vom 20. bis 22. September 1937 in München stattfand, nicht als Redner geladen war – lag der inhaltliche Schwerpunkt der Versammlung doch immerhin auf der Epilepsie und ihrer Diagnostik. Hier hätte es nahe gelegen, Villinger als dem Chefarzt der größten Einrichtung für Epilepsiekranke in Deutschland einen der Hauptvorträge zu geben. Dass dies nicht geschah – obwohl Villinger in München anwesend war –, dürfte mit Sicherheit damit zusammenhängen, dass Bethel eine Einrichtung der Inneren Mission war. Dr. **Hans Roemer** (1878–1947), der Geschäftsführer des Ausschusses für psychische Hygiene in der Gesellschaft Deutscher Neurologen und Psychiater, hatte schon 1936 angemahnt, die Gesellschaft müsse sich verstärkt der Epileptologie zuwenden, da dieses Gebiet „zum großen Teil von der charitativen [sic] Fürsorge und oft ohne ausreichende fachpsychiatrische und neurologische Kontrolle betreut" werde (Roemer an Rüdin, 20.9.1936, [6]). Das von der Dritten Jahresversammlung der Gesellschaft Deutscher Neurologen und Psychiater ausgesandte Signal wurde von den konfessionellen Einrichtungen verstanden. Villinger reichte am 23. April 1938 eine Denkschrift beim Reichsinnenministerium ein, die für den Erhalt von besonderen Anstalten für Epilepsiekranke plädierte ([18]:421–425). Rüdin, dem die Denkschrift von Linden zur Stellungnahme weitergeleitet wurde, machte sich den Standpunkt Villingers zu eigen, vorausgesetzt, die ärztliche Leitung solcher Spezialeinrichtungen für Epilepsiekranke sei gesichert. Dies spielte Villinger durchaus in die Hände, war er doch zu dieser Zeit in einem internen Machtkampf mit dem geistlichen Vorsteher der Betheler Sennekolonie Eckardtsheim um die Durchsetzung des ärztlichen Behandlungsmonopols begriffen ([28]:480–482), war aber auch nicht ungefährlich, standen doch die konfessionellen Kranken- und Pflegeanstalten unter argwöhnischer Beobachtung der „Reichsärzteführung".

Villinger hielt auch direkten Kontakt zu Rüdin. Im Hinblick auf Forschungen zur Erblichkeit der Epilepsie stand die Anstalt Bethel mit der Deutschen Forschungsanstalt für Psychiatrie in Verbindung: Der Betheler Oberarzt Dr. **Karl Volland** (1873–1942) hatte eine Arbeit über die „Nachkommenschaft von Epileptikern" verfasst, in der es wohl um den Nachweis eines dominanten Erbgangs ging und die er mit Rüdin in München besprach. Freilich arbeitete Bethel auf diesem Gebiet auch mit dem Kaiser-Wilhelm-Institut für Anthropologie, menschliche Erblehre und Eugenik in Berlin zusammen, das in scharfer Konkurrenz zur Deutschen Forschungsanstalt für Psychiatrie stand [5]. Dies dürfte Rüdin nicht gerne gesehen haben.

Sechs Jahre lang blieb Villinger in Bethel. Am 1. Februar 1940 trat er das Ordinariat für Psychiatrie und Nervenheilkunde an der Universität Breslau an. Sehr ambivalent war seine Rolle bei der „Aktion T4". Von Friedrich v. Bodelschwingh wurde er frühzeitig ins Vertrauen gezogen. Dabei scheint Bodelschwingh seinen früheren Chefarzt wohl gebeten zu haben, bei Linden vorzusprechen, der sich in seinen Verhandlungen mit v. Bodelschwingh auf Villinger berufen hatte. Dafür lieferte dieser folgende Erklärung:

> Der Ministerialrat Dr. Linden beruft sich deshalb auf mich, weil ich einmal die Frage erörtert habe, ob es nicht barmherziger wäre, im Falle von fortgeschrittener progressiver Paralyse die Krankheit innerhalb der üblichen zwei Jahre ablaufen zu lassen, anstatt, wie jetzt wahllos in jedem Falle eine Fieberkur durchzuführen, durch welche die bereits geistig stark reduzierten Paralytiker für unabsehbare Zeit konserviert werden, ohne dass sie mehr als ein vielfach recht kümmerliches Anstaltsleben zu fristen vermögen.
> Dagegen habe ich zu der anderen Frage bisher nie anders Stellung genommen als in ablehnendem Sinne. Es geht um das Berufsethos des Arztes, um das Vertrauen der Öffentlichkeit zu ihm und insbesondere auch zu den Anstalten, nicht zuletzt auch um den psychiatrischen Nachwuchs (Villinger an Bodelschwingh, 31.7.1940, [4]).

Dieser Brief Villingers datiert vom 31. Juli 1940. Kurz zuvor war traurige Gewissheit geworden, dass ein Familienmitglied Villingers der „Aktion T4" zum Opfer gefallen war: **Rupprecht Villinger** (1914–1940), ein Vetter ersten Grades war 1931 mit der Diagnose „Intelligenzdefekt mäßigen Grades" in die Heil- und Pflegeanstalt Stetten aufgenommen und 1933 mit der Zusatzdiagnose „Pfropf-Schizophrenie" in die Nervenheilanstalt Schussenried verlegt worden. Er wurde am 18. Juni 1940 nach Grafeneck verschleppt und dort vergast ([17]:38, [30]:321–322).

In seinem Brief vom 31. Juli setzte Villinger als selbstverständlich voraus, dass er v. Bodelschwingh bei seinen Bemühungen um eine Beendigung dieses Staatsverbrechens unterstützen werde. Das Gespräch mit Herbert Linden war jedoch bis Mitte September 1940 noch nicht zustande gekommen – ob Villinger zu einem späteren Zeitpunkt bei Linden intervenierte, muss bislang noch offen bleiben ([17]:39).

Villinger gab allerdings eine Eingabe v. Bodelschwinghs an das Reichsinnenministerium vertraulich an einen hochrangigen Juristen weiter, dessen psychisch erkrankter Sohn in Haus Morija in Bethel untergebracht war (Villinger an v. Bodelschwingh, 1.8.1940, [4]). Am 12. September 1940 berichtete Villinger, dass dieser Jurist auf seine Initiative Erkundigungen eingezogen und mitgeteilt habe,

> dass er „den sicheren Eindruck gewonnen habe, dass man aufs ernsteste bemüht sei, in diese schwerwiegende Angelegenheit Ordnung [,] und zwar rechtlich gesicherte Ordnung, hineinzubringen. Die aus den Kreisen verantwortungsbewusster Ärzte und Anstaltsleiter vorgebrachten Bedenken und die immer weiter um sich greifende schwere Beunruhigung haben also ihre Wirkung nicht verfehlt. Freilich lässt sich das schließliche Endergebnis noch nicht voraussagen".
> Denselben Eindruck bringe ich aus Wien [von der „Kinderkundlichen Woche"] zurück, wo alle in Frage kommenden Psychiater einmütig derselben Auffassung waren. Aus der derzeitigen lex Westfalica wird also wohl früher oder später eine reichsgesetzliche Regelung hervorgehen (Villinger an v. Bodelschwingh, 12.9.1940, [4]).

v. Bodelschwingh antwortete, dass er zwar die zuversichtliche Einschätzung des Gewährsmannes Villingers teile, Gewissheit gebe es aber nicht.

> » Darum würde ich es dankbar begrüßen, wenn man Dr. Linden die einmütige Stimmung der Psychiater in Wien unmissverständlich mitteilen könnte. Jede Stimme, die nach dieser Richtung hin laut wird, ist auch für uns eine Hilfe (v. Bodelschwingh an Villinger, 16.9.1940, [4]).

Daraufhin setzte sich Villinger eigenem Bekunden nach mit Prof. Dr. **Oswald Bumke** (1877–1950) in Verbindung und kündigte an, er werde auch Prof. Dr. **August Bostroem** (1886–1944) noch einmal schreiben. Von einem Schreiben an Linden erwähnte er hingegen nichts (Villinger an v. Bodelschwingh, 27.9.1940, [4]). Weitere Schritte Villingers in dieser Sache werden im Briefwechsel mit v. Bodelschwingh nicht erwähnt.

Vordergründig unterstützte Werner Villinger also im Zeitraum von Juli bis September 1940 die stille Diplomatie v. Bodelschwinghs, die darauf abzielte, die „Aktion T4" gesetzlich einzuengen oder ganz zum Erliegen zu bringen. Überraschenderweise findet er sich jedoch auch auf der Liste der Gutachter der „Aktion T4". Als Eintrittsdatum wird der 28. März 1941 genannt [1]. Wie es zu dieser Gutachtertätigkeit – die von Villinger nach dem Krieg hartnäckig geleugnet wurde – gekommen ist, muss bislang noch offen bleiben. Vermutlich erklärt sich das „Doppelleben", das Villinger in dieser Hinsicht führte, aus seiner eigentümlichen Persönlichkeitsstruktur. Im Grunde war er ein sehr unsicherer Mensch. Ernst Klee hat ihn treffend als einen Mann charakterisiert, „der zwischen den Fronten herumirrt und keiner Seite eine Absage erteilen möchte" ([19]:170). Dazu passt, dass Villinger als Gutachter eher halbherzig bei der Sache war. Wie jener T4-Mitarbeiter, bei dem die entsprechenden Meldebögen eingingen, nach dem Krieg aussagte, schickte Villinger die Bögen, die ihm zur Begutachtung zugestellt worden waren, stets mit großer Verspätung zurück. Außerdem sei er in den meisten Fällen zu dem Ergebnis gekommen, dass die Kranken nicht in die Vernichtung einzubeziehen seien. Faktisch streute Villinger damit also Sand in das Getriebe der „Euthanasie"-Maschinerie. Gleichwohl war er ein Teil dieser Maschinerie – und in manchen Fällen schickte auch er Menschen in den Tod. Es wäre daher sicherlich überinterpretiert, wenn man sein Zögern als bewusste Obstruktion oder Sabotage deutete. Aufgrund der Probleme mit Villinger ordnete Paul Nitsche, mittlerweile ärztlicher Leiter der „Euthanasie"-Zentrale, im August 1943 an, dass ihm fortab monatlich Meldung über die Gutachtenabsendungen, -eingänge und -außenstände zu erstatten sei und dass er sich die Auswahl der Gutachter in Zukunft persönlich vorbehalte. Dabei vermerkte Nitsche ausdrücklich:

> » Besonders betonen möchte ich nochmals, dass Herr Prof. Dr. Villinger keine Gutachter-Sendung erhält und wenn, dann in besonderen Fällen nur von mir ausgesuchten Fotokopien (Nitsche an Becker, 20.8.1943, [1]).

Das Wort „nochmals" deutet darauf hin, dass man in der T4-Zentrale offensichtlich schon seit längerer Zeit mit den Leistungen des Gutachters Villinger unzufrieden war.

Zusammenfassend bleibt festzuhalten, dass Villinger – obwohl noch nicht abschließend geklärt werden kann, ob er zur Unterstützung der stillen Diplomatie Friedrich v. Bodelschwinghs beim Reichsministerium vorstellig wurde, und obwohl er seit März 1941 als Gutachter der „Aktion T4" geführt wurde – in den Augen Rüdins, Nitsches und Heydes im Hinblick auf die „Euthanasie" vermutlich als unsicherer Kantonist galt. Allein die Nähe zu v. Bodelschwingh, der im Zentrum der hinter den Kulissen geführten Auseinandersetzungen um die „Aktion T4" stand, machte Villinger verdächtig. Hier ist zu berücksichtigen, dass Rüdin, Nitsche und Heyde zu der Zeit, als es galt, die Nachfolge Schröders zu regeln, die Sechste Jahresversammlung der Gesellschaft Deutscher Neurologen und Psychiater, die vom 5. bis 7. Oktober 1941 in Würzburg stattfinden sollte, vorbereiteten – in der erklärten Absicht, „möglichst alle Psychiater über die wirklichen Grundlagen dieser Aktion, über die damit verbundenen Ziele und über die zugrunde liegende gesetzliche Regelung" (Aktennotiz Paul Nitsche, 9.4.1941, [3]) aufzuklären. Dabei wurde der neue Geschäftsführer Walter Creutz wegen seines hinhaltenden Widerstands gegen die „Euthanasie" in der Rheinprovinz weitgehend außen vorgelassen. Nitsche bemerkte dazu:

» Ebenso wie der neue Staat seine rassenhygienische Aufbauarbeit nicht stören lassen kann durch etwaige Quertreibereien wissenschaftlicher Antagonisten, … kann er auch angesichts des kommenden Euth.[anasie-]Gesetzes so etwas nicht dulden. Das versteht sich doch von selbst (Nitsche an Rüdin, 17.6.1941, [2]).

Da die zweite Versammlung der Deutschen Gesellschaft für Kinderpsychiatrie und Heilpädagogik in Verbindung mit der Jahresversammlung der Gesellschaft Deutscher Neurologen und Psychiater stattfinden sollte, galt dieser Vorbehalt auch gegenüber deren neuen Vorsitzenden.

Rüdin war sich zunächst hierüber unschlüssig. Er wandte sich mit der Bitte um eine Stellungnahme zu Villinger am 28. Juni 1941 an Linden. Er habe „vieles über Villinger gehört", so Rüdin, müsse sich „dann aber wieder sagen, warum hat man ihn denn neuestens zum staatlichen Ordinarius für Psychiatrie in Breslau gemacht, wenn die Bedenken, die man gegen ihn haben kann, wirklich so schwerwiegender Natur sind" (Rüdin an Linden, 28.6.1941, [8]). Am 16. Juli 1941 meldete sich auch Werner Heyde in dieser Angelegenheit zu Wort: Gegen Villinger machte er „Bedenken" dahingehend geltend, dass dieser „außerhalb seiner rein wissenschaftlichen Betätigung als Klinikchef bei seinen doch erheblichen konfessionellen Bindungen einen so repräsentativen Posten wie den des Vorsitzes dieser Gesellschaft" (Heyde an Rüdin, 16.7.1941, [8]) übernehme. Einen Tag später, am 17. Juli 1941, schrieb Paul Nitsche nach München. Er habe soeben festgestellt, dass „Herr Br." – gemeint ist wahrscheinlich Viktor Brack (1904–1948), der Oberdienstleiter der „Kanzlei des Führers", der an der Spitze des „Euthanasie"-Apparates stand – geäußert habe, „Heinze müsse Vorsitzender der Kinderpsychiatrie werden, nicht aber Villinger" (Nitsche an Rüdin, 17.7.1941, [8]). Damit waren die letzten Zweifel Rüdins ausgeräumt.

7.3   Auf Linie: Hans Heinze

Hans Heinze hatte von 1925 bis 1934 als Assistenzarzt an der Psychiatrischen und Nervenklinik der Universität Leipzig gearbeitet, wo er sich unter dem Einfluss Paul Schröders auf die Kinder- und Jugendpsychiatrie spezialisierte ([12], [15]:340–366). Am 1. Mai 1933 wurde er Mitglied der NSDAP, später auch Mitarbeiter des Rassenpolitischen Amtes der Partei im Gau Kurmark, Mitglied des Beamtenbundes, des NS-Dozentenbundes und der NSV. 1934 übernahm Heinze die Stellung des Direktors der Brandenburgischen Landesanstalt Potsdam. In Potsdam kam Hans Heinze in enge Verbindung mit **Julius Hallervorden** (1882–1965), dem Leiter der Zentralprosektur der psychiatrischen Anstalten der Provinz Brandenburg, die 1936 nach Potsdam verlegt wurde und die von 1938 an als Außenstelle das Kaiser-Wilhelm-Institut für Hirnforschung in Berlin geführt wurde. Hans Heinze wiederum wurde als Sachverständiger für die Erforschung des „Schwachsinns" im Kindesalter und Berater der Abteilung für Histopathologie in das Kuratorium des Kaiser-Wilhelm-Instituts für Hirnforschung berufen.

Im Zuge der Planungen zum Ausbau Berlins zur „Hauptstadt Germania" wurde der Amtssitz der Provinzialverwaltung Mark Brandenburg im Jahre 1938 von Berlin in die Landesanstalt

Potsdam verlegt. Die Potsdamer Anstalt wiederum wurde aufgelöst, ihre 1110 Patienten, darunter 990 Kinder und Jugendliche, in die Landesanstalt Brandenburg-Görden verlegt (16:85–86). Hans Heinze übernahm im November 1938 die Leitung Gördens. Die Anstalt, die nach der Umstrukturierung 2345 Patienten, darunter 1099 Kinder und Jugendliche, zählte ([16]:87), entwickelte sich unter Hans Heinze zu einem der Zentren der „Euthanasie". Als sich die „Kanzlei des Führers" im Frühjahr/Sommer 1939 – noch bevor die Vorbereitungen zur „Aktion T4" anliefen – daran machte, die sog. Kinder-„Euthanasie" ins Werk zu setzen, kam sie auch auf Hans Heinze zu. Er wurde Mitglied des „Reichsausschusses zur wissenschaftlichen Erfassung erb- und anlagebedingter schwerer Leiden" ([16]:91) und war in dieser Funktion an den Beratungen zur Planung der Kinder-„Euthanasie" unmittelbar beteiligt. Zudem war er Mitglied des dreiköpfigen Gutachtergremiums, das über Leben und Tod der angezeigten Kinder entschied. Brandenburg-Görden wurde – wahrscheinlich schon im letzten Quartal des Jahres 1939 – Sitz der ersten „Kinderfachabteilung" des Deutschen Reiches. Diese 60–80 Betten umfassende, großzügig ausgestattete Abteilung diente ab 1940 als „Reichsschulstation" zur Ausbildung der Ärzte, die als Leiter weiterer einzurichtender „Kinderfachabteilungen" vorgesehen waren ([34]:38–42, [16]:101f.). Bis zum Ende des Zweiten Weltkriegs wurden den Aufnahmebüchern zufolge 172 Kinder in die „Kinderfachabteilung" Brandenburg-Görden eingewiesen, von denen 147 starben ([16]:92, [10]:141f.). Insgesamt starben von den etwa 4000 Kindern und Jugendlichen, die zwischen Mai 1938 und August 1944 in Görden aufgenommen wurden, 1270 in der Anstalt. Weitere 430 minderjährige Patienten aus Brandenburg-Görden kamen zudem in den Gaskammern der „Aktion T4" ums Leben. Hinzu kommt eine nicht genau zu beziffernde Zahl von Kindern und Jugendlichen, die in den späteren Phasen der „Euthanasie" ab 1942 in andere Anstalten verlegt und dort ermordet wurden oder die als „unerziehbare Fürsorgezöglinge" in „Jugendschutzlager" oder Konzentrationslager überführt wurden. Im Rahmen der „Aktion T4" gingen zahlreiche Transporte von Brandenburg-Görden aus in die „Tötungsanstalten" im ehemaligen Zuchthaus Brandenburg an der Havel und Bernburg an der Saale, in den späteren Phasen der „Euthanasie" in die Anstalten Eichberg, Hadamar, Ansbach und Meseritz-Obrawalde. Hatten im November 1939 noch 2088 Bewohner in der Anstalt Brandenburg-Görden gelebt, so waren es im Februar 1945 nur noch etwa 500 ([16]:108–112). Von 1942 an befand sich in der Anstalt Görden eine „Forschungsabteilung" der T4-Zentrale. Bislang konnten 98 Kinder im Alter von 3 bis 19 Jahren identifiziert werden, die in dieser „Abteilung" untersucht wurden, von denen dann 48 nach teilweise mehrjährigem Aufenthalt in der Anstalt verstarben, darunter 30 vor dem 31. März 1945 ([11]:261–270).

Hans Heinze war mithin einer der wichtigsten ärztlichen Mitarbeiter der T4-Zentrale. Der Gesellschaft Deutscher Neurologen und Psychiater war er unmittelbar nach deren Gründungsversammlung beigetreten [7]. Rüdin wurde im Mai 1939 von Nitsche auf Heinze aufmerksam gemacht. Bei dieser Gelegenheit empfahl Nitsche den Potsdamer Direktor als möglichen Bearbeiter des klinischen Teils im Kapitel „Psychopathien und pathologische Reaktionen" des *Handbuchs der Erbkrankheiten* (Nitsche an Rüdin, 20.5.1939, [7]). Rüdin zeigte sich aufgeschlossen:

» Wenn Sie mir versichern können, dass Herr Direktor Heinze in der Psychopathiefrage nicht ebenso steril ist wie sein Lehrer Herr Paul Schröder (ganz im Vertrauen gesagt), so werde ich ihn sehr gerne bitten. ... Dass Heinze sehr viel Verständnis für Orientierung des Psychopathiebegriffs am Leistungs- und Gemeinschaftsgedanken hat, hat mich sehr gefreut zu hören (Rüdin an Nitsche, 24.5.1939, [7]).

Tatsächlich arbeitete Hans Heinze schließlich am vierten Band des *Handbuchs der Erbkrankheiten („Zirkuläres Irresein/Psychopathische Persönlichkeiten")* mit, der 1942 erschien.

Für Heinze sprachen mithin seine „politische Zuverlässigkeit", seine Zugehörigkeit zur Gesellschaft Deutscher Neurologen und Psychiater, seine Einbindung in das Netzwerk, das sich um die Fachgesellschaft herum ausbildete, seine Haltung in der „Psychopathiefrage" und – vor allem – seine Mitwirkung am NS-„Euthanasie"-Programm. In seinem Schreiben an Rüdin vom 16. Juli 1941 merkte Werner Heyde an:

» Die Hemmungen, die Herr Reiter gegenüber Heinze hat, hängen ausschließlich mit der Aktion zusammen.

Gemeint war damit die „Euthanasie"-Aktion. Dies aber, so betonte Heyde, dürfe „unter keinen Umständen als Hinderungsgrund anerkannt werden" (Heyde an Rüdin, 16.7.1941, [8]). Das sahen Rüdin und Nitsche ebenso. Mit vereinten Kräften stimmten sie Hans Reiter um. Zwar wurden aufgrund der Kriegsverhältnisse die Kommunikationskanäle empfindlich gestört, sodass Rüdin einige Zeit im Unklaren darüber blieb, wie die politischen Instanzen letztendlich entschieden hatten. Doch hatten Rüdin, Nitsche und Heyde mit ihrer konzertierten Intervention den Weg für Hans Heinze endgültig freigemacht.

Literatur

Zitierte Archivquellen

[1] Bundesarchiv Berlin [BArch], R 96 I/1
[2] BArch, R 96 I/11
[3] BArch, All. Proz. 7, Roll 12, Frame 220
[4] Hauptarchiv der v. Bodelschwinghschen Stiftungen Bethel [HAB], 2/33-529
[5] HAB, Bethelkanzlei 5
[6] Max-Planck-Institut für Psychiatrie, Hauptarchiv München [MPIP-HA], GDA 128
[7] MPIP-HA, GDA 130
[8] National Archives Washington [NAW], Record Group 549, Stack 290, Row 59, Comp. 17

Zitierte Literatur

[9] Anonym (1943) Bericht über die 1. Tagung der Deutschen Gesellschaft für Kinderpsychiatrie und Heilpädagogik. Z Kinderforsch 49:1–118
[10] Beddies T (2002) Kinder und Jugendliche in der brandenburgischen Heil- und Pflegeanstalt Görden als Opfer der NS-Medizinverbrechen. In: Hübener K (Hrsg) Brandenburgische Heil- und Pflegeanstalten in der NS-Zeit. be.bra Wissenschaft, Berlin, S 129–154
[11] Beddies T (2003) Die Forschungsabteilung in der Landesanstalt Brandenburg-Görden. In: Beddies T, Hübener K (Hrsg) Dokumente zur Psychiatrie im Nationalsozialismus. be.bra Wissenschaft, Berlin, S 261–270
[12] Benzenhoefer U (2003) Hans Heinze: Kinder- und Jugendpsychiatrie und „Euthanasie". In: Oelschläger T (Hrsg) Beiträge zur NS-„Euthanasie"-Forschung 2002. Klemm & Oelschläger, Ulm, S 9–51
[13] Berlitt B (1931) Erblichkeitsuntersuchungen bei Psychopathen. Z Ges Neurol Psychiatr 134:382–498
[14] Böning E (1953) Die Durchführung der Sterilisierung in den Bethel'schen Anstalten. Katamnestische Erhebungen über sterilisierte Geisteskranke des Landkreises Bielefeld. Probearbeit zur schriftlichen Amtsarztprüfung, Akademie für Staatsmedizin Hamburg, [Typoskript]
[15] Castell R, Nedoschill J, Rupps M, Bussik D (2003) Geschichte der Kinder- und Jugendpsychiatrie in Deutschland in den Jahren 1937 bis 1961. Vandenhoeck & Ruprecht, Göttingen
[16] Falk B, Hauer F (2007) Brandenburg-Görden. Geschichte eines psychiatrischen Krankenhauses. be.bra Wissenschaft, Berlin
[17] Holtkamp M (2002) Werner Villinger (1887–1961). Die Kontinuität des Minderwertigkeitsgedankens in der Jugend- und Sozialpsychiatrie. Matthiesen, Husum
[18] Kersting F-W, Schmuhl H-W (2004) Quellen zur Geschichte der Anstaltspsychiatrie in Westfalen, Bd 2: 1914–1955. Schöningh, Paderborn
[19] Klee E (1986) Was sie taten – was sie wurden. Ärzte, Juristen und andere Beteiligte am Kranken- und Judenmord. Fischer, Frankfurt/M

[20]   Lockot R (1985) Erinnern und Durcharbeiten. Zur Geschichte der Psychoanalyse und Psychotherapie im Nationalsozialismus. Psychosozial, Frankfurt/M
[21]   Pörksen N (1997) Zwangssterilisation in Bethel. In: Benad M (Hrsg) Friedrich v. Bodelschwingh d. J. und die Betheler Anstalten. Frömmigkeit und Weltgestaltung. Kohlhammer, Stuttgart
[22]   Rüdin R, Nitsche P (1936) I. Jahresversammlung der Gesellschaft Deutscher Neurologen und Psychiater Dresden (1.-4.IX.1935). Allgemeine Zeitschrift für Psychiatrie 104:1-143
[23]   Rüdin R, Nitsche P (1937) 2. Jahresversammlung der Gesellschaft Deutscher Neurologen und Psychiater in Frankfurt (23.-25.8.1936). Allg Z Psychiatr 105:153–236
[24]   Schäfer W (1991) „Bis endlich der langersehnte Umschwung kam …" – Anmerkungen zur Rolle des Marburger Psychiaters Werner Villinger in der NS- und Nachkriegszeit. In: Fachschaft Medizin der Philipps-Universität Marburg (Hrsg) „Bis endlich der langersehnte Umschwung kam …". Von der Verantwortung der Medizin unter dem Nationalsozialismus. Schüren, Marburg, S 178–283
[25]   Schepker K, Topp S, Fangerau H (2016) Wirren um Paul Schröder, Werner Villinger und Hans Heinze. Die drei Vorsitzenden der Deutschen Gesellschaft für Kinderpsychiatrie und Heilpädagogik zwischen 1940 und 1945. Nervenarzt (published online: 6.4.2016). doi:10.1007/s00115-016-0104-2
[26]   Schmuhl H-W (1998) Ärzte in der Anstalt Bethel 1870–1945. Bethel, Bielefeld
[27]   Schmuhl H-W (2002) Zwischen vorauseilendem Gehorsam und halbherziger Verweigerung. Werner Villinger und die nationalsozialistischen Medizinverbrechen. Nervenarzt 73:1058–1063
[28]   Schmuhl H-W (2006) Eckardtsheim und der Nationalsozialismus (1931–1941). In: Benad M, Schmuhl H-W (Hrsg) Bethel – Eckardtsheim. Von der Gründung der ersten deutschen Arbeiterkolonie bis zur Auflösung als Teilanstalt (1882–2001). Kohlhammer, Stuttgart, S 455–489
[29]   Schmuhl H-W (2014) Gilead im Nationalsozialismus. In: Stockhecke K, Schmuhl H-W (Hrsg) Von Anfang an evangelisch. Geschichte des Krankenhauses Gilead in Bielefeld. Verlag für Regionalgeschichte, Gütersloh, Bethel, Bielefeld, S 311–333
[30]   Schmuhl H-W (2016) Die Gesellschaft Deutscher Neurologen und Psychiater im Nationalsozialismus. Springer, Berlin Heidelberg
[31]   Schröder P (1935) Charakter-Erb-Lehre. Nervenarzt 8:169–174
[32]   Schröder P (1938) Kinderpsychiatrie. Monatsschr Psychiatr Neurol 99:269–293
[33]   Stumpfl F (1934) Grundlagen und Aufgaben der Kriminalbiologie. In: Rüdin E (Hrsg) Erblehre und Rassenhygiene im völkischen Staat. Lehmanns, München, S 303–316
[34]   Topp S (2004) Der „Reichsausschuss zur wissenschaftlichen Erfassung erb- und anlagebedingter schwerer Leiden". Zur Ermordung minderjähriger Kranker im Nationalsozialismus 1939–1945. In: Beddies T, Hübener K (Hrsg) Kinder in der NS-Psychiatrie. be.bra Wissenschaft, Berlin, S 17–54
[35]   Villinger W (1935) Erfahrungen mit dem Erbkrankheitenverhütungsgesetz. Vortrag, gehalten auf der 67. Versammlung des Vereins der Irren- und Nervenärzte von Niedersachsen und Westfalen, Bad Pyrmont, 4. Mai 1935. Z Psych Hygiene 8:70–85
[36]   Villinger W (1938) Angeborener Schwachsinn (nach Erscheinungsbild und Abgrenzung) und das Erbkrankheitenverhütungsgesetz. Z Kinderforsch 47:36–48

Kinder- und Jugendpsychiatrie in der Nachkriegszeit

Deutsche Vereinigung für Jugendpsychiatrie*

Die Wiedererrichtung der Fachgesellschaft und ihr Wirken in der frühen Bundesrepublik

Sascha Topp

*Temporär: Verein für Jugendpsychiatrie, Heilpädagogik und Jugendpsychologie

© Springer-Verlag GmbH Deutschland 2017
H. Fangerau, S. Topp, K. Schepker (Hrsg.), *Kinder- und Jugendpsychiatrie im Nationalsozialismus und in der Nachkriegszeit*, DOI 10.1007/978-3-662-49806-4_8

8.1   Villinger als „Motor" der Entwicklung

Die Institutionalisierungsgeschichte der deutschen Kinder- und Jugendpsychiatrie ist auf berufs-
ständischer Ebene von Gründungen zweier Fachgesellschaften im Abstand von 10 Jahren geprägt.
Zwischen beiden lagen das Ende des Nationalsozialismus durch die bedingungslose Kapitulation
des Deutschen Reiches im Zweiten Weltkrieg sowie die Errichtung alliierter Besatzungszonen
mit den nachfolgend aus dem Ost-West-Konflikt entstehenden zwei deutschen Staaten (1949).
Allein aus der Existenz einer in der Bundesrepublik gebildeten zweiten Fachgesellschaft kann
geschlossen werden, dass die vormals 1940 in Wien durch den Leipziger Ordinarius für Psychiatrie Paul Schröder initiierte „Deutsche Gesellschaft für Kinderpsychiatrie und Heilpädagogik
(DGKH)" in der unmittelbaren Nachkriegszeit aus Sicht der beteiligten Akteure nicht mehr in
ihrer ursprünglichen Form bestand oder zumindest in anderer Gestalt fortbestehen sollte. In
der älteren und jüngeren Literatur ist dieser Zusammenhang unter wiederholtem Rückbezug auf
historische Selbstdarstellungen von zeitgenössischen Psychiatern des Kindes- und Jugendalters
entweder als „Neugründung", „zweite Gründung" oder „Wiedergründung" versuchsweise auf
den Begriff gebracht worden. In aktuelleren Studien konnte dabei zumindest mit unzähligen aus
der Autohistorisierung entstandenen Fehldarstellungen aufgeräumt werden [126], [185]. Inwieweit die Entstehung der zweiten Fachgesellschaft, der „Deutschen Vereinigung für Jugendpsychiatrie (DVJ)", als vollständig „neuer" Verband oder eher als reaktivierte DGKH interpretiert
werden kann, scheint dagegen vorläufig noch nicht befriedigend geklärt zu sein. Denn abhängig
davon, ob in der Rekonstruktionsarbeit kontextuell entweder eher die Kontinuitäten oder aber
die Zäsuren auf den Ebenen der Personen und ihrer Verflechtungen, den fachbezogenen Denk-
stilen und wissenschaftlichen Paradigmen sowie den bestehenden Institutionen stärker fokussiert und akzentuiert werden, kann die Einordnung zu der einen oder anderen Seite hinneigend
vorgenommen werden.

Die überlieferten Darstellungen der historischen Akteure sind dabei insofern von Bedeutung, als dass durch diese ein gemeinschaftlich geteiltes Selbstverständnis fortlaufend konst-
ruiert und gefestigt wurde. Außerdem handelt es sich bei den Autoren um die Akteure, die den
Prozess der Fachetablierung begleitend beobachtet, reflektiert und eben ambitioniert gestaltet
haben. Die Fehler im Detail taten dem keinen Abbruch. Im Sinne einer Analyse der Spezialisie-
rungs- und Emanzipationsvektoren der in der Mitte des 20. Jahrhunderts entstehenden medizinischen Disziplin der Kinder- und Jugendpsychiatrie dienen ihre Schilderungen daher mehr
als nur der Illustration. Denn Traditionsbewusstsein und Fortschrittsglaube fielen auch in der
Kinder- und Jugendpsychiatrie dialektisch zusammen. Die Existenz einer wirksamen Fachgesellschaft auf bundesdeutscher Ebene wurde nicht nur als unbedingte Voraussetzung gesehen,
um die wissenschafts- und berufspolitischen Ziele zukünftig zu erreichen. Der praktischen
Umsetzung dieser Überlegung wurde nach dem Kriegsende höchste Priorität beigemessen.
Die bald einsetzende Rückschau auf die erfolgreiche Realisierung derselben diente bereits zeitgenössisch dem Zweck, das junge Fachgebiet und seine Institutionalisierung durch ein passen-
des Narrativ in den relevanten gesellschaftlichen Sphären zu legitimieren. Als Funktion einer
derartigen geschichtlichen Legitimierung wurde – wie nachweislich auch in anderen benachbarten Medizinergruppen üblich – gegenüber der Öffentlichkeit auf den frühesten institutionellen Ursprung, in diesem Beispiel konkret die DGKH-Gründung von 1940, zurückgegriffen.
Dieses Motiv überwog deutlich und über Jahrzehnte hinweg in den einzelnen Momenten des
Rückbezugs alle wiederholt auftauchenden negativen Konnotationen, wie sie potenziell etwa
aus den Kontexten Nationalsozialismus, Zweiter Weltkrieg und massenhafte Psychiatriever-
brechen an minderjährigen und erwachsenen Patienten erwuchsen. Allerdings waren hierfür
in der Gruppe zusätzlich binnenkompatible, entlastende Selbstbilder notwendig. Hinsichtlich

der Gründungserzählungen sind einige Beispiele in chronologischer Reihung aufschlussreich, weil mit ihnen eine gedankliche und terminologische Metamorphose veranschaulicht werden kann [57].

- **Beispiel 1: H. Stutte (1951)** *Zeitschrift für Kinderpsychiatrie* **18:96, zugleich W. Villinger (1951)** *Der Nervenarzt* **22:233**

„Am 21./22. Oktober 1950 fand in der Universitäts-Nervenklinik in Marburg unter dem Vorsitz von Prof. Villinger ein Jugendpsychiatertreffen statt, an dem sich fast alle namhaften Jugendpsychiater Westdeutschlands beteiligten. … Der Zusammenschluss …, der auch vom Ausland wiederholt angeregt worden war, erschien aus Gründen einer erfolgreichen Vertretung und Mitwirkung bei den in Frage kommenden Behörden, Organisationen, Tagungen, Institutionen des In- und Auslandes als ebenso unerläßlich beurteilt wie die Schaffung eines geeigneten wissenschaftlichen Organs. Dem ersteren Bedürfnis wurde Rechnung getragen durch die Gründung des ‚Vereins für Jugendpsychiatrie, Heilpädagogik und Jugendpsychologie e. V.', der mit Sitz in Marburg, Ortenbergstraße 8, alle diejenigen Persönlichkeiten zusammenfassen und unterstützen soll, die für diese Fächer und ihre Grenzgebiete wissenschaftliches oder praktisches Interesse haben. … Die Schaffung eines geeigneten Organs ist zur Zeit noch Gegenstand sorgfältiger Erwägung."

- **Beispiel 2: H-C. Leuner (1952)** *Der Nervenarzt* **23(10):23**

„Die 1951 im Rahmen der ‚Gesellschaft Deutscher Neurologen und Psychiater' gegründete ‚Deutsche Vereinigung für Jugendpsychiatrie' – Vorsitzender Prof. Dr. Villinger-Marburg – hielt im April ihre 2. Jahrestagung in Marburg ab."

- **Beispiel 3: H. Stutte (1957)** *Deutsche Medizinische Wochenschrift* **82(27):1769 (anlässlich des 70. Geburtstags von W. Villinger):**

„Seine Verdienste um dieses Fachgebiet, dessen bedeutendster deutscher Vertreter er ist, haben ihre äußere Anerkennung gefunden in seiner Wahl zum Vorsitzenden der von ihm 1950 wiedergegründeten ‚Deutschen Vereinigung für Jugendpsychiatrie' [sic] … "

- **Beispiel 4: H. Stutte (1967)** *Jahrbuch für Jugendpsychiatrie* **5:175 (zur DGKH)**

„Auf dem Psychiater-Kongreß in Stuttgart erfolgte (unter Villinger) 1950 [sic] ihre Neugründung – jetzt als rein ärztliche ‚Deutsche Vereinigung für Jugendpsychiatrie'. Sie ersuchte unmittelbar um Aufnahme in die ‚Deutsche Gesellschaft für Psychiatrie' [sic]. E. Kretschmer, der damalige Präsident, begrüßte uns als ‚Fähnlein der Heilpädagogen'."

- **Beispiel 5: A. Friedemann (Biel/Schweiz) (1967)** *Jahrbuch für Jugendpsychiatrie* **6:17**

„Bei der Neugründung der Deutschen Vereinigung für Kinder- [sic] und Jugendpsychiatrie (1950) [sic] durften wir als Mittler zu den Herren Heuyer in Paris und Tramer in Bern dienen. Die Isolierung der Nachkriegszeit war außerordentlich schmerzlich. Zuviel Böses war geschehen. Zuviel Haß war geweckt worden. Es galt Brücken zu bauen, die über Not und Verbitterung hinüber führten."

- **Beispiel 6: H. Stutte (1967)** *Jahrbuch für Jugendpsychiatrie* **7:8 (zum internationalen III. UEP-Kongress, Wiesbaden)**

„Die (1940 gegründete) [sic!] DVJ (derzeitiger Vorsitzender: Prof. Dr. H. Albrecht, Hamburg) registriert es mit Freude und Genugtuung, daß erstmals in Deutschland ein übernationaler Kinderpsychiater-Kongreß stattfinden wird."

■ **Beispiel 7: H. Stutte (1970)** *Der Nervenarzt* **41(7):314**

„Auf dem Psychiater-Kongreß 1948 [sic] in Göttingen wurde, in der Wohnung unseres langjährigen Vorstandsmitglieds Prof. W. Gerson, die Wiederbelebung unserer Gesellschaft beschlossen. ... Auf dem Deutschen Psychiater-Kongreß 1950 [sic] in Stuttgart kam es dann zur *Neugründung* bzw. zur Reanimation unserer Fachgesellschaft – jetzt als *Deutsche Vereinigung für Jugendpsychiatrie* ... "

Demgegenüber lassen sich die einzelnen organisatorischen Schritte der „Reanimation", d. h. die konkreten ereignisgeschichtlichen Abläufe des Gründungsprozesses im Zeitraum von 1949–1952 anhand der vorliegenden Literatur und Quellen wie folgt grob umreißen. Eine detaillierte Darstellung erfolgt im Verlauf dieses Kapitels.

■ **Schritt 1**

Werner Villinger, seit 1946 Direktor der Universitätsnervenklinik und Ordinarius für Psychiatrie und Neurologie an der Philipps-Universität in Marburg, beantragte zunächst im Rahmen des Kongresses der „Gesellschaft Deutscher Neurologen und Psychiater" (GDNP), der vom 22. bis 25. September 1949 in Göttingen veranstaltet wurde, eine durch ihn geleitete „Arbeitsgemeinschaft Jugendpsychiatrie" unter dem organisatorischen Dach dieser Fachgesellschaft. Gemeinsam mit einigen Kongressteilnehmern war er – ob unmittelbar vor oder nach seinem Antrag, ist nicht bekannt – am Rande dieser Veranstaltung einer Einladung des anwesenden Direktors des Göttinger Landesjugendheims, Obermedizinalrat Dr. Walter Gerson, in dessen Privatwohnung nachgekommen, um in Form einer ausgewählten Runde konkrete Schritte und Überlegungen zur Entwicklung der bundesdeutschen Jugendpsychiatrie anzustellen. Wenngleich die personelle Zusammensetzung im Einzelnen aufgrund der Quellensituation weiterhin offenbleiben muss, ist aufgrund der lokalen Gegebenheiten wohl an einen Kreis von max. 10 Personen zu denken. In der Wohnung des Ehepaars Dora und Walter Gerson wurde jedenfalls laut Hermann Stutte – erster bundesdeutscher Ordinarius für Kinder- und Jugendpsychiatrie in Marburg (Extraordinariat: 1954, Ordinariat: 1963) – die möglichst rasche Gründung einer eigenständigen Fachgesellschaft beschlossen. Stuttes Schilderung aus dem Jahr 1970 [314] kann hier durch eine bislang unbekannte Quelle flankiert werden. So kondolierte Stutte anlässlich des Todes von Walter Gerson (26.8.1971) dessen Witwe mit folgender Erinnerung (6.9.1971):

» Bei Rückkehr vom IV. Kongress der Union Europäischer Pädopsychiater in Stockholm finde ich die Nachricht vom Tode Ihres Gatten. Die Todesanzeige macht mich überaus traurig, weil ich seit unserer ersten Begegnung auf dem Nachkriegs-AFET 1947 in Hannoversch-Münden [Allgemeiner Fürsorgeerziehungstag, d. Verf.], der Wiedergründung unserer Deutschen Vereinigung für Jugendpsychiatrie bei dem ersten Kongreß der Deutschen Gesellschaft für Psychiatrie [sic] in Ihrer Göttinger Wohnung, den zahlreichen späteren Begegnungen und der langjährigen gemeinsamen Tätigkeit im Vorstand unserer DVJ so herzliche Freundschaftsgefühle zu Ihrem Mann gegenüber entwickelt habe, daß der Gedanke, ihm nicht mehr begegnen zu können, mich sehr traurig stimmt [63].

Stutte bezeichnete also wiederholt das informelle Göttinger Treffen im Verständnis eines Initialereignisses als „Wiedergründung" unter Rückübertragung des fachgesellschaftlichen Namens der jüngeren DVJ auf die ältere DGKH.

■ **Schritt 2**

Etwa ein Jahr nach der Tagung in Göttingen fand am 21. und 22. Oktober 1950 in Marburg ein „Jugendpsychiater-Treffen" in der Universitätsnervenklinik auf Einladung Villingers statt. In der Literatur wird dieses Ereignis als *Gründungsakt* im engeren Sinne verstanden ([126]:92).

Ausweislich des erhaltenen Protokolls mit dazu gehörender Teilnehmerliste (Abb. 8.1) berief sich der innere Kreis aus 19 Anwesenden und 6 zeitweiligen Gästen u. a. auf die „Tradition durch die 1940 gegründete, seit dem Zusammenbruch aber nicht wieder in Erscheinung getretene

- 7 -

A n w e s e n h e i t s l i s t e :

Albrecht, Dr.	Univ.-Nervenklinik Hamburg, Martinistr. 52
Bosch, Dr. G.	Bamberg, Städt. Nervenklinik St. Getreu, St. Getreustr. 14
Bürger-Prinz, Prof. Dr.	Univ.-Nervenklinik, Hamburg, Martinistr. 52
Eyrich, Ob.Med.Rat Dr. Max	Ebingen/Württ., Gartenstr. 65
Förster, Dr. Eckart	Univ.-Nervenklinik Marburg, Ortenbergstr. 8
Gerson, O.Med.Rat Dr. W.	Göttingen, Bürgerstr. 25
Hannappel, Med.Rätin Dr. C.	Frankfurt, Raabestr. 10
Hülsemann, Dr. O.	Hamburg 13, Oderfeldstr. 42
Kalau vom Hofe, Dr. Marie	Hannover-Kirchrode, Bleekstr. 14
Koch, Dr. Heinrich	Tübingen/Neckar, Osianderstr. 22
Kujath, Dr. G.	Berlin-Wittenau, Städt. Kindersanatorium Wiesengrund
Landwehr, Dr. Eva	Univ.-Nervenklinik Marburg, Ortenbergstr. 8
Leiter, Dr. Anna	Kassel-Fürstenhagen, Auguste-Förster-Haus
Schneider, Dr.	Bonn, Kölnstr. 208
Stockert, Prof.Dr. F.G. von	Frankfurt, Eschenheimer Anlage 4
Stutte, Prof. Dr. Hermann	Univ.-Nervenklinik Marburg, Ortenbergstr. 8
Villinger, Prof. Dr. Werner	Univ.-Nervenklinik Marburg, Ortenbergstr. 8
Wanchel, Dr.	Hamburg 13, Oberstr. 125
Weber, Dr. Doris	Univ.-Nervenklinik Marburg, Ortenbergstr. 8

Als Gäste waren teilweise anwesend:

Brobeil, Dr. Alfred	Univ.-Nervenklinik Marburg
Enger, Dr. Friedrich	"
Klopp, Dr. Heinz	"
Leuner, Dr. Hanscarl	"
Ploog, Dr. Detlev	"
Weinschenk, Dr. Curt	"

Abb. 8.1 Anwesenheitsliste Marburger „Jugendpsychiater-Treffen", 21. und 22. Oktober 1950 (mit freundl. Genehmigung der DGKJP)

Deutsche Gesellschaft für Kinderpsychiatrie und Heilpädagogik". Vorweggenommen sei an dieser Stelle, dass sich inkl. Villinger allein 10 der 25, und darunter überwiegend jüngere, Personen aus dem Marburger Psychiatriestandort rekrutierten.

Der kooperative Zusammenschluss der deutschen Jugendpsychiater wurde in Form der zuvor in Göttingen beantragten „Arbeitsgemeinschaft" bestätigt, einstimmig „erfolgte daraufhin die Gründung der ,Gesellschaft für Jugendpsychiatrie, Heilpädagogik und Jugendpsychologie'" mit Villinger als deren erstem Präsidenten. Im Zuge des nächsten Treffens sollte die noch vorläufig verstandene Namensgebung endgültig entschieden werden. Für den kommenden Kongress der allgemeinpsychiatrischen Dachgesellschaft GDNP wurde konkret ein Hauptthema mit Vorträgen zur Jugendpsychiatrie geplant.

Zur „vorläufigen Vertretung nach aussen" sowie zur Vorbereitung der „rechtliche[n] Konstituierung" der Fachvereinigung wurden 3 Personen in Form eines „Arbeitsausschusses" beauftragt: a) der in Frankfurt am Main tätige Psychiater Franz Günther von Stockert, b) Walter Gerson als Beisitzer sowie c) Villingers Marburger Oberarzt Hermann Stutte als Schriftführer. In näherer Zukunft wurde ein „ähnliche[s] zwanglose[s] Treffen" für ca. Mai 1951 anvisiert. Der Protokollinhalt mit allen fach- und berufspolitisch hoch relevanten Aspekten (Fachorgan, Diagnoseschema, Facharztausbildung, Beziehung zu Nachbardisziplinen etc.) ist bereits ausführlich an anderer Stelle wiedergegeben worden ([126]:90–98). Auf sie wird in den folgenden Abschnitten dieses Kapitels dort näher eingegangen, wo sie Rückschlüsse und tiefergehende Einblicke in die historischen Entstehungskontexte der DVJ und ihrer Gründungsmitglieder liefern können.

■ **Schritt 3**

Im Rahmen des 1951 in Stuttgart folgenden GDNP-Kongresses präsentierte sich die junge Fachgesellschaft mit dem geplanten Vortragsbündel zu jugendpsychiatrischen Fragestellungen. Am Abend des ersten Kongresstages (26.9.1951) trafen sich alle Interessierten unter Leitung Villingers zu einer zweistündigen konstituierenden Sitzung im Stuttgarter Schloss-Café. Aus dem überlieferten Protokoll lässt sich namentlich nur eine kleine Teilmenge der Anwesenden rekonstruieren (s. u.), auch die genaue Teilnehmerzahl ist schriftlich nicht festgehalten worden. Sicher ist, dass der vorbereitete Satzungsentwurf diskutiert und in modifizierter Form verabschiedet wurde. In den Satzungen wurde der endgültige Name „Deutsche Vereinigung für Jugendpsychiatrie" unter terminlichem Rückverweis auf das Marburger Treffen vom 21./22. Oktober 1950 als Gründung der DVJ unter dem 26. September 1951 verankert. Die dortige Wahl des Vorstands war entscheidend für die weitere Entwicklung, verblieben doch die Personen in jahrelanger Kontinuität in ihren Ämtern:

– Vorsitz: Werner Villinger,
– 1. Beisitzer: Franz Günther von Stockert,
– 2. Beisitzer: ein Pädiater (Vorschlag: der nicht anwesende Ordinarius für Pädiatrie und Direktor der Universitäts-Kinderklinik in Köln-Marienburg: Carl-Gottlieb Bennholdt-Thomsen),
– Schriftführer: Hermann Stutte,
– Kassenwart: Walter Gerson.

Zu einem noch unbekannten Datum wurden die Satzungen in Einklang mit damals geltendem Vereinsrecht (BGB) in unterschriftlicher Form von 7 ordentlichen Mitgliedern ratifiziert (Satzungen der „Deutschen Vereinigung für Jugendpsychiatrie", aufgestellt und einstimmig angenommen auf der Mitgliederversammlung in Stuttgart am 26.9.1951, [1], [6]).

■ **Schritt 4**

Der rechtsfähige Status der DVJ als Verein wurde mit einem Eintrag im Vereinsregister am Amtsgericht Marburg am 3. März 1952 offiziell dokumentiert. Formalrechtlich fand der Gründungsprozess damit seinen Abschluss. Eine nächste Namensänderung in „Deutsche Gesellschaft für
Kinder- und Jugendpsychiatrie" wurde erst am 8. September 1976 beschlossen (Zusatz Psychotherapie: 15.9.1994, Zusatz: Psychosomatik: 4.12.2003) [1]. Mit Blick auf die quantitative Entwicklung der DVJ in den ersten Jahren nach der Gründung lässt sich feststellen, dass durch
den Aufbau an Nachwuchswissenschaftlern, sukzessive Integration früherer DGKH-Mitglieder
bis hin zur Anbindung von Vertretern benachbarter Disziplinen (z. B. Pädiatrie, ärztliche Psychologen und Kriminologen) ein langsames, aber stetiges Wachstum zu verzeichnen war. Auf
Basis unterschiedlicher Quellen der Fachgesellschaft und ihres Fachorgans kann der Anstieg
der Mitgliederzahl von ursprünglich 25 Personen beim Gründungsakt auf „80" (29.8.1953),
„103" (1.9.1954), dann bereits „148" (1.3.1956 bzw. „165": 1956) und schließlich „188" Mitglieder (30.7.1958) beziffert werden [57].

■ **Werner Villingers Großstrategie**

Mit Blick auf diese Entwicklung lässt sich vorwegnehmen, dass Werner Villinger seit dem Kriegsende unzweifelhaft die Umsetzung einer Großstrategie zur emanzipatorischen Institutionalisierung und Professionalisierung der Kinder- und Jugendpsychiatrie verfolgte. Er war einer der
maßgeblichen Akteure im Gründungs- und Entwicklungsprozess der Fachgesellschaft, wie im
Folgenden geschildert wird. Zu den von ihm verfolgten Schritten gehörten verschiedene Strategieelemente, die er nachweislich zeitgleich umzusetzen bemüht war und die zudem praktisch
ineinandergriffen.

Strategieelemente
- **Reetablierung und Substanziierung auf lokaler und regionaler Ebene**
  - Errichtung einer Kinderabteilung an der Marburger Universitätsnervenklinik
    (Eröffnung April 1947)
  - Etablierung einer Erziehungsberatungsstelle unter Anbindung an die kinderpsy-
    chiatrische Abteilung (Eröffnung Mai 1950), die mit weiteren Erziehungsbera-
    tungsstellen im hessischen Raum als Ausdruck von „Professionalisierungsachsen"
    (regionale Vernetzung) eine Infrastruktur bereitstellen konnte
  - Vorbereitung zunächst eines Extraordinariats (1954), das später in ein Ordinariat
    umgewandelt werden sollte
  - Akademische Lehre, Ausbau des Mitarbeiterstabes und Förderung des akademischen
    Nachwuchses sowie der klinischen Forschung u. a. in Form von Doktoranden
- **Überregionale bzw. bundesweite Vernetzung**
  - Zusammenarbeit in verschiedenen Fachverbänden (AFET[1], Jugendgerichtsbarkeit,
    Fachgesellschaften – GDNP/DGfK[2])
  - Gründung und Ausbau einer eigenen Fachgesellschaft (DVJ) unter Assoziation
    benachbarter Disziplinen und eines eigenen Fachorgans

---

1   AFET: Allgemeiner Fürsorgeerziehungstag e. V
2   DGfK: Deutsche Gesellschaft für Kinderheilkunde

- **Lobbyarbeit und Politikberatung**
  - Landesgesundheitsrat Hessen – Villinger ab 1952
  - Bundesgesundheitsrat – Villinger ab 1958
  - Vorstandsarbeit in der Deutschen Zentrale für Volksgesundheitspflege ab 1958
- **Internationalisierung der fachbezogenen Beziehungen**
  - Dienstreisen nach England, Frankreich, Schweden, USA
  - Anbindung ausländischer Kinder- und Jugendpsychiater an die DVJ mithilfe der korrespondierenden Mitgliedschaft

In der nachfolgenden Darstellung werden die benannten Elemente mit unterschiedlichen Schwerpunktlegungen in ihrem Gesamtgefüge skizziert. Für manch andere ebenfalls wichtige, aber hier eher in den Hintergrund tretende Aspekte kann als komplementäre Ergänzung auf die sich anschließenden Kapitel dieses Buches verwiesen werden. Methodisch wurde ein netzwerkanalytisch-(gruppen-)biografischer Ansatz zugrunde gelegt, der zentral auf die Vor- und Gründungsgeschichte der DVJ – insbesondere auf den Personenkreis des Marburger Gründungsaktes im Oktober 1950 – fokussiert. Zwar sind die beteiligten historischen Figuren in früheren Darstellungen im Einzelnen namentlich benannt worden [126]. Jedoch blieben die persönlichen Hintergründe der Gründungsmitglieder, ihre Binnenverflechtung und damit die Gründe für das Zustandekommen speziell dieser Gruppe weitgehend ungeklärt. In vergleichbarer Art und Weise ist auch der breitere historische Kontext speziell um jene Auswahl an 7 Unterzeichnenden der DVJ-Satzungen in Vergangenheit überwiegend im Dunkeln geblieben. In der vorliegenden Untersuchung wird eine detaillierte Rekonstruktion präsentiert, durch die speziell der Gründungsakt der DVJ, inkl. dessen Vorgeschichte, sowie die unmittelbaren Entwicklungen in den Jahren 1950–1952 multiperspektiv durchleuchtet und verständlich gemacht werden. Unter derartiger Betrachtungsweise der weiteren Institutionalisierungsschritte der Fachgesellschaft wird so die Grundlage dafür geschaffen, sich im Besonderen der Beantwortung der Frage nach den historischen Bezügen zwischen erster (DGKH) und zweiter Fachgesellschaft (DVJ) anzunähern. Im Allgemeinen wird anhand der Einordnung der Gründungsmitglieder veranschaulicht, dass die Konsolidierungsgeschichte der bundesdeutschen Kinder- und Jugendpsychiatrie in der unmittelbaren Nachkriegszeit als Schnittfläche breiterer historischer Kontexte aufgefasst werden kann. Erst aus den Überschneidungen der Geschichte der allgemeinen Psychiatrie und Neurologie mit der Geschichte der konkurrierenden Nachbardisziplinen (z. B. Psychologie und Pädiatrie), der bundesdeutschen Hochschulgeschichte, des wiedererrichteten Gesundheitswesens, der Entwicklung der alliierten Umgestaltungsbemühungen („denazification", „democratization") und – nicht unwesentlich – auch der Vergangenheitspolitik der bundesdeutschen Nachkriegsgesellschaft wird erkennbar, wie sich speziell das wissenschaftliche Feld der Psychiatrie des Kindes- und Jugendalters zu einer eigenständigen Disziplin entwickeln konnte.

8.2   Mögliche Alternativen zu Villinger als „Motor" der Entwicklung

Um zunächst die Vorentwicklung der „Neugründung" der vormaligen DGKH in der unmittelbaren Nachkriegszeit zu skizzieren, lohnt es sich, der folgenden Fragestellung nachzugehen: Warum erfolgte die Gründung auf Veranlassung Villingers in Marburg, an einem Ort, an dem 4

Jahre zuvor unter seinem Vorgänger Ernst Kretschmer nicht einmal eine eigenständige Kinder-abteilung bestand?

Zwar lässt sich konstatieren, dass einige historische Entwicklungspfade durch die 1940 in Wien vollzogene Gründung der DGKH auch für die DVJ angelegt waren, die als „Anbah-nung" oder „Vorbahnung" insbesondere aus der Psychiatrie heraus verstanden werden können. Auch waren diese Pfade von dem Kinderpsychiatriepolitiker und -organisator Werner Vil-linger seit 1940 betreten worden. Dennoch ist angesichts der in den 1940er- und 1950er-Jah-ren zunächst noch offenen Aushandlung über die professionelle Zuständigkeit für das geistig und psychisch normabweichende Kind zwischen verschiedensten, sich überlappenden Dis-ziplinen wie der Pädiatrie, Psychiatrie, (Heil- und Sonder-)Pädagogik etc. gegenüber retro-spektiv-deterministischen Interpretationen eine gewisse Vorsicht geboten. Auch hätte in der Person Hans Heinzes ein alternativer Gründungsvorsitzender in Frage kommen können, die DGKH zu reaktivieren.

▪ Hans Heinze

Nun liegt kein Dokument vor, das seine Teilnahme an der „Kinderkundlichen Woche" und damit an der DGKH-Gründung in Wien 1940 belegt. Jedoch wurde Heinze nach dem Tod des ersten Vorsitzenden Paul Schröder (6. Juni 1941) – nach einer Interimsphase Villingers als kommissarischem Vorsitzenden – durch das Reichsgesundheitsamt (Präsident: Hans Reiter) zum Nachfolger Schröders bestellt [283], [279]. Spätestens ab dem Jahr 1942 fungierte er in diesem Amt, und das bis zum Ende des Krieges. Heinzes damals entworfene „Vorschläge für eine zukünftige Neugestaltung jugend-psychiatrischer Anstalten" vom 6. Januar 1942 [12] zeugen von einer ausentwickelten Programmatik im Einklang mit der nationalsozialistischen Erb- und Auslesepolitik, wenngleich sich in seinen Vorschlägen eher die Ebene der prakti-schen Arbeit im Sinne von Schröders Charakterologie-Schule und der Erbpsychiatrie sowie die universitäre Ausbildungsfrage von Psychiatern des Kindes- und Jugendalters spiegeln (siehe auch ▶ Kap. 2). Überlegungen zur Etablierung des Faches als universitäre Disziplin sind in dem Dokument nicht enthalten. Auch blieben unter seinem Vorsitz entscheidende weiterfüh-rende Schritte seitens der jungen Fachgesellschaft DGKH aus. Villinger hatte noch nachweis-lich Schröders Planungen eines zweiten Kongresses der DGKH für das Jahr 1942 umzusetzen versucht. Entsprechende Ansätze sind für Heinze nicht belegt. Der anfangs für den Herbst angekündigte zweite Kongress in Würzburg (Werner Heyde), organisatorisch-zeitlich nämlich an den der Gesellschaft Deutscher Neurologen und Psychiater anschließend, war „infolge Behinderung von Berichterstattern", wie es offiziell hieß, zunächst „auf einen späteren Zeit-punkt verschoben" [86] worden. Hinter der Formulierung verbarg sich konkret die Weigerung der Wehrmacht, vor allem die Vortragenden für die GDNP-Tagung (erste Sektion: „Kriegs-erfahrungen bei Verletzungen des Gehirns", hierbei Hugo Spatz und Wilhelm Tönnis) auch nur vorübergehend vom militärischen Einsatz freizustellen ([283]:377). Durch die geplante organisatorische Verknüpfung mit der GDNP-Tagung kippte offenbar auch der zweite wissen-schaftliche Kongress der DGKH. Dieser kam bis Ende des Krieges nicht mehr zustande [279].

Und nach dem Kriegsende? Dokumente, die etwa eine offizielle Auflösung der DGKH beinhalten würden, sei es auf Grundlage eines Mitgliedermehrheitsbeschlusses, sei es durch die alliierten Militärverwaltungen, wurden bislang nicht gefunden. Daher ist bis auf Weiteres davon auszugehen, dass eine derartige Auflösung nicht stattfand. Der formal betrachtet weiter-hin amtierende Vorsitzende Heinze – Villinger bezeichnete sich zum Jahreswechsel 1945/1946 in vorsichtiger Weise noch immer als zweiter Vorsitzender der DGKH – konnte allerdings gezwun-genermaßen und anders als Villinger für mehrere Jahre keine Aktivitäten entfalten. Im Oktober 1945 hatte ihn zunächst die Entlassung aus seiner Stellung in Brandenburg-Görden ereilt ([126],

CD-ROM:39). Ein halbes Jahr später, im März 1946, wurde Heinze von der sowjetischen Alliiertengerichtsbarkeit zu 7 Jahren Haft verurteilt, von denen er 6 in verschiedenen Lagern verbüßte ([99], [204]:240). Als er dann im Oktober 1952 entlassen wurde und 1953 über Kontakte zunächst an einer Landesheilanstalt, der späteren Westfälischen Klinik für Psychiatrie Münster-Mariental, mit einer Assistenzarztstelle wieder Fuß fasste, war die DVJ unter Villingers Vorsitz seit nahezu 3 Jahren verbandspolitisch hochaktiv. Dass Villinger konkret über Heinzes Inhaftierung informiert war, lässt sich weder nachweisen noch widerlegen. Heinze wurde aber bei den psychiatrischen Nachkriegstagungen über Jahre hinweg nicht gesichtet, ein Umstand, der Villinger nicht entgangen sein dürfte.

Nachweisbar sind dagegen sehr persönliche Gründe Villingers dafür, in der unmittelbaren Nachkriegszeit möglichst zügig die Fäden in die Hand zu nehmen und sich wiederholt von Heinze zu distanzieren.

Der früheste in den Unterlagen der Fachgesellschaft auffindbare Hinweis darauf, dass Heinze unter den Augen des DVJ-Vorstands auf die Bühne der Jugendpsychiatrie zurückkehrte und seine Interessen zumindest auf regionaler Ebene formulierte, liegt für das Jahr 1954 vor. Heinze war im April desselben Jahres die Leitung der Jugendpsychiatrischen Klinik des niedersächsischen Landeskrankenhauses Wunstorf übertragen worden. Etwa zeitgleich trat eine nebenamtliche Tätigkeit an der jugendpsychiatrischen Beratungsstelle des Städtischen Gesundheitsamtes in Hannover hinzu ([201]:137). Im Oktober 1954 informierte der DVJ-Kassenwart Walter Gerson (Göttingen) den DVJ-Schriftführer Hermann Stutte (Marburg) darüber, dass im niedersächsischen Kultusministerium eine Sitzung zum Problemfeld der „Unerziehbarkeit" Minderjähriger stattgefunden hatte. Die regionalen Einzugsgebiete des Einweisungssystems müssen dezidiert Inhalt der ministeriellen Beratungen gewesen sein, denn Gerson schrieb nach Marburg (11.10.1954):

> **»** Wie Sie wissen, hat Herr Prof. Heinze, Wunstorf, (Schüler von Prof. Paul Schröder) auch die Möglichkeit, jugendpsychiatrische Untersuchungen in einer von ihm geleiteten Abteilung vorzunehmen. Hätten sie etwas dagegen, wenn gewisse Jugendliche, bei denen die Voraussetzungen zutreffen, in der dortigen Abteilung untersucht werden ... ? Ich frage deshalb an, weil ja die Untersuchungen möglichst in einer Hand bleiben sollen. Aber ich habe von mir aus in diesem Punkt eigentlich keine Bedenken (dass Herr Heinze in den Augen des Kultusministeriums als „sehr konstitutionell" angesehen wird und damit mehr oder weniger von tiefenpsychologischer Seite abgelehnt wird – das ganze Kultusministerium ist tiefenpsychologisch orientiert und zum Teil „an-analysiert" – dürfte ja wohl kein Hinderungsgrund sein) [58].

Unter Vorgriff auf die unten folgende detaillierte Darstellung ist zu erwähnen, dass Gersons eigene seit den 1930er-Jahren vertretenen Positionen zur „Unerziehbarkeit" und „Bewahrung" Minderjähriger durchaus anschlussfähig an Heinzes ausdifferenziertes jugendpsychiatrisches Auslesekonzept waren, wie auch er es seit den 1930er-Jahren vertreten hatte. Abgesehen von den aufschlussreichen Nebenbefunden zur erwähnten Hauskultur im Kultusministerium dokumentiert insbesondere Gersons vorauseilende Nachfrage, wie sehr die von der DVJ präferierte überregionale Versorgungs- und Infrastruktur bereits zentralisiert aufeinander abgestimmt war. Das von Gerson geleitete Göttinger Landeserziehungsheim erscheint hier als eine Art Vorposten des hessischen Zuweisungssystems, wie es unter Villingers konzeptioneller Ausarbeitung (Stutte) bereits installiert worden war.

Aus Gersons Eröffnung wird ersichtlich, dass die DVJ über Heinzes neue Stellung in Wunstorf seit einiger Zeit im Bilde war. Stuttes Antwortschreiben an Gerson gibt Aufschluss über Villingers Haltung gegenüber Heinze (16.10.1954):

» Wegen der Unerziehbaren-Untersuchung werden wir ja wohl noch einmal vor Weihnachten mit Ihnen und Pastor Wolf [sic] und Fräulein Schulze [sic!] [gemeint waren D. Johannes Wolff und Dr. Gertraude Schulz] zusammen sitzen – voraussichtlich in Göttingen. Dass Professor Heinze Untersuchung [sic] von Unerziehbaren übernimmt, halte ich nicht für bedenklich, obgleich ich aus Gründen, die ich Ihnen einmal persönlich sagen werde, glaube, dass mein Chef auf eine allzu enge Fühlungnahme mit diesem Herrn keinen besonderen Wert legen wird [58].

In dieser Quelle deutet sich bereits ein für die Entstehung der DVJ bedeutsames Netzwerk an, in das Villinger, Stutte und Gerson in der unmittelbaren Nachkriegszeit verortet werden können: der „Allgemeine Fürsorgeerziehungstag e. V." (AFET) unter dessen Vorsitzendem Pastor Johannes Wolff vom evangelischen Stephansstift in Hannover-Kleefeld. Worauf sich Stutte hierin abschließend bezog und worüber Gerson noch nicht in Kenntnis gesetzt war, hatte unmittelbar mit der Geschichte der ersten Fachgesellschaft DGKH zu tun. Villinger hatte dazu schon einmal im Januar 1946 an Kretschmer geschrieben, und zwar damals mit dem taktischen Kalkül, sich zum Benachteiligten des nationalsozialistischen Regimes zu stilisieren (21.1.1946):

» Ich war nach dem Willen von Paul Schröder-Leipzig nach seinem Tode Vorsitzender der Deutschen Gesellschaft für Kinderpsychiatrie und Heilpädagogik, verlor aber diesen Posten durch die Umtriebigkeit von Heinze, SS, der das Reichsgesundheitsamt zwang, mich zum zweiten Vorsitzenden zu machen. Belege habe ich nicht, da alles in Breslau blieb bzw. in der Bombennacht in Dresden verbrannte [79].

Hieraus spricht eine persönliche Kränkung über einen Vorgang, der schon 5 Jahre zurücklag. Villingers Schreiben lässt erstens den Schluss zu, dass er den komplexen Entscheidungsprozess des Jahres 1941 unter Einwirkung der Kanzlei des Führers („T4"), der zur Bestellung des radikaleren Heinze als Vorsitzenden und damit zu Villingers Verdrängung geführt hatte [279], nie ganz durchschaute. Wie sollte, so musste sich wohl auch Kretschmer fragen, Heinze das Reichsgesundheitsamt bzw. dessen Präsidenten Hans Reiter zu diesem Schritt „gezwungen" haben können?

Auf welche Information sich Villinger stützte, als er Heinze inmitten der Entnazifizierungsphase mit dem unheilvollen Attribut „SS" versah, kann nur gemutmaßt werden. Heinze war laut vorliegender Literatur kein SS[3]-Mitglied, dafür Mitglied der NSDAP[4], der NSV[5], des NSDoB[6], des Beamtenbundes sowie Mitarbeiter der Reichsleitung und Gaustellenleiter im Rassepolitischen Amt der NSDAP ([99]:14, [126]:346, [246]:511, [183]:109, [204]:240). Möglicherweise war es als Anspielung auf Heinzes enge Kontakte zu „T4"-Organisatoren wie Viktor Brack oder Werner Heyde gedacht, die – beide SS-Mitglieder – zudem über eine direkte Verbindung zum Reichsführer SS Heinrich Himmler verfügten. Über Viktor Bracks autoritäre Einflussversuche in den von Bodelschwinghschen Anstalten in Bethel, nämlich den dortigen

---

3 SS: Schutzstaffel
4 NSDAP: Nationalsozialistische Deutsche Arbeiterpartei
5 NSV: Nationalsozialistische Volkswohlfahrt
6 NSDoB: Nationalsozialistischer Deutscher Dozentenbund (die Abk. differiert je nach Quellenbestand)

Direktor und Pastor Fritz von Bodelschwingh zur Herausgabe seiner Patienten in die Euthanasie zu zwingen, war Villinger durch Korrespondenz mit seinem ehemaligen Chef im August
1940 ins Bild gesetzt worden ([283]:326). Da Kretschmer nach dem Kriegsende sehr bald als ein
Gegner des Nationalsozialismus galt, der ungeachtet seiner Distanz zum Regime bereitwillig
für unzählige ärztliche Kollegen Entlastungsschreiben verfasste – „Er wurde der personifizierte
Persilschein der deutschen Psychiatrie." (Roland Müller, [244]:402) –, kann zweitens Villingers
Anschreiben an Kretschmer vor allem als Verbrüderungsversuch unter vermeintlich gleichgesinnten Schicksalsgenossen interpretiert werden, die beide eine schwere Zeit mit Anstand
und Glück durchgestanden hatten. Aus den Zeilen spricht wenigstens Villingers Hoffnung,
seine empathieerheischende Anekdote von der Heinze-SS-Verschwörung könne Kretschmer
glaubhaft erscheinen.

Sollte Heinze überhaupt angedacht haben, seinen Anspruch als bestellter Vorsitzender der
DGKH wieder geltend zu machen, so war Villinger ihm – aus diesen persönlichen Motiven
heraus – längst zuvorgekommen. Zu dem Befund von Villingers Vorbehalten schließt sich
auch ein anderer nahtlos an, nämlich dass Heinze seitens der DVJ als einziger Fachvertreter
nicht von deren integrierender Vergangenheitspolitik profitieren konnte, durch die sukzessive
und vorbehaltlos Protagonisten der Erb-, Rassen- und auch Vernichtungspolitik in die Reihen
der Fachgesellschaft aufgenommen wurden. Bemerkenswerterweise findet sich auch in dem
als Fachorgan der DVJ neu etablierten *Jahrbuch für Jugendpsychiatrie und ihre Grenzgebiete* in
keinem der zwischen 1956 und 1967 erschienenen Bände I bis V – immerhin im Volumen von
1676 Buchseiten – auch nur ein Kurzbeitrag oder gar ein namentlicher Verweis (Mitteilungen, Personalia) auf Hans Heinze (sen.); allein für seinen Wunstorfer Oberarzt, Dr. Friedrich
(Fritz) Stöckmann, kann der Nachweis erbracht werden. Und auch aus den derzeit vorliegenden Überlieferungen zur Fachgesellschaft kann kein Dokument bis zu Heinzes Pensionierung
(1960) präsentiert werden, das eine Tagungsbeteiligung oder Mitgliedschaft des „Un-Kolle-
gen" aufzeigen könnte.

Irritationen um Hans Heinze (sen.)
Im DVJ-Fachorgan *Jahrbuch für Jugendpsychiatrie und ihre Grenzgebiete* wird an einer Stelle auf eine Publikation von
„Stöckmann" Bezug genommen, im Beitrag von Landesmedizinaldirektor Dr. Gerhard Bosch, Direktor der Rheini-
schen Landesklinik für Jugendpsychiatrie, Süchteln: *Über die Entwicklung der Todeserfahrung im Kindesalter* (1967,
VI: 42, 58). Stöckmann nahm ausweislich der Anwesenheitsliste an der wissenschaftlichen Tagung der DVJ 1959 in
Berlin teil [60]. Im fünften Band des Jahrbuches (Rubrik Mitteilungen, 1967, V:224) findet sich erstmals ein Hinweis
auf Hans Heinze (jun.) und dessen Inkorporation in die DVJ: „Die in Niedersachsen tätigen Kinder- und Jugendpsychiater schlossen sich zu einer ‚Arbeitsgemeinschaft Niedersächsischer Kinder- und Jugendpsychiater in der DVJ
e. V.' zusammen. Die Arbeitsgemeinschaft will sich bemühen, die jugendpsychiatrische Tätigkeit in Niedersachsen
zu koordinieren und sich für eine ausreichende jugendpsychiatrische Versorgung dort einzusetzen. Sie wählte Dr.
(Fritz) Held, Jugendpsychiatrische Klinik Königslutter, zu ihrem Vorsitzenden und Dr. Heinze, Jugendpsychiatrische
Klinik Wunstorf, zum Schriftführer." Im Personenregister desselben Bandes ist der Eintrag: „Heinze," als einziger fehlerhaft ohne den abgekürzten Vornamen zu finden. Handelt es sich um eine Verunsicherung der Schriftleitung im
Redaktionsprozess, die ihren Weg in den Druck fand? Zu Hans Heinze (sen.) lässt sich nur ein einzelner unbestimmter Literaturverweis – neben den Arbeiten von Paul Schröder, Werner Villinger, Hermann Stutte, Hans Walter Gruhle,
Walter Gerson, Adalbert Gregor – finden. Es handelt sich um den von Stutte für den AFET gemeinsam mit Pfeiffer
erarbeiteten Band *Grenzen der Sozialpädagogik. Ergebnisse einer Untersuchung praktisch unerziehbarer Fürsorgezöglinge* (1958 12:51). Entgegen dem Vermerk im Fließtext wurde aber die Arbeit von Heinze (sen.) im Literaturverzeichnis des Bandes dann nicht ausgewiesen.

■   **Personelle Alternativen**

Neben Heinze sind durchaus weitere Akteure für die Neugründung in Betracht zu ziehen. Blickt
man auf die Erstgründung in Wien 1940 zurück und fragt nach den damals Beteiligten wird
allerdings erkennbar, dass der Personenkreis nach 1945 doch recht eingeschränkt war. Dieser

Befund wird aus dem teilweisen Abtreten der älteren Generation einerseits bei einem gleichzeitig eklatanten und ungelöst gebliebenen Nachwuchsproblem andererseits erklärbar. Paul Schröder hatte schon nach dem 1. Internationalen Kinderpsychiatriekongress 1937 in Paris, als zunächst keinerlei konkrete Pläne zur Gründung einer deutschen Fachgesellschaft bestanden, gegenüber Ernst Rüdin die brennende Frage der Nachwuchsförderung im wissenschaftlichen Feld der Kinder- und Jugendpsychiatrie angesprochen. Mit Sorge blickte er diesbezüglich in die kommenden Jahre, wenn er selbst bald aus dem Staatsdienst und damit aus der praktischen klinischen Tätigkeit ausscheiden würde; er schrieb (9.8.1937): „Nachher wird sich in Deutschland kaum jemand finden, der das gleiche Interesse und die gleiche Liebe dafür hat" [33]. Auf der einen Seite war bei Kriegsende die Personalsituation noch prekärer, als er es 1937 hätte voraussehen können. Mehrere der im Nationalsozialismus als jüdisch klassifizierten und verfolgten Kollegen waren, soweit überhaupt möglich, bereits in den 1930er-Jahren emigriert. Der Berliner Jugendpsychologe und Psychosomatiker **Erich Stern** (s. u.) war nach Frankreich geflohen und erfuhr dort Hilfe von Georges Heuyer. Stern blieb nach dem Kriegsende zunächst in Paris (Sorbonne) und ging in den 1950er-Jahren in die Schweiz. Auch **Franz Kramer** lebte seit Jahren in Holland. Er lehnte eine Rückkehr trotz Lehrstuhlangebots aus Jena ab. **Ruth von der Leyen** hatte sich 1935 das Leben genommen. **Walter Fürstenheim**, unter Mitwirkung von August Homburger 1917 Begründer der sog. Städtischen Jugendsichtungsstelle in Frankfurt am Main, war 1938 nach England emigriert. Fürstenheim kehrte anders als Stern und Kramer nach Deutschland zurück (Frankfurt am Main, 1959). Sowohl Kramer als auch Fürstenheim unterhielten enge Kontakte zur DVJ und wurden ehrenhalber zu korrespondierenden Mitgliedern der Fachgesellschaft (1959 und 1965) gewählt.

Auf der anderen Seite waren einige Fachvertreter wie Paul Schröder selbst und auch Hermann Hoffmann (Gießen/Tübingen), „Doktorvater" von Hermann Stutte, bereits 1941 bzw. 1944 verstorben. Matthias Göring, der 1940 in Wien als Vorsitzender der Allgemeinen Ärztlichen Gesellschaft für Psychotherapie Ansprüche auf die jugendliche Patientenklientel erhoben hatte und nach Schröders Tod ernstzunehmende Versuche unternahm, die DGKH seiner Fachgesellschaft unterzuordnen, verstarb 1945 in einem russischen Lazarettlager in Posen an Ruhr ([204]:190).

Im weitesten Umfeld der DGKH-Gründung, der bald einsetzenden Nachfolgeregelung des Vorsitzes nach Schröders Tod sowie der verschiedenen Euthanasieprogramme sind mehrere Personen zu erwähnen, die vor allem als wichtige Knotenpunkte im Netzwerk der Euthanasietäter fungierten. Diese Netzwerke verloren bei Kriegsende sowohl an Grob- als auch Feinstrukturen und standen zur Allokation von Ressourcen nicht mehr wie noch während des Krieges zur Verfügung. Im Verlauf des Jahres 1945 waren Herbert Linden, Max de Crinis als auch Leonardo Conti nicht mehr am Leben. Sie hatten im April, Mai bzw. Oktober 1945 Suizid begangen ([275], [318], [195]:133f.). Viktor Brack und Karl Brandt waren im Nürnberger Ärzteprozess zum Tode verurteilt und 1948 gehängt worden; ebenso Paul Hermann Nitsche, der 1948 im Dresdener Euthanasieprozess zum Tode verurteilt wurde. Werner Heyde lebte bis zu seiner Verhaftung 1959 unter falschem Namen (Fritz Sawade) in Schleswig-Holstein und beging noch vor Prozesseröffnung ebenfalls Suizid (13.2.1964; [204]:252, [171]). **Hans Reiter**, als ehemaliger Präsident des Reichsgesundheitsamts und seit 1939 Mitherausgeber der *Zeitschrift für Kinderforschung* (Springer-Verlag) – zugleich Schwager des (Kinder-)Euthanasieorganisators Richard von Hegener (Kanzlei des Führers) – war zunächst bis 1947 interniert, sagte im Nürnberger Ärzteprozess als Zeuge zu Menschenversuchen aus ([241]:91–92) und arbeitete nach erfolgter Entnazifizierung in Hamburg von 1949 bis zu seinem Ruhestand 1952 als Arzt an der Kasseler Königin-Elena-Klinik ([204]:490, [237]:206). Belege für nach 1945 bestehende Kontakte zu Villinger liegen nicht vor. Anhand eines Dokuments aus dem Springer-Verlag kann nur belegt werden, dass Hans Reiter – anders als Villinger und Stutte – aus Sicht des Verlegers Dr. Ferdinand Springer für eine

Zusammenarbeit nicht mehr als tragbar angesehen wurde. An einen seiner Verlagsbuchhändler schrieb Springer wegen einer Anfrage Reiters:

» Anbei mit der Bitte um Rückgabe ein zu meiner Überraschung heut [sic] hier eingetroffenes Schreiben von Präsident [sic] Reiter. Vielleicht schreiben Sie, der ihn ja besser gekannt hat als ich, ein paar Zeilen an ihn. Der Flügge [gemeint ist offenbar der von Reiter und Berhard Möllers vormals herausgegebene „Carl Flügge's Grundriß der Hygiene. Für Studierende u. prakt. Ärzte, Medizinal- u. Verwaltungsbeamte", d. Verf.] wird nie wieder erscheinen und mit dem „Gesundheitsbüchlein" müssen wir warten, bis es wieder ein Gesundheitsamt gibt. Reiter kann natürlich als Herausgeber einer Zeitschrift bei uns nicht mehr in Frage kommen (Springer an Tönjes Lange, Berlin, 1.3.48, [85]).

Ernst Rüdin, einer der entscheidenden Weichensteller und Taktgeber der Psychiatrie im Nationalsozialismus [283], war nach 1945 bereits hoch betagt und starb 1952 im Alter von 78 Jahren. Das allein kann mit Blick auf Villingers immenses Arbeits- und Reisepensum bis 1961, als er mit 74 Jahren starb, nicht als Grund angeführt werden. Rüdins Kapazitäten waren jedoch durch seine juristische Auseinandersetzung mit der Schweiz über seine Ausbürgerung einerseits und durch die Sicherung seines Alterslebensunterhalts andererseits stark absorbiert ([342]:253–290).

Auf die Bedeutung des Psychiaters und „Zigeunerforschers" (auch: „Bastardforschung") **Robert Ritter** für die Geschichte der Kinder- und Jugendpsychiatrie ist in der vorliegenden Forschungsliteratur wiederholt hingewiesen worden. Ritter, der seine Ausbildung mit Schwerpunkt Psychiatrie des Kindes- und Jugendalters in Heidelberg, Paris, Zürich und Tübingen absolviert hatte und 1937 zum Comité de Propagande beim 1. Internationalen Kongress für Kinderpsychiatrie in Paris gehörte, verfolgte auch während des Krieges neben und innerhalb der Forschungen an Roma und Sinti seine jugendpsychiatrischen Interessen weiter. Dabei standen inhaltlich kriminalbiologische Fragen im Vordergrund, denen er als hauptverantwortlicher Wissenschaftler für die Sicherheitspolizei und den Sicherheitsdienst der SS in den beiden Jugendkonzentrationslagern Moringen und Uckermark nachging ([126]:529–530, [276], [280], [230]:95–109, [350]:200–201). Seinen (kinder- und jugend-)psychiatrischen Fachkollegen blieben Ritters umfassende Aktivitäten keineswegs verborgen, wie anhand eines zeitgenössischen Schreibens des späteren DVJ-Schriftführers Hermann Stutte belegt werden kann. Stutte arbeitete zu dem Zeitpunkt an der Poliklinik und in Nachfolge Ritters als Leiter des „klinischen Jugendheims" an der Tübinger Universitäts-Nervenklinik. Dort hatte er jüngst bei Hermann Fritz Hoffmann, unter dessen Betreuung auch Ritter seine Habilitation abschloss (1936), seine erbpsychiatrische Habilitationsschrift über Fürsorgezöglinge eingereicht. Stutte informierte wiederholt seinen im Felde stehenden Tübinger Kollegen Konrad Ernst mithilfe von Kurzberichten über aktuelle Ereignisse der Klinik, konkret im Januar 1944, mit Hinweisen sowohl auf Ritter als auch den Stand seiner (Stuttes) Habilitation (30.1.1944):

» Lieber Herr Professor! … und (dass) ich nun glücklicherweise auch meine Habilitat. hinter mich gebracht habe. Die wissenschaftl. Aussprache fand vor einigen Tagen statt und war natürl. retrospektiv harmloser, als die vorherige neurotische Alpdruckstimmung befürchtete. … Ich erfreue mich jetzt so ganz des Gefühls der Erleichterung, das eine derartige Etappe einem unwillkürlich eingibt. Jetzt kann man sich endlich guten Gewissens auch noch mal mit anderen Dingen befassen, als ledigl. Examensvorbereitungen. … Was kann Sie noch interessieren von hier? Der Erbdetektiv Ritter „geht" – um mit Ihren eignen Worten zu sprechen –„mal wieder um". Er hat sich einen jgdl. Muttermörder zur Begutachtung in die Klinik eingewiesen und kreuzt nun in mehrwöchigen Intervallen mal

immer wieder zu einer Untersuchg. des Delinquenten hier auf. Zwischendurch besucht er seine mittlerweile über ganz Deutschld. verteilten Filialen u. Forschungsstellen. …
Mein in Berlin befd. Manuskript [gemeint ist die Habilitationsschrift, d. Verf.] ist gottlob bei den letzten Angriffen unversehrt geblieben – wie mir Springer jetzt mitteilt. Vormutl. [sic] wird sich aber die Drucklegg. der Arbeit unter den jetzigen Verhältnissen zieml. verzögern [83].

Auf das Manuskript Stuttes, das nie als geschlossener Textkorpus gedruckt wurde und das als verschollen gilt, kann an dieser Stelle nicht eingegangen werden. Wie aber durch diese Quelle zusätzlich gestützt wird, war Stuttes Fachkollege Ritter sowohl wissenschaftlich als auch, wie schon der Hinweis auf Paris 1937 zeigt, verbandspolitisch überaus aktiv – trotz des Schwerpunkts auf angewandten Forschungsfragen. Ritter begegnet uns in Dokumenten nach 1945 als Jugendpsychiater mit Ambitionen wieder, hierbei sogar im näheren Umfeld der in Marburg entstehenden DVJ: nämlich in der städtischen Sozial- und Gesundheitsverwaltung der Metropole Frankfurt am Main, worauf noch einzugehen sein wird. Ritter hätte aufgrund seiner wiederholten Mitwirkung an Sitzungen über die hessischen Erziehungsberatungsstellen durchaus zum Gründungskreis der DVJ gehören können. Laut Protokoll nahm er aber nicht an deren Gründungsakt teil. Zu der Zeit war er aus gesundheitlichen Gründen kaum noch zu seiner Arbeit am städtischen Jugendamt in der Lage. Er verstarb im April 1951.

Als gänzlich neuer Akteur auf bundesdeutscher Ebene ist schließlich der Psychoanalytiker und Psychosomatiker **Alexander Mitscherlich** zu nennen, der im Sinne seiner Überlegungen zum Aufbau einer demokratischen Gesellschaft in der Bundesrepublik durchaus Ambitionen hatte, die psychotherapeutische Versorgungsstruktur für Kinder- und Jugendliche zu beeinflussen. In diesem Zusammenhang traf er sogar unmittelbar vor der Gründung der DVJ mit mehreren ihrer späteren Gründungsmitglieder im Rahmen des AFET zusammen (s. u.). Jedoch war Mitscherlich zunächst ganz durch den Nürnberger Ärzteprozess und die Anfeindungen in Folge seiner Prozessdokumentation in Anspruch genommen. Wie außerdem aus verschiedenen Forschungsarbeiten zu Mitscherlich hervorgeht – etwa zur Einrichtung der Abteilung für Psychosomatische Medizin an der Universität Heidelberg oder auch zu der des Sigmund-Freud-Instituts in Frankfurt am Main [268], [160], [187], [136], [242], gelang es Mitscherlich unter den kräftezehrenden Widerständen aus der Ärzteschaft (Psychiatrie) letztlich nicht, das Arbeitsfeld der minderjährigen Patienten im Sinne seiner Psychoanalyse und Psychosomatik maßgeblich zu bestimmen.

Franz Hamburger (1874–1954), österreichischer Pädiater und Mitorganisator der Kinderkundlichen Woche in Wien 1940, in deren Verlauf die DGKH auf Schröders Initiative hin gegründet wurde, war bei Kriegsende zunächst entlassen worden und trat 1947 in den Ruhestand ein. **Hans Asperger** (1906–1980) [188], bei der DGKH-Gründung in Wien anwesend und hierbei in einen kleinen Disput mit Moritz Tramer über die Begriffshoheit „Kinderpsychiatrie" versus „Heilpädagogik" verwickelt ([329]:52), erhielt zwar erst 1962 einen Lehrstuhl, baute aber in Wien die Heilpädagogik aus. Verbandspolitisch entwickelte er seit Längerem Aktivitäten, gehörte er doch seit Oktober 1945 als stellvertretender Präsident der Österreichischen Gesellschaft für Heilpädagogik an. Bereits 1942 hatte er als Vizepräsident der von jüdischen Ärzten bereinigten „Wiener Gesellschaft für Heilpädagogik" fungiert [38]. Direkte Verbindungen Aspergers zur bundesdeutschen DVJ mögen früh bestanden haben, sind gesichert aber erst für die Zeit ab 1958 nachweisbar. Asperger wurde 1958 erstmals zur wissenschaftlichen Tagung der DVJ nach Marburg mit einem Vortrag eingeladen und am 29.7.1958 zum korrespondierenden Mitglied der DVJ ernannt [61].

Unter den bundesdeutschen Pädiatern mit Interesse an der Psychopathologie des Kindesalter waren am ehesten der Greifswalder, dann Frankfurter (Main) Ordinarius **Bernhard de Rudder** sowie dessen ehemaliger Oberarzt **Carl-Gottlieb Bennholdt-Thomsen**, der 1948 den Lehrstuhl für Pädiatrie in Köln übernahm, prädestiniert, sich mit der wissenschaftlichen Etablierung des Feldes aus der Pädiatrie heraus zu profilieren. Doch wie die Untersuchung der Nachkriegspädiatrie in ihrem Verhältnis zur Kinder- und Jugendpsychiatrie aufzeigt, verstand die bundesdeutsche Pädiatrie die „Psychopathologie des Kindesalters" (den Begriff „Kinderpsychiatrie" vermied man noch bis Mitte der 1950er-Jahre) von jeher als zu ihrem Aufgabenbereich gehörend, weshalb eine Spezialisierung als Subdisziplin der Kinderheilkunde nicht zur Diskussion stand [327]. Man geht wohl nicht fehl zu formulieren, dass die Pädiatrie und ihre Fachgesellschaft, die nach Schröders Tod nun schon zum zweiten Mal in kurzer Zeitspanne im Gespräch gewesen war, die DGKH bei sich anzugliedern [278], [279], von den Nachkriegsbestrebungen der Kinder- und Jugendpsychiater um Villinger quasi überrumpelt wurde. Die pädiatrische Fachgesellschaft kooperierte noch kurz vor der Gründung der DVJ mit der Gruppe um Villinger im Rahmen der DGfK-Jahrestagung 1950 in Lübeck. Doch schon 2 Wochen später war sie mit der jungen DVJ vor vollendete Tatsachen gestellt. Im Sinne eines strategischen Brückenschlags trat allerdings Bennholdt-Thomsen 1951 auf ausdrücklichen Wunsch der DVJ als 2. Beisitzer in deren Vorstand ein und versuchte fortwährend, die Interessen der Pädiatrie in der DVJ zu vertreten; nicht immer mit Erfolg [327]. Im Verlauf der Jahre nahm die DVJ vereinzelt weitere Pädiater als Mitglieder auf.

Über die genannten Personen hinaus standen noch einige Psychiater bzw. solche mit dem Schwerpunkt auf der Psychiatrie des Kinder- und Jugendalters zur Verfügung. Unter diesen hatten allerdings bis 1949/1950 die wenigsten schon das entsprechend notwendige professionspolitische Standing erreicht und die dazugehörenden Ressourcen parat (z. B. Ordinariat für Psychiatrie/Neurologie, finanzielle Mittel, Vernetzungsgrad, Expertise), um selbst die Gründung einer wissenschaftlichen Fachgesellschaft voranzutreiben. Einzelne dieser Personen, wie Max Eyrich (▶ Kap. 9, [204]:143), Walter Gerson, Gerhard Kujath [7], [42], [43], [97] oder Franz Günther von Stockert, finden sich auf der Anwesenheitsliste des DVJ-Gründungsaktes von 1950. Oder aber Elemente wie Machtposition und nötige Ressourcen waren vorhanden, jedoch lag der Interessenschwerpunkt der entsprechenden Akteure verstärkt auf anderen Feldern. Als psychiatrische und/oder neurologische Schwergewichte der Nachkriegszeit mit gewisser Affinität zu Fragestellungen über minderjährige Patienten kamen u. a. Hans Bürger-Prinz (Hamburg), **Karl Kleist** (Frankfurt/M.), dessen Nachfolger **Jürg Zutt** und vor allem **Ernst Kretschmer** (Tübingen) in Frage. Auf Kleist und Zutt soll an dieser Stelle nicht vorgegriffen werden, da beide ausführlich im ▶ Abschn. 8.8 thematisiert werden.

■ Ernst Kretschmer

Zwar bestand die traditionell in Tübingen vorhandene Kinderstation (frühere Leitung: Villinger, Stutte) auch unter Kretschmers Ägide unter der Leitung von Heinrich Koch fort. Auch gab es in Tübingen bald eine Erziehungsberatungsstelle, der Kretschmer formal vorstand (Erziehungs- und Jugendberatung beim klinischen Jugendheim der Universitäts-Nervenklinik, Träger Universität Tübingen; [294]:43). Befragt man aber Kretschmers wissenschaftliches Werk, so lässt sich der Befund erheben, dass er persönlich eher ein verhaltenes Interesse an der Kinder- und Jugendpsychiatrie hatte, das sich wenn überhaupt aus seiner Intelligenz-, Sexual- und vor allem der Konstitutionsforschung ableitete [260]. Mit Kretschmers Lehrstuhlwechsel nach Tübingen 1946 erlebte der Psychiatriestandort in Tübingen einen bemerkenswerten Aufschwung, jedoch vorrangig in der Psychotherapie. Die üppige personelle Ausstattung und das umfangreiche Fort- und Weiterbildungsprogramm konnte Villinger – nun von Marburg aus zurückblickend – nur neidvoll anerkennen. An seinen ehemaligen Tübinger Kollegen und Kretschmers neuen Oberarzt Konrad Ernst schrieb Villinger (5.7.1946):

» Von der inneren Wandlung an der Tübinger Klinik haben wir natürlich gebührend
Kenntnis genommen. Möge sie wissenschaftlich und ärztlich aufblühen, nachdem sie jetzt

Tummelplatz so vieler bedeutender Kräfte geworden ist! Dort ein fast beängstigender Überfluß an voll ausgebildeten Fachärzten und Dozenten, hier dagegen nun seit nunmehr 3 1/2 Monaten ein katastrophaler Mangel (3 angelernte junge Herren und 1 bis 2 Medizinalpraktikanten)! Herzliche Grüße von uns dreien an die alte Garde! [84].

Als Kretschmer erstmals seit dem Kriegsende die GDNP-Mitglieder zu einer Tagung zusammenrief (9.-12.9.1947), bei der auch der vollkommen ungeklärte verbandsrechtliche Status der GDNP besprochen werden sollte – die Mitglieder waren sich nicht sicher, ob die Fachgesellschaft vereinsrechtlich überhaupt noch bestand – war Villinger nicht anwesend. Dass Villinger, dessen Vortrag im Programm bereits angekündigt war, „verhindert" gewesen sei, wurde im Tagungsbericht vermerkt ([192]:563). Villinger schrieb, soweit bislang bekannt, seine Absage nicht an Kretschmer, sondern an Konrad Ernst und er begründete sein Fernbleiben mit den Worten, es sei ihm „unter den obwaltenden Umständen zu viel geworden, jetzt auch noch nach Tübingen zu kommen" (10.9.1947, [84]). Die Begründung wirkt rückblickend vorgeschoben, denn ausgerechnet Villinger, der keine Fachtagung, keinen Kongress mit Bedeutung für die Psychiatrie bzw. Kinder- und Jugendpsychiatrie ausließ, sollte keine Zeit aufbringen können? Wie noch zu zeigen sein wird, hatten die „Umstände" der Marburger Klinikübergabe Kretschmers im Frühjahr 1946 (insbesondere die Frage der von Tübingen nach Marburg wechselnden Assistenten Alfred Brobeil und Hermann Stutte) einigen Unmut aufseiten Villingers nach sich gezogen, der noch über den Sommer 1946 hinaus nachgeklungen haben könnte, solange nämlich die Spruchkammerverfahren nicht abgeschlossen waren. Im Jahr 1948 müssen sich, so scheint es, die Wogen wieder geglättet haben, als auf Einladung Villingers (und Ferdinand Kehrers als „Vorsitzender der vorbereitenden Kommission" zur Wiedergründung der GDNP) unter Anwesenheit Kretschmers die nächste GDNP-Tagung in Marburg abgehalten wurde. Dort wurde ein „geschäftsführender Ausschuß" der GDNP unter Kretschmers Vorsitz gegründet, der die vereinsrechtliche Situation der GDNP endlich klären sollte. Diesem gehörte Villinger als die amerikanische Besatzungszone repräsentierender Fachvertreter an ([147]:17f.). Bei der Marburger Errichtung der 1950 noch „Gesellschaft für Jugendpsychiatrie, Heilpädagogik und Jugendpsychologie" genannten „Tochter"-Fachgesellschaft war dann wiederum Kretschmer nicht anwesend. Er entsandte nur einen seiner Mitarbeiter, den er 1946 aus Marburg mitgenommen hatte: Heinrich Koch.

■ **Hans Bürger-Prinz**

Noch eher als Kretschmer hatte Hans Bürger-Prinz als ehemaliger Oberarzt von Paul Schröder ein genuines Interesse an Kinder- und Jugendpsychiatrie. Da er selbst an der Hamburger Klinik mit seinem Oberarzt Heinrich Albrecht einen entsprechenden Schwerpunkt in Form einer Klinikabteilung institutionalisierte – ein Ordinariat für Kinder- und Jugendpsychiatrie entstand dort 1966 unter Albrecht –, wäre auch er für eine Neugründung in Frage gekommen, zumal er vor dem Krieg vorübergehend (1943–44) an der *Zeitschrift für Kinderforschung* mitgewirkt hatte. Der stärkste Bezug dürfte für Bürger-Prinz durch seine Leipziger Zeit bei Schröder entstanden sein. Allein seine Memoiren zeugen von der persönlichen Verehrung für den akademischen Lehrer. Im Kapitel „Ein großer Lehrer und Arzt: Paul Schröder" zeichnet er ein eindrückliches Bild des verstorbenen Fachvertreters:

》 Es war noch kein Jahr vergangen, als ich auf einem medizinischen Kongreß mit einem sehr besonderen Mann ins Gespräch kam. Äußerlich verkörperte er nicht gerade das, was man unter einer eindrucksvollen Figur versteht: mittelgroß, Hängeschultern, Hängebauch, und die X-Beine endeten in seltsame Knick-, Platt- und Spreizfüße. Sein Berliner Dialekt war unüberhörbar. Nein, er war keine imponierende Erscheinung, und wer diesen Mann nicht näher kennen lernte, konnte gewiß meinen, es handle sich lediglich um einen etwas mürrischen Herrn mit einem bedeutenden Ausdruck im Gesicht. Auch bei näherem Hinsehen entdeckte man alles andere als eine Frohnatur. Wohl aber eine tief beeindruckende Persönlichkeit. Und für jeden Angehörigen des Fachs genügte natürlich sein Name: Paul Schröder. Von ihm wusste man, daß er unter Psychiatern der große Praktiker war, kein Mann der diffizilen Diskussion, sondern der Kliniker mit der weiten, sicheren Erfahrung. Paul Schröder fragte mich nun, ob ich als erster Oberarzt zu ihm nach Leipzig kommen wolle ([122]:113f.).

Villinger und Bürger-Prinz kannten sich seit Längerem aus der Zeit vor dem Kriegsende. Villinger war noch kurz vor seinem Amtsantritt als Lehrstuhlinhaber in Breslau 1940 an Bürger-Prinz' Klinik in Hamburg-Eppendorf „zur informatorischen Tätigkeit" ([185]:25) als Arzt tätig geworden. Anders als Villinger, der die sog. Entnazifizierung vergleichsweise erfolgreich passierte und bald als Entlasteter eingestuft wurde (s. u.), konnte Bürger-Prinz seine Suspendierung durch die alliierten Behörden nicht so schnell aufheben und wieder tätig werden. Allein aus der Tatsache, dass Bürger-Prinz und Albrecht persönlich am Gründungsakt der DVJ in Marburg teilnahmen, kann zumindest geschlossen werden, dass er Villinger, der zudem persönliche Bezüge zur Vorgängerorganisation DGKH vorzuweisen hatte, den Vorrang auf diesem Feld überließ. Bürger-Prinz amtierte überdies seit April 1950 als Präsident der Deutschen Gesellschaft für Sexualforschung und hatte neben seiner Klinikleitung im Jahr 1949 die „Forschungsstelle für menschliche Erb- und Konstitutionsbiologie" errichtet, die bis 1951 aktiv blieb ([204]:83). Zieht man zusätzlich das Protokoll des Marburger Gründungsaktes von 1950 hinzu und fragt quasi rückwirkend nach Bürger-Prinz' genuinen Interessen an einer solchen Fachgesellschaft, wird deutlich, welche exquisiten, aber hinter Villingers breiten sozial- und jugendpsychiatrischen Ambitionen weit zurückfallenden Elemente der jungen Disziplin ihm attraktiv erschienen. Es ging darum, „dass der Erfahrungs-, Gedanken- und ggf. auch Fallaustausch im Rahmen einer solchen (kleinen) Vereinigung sehr fruchtbar und vorbildhaft werden könne für die wissenschaftliche Forschung. Auch für die Ausbildung des Nachwuchses (Assistentenaustausch der jugendpsychiatrischen Univ.-Kliniken) und für die Stellenvermittlung könne sich ein solcher Zusammenschluss sehr vorteilhaft auswirken" (Protokoll Jugendpsychiater-Treffen 21./22.10.1950).

Ursula Wanckel
Zur Teilnehmerliste des Jugendpsychiater-Treffens von 1950 sei an dieser Stelle vorweggenommen, dass es sich bei der in der vorliegenden Forschungsliteratur nicht identifizierten „Dr. Wanchel, Oberstraße 125, Hamburg 13" um Dr. med. Ursula Wanckel handeln dürfte, die mit Bürger-Prinz gemeinsam nach Marburg anreiste. Wanckel war gerade erst im Jahr 1949 an der Medizinischen Fakultät der Universität Hamburg mit einer immunologischen Arbeit promoviert worden (*Elektrokardiographische Studien am Meerschweinchen nach Injektion von Diphterie-Formol-Toxoid und einem Diphtherietoxin-Antitoxingemisch: als Beitrag zur Frage der Wirksamkeit der Toxoidtherapie bei der Diphtherie* Hamburg, 1949, Hochschulschrift: Hamburg, Med. F., Diss. v. 14. Juni 1950.) Im Jahr 1952 erschien im *Archiv für Psychiatrie und Zeitschrift Neurologie* ein wissenschaftlicher Beitrag unter ihrem Namen. Wanckel publizierte gemeinsam mit dem Psychiater Herbert Lewrenz aus der Psychiatrischen und Nervenklinik [339]. Bei der von ihr angegebenen Adresse könnte es sich um die Privatwohnung gehandelt haben, die nur einen 20-minütigen Fußweg vom Klinikgelände Eppendorf entfernt lag, wo sich unter der Adresse „Martinistraße 52" (s. Protokoll, Eintrag Bürger-Prinz und Heinrich Albrecht) die Uni-Nervenklinik befand. In der Publikation von 1952 wurde allerdings die Schreibweise des Familiennamens nicht mit „ck" sondern nur mit „k" gedruckt. Für diese historische Identifizierung spricht auch, dass Bürger-Prinz unmittelbar nach der Scheidung von seiner zweiten Frau im Jahr 1949 (Dr. med. Annemarie Segelke) bereits 1950 erneut heiratete, und zwar Ursula Wanckel, mit der er bis zu seinem Tod (29.1.1976) zusammen blieb ([305]:102). Man kann annehmen, dass Bürger-Prinz mit seiner jungen Klinikmitarbeiterin und zukünftigen Frau auf Reisen ging, um der DVJ-Gründungsveranstaltung in Marburg beizuwohnen. Zu bemerken ist, dass sie in der Marburger Anwesenheitsliste nicht unter der Rubrik „Gäste" eingetragen wurde. Nach dem Marburger Treffen konnten auf Grundlage der Quellen keine Bezüge zwischen ihr und der späteren DVJ hergestellt werden.

- **Resümee**

Um auf die zu Beginn dieses Abschnitts genannte Frage zurückzukommen: Villinger hatte auf lange Sicht betrachtet nicht nur seit spätestens 1940/1941 eine Antwort auf die von Schröder schon 1937 gegenüber Rüdin gestellte Frage nach einer legitimen Führungsfigur der deutschen Kinder- und Jugendpsychiatrie parat, sich selbst und nicht etwa Hans Heinze, sondern arbeitete, wie anhand des Personenkreises beim Gründungakt der DVJ aufgezeigt werden kann, intensiv an der Lösung des drückenden Nachwuchsproblems des jungen Faches unter seiner Steuerung. Doch dafür musste er nach dem Ende des Krieges zuallererst seine eigene Existenzsicherung und fachliche Etablierung sicherstellen.

8.3   Etablierung I

8.3.1   Der Lehrstuhltausch Tübingen – Marburg: Werner Villinger

Die Militärverwaltung der amerikanisch besetzten Zone, in die auch der Raum Groß-Hessen fiel, hatte sich einer ganzen Reihe von Herausforderungen zu stellen. Dazu zählte mit hoher Priorität versehen die Wiederherstellung und Sicherung der Gesundheitsversorgung der Bevölkerung ([173]:653) bei gleichzeitig gewünschter Identifizierung und Entlassung von Nationalsozialisten aus den Stellen des Gesundheitssystems. Entsprechend waren auch Mitarbeiter des Hochschulwesens von zumindest vorübergehender Internierung und Überprüfung auf NS-Belastung betroffen [148]. Der Medizinischen Fakultät an der im September 1945 wieder eröffneten Philipps-Universität Marburg verlangte diese Situation Organisationsgeschick, Improvisation und Zusatzbelastung unterqualifizierter Kräfte ab. Mehrere Kliniken und Lehrstühle konnten zwar trotz Anwärtermangels wiederbesetzt werden. Einige jedoch mussten im Mai 1946 ohne vollwertige Leitung auskommen und behelfsmäßig kommissarisch z. B. mit habilitierten Oberärzten geführt werden. So unterstanden z. B. die Frauenklinik, die Gerichtliche Medizin, die Medizinische Poliklinik sowie die Kinderklinik nur einer kommissarischen Leitung [53]. Zwei Jahre später hatte sich die Situation kaum gebessert. Noch immer wurden 5 Lehrstühle kommissarisch vertreten, an 5 weiteren fand keinerlei Lehre für Studenten statt. Ein weiteres Jahr danach, 1949, führte eine Pensionierungswelle im ohnehin überalterten Kollegium zur absoluten Krise. Von 18 Lehrstühlen waren nur noch 5 regulär besetzt ([173]:657). Die Situation entspannte sich erst zu Beginn der 1950er-Jahre.

- **Psychiatrische und Nervenklinik Marburg**

Im Falle der Psychiatrischen und Nervenklinik verlief die Entwicklung auf besondere Weise. Nachdem die Berufung des amtierenden Lehrstuhlinhabers Kretschmer an die Universität Tübingen 1946 nicht zu verhindern war, sah sich die Fakultät frühzeitig nach einem potenziellen Nachfolger um, der wenn möglich ein eigenes Forschungsgebiet einbringen konnte. Wie an vielen Universitätsstandorten spielten dabei persönliche Beziehungen eine maßgebliche Rolle. Diese Verflechtungen hatten schon während der letzten Kriegsjahre begünstigt, vor allem diejenigen Fachvertreter mit Professur aus den östlichen Gebieten (z. B. Standorte: Prag, Breslau, Königsberg), die wegen der heranrückenden sowjetischen Truppenverbände gen Westen des Reichsgebietes aufgebrochen waren, wieder in annähernd adäquate Positionen zu bringen. Dabei entstanden geradezu Pfade entlang der Netzwerkstrukturen. Aus historischen Studien zu Universitätsstandorten wird erkennbar, dass z. B. der Hochschulstandort Münster Zielort für Akademiker der Reichsuniversität Prag war [152]. Aber auch die Universitäten in Heidelberg – Anlaufpunkt vieler Ordinarien aus Schlesien, die u. a. durch die Hilfe von K. H. Bauer in Heidelberg unterkommen konnten [286] – und Tübingen (Transfer aus der Reichsuniversität Straßburg [349], [133], [259]) dienten als Drehscheiben für Wissenschaftler, die entweder vor Ort oder recht bald von dort ausgehend wieder Fuß fassen konnten.

Werner Villinger hatte seit Februar 1940 das Ordinariat für Psychiatrie und Nervenheilkunde in Breslau (Flucht nach Dresden im Januar 1945) inne, bevor es ihm gelang, noch während der letzten Kriegsmonate das Direktorat der Psychiatrischen und Nervenklinik der Universität Tübingen nebst vertretungsweiser Übernahme des Lehrstuhls übertragen zu bekommen ([185]:30). Villinger gab sich nicht unbegründet Hoffnungen hin, den traditionsreichen Standort in Tübingen bald selbst mit einem ordentlichen Lehrstuhl vertreten zu können. Er hatte dort einen wichtigen Abschnitt seiner eigenen akademischen Ausbildung unter Robert Gaupp absolviert. Er war 1920 bei Gaupp promoviert worden, hatte bereits seit 1919 als Assistenzarzt in der renommierten Tübinger Klinik für Nerven- und Gemütskranke gearbeitet und dort die Leitung eines Klinischen Jugendheims inne ([185]:13, [281]:1058). Doch die noch während des Krieges erfolgte Anfrage an ihn seitens des Reichsministeriums für Wissenschaft, Erziehung und Volksbildung, ob er den Tübinger Lehrstuhl als Nachfolger des verstorbenen Hermann Hoffmann (1891–1944) übernehmen würde, konnte kriegsbedingt nicht mehr in einen Verfahrensabschluss mit offizieller Berufung überführt werden. Der zuständige Ministerialreferent und Psychiater Max de Crinis, der Villinger wegen des Ordinariats angesprochen und dafür avisiert hatte, nahm sich unmittelbar vor Kriegsende in Berlin das Leben [195]. Die Nachricht der Tübinger Medizinischen Fakultät vom Sommer 1945, demnach Kretschmer den Lehrstuhl bekommen sollte, bedeutete für Villinger einen herben Rückschlag. Jedoch eröffneten sich zugleich neue Perspektiven. Villinger erhielt verschiedene Stellenangebote, u. a. eine Tätigkeit an seiner früheren Dienststelle am Hamburger Gesundheitsamt, die er jedoch alle als unattraktiv ablehnte ([185]:31). Die Tübinger Medizinische Fakultät beschloss in ihrer Sitzung vom 7. Juli 1945 sich dafür einzusetzen, Villinger als Ausgleich auf den in Marburg frei werdenden Lehrstuhl zu verhelfen (Protokoll der Fakultätssitzung, 7.7.1945, [74], [185]:31). Wie dabei persönliche Kontakte in kollegiale Unterstützung münden konnten, belegt ein Schriftstück eines früheren Breslauer Kollegen Villingers, des amtierenden Rektors der Heidelberger Universität **Prof. Karl Heinrich Bauer** ([204]:31), an Ernst Kretschmer. Darin leistete Bauer Schützenhilfe für Villinger und versuchte so, dessen Berufung nach Marburg argumentativ vorzubereiten. Er schrieb am 9. September 1945 im Zusammenhang mit Villingers Nachfolge an den (noch) Dekan Ernst Kretschmer über Villinger als Nachfolger des 1938 verstorbenen Breslauer Psychiaters und Kriminalbiologen Johannes Lange:

» Persönlich war ich mit Johannes Lange aufs Engste befreundet. Gemeinsames Schicksal, gleiche Zugehörigkeit zum Rotaryklub und später zu einer Antinazivereinigung, vielfache gemeinsame Interessen (Erbbiologie), das von uns gemeinsam mit Just herausgegebene Handbuch der Erbbiologie des Menschen, banden uns sehr aneinander. Sein letzter Brief galt mir.
So war ich an Villinger, als Nachfolger von Lange, besonders interessiert, [sic] Vielleicht interessieren Sie einige Worte eines Mannes, der lange Jahre seines Wirkens in Breslau zu übersehen vermag.
V. hat sich sofort durchgesetzt, die Klinik straff geführt und sich in der Fakultät, beim Militär, mit Vorträgen, vor Gericht vorzüglich bewährt. Wissenschaftlich können Sie ihn ja selbst genau beurteilen. Menschlich und charakterlich kann ich ihm das beste Zeugnis ausstellen. Ich kenne seine politischen Schicksalsdaten nicht im Einzelnen, kann mich aber verbürgen, dass er eine klare Antinazieinstellung hatte, solange ich ihn kenne. Es wäre tragisch, wenn

dieser bewährte Mann an den Zweifelhaftigkeiten eines Datums scheitern sollte. [Gemeint war vermutlich der Eintritt in die NSDAP 1937, d. Verf.]
V. stand auch in Heidelberg in vorderster Linie. Wir haben uns für Kurt Schneider entschieden. Derjenige, der weiss, was Carl Schneider bedeutet hat, kann uns sicher verstehen [50].

Im November 1945 informierte Kretschmer, der gerade den Ruf nach Tübingen angenommen hatte, seinen Kollegen Villinger darüber, dass dessen Chancen in Marburg nicht gut standen. Der Lehrstuhlwechsel war folglich im Gespräch gewesen. Kretschmer empfahl Villinger zu diesem Zeitpunkt, sich eine Stelle im württembergischen Anstaltsdienst zu suchen ([185]:31) – mit Sicherheit nicht zur Erbauung Villingers angesichts dieser psychologischen Degradierung. Reibungslos gestaltete sich Villingers Beginn in Marburg also keineswegs. Und auch nachdem dieser doch vertretungsweise die Amtsgeschäfte von Kretschmer übernommen hatte, sah er sich mit ungeahnten Schwierigkeiten konfrontiert, die seine Arbeit zu beeinflussen drohten. Deren Ursache lag nicht unwesentlich in Villingers eigener Vergangenheit im Nationalsozialismus begründet, zu der er sich mehrmals intensiv erklären musste (1945/46 und 1961).

Darüber hinaus hatte sich Villinger von Beginn seiner Marburger Tätigkeit an mit Defiziten der von Kretschmer übernommenen Psychiatrischen Nervenklinik zu befassen, die es seiner Einschätzung nach lange Zeit unmöglich machten, den gegebenen Anforderungen einer modernen Klinik gerecht werden zu können. Anders als im Falle seiner erfolgreich vollzogenen Entnazifizierung begleitete ihn jene als ungenügend empfundene personelle, finanzielle und infrastrukturelle Ausgestaltung der Klinikarbeit praktisch bis zum Ende seiner Amtszeit. Auf beide Aspekte soll nun näher eingegangen werden, da trotz aller Hindernisse insbesondere das Passieren der Entnazifizierung, aber zugleich auch die Etablierung am Marburger Universitätsstandort sich als vorgelagerte notwendige Grundvoraussetzungen für die Initiierung der späteren DVJ darstellen, ohne die Villinger (z. B. als württembergischer Anstaltsleiter) nicht derart als Motor der Institutionalisierung und Professionalisierung der Kinder- und Jugendpsychiatrie hätte auftreten können.

8.3.2 „Denunziation" im Zuge der Entnazifizierung Villingers

Im April des Jahres 1946, Villinger war bereits mit seiner Familie nach Marburg übergesiedelt, um die Amtsgeschäfte von Kretschmer zu übernehmen, erreichte ihn der Fragebogen für die notwendige Überprüfung im Zuge des „Gesetzes zur Befreiung vom Nationalsozialismus und Militarismus". Der öffentliche Kläger der Spruchkammer der Stadt Marburg forderte Villingers Einstufung in Gruppe IV als „Mitläufer" inkl. einer Sühnezahlung von 2000 RM wegen dessen Mitgliedschaft in der NSDAP (seit 1937 ([185]:33). Etwa zeitgleich wurde dem Rektorat der Philipps-Universität durch einen Vertreter der Philosophischen Fakultät, Prof. Dr. Werner Krauss, Folgendes zur Anzeige gebracht (der Vorgang fand eine erste Erwähnung bei Holtkamp [185]:33):

» Es sind sehr schlimme und belastende Dinge über das politische Vorleben des neuen Direktors der Psychiatrischen Klinik im Umlauf. Bei näherer Nachprüfung ergab sich leider, dass es sich nicht um haltlose Gerüchte handelt, [sic] Ernsthafte Zeugen in dieser Sache sind Dr. Mayen und seine Frau, die als Sekretärin des DRK beschäftigt ist. Ich mache von meinen Kenntnissen natürlich keinen weiteren Gebrauch, jedoch muss ich annehmen, dass auch andere Personen im Bilde sind ([71], [185]:33).

Werner Krauss

Werner Krauss war seit 1942 außerplanmäßiger Professor für Romanistik an der Universität Marburg. Als Mitglied der Widerstandsgruppe „Rote Kapelle" in Berlin wurde er 1943 wegen Beihilfe zu Hochverrat 1943 zum Tode verurteilt. Er überlebte, da die Todesstrafe (nach Gutachten von Karl Vossler, Ernst Robert Curtius und Hans-Georg Gadamer) in eine fünfjährige Haftstrafe umgewandelt wurde. Nach seiner Haftentlassung bei Kriegsende hatte er u. a. durch Unterstützung Gadamers 1946 zunächst wieder in Marburg, dann ab 1947 in Leipzig einen Lehrstuhl inne ([94]:722).

Nach Aussagen der Zeugen hatte Villinger während seiner Breslauer Dienstzeit durch seine Gutachten dafür gesorgt, dass mind. ein, möglicherweise zwei Intellektuelle in ein Konzentrationslager verbracht wurden, denen zuvor durch einen in Breslau niedergelassenen Arzt, den genannten Dr. Mayen, Haftuntauglichkeit attestiert worden war. Diese Gutachten sollen erstellt worden sein ohne persönliche Untersuchung durch Villinger. Zudem habe Villingers ehemalige Breslauer Sekretärin geäußert, Villinger nehme auf die politische Lage Rücksicht und passe sich ihr in seinen ärztlichen Gutachten an. Außer dem Ehepaar Mayen wisse auch „Prof. Lauber" – Hans-Joachim Lauber war 1942–1945 außerordentlicher Professor für Chirurgie in Marburg [94] – von den Ereignissen, der erklärt habe, er werde nicht eher ruhen, „bis die Bombe geplatzt sei" ([71], [185]:33).

Im Zuge des daraufhin initiierten universitären Untersuchungsausschusses wurden die beteiligten Personen zu persönlichen Gesprächen ins Rektorat gebeten. Krauss informierte später die Spruchkammer Marburg-Stadt [22]. Die Befragungen des Ehepaars Mayen und Lauber fanden am 17. April 1946 statt. Dabei schilderte Dr. Mayen nicht nur seine Gespräche mit der ehemaligen Sekretärin Villingers, eine seiner damaligen Patientinnen, nach deren Eindruck Villinger ein „strammer Nazi" gewesen sei und stark mit dem System mitgegangen wäre. Erwähnt wurde zudem durch Frau Dr. phil. Mayen ein weiterer Bericht von Joseph Heider aus Breslau, aus dem Frau Mayen den Eindruck gewinnen musste, „dass in der Klinik Menschen umgebracht wurden". Damit verwies sie auf die während des Zweiten Weltkriegs auch an schlesischen Patienten durchgeführten Krankenmordprogramme, von denen möglicherweise auch solche aus Villingers Breslauer Universitätsnervenklinik betroffen gewesen sein könnten.

Villinger seinerseits, durch den stellvertretenden Rektor Emil Balla (Theologe) vorab am 13. April 1946 befragt, legte sich eine Verteidigungsstrategie zurecht, die bei Abschluss der Ermittlungen zu einem Ergebnis zu seinen Gunsten führte und die zugleich seine Einstufung bei der Spruchkammer in Gruppe V (Entlasteter) zur Folge hatte. Für die Universitätskollegen entwickelte Villinger eine mehrseitige Stellungnahme, der er mehrere Entlastungsschreiben („Persilscheine") beilegte, die wiederum auch der Spruchkammer übergeben worden waren.

Die Entkräftung der indirekt widergegebenen Aussagen seiner in Breslau auf private Kosten angestellten Sekretärin bereitete ihm die geringste Mühe. Diese sei, wie sich leider damals herausgestellt habe, „intellektuell nur mäßig begabt" und unorganisiert gewesen. Sie habe ständig die Arbeitszeit verkürzt, den Eindruck von Abgehetztheit vermittelt sowie Krankheits- und Urlaubszeiten verlängert. Mehrere ärztliche Kollegen hätten sie für „hysterisch" gehalten. An die vom Ehepaar Mayen vorgebrachten Fälle von drohender Konzentrationslagerhaft wollte sich Villinger ohne Einsicht der Breslauer Akten nicht erinnern können. Er hielt allerdings grundsätzlich eine solche Handhabung insbesondere ohne persönliche Untersuchung des Patienten für ausgeschlossen. Überhaupt habe er sich stets bemüht, „der Gestapo gegenüber mit besonderer Umsicht und Sorgfalt alles aufzubieten, was ärztlich und menschlich möglich war, um niemand ihr Opfer werden zu lassen" ([185]:33).

Da Villinger vor seiner Breslauer Zeit viele Jahre als Chefarzt an den von Bodelschwinghschen Anstalten Bethel bei Bielefeld gearbeitet hatte, war es ihm ein Leichtes, auf seine christliche

Grundeinstellung zu verweisen, „die in der Klinik ebenso allgemein bekannt war wie meine ablehnende Einstellung der NSDAP und ihrem Führer gegenüber" und mit der es sich nicht vertragen hätte, wenn er sich „nicht aufs äusserste bemüht hätte, Übergriffe der Gestapo in jedem Einzelfalle nach Kräften abzuwehren". Villinger nahm für sich in Anspruch, vielmehr zwei Militärs (Major Frhr. von Stengel sowie einen tschechischen Offizier) durch seine Gutachten vor einer Verurteilung zum Tode bewahrt zu haben. Darüber hinaus konnte Villinger, der laut eigener Behauptung sowohl in Breslau als auch in Tübingen von SS- und SD[7]-Mitarbeitern der eigenen Klinik umgeben gewesen sei, eine weitere Zeitzeugin benennen, durch deren Aussage ihn nun mehr als nur ein Hauch von Widerstand zu umwehen schien. Als Zeugen benannte Villinger zunächst seinen früheren Breslauer Abteilungsarzt und bald Marburger Oberarzt Dr. phil. Dr. med. **Helmut Ehrhardt**, der sich zu dem Zeitpunkt noch in Kaiserslautern aufhielt. Entscheidend war aber die Aussage von **Brigitte v. Kaehne**, geb. von Hofacker (19.4.), eine Vetterin Claus Schenk von Stauffenbergs. Sie gab an, Villinger habe sie aus der nach dem Attentat auf Hitler vom 20. Juli 1944 erfolgten Sippenhaft befreien können – einer ihrer Brüder sowie weitere 3 Vetter waren an der Juli-Verschwörung beteiligt und verhaftet worden. Dazu habe Villinger sie noch vor Kriegsende in Tübingen „unter dem Motto eines Nervenzusammenbruchs" als unterbringungsbedürftig beurteilt und in der geschlossenen Abteilung der dortigen Klinik versteckt. Laut Kaehnes bereitwilliger Stellungnahme im April 1946 habe Villinger im Gegensatz zu den vorgebrachten Vorwürfen „sehr scharf gegen das nationalsozialistische System" gestanden.

Das Bündel an Entlastungselementen wurde vervollständigt, als am 18. April 1946 an der Marburger Universität **Dr. Friedrich Wilhelm Kroll** erschien, früherer Chefarzt der Nervenabteilung des St. Georg-Krankenhauses in Breslau. Kroll, der sich eingangs als „Mischling 2. Grades" und Nichtparteimitglied zu erkennen gab, berichtete, dass jener Dr. Mayen in Breslau kein besonderes Ansehen genossen, vielmehr als „Sonderling" gegolten habe, von dem man sagte, nicht auf der Höhe der Wissenschaft zu sein. Dagegen habe Villinger ihn (Kroll) selbst, dem eine kriegsgerichtliche Verurteilung wegen Defätismus bevorstand, gerettet. Zu den Vorwürfen von angeblichen Tötungen von Patienten der Breslauer Klinik erwiderte Kroll, dass sei „völliger Unsinn". Im Protokoll des Untersuchungsausschusses wurde festgehalten: „An der Breslauer Klinik ist niemand ungebracht [sic] worden. Prof. Villinger habe sich im Gegenteil dafür eingesetzt, dass in Schlesien keine Vergasungen Kranker vorgenommen wurden. Prof. Villinger sei überhaupt fast mehr Geistlicher als Arzt gewesen" [71].

Die sich daraus ergebende Frage, wie Villinger als Direktor der Universitätsnervenklinik Breslau Einfluss auf die Patientendeportationen der Aktion „T4" aus ganz Schlesien genommen haben sollte, ohne weitgehend in die als „geheime Reichssache" eingestufte Euthanasieaktion involviert gewesen zu sein, wurde in der universitären Prüfungskommission nicht gestellt. Abgesehen davon, dass zwischen Mai und Juli 1941 Abtransporte von Patienten aus ober- und niederschlesischen Einrichtungen stattfanden, wurde Villinger selbst auf einer Liste verantwortlicher Gutachter der Aktion „T4" ab dem 28. März 1941 geführt. Gemeinsam mit anderen psychiatrischen Kollegen entschied er demnach über Leben oder Tod von Insassen psychiatrischer Einrichtungen. Zum Zeitpunkt der Entnazifizierung war dieser biografische Hintergrund ebenso wenig bekannt wie die Bereitstellung einiger seiner Patienten zur Durchführung von medizinischen Menschenversuchen (Hepatitisforschung) in Breslau ([203]:260). Villinger war darüber hinaus am „Erbgesundheitsobergericht" Hamm als Beisitzer tätig. In Breslau hatte er diese eugenische Tätigkeit am „Erbgesundheitsobergericht" fortgesetzt ([281]:1061f., [185]:92ff., [185]:108f.). Dennoch formulierte Villinger speziell bez. der Euthanasie (13.4.1946),

> » dass ich in der Führung der Universitäts-Nervenklinik zu Breslau mich von denselben
>   obersten Grundsätzen der Humanität und des Christentums leiten liess wie als Chefarzt der
>   v. Bodelschwinghschen Anstalten in Bethel. Den Euthanasiebestrebungen bin ich energisch
>   entgegengetreten. Aus der Breslauer Klinik ist kein Kranker während meiner Amtszeit zur
>   Euthanasie abgegeben worden [71].

Dass Universitätskliniken für Psychiatrie und Neurologie von der „T4" in der Regel nicht erfasst wurden, könnte Villingers Einlassung stützen. Jedoch ging dies keineswegs auf einen Widerstand seinerseits zurück. Die an der „T4" beteiligten Psychiater hatten durchgesetzt, Patienten mit einer Aufenthaltsdauer von über 5 Jahren zu begutachten, um vor allem chronische Fälle („Endzustände") einzubeziehen. Daher waren von der Erfassung zur Vernichtung überwiegend Einrichtungen wie Heil- und Pflegeanstalten, Privatkliniken oder Heime betroffen, in denen sich Langzeitpatienten aufhielten, die auch unter Anwendung aktiverer Therapieformen (Insulinschock, Cardiazolschock, Elektroschock) nach Einschätzung der Ärzte keine Besserung zeigten und die insbesondere nicht zur Arbeit angehalten werden konnten [274]. Psychiatrische und Nervenkliniken der Universitäten waren dennoch in die Selektion indirekt involviert, da sie Männer, Frauen und Kinder ohne mittelfristige Heilungsprognose üblicherweise an die umliegenden Anstalten überwiesen. Für die Breslauer Universitäts-Nervenklinik bleibt erst noch zu prüfen, inwieweit unter Villingers Verantwortung Patienten auf diesem Wege der Euthanasie ausgeliefert wurden.

Die Dokumente führen weitere Entlastungsschreiben von durch Villinger benannte „politisch unbelastete Männer" auf, die alle bestätigen sollten und wollten, wie er sich „rücksichtslos als Antinationalsozialist" bekannt hatte. Der oben erwähnte **Helmut Ehrhardt** kam in seiner Stellungnahme auch auf die Zwangssterilisation und Euthanasie zurück. Einführend gab er bekannt, Villinger seit dessen Übernahme der Klinikleitung in Breslau zu kennen und konkret seit Oktober 1941 [sic! nach dem Stopp der Aktion „T4"] als wissenschaftlicher Assistent für ihn tätig gewesen zu sein:

> » Die von der Partei geforderte Euthanasie unheilbar Geistes- und Nervenkranker (die man
>   sogar in dem Film „Ich klage an" populär zu machen versuchte) wurde von Prof. V. auf Grund
>   seiner christlichen Überzeugung stets energisch bekämpft. Aus dieser Haltung heraus
>   war es auch selbstverständlich, dass die gesamte Belegschaft der Klinik incl. der schwer
>   Geisteskranken (mit Ausnahme von ein oder zwei moribunden Fällen) entgegen dem Befehl
>   des Gauärzteführers vor der Einschliessung Breslaus evakuiert wurde. Ebenso selbstver-
>   ständlich war es, dass gelegentlich eingelieferte ausländische Arbeiter ohne Rücksicht auf
>   Nationalität, Religion oder Rasse genau wie jeder deutsche Patient behandelt wurden. In
>   der Frage der Sterilisation hat Prof. V. ebenfalls stets einen vermittelnden und toleranten
>   Standpunkt eingenommen, und im Rahmen des Möglichen versucht, Härten zu vermeiden
>   („Bescheinigung" Dr. med. Dr. phil. Helmut Ehrhardt, Nervenarzt, 7.5.1946, [22]).

Das durch Ehrhardt hier entwickelte Narrativ sollte nicht nur in der Psychiatrie, sondern darüber hinaus in der Ärzteschaft prägend für die 1950er und 1960er-Jahre werden. Die Verantwortlichkeit lag nach Wahrnehmung oder besser Darstellung der Ärzte außerhalb ihres Berufsstandes (Politik, Partei), was milde formuliert einer Verzerrung der Tatsachen entsprach.

Ehrhardt erarbeitete bis 1965 eine wirkmächtige monografische Abhandlung zum Themenkomplex der Euthanasie („Euthanasie und Vernichtung lebensunwerten Lebens", F. Enke Stuttgart), in der sich eben jene ärztliche Exkulpationsstrategie in ausgereifter Form wiederfindet [269].

So wie die Euthanasie angeblich nur von der Partei gefordert wurde, Ehrhardt weiter, „die von Politikern gern als vollendete Tatsachen hingestellten sog. wissenschaftlichen Grundlagen des

‚Gesetzes zur Verhütung erbkranken Nachwuchses' im Laufe der Jahre immer fragwürdiger" geworden. In der Praxis der Diagnosestellung hätten sich hinsichtlich der entscheidenden Frage von „endogen und exogen" z. B. bei Epilepsie und sogar dem „Schwachsinn" „immer mehr Möglichkeiten des ‚Ausweichens'" ergeben.

» „Schizophrenes Zustandsbild", „epileptiforme Anfälle", „Schwachsinn unklarer Genese",
„Stellungnahme zu erbpflegerischen Massnahmen erst nach 5 Jahren möglich" etc.
sind Versionen, die immer häufiger am Schluss von Krankengeschichten und Gutachten
auftauchten, und die von Prof. V. niemals moniert wurden – was von einem „Nationalsozialisten" wohl kaum zu erwarten war [22].

Weiterhin zählten zu den von Villinger benannten Zeugen **Prof. Frhr v. Falkenhausen**, Direktor des Allgemeinen Krankenhauses Barmbeck in Hamburg, der im Entnazifizierungsausschuss in Heidelberg tätige Landgerichtsrat **Dr. Petters** sowie der Rektor der Heidelberger Universität, **Prof. Bauer**. Der Generalsuperintendent und stellvertretende Vorstandsvorsitzende **Walter Kaehler** bekundete, Villingers Parteieintritt 1937 sei lediglich erfolgt, um „drohende Nöte von den Anstalten und ihren Kranken auf diese Weise wirkungskräftiger abwehren zu können". Darüber hinaus hatte **Prof. Wilhelm Erckelentz** als weiterer ehemaliger Breslauer Kollege und Freund Villingers bereits am 13. April 1945 schriftlich über Villinger niedergelegt,

» dass er aus weltanschaulichen und religiösen Gründen der NSDAP ebenso grundsätzlich
ablehnend gegenüberstand wie ich. Genau erinnere ich mich eines Gespräches mit ihm, in
dessen Verlauf in ich [sic] Gegenwart von Professor Obst, Prorektor der Universität Breslau,
die Frage aufwarf, wie wohl ein wahrheitsbemäß [sic] abgegebenes psychiatrisches Urteil
über Adolf Hitler ausfallen würde, worauf Herr Professor Villinger eine nicht mißzuver-
stehende Antwort gab, aus der seine grundsätzlich ablehnende Einstellung klar zu
erkennen war (Prof. Dr. med. Erckelentz, Facharzt Innere Medizin, Abschrift der Erklärung
vom 13.4.1959, [71]).

Mit dieser Phalanx brauchte Villinger kaum mehr Beeinträchtigungen seines Ansehens in Hessen zu befürchten. Sein Entlastungsnetz rekrutierte sich dabei, worauf schon Holtkamp hinwies ([185]:33), vor allem aus seinen früheren Wirkstätten, darunter vorrangig die in Breslau [286]. Das Abschlussgutachten der universitären Untersuchungskommission, vorgelegt vom Rechtshistoriker und amtierenden Dekan der Juristischen Fakultät, **Prof. Dr. Hermann Conrad**, vermittelte entsprechend die Einsicht, dass die gegen Villinger anzeigenden Personen unglaubwürdig seien:

» Es sind leichtfertig, wenn nicht böswillig vorgebrachte und unbewiesene Behauptungen,
die von dem Ehepaar Mayen in unverantwortlicher Weise weitergetragen wurden. …
[Villingers] Einstellung als Antifaschist ist eindeutig und in jeder Beziehung glaubhaft
nachgewiesen. Außerdem ist sie schon deswegen über jeden Zweifel erhaben, weil er
von 1934 bis 1939 den Anstalten der Inneren Mission Bethel bei Bielefeld als leitender Arzt
und Mitglied des Vorstandes angehört hat (Gutachten Prof. Dr. Conrad, 25.4.46 über Fall
Villinger [71]).

Prof. Conrad empfahl, die Anzeige zurückzuweisen und ließ nicht unerwähnt, dass es sich durchaus um eine „strafbare falsche Anschuldigung im Sinne des Strafgesetzbuches" handele. Ende April 1946 legte der amtierende Dekan der Medizinischen Fakultät, der Pathologe Max Versé, eine Notiz in Villingers Personalakte über eine gemeinsame Besprechung mit Prodekan Alfred Benninghoff sowie dem zuständigen amerikanischen Universitäts-Officer Dr. Edward Yarnall

Hartshorne ab, der ausweislich des Vermerks „die Angelegenheit als erledigt" ansah. Hartshorne hatte bereits Villingers Personalunterlagen eingesehen und den Fall positiv beurteilt. Im maschinenschriftlich ausgefüllten und von Villinger unterzeichneten Personalfragebogen finden sich einzig zwei Einträge, die per Bleistift erfolgten: seine Mitgliedschaften in der NSDAP und dem NS-Ärztebund. Mit der Bewertung einer nur formalen politischen Belastung bei anerkannter, vorgeblich antinazistischer Haltung Villingers aber stand der geplanten Berufung Villingers zumindest vonseiten der Universität und Militärregierung nichts mehr im Wege.

8.4   Etablierung II

8.4.1 Verlauf der Berufungsverhandlungen

Wie bereits skizziert, hatte die Medizinische Fakultät Marburg im März 1946 eine Berufungsliste erstellt. Darin wurde Villinger *primo loco*, Friedrich Mauz *secundo loco* und Werner Wagner, außerplanmäßiger Professor und stellvertretender Direktor der Universitätsnervenklinik in Leipzig (zuvor Hamburg), *tertio loco* gesetzt. Im Weiteren wurde Jürg Zutt (Privatklinik Kuranstalten Westend, Berlin) erwähnt, der jedoch, so die Fakultätseinschätzung, bei nur einer Zahl kleinerer Arbeiten und Kasuistiken nicht über ein eigenes Forschungsgebiet verfüge.

Jürg Zutt erhielt (neben dem Ruf nach Würzburg und nach Hamburg) einen Ruf auf den Lehrstuhl für Psychiatrie und Neurologie der Universität in Frankfurt am Main, den er zum 1.8.1950 annahm ([288]:20–25, [289]).

Gegenüber dem Groß-Hessischen Kultusministerium argumentierte die Fakultät hinsichtlich ihres Wunschkandidaten:

» Wissenschaftlich ist Professor Villinger ein besonderer Kenner der Psychopathiefrage und hat sich in der Psychopathologie des Jugendalters einen bedeutenden Namen gemacht. Er ist der zweite Vorsitzende der Gesellschaft für Jugendpsychiatrie [sic] und Heilpädagogik und hat auf deutschen und internationalen Kongressen wiederholt Hauptreferate aus diesem Gebiet erstattet, wo er als einer der ersten Kenner gilt. Auch als forensischer Gutachter ist er von den Gerichtshöfen sehr geschätzt (Fakultätssitzung mit Beschluss vom 20.2.1946, [71], [50]).

Noch einmal hielt man fest, dass Villingers formale politische Belastung gering sei und bereits die Zustimmung Hartshornes vorliege. Die Fakultätsmitglieder sahen es außerdem als eine „Ehrenpflicht" an, aus dem Osten „vertriebenen" Kollegen zu helfen, was Villinger allerdings gar nicht nötig habe.

Für den zweitplatzierten **Mauz** war die Genehmigung der Militärregierung erst noch durch den Rektor der Universität einzuholen. Mauz, ebenfalls einer jener Ordinarien, die ihre Arbeitsstelle angesichts des Frontverlaufes hatten verlassen müssen (Königsberg; Mauz wickelte seine Korrespondenz über Kretschmers Marburger Privatadresse ab), gehöre, so die Fakultätsbegründung, der Marburger Schule als deren früherer Oberarzt an. Sein Arbeitsschwerpunkt wurde als hauptsächlich auf der Psychotherapie liegend eingeschätzt, seine wissenschaftlichen Leistungen sehr gelobt. Es liege zwar eine formale Belastung als Parteimitglied vor, allerdings bei klarer „antinationalsozialistischer Grundgesinnung". Daran bestehe schon deshalb kein Zweifel, da er als Schüler von Kretschmer bei Berufungen wiederholt zurückgesetzt worden sei, aber treu zum „schwer bedrohten Chef" (Kretschmer) gehalten hätte. Auch habe er jüdische Patienten behandelt [50]. Hartshorne lehnte dennoch Mauz unter anderen zu prüfenden Personen am 25. April 1946 ab [53]. Wie noch anhand des Beispiels zweier Mitarbeiter Villingers zu zeigen sein wird, denen es ähnlich erging, war diese Entscheidung des für die Universitäten verantwortlichen Offiziers des US Military Government zumindest bis zum Abschluss der Spruchkammerverfahren in der Regel nicht verhandelbar ([216]:20–25, [321]). Allein die Entlassungsquote der Mitarbeiter der Medizinischen Fakultät Marburg hatte bis September 1945 einen Anteil von ca. 50 % erreicht und war unter allen Fakultäten am höchsten.

Yarnall Edward Hartshorne
Hartshorne, ein Soziologe ([175]:49), der 1937 eine Doktorarbeit über das deutsche Universitätssystem im Nationalsozialismus ausgearbeitet hatte und aufgrund seiner Expertise als zuständiger Officer eingesetzt wurde, gelang es innerhalb von nur 15 Monaten 3 Universitäten in der amerikanischen Verwaltungszone wiederzueröffnen, darunter die kaum zerstörten Universitäten in Heidelberg und Marburg. Nach Grundmann wurde Hartshorne im August 1946 unter bis heute ungeklärten Umständen auf der Autobahn bei Nürnberg von einem Deutschen erschossen ([174]:271). An anderer Stelle wird ein Autounfall als Todesursache genannt ([276]:720).

Mauz, der durch Kretschmers Weggang seinen wichtigsten Protegé vor Ort in Marburg verloren hatte, zog gegenüber Villinger den Kürzeren. Die Marburger Dokumente enthalten in diesem Zusammenhang weitere Hinweise auf eine bilaterale Absprache zwischen den Fakultäten hinsichtlich des geplanten Lehrstuhlwechsels: Als sich im Mai 1946 der geschäftsführende Leiter der Medizinischen Fakultät der Universität Würzburg, Prof. Ackermann, beim Marburger Dekan Versé Fachgutachten über Friedrich Mauz erbat, der außer in Marburg ebenso auf der Würzburger Berufungsliste für den dortigen Lehrstuhl stand (auf ausdrückliche Empfehlung Kretschmers), erklärte Versé, dass einzig und allein aus Kretschmers Feder ein Gutachten über Mauz vorlag, zumal man Mauz aus seiner Marburger Zeit persönlich kannte und auch über dessen Königsberger Ordinariat nur Positives gehört hatte. Zur Begründung gab er als entscheidendes Argument an: „Die Aufstellung einer Liste für den Psychiatrischen Lehrstuhl war hier mehr eine Formalität, da ein Austausch zwischen den beiden Lehrstuhlinhabern in Tübingen und Marburg von vornherein beabsichtigt war" (17.5.1946, Dekan Versé an den geschäftsführenden Leiter der Med. Fak. Würzburg, Prof. Ackermann, Physiologisch-Chemisches Institut, auf dessen Anfrage vom 10.5.1946, [53]).

Demnach stand die Berufung Villlingers auch laut dieser zeitnahen Schilderung schon längere Zeit fest. Dem Wortlaut und Inhalt zufolge kann mit einiger Berechtigung also von einem abgesprochenen Lehrstuhltausch gesprochen werden. Jedenfalls war die Berufungsliste am 5. März 1946 an das zuständige Groß-Hessische Kultusministerium verschickt worden, mit der ganz besonderen Bitte, Villinger zu berufen. Drei Tage später beauftragte der Rektor der Universität im Sinne der Medizinischen Fakultät Werner Villinger vorbehaltlich der Ministerialentscheidung mit der vertretungsweisen Übernahme des Lehrstuhls sowie der Direktion der Psychiatrischen und Nervenklinik. Am 18. Mai 1946 erreichte die Universität eine vorläufige Bestätigung seitens des Ministeriums. Mit einer Einschränkung: Der Lehrstuhl wurde auf Antrag Kretschmers solange nicht für Villinger freigegeben, bis in Württemberg die französische Militärregierung ihrerseits der Berufung Kretschmers in Tübingen endgültig zugestimmt hatte. Die Philipps-Universität entsprach diesem Anliegen und Kretschmer ließ sich einstweilen ohne Bezüge beurlauben (Ministerial-Kanzleisekretär Müller an Rektor Ebbinghaus, 18.3.1946, [50]). Somit konnte Villinger am 1. April 1946 von Kretschmer zunächst nur die Klinikleitung übernehmen.

8.4.2 Abschluss der Berufungsverhandlungen

Villinger befand sich in der komfortablen Situation, für seine Verhandlungen mit Groß-Hessen einen zweiten Ruf an die Universität Hamburg taktisch verwenden zu können, um sich die Einlösung verschiedener Forderungen zusichern zu lassen. Lange ließ sich die Hamburger

Medizinische Fakultät allerdings nicht mehr hinhalten. Im Juni 1946 erging aus der Hanse-stadt die Aufforderung an Villinger, umgehend den Fortgang des Marburger Verfahrens und seine Entscheidung mitzuteilen. Da ihm keine befürwortende Stellungnahme seitens des hessi-schen Ministeriums vorlag, insistierte er wiederholt, einen Verhandlungstermin in Wiesbaden zu bekommen, um eine endgültige Entscheidung zu erwirken, was mehrmals scheiterte. Es war nicht allein zugespitzte Verhandlungsrhetorik, wenn Villinger nun Universität und Ministe-rium auf die Missstände der von Kretschmer übernommenen Klinik hinwies und das Rektorat darum bat, den noch immer offenen Vorgang beim Kultusministerium beschleunigen zu wollen. Anfang August 1946 setzte Villinger Rektor Ebbinghaus darüber in Kenntnis, dass der Minister zwar 6 seiner 7 Forderungen zugestimmt hätte, er selbst aber immer noch geneigt sei, den attrak-tiven Lehrstuhl in Hamburg anzunehmen. Er kontrastierte Marburg gegenüber Hamburg mit den dramatisierenden Worten: „Nur die äußere Notlage könnte u. U. einen etwaigen Nachfol-ger von mir auf dem hiesigen Lehrstuhl dazu bringen, die Marburger Universitäts-Nervenklinik in ihrem derzeitigen Zustand zu übernehmen" (1.8.1946, Villinger an Rektor Ebbinghaus [71]). Die Hamburger Universität erhöhte ihrerseits zwischenzeitlich den Druck, woraufhin Villinger gegenüber der Marburger Universität nachsetzte:

» Wenn nicht bindende Zusagen für weitgehende Verbesserungen der hiesigen Univ. Nervenklinik im Sinne meines Schreibens vom 8. August erfolgen, vermag ich bei der erheblichen Überlegenheit der Hamburger Klinik als Forschungsstätte den Ruf nach Hamburg, so sehr ich mich bereits Marburg verbunden fühle, nicht auszuschließen (Villinger an Rektor Ebbinghaus, 24.8.1946, [71]).

Auch wenn die einzelnen Punkte nicht in den Marburger Akten genannt werden, wird aus spä-teren Quellen deutlich, worum es Villinger im Wesentlichen ging. Noch Jahre danach sollte er sich nämlich zunehmend verzweifelt auf die weiterhin uneingelöste ministerielle Zusage berufen, dass ihm während der Verhandlungen die Erweiterung der Klinik und der Neubau einer Kinder-abteilung zugesagt worden war [54]. Auf die einzelnen Aspekte wird noch genauer einzugehen sein, da sie eine nachhaltige Weichenstellung hinsichtlich der kinder- und jugendpsychiatrischen Ausrichtung des Psychiatriestandortes an der Lahn und damit verbunden für die Entstehung der Fachgesellschaft bedeuteten.

Das Hessische Staatsministerium, hier Minister für Kultus und Unterricht, ernannte Villinger zum 25. Juli 1946 zum Professor für Psychiatrie und Neurologie. Damit war Villinger der erste überhaupt seit dem Kriegsende, der an die Philipps-Universität neu berufen wurde ([173]:656). Am 19. September 1946 informierte der Dekan der Medizinischen Fakultät den Rektor über Villingers Ablehnung des Hamburger Rufes und dessen Erwartung, seine Forderungen bald als erfüllt ansehen zu können [71].

Der Hamburger Lehrstuhl, vorübergehend von Hans Büssow und zeitweise von Hans Jacob kommissarisch geleitet, wurde 1947 mit dem früheren, seit 1945 durch die britische Militärregierung suspendierten Inhaber Hans Bürger-Prinz wiederbesetzt ([186]:48). Diese Ereignisse überschlugen sich wohl in Hamburg, denn noch kurz zuvor war der hinter Villinger platzierte Jürg Zutt berufen worden, dem dann wegen Bürger-Prinz kurzfristiger Freigabe und Rückkehr wieder abgesagt werden musste ([123]:432).

Zu diesem Zeitpunkt war Villingers „Entnazifizierung" noch gar nicht abgeschlossen. Das anhän-gige Spruchkammerverfahren zog sich sogar bis zum Frühjahr des Jahres 1947 hin. Erst am 18. März 1947 erging der rechtskräftige Beschluss der Spruchkammer Marburg-Stadt, Villinger end-gültig in die Gruppe V der Entlasteten einzugruppieren (Spruchkammer Marburg an Verwaltung der Universität Marburg, 11.4.1947, [71], [22]).

8.5 Substanziierung I

8.5.1 Aufbau der Klinikarbeit: Prospektive auf den Gründungskreis der DVJ

Der anfängliche Arbeitsalltag an der Nervenklinik Marburg gestaltete sich aus verschiedenen Gründen prekär. Ein entscheidendes Problem stellte der Umstand dar, dass Kretschmer, wie Villinger an den Dekan im April 1946 schrieb, sämtliche planmäßigen Assistenten (4) an die Universität Tübingen mitgenommen hatte. Daher drang der neue Direktor darauf, in umgekehrter Richtung die Verwendung zweier ehemaliger Mitarbeiter aus Tübingen möglichst schnell zu erwirken. Dabei handelte es sich um den Dozenten **Hermann Stutte** und den Assistenten **Alfred Brobeil** (Villinger an Dekan Versé, 26.4.1946, [67]). Villinger hatte bereits vom Akademischen Rektoramt in Tübingen über die dortige Genehmigung für Stutte und Brobeil eine Bescheinigung erbeten „in ihrer Tätigkeit an der Universitäts-Nervenklinik Tübingen vonseiten der französischen Militärregierung zum Zwecke der Vorlage bei der hiesigen amerikanischen Militärregierung". Laut Vermerk des Rektors lag eine solche Bescheinigung, der entsprechend die Weiterverwendung nach Überprüfung genehmigt worden sei, zumindest für Stutte, noch nicht aber für Brobeil vor (24.4.1946, [75]).

Brobeil und Stutte kündigten in Tübingen aufgrund der – wie Villinger übermittelte – von Kretschmer zwischenzeitlich signalisierten Zusicherung (s. o.), dass ihnen in Marburg wegen der politischen Überprüfung keine Schwierigkeiten entstehen würden, und siedelten (Brobeil zunächst ohne Familie) zuversichtlich in den amerikanischen Sektor nach Marburg über. Ihre Tübinger Bezüge endeten zum 31. März 1946 (2.4.46, handschr. Aktennotiz Rektorat [77]). Die Namen beider Ärzte standen jedoch auf der Liste jener von Hartshorne abgelehnten Wissenschaftler (25.4.1946), durch die auch Mauz der Eintritt in eine Universitätsstellung verwehrt blieb (15.5.1946, Dekan Versé an Landesgerichtspräsident in Kassel sowie Durchschlag der Liste von Hartshorne vom 25.4.46, in der neben Dabelow, Gottschewski, Kunstreich, Schrader auch Brobeil, Mauz und Stutte genannt sind [53], [56]). Obwohl sich der Dekan Versé beim Rektor auf Bitten Villingers für den wissenschaftlichen Mittelbau einsetzte und Rektor Ebbinghaus versicherte, sich persönlich davon überzeugt zu haben, „dass die beiden Herren alles andere als Nationalsozialisten seien", drohte ein universitätsinterner Rechtsstreit. In der Dekanatsakte Brobeils wurde über ihn und Hermann Stutte notiert: „Weil ihnen gleich bei ihrer Ankunft vom Verwaltungsdirektor mitgeteilt wurde, daß ihre Anstellung in Marburg aus politischen Gründen so gut wie ausgeschlossen sei, scheinen sie nun Ansprüche auf Schadensersatz gegen die Universität stellen zu wollen" (Aktenvermerk 6.7.1946, [67]).

In diesem Zusammenhang kann das bereits in ▶ Abschn. 8.2 auszugsweise zitierte Schreiben Villingers an seinen Tübinger Kollegen Konrad Ernst aufgegriffen werden, aus dem nun deutlich Villingers Verstimmung über Kretschmer hervorgeht. Unter mehreren Gründen Villingers, im September 1947 nicht an der ersten Nachkriegstagung der GDNP unter Kretschmers Leitung teilzunehmen, waren sicherlich nicht nur die ungünstigen „Umstände" ausschlaggebend, sondern auch nachwirkende persönliche Vorbehalte Villingers gegenüber Kretschmer. Einen Tag vor dem erwähnten Dekanatsaktenvermerk zur drohenden Schadensersatzklage beschwerte sich Villinger gegenüber Ernst rückblickend noch einmal über Kretschmer und bereute beinahe, überhaupt nach Marburg gegangen zu sein. Jedenfalls fühlte er sich durch Kretschmers Informationspolitik getäuscht:

» Ich habe immer noch die stille Hoffnung, daß demnächst doch nun endlich die ersehnte Änderung eintritt. Wenn ich das vorausgewußt hätte, hätte ich bestimmt in diesen sauren

Apfel nicht gebissen, sondern abgewartet, bis sich die Dinge geklärt hätten. Es wäre ja
durchaus möglich gewesen, einen Assistenten um den anderen auszuwechseln, nachdem
die Entnazifizierung durchgeführt gewesen wäre. Herr K. hat nun dieser Tage geschrieben,
daß er tatsächlich unseren beiden Herren nach reiflicher Überlegung und Einsichtnahme in
die Fragebögen zu einem Ortswechsel habe raten zu können geglaubt. „Eine individuelle
Durchführung des ganzen Verfahrens für die beiden Herren wäre vor der Übersiedlung nicht
mehr durchzuführen, wie ich damals schon ausdrücklich betont habe, weil die Herren sich
erst kurz vor meinem Weggang entschlossen haben." Nun habe ich fast einen Monat vor
unserer Übersiedlung hier die beiden Fragen ihm hier [sic] zu treuen Händen übergeben
mit der Bitte, falls irgendwelche Bedenken auftauchen, mir noch telegraphisch Nachricht
zu geben. Daß hier Bedenken, und zwar solche schwerster Art, aufgetaucht sind, wissen wir
jetzt sicher. Der Verwaltungsdirektor und derzeitige Dekan der juristischen Fakultät, …, hat
die Erklärung abgegeben, daß er Herrn K. seinerzeit, …, dringend abgeraten und erklärt
habe, sie seien hier untragbar. … Es ist also nicht richtig, wenn jetzt von K. behauptet wird,
er habe geglaubt zum Ortswechsel raten zu können, aber eine individuelle Durchführung
des ganzen Verfahrens sei nicht mehr möglich gewesen. Er hätte meiner Bitte und seiner
Zusicherung gemäß uns mindestens vor dem Umzug einen Hinweis auf die bevorstehenden
Schwierigkeiten geben müssen. Dies erfolgte aber nicht, und auch in den wenigen Tagen,
die wir gemeinsam hier verbrachten, erfolgte keine Andeutung der bevorstehenden
Schwierigkeiten, obschon K. damals noch Dekan der Fakultät und damit verantwortlich
und voll unterrichtet war. Aber das liegt ja nun lange zurück und ist nicht mehr zu ändern
(Villinger an Ernst, 5.7.1946, [84]).

Die Entnazifizierungsverfahren von Brobeil und Stutte bei der Spruchkammer Marburg Stadt
werden hier in die Darstellung aufgenommen, weil sie sowohl auf ereignisgeschichtlicher, aber
auch auf historiografisch-analytischer Ebene von Bedeutung für das Verständnis der Vorentwicklungen der später neu gegründeten Fachgesellschaft für Kinder- und Jugendpsychiatrie in
Marburg sind. Sie liefern erstens Hinweise auf die Verzögerungen, verursacht durch lokal und
regional bedingte Hürden, die es erst zu nehmen galt: u. a. Wiederaufbau, finanzielle und personelle Engpässe, Entnazifizierung selbst. Daneben wird zweitens sichtbar, wie einzelne Strategieelemente der Selbstentlastung mit dem Zweck der Existenzsicherung im Rahmen der Spruchkammerverfahren ihren Eingang in neu entwickelte Narrative (Selbstbilder) fanden. Diese wurden
zwar individuell auf die jeweilige Biografie angewandt. Wie am Beispiel Villinger oben dokumentiert, schließen sie zugleich verdeckte Abstimmungsprozesse und gesellschaftliche Aushand-
lungsvorgänge auf. Im Ergebnis finden sich darin solche die Vergangenheit verzerrende, unter
Kollegen aber kollektiv geteilte, teils mythische Selbstdarstellungen. Diese ab 1945 mit Zusammenbruch und Systemwechsel entworfenen, positiv verklärenden Selbst- und Geschichtsbilder der beteiligten Mediziner stellten u. a. ein verbindendes Element in der Gründungsrunde
der neuen Fachgesellschaft dar. Sie sicherten, so die hier vertretene These, nicht unerheblich die
gruppeninterne Kohärenz sowie eine möglichst ungetrübte Außenwirkung insbesondere unter
zeitgleicher Integration verantwortlicher Protagonisten der nationalsozialistischen Erb- und
„Gesundheitspolitik" einerseits und solchen als Verfolgte des Nationalsozialismus geltenden
Mitglieder andererseits. Aus der Rückschau betrachtet sind dabei auch fließende Übergänge für
einzelne Personen auszumachen.

Villinger arbeitete bereits ein Vierteljahr für die Universität Marburg, ohne selbst Gehalt
erhalten zu haben. Im Sommer beantragte er einen Vorschuss bei der Verwaltung für seine sie-
benköpfige Familie, da ihm das frühere Vermögen in Breslau und Dresden während des Krieges
verloren gegangen sei [71]. Den Assistenten der Klinik erging es nicht anders, unter der sich

verschlechternden Stimmung konnte der Klinikalltag nur mit Mühe aufrechterhalten werden. Die Arbeitslastverteilung an der Klinik praktisch sicherzustellen, hatte oberste Priorität. Hierfür sollte die Entnazifizierung von Brobeil und Stutte nun forciert werden, was Villinger unter Ansprache mehrerer Stellen tat: a) bei den Medizinischen Fakultäten Marburg und Tübingen, b) der Ärzteschaft Marburg, um die Militärverwaltung zu einer Übergangslösung zu bewegen sowie c) der Spruchkammer, d. h. durch seine versuchte Einflussnahme auf den Verlauf der Spruchkammerverfahren mithilfe eigens erstellter Entlastungsschreiben für die beiden Kollegen. Sollte Villinger die Anstellung der beiden Ärzte nicht umgehend bewerkstelligen können, mussten bestehende Ambitionen professions- oder gesundheitspolitischer Art jenseits des Klinikbetriebs in näherer Zukunft ohnehin perspektivlos erscheinen. Auf regionaler und nationaler Ebene die Fäden der Kinder- und Jugendpsychiatrie wieder in die Hand nehmen zu können oder gar die gewünschten internationalen, jedoch kriegs(schuld)bedingt gestörten Kontakte wiederzubeleben setzte unweigerlich voraus, zuallererst den eigenen Klinikstandort in Marburg auf ein festeres Fundament gesetzt zu wissen. Für Villinger war die Sicherung der personellen, infrastrukturellen und finanziellen Ressourcen von fundamentaler Bedeutung, sei es um im Sinne der Vernetzungsarbeit Veranstaltungseinladungen nach Marburg aussprechen zu können, sei es um während der eigenen Abwesenheit durch Dienstreisen die ärztlichen Aufgaben auf mehrere Schultern verteilen zu können.

Entnazifizierung Brobeil

Den Fragebogen aufgrund des „Gesetzes zur Befreiung von Nationalsozialismus und Militarismus" (v. 5.3.1946) füllte Brobeil nach seiner Ankunft in Marburg unter dem Datum vom 2. Mai 1946 aus. Darin gab er an, von Mai 1933 als Anwärter der NSDAP und der SA[8] auf die Mitgliedschaften gewartet zu haben, die noch im selben Jahr genehmigt wurden. Nach eigener Angabe sei er aber im September 1938 aus der Partei und sogar schon 1934 aus der SA wieder ausgetreten. Auf die Formularfrage, in welche Gruppe er sich selbst eingliedern würde, vermerkte er: „Überlasse ich der zuständigen Behörde" [2]. In der Personalakte der Medizinischen Fakultät wurde kurz darauf vermerkt, dass Brobeil voraussichtlich „ungünstigstenfalls in die Klasse III eingeordnet" („Minderbelasteter") werde (Ärzteschaft Marburg [Rambau], 7.5.46, [49]). Villinger bemühte sich unmittelbar, über den Vorsitzenden der Marburger Ärzteschaft bei der amerikanischen Militärverwaltung für Brobeil und Stutte eine „vorläufige Erlaubnis zur ärztlichen Tätigkeit" zu erwirken. Im Schreiben der Militäradministration vom Juni 1946, das Villinger durch die Marburger Ärzteschaft erreichte, hieß es jedoch: „Dear Sir, Attached hereto the Fragebogen on Heuser, Dr. Brobeil and Dr. Stutte are returned to your office. They are unsuitable and can not be allowed to work until the decision of the Dicision Tribunal. Yours Truly, Joe B. Singetary, Capt., Infantry Public Safety Officer". (31.5.46, Abschrift Liaison- and Security Office Stadtkreis – Landkreis Marburg APO 872 US Army, [49]).

Der öffentliche Kläger der Spruchkammer beantragte etwa zeitgleich (Dok. o. Dat.), Brobeil in die Gruppe IV der „Mitläufer" einzureihen, mit der Begründung: „Sein Eintritt erfolgte in einer Zeit, als die Partei ihre ersten Triumphe feierte. Als junger Mensch ist er der Begeisterung gefolgt und man kann dieses Verhalten verstehen" [2]. Zum Austritt nach kurzem SA-Dienst hieß es: „Scheinbar sind seine persönlichen Einstellungen massgebend gewesen, welche das Verhalten der SA aufgrund seiner religiösen Erziehung ablehnten. Sein Austritt aus der Partei erfolgte in 1938 auf legalem Wege ohne sich gegen die Partei zu wenden." Damit konnte nach Einschätzung

---

8   SA: Sturmabteilung

des Klägers der Artikel 13 des Gesetzes keine Anwendung finden. Allerdings habe Brobeil den Beweis erbracht, „dass man auch ohne Mitglied der Partei … seinen Beruf als Arzt und Akademiker ausüben und das Studium durchführen konnte". Dennoch hielt der Kläger fest: „Wenn auch kein aktiver Einsatz gegeben ist, so ist doch ohne weiteres seine Mitläuferschaft nach Artikel 12, Abs. II 1 voll gegeben." Nach Artikel 18, Abs. 1 sollten ihm eine Bußezahlung von 1200 RM und die Kosten des Verfahrens auferlegt werden (Datum: ca. 8. Juli 1946).

Brobeil reagierte prompt noch am Tag des Eingangs. Er wehrte sich mit einem Bündel an Argumenten. So seien die Mitgliedschaften aus „jugendlicher Kritiklosigkeit" – 1933 war er gerade 18 Jahre alt geworden – zustande gekommen. Zudem sollte anfangs damit die Chance auf ein Hochschulstudium erhöht werden. Anlässlich des Austrittsversuchs 1934 sei ihm und seinem Vater gedroht worden, dass ohne Mitgliedschaft ein Studium nicht möglich sei, woraufhin Letzterer den Austrittsantrag bei der NSDAP für ihn zurückgezogen habe. Nicht er, sondern sein Vater entrichtete die fortlaufenden Beiträge. Als Grund für die versuchten bzw. dann vollzogenen Austritte hob Brobeil einerseits auf seine „religiöse Haltung" ab, „andererseits lehnte ich es ab, daß von den Nazis alle Andersdenkenden bis zur Vernichtung verfolgt wurden". Die politische Parole der SPD „Wer Hitler wählt, wählt den Krieg", habe er als richtig empfunden, überhaupt sei Hitler für ihn ein „wahnwitziger Phantast" gewesen. Entsprechend verwies Brobeil auf seinen besonderen Mut, ausgetreten zu sein, womit er sich „damals schon als Antinazi" gestempelt habe. Brobeil führte auch Benachteiligungen ins Feld. Seine Weigerung, in den NS-Studentenbund einzutreten, habe zur Folge gehabt, nicht zur Dekanatsprüfung zugelassen zu werden, „was eine Voraussetzung war für die Gewährung einer Ermässigung der Studiengelder" gewesen sei. Bevor er abschließend auf fehlende Bezüge und Ersparnisse verwies – er arbeitete wie Villinger vorübergehend ohne Gehaltsanweisung –, brachte Brobeil noch zwei „antinazistische" Betätigungen ein, die er in den Kontext von Judenrettung und „Kirchenkampf" zu stellen versuchte [2]. Brobeil führte Überlebende des Holocaust als Zeugen an, die bestätigten, dass er als Arzt der Tübinger Nervenklinik, so die Formulierung im Kammerspruch, die angeforderte psychiatrische „Begutachtung des Halbjuden Fritz Staub – nach der Aussage der Gattin desselben, Volljüdin Irene Staub – wegen Vorbereitung zum Hochverrat so lange hinausschob, bis Tübingen von den Franzosen besetzt war".

Damit präsentierte sich Brobeil – durchaus in Parallele zu Villingers lancierter Versteckaktion von Brigitte v. Kaehne (▶ Abschn. 8.3.2) – als Retter von jüdischen Verfolgten. Die Tübinger Klinik musste der Kammer langsam als Zuflucht- und Widerstandsort *par excellence* erscheinen, in der nicht nur Juden, Widerständler, Systemkritiker und unter Defätismusvorwurf stehende Personen als Patienten bis zur militärischen Kapitulation hinübergerettet wurden, sondern auch Regimegegner, die unter Villinger dort angestellt waren. Villingers Behauptung in seinem eigenen Verfahren, nicht nur in Breslau, sondern auch in Tübingen von SS- und SD-Mitarbeitern umgeben gewesen zu sein, wurde nicht als Einschränkung seiner Glaubwürdigkeit bzw. seiner Behauptungen angesehen. Die Kammer wertete Brobeils Darstellung jedenfalls als „Förderung und Unterstützung von Gegnern des Nationalsozialismus" (Art. 39/II). Als weiteren Baustein brachte der der römisch-katholischen Konfession angehörende Brobeil Folgendes ein:

> » Ich habe bei Nacht und Nebel für einen großen Teil der Diözese Rottenburg die antinazistische Enzyklika des Papstes „mit brennender Sorge" mit dem Auto ausgetragen, obwohl die Verbreitung der Enzyklika verboten war. Wäre ich damals erwischt worden, wäre unser Auto beschlagnahmt und ich ins KZ gesteckt worden [2].

Brobeils Hinweis bezieht sich auf die Enzyklika *Mit brennender Sorge* von Papst Pius XII aus dem Jahr 1937 an die Bischöfe weltweit, mit der die Situation der katholischen Kirche im nationalsozialistischen Deutschland angeprangert wurde. Brobeil bekräftigte die Schilderung der Verteilungsaktion im März 1937 durch eine schriftliche Einlassung von Pfarrer Ruff (St. Ulrich) aus seiner Geburtsstadt Geislingen.

Durch diese Ausführungen erkennbar beeindruckt und unter argumentativer Aufnahme eines zusätzlichen Entlastungsschreibens von Villinger erging am 15. Juli 1946 „im schriftlichen Verfahren" der Spruch der Kammer Marburg Stadt, Brobeil nach Art. 13 in die Gruppe der Entlasteten einzureihen (Reg. Rat Dr. Schilling, Beisitzer: Bremer, Schäfer, Schneider, von Schwerin, öffentl. Kläger Reg. Rat Hilberger). Begründend hieß es, dass lediglich eine „rein formelle Mitgliedschaft" vorgelegen habe. Der Eintritt wurde als unter „Jugend und Unreife" (Art. 19 Ziffer I) sowie unter Druck und Drohung erfolgt gewertet. Entsprechend positiv wurde der Austrittsversuch eingestuft: „Somit kommt für den Betroffenen wegen erheblichen Widerstandes gegen die Parteiforderungen der Art. 39 II … zugunsten desselben zur Anwendung." Dem entsprach die Bewertung von „Kurierdienste[n]" für katholische Würdenträger als „Widerstand" („Beweis: Pfarrer Ruff, St. Ulrich, Geislingen bei Balingen"). Über die Interpretation von Benachteiligungen durch aktiven Widerstand war man sich angesichts der gesetzlichen Ungenauigkeiten nicht sicher. Jedoch wurde erklärt, dass man in Brobeils Fall „zweifellos" von Nachteilen sprechen müsse, „wenn sie auch äusserlich oder garnicht in Erscheinung traten". Brobeil habe immer auf dem Boden des positiven Christentums gestanden: „Sein streng dogmat. kathol. Glaube war ihm stets das Rückgrat, um die Irrlehre des Nationalsozialismus mit seinen negativen Vorzeichen für eine furchtbare Zeit streng und entschlossen zurückzuweisen."

In diesem Sinne hatte sich auch Villinger geäußert, der Brobeil neben seinem unermüdlichen Fleiß, dem ernsten „Streben nach wissenschaftlicher Vertiefung und durch das Bestreben, seine Kenntnisse immer mehr zu verbreiten, ganz besonders auf dem Gebiet der Neurologie und Röntgendiagnostik", insbesondere auch „stets wegen seiner antifaschistischen Einstellung besonders hoch geschätzt" habe. Villingers Wortwahl suggerierte dabei, sich auf eine bereits langjährige Arbeitsbeziehung mit Brobeil berufen zu können, die de facto nicht gegeben war (Februar 1945 bis Juli 1946). Brobeil fand sich plötzlich als „Entlasteter" wieder, wodurch die zunächst angedrohten Sühnezahlungen entfielen. Fünf Tage nach Entscheidung der Kammer vermerkte der Verwaltungsdirektor der Universität Ralla zum Fall Brobeil – im Übrigen auch für Stutte mit derselben Begründung – die Genehmigung „als Verwalter einer wissenschaftlichen Assistentenstelle" bei der Universitäts-Nervenklinik aufgrund seiner Einstufung als „Mitläufer" [sic] (Vermerk Ralla, 20.7.1946. Die hier abweichende und fälschliche Notiz der Eingruppierung bleibt ungeklärt [67]).

Zieht man zeitgenössische Unterlagen bez. Brobeils Einstellung zum Nationalsozialismus hinzu, ergibt sich folgendes Profil: Brobeil gehörte der NSDAP unter der Mitgliedsnummer 3 236 926 an. Ein Austritt lässt sich nicht direkt nachweisen [15], [18]. Ausweislich der Personalakte der Universität Tübingen, wo der Leiter der Nervenklinik Hermann Hoffmann ihn zum 1. Dezember 1942 (Datum der Bestallung) als Vollassistent einstellte, wurde der Parteieintritt unter dem 1. April 1933 vermerkt. Der zuständige Studentenführer Wetzel formulierte im Rücklauf an das Rektorat am 31. Dezember 1942 allerdings: „Vorbehaltlich der Bewährung einverstanden. Brobeil ist nach Schicksal und Charakteranlage kein einfacher Fall." Brobeil konnte offenbar die Bedenken des nationalsozialistischen Dozentenführers auch später nicht abschwächen. Denn als im Juni 1943 von Hoffmann die Einweisung Brobeils als Abteilungsarzt beantragt wurde, formulierte Wetzel: „Wie schon bei der Einstellung Brobeil's [sic] als Volontärassistent bemerkt wurde, ist er keine eindeutige Persönlichkeit. Irgendeine Bindung, die über seine jetzige, kriegsmäßige Aushilfseinstellung hinausgeht, kann nicht mit ihm eingegangen werden" (Wetzel an Rektorat, 4.6.1943, [76]). Das Kultusministerium stimmte dennoch dem Antrag der Klinikleitung zu, Brobeil als Kriegsstellvertreter in die Anfangsbezüge eines wissenschaftlichen

Assistenten einzusetzen (Rektor an Direktor der Nervenklinik, 12.7.1943, [81]). So arbeitete er dort mit Stutte zunächst unter Hoffmann und nach dessen Tod (13.6.1944) unter Villinger, der am 23. Februar 1945 vertretungsweise die Klinikleitung übernommen hatte ([185]:30), bis zu seinem Wechsel nach Marburg.

■ Alfred Brobeils Werdegang

Alfred Brobeil war am 28. März 1915 in Geislingen/Balingen geboren, hatte dort die Hochschulreife abgelegt und im Herbst 1935 das Medizinstudium begonnen. Im September 1939 wurde er nach eigener Angabe zur Wehrmacht eingezogen. Ab Dezember 1939 war Brobeil der Sanitätshauptabteilung Bückeburg und ab November 1941 der Sanitätsstaffel Tübingen zugeordnet.

» Als Wehrmachtsangehöriger lag ich dann am Ende meines Studiums wegen eines organischen Nervenleidens in der Tübinger Nervenklinik und habe von dort aus im Jahre 1942 mein Staatsexamen abgelegt. … Da ich mein Staatsexamen mit sehr gut ablegte und ich von meinem Krankheitsaufenthalt dem damaligen Direktor der Univ. Nervenklinik bekannt war, wurde ich von demselben sofort nach Beendigung meines Staatsexamens und der Entlassung aus der Wehrmacht … im Dezember 1942 als Volontär-Arzt an die Univ. Nervenklinik angestellt (Erwiderung Brobeil vom 8.7.1946 auf die Klageschrift des öffentlichen Klägers, [2]).

Hoffmann lernte Brobeil demnach als medizinisch ausgebildeten Patienten kennen und warb ihn als Volontärarzt für die Klinik an. Der junge Arzt muss in wissenschaftlicher Hinsicht sowohl Hoffmann als auch dem neuen Chef Villinger gleichermaßen vielversprechend erschienen sein, zumal er mit gleich zwei Arbeiten an der Universität Tübingen promoviert worden war [113], [112].

Brobeils Name erscheint im Vorlesungsverzeichnis der Marburger Universität erstmals für das Wintersemester 1948/49 mit einer außerplanmäßigen Vorlesung im klinischen Unterricht für Medizinstudenten (8. bzw. 7. Semester) zu den Bereichen „Therapie neurologischer und psychiatrischer Erkrankungen (mit Demonstrationen)" und „Röntgendiagnostisches Kolloquium mit Krankendemonstrationen". Im Sommersemester 1949 wurde eine entsprechende Veranstaltung zu „Einführung in die Neurologie (periphere Nerven, Rückenmark, Hirnstamm)" ausgewiesen. Diese Veranstaltungen wurden seitdem von ihm fortlaufend übernommen (Villinger Vorlesungsliste, 31.10.1950, [52], [255]). Brobeil war an der Klinik federführend für die Röntgendiagnostik und „Röntgentherapie" zuständig, die wie Villinger in einem Bericht erwähnte, dort seit 1946 seriell unter anfangs allerdings unzureichenden Umständen durchgeführt wurden. In der Universitätschronik findet sich folgender Eintrag zu Brobeils medizinisch-technischer Ausstattung an der Klinik, aus dem zusätzlich die Kooperation mit Neuropathologen bzw. Anatomen an der Gießener Nachbarhochschule hervorgeht, die zu eben jener Zeit Hirnpräparate von Opfern der Euthanasie auszuwerten begannen:

» Eine großzügige Wiederbeschaffung der verlorenengegangenen Bücher wurde durch die im Sommer 1948 eingetretene Währungsreform ebenso vereitelt wie ein gründlicher Ausbau der Laboratorien. Lediglich die Röntgenabteilung konnte durch einige Neubeschaffungen modernisiert werden, sodaß auch die Arteriographie nunmehr in der Klinik Eingang gefunden hat. Ein Ultraschallgerät wurde angeschafft. Die intensiven Bemühungen … um die Beschaffung eines Elektro-Encephalographen waren bisher ergebnislos. – Mit dem Max Planck-Institut für Hirnforschung in Gießen (Professor Spatz – Professor Hallervorden) besteht eine enge Zusammenarbeit ([128]:113f., [326]).

Bereits im März 1946 hatte Villinger gegenüber der Spruchkammer Marburg konkret formuliert, Brobeil unterstehe die Leitung der Laboratorien einschließlich der Röntgenabteilung, darüber hinaus habe er die Aufsicht in der Abteilung für männliche Patienten, weshalb nun ähnlich wie im Fall Stutte eine Beschleunigung des Spruchkammerverfahrens dringend angezeigt sei (Villinger an Spruchkammer Marburg, 3.6.1946, [5]).

Erste schriftliche Arbeiten Brobeils waren 1947 u. a. im *Nervenarzt* erschienen [51], [115], [116]. Stutte legte 1949 gemeinsam mit seinem langjährigen Kollegen A. Vogt, Leiter des Röntgeninstituts der Medizinischen Universitätsklinik und Poliklinik in Tübingen, eine systematische Arbeit über eines ihrer aus der Tübinger Zeit (1942–1945) stammenden Forschungsfelder, der Röntgentherapie ([193]:464–467), vor. Die Arbeit wurde Villinger zum 60. Geburtstag gewidmet aus Dank, dass er als Direktor der Universitätskliniken in Tübingen und Marburg „sein Interesse der Strahlenheilkunde in besonderem Maße zugewandt" habe. Darin verwies Stutte auch auf einen jüngst erschienenen Beitrag (1947) [114] von Brobeil. Im Unterkapitel zur Strahlenbehandlung von Patienten mit Epilepsie, insbesondere bei solchen mit hirnatrophischen Prozessen, wird von Stutte und Vogt empfohlen, dass die „Präzisierung der Indikationsstellung" aus dem Arteriogramm heraus erfolgen müsse, wozu „jüngst von Brobeil die an einem ätiologisch besser differenzierten Krankengut gewonnenen Bestrahlungsergebnisse gesondert dargestellt" worden seien ([317]:168). Brobeil führte also in Marburg unter Zustimmung Villingers die damals keineswegs unumstrittene aktive Therapie von Patienten mit Röntgenstrahlung, darunter mit Wahrscheinlichkeit auch an Minderjährigen durch.

Im Jahr 1947 reichte Brobeil seine Habilitationsschrift *Die Cerebralen Gefässverschlüsse, ihre Klinik und Arteriographische Diagnose* ein, die Villinger mit einem Gutachten zur Annahme empfahl (4.10.47, der Ordinarius für Chirurgie Oskar Wiedhopf schloss sich Villinger an). Brobeils Habilitation erfolgte am 27. Februar 1948 in Marburg. Die Dozentur wurde ihm am 24. April 1948 verliehen und im Vorlesungsverzeichnis des Wintersemesters 1948/49 ausgewiesen ([256]:16). Seine Antrittsvorlesung hielt er am 24. August 1948 zum Thema „Hirntumordiagnostik im Arteriogramm". Im Jahr 1950 erschien seine Habilitationsschrift *Hirndurchblutungsstörungen. Ihre Klinik und arteriographische Diagnose* in Buchform [117].

Zwar war der Neurologe Brobeil wohl nicht schwerpunktmäßig auf Erkrankungen des Kindes- und Jugendalters ausgerichtet, jedoch wurde er als zeitweilig anwesender Gast der Gründungsveranstaltung der Deutschen Vereinigung für Jugendpsychiatrie am 21. und 22. Oktober 1950 vermerkt. Brobeil, der auf Antrag Villingers (29.9.1953) zum Oberarzt und durch ministeriellen Erlass vom 29. Mai 1954 zum außerplanmäßigen Professor ernannt wurde, konnte seine ambitionierte wissenschaftliche Laufbahn jedoch nicht fortsetzen. Er verstarb mit 40 Jahren am 12. September 1955, wie es in der Oberhessischen Presse hieß, nach „längerer, qualvoller Erkrankung". Wie aus den Unterlagen der Universität Marburg hervorgeht, wurde der plötzliche Tod ursächlich in Zusammenhang mit den Spätfolgen seiner Erkrankung während des Krieges gestellt. Er hinterließ eine Witwe und 3 Kinder [44]. Im selben Jahr erschien mit über 600 Seiten noch eine umfangreiche Gemeinschaftsarbeit mit dem Chirurgen Theodor Naegeli über *Die thromboembolischen Erkrankungen und ihre Behandlung* im Schattauer-Verlag Stuttgart. Noch in der ersten Hälfte der 1950er-Jahre hatte Brobeil mit Erfolg Fördermittel der Deutschen Forschungsgemeinschaft (DFG) für das Forschungsprojekt „Sauerstoffverbrauch des Gehirns unter normalen, pathologischen und experimentellen Bedingungen" einwerben können [102], [103].

Entnazifizierung Stutte

Für den Kinder- und Jugendpsychiater Hermann Stutte verlief die Entnazifizierung zunächst weniger glatt. Am 22. April 1946, also einige Wochen vor Brobeil, hatte er den Meldebogen zu den Mitgliedschaften ausgefüllt: NSDAP (1937, Aufnahmeantrag Stutte NSDAP vom 1.7.1937,

Mitgliedsnummer: 3 972 787, [14]), SA (1933–1939), NSDÄB[9] (1935–1939), NSV (1936–1945) sowie Reichsdozentenschaft (ca. 1937–1945) [5]. Darin verwies er auf ein entsprechendes Prüfungsverfahren in Tübingen, in dessen Verlauf eine Amtswiedereinsetzung mit allen Rechten erfolgt war. Er selbst gliederte sich in Gruppe IV der Mitläufer ein. Tatsächlich war er in Tübingen von der französischen Militärregierung wegen der Mitgliedschaft u. a. in der NSDAP vorläufig aus dem Amt enthoben worden. Gegenüber dem Rektor der Tübinger Universität beteuerte Stutte am 12. September 1945 seine durch ein orthodox-protestantisches Elternhaus „anerzogene und wesensgemäße tolerante Haltung auch gegenüber fremdem Volks- und Rassentum", die er schließlich durch Auslandsreisen und ein 1930/31 in Paris verbrachtes Studiensemester gefestigt habe. Die Gefahr, welche vom nationalsozialistischen Regime für die „Freiheit und Existenz des Einzelnen" ausging, habe er aufgrund seines „mäßig entwickelten politischen Instinktes" und seiner „ungenügenden Sachkenntnis" nicht erkannt. Zu seiner Entlastung fügte er Auszüge aus „Persilscheinen" bei. Landesgerichtspräsident Renner sowie der Dekan der evangelisch-theologischen Fakultät, beide Tübingen, attestierten demnach Stutte ein grundlegend christliches Menschenverständnis. Ergänzend wollten sie bezeugen, dass Stutte kein Nationalsozialist gewesen sei. Die Gießener Schwester Martha Kaiser (Nervenklinik) und ein Dr. W. Golliner aus Tübingen erinnerten sich an Stuttes damalige Skepsis gegenüber dem Nationalsozialismus. Dr. med. Ruth Härtel aus Stuttgart versicherte, wie sehr Stutte die „fürsorgliche Betreuung der Ausländer" am Herzen gelegen hätte. Ein Prof. Köberle wurde mit den Worten zitiert, Stutte habe „die gottlosen Methoden des Nat.-Sozialism. in der Behandlung der Geisteskranken verabscheut" [5].

Stutte sollte auf seine angeblich zeitnahe Ablehnung der Euthanasiemaßnahmen noch wiederholt zu sprechen kommen. Daraus lässt sich, wie auch aus anderen Beispielen bekannt ist, erkennen, dass die unter Beteiligung von Psychiatern an Patienten durchgeführten Euthanasieverbrechen weder während des Krieges ein Geheimnis waren noch in der unmittelbaren Nachkriegszeit einem Tabu unterlagen. Insbesondere die alliierten Überprüfungen und Entnazifizierungsverfahren provozierten wiederholt Äußerungen von Psychiatern, schon allein aus der situativen Notwendigkeit, sich in Exkulpationsversuchen von der Ermordung Minderjähriger und Erwachsener zu distanzieren. Als weiteres Beispiel dieser Art kann ein Schreiben des 1946 suspendierten Münchener Ordinarius für Psychiatrie, **Oswald Bumke**, an Ernst Kretschmer angeführt werden. Im Ausland war offenbar die Frage nach Bumkes Verantwortung im Zusammenhang mit der Euthanasie aufgeworfen worden. Er schrieb nun am 4. Januar 1946 an Kretschmer im Kontext des oben dargestellten Lehrstuhltausches zwischen Villinger und Kretschmer:

» Ich bin ganz Ihrer Meinung, dass man in erster Linie wohl an Villinger, dann aber auch an Mauz denken müsste. Wie ist es denn mit Conrad? Kommt der noch nicht in Frage? Wie denken Sie über Zutt?
Uebrigens bin ich, wie fast alle Professoren der medizinischen Fakultät hier, seit dem 7. Dezember meiner Stellung enthoben. Da ich nicht zur Partei gehört habe, weiss ich die Gründe nicht recht. Man hat zunächst gemeint, ich hätte mit Rüdin zusammengearbeitet, ich hätte Hitler behandelt, ich wäre an der Euthanasie mit schuld – alles Dinge, die sich ja leicht widerlegen lassen.
Im ganzen [sic] bin ich sehr amtsmüde, aber den von einer Schweizer Zeitung erhobenen Vorwurf, ich trüge Mitschuld am Umbringen von Geisteskranken, kann ich natürlich auf meinem Namen nicht sitzen lassen [79].

---

9   NSDÄB: Nationalsozialistischer Deutscher Ärztebund

Bumke konnte bislang nur seine freimütige Zustimmung zur Sterilisation von „Schwachsinnigen", nicht jedoch eine Beteiligung an den Euthanasieprogrammen nachgewiesen werden [204].

Villinger bürgte mit Schreiben vom 3. Juni 1946 ebenfalls für die antifaschistische Gesinnung der beiden von ihm benötigten Assistenten Brobeil und Stutte. Ende Mai hatte er einen Antrag beim Dekan der Medizinischen Fakultät zur beschleunigten Durchführung des Spruchkammer-verfahrens gestellt, den er im Juli direkt gegenüber der Spruchkammer durch eine eidesstattliche Erklärung untermauerte.

Im erstinstanzlichen Spruchkammerbescheid vom 11. Juli 1946 schloss sich die Kammer weitgehend der Selbsteinschätzung und Argumentation Stuttes an. Demnach war der Eintritt in die SA „lediglich aufgrund angestrebter Hochschulanstellung" erfolgt. Stutte hatte angegeben, unter den damaligen Verhältnissen an der Universität Gießen keine Wahl gesehen zu haben. Die Mitgliedschaft in der NSDAP, so die Kammer, sei eine „rein formelle" gewesen, vollzogen durch die korporative Überführung der SA in die Partei. Gleiches gelte für die Aufnahme aller Klinik-mitglieder in die NSV sowie die korporative Erfassung aller Hochschulassistenten durch den Reichsdozentenbund. Abschließend hielt es die Kammer für

> durchaus berechtigt, den Betroffenen in die Gruppe IV der Mitläufer einzureihen, damit Dr. St. seine Fähigkeiten als Arzt, Lehrer und Forscher wieder in den Dienst der Allgemeinheit stellen kann. Die wirtschaftlichen Verhältnisse des Betroffenen sind so, dass eine einmalige Busse [sic] von RM 500 völlig ausreichend ist, ja hierzu noch die Kosten des Verfahrens kommen [5].

Somit waren wider Erwarten – ursprünglich reichte die Mitgliedschaft in der NSDAP für eine Ablehnung aus – die Voraussetzungen für eine Anstellung an der Marburger Universitätsnerven-klinik erfüllt. Wie oben beschrieben, wäre das durch eine Einstufung in Gruppe III oder höher angesichts der strikten Richtlinien der amerikanischen Militärverwaltung unmöglich gewesen. Der durch Brobeil und Stutte angedrohte Rechtsstreit mit der Universität war nunmehr hinfällig.

Durch neuerlichen Antrag des öffentlichen Klägers vom 2. Juli 1947 wurde das Verfahren noch einmal zur Wiederaufnahme angelegt, dem die Kammer II Marburg am 25. Juli stattgab. Zwischenzeitlich hatte Stutte nämlich, wie die Kammer feststellte, neues „entlastendes Material" eingereicht. Sein Ziel war die gleiche Einreihung, wie sie Villinger zunächst am 11. April 1947 hatte erreichen können (Spruch über Werner Villinger mit Einreihung in Gruppe V, Kammer I und II Marburg-Stadt vom 11.4.1947, rechtskräftig zum 18.3.1947, [48]). Am 25. Juli 1947 erging bez. Stutte der Beschluss, den rechtskräftigen Spruch vom 11. Juli 1946 aufzuheben und nunmehr eine Einstufung in Gruppe V (Entlasteter) vorzunehmen. Damit entfiel auch die Sühnemaßnahme, die Kosten des Verfahrens wurden der Staatskasse überantwortet. Zur Begründung verwies die Kammer u. a. auf Stuttes angebliche „Empörung über die Behandlung der Geisteskranken, sowie über die sonstigen nationalsozialistischen Terror-Maßnahmen in der Krankenfürsorge, Behand-lung der Ausländer usw.".

Maßgeblich für die Entscheidung der Kammer II und neu war eine Stellungnahme von Amts-gerichtsrat Dr. **Otto Braun**, einem ehemaligen Richter am Amtsgericht Tettnang (Württemberg), dessen Schilderungen Stutte nun als „aktiver Widerstand" gegen den Nationalsozialismus zugute gehalten wurden. Braun erklärte, wegen einer Erkrankung im Jahr 1942 durch den linientreuen Stuttgarter Oberlandesgerichtspräsidenten ins Abseits gestellt worden zu sein. Brauns offenbar nervliche oder psychische Erkrankung sollte dazu benutzt werden, ihn „unmöglich zu machen und auszumerzen". Der Gerichtspräsident habe eine fachärztliche Untersuchung in der Tübinger Nervenklinik verlangt, worauf eine mehrtägige Untersuchung auch durch Stutte durchgeführt wurde. Entgegen den behaupteten Einflussversuchen des Gerichtspräsidenten habe Stutte „ein völlig unparteiliches Gutachten" erstellt, in dem der Patient für geistig gesund erklärt wurde. Braun konnte daraufhin in Amt und Würden bleiben, es kam lediglich zu einer Versetzung. Gegenüber der Kammer wurde jedoch unter Verweis auf das Schicksal psychisch erkrankter Menschen während des Krieges der Vorgang als Rettung vor den Euthanasiemorden dramatisiert. Braun formulierte:

> » Dem mutigen Auftreten des Herrn Dr. Stutte verdanke ich also nicht bloss [sic] meine Existenz, sondern wahrscheinlich auch mein Leben (Begründung im Spruch der Kammer II Marburg-Stadt, 25.7.1948, [5]).

Unter Hinzunahme einer weiteren Berichterstattung durch einen ehemaligen Tübinger Kollegen, **Dr. Wilhelm Ederle**, Stuttes Ernennung zum Dozenten sei angeblich durch den NS-Dozentenbundleiter wegen politischer Vorbehalte verzögert und ein dienstjüngerer Kollege (Dr. Johannes Hirschmann) bevorzugt worden, wurden Stutte nun Widerstand und Benachteiligung gleichermaßen angerechnet. Dies rechtfertige es, so die Kammer, ihn als Entlasteten einzureihen.

Die Überinterpretation der Braun-Erzählung blieb nicht lange unbemerkt. Ein halbes Jahr später, am 21. Januar 1948 löste der hessische Minister für politische Befreiung ein zweites Wiederaufnahmeverfahren aus und hob den Kammerspruch vom 25. Juli 1947 auf, da wohl im Fall Braun kaum aktiver Widerstand seitens Stutte vorgelegen habe. Die Kammer II musste sich mit Sicherheit zum Entsetzen von Stutte der ministeriellen Vorgabe beugen und stufte ihn in Gruppe IV zurück. Sie konnte in seinem Sinne lediglich festsetzen, auf die Verhängung einer finanziellen Sühnemaßnahme zu verzichten. Dennoch drohte Stutte eine Übernahme der Verfahrenskosten. Er legte fristgemäß Berufung mit Wunsch auf Rückstufung in Gruppe V ein, wodurch der Fall ein letztes Mal am 2. Dezember 1949 vor der Berufungskammer, nun in Gießen verhandelt wurde. Zum angesetzten Verhandlungstermin war Stutte allerdings wegen einer Erkrankung nicht zugegen. Unter Abwesenheit wurde seine Berufung zurückgewiesen. Die Gießener Kammer begründete ihren Beschluss wie folgt:

> » Es mag sein, daß eine weitgehende Auslegung der Vorschriften … den Antrag des Betroffenen rechtfertigen würde, wie dies auch bereits durch Spruch vom 25.7.1947 geschah. Die Berufungskammer hat aber bereits in wiederholten Fällen … die Auffassung vertreten, daß der Begriff des aktiven Widerstandes nach Maß seiner Kräfte „sehr streng" auszulegen ist (Spruch Berufungskammer Gießen, 2.12.1949, [5]).

In der Konsequenz hatte Stutte nun nicht nur die Kosten des Berufungsverfahrens, sondern auch jene der Erstinstanz zu tragen, immerhin bereits 6500 DM; zur Bemessung waren seine eigenen Einkommensangaben zugrunde gelegt worden. Seine Anstellung und Existenz waren jedenfalls dadurch nicht (mehr) in Gefahr. Der nur 5 Jahre später erste Extraordinarius für Kinder- und Jugendpsychiatrie in der Bundesrepublik konnte sich nunmehr auf andere Aufgaben seiner akademischen Laufbahn konzentrieren.

Weitere Klinikmitarbeiter: Conrad, Klopp, Leuner, Ploog, Weinschenk, Förster, Weber, Landwehr, Selbach und Ehrhardt

Aus den Personal- und Vorlesungsverzeichnissen sowie den Überlieferungen der Medizinischen Fakultät Marburg lässt sich rekonstruieren, dass Villinger seit seinem Amtsantritt die universitäre Lehre und seine Etablierung in Marburg nur ungenügend bewerkstelligen konnte. Ein Privatdozent aus Marburg war mit Kretschmer nach Tübingen gewechselt: **Gerhard Mall** hatte sich noch in Marburg am 15. August 1942 für Psychiatrie und Neurologie habilitiert und wurde nach der Einberufung (1.4.1941) am 1.12.1942 zum Dozenten ernannt. Mall, der sich 1940 für die Zuführung seines psychisch erkrankten Bruders in eine T4-Tötungsanstalt eingesetzt hatte – Georg Mall wurde 1941 in Grafeneck getötet – fungierte seit dem Wechsel nach Tübingen als Kretschmers dortiger Oberarzt und wurde 1949 Gründungsmitglied der Gesellschaft für Konstitutionsforschung [204]. Villinger stand somit von seinem Vorgänger Kretschmer formal nur noch ein Oberarzt zur Verfügung, der noch im Wintersemester 1945/46 die Lehre gemeinsam mit Kretschmer abgedeckt hatte: Klaus Conrad.

■ **Klaus Conrad**

Klaus Conrad (1905–1961) war Schüler sowohl von Kretschmer als auch von Ernst Rüdin (Deutsche Forschungsanstalt für Psychiatrie, München). Conrads Habilitationsschrift im Forschungsfeld der Zwillings- und Vererbungsforschung war 1938 noch in München von Rüdin und Oswald Bumke begutachtet worden. Die öffentliche Lehrprobe erfolgte nach Conrads Anwerbung durch Kretschmer in Marburg 1939 [65]. Conrad, der im Jahr 1938 nach dem Weggang von Willi Enke 1937 an die Heil- und Pflegeanstalt Bernburg dessen Marburger Assistentenstelle und nach der Berufung von Kretschmers Mitarbeiter Friedrich Mauz nach Königsberg 1940 wiederum dessen Oberarztstelle übernommen hatte (Wehrdienst Conrad ab 1.4.1940), war noch kurz vor Kretschmers Wechsel nach Tübingen 1946 von diesem als außerplanmäßiger Professor in Vorschlag gebracht worden.

Wie Villinger bei seinem Amtsantritt nun aber feststellen musste, war Conrad im Frühjahr 1946 verhaftet und interniert worden. Conrads Anstellung an der Nervenklinik war Gegenstand der Fakultätssitzung vom 11. Oktober 1946. Dekan Versé hatte in einem Schreiben vom 3. Oktober 1946 an den Rektor der Philipps-Universität die beschleunigte Einleitung des Spruchkammerverfahrens für Conrad beantragt, da dieser „sowohl für den Unterricht wie für die ärztliche Versorgung der Klinik dringend befürwortet wird" [46]. Erst zum Frühjahr 1947 ist Conrads Einsatz in der Klinik belegbar [65], [55]. Er wurde im Februar 1947 aufgrund wohlwollender Gutachten von Villinger und Kretschmer im Spruchkammerverfahren in Gruppe V eingestuft und das trotz a) diverser Mitgliedschaften (NSDAP 1941–45, NSDozB 1941–45, NSV 1940–45, NSDÄB 1941–45), b) erstellter Gutachten für Erbgesundheitsgerichte sowie c) seiner konstitutionsbiologischen und erbpsychiatrischen Forschungen im Sinne der nationalsozialistischen (Erb-) „Gesundheitspolitik" [94], [243]. Das durch den Minister für politische Befreiung ausgelöste Wiederaufnahmeverfahren bestätigte die Einstufung Conrads als Entlasteten mit Spruch vom 22. April 1948, [3].

Bis Conrad im Wintersemester 1947/48 auch wieder für die Lehre zur Verfügung stand („Psychiatrische Propädeutik", SoSe 1948: „Neurosenlehre") – seine Habilitation erfolgte am 17.12.1947 – musste Villinger die Ausbildung der Studenten zunächst allein bzw. mit Stutte tragen, welcher vorübergehend die stellvertretende Oberarztstellung übertragen bekam. Damit verbunden übernahm Stutte auch die Vertretung des Chefs während dessen teils mehrwöchigen Abwesenheiten (Auslandsreisen; [48], [127]:135). Stuttes eigene Umhabilitierung von Tübingen nach Marburg war unter dem Datum 9. August 1946 vollzogen worden ([127]:23).

Kinder- und Jugendpsychiatrie im Spiegel universitärer Lehre

Der Forschungs- und Lehrschwerpunkt Villingers und Stuttes, Psychiatrie des Kindes- und Jugendalters, kam im Vorlesungsverzeichnis unmittelbar zum Ausdruck. Neben allgemeinen Vorlesungen im klinischen Studienabschnitt zur Psychiatrie und Neurologie bzw. Neurosen bot Villinger im Sommersemester 1947 ein Hauptkolleg „Psychopathologie des Kindesalters" an. Kurz zuvor war im April 1947 eine erste Kinderstation im Mittelbau der Nervenklinik eröffnet worden, nachdem wie es in der Universitätschronik von 1954 heißt „durch Verlegung der letzten Verwundeten des zweiten Weltkrieges die entsprechenden Räume der früheren Lazarettabteilung freigemacht werden konnten" ([127]:136). Der von Villinger im Zuge seiner Berufungsverhandlungen geforderte Bau einer Kinderabteilung hatte sich bis dahin noch nicht realisieren lassen ([127]:136). Gemeinsam mit Stutte wurde durch Villinger für die Studenten ein psychiatrisch-neurologischer Untersuchungskurs durchgeführt, den Stutte im Folgesemester dann eigenverantwortlich anbot. Im Sommersemester 1948 trat Stutte erstmals mit dem Themenfeld „Chronische Nervenleiden des Kindesalters (klinischer Unterricht: Nervenkrankheiten)" in Erscheinung. Im Wintersemester 1948/49 und Sommersemester 1949 besprach Stutte mit den Studenten „sozialpädagogische jugendpsychiatrisch-forensische Fälle. Für Mediziner, Pädagogen und Juristen", bzw.: „Besprechung sonderpädagogischer Einzelfälle für Mediziner, Pädagogen und Juristen". Nachdem er im Sommer 1949 für Villinger die „Einführung in die Psychiatrie" sowie „Chronische Nervenkrankheiten des Kindesalters" übernahm, bereitete er für den Jahreswechsel 1949/50 eine Veranstaltung über „Forensische Psychiatrie und Kriminalbiologie" vor. In den Jahren 1950 und 1951 folgten Veranstaltungen im klinischen Studienabschnitt explizit als „Kinder- und Jugendpsychiatrie", „Psychische und nervöse Erkrankungen des Kindesalters" sowie – neben einem „heilpädagogischen Seminar" – zum Jahreswechsel 1951/52 „Forensische Psychiatrie des Kindes- und Jugendalters" [255].

Personelle Anlaufschwierigkeiten der Marburger Nervenklinik und damit auch des angedachten neuen Standortes für Kinder- und Jugendpsychiatrie spiegeln sich in einem Schreiben Brobeils an seinen ehemals Tübinger Kollegen Konrad Ernst zum Jahreswechsel 1946/47 wider. Die Hauptlast der ärztlichen Tätigkeit lag demnach durch Villingers zeitweise Abwesenheit ganz auf den Schultern von Klaus Conrad, Stutte und Brobeil. Hinzu traten Schwierigkeiten regionaler Akkulturation. Die Situation sei, so Brobeil an Ernst (20.12.1946), allenfalls „erträglich", „wenn man von der Eigenart der Hessen absieht":

> » Wir haben uns soweit eingelebt, sind aber noch weit entfernt, einen Gefallen an den Marburger Sitten u. Gebräuchen gefunden zu haben. …, man muß sich eben mit dem Schicksal abfinden. Schließlich denke ich immer, daß ich hier nicht sterben muß, … Stutte u. ich sind immer mal allein u. wir glauben aber, daß das neue Jahr einen Zuwachs an Kräften bringen wird, sodaß wir doch etwas entlastet werden, was wohl das einzige Erfreuliche daran sein wird. – Conrad arbeitet hier viel in der Klinik. Sein Spruchkammerverfahren scheint nicht so glatt vom Stapel zu gehen; wie man hört haben sich ziemliche Schwierigkeiten ergeben, welcher Art diese sind, ist mir jedoch nicht bekannt [82].

Klaus Conrad, für dessen Ernennung zum außerordentlichen Professor sich Villinger zum Jahreswechsel 1947/48 in Anschluss an Kretschmer einsetzte und die am 20. Januar 1948 an der Marburger Universität vollzogen wurde [46], blieb Villinger jedoch nicht erhalten. Zum 31. Dezember 1948 wechselte der Erb- und Konstitutionspsychiater an das Landeskrankenhaus nach Homburg an der Saar ([127]:26). Im Oktober hatte ihn ein Ruf als Ordinarius für Psychiatrie und Neurologie an die neu gegründete Universität Saarbrücken-Homburg erreicht ([128]:113), den Conrad zum 24. November 1948 annahm [46]. Zehn Jahre danach trat er die Nachfolge von Gottfried Ewald am Lehrstuhl für Psychiatrie an der Universität Göttingen an. Dort legte Conrad seine einschlägigste Studie vor, die innerhalb der Psychiatrie – neben einer älteren Arbeit zur genetischen Konstitutionslehre [131] – nachhaltig Impulse setzen konnte: „Die beginnende Schizophrenie. Versuch einer Gestaltanalyse des Wahns" (1958). Als Conrad ab 1961 das renommierte Münchener Max-Planck-Institut (MPI) für Psychiatrie leiten sollte, kam sein Amtsantritt als neuer Direktor nicht mehr zustande. Conrad verstarb am 5. Mai im 56. Lebensjahr [320].

■ **Weitere Mitarbeiter**

Die von Brobeil formulierte Zuversicht auf „Zuwachs an neuen Kräften" erfüllte sich nur schleppend. Von denjenigen Ärzten, deren Anstellung Villinger schließlich bis zu Beginn der 1950er-Jahre bewirken konnte, finden sich neben Brobeil aber immerhin 5 als zeitweilige „Gäste" auf der Gründungsteilnehmerliste der DVJ 1950. Zwar brachten sie zu dem Zeitpunkt teils noch aufgrund der altersbedingt fehlenden Erfahrung keine Expertise im Feld der Kinder- und Jugendpsychiatrie ein. Jedoch entwickelten von den Psychiatern **Heinz Wilhelm Klopp** (1920–?, Jugendamnestie, Bestallung in Tübingen 13.6.1946, [73]), **Hans-Carl Leuner** (1919–1996), **Detlev Ploog** (1920–2005) und dem allerdings schon älteren **Curt Weinschenk** (1905–1990) mind. Ploog, Leuner und auch Weinschenk durch ihre Tätigkeit in Marburg zeitweilig oder anhaltend Arbeitsschwerpunkte in der Kinder- und Jugendpsychiatrie; u. a. Ploog mithilfe der Hirn- und vergleichenden Verhaltensforschung (Heinrich-Hoffmann-Medaille der DGKJP, 1995) und Leuner auf den Pfaden der Psychotherapie. Klopp blieb der DVJ als Mitglied verbunden. So nahm er 1958 ausweislich der erhaltenen Anwesenheitsliste an der wissenschaftlichen Tagung der DVJ in Marburg teil [59].

Friedrich Enger
Der fünfte „Gast" der Gründungsteilnehmerliste der späteren DVJ war Friedrich Enger. Die Identität von Friedrich Enger bleibt jedoch offen. Im Bundesarchiv besteht folgende Überlieferung eines Berufungsantrags für den Anwärter Enger beim NSD-Studentenbund (seit 1.11.1939): „Universität Halle: Friedrich Enger, geb. 26.12.1919 in Wittenberg, Wohnort Halle Merseburg. Studium: Medizin seit 1.10.1939, 4 Semester im August 1940, Gliederungen: HJ[10] seit 1.6.1933 (Rottenführer), NSDAP seit 1.9.1937 (Mnr. 7011727), RAD[11]: 1.4.–25.10.1939, Reichssportabzeichen." In der Beurteilung heißt es: „Durch seine grosse und muskulöse Statur wirkt er als ein Leistungsmensch. … Er gehört den Siegern der diesjährigen Studentenkämpfe an. Sein Auftreten ist sicher, fast zu selbstsicher. Charakterlich ist er in Ordnung, neigt zur Grosssprecherei. Er war anfangs wenig geschätzt, ist aber dann ein rechter Kamerad geworden. Weltanschaulich hat er die neue Zeit in sich aufgenommen. Seine Einsatzbereitschaft ist ohne Tadel" (6.10.1940), Vermerk: frei für Reichsstudentenführung, 1.5.1941, [16]. Einziger bibliografischer Treffer: Friedrich Enger, *Der Pemphigus in den Jahren 1923 bis 1947 an der Universitätshautklinik Göttingen*, Med. F., Diss. Göttingen v. 22. Nov. 1951, Marburg/L., 1951.

■■ Detlev Ploog
Der aus Hamburg stammende Ploog war nach dem Studium in Halle, Hamburg und Marburg ebendort promoviert worden (Betreuer: K. Conrad). In Marburg war Ploog bereits während des Krieges unter Conrads Leitung als Stationsarzt im „Hirnverletzten-Sonderlazarett", später Teil der Nervenklinik, eingesetzt worden und rückte unter dem neuen Chef Villinger vom Volontär- zum wissenschaftlichen Assistenzarzt auf. 1949–1950 wurde er für einen Aufenthalt am Freiburger Psychologischen Institut beurlaubt und hatte ab 1955 mit der Habilitation [257] (Antrittsvorlesung „Über Störungen des Bewußtseins vom eigenen Körper") an der Marburger Klinik eine Oberarztstelle inne.

Detlev Ploogs Frau, Frauke Ploog, geb. Dibbern, legte 1954 ebenfalls ihre Dissertation in Marburg vor (*Über den Persönlichkeitsausdruck in selbstverfaßten Lebensläufen*). Villinger hatte Ploog mit der Betreuung der Arbeit beauftragt, woraus die Ehe hervorging.

1958 ging Detlev Ploog auf Einladung von Paul McLean als „visiting scientist" an das National Institute of Mental Health in Maryland, USA. Dort spezialisierte er sich auf Neurophysiologie und experimentelle Verhaltensforschung (Hirnreizversuche an Primaten, Untersuchung des Sexualverhaltens). Ploog konnte nach seiner Rückkehr aus den USA in den 1960er-Jahren DFG-Mittel für das Projekt „Die cerebrale Präsentation angeborener Verhaltensweisen und deren emotionale Korrelate" einwerben. Er war um den Jahreswechsel 1961/62 an das Münchener Max-Planck-Institut für Psychiatrie (Gert Peters) mit der Leitungsfunktion für die geplante Klinik gelockt worden. Dort richtete er auch eine Kinderstation ein. 1963 ernannte man ihn an der Medizinischen Fakultät München zum Honorarprofessor [104], [105], [285], [343].

10   HJ: Hitlerjugend
11   RAD: Reichsarbeitsdienst

■ ■ **Hans-Carl Leuner**

Leuner, am 8.1.1919 in Bautzen geboren, absolvierte nach dem Studium in Frankfurt, Jena, Würzburg sein Staatsexamen in Marburg 1946 und wurde über *Die Entwicklung der Kurzwellenforschung seit 1936* promoviert. Nach einer Medizinalpraktikantenzeit 1947 und Ableisten einer Volontärstelle 1948 wurde er von Villinger ab 1949 als Stationsarzt eingesetzt. Im Jahr 1957 erklärte Villinger gegenüber Alexander Mitscherlich auf dessen entsprechende Anfrage – im Namen der Deutschen Gesellschaft für Psychotherapie und Tiefenpsychologie –, dass sich am Marburger Standort Helmut Ehrhardt, Ploog und Leuner mit Psychotherapie bzw. Tiefenpsychologie befassten, jedoch nur Letzterer kurz vor der Habilitation auf diesem Feld stehe (Villinger an Mitscherlich, 4.1.1957, [54], [126]:524). Laut Jahresberichten der DFG hatte Leuner ein eigenes Forschungsprojekt mit Anschlussförderungen 1956, 1958 und 1960 zur „Weiterentwicklung einer neuen Methode klinischer Psychotherapie" bewilligt bekommen. Bekannt wurde Leuner auch durch seine „psycholytischen" Ansätze (experimentelle Psychose) mit LSD [252].

Neben Leuners besuchsweisen Teilnahme an der DVJ-Gründungsveranstaltung trat er mehrmals bei den Tagungen der DVJ mit Vorträgen auf. 1959 wechselte er zu Klaus Conrad nach Göttingen [68], wo er sich mit seiner in Marburg erstellten Studie über „Modellpsychosen" habilitierte und in den 1970er-Jahren eine Abteilung für Psychosomatik und Psychotherapie aufbaute. Früh angeregt durch die Arbeiten von J. H. Schultz und Kretschmer u. a. zum autogenen Training erforschte er die sog. Tagtraumtechnik bzw. das „katathyme Bilderleben" ([126]:524, [311]:279–281), auch unter Anwendung auf Kinder und Jugendliche [226].

Leuner, der über Jahre mehrere DVJ-Tagungsberichte verfasste, führte u. a. serielle Studien zur Präpubertät durch ([225]:311), referierte über bzw. publizierte zum „ersten Gestaltwandel als psychopathologischer Grenzbereich", zur „Acceleration" sowie „Autismus" (unter Anlehnung an Asperger sowie Kramer/von der Leyen: „anethische und gemütslose Kinder"). Von 1955 bis 1958 war er als Arzt auch am Marburger Institut für Ärztlich-Pädagogische Jugendhilfe (früher Erziehungsberatungsstelle der Universität) tätig ([265]:129). Noch unmittelbar vor seinem Weggang aus Marburg erstellte Leuner gemeinsam mit Stutte 1959 einen Handbuchbeitrag zum „Grenzproblem der Neurosen des Kindes- u. Jugendalters aus kinderpsychiatrischer Sicht" ([157]:102–116). Erst mit dem Wechsel nach Göttingen schwächte sich sein Interesse an diesem psychiatrischen Forschungsfeld offenbar etwas ab.

■ ■ **Curt Weinschenk**

Curt Weinschenk brachte im Vergleich zu den Kollegen ein deutlich anderes, nämlich geisteswissenschaftliches Profil mit. Ab 1925 hatte er in seiner Geburtsstadt Leipzig sowie in Freiburg i. Br. und Berlin Philosophie, Psychologie, Physik und Nationalökonomie studiert. Manfred Müller-Küppers, der ihm zu dessen 80. Geburtstag eine Laudatio widmete und ihn ohne Einschränkung als Vertreter der Kinder- und Jugendpsychiatrie würdigte, kolportiert, dass Weinschenk 1936 in Berlin ein Habilitationsvorhaben in Philosophie durch den dortigen Lehrstuhlinhaber, Nicolai Hartmann, angeblich aus dem Grund versagt wurde, dass „seine politischen Voraussetzungen als nicht genügend erachtet wurden". Weinschenk habe während der folgenden Jahre dennoch, so Müller-Küppers, „bedeutende philosophische Bücher … geschrieben und sich von gängigen wissenschaftlichen Überzeugungen seiner Zeit [gemeint war die des Nationalsozialismus] in origineller Weise abgesetzt" [245], [263], [264]. Damit verwies er auf monografische Arbeiten Weinschenks, die dieser in Ausrichtung auf die theoretische Philosophie des Ontologen und Metaphysikers Hartmann entwickelt hatte. Hierzu zählten:

— 1931: *Der Wahrnehmungsvorgang. Eine erkenntnistheoretische Untersuchung.* Geibel, Altenburg,

- 1936: *Das Wirklichkeitsproblem der Erkenntnistheorie und das Verhältnis des Psychischen zum Physischen.* Reisland, Leipzig,
- 1940: *Das Bewußtsein und seine Leistung. Ein Beitrag zur Erkenntnis der Natur und des Wesens der Menschen.* Junker, Berlin.

Laut Müller-Küppers war es der Einsatz bei der Wehrmacht, der Weinschenk 1941 näher an die Psychologie heranführte und ihn ein weiteres Studium in Prag – Medizin – beginnen ließ, welches er 1947 in Marburg abschloss. Weinschenk trat im November desselben Jahres eine Stelle an der Marburger Nervenklinik an und reichte einige Monate nach der DVJ-Gründung seine zweite, nun medizinische Dissertation in Marburg ein: *Das unmittelbare Gedächtnis als selbst-ständige Funktion*, Marburg/L. 1951 ([190]:557). Die Arbeit erschien 1955 bei Hofgrefe, Göttingen. Gegen Ende der 1940er-Jahre hatte er sich durch seine Beschäftigung mit der Gestalt- und Wahrnehmungspsychologie kritisch mit Klaus Conrads Konzeptualisierung der „Vorgestalt" im Kontext der Hirnpathologie (in Gegenüberstellung zur Endgestalt psychopathologischer Symptomkomplexe) befasst ([128]:117). Nach Darstellung von Müller-Küppers war er intensiv am Aufbau des ersten Lehrstuhls für Kinder- und Jugendpsychiatrie beteiligt (Extraordinariat Stutte 1954, Vollordinariat 1963). Im *Jahrbuch für Jugendpsychiatrie und ihre Grenzgebiete* (Bd. V, 1967) findet sich entsprechend der Name Weinschenk als Mitarbeiter in Stuttes Klinik für Kinder- und Jugendpsychiatrie. Im Jahr 1969 ernannte ihn das Hessische Kultusministerium zum Honorarprofessor der Universität Marburg, wodurch er zumindest Mitglied des Lehrkörpers wurde. Der Schritt einer Anwartschaft auf einen eigenen Lehrstuhl war laut Personalakte für ihn nicht mehr vorgesehen [70].

Ministerialrat Willy Viehweg (Wiesbaden), der in praktisch alle Aufbauschritte der Kinder- und Jugendpsychiatrie in Marburg und Hessen, einschließlich der Lehrstuhleinrichtung für Stutte, involviert war, hatte Weinschenk noch selbst als Klassenlehrer unterrichtet, woran Stutte anlässlich des Vorschlags, Viehweg zum Ehrenmitglied der DVJ zu ernennen, erinnerte. Die Ehrenmitgliedschaft wurde ihm 1974 unter dem Vorsitz von R. Lempp und Schriftführer G. Nissen verliehen (Stutte an Nissen, 2.1.1974, [63]).

Neben psychopathologischen Einzelbeiträgen und Kasuistiken zum „erworbenen Schwachsinn" und „Morbus Gaucher" bei jugendlichen Patienten führte Weinschenk sozialpsychiatrische Untersuchungen über die „erbliche Lese-Rechtschreibeschwäche" sowie Rechenschwäche durch, die durch seine Initiative seit dem Ende der 1950er-Jahre zu einem Schwerpunkt der Stutte'schen Klinik entwickelt wurden ([266]:386). Sie mündeten in weitere Monografien Weinschenks [345], [346], [347]. Sein langfristig verfolgter jugendforensischer/jugendstrafrechtlicher Interessenschwerpunkt mit sozialhygienischer Perspektive findet sich noch einmal zusammengefasst in einer späten Arbeit aus dem Jahr 1981, [348].

■ ■ **Eckart Förster**

Unter demselben Datum wie Heinz Klopp (1. Oktober 1949) wurde auch Eckart Förster (1920–1990) mit einer planmäßigen Assistentenstelle versehen. Villinger war es endlich gelungen, zwei solcher Stellen „entsprechend der wachsenden Beanspruchung und Belegung der Klinik" ([127]:113f.) beim Hessischen Ministerium für Kultus und Unterricht (W. Viehweg) durchzusetzen [66]. Entsprechend der Anhebung der Bettenbelegung von 84 (1947) auf 147 (1949) hatte sich im selben Zeitraum die Zahl der jährlich behandelten Patienten von etwa 1000 auf über 2000 verdoppelt, hierbei mit einem anhaltend signifikant stärkeren Gewicht auf männliche Patienten ([127]:113f.).

Förster, der nicht als „Gast" gelistet wurde, sondern zum inneren Gründungszirkel der DVJ gehörte, hatte 1947 in der Psychiatrischen und Nervenklinik zu arbeiten begonnen und vertrat in der jungen Fachgesellschaft DVJ programmatisch den Ausbau einer kinder- und jugendpsychiatrischen Infra- und Vernetzungsstruktur auf überregionaler Ebene mithilfe von Erziehungsberatungsstellen (EB), worauf noch näher einzugehen sein wird. Förster profitierte in der Entnazifizierung wie seine gleichaltrigen Kollegen von der Jugendamnestieregelung [66]. Er hatte sein Studium in Halle, Würzburg, Bonn und zuletzt Leipzig absolviert und war noch dort promoviert worden. Seinen in Marburg entwickelten ärztlichen Arbeitsschwerpunkt in der Erziehungsberatungsstelle – er gehörte zur Erstbesetzung aus einem Psychiater, einem Psychologen und einer Fürsorgerin der zum 1. Mai 1950 in der Nervenklinik aktivierten EB – baute er nachhaltig aus, indem er in Essen 1957 die Leitung einer solchen, dort städtischen Einrichtung übernahm (Hauptamtliche Leitung, Dr. Eckart Förster, Nervenarzt und Jugendpsychiater, Beratungsstelle für Eltern, Kinder und Jugendliche, Essen-West; [294]:17). Die EB Essen wurde unter seiner Leitung zu einem jugendpsychiatrischen Institut ausentwickelt ([66], [126]:509f., [265]:103). Förster blieb der DVJ dauerhaft als Mitglied verbunden, gehörte später ihrem Vorstand (1969) an [64] und übernahm zu Beginn der 1980er-Jahre kurzzeitig den Vorsitz der Deutschen Gesellschaft für Kinder- und Jugendpsychiatrie, vormals DVJ, ([126]:510).

■ Doris Weber und Eva Landwehr

Unter den weiteren mit Villingers Nervenklinik dienstlich verbundenen Medizinern, die am Gründungsakt der DVJ teilnahmen, sind zwei Ärztinnen zu erwähnen: Doris Weber und Eva Landwehr.

■■ Doris Weber

Nach dem Studium in Freiburg, Danzig, Prag und Marburg – die Promotion wurde 1947 ebenfalls in Marburg abgeschlossen ([341], [189]:637) – musste Doris Weber sich zunächst unbezahlt als Assistenzärztin an der Nervenklinik bewähren. Nach der Ausbildung zur Fachärztin für Psychiatrie und Neurologie 1952 wurde sie der Kinderstation der Nervenklinik zugeordnet und blieb über lange Zeit Stuttes Mitarbeiterin, später in der Funktion als Oberärztin bzw. als akademische Oberrätin am „Institut für Ärztlich-pädagogische Jugendhilfe der Philipps-Universität", früher EB der Universität (Leitung: 1978–1981 sowie Leitung der EB des Vereins für Erziehungshilfe 1978–1985; [265]:133). Die Habilitation schloss sie unter Stuttes Betreuung 1970 ab (*Der frühkindliche Autismus unter dem Aspekt der Entwicklung*, Huber, Bern), woraufhin sie zur Professorin ernannt wurde [89]. Ausweislich des *Jahrbuchs für Jugendpsychiatrie* blieb sie der Autismusforschung über Jahrzehnte verbunden. Daneben befasste sie sich mit Forschungsfeldern wie der Pubertätsmagersucht, der sog. Kinderfehler, Neurosen oder Epilepsie, der Psychosen im Schulalter (u. a. gemeinsam mit H. Klopp) bzw. jugendlicher Schizophrener oder auch mit jugendrechtlichen Aspekten wie der „Adoptionseignung".

■■ Eva Landwehr

Über Eva Landwehr liegen bislang kaum Informationen vor. In einer Publikation über transnationale Aussöhnungsversuche im besetzten Deutschland der unmittelbaren Nachkriegszeit findet Landwehr Erwähnung. Pastor André Trocmé, während des Krieges Mitglied der Résistance in Vichy-Frankreich, der für seine Versuche, jüdische Familien zu retten (Schätzungen gehen von 5000 Personen aus) von den deutschen Besatzern inhaftiert worden war, bereiste nach dem Kriegsende Deutschland in der Funktion des „secretary" der „International Federation of Reconciliation" (IFOR). Er organisierte an mehreren wiedereröffneten Universitäten wie in Heidelberg, Hamburg, Hannover, Göttingen, Erlangen und Marburg Treffen mit Studentenorganisationen. Seine Cousine, Eva Landwehr, soll ihn dabei begleitet haben. Trocmé und seine

Frau wurden durch die Holocaustgedenkstätte Yad Vashem als „Gerechte unter den Völkern" anerkannt ([293]:100–101, [109]).

Ihr im Gründungsprotokoll der DVJ (Anwesenheitsliste) ausgewiesener Doktorgrad im Jahr 1950 steht im Widerspruch zum Hochschulschriftenverzeichnis, demnach Eva Landwehr, geb. Schoof, erst 3 Jahre später ihre medizinische Dissertation vorlegte. Die Arbeit mit dem Titel *Ein Beitrag zu dem Problem der Cyklothymie im Kindesalter*, explizit kinderpsychiatrisch angelegt, ist unter dem Datum vom 14. Dezember 1953 vermerkt ([292]:533; so auch Villingers Angabe im Jahr 1953 zu der von ihm betreuten Promotionsarbeit mit derselben Jahresangabe [47], [50]). Als 1952 die EB Marburg in einem neuen separaten Gebäude eingeweiht wurde, berichtete Landwehr „aus der praktischen Arbeit der Erziehungsberatungsstelle", neben Stutte, der auf „zweieinhalb Jahre Erziehungsberatung" rückblickte und zukünftige Aufgaben entwarf. Landwehr hatte offenbar in der EB von Beginn an mitgewirkt und die Funktion einer „Sozialarbeiterin" (Angabe: Remschmidt) – zeitgenössisch „Sozialberaterin" ([294]:32) – übernommen. Weitere Redner waren Villinger und der (heil-)pädagogische Psychologe Prof. Adolf Busemann (1887–1967; DVJ-Mitglied und seit Gründung der EB am 1. Mai 1950 zum interdisziplinären Team gehörend, bis ca. 1952; [265]:127). Busemann war Mitherausgeber von *Unsere Jugend. Zeitschrift für Jugendhilfe in Wissenschaft und Praxis. Unter Förderung der Landesjugendämter der Westzonen*, in der Villinger, Stutte und auch andere DVJ-Mitglieder zahlreiche veröffentlichten. Villinger bekam zu diesem Anlass durch Ministerialdirigent Willy Viehweg vom Hessischen Kultusministerium das Große Verdienstkreuz des Verdienstordens der Bundesrepublik verliehen ([265]:16)

- **Helmut Selbach und Helmut Ehrhardt**

Zwei weitere ärztliche Mitarbeiter Villingers mit fortgeschrittener Qualifikation nahmen offenbar aus Gründen, die mit ihrer beruflichen Laufbahn verbunden waren, nicht am DVJ-Gründungsakt von 1950 teil: Helmut Ehrhardt (1914–1997) und Helmut Selbach (1909–1987).

■ ■ **Helmut Selbach**

Helmut Selbach war während des Krieges nach mehreren Kriegseinsätzen für seine Habilitationsstudie an der Nervenklinik der Charité (de Crinis) sowie am Kaiser-Wilhelm-Institut für Hirnforschung in Berlin-Buch (H. Spatz) „uk" (unabkömmlich) gestellt worden. Nach seiner Entlassung aus englischer Kriegsgefangenschaft kehrte er zu Spatz zurück, musste jedoch feststellen, dass große Teile des Instituts u. a. ins hessische Dillenburg (später Gießen) ausgelagert worden waren. Auch erfuhr er wohl, dass für ehemalige Parteimitglieder die Aussichten auf eine wissenschaftliche Betätigung im russischen Sektor eher gering waren ([110]:360). Zudem waren, wie aus den Spruchkammerunterlagen hervorgeht, dort durch die Militärregierung seine Konten annulliert worden. Er arbeitete zunächst mit Hallervorden in Dillenburg zusammen, wie aus einem Verzeichnis der angemeldeten Teilnehmer zu einer psychotherapeutischen Fachtagung Kretschmers in Tübingen (1947) hervorgeht. Eintrag: „Dillenburg, Institut für Hirnforschung, Prof. Hallervorden, Dozent Dr. Selbach." Von der Marburger Nervenklinik waren gelistet: Prof. Villinger (gestrichen), Dr. Conrad, Dr. Ploog, Dr. Fröhlich, Dr. Lohmann, Dr. Förster, Dr. Langenscheidt. Aus der Frankfurter Nervenklinik waren vertreten: Prof. Kleist, Prof. Leonhard, Dr. Grosch, Dr. Schwab, Oberarzt, Einzelteilnehmer: Dr. Elfriede Albert, Frankfurt am Main [78]. Die Kontakte zwischen Spatz, Hallervorden und Villinger bestanden zu dieser Zeit bereits. Dass auch Villinger und Selbach längst korrespondiert haben dürften, lässt sich aus Selbachs frühzeitigem Antrag zur Umhabilitierung von Berlin nach Marburg am 21. Oktober 1946 ableiten ([110]:360).

Villinger unterstützte Selbach in dessen nun in Marburg vollzogenem Spruchkammerverfahren mit einem Gutachten. Demnach habe dieser wertvolle wissenschaftliche Arbeiten auf dem Gebiet der Stoffwechsel- und Kolloidchemie bzw. zur Epilepsie „unabhängig von erbbiologischen

Betrachtungen" geleistet. Auf die Versuchsdetails der an der von Selbach geleiteten chemischen Abteilung des Kaiser-Wilhelm-Instituts (KWI) für Hirnforschung durchgeführten Studien ging Villinger nicht ein. Nur in einer einzigen Arbeit habe sich Selbach mit „Erbgesundheitsverfahren" befasst, jedoch hierbei dafür plädiert, „die (organisch bedingten) sogenannten subcorticalen Krampfanfälle von der Sterilisationspflicht auszunehmen". Auch habe er sich in dem bald erscheinenden *Lehrbuch der Neurologie und Psychiatrie* von Weygandt und Gruhle „mit Erb- oder Rassen-hygienischen Fragestellungen nicht beschäftigt" (Villinger 27.2.1947, Begutachtung der wissenschaftlichen Veröffentlichungen des Dozenten Dr. med. Helmut Selbach [4]).

Selbach hatte während des Krieges mit Unterstützung der DFG mehrere Tierversuchsreihen realisieren können: „Pufferungspotenz des Hirn- und Lebergewebes unter Insulin- und Cardiazol-Einfluß" (1939), „Über den Einfluß der Anoxämie auf den Zellstoffwechsel der Hirnrinde" sowie „Über die Wirkungen des Unterdrucks" (1941), Versuche über die „Blutzusammensetzung und den Bluteiweißgehalt bzw. dessen Verschiebungen unter Elektroschockwirkung" (1942) ([204]:578). Der Journalist Ernst Klee legte 2005 in diesem Zusammenhang auch Kontakte Selbachs zu „Hans Heinze, Mordanstalt Brandenburg-Görden" nahe ([204]:578), die mit Blick auf gleich mehrere unmittelbare Netzwerkknotenpunkte (de Crinis, Spatz, Hallervorden, Kornmüller) jedenfalls nicht ausgeschlossen erscheinen.

Obwohl Selbach Mitglied im „Jungstahlhelm", der SA (1934, Austritt 1935), der NSDAP sowie dem NSDÄB (1937), darüber hinaus der NSV und des NSDozB ([94]:725) war, stufte ihn die Spruchkammer Marburg Stadt 1947 in Gruppe V der Entlasteten ein. Es wurde in Rechnung gestellt, dass er mütterlicherseits „nicht voll arischer Abkunft" gewesen sei. Hieraus entstandene Nachteile, aber auch seine angeblich antinazistische Haltung seien in Konflikten mit dem Leiter der Berliner Nervenklinik de Crinis zu Tage getreten, weshalb er seine Oberarztstelle an der Charité aufgegeben hätte. Selbach habe also, so die Einschätzung der Kammer, „nur nominell am Nationalsozialismus teilgenommen". Wie Cornelius Borck aufdecken konnte, hatte de Crinis schlicht Selbachs Wunsch, sich als Arzt in einem Konzentrationslager melden zu dürfen – „noch unwissend, was dort wirklich geschah" (Selbach, 1971) – nicht entsprochen ([110]:359). Die Spruchkammer war hierzu aber Selbachs unmittelbaren Nachkriegsdarstellungen gefolgt, er habe nach seinem Weggang von der Charité zur Wehrmacht kritische Positionen über den „Parteiaktivisten" de Crinis geäußert, woraufhin dieser Selbach 1944 beim Dekan und Dozentenführer angezeigt und mit dem Entzug der Lehrerlaubnis an deutschen Hochschulen gedroht habe (Beschluss Spruchkammer Marburg-Stadt II, 18.7.1947) [4]. Dieser Spruch wurde durch den Minister für politische Befreiung am 27. Januar 1948 aufgehoben, da Selbach nicht nachgewiesen habe, dass ihm durch seine Widerstandshandlungen derartige Nachteile entstanden seien, die eine Eingruppierung in Gruppe V rechtfertigten. Die Marburger Kammer bestätigte jedoch im Wiederaufnahmeverfahren die Ersteinstufung (21.2.1948) [4].

Ein halbes Jahr nach dem ersten Beschluss war Selbach zum 1. Januar 1948 in Villingers Klinik eingetreten. In der Marburger akademischen Lehre übernahm er Vorlesungen zur Psychopathologie und Neurosenlehre. Während der überschaubar kurzen Marburger Zeit legte er mehrere Arbeiten im Kontext seines Habilitationsprojekts vor. Hierzu zählten:

- *Das Kippschwingungsprinzip in der Analyse der vegetativen Selbststeuerung* (1949),
- *Zur Pathogenese des epileptischen Anfalls* (1949),
- *Über Anfallshäufung bei Körpergewichtszunahme* (1949),
- *Die Hirnvolumensvermehrung als Probleme der physikalischen Chemie* (1949, in der Festschrift zum 70. Geburtstag von Karl Kleist),
- *Die genuine Epilepsie und die symptomatischen Hirnkrämpfe sowie die verwandten Symptomenkomplexe* ([128]:116, 294).

Zum 20. November 1948 stimmte die Medizinische Fakultät Selbachs Umhabilitierung von der Charité an die Philipps-Universität zu. Am 18. März 1949 erfolgte dort die Ernennung zum außerplanmäßigen Professor. Zum 1. November 1949 und damit noch vor der DVJ-Gründung kehrte Selbach wieder nach Berlin zurück. An ihn war aus der soeben neu gegründeten Freien Universität ein Ruf als zunächst außerordentlicher Professor auf den Lehrstuhl für Psychiatrie und Neurologie ergangen ([128]:113). Die wissenschaftliche Zusammenarbeit mit den Marburger Kollegen blieb jedoch über Jahre hinweg bestehen. Gemeinsam mit Detlev Ploog setzte er seine aus der Zeit am KWI für Hirnforschung stammenden Forschungen über die durch chemische und elektrische Reize ausgelöste Epilepsie fort und stellte mit dem selbigen 1952 einen umfänglichen Beitrag in der *Deutschen Zeitschrift für Nervenheilkunde* „Über den Funktionswandel des vegetativen Systems im Sympatol-Versuch während der Elektroschockbehandlung" zur Diskussion ([110]:335). Hinzu trat eine mit Heinz Klopp durchgeführte Studie an Frauen im Alter von 17 und 42 Jahren [211]. Die mit dem Wechsel Selbachs frei werdende Assistentenstelle an der Marburger Nervenklinik übernahm zum 1. November 1949 der bereits erwähnte Helmut Ehrhardt, Villingers früherer Abteilungsarzt in Breslau ([128]:113).

▪ ▪ Helmut Ehrhardt

Geboren in Kassel hatte Ehrhardt von 1934–1940 in München, Berlin und Breslau Psychologie, Philosophie, Literatur- und Kunstwissenschaften studiert. Die erste Promotion zum Dr. phil. legte er 1939 im Hauptfach Psychologie („gut") ab. Parallel hatte er 1937 ein Medizinstudium begonnen. Nach dem medizinischen Staatsexamen 1940 („gut") folgte die Promotion zum Dr. med. am 4. Februar 1941 („sehr gut") [72]. Ehrhardt, der Villinger in dessen Entnazifizierungsverfahren im Mai 1946 ein „Entlastungsschreiben" formuliert hatte, unterhielt von 1945–1949 eine Privatpraxis in Kaiserslautern. Mit dem Wechsel nach Marburg nahm er seine in Breslau eröffnete akademische Laufbahn wieder auf und erhielt nach Abschluss des Habilitationsverfahrens Ende des Jahres 1950 durch die Philipps-Universität die Venia Legendi für Psychiatrie und Neurologie.

▪ Resümee

Mit Hermann Stutte, Eva Landwehr, Doris Weber und Eckart Förster gehörten 4 von Villingers Mitarbeitern zu dem engeren Kreis des DVJ-Gründungsakts, die vor Ort in die Ausgestaltung des Marburger Kinderpsychiatriestandortes mit EB und Kinderabteilung unmittelbar eingebunden waren. Von 6 der zeitweiligen „Gäste" aus der Nervenklinik wirkten immerhin 4 (Enger bleibt zu klären) nachweislich in dieses sich konsolidierende medizinische Feld im Laufe der Jahre hinein: Klopp, Ploog, Leuner und Weinschenk. Auch waren sie durch die klinische Arbeit vor Ort mit minderjährigen Patienten, d. h. mit kinder- und jugendpsychiatrischen Fragestellungen, alltäglich befasst – allein 800 jugendliche Patienten in Marburg zwischen 1946–1950 (Angabe Stutte: Protokoll „Jugendpsychiater-Treffen" 21./22.10.1950). Dies trifft auch für Brobeil zu sowie mit hoher Wahrscheinlichkeit für Enger, andernfalls wäre seine Anwesenheit nicht notwendig gewesen. Mindestens ein weiterer Klinikmitarbeiter, Dr. Willi P. Schmitz, war nicht anwesend. Möglicherweise lag sein Forschungsinteresse über Kriegsgefangenschaft und Psychosen sowie psychosomatische Wechselwirkungen bei Heimkehrern, inhaltlich zu weit entfernt ([128]:117, [172], [210]).

Nur ein Jahr später sah das Verhältnis von Marburgern und Vertretern anderer Standorte in der jungen DVJ freilich schon anders aus. Jedoch: Förster, Leuner und Ploog ([147]:19, [352]:213) nahmen gemeinsam mit Villinger und Stutte an der GDNP-Tagung (1951) mit eigenen Redebeiträgen, nämlich im dritten Hauptthema „Jugendpsychiatrie" der Sektion „Psychiatrie und Psychotherapie", teil. Die Überlegung zu diesem Hauptthema war im Zuge des Gründungsaktes 1950 durch Villinger bereits als konkreter Plan bekannt gegeben worden (Protokoll: 21./22.10.1950), stand also schon im Vorfeld fest. Dadurch waren seine (Nachwuchs-)Repräsentanten vor Ort, als

Villinger in Stuttgart zum Vorsitzenden der GDNP gewählt wurde. Ob alle drei auch an der Veranstaltung teilnahmen, in der am Rande der GDNP-Tagung im Stuttgarter Schloss-Café der vorläufige Satzungsentwurf der neuen Fachgesellschaft modifiziert und verabschiedet wurde, bleibt zu klären. Da es sich bei der DVJ-Mitgliederversammlung jedoch um eine Abendveranstaltung (20:15–22:15) am Eröffnungstag des GDNP-Kongresses handelte, organisatorisch so platziert, um wohl nicht mit diesem zu kollidieren, ist die Teilnahme aller in Stuttgart anwesenden Marburger Vertreter im Schloss-Café für diesen als bedeutsam empfundenen Anlass als sehr wahrscheinlich anzunehmen. Zu den im Protokoll erwähnten Personen, die auch in Marburg 1950 nachweislich dabei waren, zählen: Villinger, von Stockert, Eyrich, Hannappel, Bürger-Prinz, Stutte, Gerson (nicht eindeutig, er wird aber zum Kassenwart gewählt); Neumitglieder: Friedemann (Biel/Schweiz), der anbot, wegen der Frage des gesuchten Fachorgans mit Tramer (*Zeitschrift für Kinderpsychiatrie*) Kontakt aufzunehmen, sowie Oberregierungsrat Kühnel, der in der GDNP aktiv war (Protokoll über die Versammlung der „Deutschen Vereinigung für Jugendpsychiatrie" am 26.9.51 im Stuttgarter Schloss-Café [9]). Er nahm an der Stuttgarter GDNP-Tagung teil und gehörte nachweislich 1953 und 1955 ihrem Vorstand an. Zudem war Kühnel neben Kretschmer Mitglied in der Allgemeinen ärztlichen Gesellschaft für Psychotherapie.

8.6   Substanziierung II

8.6.1   Forschung durch Doktorarbeiten

Bevor im Weiteren den Vernetzungsstrukturen Villingers zu den klinikexternen DVJ-Gründungsmitgliedern nachgegangen wird, soll der Aspekt der Nachwuchsförderung als Teil der Aufbauarbeit der Kinder- und Jugendpsychiatrie in der Bundesrepublik benannt werden, der gegenwärtig noch als Desiderat der medizinhistorischen Forschung anzusehen ist: die Analyse der Quellengruppe von medizinischen Doktorarbeiten [271]. Dies gilt sowohl für den Zeitabschnitt des Nationalsozialismus als auch den der Bundesrepublik (und DDR). Aus der Vergabe von Dissertationsthemen lassen sich a) Rückschlüsse auf die Steuerung von Forschungsfeldern bzw. die Anlage oder Fortführung von Forschungspfaden an verschiedenen Wissenschaftsstandorten ziehen, b) diagnostische und therapeutische Paradigmen des entstehenden Faches (und deren Wandel) aufspüren und c) geben die Promotionsarbeiten anhand der sie durchführenden Personen indirekt wichtige Hinweise auf professionelle Netzwerke. Aus Bekanntschafts- und Verwandtschaftsverhältnissen lassen sich ggf. Aussagen zu ärztlichen Loyalitätsverhältnissen und intergenerationellen Beziehungsgeflechten treffen, die über politische und disziplinhistorische Zäsuren stabil bleiben konnten. Am Beispiel der entstehenden Kinder- und Jugendpsychiatrie wäre eine solche standortübergreifende Untersuchung lohnend, was hier nur angerissen werden kann (s. Hochschulschriftenverzeichnisse [128]:117–121, [189], [190], [191]).

Während 1946 und 1947 aus der Marburger Klinik noch einige Dissertationen zu Hirnschussverletzungen gelistet werden, die mit Kretschmers bzw. Konrads Lazarett im Gebäude „Jägerheim" in Verbindung zu bringen sind, steigt die Zahl kinder- und jugendpsychiatrischer Arbeiten bis zum Dekadenwechsel stetig an, wenngleich sie hinter der Zahl erwachsenenpsychiatrischer bzw. neurologischer Forschungsfelder zurückbleibt. Besonders präsent ist hierbei die Beschäftigung mit der Elektrokrampfbehandlung, darunter auch Arbeiten zur Anwendung bei Kindern und Jugendlichen. Die Elektrokrampftherapie traf auf ein genuines Interesse der Psychiatrie allgemein vor und seit ihrer flächendeckenden Einführung in den frühen 1940er-Jahren, insbesondere aber bei Helmuth Ehrhardt, der in Vorbereitung auf seine Habilitationsschrift in den Jahren 1948 und 1949 allein 8 wissenschaftliche Artikel ausschließlich hierzu vorlegte. Auch die Habilitationsschrift *Untersuchungen über Elektrokrampfschwelle und Erregbarkeit* wurde 1950 unter Villinger in Marburg eingereicht ([128]:116, [284]).

Nicht repräsentiert sind Studien zur Cardiazol- oder Insulinschocktherapie, obwohl letztere nachweislich unter Villinger angewandt wurde. Hinzu treten allerdings Arbeiten über Hormontherapie oder Strahlendiagnostik/Röntgentherapie. Die Strahlentherapie wurde von Stutte schon in Tübingen beforscht, bevor er seine Untersuchungen dazu in Marburg mit Unterstützung Villingers intensiv bis zur erwähnten Gemeinschaftsarbeit von 1949 mit Vogt (s. o.) fortführte. Dazu einige Beispiele:

- **Joachim Friedrich** (1948) *Polyneuritische Erscheinungen im Verlaufe der Röntgenbestrahlung eines malignen, inoperablen Hirntumors,*
- **Waltraud Hedemann** (1949) *Die Erfolge der Schockbehandlung bei Psychosen des Kindes- und frühen Jugendalters,*
- **Sigrid Krath**, geb. Greune (1949) *Erfahrungen mit der Röntgentherapie bei kindlichen Hirntumoren,*
- **Sieglinde Eibach** (1950) *Ärztliche Behandlungsmethoden des kindlichen Schwachsinns mit besonderer Berücksichtigung der Hormon-Therapie.*

Unter allen für den Zeitraum von 1946–1950 angegebenen ca. 70 Dissertation – also der unmittelbaren Vorgründungsphase der DVJ –, die an Villingers Psychiatrischer und Nervenklinik abgeschlossen wurden, entfiel immerhin über ein Drittel auf kinder- und jugendpsychiatrische Fragestellungen: wissenschaftliche Qualifikationsarbeiten, die allein anhand der Titelüberschau vorrangig konzeptionelle Kontinuitäten der von Villinger und Stutte fortentwickelten Kinder- und Jugendpsychiatrie sichtbar werden lassen. Unübersehbar sind beispielsweise in einigen Arbeiten die Bezüge zu Stuttes eigenem erbpsychiatrischem Habilitationsthema über „Fürsorgezöglinge" oder zu der Stutte und Villinger jahrelang umtreibenden „Jugenddissozialität" („Verwahrlosung",
▶ Kap. 9), mit ihren Bezügen zum Jugendstrafrecht:

- **Lieselotte Nickel** (1948) *Weibliche Jugenddissozialität und Zeitsituation,*
- **Hermann-Wilhelm Heupel** (1949) *Formen der Jugendkriminalität als Ausdruck der Wirkung von Anlage, Umwelt und Zeitsituation auf jugendliche Tätertypen der Nachkriegszeit,*
- **Kurt Achenbach** (1950) *Psychophysische Reifestörungen und Jugenddissozialität (entwicklungsbiologische Untersuchungen an Fürsorgezöglingen),*
- **Gertrud Schmitt** (1950) *Entwicklungsbiologische Untersuchungen an weiblichen Verwahrlosten und Schulkindern,*
- **Vera-Sophie Vogt** (1950) *Bestehen Unterschiede in den Verwahrlosungsformen der Jugendlichen aus der bodenständigen und entwurzelten Bevölkerung?*

Darüber hinaus finden sich Forschungsthemen (Autoren und Titel hier ausgespart), die gewissermaßen „traditionell" in der Entwicklung der Kinder- und Jugendpsychiatrie behandelt wurden. Hierunter sind solche zu Schizophrenie, Epilepsie und „Schwachsinn", zur Anlage-Umwelt-Problematik, zur sog. Wortblindheit (Legasthenie), zur Retardierung und Acceleration, Enuresis nocturna und Mutismus, „Encephalitiden", der Chorea Minor oder Mongolismus zu zählen. Als weiteres Beispiel in dieser Gruppe kann folgende Arbeit genannt werden: Wolfgang Janzen – *Form und Genese der Absencen im Kindesalter mit besonderer Berücksichtigung ihrer Beziehungen zu Schlaf- und Rhythmusstörungen* (1949; Janzen ist nicht zu verwechseln mit dem 1941 geborenen Bremer Psychologen und Behindertenpädagogen Wolfgang Jantzen). Das hierdurch generierte Wissen ging bei entsprechender Qualität implizit oder explizit in die Fachpublikationen von Hermann Stutte (z. B. die Arbeiten von Schmitt und Achenbach in *Grenzen der Sozialpädagogik*, 1958) oder auf breiterer Ebene über Ergebnis- und Zitationsverweise in das wissenschaftliche

Schriftgut ein und bildete über daraus abgeleitete Überlegungen den Grund für Argumente in gesundheitspolitischen, strafrechtlichen oder legislativen Entscheidungsprozessen. So nahm Villinger beispielsweise im *Nervenarzt*-Abdruck seiner programmatischen Rede im Hauptthema „Jugendpsychiatrie" der GDNP-Tagung 1951 in Stuttgart Bezug auf die gerade in Marburg eingereichte Doktorarbeit von Rolf Vahlbruch *Psychische Entwicklung asphyktisch geborener Kinder auf Grund 12-17-jähriger Katamnesen* (31.1.1952, [336]:209).

8.6.2 Nachhaltig wirksame Forschernetzwerke

Als Beispiel für vorlaufend oder nachhaltig wirksame Forschernetzwerke, die sich über die Vergabe von Promotionen konstituierten, seien Arbeiten genannt, die im Folgenden auf ihre Bezüge innerhalb des DVJ-Netzwerkes überprüft werden:

- **Harald Frh. v. Verschuer** (1948) *Über „Familiären Bildwandel" bei einem Fall von Torsionsdystonie* ([189]:636),
- **Hans Giese** (1946) *Die Formen männlicher Homosexualität (Untersuchung an 130 Fällen)*,
- **Elisabeth Janzarik**, geb. Schopp (1949) *Zur Frage der Hörstummheit*,
- **Werner Janzarik** (1946) *Die Elektrokrampfbehandlung depressiver Krankheitsbilder, insbesondere endogener Depressionen.*

■ Elisabeth und Werner Janzarik

Elisabeth Janzariks Mann, Werner Janzarik, späterer Direktor der Psychiatrischen Universitätsklinik in Heidelberg (1974–1988), schloss seine eigene Dissertation 1946 ebenfalls in Marburg ab, nachdem er diese während des Krieges in der Universitäts-Nervenklinik in Würzburg unter dem „T4"-Obergutachter Werner Heyde begonnen hatte. Wegen dessen Untertauchens bei Kriegsende konnte Janzarik seine Arbeit nicht mehr bei Heyde einreichen, weshalb er zu Villinger wechselte [200].

■ Harald von Verschuer

Harald v. Verschuer ist in der Fakultätsüberlieferung dokumentiert als Doktorand aus der Familie des Rassenhygienikers/-theoretikers Otmar Freiherr von Verschuer. Von Verschuers Sohn Helmut heiratete 1952 übrigens von Stockerts Tochter Johanna ([238]:117) und auch DVJ-Vorstandsmitglied Bennhold-Thomsen war über die enge Verbindung des Frankfurter Pädiaters de Rudder mit den Verschuers befreundet [6]. Die Freundschaft und auch der wissenschaftliche Austausch zwischen de Rudder und von Verschuer bestand schon einige Zeit vor dem Kriegsende ([282]:595). Im Zuge der Entnazifizierung setzte de Rudder ein Entlastungsschreiben für von Verschuer auf ([204]:512). In der durch Villinger verfassten Klinikschronik war dieser Doktorand vergessen worden ([128]:120).

■ Hans Giese

Hans Giese (1920–1970), Initiator des „Instituts für Sexualforschung" in Kronberg/Taunus (1949) wurde später zu einer zentralen Figur der Entstehung der „Deutschen Gesellschaft für Sexualforschung" (DGS, Frankfurt am Main), die im selben Jahr wie die DVJ gegründet wurde und personell eng mit ihr verwoben war. Giese wirkte nicht allein über die Rezeption seiner wissenschaftlichen Publikationen in die Fachdiskurse der DVJ hinein. Allein drei DVJ-Gründungs- bzw. Vorstandsmitglieder hatten fast durchgängig auch den Vorsitz der Schwestergesellschaft DGS inne: Bürger-Prinz (1950–1954, Nachfolger: Carl Max Hasselmann, Erlangen, nicht DVJ), Villinger selbst (1958–1961) und Franz Günther von Stockert (1962–1966). Von Stockert legte 1958 selbst eine Monografie zur Frage der Sexualität unter kinder- und jugendpsychiatrischen Fragestellungen vor, in der er sich halb abgrenzend, halb anlehnend auf die Psychoanalyse bezog: *Die Sexualität des Kindes* (Enke, Stuttgart). Darin wurden die Arbeiten Gieses rezipiert. Ein ähnlicher

Rezeptionsbezug ergibt sich für ein späteres DVJ-Mitglied, Erika Geisler, die bereits 1940 bei der DGKH-Gründung anwesend gewesen war und damals einen Bericht über die kinderpsychiatrische Tagung in Wien verfasste. Erika Geisler befasste sich in den 1950er-Jahren mit sexuellem Missbrauch an Kindern und deren juristisch relevanter Glaubwürdigkeit, wozu sie auf Gieses Arbeiten zurückgriff [98], [167]. Hermann Stutte veröffentlichte einen Beitrag zur „Pubertas Praecox" in Gieses *Handbuch der Sexualforschung* von 1955 ([126]:309f.).

Als Schriftführer der DGS amtierte von 1950–1964 Giese persönlich. Im ersten Publikationsorgan der Fachgesellschaft, der *Zeitschrift für Sexualforschung*, versammelte er 1950, worauf Volkmar Sigusch hinweist, einen aus heutiger Sicht erklärungsbedürftigen – und der DVJ-Zusammensetzung nicht unähnlichen – Beirats- bzw. Autorenkreis aus Verfolgten auf der einen und Protagonisten der Medizin im Nationalsozialismus auf der anderen Seite. Dazu zählten Herbert Marcuse, Alfred C. Kinsey (Kinsey-Reports 1948, 1953) oder Alexander Mitscherlich, aber auch die Anatomen Hermann Stieve und Kurt Goerttler oder der genannte Otmar von Verschuer ([304]:419). Giese wurde 1959 von Bürger-Prinz, der ihn 1948 in Frankfurt kennengelernt hatte, in Hamburg als erster Dozent für „Psychiatrie und Sexualwissenschaft" habilitiert. Bürger-Prinz erreichte sogar, dass Gieses Privatinstitut dem Universitätsklinikum Hamburg-Eppendorf angegliedert werden konnte ([122]:339–345; [240], [305]:226–235, [304]:418).

8.7 Substanziierung III

8.7.1 Nach der DVJ-Gründung: Extraordinariat Stutte – die erste Hürde

Die Einrichtung des Extraordinariats aus dem Landeshaushalt Hessen war von Villinger von langer Hand angebahnt worden. Martin Holtkamp spricht diesbezüglich in seiner biografischen Arbeit über Villinger entsprechend von dessen „lobbyistischer Vorarbeit" ([185]:120). Hierbei war auch der gute Kontakt Villingers zu Mitarbeitern der hessischen Ministerialbürokratie bedeutsam, in vorderster Linie: Willy Viehweg.

Willy Viehweg
Willy Viehweg unterstützte einerseits die Integration von Wissenschaftlern, die im Nationalsozialismus verfolgt worden waren [176]. Er war auch an der Entscheidung beteiligt, Otmar von Verschuer nicht wieder in Hessen unterkommen zu lassen, weil eine Rufschädigung der hessischen Hochschulpolitik zu befürchten stand. Andererseits begrüßte er die Niederlassung des ehemaligen KWI (nun MPI) für Hirnforschung am Hochschulstandort Gießen (1950). Hugo Spatz und Julius Hallervorden, deren Untersuchung von Gehirnen aus den Euthanasieprogrammen bereits in der internationalen wissenschaftlichen Öffentlichkeit diskutiert wurde, fanden für ca. 10 Jahre eine Bleibe in Gießen und wechselten später nach Frankfurt am Main im Zuge der Zusammenlegung ihrer Abteilungen mit dem Edinger-Institut ([326]:597f.).

Die Verleihung der außerordentlichen Professur an seinen Oberarzt Stutte hatte Villinger der Fakultät bereits 1950 vorgeschlagen [45]. Am 25. November 1952 erreichte nun den Dekan der Medizinischen Fakultät (Manfred Kiese, Pharmakologe und Toxikologe, Dekan: 1952–1953) ein wie aus Marburg vorgefertigt wirkendes Schreiben von Willy Viehweg, in Vertretung des Hessischen Ministers für Erziehung und Volksbildung, Wiesbaden, mit folgendem Wortlaut, der das dortige Interesse begründete:

» Ich bitte Sie, Erwägung darüber anzustellen, ob die Schaffung eines ausserordentlichen Lehrstuhles für Jugendpsychiatrie im Interesse der Fakultät gelegen ist. Ein solcher Lehrstuhl wäre in der Bundesrepublik zur Zeit ohne Parallele; seine Schaffung, gerade an der medizinischen Fakultät in Marburg, erscheint mir durch die dortige Erziehungs-Beratungsstelle besonders gegeben [51].

Kiese antwortete einen Monat später mit Schreiben vom 20.12.1952 mit dem Hinweis, man sei seitens der Fakultät (Sitzung: 12.12.1952) für die Anregung sehr dankbar und habe sich selbst schon Gedanken gemacht, wie der Fortbestand des Forschungsschwerpunkts (mit praktischer Bedeutung durch die Erziehungsberatungsstelle) nach dem Ausscheiden Villingers sichergestellt werden könne. Die Fakultät stimme jedenfalls dem Vorschlag des Ministeriums zu und halte es für die „beste Lösung". Man begrüße die baldige Einrichtung eines außerordentlichen Lehrstuhls bei der psychiatrischen Klinik und wolle den Prozess noch während Villingers Dienstzeit abwickeln, wie es sinnfällig heißt: „zur Abgrenzung des Arbeitsbereichs."

Doch die finanzielle Situation im Lande Hessen sorgte nicht zum ersten Mal für eine Verzögerung. So war schon 1951 die Einrichtung der Erziehungsberatungsstelle nicht wie von Villinger, der Fakultät und Viehweg geplant, in den Haushalt übernommen worden. Viehweg hatte den Verwaltungsdirektor der Philipps-Universität zu Beginn des Jahres 1952 darüber informiert, zwar seinerseits der Einrichtung unter Villinger zugestimmt zu haben, dass aber für diese noch keine Mittel vom Minister bereitgestellt worden seien. Er werde dennoch versuchen, so Viehweg, „für die EB-Stelle in Marburg für das Rechnungsjahr 1952 unter einem besonderen Titel erstmalig Haushaltsmittel" in den Etat des Ministers für Erziehung und Volksbildung einzusetzen (Durchschlag des Schreibens Viehweg an Verwaltungsdirektor vom 11.1.1952, [54]). Wie nun die erste Ministerialrätin **Helene von Bila** auch im Kontext des Extraordinariats mit Schreiben vom 20. Juni 1953 ganz ähnlich mitteilen musste,

>> konnte mit Rücksicht auf den für 1953 vom Hessischen Landtag beschlossenen Wiederholungshaushalt die Schaffung dieses Lehrstuhls für 1953 nicht in Betracht gezogen werden. Ich bin jedoch bereit, diesen Antrag für das Haushaltsjahr 1954 zu unterstützen.

Helene von Bila
Helene von Bilas bemerkenswerte Verwaltungstätigkeit in der hessischen Hochschul- und Frauenpolitik in dienstlicher Kontinuität von 17 Jahren ist in Ansätzen in der Forschungsliteratur beschrieben [176], [177], [178], [273]. Sie pflegte einen intensiven Kontakt zur sog. Frankfurter Schule (Max Horkheimer, Theodor W. Adorno, Herbert Macuse) sowie Alexander Mitscherlich, den sie mit Kräften unterstütze, 1960 das in der Bundesrepublik erste Institut für Psychoanalyse (Sigmund-Freud-Institut) gründen zu können, allerdings gegen heftige Widerstände der Universität selbst, daher unabhängig von dieser [138], [160], [187].

Der in dieser Phase derart knapp bemessene finanzielle Rahmen ließ die Realisierung des geplanten Lehrstuhls für Stutte fraglich erscheinen. Stutte selbst schätzte seine Situation durchaus realistisch ein, als er sich schon 2 Wochen vor von Bilas Auskunft an den ehemals Tübinger Kollegen Konrad Ernst mit den Worten wandte (3.6.1952):

>> Nachdem ich bereits vor einigen Wochen von Fräulein Härtel [Ruth Härtel, d. Verf.] – anlässlich ihrer Teilnahme an unserem Mbger Jugendpsychiatertreffen – erfahren hatte, dass Gundert [Psychotherapeut Hermann Gundert, 1894–1964, d. Verf.] in Pension gehen werde und die Direktorstelle am BH [Nervenklinik Bürgerhospital Stuttgart, d. Verf.] nun mittlerweile ja auch in der Presse ausgeschrieben worden ist, habe ich nunmehr auch meine Bewerbung eingereicht. Ich hatte ja immer gehofft, dass die Jgdpsychiatrie [sic] – zumindest an der hiesigen Klinik – doch einmal würde etatisiert werden. Das ist aber bislang nicht geschehen und bei der Viscosität ministerieller Dienststellen wird das wohl auch in nächster Zukunft noch nicht realisiert werden. Indessen rückt aber doch der Emeritierungszeitpunkt meines Chefs immer näher, und ich fühle deshalb doch die Nötigung (nicht zuletzt auch

gegenüber meiner Familie), mich nach einer Bleibe umzusehen. Und ich glaube, dass mir
die Tätigkeit am BH schon berufl. Befriedigung u. Erfüllung bedeuten würde.

Nun befinden sich – wie ich erfahren habe – unter den zahlreichen Bewerbern offenbar auch
eine Reihe prominenter Schwaben, denen ich nur eine 10-jährige suebische [schwäbische,
d. Verf.] Dienstzeit entgegen zu stellen habe. Da aber doch wohl landsmanschaftl. Prinzipien
bei der Besetzung der Stelle ausschlaggebend sein werden, sind wohl meine Chancen von
vorneherein limitiert? On va voire! [83].

Villinger sah sich als Klinikdirektor seit Jahren mit derartigen strukturellen Schwierigkeiten
konfrontiert. Abstrahiert man von der üblichen drastischen Rhetorik, die zur Durchsetzung
materieller und finanzieller Förderung aus Landesmitteln üblich war, so dokumentiert doch ein
Bericht Villingers vom 9. Januar 1953 unter der Überschrift „Die Raumnot der Universitätsnervenklinik" [54], dass nicht nur die endlich erreichte erste Konsolidierungsstufe der kinder- und
jugendpsychiatrischen Arbeit beeinträchtigt war, sondern auch der gesamte psychiatrische Kli-
nikbetrieb an Grenzen stieß.

Die räumliche Enge und Überbeanspruchung der Klinikausstattung ergab sich aus den
erwähnten „Verdoppelungen der Aufnahmezahlen und Neuuntersuchungszahlen". Praktisch
fehlten laut Villinger „unterteilbare Aufenthaltsräume" für nicht bettlägerige Patienten, überhaupt „Räume für die Insulin- und Elektroschockbehandlung", für die „Beschäftigungs- und
Spieltherapie", für Gymnastik, für Untersuchungen, für Besuche durch „das Gericht" oder auch
für Patienten mit ansteckenden Krankheiten. Die Röntgenabteilung sei zwischenzeitlich zu klein,
ein „psychologisches Laboratorium" fehle ganz, ebenso wie ein Aufzug, ein Fotoraum, Archiv-
räume, eine Bücherei oder Aufenthaltsräume für das Pflegepersonal. Bei dieser Schilderungsart
musste bei den Adressaten wohl unweigerlich die Frage entstehen, ob überhaupt eine fachge-
rechte Arbeit in der Klink möglich oder nicht eher von einem Provisorium zu sprechen war. In
Villingers Duktus las sich der dramaturgische Höhepunkt seiner Beschwerde gegenüber Fakultät und Ministerium so:

» Die Klinik steht räumlich tief unter allen übrigen Marburger Kliniken, ja sie steht auf
  der niedersten Stufe heute in Europa noch möglicher Unterbringung für Nerven- und
  Geisteskranke.

Um dieser Situation irgendwie abzuhelfen, setzte Villinger zusätzlich einen Brief an Willy Viehweg
auf, in dem er sehr direkt seine Enttäuschung über wiederholt auch vor Ort in Marburg zum Ausdruck gebrachte, aber nicht eingelöste Unterstützungszusagen seitens der Ministerialverwaltung
äußerte. Mit dem undatierten Bittbrief nahm Villinger Bezug auf zwei Schreiben von Ministerialrätin Helene von Bila im Juli 1953 (eines s. o.) sowie einen von ihr mitgeschickten Durchschlag
der Korrespondenz zwischen dem hessischem Finanz- und dem Kultusministerium im Juni
1953, deren Inhalt, so Villinger, „die Vernichtung all dessen," bedeute, „was wir mühsam aufgebaut haben". Im Streit um die Haushaltskonsolidierung hatte das Finanzministerium des Landes
offensichtlich schlicht die Kommunen als zuständig erklärt, die aber zum Ärgernis Villingers
kaum Geld bereitstellen wollten oder konnten. Gegenüber von Bila hatte er am 7. Juli die Auflösung der EB zum Ende des Monats angekündigt, da keine Mittel mehr zur Verfügung standen.
Man war den wissenschaftlichen Mitarbeitern noch Nachzahlungen schuldig. In diesem Zusammenhang scheute er nicht davor zurück, dem verantwortlichen Finanzministerium mit regionaler, nationaler und internationaler Öffentlichkeit zu drohen (Villinger an von Bila, 10.7.1953,

[54]). Villingers Hoffnung lag nun überwiegend auf Viehwegs Schultern, der bereits früher z. B. in Gesprächen mit Helmut Ehrhardt in Marburg ein offenes Ohr für die angespannte Lage übrig gehabt hatte. Bemerkenswert für die hier interessierende Frage nach dem Fortgang der Lehrstuhlanbahnung ist nun folgende Priorisierung Villingers:

» Wir verzichten selbstverständlich ohne weiteres auf ein Extraordinariat für Kinderpsychiatrie, wenn nicht diese Arbeit einigermassen gesichert ist.

Entsprechend der oben zitierten Empfehlung der Ministerialrätin Helene von Bila stellte Dekan Kiese gegenüber dem Ministerium am 7. Juli 1953 formal einen erneuten Antrag auf Einrichtung des Lehrstuhls mit selbem Wortlaut wie im Jahr zuvor. Knapp 3 Wochen später informierte Villinger (24.7.1953) den Dekan darüber, dass die *Erziehungsberatungsstelle*, jüngst umbenannt in „Institut für medizinisch-pädagogische Jugendhilfe" praktisch „unmittelbar vor dem Zusammenbruch" stehe. Neben Plänen für Bauvorhaben und gleichzeitig drohenden Stellenkürzungen erwähnte Villinger eine gemeinsam mit von Bila erstellte „Denkschrift", die über den Staatssekretär dem Minister vorgelegt werden soll, um Abhilfe zu schaffen. Wie der Aktenvorgang ausweist, hatte von Bila zwischenzeitlich Villinger um schnelle Erwiderung auf Verlautbarungen des Finanzministers gebeten und dabei als argumentative Vorlage eingebracht, gezielt auf die Bedeutung der Ausbildung von „Hilfslehrern" (vermutl.: Hilfsschullehrer) insbesondere angesichts deren Rückstands in Deutschland abzuheben, weshalb gerade an der Universität Forschung stattfinden müsse. Die in ihr enthaltenen Kernargumente vermochten tatsächlich zu überzeugen.

8.7.2 Nach der DVJ-Gründung: Extraordinariat Stutte – zweite Hürde

Als der neu eingesetzte Dekan (Hans Ehrhard Bock, Internist, Volhard-Schüler, Medizinische Klinik; Dekan: 1953–1954; 1968: Präsident der Deutschen Gesellschaft für Innere Medizin [90]) durch den Verwaltungsdirektor (28.6.1954) darüber informiert wurde, dass jetzt mit der planmäßigen Etatierung des Extraordinariats im Rechnungsjahr 1954 zu rechnen sei, nahm die Fakultät den Berufungsvorgang konkret in Angriff und entwarf ein Schreiben an das Ministerium. Die Fakultät gab ihren Beschluss bekannt, Stutte, Oberarzt an der Uni-Nervenklinik auf *primo et unico loco* vorzuschlagen. Begründung:

» Unter den wenigen jüngeren deutschen Jugendpsychiatern mit eigener wissenschaftlicher Fragestellung und neuen Gesichtspunkten steht er mit Abstand an erster Stelle. … Seit der Entstehung und Einrichtung des Instituts für ärztlich-pädagogische Jugendhilfe (Erziehungsberatungstelle) der Universität Marburg hat Prof. Stutte als ständiger Vertreter des Leiters des Institutes mit Eifer und Erfolg sich den dortigen praktischen Aufgaben und der wissenschaftlichen Verarbeitung jugendpsychiatrischer und heilpädagogischer Kenntnisse unter der Lehrer- und Erzieherschaft Hessens gewidmet. Ebenso hat er sich von Anfang an als Abteilungsleiter der im Jahre 1948 [sic] in der Universitäts-Nervenklinik eingerichteten Abteilung für Kinder und Jugendliche besondere Verdienste bei der fachlichen Versorgung dieser Abteilung wie bei der Ausbildung jüngerer Assistenten und Volontärärzte in der Sonderdisziplin der Kinder- und Jugend-Neuropsychiatrie erworben [51].

Am 24. August 1954 (3 Tage vor der endgültigen Bestätigung der Stelle im Haushaltsplan) gab Dekan Bock den Vorgang als „eiligen Umlauf" an die Fakultätsmitglieder aus, wohl in dem

Glauben auf einmütige Zustimmung (Umlauf: Rudolf Zenker – Chirurgische Klinik, Herbert Schwiegk – Medizinische Poliklinik, Richard Mittermaier – HNO-Klinik, Karl Kalkhoff – Hautklinik, Carl Kaufmann – Frauenklinik, Friedrich Linneweh – Kinderklinik, Augustin Förster – Gerichtsmedizin, Klaus Nissing – Anatomie, Werner Kyrieleis – Augenklinik). Doch es kam anders. Während einige Ordinarien den Entwurf abhakten oder mit dem Vermerk „einverstanden" versahen, erhob der pädiatrische Ordinarius Friedrich Linneweh Einspruch. Der Fakultät sei, so Linneweh, besser gedient, auch die Vorschläge der anderen Fakultäten anzuhören. Die jetzige Lösung habe „das Odium einer Lokalregelung, weil sich der Vorgeschlagene am Ort befindet und diese Funktion schon innehat". Linneweh schlug das gängige Verfahren mit drei Platzierungen vor: „Meines Erachtens ist es auch wichtig, daß die Fakultätskollegen auf diesem Wege erfahren, wie die Fachwelt über Herrn Stutte urteilt."

Bemerkenswerterweise hatte gerade der aus fachlichen Gründen eher schlecht platzierte Linneweh, dem bis zur endgültigen Klärung der Besetzungsfrage als lokale Lösung die kommissarische Leitung der Kinderklinik übertragen worden war, den Lehrstuhl erst erhalten, nachdem alle favorisierten Wunschkandidaten der Fakultät über den von ministerieller Seite verschuldeten, allzu gedehnten Verlauf des Verfahrens bereits anderen Rufen gefolgt waren. Die Verzögerung entstand auch wegen der Klärung des Sachverhalts, ob der anfangs von der Fakultät erstplatzierte, dann später vom Ministerium abgelehnte Bewerber Werner Catel angesichts seiner Euthanasiebeteiligung berufen werden könne [174], [175].

Auch die Fakultätsmitglieder Kaufmann (28.8.1954) und Schwiegk (4.9.1954, hielt die Positionen von Linneweh und Kaufmann für „sehr beachtenswert") plädierten dafür, den Entwurf noch nicht abzuschicken. Letzterer erklärte, dass er Stutte sehr schätze und ihn gern als Fakultätsmitglied begrüßen würde, aber auch er sei für eine Kommissionslösung. Der Ophthalmologe Kyrieleis schloss sich dieser Argumentation an (4.9.1954) und erwog die Idee, Stutte bis zur Entscheidung eine kommissarische Stelle einzuräumen. Der Plan Villingers und Stuttes zu einer schnellen Lösung ging so nicht auf, worüber Stutte seitens des Dekans am 7. September 1954 in Kenntnis gesetzt wurde. Eine Kommission war schnell gegründet. Doch die Zeit drängte. Noch am selben Tag erging die Anfrage mit Bitte um Vorschläge an alle Medizinischen Fakultäten in der Bundesrepublik, der DDR, Österreichs und der Schweiz. Zwei Tage später informierte Dekan Bock das Ministerium über den Stand der Dinge und machte auf die damit verbundene Verzögerung aufmerksam (9.9.1954).

Die Einladung zur Kommissionssitzung (12.10.1954) erging für den 14. Oktober 1954. Die Sitzung der Fakultätsmitglieder, in der auch über die Besetzung des Extraordinariats gesprochen werden sollte, war auf den 18. Oktober 1954 angesetzt. In der Berufungsakte liegt – im Zusammenhang mit der Kommissionsarbeit – eine handschriftliche tabellarische Übersicht bei, zur quantitativen Auswertung, von welchen Lehrstühlen wie häufig einzelne Kandidaten in Vorschlag gebracht wurden. Demnach entfielen 11 Stimmen auf Stutte, 7 auf Franz Günther von Stockert und jeweils 3 für Prof. Jakob Lutz (Bern) und den mit Stutte gleichaltrigen Carl Haffter aus der Psychiatrischen Klinik Friedmatt in Basel. Die übrigen hatten nur zwei oder eine Befürwortung erhalten. Einen Tag nach der Fakultätssitzung teilte Dekan Bock (19.9.1954) dem Minister für Erziehung und Volksbildung in Wiesbaden den Beschluss der Fakultät mit, Hermann Stutte *primo et unico loco* in Vorschlag bringen zu wollen – von Stockert hatte ohnehin gerade den Lehrstuhl für Psychiatrie und Neurologie an der Rostocker Universität angenommen. Stutte stehe „quantitativ und qualitativ bei weitem an höchster Stelle", weshalb ihn auch die Medizinische Fakultät für den „bestgeeignetsten Fachwissenschaftler" halte. Man bitte daher, ihm das Extraordinariat zu übertragen.

Während in den kommenden Wochen noch nachzügelnde Voten in der Fakultät eintrafen, reagierte das Ministerium offenbar zügig, denn am 30.10.1954 konnte der neu gewählte Rektor der Philipps-Universität, Jurist Erich Schwinge, Stutte davon in Kenntnis setzen, nunmehr in das Beamtenverhältnis auf Lebenszeit und gleichzeitig auf den außerordentlichen Lehrstuhl berufen worden zu sein [45]. In der Oberhessischen Presse fanden die Leser am 22. Dezember 1954 die Meldung: Von der Philipps-Universität. Berufungen – „Professor […] Stutte wurde mit Wirkung zum 1.11.54 der neugeschaffene Lehrstuhl für Kinder- und Jugendpsychiatrie […] übertragen" [45].

Davon unberührt war jedoch die bereits 1952 seitens der Fakultät aufgeworfene Frage geblieben, wie es mit dem jugendpsychiatrischen Forschungsschwerpunkt an der Nervenklinik weitergehen sollte, wenn Villinger in absehbarer Zeit aus dem Amt als Klinikdirektor schied. Im Februar des Jahres 1955 erinnerte Stutte den Rektor schriftlich an den offenen Vorgang (7.2.1955). Dabei berief er sich auf eine zunächst mündliche Bestätigung aus der Ministerialverwaltung im Rahmen seiner Berufung, demnach sich das Ministerium dafür einsetzen werde, ihm nach Ausscheiden von Villinger die Leitung des „Instituts für medizinisch-pädagogische Jugendhilfe" (ehem. Erziehungsberatungsstelle) sowie der Kinder- und jugendpsychiatrischen Klinik zu übertragen. Nachdem der Rektor in Stuttes Sinne mehrmals eine schriftliche Bestätigung in Wiesbaden erbeten hatte, schlug Helene von Bila zunächst eine mündliche Unterredung in Wiesbaden vor. Der Vorgang zog sich noch bis zum Spätsommer desselben Jahres hin. Zumindest sagte das Ministerium zukünftige Unterstützungsbemühungen zu.

Villinger wurde 1956 im Alter von 69 Jahren emeritiert, verwaltete aber das Amt darüber hinaus bis zur Berufung seines Nachfolgers. Helene von Bila hielt bez. ihres Versprechens Wort, als 1959 Hans Jacob den Lehrstuhl und die Klinikdirektion übernahm. Über den Rektor der Universität erhielt Stutte ihr Schreiben (14.2.1959), mit dem ihm im Sinne der damaligen Absprache die „selbstständige klinische und wissenschaftliche Leitung der Abteilung für Kinder- und Jugendpsychiatrie der Psychiatrischen- und Nervenklinik" übertragen wurde [45]. Die endgültige Aufwertung zum ordentlichen Ordinarius der Medizinischen Fakultät Marburg gelang allerdings erst im Jahr 1963, 2 Jahre nach Villingers Tod.

8.8   Vernetzung I

8.8.1   Die DVJ als Abbild von Professionalisierungsachsen: Frankfurt – Marburg – Kassel

Spurensuche in der DVJ-Satzung

Von den ersten „Satzungen" der Deutschen Vereinigung für Jugendpsychiatrie, die 1951 in Stuttgart zur vereinsrechtlichen Konstituierung der Fachgesellschaft einstimmig angenommen wurden, sind *drei Fassungen* überliefert. Die Existenz weiterer Fassungen ist aus Ergänzungsquellen zu vermuten. Ihre synoptische Gegenüberstellung erlaubt die relative Rekonstruktion ihrer Genese im Zeitverlauf. Bei der frühsten, undatierten Fassung handelt es sich um den für Stuttgart vorbereiteten Entwurf, gedacht als Tischvorlage und Beratungsgrundlage für die Mitgliederversammlung im Schloss-Café (hier als **Fassung A** bezeichnet [9]). Aus dem zugehörenden Versammlungsprotokoll lässt sich leicht ablesen, dass die Tischvorlage tatsächlich in Stuttgart Verwendung fand, da einzelne Paragrafen und Begrifflichkeiten dieser Entwurfsfassung im Zuge der Diskussion modifiziert wurden. Ebenfalls lässt sich anhand des Protokolls quellenanalytisch erschließen, dass Villinger trotz der einberufenen konstituierenden Arbeitsgruppe (von Stockert, Gerson, Stutte) maßgeblich die Federführung dieses Entwurfs in der Hand gehabt haben könnte. Einige der mit ihm identifizierbaren, von ihm in Anlehnung an die GDNP und DGKH präferierten Formulierungen wurden durch die Schloss-Café-Runde geändert: z. B. „Deutsche Vereinigung … " statt wie von ihm vorgeschlagen: „Deutsche Gesellschaft … ", „Vorsitzender" statt „Präsident" oder auch „Kassenwart" statt „Schatzmeister".

Eine weitere **Fassung** der Satzungen stellt genau besehen zwei (B1 und B2) in einer (**B**) dar. Sie konserviert quasi zwei Entwicklungsstufen, da klar erkennbar nachträgliche Ergänzungen (B2) auf demselben Papierdokument einer „Zwischenfassung" (B1) festgehalten wurden. Diese Fassung inkl. der späteren Ergänzungen (B, [10]) dokumentiert aufgrund der aufgenommenen Stuttgarter Änderungsbeschlüsse eine Erstellung nach der Mitgliederversammlung und ist zweifelsfrei als Neuversion der modifizierten Tischvorlage zu verstehen. Das Dokument trägt zusätzlich nicht nur handschriftliche Spuren über eine Paragrafenänderung zu einem noch späteren Zeitpunkt (auf B2), sondern zeigt auch als einzige der vorhandenen Versionen mehrere Unterschriften im Sinne einer Ratifizierung durch ordentliche Mitglieder der Fachgesellschaft (🔲 Abb. 8.2). Die **dritte Fassung (C)**, (wiederum ohne Datum, ohne Unterschriften), ist eine Abschrift, die – mit einer kleinen, aber aufschlussreichen Zusatzänderung – alle Modifizierungen auf Entstehungsebene von B2 aufnimmt und wohl als damals aktuell gültige Reinschrift für den GDNP-Schriftführer und -Präsidenten erstellt wurde [9].

Bei der letzten kleinen Änderung handelt es sich um die sprachliche Anpassung im Sinne der in der DVJ diskutierten Grundsatz- und Formulierungsfrage, ob neben der Vorstandsbesetzung mit sonst ausschließlich „Jugendpsychiatern" einer der beiden Beisitzer ein Pädiater sein „kann" oder sogar sein „soll". Diese Differenzierung spiegelt die unterschiedlichen Meinungen über die Begrenzung von zu beteiligenden Pädiatern im Allgemeinen sowie über von Stockerts Vorschlag, einen an der Kinderpsychiatrie interessierten Pädiater (namentlich: Bennholdt-Thomsen) als Beisitzer in den Vorstand zu kooptieren im Besonderen wider [319]. Die Befürworter setzten die vereinsrechtliche Weichenstellung offenbar durch, denn sowohl auf den Fassungen B2 als auch C wurde die Satzungsänderung des entsprechenden Paragrafen nachträglich festgehalten. Das Wort „kann" wurde gestrichen und jeweils handschriftlich durch „soll" ersetzt. Auf der Fassung B2 ist der Eintrag mit Pfeilvermerk auf die Stelle handschriftlich markiert mit „§ 7 Abs. 1 geändert s. Bl. 19". Das Änderungsdatum ist nicht erkennbar. Im Auszug des Vereinsregisters am Amtsgericht Marburg lautet der erste Änderungsvermerk zur DVJ nur: „Mit Beschluß vom 12. April 1952 in § 7 Abs. 1 der Satzung geändert." Zeitlich lag dieser Eintrag eine Woche vor der nächsten wissenschaftlichen Tagung der DVJ in Marburg (18.-19.4.1952). Wie sich hieraus schließen lässt, kann ein erneuter Mitgliederbeschluss zu dieser Frage („kann"/„soll") demnach nicht erfolgt sein. Es handelte sich mit hoher Wahrscheinlichkeit um einen Aushandlungsprozess alleinig unter den Vorstandsmitgliedern.

Als Ausgangspunkt für die weitere Darstellung ist nun jene Fassung mit 7 Unterschriften (B) von besonderem Erkenntniswert für die Vor- und Nachgründungsgeschichte der DVJ. Sie gab der historischen Forschung schon in Vergangenheit Rätsel auf. So konnten z. B. die Unterschriften nicht vollständig entschlüsselt werden. Benennbar waren nur 5 der 7 Unterzeichneten: Werner Villinger, Hermann Stutte, Anna Leiter, Carola Hannappel und „Clara Schürmann/Schumann". Offen blieb damit die Identität von Schürmann/Schumann und 2 weiterer Personen ([126]:99). Darüber hinaus ist bis heute das Datum der Unterzeichnung als ungeklärt zu bezeichnen. Der 26. September 1951 ist hierfür eher auszuschließen, musste doch erst eine Neufassung getippt werden, was nicht mehr am selben Abend samt Unterzeichnung vollzogen worden sein dürfte. Da aber eine der späteren maschinenschriftlichen Ergänzungen (von B1 zu B2) quasi um die schon platzierten 7 Unterschriften herum, teils diese überlaufend aufgetippt wurde – es handelt sich um den in der Tischvorlage noch nicht enthaltenen 13. Paragrafen, der die Aufstellung und einstimmige Annahme der Satzungen unter dem 26.9.1951 in Stuttgart festhielt – sind die Unterschriften wohl auf Zeitebene von B1, d. h. nach der DVJ-Versammlung, möglicherweise aber

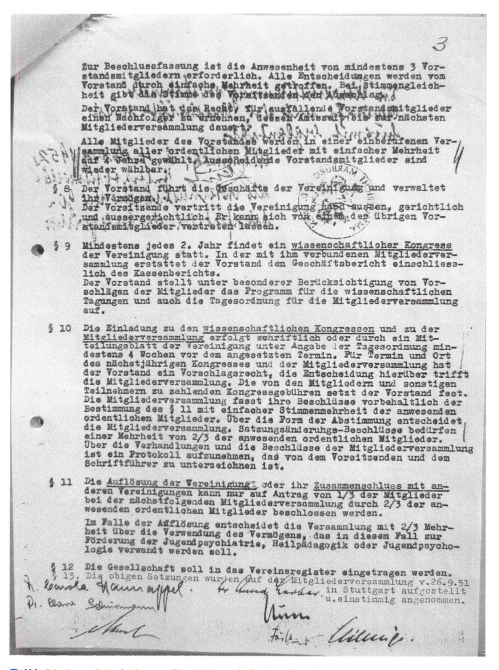

Zur Beschlussfassung ist die Anwesenheit von mindestens 3 Vorstandsmitgliedern erforderlich. Alle Entscheidungen werden vom Vorstand durch einfache Mehrheit getroffen. Bei Stimmengleichheit gibt die Stimme des Vorsitzenden den Ausschlag.

Der Vorstand hat das Recht, für ausfallende Vorstandsmitglieder einen Nachfolger zu ernennen, dessen Amtszeit bis zur nächsten Mitgliederversammlung dauert.

Alle Mitglieder des Vorstandes werden in einer einberufenen Versammlung aller ordentlichen Mitglieder mit einfacher Mehrheit auf 4 Jahre gewählt. Ausscheidende Vorstandsmitglieder sind wieder wählbar.

§ 8   Der Vorstand führt die Geschäfte der Vereinigung und verwaltet ihr Vermögen.
Der Vorsitzende vertritt die Vereinigung nach aussen, gerichtlich und aussergerichtlich. Er kann sich von einem der übrigen Vorstandsmitglieder vertreten lassen.

§ 9   Mindestens jedes 2. Jahr findet ein wissenschaftlicher Kongress der Vereinigung statt. In der mit ihm verbundenen Mitgliederversammlung erstattet der Vorstand den Geschäftsbericht einschliesslich des Kassenberichts.
Der Vorstand stellt unter besonderer Berücksichtigung von Vorschlägen der Mitglieder das Programm für die wissenschaftlichen Tagungen und auch die Tagesordnung für die Mitgliederversammlung auf.

§ 10   Die Einladung zu den wissenschaftlichen Kongressen und zu der Mitgliederversammlung erfolgt schriftlich oder durch ein Mitteilungsblatt der Vereinigung unter Angabe der Tagesordnung mindestens 4 Wochen vor dem angesetzten Termin. Für Termin und Ort des nächstjährigen Kongresses und der Mitgliederversammlung hat der Vorstand ein Vorschlagsrecht, die Entscheidung hierüber trifft die Mitgliederversammlung. Die von den Mitgliedern und sonstigen Teilnehmern zu zahlenden Kongressgebühren setzt der Vorstand fest. Die Mitgliederversammlung fasst ihre Beschlüsse vorbehaltlich der Bestimmung des § 11 mit einfacher Stimmenmehrheit der anwesenden ordentlichen Mitglieder. Über die Form der Abstimmung entscheidet die Mitgliederversammlung. Satzungsänderungs-Beschlüsse bedürfen einer Mehrheit von 2/3 der anwesenden ordentlichen Mitglieder. Über die Verhandlungen und die Beschlüsse der Mitgliederversammlung ist ein Protokoll aufzunehmen, das von dem Vorsitzenden und dem Schriftführer zu unterzeichnen ist.

§ 11   Die Auflösung der Vereinigung oder ihr Zusammenschluss mit anderen Vereinigungen kann nur auf Antrag von 1/3 der Mitglieder bei der nächstfolgenden Mitgliederversammlung durch 2/3 der anwesenden ordentlichen Mitglieder beschlossen werden.

Im Falle der Auflösung entscheidet die Versammlung mit 2/3 Mehrheit über die Verwendung des Vermögens, das in diesem Fall zur Förderung der Jugendpsychiatrie, Heilpädagogik oder Jugendpsychologie verwandt werden soll.

§ 12   Die Gesellschaft soll in das Vereinsregister eingetragen werden.
§ 13.   Die obigen Satzungen wurden auf der Mitgliederversammlung v.26.9.51 in Stuttgart aufgestellt u.einstimmig angenommen.

● **Abb. 8.2**   Letzte Seite der Satzung (B) mit 7 Unterschriften (mit freundl. Genehmigung der DGKJP) sogar andernorts (z. B. Marburg?) geleistet worden. Dieser an sich eher unerheblich erscheinende Aspekt mündet jedoch in eine durchaus wichtige Frage, nämlich: Wie ist speziell diese Gruppenzusammensetzung der (7) unterzeichnenden Personen im Kontext der DVJ-Gründung zu erklären? Die Beantwortung dieser Frage geht mit der nach dem Unterzeichnungsdatum einher.

Die beiden bisher nicht entzifferten Unterschriften lassen sich über direkte Entschlüsselung bzw. Schriftvergleich als die von Eckart Förster und Franz Günther von Stockert aufdecken. „Schürmann/Schumann" ist als das DVJ-Mitglied Clara Schürmann identifizierbar (s. u.). Zieht man allein die räumliche Anordnung der Unterschriften auf dem Dokument in Betracht, ergibt sich ein erster sinngebender Zusammenhang. Am linken unteren Seitenende unterschrieben nämlich direkt untereinander Hannappel, Schürmann – beide Fachvertreterinnen saßen auch ausweislich der DVJ-Teilnehmerlisten wenn möglich nebeneinander – und von Stockert. Ob nun die Anordnung dem Zufall unterlag oder man daran eine Untergruppe der 7 Unterzeichner ausmachen zu können glaubt: Alle drei hatten de facto als gemeinsamen Hintergrund eine Tätigkeit in der kinder- und jugendpsychiatrischen Versorgungsstruktur der von Marburg nur eine Zugstunde entfernt liegenden Metropole Frankfurt am Main. Gleich mehrere biografische Überkreuzungen ergaben sich zur dortigen Nervenklinik der Stadt und Universität, die bis zur Übernahme im DVJ-Gründungsjahr 1950 durch den mit Villinger bestens bekannten Jürg Zutt (zuvor Ordinarius Würzburg als Nachfolger des entlassenen W. Heyde, davor kommissarische Leitung der Nervenklinik Charité für den suizidierten de Crinis [288], [300]) viele Jahre von Karl Kleist geleitet worden war (1879–1960; Klinikleitung/Lehrstuhl: 1920–1950, zuvor: 1916–1920 Rostock [165], [176], [196], [214], [275], [283], [149], [356]).

Jener Unterzeichnergruppe aus Frankfurt in räumlichem Abstand auf der rechten unteren Seite des Dokuments gegenüberliegend finden sich die Unterschriften der in Marburg arbeitenden Psychiater, nämlich die von Villinger, daneben Förster und darüber Stutte. Oberhalb von Stutte, eher nahe der 3 Marburger Vertreter, aber leicht abgesetzt steht die Unterschrift der Psychiaterin und Pädiaterin **Anna Leiter** (1901–?), die wie Villinger schon bei der Gründung der DGKH 1940 in Wien anwesend war (auch Stutte belegt; von Stockert noch ungeklärt) und nun die Satzung der Nachfolgevereinigung mit ratifizierte. Zum Zeitpunkt des Gründungsakts 1950 in Marburg arbeitete Leiter ausweislich des Protokolls noch im „Auguste-Förster-Haus". Das traditionsreiche Kasseler Heim für (Waisen-)Kinder war gerade in den Stadtteil Fürstenhagen umgezogen ([295]:62). Als kurze Zeit später in Kassel eine Erziehungsberatungsstelle (1.12.1950, Vorsitz: Landeshauptmann Kassel, ab 1953: Magistrat der Stadt Kassel) der 1949 gegründeten „Nordhessischen Vereinigung für Erziehungshilfe" ihre Arbeit aufnahm, war Anna Leiter von Beginn an als verantwortliche Psychiaterin und Pädiaterin dort tätig. Wie Bürger-Prinz konnte sie auf eine fachliche Ausbildung bei Paul Schröder verweisen, bei dem sie als Oberärztin gearbeitet hatte. In einem Überblickstext zur Kasseler Erziehungsberatungsstelle formulierte Leiter 1956, dass diese „in Anlehnung an die angelsächsischen Child-Guidance-Clinics strukturiert" worden sei:

» Sie wird in Kassel gebildet aus einem Psychiater [Leiter selbst, d. Verf.], der zugleich Facharzt für Kinderkrankheiten ist und über jugendpsychiatrische Erfahrungen verfügt, die er in langjähriger leitender Tätigkeit in der Poliklinik und auf den Beobachtungsstationen der Schröderschen Klinik sowie in dem Beobachtungsheim für das Land Sachsen in Dresden und in zweijähriger Arbeit in Erziehungsheimen gewonnen hat, aus einer Psychologin, die in ihrer früheren Eigenschaft als Lehrerin auch über Hilfsschulpraxis verfügt, und einer Sozialfürsorgerin, die als Jugendleiterin Jahre hindurch auch heilpädagogisch tätig war ([224]:523f.).

Leiters Beteiligung am Entscheidungsprozess zur Installation der nordhessischen Vereinigung und deren EB ist als sehr wahrscheinlich anzunehmen. Die Gründung eines Pendants „Südhessische Vereinigung für Erziehungshilfe e. V." in Darmstadt ist mit dem Datum 16. August 1951 verbunden.

Sollte jenseits der siebenfach unterzeichneten Satzungen eine „große" Teilnehmer- oder sogar Ratifizierungsliste aus der Stuttgarter Mitgliederversammlung von 1951 existiert haben, ist diese nicht erhalten geblieben. Die Existenz des Dokuments (B) spricht ohnehin gegen einen speziellen Ratifizierungsakt in Stuttgart. Vereinsrechtlich naheliegend erscheint evtl., dass sich als Unterzeichnerkreis der gewählte Vorstand als beauftragtes Organ auf dem Dokument wiederfände. Mit von Stockert als 1. Beisitzer, Stutte als Schriftführer und Villinger als Vorsitzendem der DVJ ist dies auch nahezu der Fall. Der Kinderarzt Bennholdt-Thomsen begrüßte seine Kooptierung als 2. Beisitzer, sandte die ihm übermittelte Satzung aber durch ein Umlaufverfahren über von Stockert erst am 23. November 1951 dem Kassenwart mit Bitte um Weiterleitung an den Schriftführer inkl. beglaubigter Unterschrift zu [10]. Seine Unterschrift dürfte mit einiger Wahrscheinlichkeit nicht auf der Satzung selbst, sondern auf dem beiliegenden Antrag auf Eintrag der DVJ an das Amtsgericht Marburg gesetzt worden sein.

Dass nun auf dem erhaltenen Dokument (B) Walter Gerson, immerhin Mitglied des Konstituierungsausschusses (Vorbereitung der Satzungen) und DVJ-Kassenwart, unterschriftlich fehlt, lässt sich zumindest formal mit den Satzungen in Einklang bringen. Schon in der Tischvorlage (A) war § 7 derart formuliert worden, dass zur Beschlussfassung „die Anwesenheit von mindestens 3 Vorstandsmitgliedern erforderlich" – d. h. implizit 3 von 5 ausreichend – sei. „Alle Entscheidungen werden vom Vorstand durch einfache Mehrheit getroffen. Bei Stimmengleichheit gibt die Stimme des Präsidenten den Ausschlag" (Archiv DGPPN). Gersons und Bennholdt-Thomsens Beteiligung an der Ratifizierung war im Sinne der in Stuttgart beschlossenen Satzungen also nicht zwingend notwendig. Unter der Vorstandshypothese erklärt sich nicht die Abzeichnung durch die (nur) ordentlichen Mitglieder Förster, Leiter, Hannappel oder gar durch Clara Schürmann, die anders als ihre Mitunterzeichner nicht am DVJ-Gründungsakt 1950 partizipiert hatte (sie befand sich zu der Zeit nachweislich im Ausland, s. u.). Zieht man allerdings das zeitgenössische Vereinsrecht nach Bürgerlichem Gesetzbuch zur Rate, so waren mind. 7 Vereinsmitglieder und entsprechend 7 Unterschriften auf der Satzung vonnöten, um den Eintrag im Vereinsregister vornehmen lassen zu dürfen (BGB, 49. Fassung ausgegeben am 31.3.1951, in Kraft seit 1.4.1951, Erstes Buch, Zweiter Titel: Juristische Personen, II Eingetragene Vereine §§ 56, 59). Vor welchem Hintergrund aber fanden sich speziell diese 7 Personen zur abschließenden Vorbereitung des Vereinseintrags am Amtsgericht Marburg (3.3.1952) zusammen?

Kinder- und jugendpsychiatrische Professionalisierungsachsen

Aus dem Dokument „Satzungen" heraus kann hier eine Interpretation zur Diskussion gestellt werden, die auf die kontextuelle Bedeutung früher kinder- und jugendpsychiatrischer Professionalisierungsachsen der Nachkriegszeit abhebt, hierbei: *Frankfurt/M. ⇔ Marburg ⇔ Kassel*. Diese strategischen „Achsen", im Sinne einer materialisierten Infra(fein)struktur des Erfassungs- und Versorgungssystems bestehend aus jugendpsychiatrischen Abteilungen und Erziehungsberatungsstellen (plus Heimen) mit je definierten Einzugs- und Zuständigkeitsbereichen, waren in den Jahren vor der DVJ-Gründung auf- bzw. ausgebaut worden. Wie oben geschildert, gestaltete sich der Marburger Psychiatriestandort als zentraler *Angelpunkt* dieser Achsenbildung bereits im Gründungsakt der DVJ von 1950. Parallel sollten die Standorte Frankfurt und Kassel sowohl für die interdisziplinäre Vernetzung als auch die professionspolitischen Steuerungsinteressen im regionalen Aktionsradius (Hessen) wirksam werden. Dabei kam ihnen eine

Legitimierungsfunktion auch für das zu entwickelnde Fach zu. Je mehr die Vernetzung und Institutionalisierung kinder- und jugendpsychiatrischer Betätigung an Substanz und Raum gewann und im Zeitverlauf „aushärtete", desto leichter ließen sich weiterführende verbandspolitische Ambitionen damit argumentativ untermauern. Adressaten waren gruppenintern die Erwachsenenpsychiatrie und außerhalb der Profession Gesundheitspolitik und Öffentlichkeit gleichermaßen. Villinger benannte in seiner programmatischen Rede „Moderne Probleme der Jugendpsychiatrie", gehalten auf jenem Stuttgarter GDNP-Kongress, in dessen Verlauf sich die DVJ endgültig über den eher informellen Marburger Gründungsakt von 1950 verbandsrechtlich erhob, verschiedenste Gründe für ein durchgestuftes kinderpsychiatrisches „Auslese"-System:

- neue wissenschaftliche Erkenntnisse,
- eine den deutschen Bedürfnissen angepasste Ausrichtung auf angloamerikanische/skandinavische Erfolgsmodelle der „child-guidance-clinics/centre" (bundesdeutsch: „Erziehungsberatungsstellen") sowie
- zentral im Fokus stehende therapeutisch-präventive Motive.

Das Hauptproblem wären dabei, so Villinger, insbesondere die unterschiedlichen Maßstäbe, wie sie an Kinder- und Jugendliche durch „Eltern, Nachbarn, Fürsorgerinnen, Jugendamt, Jugendstaatsanwalt und Lehrer" angelegt würden. Wie fundamental die drei Elemente schließlich auf die Aufwertung des Ansehens der jungen Disziplin zielten, geht aus folgender Passage seiner Rede hervor. Darin klang rhetorisch die in den Ohren seiner älteren Zuhörer vertraute Rede von der therapeutischen Krise der Psychiatrie der 1930er-Jahre an, die es endlich zu überwinden galt. Auf die in den 1940er-Jahren durch massenhafte Patiententötungen selbst verursachte Vertrauenskrise der Psychiatrie/Kinder- und Jugendpsychiatrie ging Villinger unter dem Eindruck seiner Aufbruchstimmung nicht ein:

» So ist die Auslese der den Jugendpsychiater beschäftigenden jungen Menschen weithin dem Zufall preisgegeben. Dieser Umstand aber bringt es mit sich, daß wir gerade die leichtesten und leichten, die Anfangszustände psychischer Auffälligkeit, auf die es uns praktisch-therapeutisch besonders ankommt, relativ selten, die weit fortgeschrittenen Fälle, deren Behandlung viel schwieriger, zeitraubender und weniger aussichtsreich ist, dagegen sehr häufig sehen. Der Erfolg unserer therapeutischen Bemühungen ist deshalb geringer, als er sein könnte, was die Jugendpsychiatrie nach außen hin vielfach diskreditiert. Erst die Ausbreitung der Child-Guidance-Bewegung in den letzten Jahren in Westdeutschland verspricht, hier Wandel zu schaffen, und wird vielleicht dann auch hier die Jugendpsychiatrie zu jener erstaunlichen öffentlichen Wertschätzung und Beliebtheit bringen, deren in den angelsächsischen und skandinavischen Ländern – auch in der Schweiz und Holland – der Psychiater und der Jugendpsychiater sich seit langem erfreuen. Diesem Problem der Diskriminierung der Psychiatrie und damit auch der Jugendpsychiatrie in Deutschland soll aber hier nicht weiter nachgegangen werden, so bedeutungsvoll es für unser praktisches wie theoretisches Weiterkommen gerade auch auf dem Gebiet der Früh- und der Grenzfälle zur Norm hin ist ([336]:202).

Villinger dachte folglich 1951 längst schon in einer bundesweiten Perspektive. Aus der historischen Rückschau lassen sich speziell die in den End-1940er-Jahren angelegten regionalen Achsenkooperationen zwischen Frankfurt – Marburg, Marburg – Kassel, mithilfe transregionaler Verbände wie u. a. dem AFET raumgreifend koordiniert, als elementarer Bestandteil der Vor- und Gründungsgeschichte der DVJ beschreiben. Aus diesem Grund werden hier die verbindenden institutionellen Felder der Frankfurter Satzungsunterzeichner im Folgenden eingeordnet und um biografische Hintergründe der Gründungsakteure (Schürmann, Hannappel, von Stockert) ergänzt. Da Kleist in seinen letzten Dienstjahren vorrangig für den großstädtischen Einflussbereich vergleichbare Interessen wie Villinger vertrat und indirekt zur Substanziierung der DVJ beitrug, finden sich auch Ausführungen zu ihm. Auf Kleists Nachfolger Jürg Zutt, der die DVJ-Gründung begleitete und ihr spätestens seit 1958/59 als Mitglied angehörte, wird an späterer Stelle eingegangen. Worin bestand also konkret die Verbindung zwischen Kleist, Schürmann, Hannappel und von Stockert sowie jeweils zur bald entstehenden DVJ?

▪ Karl Kleist

Am 18. August 1949 hatte Karl Kleist in seiner Funktion als Direktor der städtischen und universitären Nervenklinik in Frankfurt am Main ein Schreiben an das Stadtgesundheitsamt aufgesetzt. Gut ein Jahr vor dem DVJ-Gründungsakt schrieb Kleist an die zuständige Abteilung Jugendgesundheitspflege unter dem Betreff „Kinderabteilung der Nervenklinik".

> » Der die Kinderabteilung leitende Arzt der Nervenklinik war früher nach Anordnung des Stadtgesundheitsamtes auch an den ambulanten Untersuchungen von abnormen Kindern in der Jugendsichtungsstelle bei der Fürsorgestelle für Gemüts- und Nervenkranke beteiligt. Dies war notwendig, weil an der Nervenklinik eine besondere Poliklinik für Kinder nicht besteht. Der Arzt (Ärztin) unserer Kinderabteilung kann auf diese Weise seine Kenntnis an geistigen und nervösen Abnormitäten des Kindesalters erweitern und diese Kenntnisse für die Nervenklinik praktisch wissenschaftlich und unterrichtlich nutzbar machen. Im Zusammenwirken mit dem Leiter (Leiterin) der Jugendsichtungsstelle können dann die für eine Aufnahme in die Kinderabteilung in Betracht kommenden Kinder noch besser herausgefunden und ausgewählt werden, als es ohne Beteiligung des klinischen Arztes möglich ist. Ich bitte, diese bewährte Einrichtung wieder in Kraft zu setzen. [sic] und der gegenwärtigen Leiterin unserer Kinderabteilung, Frl. Dr. Schürmann, zu gestatten, an den Sprechstunden der Jugendsichtungsstelle, die von Frl. Hannappel abgehalten werden, teilzunehmen. Mit Frl. Dr. Hannappel und Herrn Ober-Med. Rat Dr. Ritter habe ich mündlich schon diese Angelegenheit besprochen und deren Zustimmung gefunden [25].

Auf Robert Ritter wird weiter unten im Kontext von Hannappels kinderpsychiatrischer Tätigkeit eingegangen. Kleist unternahm mit diesem Schritt den Versuch, Einzugsbereiche bez. minderjähriger Patienten für die Nervenklinik zu sichern und den eigenen Kompetenzanspruch innerhalb der psychiatrischen Gesundheitsversorgung der Metropole Frankfurt am Main ein Stück weit auf das Niveau von vor 1945 zurückzuheben. Er argumentierte im Sinne der gewünschten Siebungs- und Lenkungsfunktion dabei wiederholt historisch, indem er seine Einrichtung in eine das halbe Jahrhundert überspannende lokale Tradition stellte. Auf Heinrich Hoffmann (1809–1894) griff er hierfür zwar nicht mehr zurück – die Klinikadresse in Niederrad lautete immerhin Heinrich-Hoffmann-Str. 10. Unter Kleists Vorgänger jedoch, Emil Sioli, war 1914 reichsweit zum ersten Mal die Anbindung einer psychiatrischen Kinderabteilung an eine Universität gelungen. Die Geschichte von deren Vorläuferinstitution, durch Sioli ursprünglich in einer Heil- und Pflege-Anstalt als „medico-pädagogische Beratungsstelle" mit kombiniertem Heilerziehungsheim installiert, führte immerhin an den Beginn des 20. Jahrhunderts zurück ([126]:405f., [313]). Diese Kinderabteilung der von Kleist von 1927–1930 auf- und ausgebauten Nervenklinik wurde unter seinem Direktorat und Ordinariat in 20-jähriger Kontinuität weiter unterhalten.

Kleists eigenes Interesse an psychiatrischen Fragen des Kindes- und Jugendalters – er konnte mit einer Ausbildung durch Theodor Ziehen und Carl Wernecke (wie Paul Schröder) aufwarten – fand seinen Ausdruck in der Mitgliedschaft im in Berlin ansässigen „Deutschen Verein zur Fürsorge für jugendliche" (Kramer/von der Leyen). Diese ältere, bislang unbekannt geblie-bene Verbindungslinie wird durch Schriftstücke in Kleists dienstlichem Nachlass aus den Jahren 1931–1935 nahegelegt. Hiernach hatte der Vereinsvorstand am 7. Juli 1933 „angesichts der neuen Situation" sogar ohne die satzungsgemäß notwendige Voraussetzung (mind. 20 Mitgliedervo-ten) eine außerordentliche Mitgliedersammlung in Berlin anberaumt, um über das Schicksal der bedrohten Fachgesellschaft zu beraten. So sei dem Verein die bis dahin gewährte „Beihilfe des Reiches nur noch für eine kurze Übergangszeit zugesichert" worden, welche „alsbald ganz fort-fallen" werde. Man müsse hierzu den Mitgliedern „die Beschlüsse einer Vorstandssitzung, die am 21. Juni gefasst wurden, bekannt" geben [24]. Dem Protokoll ist zu entnehmen, dass nur ein Dutzend Personen erschienen. 40 von insgesamt 90 Mitgliedern hatten im Vorfeld auf die Ver-sammlungsankündigung geantwortet. Dazu zählte auch Kleist, der Ruth von der Leyen gegen-über sein Bedauern ausdrückte, nicht nach Berlin kommen zu können, jedoch „hoffe, dass ein Weg gefunden wird, um die Arbeit des Vereins aufrecht zu erhalten" (10.7.1933, [24]). Diese Hoff-nung sollte sich bekanntlich nicht erfüllen. Zwei Jahre später, am 5./6. Oktober 1935 erhielt Kleist die Information über eine anstehende Mitgliederversammlung in Berlin-Halensee (Wohnung: Elsa v. Liszt). Als Folge des Suizids der Vorsitzenden musste ein neuer Vorstand gewählt werden. Offenbar erst hierdurch vom Tod von der Leyens ins Bild gesetzt, schrieb Kleist unmittelbar nach Eingang der Post aus Berlin an den Schatzmeister Richard Schlanzke (7.10.1935):

» Mit grossem Bedauern empfing ich die Nachricht vom Ableben des um die Psychopathen-fürsorge so sehr verdienten Fräulein Ruth v. der Leyen. Ich spreche dem Verein mein Beileid aus und bitte, auch der Familie der Verstorbenen meine Teilnahme [sic] zu übermitteln. An der Mitgliederversammlung am Freitag den 18. Oktober bedaure ich nicht teilnehmen zu können [24].

Damit kann es als gesichert gelten, dass Kleist ordentliches Mitglied war, aber zum wiederholten Male nicht in Berlin anwesend sein konnte; auch nicht in erwähnter Sitzung vom 18. Oktober, als „Villinger, Bethel b. Bielefeld" zum neuen (und letzten) Vorsitzenden sowie die Pädagogin Char-lotte Nohl zur Stellvertreterin und Schriftführerin gewählt wurden. Darüber aber, dass Kleist die Vereinsausschlachtung durch Ernst Rüdin aus der Ferne verfolgte, besteht ausweislich der erhalte-nen Schriftstücke kein Zweifel. (Zur Geschichte des Vereins bis zu seiner Auflösung ▶ Kap. 3 sowie 5.) Wie ausgeprägt sich Kleists Interesse an der Kinderpsychiatrie über die Jahrzehnte gestaltete (ehem. Mitarbeiter: Rudolf Hahn, s. u.), ob und wenn ja in welcher Form er zusätzlich in die DGKH (1940) involviert gewesen sein könnte, bedarf weiterer Untersuchungen. Dass Paul Schröder 1938 seinem Frankfurter Kollegen den Vorwurf gemacht hatte, die Lehre des gemeinsamen akademi-schen Lehrers Wernicke verfälscht zu haben und damit einhergehend, dass er die eigenständige psychiatrische Forschung in Frankfurt despektierlich als „Kleistisch" apostrophierte, lässt zumin-dest auf eine fachlich-wissenschaftliche Distanz von Schröder zu Kleist schließen ([356]:148).

Die Bereiche Forschung, Diagnostik und Therapie erfuhren an der Kleist unterstehenden Kin-derabteilung in Frankfurt während des Zweiten Weltkriegs einen gewissen Einschnitt. Alliierte Bombardierungen hatten zu erheblichen Beschädigungen der gesamten Klinik geführt, aufgrund derer nach dem Kriegsende speziell die Arbeit der Kinderabteilung nur provisorisch weitergeführt werden konnte. Der erwähnten Ärztin Clara Schürmann standen laut Kleists Jahresbericht von 1949/1950 für die Versorgung minderjähriger Klinikpatienten nur noch 12 der zuvor regulär 20 Betten zur Verfügung. Diese waren zudem in einer beigestellten Baracke nahe den Stationen für weibliche Patienten untergebracht (Kleist an Scherpner, Institut für Erziehungshilfe Frankfurt, 22.5.1950, [25]). Ein Neubau auch für die Unterbringung der Kinderabteilung kam aufgrund der prekären Haushaltslage bis zum Amtswechsel nicht mehr zustande, worüber Kleist seinen

Nachfolger Zutt aufklären musste (10.8.1950, Bericht über das Rechnungsjahr 1949/50 und die Monate April bis Juli 1950 mit Vorschlägen für das laufende und das kommende Rechnungsjahr, erstattet von Professor Kleist [27]).

■ **Carola Hannappel und Klara Schürmann**

Neben der Abteilung für Kinder- und Jugendliche an der Nervenklinik wurde nach 1945 unter städtischer Trägerschaft noch die frühere 1917 von Walter Fürstenheim (Konstitutionspsychiater, scharfer Kritiker der Psychoanalyse, Schularzt; [119]:196), Rudolf Hahn (Psychiater) und Dr. J. Bappert (Psychologe) installierte „Jugendsichtungsstelle" [163], [313] reaktiviert. Mit der Leitung dieser „Ambulanz für psychisch abnorme Kinder" (Formulierung: Kleist) war Carola Hannappel betraut worden. Hinsichtlich der gewünschten Zusammenarbeit zwischen beiden Institutionen entsprach das Stadtgesundheitsamt als Hannappels vorgesetzte Behörde dem Wunsch von Kleist umgehend. Zwei Wochen nach Kleists Intervention vom August 1949 hieß es im Antwortschreiben wohlwollend (Dr. Greser, Abt. Jugendgesundheitspflege am Stadtgesundheitsamt an Kleist, 30.8.1949):

» Fräulein Dr. Schürmann, als Leiterin Ihrer Kinderabteilung, setzte sich in der Zwischenzeit mit Frau Dr. Hannappel in Verbindung und so steht dem erwünschten Zusammenwirken … nichts mehr im Wege [25].

Hannappel und Schürmann hatten sich folglich im August 1949 längst ausgetauscht, mit hoher Wahrscheinlichkeit schon deutlich früher. Hannappel gab selbst an anderer Stelle das Jahr 1948 an. In einem Dokument von 1951 in Hannappels Personalakte formuliert sie, Schürmann seit 4 Jahren zu kennen, was auf das Jahr 1947 zurückführen würde ([132]:39). Aus dieser Kooperation entwickelte sich jedenfalls eine über Jahrzehnte anhaltende kollegial-freundschaftliche Beziehung in der städtischen Kinder- und Jugendfürsorge Frankfurts, die direkt in die Entstehung und Genese der DVJ hineinwirken sollte.

8.8.2 Verteilungskämpfe um die Erziehungsberatung („child guidance")

Zwei Wochen nachdem das Stadtgesundheitsamt grünes Licht für die Kooperation gegeben hatte, lud das Hessische Ministerium für Kultus und Unterricht unter dem Betreff „Erziehungsberatungsstellen" zu einem **Austauschtreffen nach Wiesbaden** ein. In der Verteilerliste für die Sitzung am 7. Oktober 1949 finden sich neben den zuständigen Ministerialverwaltungen (Medizinalabteilung – Inneres sowie Arbeit und Wohlfahrt), den Oberbürgermeisterämtern und den beiden aktiven Universitäten in Marburg und Frankfurt als Einzelpersonen:

— „**Prof. Dr. von Stockert**",
— „**Prof. Dr. Spieler**" vom Pädagogischen Institut Weilburg (Schweizer Heil- und Sprachpädagoge Josef Spieler, 1900–1987, [353], siehe auch ▶ Kap. 6),
— „**Prof. Dr. Bappert**" vom Pädagogischen Institut in Jugenheim (südlich von Darmstadt)
— Zeitgleich arbeitete dort Friedrich Trost (AFET seit 1947). Trost und Scherpner (s. u.) legten 1952 ein Handbuch zur Heimerziehung vor, zu dem mehrere DVJ-Mitglieder Beiträge beisteuerten: u. a. Werner Villinger, Hermann Stutte, Adolf Busemann, Eckart Förster, Hildegard Hetzer, Helmut Lechler [330]),
— der Direktor des Hessischen Landesschulbeirats („H. Wilh.") „**Haupt**" sowie
— „**Dr. Scherpner**" (Neu-Isenburg).

Die dritte in Hessen bis 1945 bestehende Universität Ludoviciana in Gießen war durch die amerikanische Militär-regierung nicht wiedereröffnet worden. Eine Genehmigung lag nur für einen Universitätsrumpf vor, der ab 1946 Fachbereiche enthielt, die anderenorts in Hessen nicht repräsentiert waren: Justus-Liebig-Hochschule für Boden-kultur und Veterinärmedizin. 1950 konnte die Eröffnung einer Akademie für medizinische Forschung als Nach-folge- und zugleich Vorgängereinrichtung der Medizinischen Fakultät realisiert werden. Die Aufwertung zur Voll-universität gelang erst 1957, weshalb im hiesigen Zusammenhang 1949/1950 keine Akteure aus Gießen involviert waren. Die Universität Kassel wurde erst 1971 gegründet, ohne medizinischen Fachbereich. Die in Darmstadt seit dem 19. Jahrhundert ansässige Technische Hochschule wurde zwar 1946 wiedereröffnet, hatte aber einen entspre-chend anderen Schwerpunkt.

- **Austauschtreffen Wiesbaden (7.10.1949)**

Prof. Hans Scherpner (1898–1959), evangelischer Theologe, Fürsorgehistoriker und Sozial-arbeitswissenschaftler, nach dem Krieg im AFET aktiv, spielte eine Hauptrolle bei der von der amerikanischen Militärverwaltung unterstützten Gründung des geplanten hessischen „Ins-tituts für Sozialarbeit und Erziehungshilfe". Auf ihn ging die Initiative zu dessen Gründung zurück. Hans Scherpner war seit dem 29. April 1933 Mitglied der NSDAP (Nr. 2 536 379), ab dem Sommer 1933 Mitglied des NS-Lehrerbundes und vom 1. Juni 1934 an Mitglied der NSV. Durch die Gauamtsleitung der NSDAP wurde Scherpner am 22. Mai 1941 zum Leiter der neu installierten Frankfurter „Erziehungsberatungsstelle" der NSV ernannt. Einer der durch ihn ausgewählten Mitarbeiter wurde Dr. **Jakob Bappert**. Für die psychiatrischen Begutachtungen war damals Rudolph Hahn zuständig. Scherpner besuchte mind. einmal, nämlich im August 1943 das Jugendkonzentrationslager Moringen und besprach sich mit dem Lagerkomman-danten Karl Dieter. Dort waren auch Jugendliche aus Frankfurt untergebracht, wobei nicht geklärt werden konnte, ob Scherpner hierfür verantwortlich zeichnete. Die Entnazifizierung war im Juli 1947 (Gruppe V: Entlasteter) abgeschlossen, die Auflage gegen seine Beschäfti-gung wurde aufgehoben. Im Dezember desselben Jahres wurde Scherpner als Direktor des Frankfurter „Seminars für Fürsorgewesen und Sozialpädagogik" eingesetzt, wo er bereits seit Mitte der 1930er-Jahre als stellvertretender Direktor tätig gewesen war ([166]:701f., [235], [236]:239–334, [322]:108).

Scherpners Sohn, der Psychologe Martin Scherpner, 1974 zum Vorsitzenden des AFET gewählt, bearbeitete mit einem Kollegen die Dokumentationen zum 75. und 100. Jubiläum des AFET. Mit Martin Scherpner wurde 1974 zum ersten Mal in der Geschichte des AFET ein Vorsitzender gewählt, der nicht Theologe war [93], [120], [121].

Aus der Einladung des Hessischen Staatsministeriums („Dr. Kammer", 17.9.1949) wird deutlich, welche regionalen Einzugsgebiete allseits angedacht waren:

» Es ist beabsichtigt, in Hessen Erziehungsberatungsstellen für psychisch auffällige Kinder einzurichten, die den Zweck haben sollen, den Eltern, der Schule und den Fürsorge-behörden bei der Beurteilung kindlicher Abnormitäten behilflich zu sein. Es ist daran gedacht, in Marburg für Nordhessen und in Frankfurt/Main für Südhessen – in Verbindung mit den dort bestehenden Universitäts-Nervenkliniken diesen Plan zu verwirklichen [25].

Kleist, der mit Verweis auf einen anstehenden Urlaub absagte, entsandte seinen langjährigen ersten Oberarzt (seit 1936), **Karl Leonhard** (1904–1988), der zugleich den Dekan der Medi-zinischen Fakultät vertrat und Kleist anschließend berichtete. Kleists handschriftliche Kurz-notiz auf dem Einladungsschreiben enthüllt einen schon im Vorfeld ausgetragenen disziplinä-ren Kompetenzstreit um die Federführung in der (regionalen) Erziehungsberatung und damit stellvertretend um die Zuständigkeit für das von der Norm abweichende Kind. Über die Inter-disziplinarität in den Teams der Erziehungsberatungsstellen – hier in modifizierter Anlehnung an angloamerikanische Vorbilder – bestand Einmütigkeit, nicht jedoch über die institutionelle Verankerung, mit der vor allem die Frage der Leitungsfunktion verbunden war. Kleist notierte: „L. (Leonhard) u. auch v. Stockert sprachen für Angliederung an Nervenklinik, ebenso Villinger. Dagegen Widerstände bei Pädagogen u. Psychologen (?). Die Sache bleibt in der Schwebe. Ich soll Nachricht erhalten. K."

Die Philipps-Universität Marburg hatte demnach Werner Villinger nach Wiesbaden entsandt. Wie Leonhards indirekt überlieferter Bericht dokumentiert, hatte bis dahin keine der Interessengruppen einen Vorteil aus dem Kräftespiel erringen können. Kleist und von Stockert verbanden ihrerseits mit der geforderten Affiliation der Erziehungsberatung an der Klinik – à la Marburg – im Allgemeinen den benannten psychiatrischen Geltungsanspruch in der regionalen Versorgungsstruktur. Wie gleich zu zeigen sein wird, ist die Frankfurter Position im Besonderen als von dem Interesse geleitet zu verstehen, die Aufwertung und den Neubau der bislang provisorischen Kinderabteilung auf dem Klinikgelände durchzusetzen, hierbei in Koalition mit dem städtischen Gesundheitsamt. Dass auf der Seite der nicht ärztlichen Akteure schon der Einladungstext des zuständigen Kultusministeriums als Affront empfunden worden sein könnte, ist anhand der unmittelbaren Vorentwicklungen anzunehmen. In die Aushandlungsprozesse zwischen Militärverwaltung, Behördenvertretern auf Landes- und Kommunalebene, Gesundheitspolitikern, Sozialwissenschaftlern, Psychologen und (Heil-)Pädagogen waren auf psychiatrischer Seite Kleist, Schürmann und Hannappel, von Stockert und Villinger intensiv involviert:

▪ Zweites Wiesbadener Austauschtreffen

Im Verlauf eines zweiten Treffens am 1. November 1949 versuchte Scherpner durchzusetzen, für Frankfurt eine „Sprechstunde unter Leitung eines Pädagogen mit Unterstützung eines Kinderarztes, der im Notfall einen Psychiater heranzieht" einzurichten. Unterstützung erhielt Scherpner von Regierungsrat **Dr. Ottomar Englert** aus dem Innenministerium (Beauftragter für Jugendwohlfahrt). Hiergegen hatten von Stockert und der Medizinaldirektor beim Stadtgesundheitsamt Dr. O. Schmith vehement opponiert. Letzterer platzierte den Gegenentwurf, die Kinderabteilung der Nervenklinik „einschließlich einer Kinderpoliklinik, auch mit Arbeitsräumen für Pädagogen und Psychologen und Fürsorger" wiederaufzubauen. Das Kultusministerium hatte in Person von Willy Viehweg mündlich schon im Rahmen der ersten „Unterredung" speziell hierfür finanzielle Unterstützung in Aussicht gestellt und Kostenvoranschläge erbeten. Schmith, der sich übrigens in diesem Zusammenhang bereits mit Zutt als kommenden Klinikleiter kurzschloss – der Neubau war bereits für den Haushaltsplan angemeldet –, äußerte allerdings nach dem zweiten Treffen gegenüber Kleist Zweifel, ob der hessische Staat überhaupt in der Lage sei, den Bau einer neuen Kinderabteilung fiskalisch zu bewerkstelligen. Schmith orientierte sich mit seinem Entwurf daher an dem von Villinger für Marburg gemachten Vorschlag („nach dem amerikanisch-englischen System unter Zusammenarbeit von Psychiatern, Psychologen, Pädagogen und Fürsorge in der dortigen Klinik" [man beachte die Reihung, d. Verf.], den er Kleist als Ausarbeitung für Frankfurt umgehend zukommen lassen wolle (Bericht von Stockert an Kleist über das Treffen in Wiesbaden 1.11.1949: Verhandlungen über konkrete Vorschläge betreffend Erziehungs-Beratungsstellen mit Aufnahmestationen, für Hessen-Nord in Marburg, für Hessen-Süd in Frankfurt, mit Kleists Notiz über seine Besprechung mit Schmith, 8.11.1949, [25]). Die Interessen- oder treffender Konfliktlinie verlief demnach 1949 auch zwischen den verschiedenen Behördenebenen der Stadt und den ministeriellen Ressorts auf Landesebene; vorrangig jenem für Arbeit bzw. Inneres einerseits und dem für Kultus und Unterricht andererseits. Die jeweiligen Gegenspieler positionierten und protegierten nun ihre pädagogischen bzw. psychiatrischen Akteure.

- **Frankfurter Sitzung vom 16.03.1950**

In den folgenden Wochen und Monaten setzte sich der Wettlauf der Konzeptentwicklungen unter Versuchen des gegenseitigen Ausmanövrierens fort. Englert und Scherpner ließen ihrerseits nicht in ihrem Bemühen nach, die medizinischen Ansprüche schon im Ansatz zurückzudrängen. Wie aus einem Memo Clara Schürmanns an Kleist zur Folgesitzung am 16. März 1950 in Frankfurt hervorgeht, die auf Anregung des amerikanischen Chief „Lt. col. de Forest (Medical Affaire and Welfare Branch, Bad Nauheim)" stattfand, hatte Englert dort einen ausgearbeiteten Entwurf für eine Child-Guidance-Klinik in Frankfurt vorgelegt. Die Anbindung sollte nach Englert nicht etwa an das städtische Gesundheitsamt, sondern an das Jugendamt und Scherpners Institut für Sozialwissenschaften an der Universität Frankfurt erfolgen (damit auch an die Philosophische und nicht die Medizinische Fakultät). Die beim Frankfurter Treffen anwesenden Psychiater mussten zur Kenntnis nehmen, dass in Englerts/Scherpners Konzept Planstellen und Kurshonorare für Vertreter ihres Fachgebiets gar nicht oder drittrangig enthalten waren. Englert führte zudem weiter aus, dass am 2. Februar 1950 in Erwartung amerikanischer Zuschüsse ein „Verein zur Förderung des Instituts für Erziehungshilfe" gegründet worden sei. Sowohl Schürmann und die ebenfalls eingeladene Hannappel als auch einige andere ärztliche Sitzungsteilnehmer waren hierüber allerdings nicht informiert worden. Für die Leitung des geplanten „Instituts" sah Englert, folgerichtig unter Aufsicht des Innenministeriums angedacht, Scherpner, Spieler und überraschenderweise den diesmal abwesenden von Stockert vor. Wie Schürmann anschließend irritiert an Kleist berichtete, war von Stockert inkorrekter Weise „als früherer Leiter der Nervenklinik" und selbst nach ihrem Einspruch noch immer fälschlich „als früherer Oberarzt" bezeichnet worden.

Anschließend an die Erörterungen Englerts war vor Ort eine für die Psychiater verstörende Diskussion entbrannt. Scherpner war mit der Position in die Offensive gegangen, dass „nicht die Klinik die Hauptsache" sei, sondern „die Ausbildung von Fachkräften wie Fürsorgerinnen usw." Colonel Walter R. de Forest war wiederum als einziger den psychiatrischen Vertretern zur Seite gesprungen. Angeblich seien entsprechende Child-Guidance-Kliniken in Amerika und auch in anderen Ländern von Psychiatern überhaupt erst etabliert worden. In der Bundesrepublik hätten bereits Bremen („Prof. Schulte") und Marburg (Prof. Villinger) „vorbildliche" Child-Guidance-Kliniken errichtet. Auch in Kassel, so de Forest in Frankfurt weiter, seien ähnliche Ansätze zu verzeichnen. Villinger leite darüber hinaus „die Abteilung für Kinderpsychiatrie in der Gesellschaft für Mental Hygiene", was wiederum den anwesenden Psychologen und Pädagogen „völlig unbekannt" gewesen sei, wie Schürmann in ihrem Bericht an Kleist festhielt. Der Konflikt zwischen Pädagogen/Psychologen und Psychiatern war also unverblümt zutage getreten. De Forest konnte für den Moment lediglich eine Kompromisslösung anbahnen. Die Teilnehmer einigten sich darauf, Villinger, Scherpner sowie eine „noch zu ernennende Persönlichkeit aus Kassel" als beratendes Komitee zu den drei geplanten Erziehungsberatungsstellen Hessens einzuberufen, ein Lösungsvorschlag, der laut Schürmann „von den Amerikanern angenommen" wurde. (Klara Schürmann, „Bericht über eine Sitzung am 16.III.1950, die sich mit der Frage einer Child-Guidance-Klinik für Südhessen in Frankfurt/M. befasste", [25]).

- - **Erziehungsberatungsstelle Marburg**

Zumindest für die Marburger Erziehungsberatungsstelle kann de Forests Statement als überzogener Vorgriff eingestuft werden. Sie wurde zwar infolge Villingers erfolgreicher Lobbyarbeit mit üppigen amerikanischen Spenden (100.000 DM) des in Frankfurt ansässigen High Commissioner for Germany (HICOG)/John J. Mc Cloy, „McCloy-Fund", anfangs in den Räumen der Marburger Klinik eingerichtet ([128]:121) – hier lag keineswegs eine zufällige zeitliche Koinzidenz vor, war doch de Forest in der dem HICOG-Office of Public Affaires unterstellten Educational and Cultural Education Division tätig [154] –, jedoch befand sich die Erziehungsberatungsstelle zu dem Zeitpunkt erst noch im Aufbau.

■ ■ Erziehungsberatungsstelle Bremen

Die zweite von de Forest als Mustereinrichtung charakterisierte Erziehungsberatungsstelle in Bremen unterstand dem aus der Schule Karl Bonhoeffers hervorgegangenen Psychiater **Heinrich Schulte** (1898–1983), welcher der Bremer Nervenklinik als Direktor vorstand. Aus dem Umstand, dass Schulte vom 2. bis 7. August 1951 an einer von Villinger gemeinsam mit John R. Rees und Frank Fremont-Smith organisierten internationalen Tagung in Hiddesen bei Detmold unter dem Titel „Gesundheit und mitmenschliche Beziehungen" teilnahm, ergeben sich weitere Hinweise zu seiner Person. Im Tagungsband wurde seine Selbstdarstellung u. a. in den Worten festgehalten:

» Mein beruflicher Werdegang ermöglichte es mir, soziologische Probleme aus der Sicht des Psychiaters von verschiedenartigen Tatbeständen aus zu untersuchen und z. T. das Gefundene praktisch-organisatorisch zu verwerten. Als beratender Psychiater der Reichsversicherungsanstalt für Angestellte, als Leiter einer klinisch orientierten Anstalt der Inneren Mission am Stadtrand Berlins, während des Krieges als Chefarzt eines Speziallazaretts in der Heimat und zuletzt als beratender Psychiater eines Wehrkreises, seit 1945 als Direktor der Staatlichen Nervenklinik in Bremen, wo ich zugleich die mit amerikanischer Hilfe ermöglichten Erziehungsberatungsstellen sowie eine interfakultative Studiengesellschaft für praktische Psychologie und einen psychotherapeutischen Arbeitskreis mit einrichten konnte. Während mehrerer Auslandsreisen nach dem Krieg, als Teilnehmer der Psychohygienekongresse 1948 in London und 1950 in Paris und auf einer dreimonatigen Studienreise nach USA habe ich, abgesehen vom Literaturstudium, in vielen Gesprächen mit zahlreichen ausländischen Berufskollegen über den dortigen Forschungsstand meines Interessengebietes mich zu informieren und zugleich um Verständnis für die besonderen sozialpsychologischen Verhältnisse meines Heimatlandes zu werben mich bemüht ([144]:196f.).

Schulte gilt als Begründer einer „Kinderbeobachtungsstation" (1951, [247]) an der Städtischen Nervenklinik. Diese Kinderabteilung zunächst in Bremen-Osterholz, ab 1956 in Bremen-Horn untergebracht verfügte über ein Team aus einem Psychiater/Neurologen, einer Psychagogin, einer Diplom-Psychologin sowie Kindergärtnerinnen und Pflegekräften ([295]:129; siehe auch ► Kap. 15). Daneben wurde in Bremen die von Schulte erwähnte Erziehungsberatungsstelle (Metzer Straße 30) installiert. Als Träger fungierte ein Kuratorium aus den Senatoren für Bildungswesen, Jugendwesen und Gesundheits- und Wohlfahrtswesen ([295]:12). Schulte spielte in der Fachgesellschaft DVJ keine bisher sichtbare Rolle. Dass er dennoch 1983 zum Ehrenmitglied der Deutschen Gesellschaft für Kinder- und Jugendpsychiatrie gewählt wurde („Liste Ehrenmitglieder-Alphabetisch", Geschäftsstelle DGKJP [10]), könnte mit seinem Engagement in der Mental-Health-Bewegung mit Bezug zur Jugendfürsorge in Zusammenhang gebracht werden. Im Rahmen von Villingers Konferenz in Hiddesen 1951 hatte er den Vorsitz der Gruppe II „Seelische Gesundheit in einer industriellen Gesellschaft" inne. Darüber hinaus erging abschließend ein Gesamtbeschluss der Konferenz, eine „Gruppe von fünf Konferenzteilnehmern" zu wählen, die „den Weg zur Gründung einer Mental-Health-Bewegung" in der Bundesrepublik ebnen sollten. Man einigte sich darauf, die Gruppe noch um eine Person zu erweitern. Dazu zählten dann außer Villinger als Vorsitzendem auch Schulte, neben „Dr. Rolf Lenhertz, Geschäftsführer des Jugendaufbauwerks München", „Professor Dr. Goldhammer, Professor der vergleichenden Religionsgeschichte und der Geschichte der religiösen Kunst, Marburg/Lahn", „Professor Dr. Karl Cörper,

Geschäftsführer der Arbeitsgemeinschaft für Gesundheitswesen, Frankfurt/Main" und „Emma Schulze, Sozialarbeiterin im Hauptausschuß der Arbeiterwohlfahrt, Bonn".

Gerhard Nissen, der im März 1954 seine Tätigkeit als (Kinder- und Jugend-)Psychiater in Bremen-Osterholz aufnahm, zeichnete in der Retrospektive ein ungetrübtes bis positives Bild von Schultes Vergangenheit. Dieser habe sich geweigert, in die NSDAP einzutreten und dann die Charité 1936 verlassen, um die Leitung der psychiatrischen Privatklinik „Waldhaus" in Berlin-Nikolassee zu übernehmen. Dort habe er mehrere Ärzte angestellt, die aus „rassischen oder politischen Gründen verfolgt wurden". Nissen zufolge fanden bedrohte Patienten und Kollegen in der von Schulte geführten Klinik Schutz und konnten so überleben ([246]:89f.). Schulte war aber auch 1940/41 Mitglied eines Berliner Erbgesundheitsgerichts und forderte in ungebrochener Tradition 1947 erneut die Sterilisierung von „Schwachsinnigen" und „antisozialen haltlosen Psychopathen" ([204]:565). Diese fachpolitische Klammer von der Erb- und Rassenhygiene zur Mental-Health-Bewegung verband jedenfalls nicht nur Schulte und Villinger miteinander.

- **Fortsetzung: Sitzung vom 16.03.1950**

Doch zurück zu Schürmann und ihrem Bericht an Kleist. Darin setzte sie ihren Vorgesetzten auch darüber ins Bild, dass de Forest die gute Zusammenarbeit zwischen Nervenklinik und Stadtgesundheitsamt mit den Worten betont hatte, „dass dies(e) ausbaufähig sei, weshalb er auch Frl. Dr. Hannappel und mich für eine Studienreise in die USA vorgeschlagen habe". Damit ist der Kontext der *Internationalisierung* angesprochen, die ebenfalls zu Villingers Strategieelementen zählte. Auf all diese Argumente de Forests war aber, so Schürmann Mitte März 1950, „von deutscher Seite gar nicht eingegangen" worden, ebenso wenig wie auf die hervorgehobene Bedeutung der Carola Hannappel unterstehenden (historischen) „Unterlagen der Kindersichtungsstelle". Schürmann und Hannappel sprachen unmittelbar nach der Sitzung noch mit einem Ministeriumsvertreter („Dr. Nahm", Wohlfahrtsabteilung des Innenministeriums), der ihnen unmissverständlich zu verstehen gab, „dass eine Child-Guidance-Klinik etwas völlig anderes sei, wie [sic] die Kinderabteilung einer Nervenklinik". Schürmann regte daher Kleist an, einen Durchschlag ihres Berichts an de Forest zu schicken, „da er als einziger den Standpunkt des Psychiaters" vertrete, „während die Herren des Ministeriums, …, die Ansicht der Soziologen und Psychologen teilten" (Klara Schürmann, „Bericht über eine Sitzung am 16.III.1950, die sich mit der Frage einer Child-Guidance-Klinik für Südhessen in Frankfurt/M. befasste" [25]).

Strategieelement Internationalisierung

Villinger hatte zunächst vom 15.11.–21.12.1948 eine Studienreise nach England „auf Veranlassung der britischen German Reeducation (Gollancz-)Bewegung und des Foreign Office" unternommen, um den aktuellen „Stand der Psychiatrie, Jugendpsychiatrie, praktischen Jugendpsychologie, Jugendpflege und die entsprechenden neuen Einrichtungen" zu besichtigen. Wie Villinger persönlich für die Chronik der Marburger Universität festhielt, hatte er aufgrund dieser Eindrücke „dem Hessischen Innen- und Kultus-Ministerium die Anregung, auch in Hessen Erziehungsberatungsstellen nach Art der angelsächsischen Child-Guidance-Clinics einzurichten" gegeben ([128]:121, [333], [309]). Anfang Mai 1950 erbat Villinger beim Kultusministerium (Viehweg) eine Beurlaubung, um vom 17.5.–30.6.1950 in Schweden u. a. am „Kongreß des Komitees für demokratischen Wiederaufbau" (Samarbetskommittén för Demokratiskt Uppbyggnadsarbete SDU, Stockholm) teilnehmen zu können. An das Ende der Schwedenreise schloss sich nahtlos eine Beurlaubung Villingers (Viehweg) für die erste „Conference on Health and Human Relations" in Nassau-Tavern (Princton), New Jersey, vom 26.–30.6.1950 an, an der dann Carola Hannappel, nicht aber Villinger teilnahm. Eine weitere Bewilligung unterschrieb Viehweg für Villingers erneute Reise in die USA von Mitte Dezember 1950 bis Anfang Januar 1951 erstens für die „White House Conference on Children and Youth", Washington D. C., und zweitens die „Williamsburg 2nd Conference on Health and Human Relations" verbunden mit einer Studienreise, um die amerikanische „Organisation, Institutionen und Methoden der Jugendfürsorge" kennenzulernen [71]. Die Williamsburg Conference, Virginia (10.-15.12.1950) war von der Josiah Macy Jr. Foundation (NY)

[331] in Verbindung mit der World Federation for Mental Health (London), der World Health Organisation (Genf), des Office of German Public Affairs (Washington D. C.), des Educational Exchange Service, U.S. Department of State (Washington) sowie des Office of the U.S. High Commissioner for Germany finanziert und veranstaltet worden.

Bezüglich dieser Auslandsreisen müssen längst Vorüberlegungen bestanden haben, wobei sich de Forest angesichts des Englert-Streits im Sinne seiner Interessen noch mehr in der Initiative bestätigt gesehen haben dürfte. Bereits 2 Tage nach Schürmanns Bericht an Kleist reichte jedenfalls Stadtrat Rudolf Prestel ([204]:472) (Personalunion Stadtgesundheitsamt sowie Fürsorge- und Jugendamt) für Hannappel, Schürmann und Kleists zweiten Oberarzt, Hans Schwab, einen Antrag für derartige Studienreisen beim Magistrat ein.

Hans Schwab
Hans Schwab war 1937 „wegen politischer Unzuverlässigkeit als Anwärter des NSDÄB" gestrichen worden. Unabhängig von den noch ungeklärten Hintergründen dieses Vorgangs geht daraus hervor, dass die Mitgliedschaft im NSDÄB beantragt wurde. Im Jahr 1938 hatte Schwab seine Dissertation über die „Erblichkeit der eigentlichen Katatonie" vorgelegt, die von Kleist und dem Pädiater de Rudder betreut wurde. Gedruckt erschien sie als zweiter Teil einer dreiteiligen Artikelserie [298]. Laut Einschätzung von Uwe Gerrens seien Kleist, Leonhard und Schwab bemüht gewesen, den Schizophreniebegriff einzugrenzen, auch um der ausufernden Diagnosestellung im Rahmen der Zwangssterilisationsverfahren entgegenzutreten ([168]:117). Während des Krieges als Assistenzarzt unter Kleist sowie für die Wehrmacht eingesetzt, erreichte Schwab dann im November 1945 eine Oberarztstellung und übernahm im Januar 1946 kommissarisch die Leitung der städtischen und Universitäts-Nervenklinik Frankfurt während Kleists Suspendierung ([149]:361).

Schürmann und Hannappel brachen ihrerseits schon im Mai 1950 für einen ausgedehnten Aufenthalt in die Vereinigten Staaten auf, um dortige „child guidance-clinics" und kinderpsychiatrische Einrichtungen zu besichtigen. Während Hannappel Ende Juli zurückkehrte, blieb Schürmann noch bis einschließlich Oktober 1950. Als Vertretung ihrer beiden Stellen schlug Kleist „Frl. Dr. (Elfriede) Albert" vor [29], [30]. Hieraus lässt sich erklären, warum Schürmanns Name nicht in der Teilnehmerliste des Marburger DVJ-Gründungsaktes vom Oktober 1950 aufgeführt wurde.

Kleist reagierte prompt auf Schürmanns Bericht mit einem Gegenzug besonderer Art. In seiner ausführlichen Stellungnahme (31.3.1950) an den zuständigen Prestel forderte er, „die psychiatrischen Belange und die unserer Kinderabteilung gegenüber dem Ministerium zu wahren". Prestel war erster Ansprechpartner, da zu dem Zeitpunkt die Trägerschaft der Universitätskliniken bei der Stadt und nicht beim Land Hessen (erst seit 1967) lag. Kleist schreibt weiter an Prestel:

» Der frühere Gegensatz zwischen Erziehern und Ärzten in der Betreuung von nervös und seelisch abnormen Kindern und Jugendlicher [sic] schien weitgehend überbrückt zu sein, [sic] wenn er in dem Vorhaben des Ministeriums wieder so unverhüllt zutage tritt und zu einer fast völligen Ausschaltung und Nichtachtung des Psychiaters führt, so muss das besondere und persönliche Gründe haben. Ich vermute sie nach dem Bericht von Frl. Dr. Schürmann vor allem in der massgeblichen Rolle, die der jetzt im Ministerium tätige Herr Dr. Ottmar Englert dabei spielt; denn dessen Abneigung gegenüber der Psychiatrie und besonders der psychiatrischen Klinik in Frankfurt ist mir bekannt und rührt aus der Kriegszeit her, in der Dr. Englert mir als beratender Psychiater – auf seinen eigenen Antrag! – im Hinblick auf seine psychologische Vorbildung für die Untersuchung von Hirnverletzten und andere einschlägige Arbeiten zugeteilt war. ... Dr. Englert verliess [nach 1945, d. Verf.] die Nervenklinik unter Mitnahme der wertvollsten Teile der Büroeinrichtung der hier bis zum Kriegsende betriebenen Wehrmachtsambulanz ..., die er in aller Frühe abtransportierte. Der Spruchkammer hat er abträgliche Angaben gegen mich gemacht, aber dann nicht gewagt, sie als Zeuge zu vertreten, sodass er wegen Nichtbefolgung der Ladung in Strafe genommen wurde. Eine Mitwirkung dieses unsachlichen Mannes an der Vorbereitung einer Einrichtung für abnorme Kinder und Jugendliche muss abgelehnt werden.

Kleists schonungslose Kritik beschränkte sich nicht allein auf den Psychologen-Kollegen Englert. Auch mit von Stockert bestanden Friktionen, die aus der Kriegszeit herrührten:

》 Sehr bedenklich hat es mich auch gestimmt, dass Herr Prof. v. Stockert bei der Wiesbadener Verhandlung in den Vordergrund geschoben wurde und als früherer Leiter der Nervenklinik, bezw. als früherer Oberarzt derselben hingestellt worden ist, während jeder Kenner der Verhältnisse weiss, dass Prof. v. Stockert niemals eine planmässige Stellung an der Nervenklinik gehabt hat, sondern nur als wissenschaftlicher Mitarbeiter und freiwilliger Arzt hier tätig war und als solcher von mir in den letzten Jahren vor dem Kriege mit der Leitung der Kinderabteilung betraut war. Er hat diese Tätigkeit dann selbst nach Beginn des Krieges unter Umständen aufgegeben, die seine spätere Wiederbetrauung unmöglich gemacht hätten. Trotzdem habe ich Herrn v. Stockert vorgeschlagen … wegen eines in der Psychopathologie des Kindesalters erfahrenen Dozenten, der geeignet wäre, einen Kursus für Hilfsschullehrer zu leiten. Ich … warne aber davor, ihn an der Leitung der jetzt geplanten Einrichtung zu beteiligen. Herr Professor Villinger, …, ist dagegen eine sehr objektive Persönlichkeit. …

Abschließend insistierte Kleist wohl schon ahnend, sich möglicherweise nicht voll durchsetzen zu können:

》 Gegen eine Absicht, etwa in Frankfurt eine Child-Guidance-Klinik und Poliklinik **ausserhalb** der Nervenklinik einzurichten, erhebe ich schärfsten Einspruch, weil eine gedeihliche Gestaltung und Entwicklung dieses Planes ohne engste Bindung an die Psychiatrie unmöglich ist [25].

Bevor auf die Rolle von Stockerts und dessen Spannung mit Kleist eingegangen wird, lässt sich der weitere Verlauf wie folgt skizzieren. Im April bzw. Mitte Mai 1950 fielen die Würfel bez. des „Instituts für Erziehungshilfe". Die Lösung sah vor, dieses Institut aus einem paritätisch besetzten „Kuratorium" bestehen zu lassen, das die „Erziehungshilfestelle" vorrangig für den südlichen Raum Hessens betreiben sollte. Kleist sicherte sich die Zuweisung von psychiatrisch auffälligen Kindern an seine Klinik. Obwohl in den Räumen von Scherpners Universitätsseminar für Fürsorgewesen und Sozialpädagogik unter dessen Geschäftsführung untergebracht, sollten für das neue Institut gleichermaßen ein Psychiater, ein Psychologe und ein Kinderarzt 400 DM für ihre Tätigkeit von 15 Stunden wöchentlich erhalten. Eine Fürsorgerin wurde für 1000 DM fest angestellt. Für die Semesterferien waren Fortbildungsseminare geplant. Scherpner entwarf nachfolgend ein Curriculum, das Vortragsreihen – u. a. mit Max Horkheimer –, Abendlehrgänge für „soziale Berufsarbeiter", aber auch Wochenendlehrgänge zum Thema „Die erzieherische Behandlung der straffälligen Jugend" unter seinem Vorsitz vorsah.

Der Vorschlag von de Forest zu einem begleitenden „Landeskomitee" fand auch weiterhin Zustimmung. Dieses sollte aus Villinger als Psychiater, Scherpner als Soziologen und einem Psychologen bestehen. Englert, der Villinger am 26. April 1950 in Kassel treffen würde, sollte mit ihm die offene Frage des Psychologen besprechen: entweder „Prof. Dr. Hahn", „Prof. Trost" vom Darmstädter Psychologischen Institut oder aber „Dr. Kueppers" (Küppers?) von der

Erziehungsberatungsstelle in Kassel (Karl Kleist, Bericht über die Konferenz über das Institut für Erziehungshilfe in Frankfurt a. M. am 25. April 1950, [25]). Am 15. Mai 1950 fand auf Drängen Scherpners die konstituierende Kuratoriumssitzung des „Instituts für Erziehungshilfe" in Frankfurt statt. Die HICOG in Bad Nauheim hatte ihm eine Anschubfinanzierung von 15.000 DM für die beiden letzten Monate des amerikanischen Haushaltsjahres Mai und Juni bereitgestellt. Eine weitere Summe von 44.000 DM stand in Aussicht. „Wie immer in solchen Fällen" müsse, so Scherpner an Leonhard, „sehr schnell gehandelt werden" (6.5.1950, [25]).

Das sog. Landeskomitee (Scherpner, Villinger, Trost oder Küppers) wurde nun als Aufsichtsstelle für alle hessischen Einrichtungen „zur Fürsorge, Erziehung und Behandlung von schwierigen und abnormen Kindern und Jugendlichen" aufgefasst. Kleist regte in seinem Sinne an, bei der HICOG auch Mittel für den Neubau seiner Kinderabteilung zu erwirken, was von allen Seiten befürwortet wurde. Entsprechend wandte er sich anschließend mit seiner Unterstützungsbitte noch einmal an Scherpner (22.5.1950.), „die Aufmerksamkeit der amerikanischen Behörde, die Ihr Institut so großzügig unterstützt, und die ihr Interesse für unsere Kinderabteilung schon durch die Einladung von Frl. Dr. Schürmann nach USA bekundet hat, auf diese Verhältnisse" [25] lenken zu wollen. In gleichem Sinne schrieb Kleist im Juni 1950 auch an das von den Amerikanern initiierte „Frankfurter Institut zur Förderung öffentlicher Angelegenheiten", hier an Frau Dr. U. Mommsen (5.6.1950), und bat um Weiterreichung seines Anliegens an de Forest. Die Kinderabteilung sei unter seiner „Oberleitung von Ärzten geleitet worden, die in die Psychopathologie des Kindesalters sich besonders eingearbeitet hatten, wie Prof. Hahn, Prof. v. Stockert, Dozent Dr. Duus und zuletzt Fr. Dr. Schürmann. ... Die Leiterin der klinischen Kinderabteilung arbeitet an mehreren Tagen der Woche mit Frl. Dr. Hannappel bei der städtischen Fürsorgestelle zusammen" [25].

Bei dem von Kleist genannten Kollegen dürfte es sich um den Neurologen und Psychiater Peter Duus handeln [88]. Unter den Namen ist eine an der Goethe-Universität 1938 eingereichte Doktorarbeit unter dem Titel *Über psychische Störungen bei Tumoren des Orbitalhirns* dokumentiert [141]. Als in Frankfurt 1963 die Trennung von Psychiatrie und Neurologie vollzogen und erstmals eine autonome Neurologische Klinik gegründet wurde, übernahm Duus deren Leitung als Chefarzt. Darüber hinaus war er ärztlicher Direktor des Frankfurter Nordwestkrankenhauses. Seit 1976 erschien in mehreren Auflagen das medizinische Standardwerk von Duus: *Neurologisch-topische Diagnostik. Anatomie, Physiologie, Klinik* [142].

Kleist standen im Vergleich, dies wird hier deutlich, nicht die hervorragenden Kontakte zu amerikanischen Geldgebern zur Verfügung wie Villinger oder auch Scherpner, der sein „Institut für Erziehungshilfe" so jenseits der Nervenklinik durchsetzen konnte. Kleist hatte sogar mittelfristig betrachtet keinen Erfolg, denn der Einzug in einen Neubau gelang – allerdings ganz parallel zu Marburg (21.4.1958) – erst unter seinem Nachfolger im Jahr 1958. Im *Jahrbuch für Jugendpsychiatrie* heißt es dazu: „Am 20. November wurde der Neubau der im Kriege zerstörten (30 Betten umfassenden) Abteilung für Kinder- und Jugendpsychiatrie (Leiter: Dr. G. Bosch) an der Universitäts-Nervenklinik Frankfurt/M. (Direktor: Prof. Dr. J. Zutt) in Gegenwart von Vertretern der Behörden, der Universität und der wissenschaftlichen Gesellschaften eingeweiht" [291]. Dass hierbei mehrere Vertreter der DVJ anwesend waren, kann vorausgesetzt werden. Allein der Abteilungsleiter Gerhard Bosch (damals noch Bamberg) zählte zu ihren Gründungsmitgliedern 1950 in Marburg. Zutt (bzw. Bosch), der ein Jahr darauf der DVJ die neue Kinderabteilung als Ort für eine Vorbesprechung („Symposium", Begrenzung auf 20 Mitglieder) über die anstehende wissenschaftliche Tagung (Berlin) zur Verfügung stellte, wurde zwischenzeitlich als Mitglied der DVJ geführt (Protokoll der DVJ-Sitzung mit Teilnehmerliste am 21.5.1959 in Frankfurt am Main [60]). Als einer von 150 Anwesenden hatte er an der 5. Wissenschaftlichen Tagung der DVJ in Marburg, 28.-30.7.1958 teilgenommen, hierbei in der Sektion zum Autismus ([161]:255). Villinger glaubte sich in seinem Dankesschreiben an Zutt (31.3.1959) dafür entschuldigen zu müssen, dass die Absprache über die Nutzung der Klinik zunächst nur über Bosch gegangen war. Zutt stimmte dennoch zu, dass die Veranstaltung unter Boschs organisatorischer Vorbereitung durchgeführt werden könne [60].

8.8.3 Franz Günther von Stockert: „Wenn Sie mir ... den Steigbügel etwas halten könnten, wäre ich Ihnen besonders dankbar."

In welcher Rolle im Spiel um Positionen und Ressourcen am Frankfurter Psychiatriestandort sah sich nun der aus Österreich stammende Franz Günther von Stockert, der mit der DVJ-Gründung im Oktober 1950 unmittelbar in deren Vorstand als Beisitzer eintrat und nach Villingers Absturz bei Innsbruck bis zu seinem eigenen Tod im Februar 1967 den Vorsitz der DVJ führte? Da verschiedene Aspekte seiner Biografie bereits an anderer Stelle geschildert wurden ([126]:480–488, [124], [219], [220], [221]), sei nur auf die hier relevanten Zusammenhänge eingegangen. Dass von Stockert in den Verhandlungen über die Erziehungsberatung Hessens fälschlich (und zur Irritation von Kleist und Schürmann) als ehemaliger Direktor der Nervenklinik bezeichnet wurde, mag damit zu erklären sein, dass Kleist nach dem Kriegsende u. a. wegen dessen Mitgliedschaften in der NSDAP (Juli 1940) und dem NSDÄB (Dezember 1942) bis zum Abschluss seines Spruchkammerverfahrens 1948 suspendiert blieb ([149]:295, 361, [204]:315). Von Stockert versuchte, auf eine ihm ganz eigene Weise die Situation für sich zu nutzen. Sein Bemühen, eine seiner Qualifikation entsprechende Position zu erlangen, mündete einerseits in Versuchen, in Frankfurt eine kinderpsychiatrische Stelle für seine Person zu schaffen, oder andererseits endlich einen Ruf auf einen eigenen Lehrstuhl zu erhalten. Auf Antrag der Medizinischen Fakultät der Goethe-Universität war von Stockert am 9. Januar 1948 zum außerplanmäßigen Professor ernannt worden [19].

Im Februar 1948 unternahm von Stockert einen eher ungeschickten Versuch, das Ministerium für Kultus und Unterricht unter Vernebelung der gegebenen Verhältnisse an der Nervenklinik zur Errichtung einer psychopathologischen Beobachtungsstation für Kinder zu bewegen. Nach Wiesbaden hatte er am 10. Februar 1948 geschrieben:

» Die Tatsache der Neueinrichtung von Ausbildungslehrgängen für Hilfsschullehrer erfordert die Errichtung einer psychiatrischen Kinderstation, um den Lehrern eine Möglichkeit zu geben, den klinischen Eindruck von entwicklungsgestörten und abwegigen Kindern zu gewinnen. Eine Kinderabteilung dieser Art hat bereits vor dem Krieg in [sic] Nervenklinik Frankfurt a. Main=Niederrad bestanden. Diese wurde ursprünglich von dem späteren Leiter der Jugendsichtungsstelle der Stadt Frankfurt a. Main, Prof. Hahn, und seit 1937 von mir geleitet. ... In der früheren Kinderabteilung der Nervenklinik, die durch Bombenschäden zerstört wurde, befand sich auch eine Hilfsschulklasse und neben geeigneten Schwestern waren auch Erzieherinnen tätig, die hier eine weitere heilpädagogische Ausbildung genossen haben [19].

Doch von Stockerts Antrag, der auf Ministeriumsseite intern zunächst „dringend befürwortet" (Max Goebel, Regierungs- und Schulrat im Wiesbadener Kultusministerium) wurde, fand sich auf dem Amtstisch des Dekans der Medizinischen Fakultät zur Stellungnahme wieder. Der wiederum stand in Kontakt mit Kleist und bremste den Vorgang nüchtern aus (Arnold Lauche an Minister für Kultus und Unterricht, 18.3.1948):

» Der Antrag von Herrn Prof. v. Stockert erweckt den Eindruck, als ob zur Zeit in der Nervenklinik keine Kinderabteilung bestände. Hierzu ist aber festzustellen, dass dort immer eine Kinderabteilung bestanden hat und auch jetzt noch besteht, dass sie nur nach der teilweisen Zerstörung der Klinik, …, zunächst provisorisch untergebracht und verkleinert werden musste. Ihre Wiederaufnahme ist bereits in den Aufbauplänen der ganzen Klinik mit vorgesehen. Die Fakultät würde es sehr begrüßen, wenn auch von seiten [sic] des Ministeriums auf die Dringlichkeit des Wiederaufbaus der Nervenklinik mit allen ihren Abteilungen und damit auch der Kinderstation hingewiesen würde, damit die jetzt nur sehr langsam fortschreitenden Arbeiten in einem schnelleren Tempo durchgeführt würden [19].

Anders als in diesem gescheiterten Vorstoß konnte von Stockert nach einiger Verzögerung die Verleihung einer Diätendozentur für das „Lehrfach der Kinderpsychiatrie" erreichen. Der Direktor des Landespersonalamtes in Hessen stimmte dem Antrag des Kultusministeriums auf „Berufung in das Beamtenverhältnis unter Widerruf" im September 1948 zu. Von Stockert war zuvor durch das Ministerium – wohl auf die oben erwähnte Empfehlung von Kleist hin – die Vorbereitung und Leitung des „Kurzausbildungslehrgangs für Hilfsschullehrer" übertragen worden. Der Antrag war schon im März 1948 gestellt worden. Ob die Verzögerung durch den zivilrechtlichen Prozess eines Ehepaares in München verursacht wurde, als dessen Auswirkung von Stockerts Beamteneignung zu prüfen war, kann hier nicht abschließend geklärt werden. Im April 1949 informierte jedenfalls der nunmehr geschiedene Ehemann über den Ausgang der Ehescheidungsklage sowohl den Dekan der Medizinischen Fakultät Frankfurt, den Ehrenrat der Hessischen Ärztekammer und sogar den Hessischen Kultusminister und erbat, „das weitere veranlassen zu wollen, und mich hiervon zu verständigen" (Hans Hartung an Kultusminister, 27.4.1949, [19]). Er empfand, wie es scheint, eine mögliche Ansehens- und Berufsschädigung von Stockerts als ausgleichende Gerechtigkeit. Ob aus der beamtenrechtlichen Prüfung dem katholischen, verheirateten, vierfachen Vater von Stockert breitere Nachteile in Frankfurt oder andernorts entstanden, geht aus dem Aktenvorgang nicht hervor.

Was konkret zum Konflikt mit Kleist bei Kriegsausbruch geführt hatte, lässt sich hier nicht erhellen. Ein Zusammenhang mit von Stockerts abruptem Weggang zur Wehrmacht liegt nahe.

Von Stockert war von Juli 1940 bis 1942 der 1. Armee und dann bis Dezember 1944 an der Ostfront der Heeresgruppe Mitte zugeordnet. Seine Gutachten als Beratender Psychiater der Wehrmacht wurden durch den ranghöchsten Psychiater Otto Wuth bei der Heeressanitätsinspektion mehrfach bemängelt. Dessen ungeachtet folgten Beförderungen im Jahr 1942 zum Oberstabsarzt und 1944 zum Oberfeldarzt [101].

Möglicherweise war es ein Versöhnungsversuch, als von Stockert 1949 die 2. Aufl. seines Buches *Einführung in die Psychopathologie des Kindesalters* (Urban & Schwarzenberg, 1. Aufl. 1939) dem Frankfurter Klinikleiter Kleist widmete. Mit seinen Einlassungen im Spruchkammerverfahren gab von Stockert jedenfalls in Übereinstimmung mit Kleists Einwänden gegen ihn bez. seiner Frankfurter Tätigkeit an, dass sich seine Hoffnung, mit dem Wechsel 1937 von Würzburg nach Frankfurt eine Oberarztstellung zu erreichen, damals nicht erfüllt hatte – angeblich wegen längerer Ablehnung seiner Umhabilitation seitens der Frankfurter („Prof. Hessel") und Hallenser Dozentenschaftsführer (Erklärung von Stockert im Protokoll 2.7.1947 der öffentlichen Sitzung 129. Spruchkammer der Kammer Frankfurt a. M.):

» Um leben zu können, behielt ich die Kinderpsychiatrische Abteilung der Klinik, übernahm die Jugendsichtungsstelle des städt. Gesundheitsamtes und wurde Schularzt einer Hilfsschule. Für diese Tätigkeit wurde mir von der Stadt Frankfurt ein Vertrag des Inhalts vorgelegt, dass, falls mir ein Gesundheitsschaden zustossen würde, keine Entschädigung seitens der Stadt Ffm gezählt werde. Für meine Arbeit an der Klinik wurden mir monatl. RM 100.- aus einem wissenschaftl. Fonds zur Verfügung gestellt. Ich lebte von meiner im Jahre

1937 eröffneten Praxis als Nervenarzt, die mir monatlich RM 800.- bis 1000.- einbrachte. –
Auf Anraten eines jungen Kollegen trat ich 1939 der Partei bei, um weiteren Schwierigkeiten
aus dem Wege zu gehen. im [sic] Jahre 1941 wurde ich in den NS-Ärztebund
aufgenommen. – Bei Kriegsausbruch war ich Chefarzt des Lazaretts in Niederrad geworden
und meldete mich, da ich eine hirnchirurgische Ausbildung hatte, ins Feld, wo ich in
Frankreich und später in Russland für die Kopfverletzten Sorge trug [22].

Ausweislich der Unterlagen des Bundesarchivs Berlin war von Stockert auf Antrag vom 30. Juli
1937 rückwirkend zum 1. Mai 1937 – und nicht 1939 – in die NSDAP aufgenommen worden
[15], [18]. Der SA gehörte er seit 1933 ebenfalls an, nach eigener Aussage durch Übernahme aus
dem „Stahlhelm" (Bund der Frontsoldaten), ein ursprünglich der Deutschnationalen Volkspartei
nahestehender bewaffneter Wehrverband, dem von Stockert 1933 beigetreten war (auch Villinger war darin Mitglied). Belegt ist ebenso eine Mitgliedschaft von Stockerts im Nationalsozialistischen Lehrerbund (NSLB) ([143], [204]:604).

Seine Anwartschaft im Ärztebund (NSDÄB) ist für den 6. Dezember 1937 dokumentiert, die
Aufnahme erfolgte jedoch erst am 1. März 1941. Auf derselben Karteikarte der Reichsärztekammer ist seine Zulassung für das „Amt für Volksgesundheit" der NSDAP vermerkt [18]. Welche
konkreten Tätigkeiten von Stockert dabei ausübte, lässt sich ohne weitere Quellen nur mutmaßen. Die von Reichsärzteführer Richard Wagner installierten Ämter für Volksgesundheit – hier
in enger Verzahnung mit der HJ, NSV und dem RAD – stellten nach Einschätzung von Alfons
Labisch und Florian Tennstedt ein „pseudohoheitliches Gesundheitswesen der NSDAP" bzw.
eine „parteiamtliche Alternativstruktur" ([222]:51) auf Basis der „Parteiärzte" (Hausärzte) dar.
Als Parteiinstitutionen konkurrierten sie (Ämter für Volksgesundheit) mit dem gegen vielfäl-
tigste Widerstände von Arthur Gütt forcierten staatlichen NS-Gesundheitssystem, basierend auf
Gesundheitsämtern (Amtsärzte). Von Stockert war demnach einer von reichsweit ca. 30.000 überwiegend niedergelassenen Ärzten, die ehrenamtlich oder für geringe Aufwandsentschädigungen
entweder Einzelpersonen oder Familien unter erb- und rassepflegerischen Gesichtspunkten auf
ihren Gesundheits- und Leistungszustand prüfen konnten und die die erhobenen Informationen
in sog. Gesundheitsstammbüchern (inkl. Erbtafeln) erfassten. Die Erhebungen reichten immerhin bis zu psychischen Beurteilungen. Prinzipiell konnten sie einerseits Hilfeleistungen durch
die NSV, andererseits aber auch negative Entscheidungen in Ehegenehmigungsverfahren oder
Anzeigen zur Sterilisation nach sich ziehen.

Im Spruchkammerverfahren beteuerte von Stockert jedoch, nie auch nur eine Anzeige im
Sinne des „Erbgesundheitsgesetzes" gestellt zu haben, geschweige denn an einem Erbgesundheitsgericht tätig gewesen zu sein; ein Hinweis, der ihm wohl wegen seiner – vorgeblich unent-
geltlichen – Tätigkeit für das städtische Gesundheitsamt notwendig erschien. Auch von den
Euthanasiemaßnahmen versuchte er sich vehement abzugrenzen, ja sich sogar als Retter von
vor Vernichtung bedrohten Patienten zu inszenieren. Mehrere Zeugen bestätigten zudem, dass
er sie als jüdische Patienten im Rahmen seiner Praxistätigkeit behandelt hatte. Andere wiederum bezeugten, dass er – ähnlich wie Villinger und Brobeil (s. o) – Hitler unverhohlen patholo-
gisiert habe; eine offenbar verbreitete Versuchung unter Psychiatern, die in der Entnazifizierung
vorteilhaft eingesetzt werden konnte. So wurde von Stockert 1947 in die Gruppe V der Entlasteten eingestuft [22], wodurch er nunmehr seiner Existenzsicherung gezielt nachgehen konnte.

Von Stockerts Korrespondenz aus der unmittelbaren Nachkriegszeit mit Jürg Zutt liefert
nicht nur Einblicke, welche Optionen für ihn im akademischen Bereich bestanden. Darüber
hinaus legte sich darin ein Stück Geschichte der deutschen Kinderpsychiatrie ab, weshalb sie
hier ausführlicher aufgenommen wird. Sie führt in der chronologischen Darstellung unmittelbar an den DVJ-Gründungsakt im Oktober 1950 heran. Zwei Jahre zuvor, im Oktober 1948

machte von Stockert sich gegenüber Zutt keine Hoffnungen auf den Frankfurter Lehrstuhl, da er nicht glaubte, „dass K. früher von seinem Platz weichen wird als der Aussenantrieb den geringen Innenantrieb überwindet" (23.10.1948, [28]). Im April 1949 war er frühzeitig über Zutts gute Chancen im Frankfurter Berufungsverfahren informiert. Nur über die abschließende Entscheidung wusste er noch nichts Genaues, so gern er Zutt diesen Dienst auch erbracht hätte. An ihn schrieb von Stockert, der wohl für seinen Würzburger Kollegen lobende Worte eingelegt hatte (27.4.1949):

» Wegen der Frankfurter Liste habe ich noch [Gottfried, d. Verf.] Ewald gefragt, der bei Kleists [70., d. Verf.] Geburtstag war, doch wusste auch der nichts ganz sicheres. Die Fakultät wurde … auf Verschwiegenheit ganz besonders verpflichtet, so dass ich selbst nur auf periphere Gerüchte und eine persönliche Apostrophierung von [Franz, d. Verf., Internist] Volhard angewiesen war. Wenn Sie mir in Düsseldorf den Steigbügel etwas halten könnten, wäre ich Ihnen besonders dankbar [28].

Zutt versprach retour: „Ihre Düsseldorfer Sorgen werde ich im Auge behalten" (30.4.1949, [28]). Im Laufe des Berufungsverfahrens für die Kleist-Nachfolge auf den Frankfurter Lehrstuhl erhielt Zutt dann im Sommer tatsächlich den Ruf, wozu ihm von Stockert gratulierte. Aber auch er selbst konnte auf einen Lehrstuhl hoffen (23.8.1949):

» Mich erreicht inzwischen ein anderer Ruf, der aber in einer recht haarigen Suppe schwimmt, und zwar nach Leipzig. Ich war bereits dort und erhielt inzwischen auch einige … Telegramme. Ich erbat mir inzwischen Bedenkzeit bis 1. November, so dass ich mich darüber mit Ihnen vielleicht noch besprechen kann. Nochmals herzlichen Glückwunsch. Es ist etwa ein Jahr her, dass ich die Hoffnung ausgesprochen habe, die nun in Erfüllung gegangen [sic] [28].

Im Juli 1949 hatte ihn ein Schreiben des Leipziger Dekans erreicht, dass sich die Medizinische Fakultät „ernstlich mit diesem Gedanken" seiner Berufung trage. Richard Arwed Pfeifer, Professor für Hirnforschung und kommissarischer Direktor der Psychiatrischen und Nervenklinik in Leipzig, drängte von Stockert zu einen Besuch und stellte im „Falle einer zufriedenstellenden Uebereinkunft" (20.7.1949) in Aussicht, dass dieser am 1. Oktober, d. h. zum nächsten Semesterstart dort antreten könne [19]. Und schon einmal im Mai 1947 war durch den Dekan der Medizinischen Fakultät der Universität Jena die Aufforderung ergangen, zu Verhandlungen über den Lehrstuhl für Psychiatrie vorstellig zu werden, was von Stockert damals dazu verwendete, eine beschleunigte Bearbeitung seines Spruchkammerverfahrens zu erwirken. Ohne Spruchkammerurteil könne er keine Reisegenehmigung in die russische Zone erhalten (von Stockert an Minister für politische Befreiung, 30.5.1947, [23]). Doch die politische Situation im Ost-West-Konflikt erschien von Stockert seit Längerem weniger für einen Zonenwechsel zu sprechen, weshalb er möglichst versuchte, verantwortliche Stellen und Personen in Westdeutschland zu bewegen, ihn eben dort zu halten. So schrieb er im Herbst 1948, als wiederum die Aussicht auf eine Berufung nach Rostock bestand – wo er einige Zeit später 1954 tatsächlich nach erneuter Runde den Ruf annehmen sollte (Vorgänger: Hans Heygster) ([221]:54) –, an das Wiesbadener Kultusministerium: „Ich glaube nicht besonders betonen zu müssen, dass mir ein klinischer Wirkungskreis im Westen wesentlich lieber wäre, sodass ich falls der Ruf an mich ergeht, die Angelegenheit dilatorisch behandeln möchte, was allerdings auch nur in gewissen Grenzen möglich ist" (von Stockert an Regierungsassessor Dr. Lietz, 27.11.1948, [19]).

Zweifelsfrei ist in diese Motivlage auch die Korrespondenz mit Zutt im Jahr 1949 einzuordnen. In nicht uneigennütziger Weise versandte von Stockert sein gerade in 2. Aufl. erschienenes Buch zur Kinderpsychiatrie, das Zutt gelesen zu haben scheint, zumindest teilte Zutt von Stockert dankend mit (5.10.1949), es habe ihm „sehr gut gefallen" [28]. Offensichtlich war Zutt von Stockerts Wunschkandidat, denn dessen Berufung nach Frankfurt hatte Auswirkung auf seinen eigenen noch offenen Entscheidungsfindungsprozess, entweder in die „Ostzone" zu gehen oder doch in Hessen zu bleiben. Da sich dieser Prozess zeitlich mit dem oben beschriebenen zur Errichtung hessischer Erziehungsberatungsstellen überschnitt, packte von Stockert die Gelegenheit beim Schopf, Zutt in seine Pläne einzuweihen (28.9.1949):

>> Bei früheren Besprechungen im Ministerium, das an eine Symbiose zwischen Psychiater [sic], Psychologen und Pädagogen dachte, habe ich bereits gegen die Pädagogen den Standpunkt vertreten, dass eine Erziehungsberatungsstelle nur in Verbindung mit einer kinderpsychiatrischen Abteilung Sinn hätte, die unmittelbar der psychiatrischen Klinik angegliedert wäre. Ich möchte sie daher fragen, ob Ihnen eine Lösung dieser Art sympathisch wäre oder ob Sie so einen Apparat als Thrombus empfänden. Ich glaube, dass ganz von den technischen Untersuchungsmöglichkeiten abgesehen, diese Lösung am gescheitesten wäre, weil man so die wuchernden Psychologen und Pädagogen am leichtesten desodorieren könnte. Freilich müssten Sie für den Anfang mich dann im Rahmen der Klinik in den Kauf nehmen. Es liegt an Ihnen, mich möglichst bald in Ehren los zu werden. Ich wäre Ihnen nur dankbar, wenn Sie mir vor der Sitzung, die am 7. Oktober stattfinden soll, eine Mitteilung zukommen liessen, ob Sie so eine Erziehungsberatungsstelle als Belastung des Hauses empfinden würden. Vielleicht hätte es aber auch den Vortreil [sic], dass man unter diesem Titel vom Staat oder der Stadt Geld herausschinden könnte [28].

Deutlicher konnte ein Psychiater den Kompetenz- und Machtkampf mit den „wuchernden", d. h. geschwürartig umschriebenen nicht ärztlichen Akteuren wohl kaum zum Ausdruck bringen. Diese Art der Wahrnehmung, hier aufgedeckt aus Sicht von v. Stockert, der für seine teils unterhaltsam-grotesken, teils risikoblinden Bonmots bekannt war, ist erneut bemerkenswert. Zieht sie sich doch als Erfahrungshintergrund von Villinger, von Stockert, Stutte, Schürmann und Hannappel durch die gesamte Vorgründungsphase der DVJ. Sie nahm mit Sicherheit entscheidenden Einfluss auf die Architektur (Satzung) der neuen, im Kern nämlich rein ärztlich konzipierten Fachgesellschaft. Von Stockert setzte seine Zeilen übrigens nur eine Woche nach seiner „Rückkehr aus Göttingen" auf, wo in Gersons Wohnung die baldige Gründung bzw. Neuauflage einer Fachgesellschaft beschlossen wurde. Laut Tagungsprogramm war er für den GDNP-Kongress mit einem Vortrag angemeldet – wie übrigens auch Bürger-Prinz, Villinger, Stutte und Koch als Personen, die am ersten Marburger Jugendpsychiater-Treffen teilnahmen (Darüber hinaus sind weitere Referenten bzw. Kommentatoren für das Treffen in Gersons Wohnung in Betracht zu ziehen, denn auch Schulte [noch Bethel] sowie die Frankfurter Kollegen Leonhard, Schwab, Albrecht, Duus, Kleist, Schwab und auch Zutt (Würzburg) waren angemeldet mit Vorträgen [10].) Von Stockerts Anwesenheit in dieser Abendrunde im Hause der Gersons ist von daher stark anzunehmen. Auch hatte Villinger in Göttingen, wie eingangs beschrieben, als Vorstufe einer Fachgesellschaft in der GDNP eine „Arbeitsgemeinschaft Jugendpsychiatrie" beantragt, die am 23. September 1949 im Vorstand des Dachverbandes Zustimmung gefunden hatte.

Bezüglich der Erziehungsberatungsstelle und deren seitens der Psychiater geforderten
Anbindung an die Nervenklinik war Zutt – kaum überraschend – sehr aufgeschlossen. Da
Kleist zwischenzeitlich nicht mehr amtierte, handelte man zwischen Würzburg und Frankfurt von Stockerts mögliche Einbindung nun ohne Kleist (und Schürmann) aus. Zutt schrieb
zunächst (29.9.1949):

» Ich würde selbstverständlich die Kinderstation der Klinik sehr gern für diese Aufgabe zur
Verfügung stellen. Ebenso würde es mich sehr freuen, wenn Ihre grosse Erfahrung auf
dem Gebiet der Kinderpsychiatrie bei der Gelegenheit entsprechend zur Geltung käme.
Inwiefern ich Sie aber dabei in Kauf nehmen müsste im Rahmen der Klinik verstehe ich
nicht ganz. Vielleicht drücken Sie sich ruhig deutlich aus. Dass über dem Ganzen noch
gewissermassen das Fragezeichen steht, ob ich nach Frankfurt komme, darf ich Sie bitten
bei diesem ganzen Brief sinngemäss zu ergänzen [28].

Der Aufforderung, endlich auf den Punkt zu kommen, kam von Stockert sehr bald nach
(8.10.1949). Zutts „liebenswürdigen Brief" beantwortete er mit Verzögerung, weil er

» die Sitzung im Kultusministerium erst abwarten wollte, bei der Prof. Kleist durch Herrn
Leonhard vertreten war. Es wurde hier der Beschluss gefasst, dass ja eine Erziehungsberatungsstelle für Ober [sic] und Unterhessen der Psychiatrischen Klinik von Marburg
und Frankfurt angegliedert werden soll, in deren Verbindung eine Kinderbeobachtungsabteilung gedacht wäre. Mein Wunsch ginge nun dahin, dass ich, falls ich mit der Frankfurter
Erziehungsberatungsstelle vom Ministerium betraut werde, auch die Kinderabteilung
betreuen dürfte, wobei ich an und für sich ausser [sic] dem Etat der Klinik stünde. Ich glaube,
dass etwa die Stellung Kramers in Berlin und Homburgers in Heidelberg eine ähnliche war.
Wenn es Ihnen recht wäre, würde ich zur Besprechung dieser Fragen gerne einmal zu Ihnen
nach Würzburg kommen oder stünde Ihnen auch hier ebenso gerne zu einer Besprechung
zur Verfügung. Nachdem Sie selbst voriges Jahr Ihr Bedürfnis nach einer Dezentralisierung
ausgesprochen haben und Sie mich nun freundlicher Weise aufgefordert haben meine
Wünsche offen auszusprechen, erlaube ich mir Ihnen diesen Vorschlag zumachen [sic]. Den
Ruf nach Leipzig anzunehmen würde ich mich jetzt schwer entschliessen. Auf der anderen
Seite hat man jetzt zwar meine Arbeiten aus Wien verlangt, dort wird wohl der aus der
Emigration heimgekehrte Hans Hoff den Ruf als Nachfolger von Kauders [Otto Kauders,
d. Verf.] bekommen [28].

Für Wien standen von Stockerts Chancen eher schlecht. Der in New York lebende Hans Hoff erhielt den Ruf 1948
und kehrte damit an seine frühere Wirkstätte zurück. Allerdings teilte er dem Dekan Ernst Lauda am 24. November
1949 nach reiflicher Überlegung mit, sich nicht um die Lehrkanzel zu bewerben, sondern vor allem Neurologie
machen zu wollen, weshalb er auch „schweren Herzens" vorschlug, die psychiatrisch-neurologische Klinik zu teilen
[32]. Als Hoff 1954 um ein Votum für das Marburger Extraordinariat für Kinder- und Jugendpsychiatrie gebeten
wurde, unterstützte er seinen Landsmann von Stockert im Sinne der ersten Wahl. An zweiter Stelle stand für ihn
Hans Asperger als „ernst zu nehmende(n) Mann", der aber kein Psychiater sei und davon abgesehen mit seiner Heilpädagogik einen „etwas überaltert[en]" Standpunkt vertrete. An dritter Stelle brachte er den jungen, noch nicht
habilitierten Walter Spiel aus seinem Hause ein. Stutte fand keine Erwähnung [51].

Vier Tage darauf äußerte sich Zutt zwar fortgesetzt freundlich, jedoch wegen der Übergangs-situation und auch angesichts von Stockerts Vorschlag etwas zurückhaltend. Als akademischer Schüler von Karl Bonhoeffer an der Universitätsnervenklinik der Berliner Charité [42] hatte er die damalige Stellung Kramers aus eigener Anschauung als eher ungünstig in Erinnerung (12.10.1949):

» Ich übersehe natürlich nicht, ob die Möglichkeit ist, Ihnen im Etat der Klinik eine Stelle zuzuweisen. Ich hielte es für richtiger, wenn Sie einen bezahlten Lehrauftrag bekämen. Kramers Situation, die übrigens unentwegt im ganzen Haus Anstoss erregt hat bei den Jüngeren, war so, dass er der jahrelange verantwortliche Leiter der ganzen Poliklinik war und die Kindersachen nebenbei noch machte. Nun [sic] wir wollen alles besprechen, wenn ich in Frankfurt bin [28].

Zutt missverstand demnach gar nicht so sehr die durch die Blume überreichte Idee. Solange Kleist noch amtierte, war wegen dessen Vorbehalten gegenüber von Stockert an die Kinderabteilung nicht zu denken gewesen. In Marburg bestand durch Stutte erst recht keine Aussicht auf eine angemessene Position. Von Stockert sah also unter Zutt seine Chancen auf eine eigene Kinder-station in Frankfurt steigen. Welche Lösung er bez. Schürmann im Sinne hatte, die durch ihn als Leiterin verdrängt worden wäre, bleibt an dieser Stelle offen. Aber mit etwas mehr Glück, d. h. offensiverer Unterstützung durch Zutt hätte sich mittelfristig aus einer Leitungsfunktion sogar weit mehr für ihn konstruieren lassen, was von Stockert jedoch nicht ausformulierte – nämlich ein Extraordinariat, wie es Villinger für Stutte bereits anvisierte. Damit wäre von Stockert, der sich nachweislich seit 1948 um seine Etablierung in dem wissenschaftlichen Feld bemühte und hierfür in Frankfurt zwar keine idealen, aber auch nicht die allerschlechtesten Voraussetzungen vorfand, nicht als zweiter, sondern erster Lehrstuhlinhaber in die Annalen der Geschichte der bundesdeutschen Kinderpsychiatrie eingegangen. Doch nun ruderte von Stockert höflich ein Stück weit zurück (14.10.1949):

» Offenbar habe ich mich dumm ausgedrückt, denn ich glaubte beteuert zuhaben [sic], dass ich den Etat der Klinik **nicht** belasten würde, da ich eine Diätendocentur inne habe, die etwa einem bezahlten Lehrauftrag entspricht. Ich dachte, dass auch Kramer in Berlin à la suite stand. Ich freue mich, dass ich in den nächsten Tagen mit Ihnen sprechen darf und wollte Sie mit Rücksicht auf Ihren geplanten Besuch darauf aufmerksam machen, dass am 19.X. in Wiesbaden im Unterrichtsministerium am „Luisenfeld" wieder eine Sitzung wegen der geplanten Erziehungsberatungsstelle stattfindet, wo Villinger seine Marburger Interessen vertritt und der Versuch gemacht werden soll für den nächsten Etat vom hessischen Landtag Baugelder für eine Kinderabteilung zu erreichen. Ich wäre froh, wenn Sie da ebenfalls Ihre Interessen vertreten könnten [28].

Zutt konnte den Sitzungstermin nicht einrichten, weshalb er lediglich darum bat, Villinger „sehr" grüßen zu lassen. Seine Prioritäten als neuer Klinikleiter lagen, wie sich schnell zeigte, zunächst auch nicht übermäßig auf dem Gebiet der Kinderpsychiatrie. Er antwortete (17.10.1949):

» Die Kinderabteilung in der Baracke der Frankfurter Klinik kann fürs erste vielleicht da untergebracht bleiben. Sie liegt ja ganz hübsch im Garten. Mir scheinen in erster Linie die Bauvorhaben für die Neurochirurgie von Bedeutung. Dies unter uns [28].

Zutts konspirativ-vertrauensvoll anmutende Schlussformulierung kann zugleich als Bremssignal an von Stockert verstanden werden, nämlich wo fürs Erste die Grenze bei dessen Instrumentalisierungsversuch verlief. Erst 1951/1952 trat Zutt im Kontext der Erziehungsberatungsstelle wieder in eine intensive Planungsphase für die Errichtung eines heilpädagogischen bzw. kinderpsychiatrischen Heimes („Flachbau") auf dem Gelände der Nervenklinik ein, die mehrere Jahre später in die neue Kinderabteilung mündete [21].

Für von Stockert setzte sich zunächst die Odyssee gescheiterter oder abgelehnter Berufungen fort. Nach Jena, Leipzig, Rostock, Düsseldorf war er ausweislich der Korrespondenz zwischen Zutt und Villinger 1951 auch in Mainz im Gespräch. Villinger fragte Zutt ganz im Sinne seines DVJ-Vorstandskollegen (24.2.1951): „Was denken Sie über München? Und hat Mainz sich schon entschieden? Ich möchte hoffen, dass dort Herr v. Stockert endlich ankommt, wofür er ja auch allerlei Vorbedingungen spezifischer Art mitbringt" [28]. Zutt kam in seiner Antwort nicht auf Mainz zurück – beide Fachvertreter hatten sich kurz zuvor in Wiesbaden getroffen, wo möglicherweise Gelegenheit war, über von Stockert zu sprechen –, wählte jedoch für München eine Formulierung, in die er von Stockert wohl möglich inbegriffen wissen wollte (7.3.1951):

» Die Münchener Liste werde ich in den nächsten Tagen fabrizieren. Ich glaube, es ist nicht leicht, den richtigen zu finden. Ich werde einen langen Brief schreiben, der damit anfängt, daß es ein schlechter Zeitpunkt ist, in dem die Neubesetzung in München erfolgt. Die âlten [sic] sind zu alt, die Jungen sind zu jung [28].

Im Jahr 1951 hatte von Stockert ein zweites Mal das Nachsehen, und zwar an der Universität Erlangen, wo er, wie er später vorbrachte, „hinter einem aus der Ostzone geflüchteten Klinikleiter bei der Berufung zurückstehen" musste (Von Stockert an Ministerium für Erziehung und Volksbildung, Dr. Arno Henning, 30.9.1958, [19]). Gemeint war Fritz Eugen Flügel, der 1949 von Halle in die junge Bundesrepublik geflohen war und 1951 das Erlangener Ordinariat für Psychiatrie und Neurologie erhielt ([204]:157, [101], [227]:45). Weitere 3 Jahre später, als Villinger die Besetzung des Extraordinariats für Kinder- und Jugendpsychiatrie in Stuttes Sinne bewerkstelligte, hatte die Grazer Medizinische Fakultät von Stockert „ernstlich in Erwägung gezogen" (Dekan Hans Lieb an Dekan Bock, Philipps-Universität, 28.9.1954, [51]). Doch nun war von Stockert dem erneuten Ruf aus Rostock gefolgt und bereits in die „Ostzone" (DDR) aufgebrochen. Von dort konnte er nun aus einem vollwertigen Amt heraus für seinen DVJ-Vorstandskollegen votieren. Beschwingt erklärte er Stutte zum „zweifellos gegenwärtig in Deutschland" „geeignetste[n] Mann" [51]. Unter etwas anderem Zeitrahmen jedoch, z. B. bei etwas späterer Berufung nach Rostock, hätte er sich dem 10 Jahre jüngeren Stutte in direkter Konkurrenz um das Marburger Extraordinariat stellen müssen.

Als Villingers Ordinariat für Psychiatrie und Neurologie durch dessen Emeritierung (1956) zur Verfügung stand und von Stockert inmitten eines katastrophalen Intermezzos in Rostock (Inhaftierung, Verurteilung auf Bewährung wegen staatsfeindlicher Äußerungen, radikales Zerwürfnis mit dem dort aufstrebenden Kinderpsychiater Gerhard Göllnitz [220], [221], Flucht aus der DDR, siehe auch ► Kap. 18) dringend gern als Nachfolger in Marburg berufen worden wäre, entschied sich die Medizinische Fakultät der Philipps-Universität 1958 zu seinem Verdruss gegen ihn und für Hans Jakob (Hamburg). Die Fakultät hatte Jakob auf Platz eins gesetzt, der nach einigem Zögern im September 1958 seine Zusage übermittelte (Helene von Bila an Villinger, 30.9.1958, [19]). Von Stockert war nur knapp um einige Wochen zu spät aus Rostock zurückgekehrt und konnte das Verfahren nicht mehr in seinem Sinne drehen. Im Juni 1958 hatte noch seine Frau an den Wiener Kollegen Hans Hoff über die Situation in Rostock geschrieben (Lisette v. Stockert, 7.6.1958):

>> Natürlich wird er seine Stelle nicht mehr antreten und wir hoffen, dass man ihn „abschieben" wird. Hier steht er auf zwei Listen, doch hat sich noch nichts entschieden. Wir würden halt am allerliebsten nach Oesterreich zurückgehen, ach hätten wir's doch nie verlassen! [32].

Hoff und von Stockert kannten sich seit dem Jahr 1925 durch eine gemeinsame Arbeitszeit in der Wiener Nervenheilanstalt Am Rosenhügel. In der Rostocker „Affäre" (H. Hoff) zählte Hoff zu seinen Unterstützern. Und auch jetzt in deren Ausklang versprach er von Stockerts Frau, alles in seinen Möglichkeiten stehende für ihn zu tun (9.6.1958):

>> Ich war immer ein bißchen besorgt, dass sich Ihr Mann bei diesen vollkommen humorlosen Menschen den Mund verbrennen wird. Natürlich ist er sowohl in Innsbruck als auch in Graz mein Kandidat. Alles entwickelt sich bei uns in Österreich so ungeheuer schleppend [32].

So blieb dem mittlerweile 59-jährigen „Wanderer zwischen Ost und West" (D. Bussiek) nur, in Frankfurt die aufgrund großzügiger Beurlaubung über Jahre ruhende Diätendozentur wieder aufzunehmen und, wie ihm vom Kultusministerium tatsächlich angetragen wurde, auf kommende Verfahren zu warten [51]. Von Stockert wurde noch auf einer Liste in Homburg geführt ([124]:25), so erwähnt in einem Schreiben Villingers an Ministerialrätin von Bila (13.10.1958), der auch von einer weiteren Platzierung in der Schweiz gehört haben wollte [19]. Helene von Bila kündigte gegenüber dem Bundesminister für Gesamtdeutsche Fragen ihre Bemühung an, für von Stockert in den Haushaltverhandlungen 1959 eine „Wissenschaftliche Rat-Stelle" schaffen zu wollen, soweit Finanzministerium und Landtag zustimmen würden (31.10.1958, [19]), was auch gelang. Schon bald fungierte von Stockert an der Frankfurter Nervenklinik als Leiter der neuen Abteilung für Kinder- und Jugendpsychiatrie als Nachfolger von Bosch, der 1961 auf die Chefarztposition der eigens errichteten Landesklinik für Jugendpsychiatrie in Süchteln (Niederrhein) wechselte [292]. Zum 1. Januar 1964 wurde von Stockert – bereits im Emeritierungsalter – noch auf das an der Goethe-Universität neu geschaffene Extraordinariat für Kinder- und Jugendpsychiatrie berufen [292]; nahezu 10 Jahre nach Stutte, der in Marburg zu dieser Zeit (seit 1963) das bundesweit erste Ordinariat innehatte.

8.8.4 Ein Schlüsseldokument zum Jugendpsychiater-Treffen vom 21./22. Oktober 1950

Bevor im Weiteren auf die beiden Satzungsunterzeichnerinnen Clara Schürmann und Carola Hannappel näher eingegangen wird, sei abschließend zur Bewertung der Vernetzung zwischen Zutt (Kleist), von Stockert und Villinger ein Dokument vorgestellt, das von besonderem Wert für die Vor- und Gründungsgeschichte der DVJ ist. In der früheren Forschung konnte hinsichtlich der unmittelbaren Vorbereitung des Gründungsaktes in Marburg keine der DGKH-Gründung entsprechende offizielle Ankündigung gefunden werden. Es spricht einiges dafür, dass auch in Zukunft kein derartiger Fund zu erwarten ist. Im dienstlichen Nachlass von Jürg Zutt ist folgende Korrespondenz aus der Zeit unmittelbar vor dem Gründungsakt der DVJ überliefert, die diese Vermutung stützt und die Gründe hierfür erkennbar macht. Inmitten von Zutts Antrittsjahr und nur wenige Wochen nach dem Abschluss des mit harten Bandagen geführten

Aushandlungsprozesses um die strukturelle Anbindung der hessischen Erziehungsberatungs-stellen schrieb Zutt am 6. Oktober 1950 an seinen Marburger Kollegen:

> » Lieber Herr Villinger! Warum erfahre ich nicht, daß Sie eine interessante Tagung über Kinderpsychiatrie machen? Ich bin in keiner Weise gekränkt, nur traurig. Mit herzlichen nachbarschaftlichen Grüßen Ihr … [28].

Zutts Anfrage bezog sich eindeutig auf das geplante Marburger „Jugendpsychiater-Treffen". Mit Blick auf den intensiven Briefwechsel Zutts mit von Stockert 1949/1950 besteht die begründete Annahme, dass Zutt durch ihn über das anstehende Ereignis informiert worden war. Schürmann kommt hierfür nicht in Betracht, da sie seit Mai 1950 in den Vereinigten Staaten weilte. Villinger versuchte, Zutt am 13. Oktober mit einer Schilderung zu besänftigen, die aus inhaltlichen Gründen an späterer Stelle noch einmal vollständig wiedergegeben wird. Darin heißt es über den Planungsstand seit der Göttinger Runde 1949 in Gersons Wohnung:

> » Lieber Herr Zutt! Sie brauchen wirklich nicht traurig zu sein: es handelt sich bei uns hier um etwas ganz Inoffizielles, das wir voriges Jahr in Göttingen geplant hatten. Leider kamen aber immer neue Behinderungen dazu, so dass die Sache immer wieder hinausgeschoben wurde und schließlich durch ein ganz kleines Programm eine Art Tagungscharakter bekommen hat, den ich der Sache ursprünglich gar nicht geben wollte. … Wenn Ihnen aber daran gelegen ist, an dieser ganz schlichten Zusammenkunft teilzunehmen, so sind Sie natürlich herzlich willkommen. Den Plan für die 1 ½ tägige Zusammenkunft füge ich bei [28].

Bei dieser Quelle handelt es sich um die einzige, bislang dokumentierte persönliche Einladung zum Gründungsakt des in Marburg vorläufig noch als Gesellschaft für Jugendpsychiatrie, Heil-pädagogik und Jugendpsychologie betitelten Verbands. Sie liefert eine Reihe wertvoller Auf-schlüsse über die Hintergründe, die noch genauer zu analysieren sein werden. Der von Villinger beigefügte Tagungsplan ist nicht im Briefwechsel erhalten. Er kann aber anhand des überlie-ferten Protokolls weitgehend rekonstruiert werden ([126]:90–98) und dürfte in etwa folgende Punkte aufgeführt haben:

Tagesplan „Marburger Jugendpsychiater-Treffen"
- **A Organisatorischer Teil**
  - Korporativer Zusammenschluss der deutschen Jugendpsychiater
  - Gründung eines wissenschaftlichen Fachblatts (evtl. *Jahrbuch für Jugendforschung* oder *Zeitschrift für Kinderforschung*) und eines Rundbriefs der neuen Gesellschaft
  - Facharztanerkennung/Jugendpsychiatrische Facharztausbildung
  - Zusammenarbeit Jugendpsychiater mit Nachbardisziplinen à la DGKH (Pädiatrie, Psychologie, Heil- und Sonderpädagogik)
  - Planung des Hauptthemas Jugendpsychiatrie bei der GDNP Stuttgart 1951
- **B Fachlicher Teil**
  - Hans Bürger-Prinz (Hamburg): Probleme der kindlichen Schizophrenie
  - Walter Gerson (Göttingen): Über jugendpsychiatrische Aufgaben in der Jugendfürsorge

- Hermann Stutte (Marburg): Vorläufiges Diagnoseschema psychiatrisch-neurologischer Erkrankungen des Kindesalters
- Heinrich Koch (Tübingen): Glutaminsäurebehandlung kindlicher Schwachsinnszustände
- Franz Günther von Stockert (Frankfurt/M.): Psychopathologie der Erziehungsschwierigkeiten im Lichte der Reifungsphasen
- Eckart Förster (Marburg): Tätigkeitsbericht der Marburger Erziehungsberatungsstelle

Zutts ostentativ formuliertes Betrübnis darüber, nicht direkt von Villinger informiert worden zu sein, dürfte nicht allzu tief gereicht haben, da er die Gelegenheit, bei der Gründung dabei zu sein, nicht wahrnahm. Weniger als eine tatsächliche Kränkung als Grund für Zutts Wegbleiben ist im Sinne der drängenden Wiederaufbauarbeiten der Klinik weitaus wahrscheinlicher, dass er Wichtigeres in Frankfurt zu tun hatte. In seinem Dreizeiler findet sich auch keine explizite Andeutung, dass er über eine Reise nach Marburg nachdachte, sondern nur der leicht erhobene Zeigefinger, dass Villinger ihn in diesem Fall nicht – wie sonst (nachweislich) üblich – in Kenntnis gesetzt hatte. Zutt mahnte folglich die Einhaltung der gewünschten „nachbarschaftlichen" Regeln des kollegialen Austausches an. Bedenkt man, dass die Frankfurter Kollegen von Stockert und Hannappel quasi stellvertretend für Zutt vor Ort waren, bestand vermutlich aus seiner Perspektive auch nicht unbedingt eine Notwendigkeit der persönlichen Teilnahme. Wie im Falle von Clara Schürmann findet sich jedenfalls seine Name nicht auf der Anwesenheitsliste des Treffens vom 21./22. Oktober 1950.

8.8.5 Clara Schürmann: „Gegen Zeitgeist"?

Wie lässt sich nun die Geschichte der Fachgesellschaftsgründung vor dem Hintergrund von Clara Schürmanns Biografie einordnen – und umgekehrt? Gerade als Verfolgte des Nationalsozialismus kommt Schürmann (◘ Abb. 8.3) innerhalb der DVJ besondere Bedeutung zu. Denn ihre kontinuierliche Anwesenheit bestätigte indirekt die mehrheitlich entworfenen Opfer- und Widerstandserzählungen anderer DVJ-Mitglieder, von denen sich viele an der nationalsozialistischen Erb- und Selektionspolitik und einige auch an der gegen Kinder und Jugendliche gerichteten Vernichtungspolitik intensiv beteiligt hatten. Aufgrund der speziellen Quellensituation empfiehlt sich ein narrativer Krebsgang, der, beginnend in der Zeit kurz vor ihrem Tod zurück zu ihrem Elternhaus in die 1920er- und 1930er-Jahre und wiederum in einer Umkehrbewegung vorwärts in die 1950er-Jahre führt.

Schürmann fühlte sich vor dem Hintergrund ihrer Tätigkeit in Frankfurt Jahrzehnte später verpflichtet, für das Ansehen der Nervenklinik unter Kleist, dem sie offensichtlich viel zu verdanken hatte, einzutreten. Sie kam 1989 – vielleicht gar nicht so überraschend – im Rahmen einer vergangenheitspolitischen Kontroverse im Deutschen Ärzteblatt, nämlich über die „Medizin im Nationalsozialismus" [270] darauf zu sprechen: Es ging konkret um die Frage nach der Euthanasiebeteiligung vieler Psychiater während des Krieges. Schürmann meldete sich mit einem Leserbrief zum aktuellen Beitrag eines Sozialpsychiaters und Schülers von Bürger-Prinz, Klaus Dörner, zu Wort. Dörner, der sich schon seit den 1960er-Jahren im Zuge kritischer Gesellschaftsanalysen mit der Geschichte der Psychiatrie, Euthanasie und des Holocaust befasste, hatte die Auswirkungen der Euthanasieprogramme in der von ihm geleiteten Einrichtung in Gütersloh

STADT FRANKFURT AM MAIN

PERSONALBOGEN
0 7681

(Von der Personalstelle auszufüllen und auf dem laufenden zu halten.)

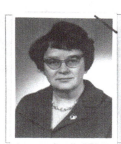 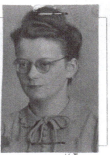

Aufgenommen 19 65   Aufgenommen 19 45

Familienname, Vornamen: Dr. med. S c h ü r m a n n ,   Clara
(Bei Frauen auch Geburtsname, Rufname unterstreichen)

Geburtstag: 3.11.14   Geburtsort: Leipzig   Geb. Urk. Bl.

Staatsangehörigkeit: deutsch   Religion: evang.

Familienstand: Ledig

In erster Ehe verheiratet seit   mit

geb. am   in   Heir. Urk. Bl.

Verwitwet/geschieden seit   Sterbeurkunde d. Ehegatten Bl.
                                             Scheidungsurteil Bl.

In zweiter Ehe verheiratet seit   mit

geb. am   in

Kinder (Stief-, Pflege-, uneheliche Kinder und Enkel sind besonders zu bezeichnen)

Vornamen (Rufname unterstreichen)	Geb. Tag	Urkunde Bl.	Vornamen (Rufname unterstreichen)	Geb. Tag	Urkunde Bl.
1.					
2.					
3.					
4.					
5.					

STADTARCHIV FRANKFURT A. M.
PERSONALAKTEN
ZUGANG: 11/9 - 83
SIGNATUR: 220.318
BLATTZAHL:

Wohnung: Frankfurt/M., ~~Gretschmarstr. 6~~ Cronstettenstr. 48
Grillparzer Str. 27

Dienst- oder Werksdienstwohnung: –   Bl.   Werksgeförderte Wohnung: –   Bl.

Eingetreten am	Bl.	Ausgeschieden am	Bl.	Grund
1.7.45	1 R.	30.11.77		Erreichung des 63. Lebensjahres

61 06 21   4000 Din A 3 4. 54 2535/53 8064

■ **Abb. 8.3** Personalbogen Schürmann, Personalaktennummer 220.318, Institut für Stadtgeschichte (mit freundl. Genehmigung des Instituts für Stadtgeschichte Frankfurt am Main) geschildert, Patientenschicksale vorgestellt und die Frage nach Verantwortung und Widerstand aufseiten der beteiligten Ärzte diskutiert [137]. In ihrer Stellungnahme unter dem doppeldeutigen Titel „Gegen Zeitgeist" (Idee der Redaktion?) lieferte Schürmann biografische Hinweise zu ihrem Lebensweg. Um jedweden Zweifeln der Leserschaft über ihre persönliche Haltung zum Nationalsozialismus vorzubeugen, erklärte sie nämlich:

» Leider kann kaum jemand der damals Lebenden dazu Stellung nehmen, denn entweder lebt er oder sie nicht mehr, oder er wird, wenn er eine Erklärung versucht, als unverbesserlicher Nationalsozialist eingestuft. Da ich als sogenannter jüdischer Mischling ersten Grades nach meinem Staatsexamen 1938 Berufsverbot hatte, kann man mir nicht vorwerfen, mit dem damaligen System sympathisiert zu haben. Die heutige Generation ist nicht in der Lage, sich vorzustellen, was eine Mischung aus Indoktrination und Angst vermag [296].

Wichtig erschien ihr auf das von Dörner eingebrachte Beispiel des Göttinger Ordinarius für Psychiatrie Gottfried Ewald einzugehen. Sie hatte ihn mit Sicherheit noch persönlich kennengelernt. Nach Dörners Darstellung hatte Ewald früh gegen die Krankentötungen protestiert. Auf dessen NS-Mitgliedschaften und seine befürwortende Position zur Zwangssterilisation „Erbkranker", die auch an Patienten der von ihm geleiteten Universitätsnervenklinik durchgeführt worden waren, ging Dörner jedoch nicht ein. Ewalds Kritik an den durchgeführten Krankenmorden hätte wohl mit einer gesetzlichen Grundlage in der Praxis ein Ende gefunden: „Ist das Gesetz Tatsache geworden, so werde ich als Beamter Folge leisten" ([204]:141).

Schürmann sah sich herausgefordert, „ohne Ewalds Weigerung schmälern zu wollen", dessen persönlichen Hintergrund nachzutragen, demnach Ewald durch eine Verletzung im Ersten Weltkrieg einen Arm verloren (implizites Argument: dekorierter Kriegsversehrter) und nur wegen seines besonderen Ansehens gegen die Euthanasie habe protestieren können, ohne verfolgt zu werden. Um darüber hinaus einem pauschalen Aburteilen der Psychiatrie durch jüngere Generationen entgegenzuwirken, erwähnte sie als weiteres positives Beispiel: die Frankfurter Nervenklinik (Kleist). Wie sie aus ihrer Tätigkeit nach dem Kriegsende wissen und versichern wollte, seien dort während des Krieges Patienten vor der NS-Euthanasie gerettet worden.

„Zu der höheren natürlichen Absterbezahl kommt die traurige Ernte der ‚Euthanasie'"

Nach aktuellem und noch mehr als vorläufigem Forschungsstand war Kleists Handeln in der Zeit des Nationalsozialismus durch eine hochgradige Ambivalenz gekennzeichnet, die bislang nicht systematisch untersucht und eingeordnet werden konnte. Einerseits setzte er sich bereits vor Beginn der Aktion „T4" mit harscher Kritik gegen die beginnende Unterversorgung von Anstaltpatienten ein [275], [283]. Andererseits wurden direkt aus der Frankfurter Nervenklinik, wie eine neue Studie von Gine Elsner aufdecken kann, 1944 erkrankte Zwangsarbeiter durch Verlegungen nach Eichberg und Weilmünster den Euthanasiemaßnahmen der zweiten, „korporativen" Phase der Patientenmorde (G. Lilienthal) [228] ab 1941 ausgeliefert. Einige dieser „Ostarbeiter" wurden zeitnah nach Hadamar weiterverlegt, wo sie in kürzester Zeit getötet wurden. Nach Gine Elsner ist davon auszugehen, dass zum Zeitpunkt der Verlegungen praktisch alle, einschließlich Kleist über die lebensbedrohliche Konsequenz solcher Verlegungen im Bilde gewesen sein müssen ([149]:294–298). Kleist und Schürmann stellten jedenfalls noch im Jahr 1960 kein Verantwortlichkeitskonnex zwischen ehemaligen Patienten der Nervenklinik und deren Ermordung in umliegenden Anstalten her. Seit 1952 griff Schürmann unter seiner Leitung ein Forschungsprojekt zur Hebephrenie auf, das Kleist im Jahr 1937 an Hans Bodo Gorgaß (1909–1993) als Grundlage für dessen medizinische Dissertation vergeben hatte. Gorgaß hatte bereits an der Nervenklinik Leipzig ein Projekt zum „Infantilismus" unter Betreuung von Bürger-Prinz begonnen und abgebrochen. Nach aktuellem Forschungsstand schloss Gorgaß auch die Arbeit bei Kleist nie ab, amtierte seit 1938 als ärztlicher Leiter der privaten Heilerziehungsanstalt Kalmenhof (Idstein) und wurde im Juni 1941 im Rahmen der „T4" als Tötungsarzt in Hadamar mit der Durchführung der Gasmorde beauftragt (Deckname: „Dr. Kramer"; [275]:435).

Als Schürmann von 1952–1960 gemeinsam mit Kleist und der Kollegin Emy Faust (1961: Oberärztin am Psychiatrischen Krankenhaus Merxhausen) das Hebephrenieprojekt bearbeitete – Gorgaß saß seit dem Frankfurter Hadamar-Prozess eine Haftstrafe ab und wurde 1958 begnadigt –, stießen sie wiederholt auf den Umstand, dass einige der ehemaligen Patienten Opfer der Euthanasie geworden waren. In der gemeinsamen Veröffentlichung von 1960 aus Kleists Frankfurter „Forschungsstelle für Gehirnpathologie und Psychopathologie" liest sich der Befund u. a. so: „83 Fälle mussten von vornherein ausgeschieden werden, da sie als verschollen, verstorben oder ‚euthanasiert' nicht bis zu 5 Jahren, d. h. bis zu der in allen unseren katamnestischen Untersuchungen festgehaltenen Grenze verfolgt werden konnten." Einige Zeilen weiter: „Zu der höheren natürlichen Absterbezahl kommt die traurige Ernte der ‚Euthanasie.'" Zu einzelnen von Schürmann verfolgten Lebenswegen der Patienten wurde z. B. vermerkt: „‚Marasmus' (Euthanasie!)" [208]. Im Kontext dieses Projekts müssen Kleist, Faust und Schürmann über die Euthanasie und eventuelle Rettungen von Patienten gesprochen haben. In einer vorangegangenen zweiteiligen Publikation von Kleist, Leonhard und Emy Faust aus den Jahren 1950 und 1951 findet sich dagegen kein Vermerk über Euthanasieopfer. Dort wurden sogar die Verlegungswege der Klinikpatienten durch Abkürzung der aufnehmenden Heil- und Pflegeanstaltsnamen in den Hintergrund gestellt [206], [207].

Dörner hob, ohne auf das Beispiel Kleist einzugehen, in einer persönlichen Antwort auf Schürmann auf die seit den 1980er-Jahren vorliegenden historischen Studien ab, die ein viel umfassenderes Bild der Kriegsereignisse hätten zeichnen können, als es den Zeitgenossen aus eigener Anschauung möglich sei. Auch gab Dörner – selbst mit dem Jahrgang 1933 einer Zwischengeneration angehörend – zu bedenken, dass es den Jüngeren nichts nütze, wenn „wir älteren ständig predigen, man könne sich heute die NS-Zeit gar nicht mehr vorstellen" [138].

Parallel zur Ärzteblatt-Kontroverse über die Medizin im Nationalsozialismus war Clara Schürmann (1914-?), evangelische Christin jüdischer Herkunft [277], [337], im Rahmen eines Aufarbeitungsprojekts um eine Darstellung ihres Lebensweges gebeten worden. Die Delegiertenversammlung der Landesärztekammer (LÄK) Hessen beschloss im November 1988 auf Antrag der „Oppositions-Gruppe Demokratische Ärztinnen und Ärzte (Liste 6)" sowie des Kammerpräsidiums (Helmuth Klotz) unter dem Titel „Ärztliches Schicksal unter der Verfolgung 1933–1945 in Frankfurt und Offenbach" einen Forschungsauftrag samt Publikation (Denkschrift) zu vergeben. Das Aufarbeitungsprojekt der LÄK Hessen zu den verfolgten als „jüdisch" klassifizierten Kollegen ebnete den Weg für weitere kritische Auseinandersetzungen der hessischen Ärzteschaft mit der Medizin im Nationalsozialismus ([325]:96). In dieser „Denkschrift", die u. a. auch die Euthanasiemorde in der Tötungsanstalt Hadamar thematisierte, wurde u. a. Kleist für seine Unterstützung jüdischer Klinikmitarbeiter gewürdigt. Wie dokumentiert werden konnte, hatte er sich 1933 für zwei seiner Ärzte (Assistenzarzt Dr. Herz und Oberarzt Dr. Hans Strauss) eingesetzt ([139]:37–38). In neueren Arbeiten liest sich Kleists Rolle diesbezüglich anders. Kleist profitierte möglicherweise von der Vertreibung jüdischer Kollegen ([215]:130). Im selbigen Buchkapitel „Exemplarische Erlebnisse" war nun Schürmann die einzige damals über die Landesärztekammer ausfindig zu machende Zeitzeugin des Projekts, die noch ihre Verfolgungserfahrungen persönlich ausformulieren konnte. Die übrigen Lebenswege mussten durch die Arbeitsgruppe von Siegmund Drexler, Hans Mausbach und Siegmund Kalinski (selbst im Nationalsozialismus Verfolgter) aus teils spärlichen Quellen rekonstruiert werden.

Schürmann, in einer Familie aus Ärzten aufgewachsen, beschrieb einleitend in der „Denkschrift", wie vor allem ihre Geschwister und sie ihre Positionen verloren bzw. ihre beruflichen Werdegänge nicht in Deutschland hatten weiterverfolgen können. Der Vater arbeitete ursprünglich als Kreisarzt im ostpreußischen Gerdauen, durch Versetzungen dann in Neuwied und in Essen, wo Schürmann die Schulzeit 1933 mit dem Abitur beendete. Anhand mind. eines Falls ist dokumentiert, dass ihr Vater, Dr. Friedrich Schürmann, im Dezember 1934 in Essen mit Anzeigen zur Zwangssterilisation im Sinne des „Gesetzes zur Verhütung erbkranken Nachwuchses" an den rassenhygienischen Maßnahmen seiner Amtspflicht nachgekommen war (Fallbeschreibung des blinden Bürstenmachers Emil G. [231]). Ein „Stiefbruder"/„Halbbruder" aus erster Ehe der Mutter, der im Sinne der Nürnberger Gesetze als „Volljude" klassifiziert wurde, verlor unmittelbar 1933 die Kassenzulassung und damit seine Anstellung als Arzt im thüringischen Zella-Mehlis. Er überlebte den Holocaust durch Emigration nach Südafrika (1935). Dessen Witwe („Schwägerin", so Schürmann) und Kinder besuchte sie ausweislich der Personalakte im Frankfurter Stadtarchiv später in Südafrika in einem zweimonatigen Aufenthalt (1955). Schürmanns älterer Bruder aus der zweiten Ehe der Mutter, wie sie als „Mischling I. Grades" diskriminiert, emigrierte in die Schweiz, wo er an der Universität Basel seinen Facharzt (HNO) ablegte. Mit Glück erhielt er dort eine stellvertretende Arztstelle zugewiesen, blieb bis zum Kriegsende in Basel und kehrte in der unmittelbaren Nachkriegszeit nach Deutschland (Frankfurt am Main) zurück.

Sie selbst hatte das Medizinstudium im Jahr 1933 in Bonn begonnen. Aus der Studentenschaft wurde sie bald ausgeschlossen. Dem erwähnten Bruder, der im selben Jahr in Bonn sein Staatsexamen ablegte, war es per universitären Aushang ebenso ergangen. 1935 siedelten die Schürmann-Geschwister gemeinsam in die Schweiz über, um dort ihre medizinische Aus- und Weiterbildung abzuschließen. Als jedoch kurze Zeit darauf die in Frankfurt lebende Mutter (Clara Schürmann, geb. Loeb) schwer erkrankte, verließ Schürmann 1937 die Schweiz wieder, um nach Frankfurt zu ihren Eltern zurückzukehren. Die Anerkennung der Semester im Ausland gelang nur unter Schwierigkeiten, dennoch konnte sie 1938 ihr Examen in Frankfurt absolvieren. Schürmann vermutet hierfür die Unterstützung des Dekans der Medizinischen Fakultät, Bernhard Fischer-Wasels (1877–1941). Nach aktuellem Forschungsstand war Fischer-Wasels allerdings nicht frei von einer Affinität zu völkischem Gedankengut und Nationalsozialismus ([215]:132– 134). Mehrere ihrer Praktika wurden durch Entlassungen abrupt unterbrochen. Überlegungen zu einer erneuten Auswanderung zerschlugen sich sowohl wegen der zunehmenden Restriktionen 1938, als auch aus Sorge um den Vater, der, wie Schürmann beschrieb, den Tod der Mutter (1937) nur schwer verwand.

Familie Schürmann im Bestand Ergänzungskarten zur Reichsvolkszählung von 1939

Familie Schürmann wurde von der Reichsvolkszählung vom 17.5.1939 erfasst und musste die sog. Ergänzungskarten für Angaben über Abstammung und Vorbildung ausfüllen. Folgende Personen lebten laut eigenen Angaben zu dem Zeitpunkt in der gemeinsamen Wohnung in der Frankfurter Freiherr-vom-Stein-Straße 46 [17]: als Haushaltsvorstand („HHV") Dr. med. **Friedrich Schürmann**, geb. 6.7.1876 in Werdohl/Altena Westfalen (Hochschulstudium Universität Gießen, Kreisärzteexamen Berlin), Angabe im Sinne der Nürnberger Gesetze: „NNNN", d. h. keine als jüdisch klassifizierten Großelternteile; **Clara Schürmann**, geb. 3.11.1914 in Leipzig (Hochschulstudium Universität Frankfurt am Main), Angabe: „NNJJ", NS-Klassifikation „Mischling I. Grades"; **Clara Kade**, geb. 27.2.1887 in Haynau/ Goldberg Schlesien, Angabe „NNNN". Kade war von 1908–1941 von Schürmanns Eltern im Haushalt angestellt gewesen. Clara Schürmann führte 1949 gegenüber der Frankfurter Stadtverwaltung an, dass Kade nun in ihrer Wohnung untergebracht sei und sie sich um diese Vertraute der Familie im Alter kümmere [30].
Unter derselben Adresse Freiherr-vom-Stein-Straße 46 finden sich in den Ergänzungskarten mehrere Einträge zu Familien teils jüdischer Herkunft, deren Mitglieder zwischen 1857 und 1890 geboren waren.

Im Jahr 1940 war es Schürmann immerhin gelungen, aufgrund des kriegsbedingten Ärztemangels eine Medizinalpraktikantenstelle in einem privaten Krankenhaus (Sachsenhausen) zu erhalten. Wegen der zu erwartenden Aussichtslosigkeit hatte Schürmann allerdings die Approbation nicht mehr beantragt, zudem um nicht die Aufmerksamkeit auf sich zu lenken. Die Reichsärztekammer forderte sie jedoch 1941 auf, die entsprechende Urkunde vorzulegen. In dem dadurch ausgelösten Vorgang wurde ihr im Februar 1942 die Approbation offiziell versagt. Jede weitere ärztliche Tätigkeit war unter Androhung von Strafe verboten.

Als bemerkenswert sind die väterlichen und eigenen Versuche Schürmanns hervorzuheben, in den ersten drei Kriegsjahren bei höchsten politischen Funktionsträgern postalisch oder persönlich vorstellig zu werden, um doch eine Anstellung wenigstens als Hilfsärztin zu erwirken.

Aus den Bemühungen des Vaters lässt sich indirekt einiges über sein Selbstverständnis als Arzt im nationalsozialistischen Staat ablesen. Anträge ergingen nämlich zunächst an den Reichsminister des Innern (1939: Gesuch des Vaters wg. Medizinalpraktikantenstelle, Bestallung, Zulassung zur Doktorprüfung seiner Tochter), an den Leiter der Reichsstelle für Arbeitsvermittlung – Vermittlungsstelle für Frauenberufe (1941: Stellenvermittlung), den Reichsgesundheitsführer (1941: wg. Bestallung) sowie die Heeres-Sanitäts-Staffel Frankfurt (1941: Gesuch bei der Wehrmacht um Lazarettdienst). Eine über das Ministerium des Innern am 4. April 1942 sogar an die Reichskanzlei in Berlin, d. h. an den „Führer und Reichskanzler" gerichtete Eingabe wurde im Rücklauf über das Innenministerium aber ebenfalls abschlägig beschieden mit: „Es muss bei meinen Bescheiden vom 22. Februar und 24. Juli 1941 – IV Prüf. Schürmann, Klara 1, 2/41 – sein Bewenden behalten" (Reichsminister des Innern, i. A. Dr. Cropp an Klara Schürmann, 30.4.1942, [30]).

Da nun an eine Anstellung als Ärztin nicht mehr zu denken war, half sie als Laborantin in der Frankfurter Westend-Apotheke aus, bis ihr auch jeglicher Publikumsverkehr verwehrt wurde. Über den Apotheker gelang zumindest eine Vermittlung an einen „halbjüdischen Arzt", in dessen Praxis (HNO) sie bis zum Januar 1945 als Sprechstundenhilfe arbeiten konnte [30]. Als dieser Arzt, Dr. Otto Heymann, wie viele sog. Mischlinge I. Grades zur „Organisation Todt" an die Front zwangsverpflichtet wurde (ähnlich auch Walter Gerson, s. u.) und sie selbst zudem in Frankfurt ausgebombt worden war, überstand sie die letzten Kriegsmonate bis zum Einmarsch der amerikanischen Truppen in Bad Homburg. Dort arbeitete sie als Laborantin in der Hof-Apotheke, sicherheitshalber ohne ihren familiären Hintergrund anzugeben. In Bad Homburg bei Frankfurt überbrückte sie die Monate Mai und Juni 1945 als Volontärassistentin an der chirurgischen Abteilung (Dr. Hamerla) des Kreiskrankenhauses, bevor sie im Juli in die zerbombte Altstadt Frankfurts zurückkehrte.

Nach dem Kriegsende schwebte Schürmann eine fachärztliche Ausbildung in der Kinderheilkunde, der Inneren Medizin oder Psychiatrie vor. Der Einstieg gelang ihr wegen anhaltender Widerstände nicht sofort, dann mit einer nur unbezahlten Position (Hospitantin) an einer Ausweichstelle der Frankfurter Nervenklinik in Goddelau. Laut Eintrag in der Personalakte erfolgte erst ab März 1947 eine bezahlte Volontärstelle an der Frankfurter Nervenklinik, die am 15. Juli 1947 zu einer Assistenzarztstelle aufgewertet wurde. Ihre Bestallung war ihr 1946 durch den Leiter der Medizinalabteilung im Ministerium des Innern im Land Groß-Hessen, **Wilhelm von Drigalski**, rückwirkend zum 10. Oktober 1938 erteilt worden, dem Tag ihrer mit „sehr gut" bestandenen ärztlichen Prüfung. Die Promotion erfolgte im selben Jahr an Kleists Nervenklinik anhand zweier kurzer Kasuistiken *Ueber zwei Schizophrenien vom Charakter der Systemkrankheiten. Phantasiophrenie und progressive Konfabulose* (13 Seiten). Der Dekan der Medizinischen Fakultät und Ordinarius für Pädiatrie, Bernhard de Rudder, stellte Schürmann den Nachweis über die am 12. März 1946 mit „gut" absolvierte Doktorprüfung aus [30]. Im Jahr 1949 erfolgte die Facharztanerkennung für Nerven- und Geisteskrankheiten durch die Bezirksärztekammer Frankfurt am Main.

Wilhelm von Drigalski

Wilhelm von Drigalski, nach dem Kriegsende als Amtsarzt in Marburg tätig, wurde von der amerikanischen Militärverwaltung als politisch Unbelasteter im August 1945 noch mit 74 Jahren als Regierungsdirektor für das Medizinalwesen in Kassel eingesetzt. Als Ministerialrat fungierte er ab November 1945 als Leiter der Medizinalabteilung im Wiesbadener Innenministerium des neu gebildeten Landes Groß-Hessen. Hierbei war er auch in den Lehrstuhltausch Tübingen/Marburg zwischen Kretschmer und Villinger involviert [56]. Drigalski stand in der Wiesbadener Personalverwaltung bald im Verdacht, dass er „politisch belastete Personen in den Staatsapparat hineinpumpe. Im Innenministerium und auch bei einigen Wiesbadener Ärzten ging das Wort herum, „dass [er] in seiner Abteilung eine Art Feldherrenhalle aufgezogen habe" ([148]:155f.). Drigalski bemühte sich, speziell Ärzten, darunter Walter Schnell, Gerhard Rose und Otmar Frh. v. Verschuer, in Hessen eine wissenschaftliche Wirkstätte zu organisieren. Unter vorübergehender Suspendierung erfolgte gegen ihn ein gesondertes Verfahren wegen Bevorzugung krimineller und politisch belasteter Ärzte. Er wurde von dem Vorwurf freigesprochen und starb im Jahr 1950. Der genannte Rassenhygieniker Walter Schnell [184] unternahm 1950 u. a. mit den Kollegen Werner Villinger und Werner Catel den Versuch, aus der von ihm geleiteten Sektion „Europäisches Gesundheitswesen" der „Europäischen Akademie" in Schlüchtern den Bundesgesundheitsrat bilden zu lassen. Der Plan scheiterte jedoch u. a. wegen Catels und Schnells nationalsozialistischer Vergangenheit. Drigalski und Villinger hatten sich in der „Akademie" näher kennengelernt. Villinger verwandte sich im Juni 1951 für Drigalskis rechte Hand, Dr. Bersch, gegenüber dem Marburger Oberbürgermeister, als Bersch die Pensionierung angeraten worden war ([204]:120, [202]:315).

Im November 1952 beantragte Schürmann eine Anstellung in der städtischen Gesundheitsverwaltung als Stadtärztin. Welches Bündel an Motiven sie dazu bewog und ob auch die Situation unter dem neuen Klinikleiter Zutt und neben von Stockert den Ausschlag gegeben hatten, geht aus den Akten nicht hervor. Zutt befürwortete noch im Februar 1951 ihre Vertragsverlängerung um ein Jahr, da Schürmann ihm eine „wesentlich[e] Stütze für die Betreuung der kinderpsychiatrischen Abteilung und Ambulanz" sei. Die Aussicht auf den Beamtenstatus bei der Stadt mag sicher attraktiv gewesen sein. Und wie aus den Aktivitäten Carola Hannappels hervorgeht (s. u.), boten sich für Schürmann durch mehrere Vertretungsdienste für die befreundete Kollegin wiederholt Anlässe, über einen Wechsel nachzudenken. Konkret vertrat sie vom September bis November 1952 in Vollzeit Carola Hannappel während deren Aufenthalts in den USA. Jedenfalls stellte Schürmann damit die Weiche für ihren Ausstieg aus der klinischen Tätigkeit. Die an der Klinik gewonnene Expertise sowohl durch ihre Erfahrungen auf der Kinderabteilung der Nervenklinik als auch durch ihre Beteiligung an Reihenuntersuchungen an (Hilfs-) Schulkindern führte sie bei der Bewerbung auf eine Stadtarztstelle an. Fachlich sei es in ihrer bisherigen Tätigkeit darum gegangen, so Schürmann, die Beziehung zwischen körperlicher und psychischer Reife von Kindern festzustellen. Im Zuge des Bewerbungsvorgangs war es Carola Hannappel, die ihr im Juli 1952 die Dokumentenabschriften über die Bestallung und Pflichtassistentenzeit beglaubigte [30].

Der Magistrat übernahm Schürmann 1952 als städtische Medizinalrätin in das Beamtenverhältnis, ab 1955 „auf Lebenszeit". Dass ihr Vater als Kreisarzt im öffentlichen Dienst tätig gewesen war, blieb seitens des Personalamts hierbei nicht unerwähnt. 1957 wurde sie in Einvernehmen von ihrer Stelle der „Jugendgesundheitspflege" zur „Heilpädagogischen Beratungsstelle" versetzt, um Platz für eine jüngere Kollegin in Ausbildung zu schaffen. 1963 erlangte sie wie Hannappel den Rang einer Obermedizinalrätin. 1967 wechselte sie vom Stadtgesundheitsamt zur Sozialverwaltung, wo sie 1973 bis zu ihrer Pensionierung 1977 eine leitende Funktion als Medizinaldirektorin überantwortet bekam. Im Juli 1970 hatte sie es sich nicht nehmen lassen, sich noch den seit 2 Jahren etablierten Facharzt für Kinder- und Jugendpsychiatrie durch die Landesärztekammer Hessen anerkennen zu lassen [30].

Wie die Personalakte Schürmanns im Frankfurter Institut für Stadtgeschichte ebenfalls dokumentiert, verstand sie es, sich wiederholt und mit Erfolg die verloren gegangenen Jahre ihrer beruflichen Laufbahn auf Grundlage vorgesehener Wiedergutmachungsregelungen in Form dienst- und tarifrechtlicher Höherstufungen ausgleichen zu lassen. Auch wurde der von ihr beim Regierungspräsidenten in Wiesbaden gestellte Wiedergutmachungsantrag positiv beschieden (Regierungspräsident der Entschädigungsbehörde, 13.4.1956, [30]). Sie erhielt im Jahr 1956 eine Entschädigung (8532 DM) im Sinne des „Bundesergänzungsgesetzes zur Entschädigung für Opfer der nationalsozialistischen Verfolgung" (vom 18.9.1953). Dass es ihr anfangs allerdings gar nicht in den Sinn gekommen war, derartige Forderungen zu stellen, deutete Schürmann in der „Denkschrift" von 1990 als „Schutzmechanismus, um mit den Situationen besser fertig zu werden" ([297]:65f.). Wie sehr eigentlich der nähere und entferntere Familienkreis von der Verfolgung und Vernichtung betroffen war, erfuhr sie sukzessive im Verlauf der Jahre. Für die „Denkschrift" hielt sie fest:

> » Mütterlicherseits hatte ich keine ganz nahen Verwandten. Ein Teil dieser entfernteren
> Verwandten emigrierte, ein Teil kam in Lägern [sic] um. Ich habe mich nach dem Krieg
> nach verschollenen Verwandten erkundigt, erhielt aber nur unzureichende Antworten.
> Nachforschungen in größerem Maße setzten erst später ein. Damals war jeder zu sehr mit
> sich beschäftigt, bzw. wollte nicht mehr mit den Dingen zu tun haben.

Zum Umgang mit der Vergangenheit brachte sie abschließend jene Abwehrhaltung gegenüber
kritischen Thematisierungen der jüngeren Generationen zum Ausdruck, die auch ihren Leserbrief im Deutschen Ärzteblatt kennzeichnet. Diese letzte bekannte Stellungnahme Schürmanns
aus dem Jahr 1990 kann als fortgeschriebene Ärzteblatt-Diskussion aufgefasst werden:

> » Ich meine, man sollte sich besonders von psychiatrischer Seite lieber mit all diesen
> Phänomenen befassen, statt Schuldzuweisungen auszusprechen (abgesehen von den
> eigentlichen Verbrechern natürlich). Ich bin nicht optimistisch genug, um zu glauben, daß
> die Menschen durch eine bessere Kenntnis dieser Mechanismen vor einer Wiederholung,
> die natürlich in anderer Form geschehen würde, gefeit wären. Durch ein ständiges Schuldig-
> sprechen unserer Generation aber sicher auch nicht ([297]:66).

Damit stellte Schürmann den „eigentlichen Verbrechern" implizit eine Gruppe irrtümlich
Beschuldigter gegenüber, die in dem tatsächlich heftig tobenden Generationenkonflikt einem
ungerechten Generalverdacht unterworfen würden. Schloss sie sich wirklich hierin als Sympathi-
santin mit ein? Bemerkenswert ist jedenfalls, dass Schürmann keinen Anlass sah, den seit 1979/80
einsetzenden erinnerungskulturellen Perspektivwechsel auf die Opfer von Zwangssterilisation,
Euthanasie und Holocaust mit einem Wort zu würdigen. Vorbehaltlich weiterer Untersuchungen
mag hier die Prägung durch und ihr Wissen um die Tätigkeit des eigenen Vaters, wie sie Medi-
zinalbeamter, zusätzlich wirksam gewesen sein.

Insgesamt betrachtet halten Schürmanns Reflexionen über das Leben im Nachkriegsdeutschland auch für den Kontext ihrer Mitwirkung in der Deutschen Vereinigung für Jugendpsychiatrie einige Hinweise parat. Und zwar konkret bez. der Frage, wie bei den gegenläufigen biografischen Hintergründen der DVJ-Mitglieder die fachgruppeninterne Integration vonstatten
gehen konnte. Erfolgte diese etwa auf Kosten individueller Desintegration bei Fokussierung auf
die fachlichen Übereinstimmungen? Der zur Beantwortung dieser Frage notwendige Nachweis,
zu welchem Zeitpunkt und in welchem Ausmaß Schürmann über die einzelnen Karrieren der
DVJ-Kollegen im Nationalsozialismus informiert war, ist ohne weitere Quellenbestände (Tage-
bücher oder Korrespondenzen) an dieser Stelle nicht fundiert zu erbringen. Villingers Gutachtertätigkeit in der Aktion „T4" wurde im Zuge der Heyde-Sawade-Affäre in der Öffentlichkeit
bekannt ([87]:39). Villinger hatte sich sogar unmittelbar bemüht, den angeblichen „Irrtum"
seiner gutachterlichen Euthanasiebeteiligung anhand eines Leserbriefs aufzuklären ([185]:39).
Und unter Kollegen waren zudem 1961 die Gerüchte und Spekulationen über einen möglichen
Selbstmord Villingers anstatt eines Bergunglücks verbreitet. Diese Entwicklungen jedenfalls
dürften Schürmann kaum entgangen sein (s. u.). Doch allein anhand ihrer Äußerungen in der
Ärzteblatt-Debatte der ausklingenden 1980er-Jahre ist nicht zu verkennen, dass sich Schürmann
als anerkannte Verfolgte im Nationalsozialismus wohl nicht mit der kritischen Aufarbeitungs-
bewegung der sog. 68er-Generation identifizieren konnte. Vielmehr verortete sie sich argumentativ in einer generationellen Lagerung der „Vergangenheitspolitik" der Adenauer-Ära, mit der
die Integration ehemaliger nationalsozialistischer Funktionsträger und Regimesympathisanten
erst möglich geworden war.

Mit der Gründung der Bundesrepublik kam es zu einer Umkehr der alliierten politischen Säuberungsbemühungen („denazification"), die durch eine politisch und „kollektiv" gewollte Integration von NS-belasteten Personen charakterisiert war. Hierzu zählten neben verharmlosenden Einstufungen in Wiederaufnahmeverfahren der Spruchkammerbeschlüsse milde bis ausbleibende Prozessurteile sowie insbesondere die Verjährungsdebatten des Deutschen Bundestages inkl. ausufernder Amnestieregelungen. Norbert Frei interpretiert die Phase der bundesrepublikanischen „Vergangenheitspolitik" unter Bundeskanzler Konrad Adenauer treffend als Versuch einer „politischen und sozialpsychischen Selbstentschuldung" ([158], [159]:144).

Schürmanns Plädoyer für eine kontextualisierende Sicht auf die deutsche Gesellschaft vor und nach 1945 („Zeitgeist") und die Handlungsspielräume der Akteure kann nicht verdecken, wie sehr sie selbst zwischen fachwissenschaftlichen Erklärungsansätzen (psychiatrische/psychoanalytische Aufklärung „pathologischer" Massenphänomene im Nationalsozialismus) und zaghafter Selbstkritik eben auch weit verbreitete, (selbst-)entlastende Rechtfertigungsstrategien der Ärzte internalisiert hatte. Abgesehen freilich von der erwähnten Möglichkeit, dass Schürmann tatsächlich über Jahrzehnte hinweg durch die verschleiernden Selbst- und Geschichtsbilder ihres engeren Kollegenkreises in der DVJ getäuscht worden sein könnte: In ihre Beobachtung des Vergessenwollens um des Wiederaufbaus und der Integration der Nachkriegsgesellschaft willen lässt sie sich paradoxerweise selbst einordnen.

Mit ihrer selbst gegebenen Nachkriegsrolle war Schürmann nicht allein, denn auch DVJ-Gründungs- und Vorstandsmitglied Walter Gerson galt als durch den Nationalsozialismus Verfolgter. Dass die Kollegen über seinen Lebensweg zumindest in seinem Todesjahr 1971 im Bilde waren, zeigt beispielsweise ein von Stutte gemeinsam mit dem Hamburger Kriminologen und Jugendstrafrechtler Rudolf Sieverts verfasster Nachruf. Darin wiesen sie explizit auf Gersons Verlust seiner Leitungsfunktion des Göttinger Provinzial-Erziehungsheims, den Approbationsentzug „aus rassenpolitischen Gründen" und eine erfolgte Inhaftierung in den letzten Kriegsjahren hin. Abgesehen davon findet sich im Nekrologentwurf der vergangenheitspolitisch äußerst aufschlussreiche Passus, wie dankbar sich „viele Kollegen" an Gersons „Ritterlichkeit" und „Großmut" „als Mitglied der ärztlichen Wiederzulassungskommission nach Kriegsende" noch erinnern würden (Entwurf von Rudolph Sieverts und Hermann Stutte für die *Monatsschrift für Kriminologie*: Nachruf Prof. Dr. med. Walter Gerson 25.1899–26.8.1971, [63]). Die Anspielung bezog sich wohl kaum auf ehemalige Verfolgte, sondern auf Ärzte mit ausgewiesener nationalsozialistischer Vergangenheit. Demzufolge hatte Gerson noch weitaus aktiver als Schürmann Ärzten, die im Sinne der alliierten Säuberungsbemühungen als angeblich „nur formal" belastet galten, zur Existenzsicherung und Gesellschaftsfähigkeit in der Bundesrepublik verholfen. Doch dazu mehr im ▶ Abschn. 8.9.

8.8.6 Carola Hannappel: „ … das ist in unserer Gilde ein Tabu gewesen"

„Unsere Gilde": so bezeichnete Carola Hannappel (1911–1989) vollkommen selbstverständlich und ohne ironischen Unterton die DVJ in einem ausführlichen Interview im Jahr 1988, das die Soziologin Ute Daub und die Sozialpädagogin Meret Mitscherlich (beide Frankfurt am Main) noch wenige Monate vor Hannappels Tod in ihrer Wohnung mit ihr führen konnten. Das erhaltene Tonbandmaterial kann hier in Form der bislang unveröffentlichten Transkripte in die Rekonstruktionsschritte einbezogen werden und wird an geeigneten Stellen eingeflochten [37].

Der Begriff „Gilde" weckt vielfältige Assoziationen. Einerseits ordnet er den ärztlich-wissenschaftlichen Interessenverband der DVJ in die zumindest der Chirurgie nicht unbekannte Geschichte des traditionsbewussten und wertkonservativen Zunftwesens (Gilden, Zünfte,

Innungen) ein. Andererseits war er zeitgenössisch – im Verständnis eines den handwerklichen Selbsthilfe- und Berufsverbänden entlehnten Begriffs – keineswegs ungebräuchlich, wie das Beispiel der „Gilde Soziale Arbeit" (GiSA) belegt [306], [307]. Diese Mitte der 1920er-Jahre entstandene, in der Jugendbewegung getränkte Interessengemeinschaft mit politischer Agenda in den Bereichen der sozialen Berufe bis hin zur Reform des Fürsorgewesens hatte sich zu Beginn des Nationalsozialismus aus Opposition gegen die drohende „Gleichschaltung" selbst aufgelöst und wurde durch ihre Protagonisten nach dem Kriegsende erfolgreich reaktiviert.

Einige ihrer prominentesten Repräsentanten wie der Pädagoge Herman Nohl [250] (früherer Mitherausgeber der *Zeitschrift für Kinderforschung*) oder dessen Schüler, der Psychologe und Sozialpädagoge Curt Bondy, galten Villinger und Stutte als ausgesprochen ernstzunehmende Referenz. Kontakte zwischen Villinger und Bondy bestanden wiederholt in der Vor- und Gründungsphase der DVJ. Laut Stutte reichten sie ursprünglich sogar in eine gemeinsame Zeit in den späten 1920er-Jahren in Hamburg zurück [312]. Die Verbindung zu und fachliche Anerkennung von Bondy muss nachhaltig wirksam gewesen sein, denn die DVJ ernannte Bondy am 5. Juni 1969 anlässlich ihres 30-jährigen Bestehens unter dem Vorsitz von Stutte zu ihrem korrespondierenden Mitglied (Korrespondenz anlässlich der Verleihung in Abwesenheit: Stutte an Bondy, 20.6.1969 und dessen Danksagung mit der Bemerkung: „um so [sic] mehr als sie von ärztlicher Seite kommt", Bondy an Stutte, 23.6.1969, [62]). Diese von Stutte in den ersten zwei Dekaden der DVJ als höchste Auszeichnung betrachtete Inkorporation war immer nur etwa einem Dutzend Personen und darunter vorrangig ausländischen Fachvertretern und solchen benachbarter Disziplinen vorbehalten geblieben.

Korrespondierende Mitglieder unter Villingers DVJ-Vorsitz (1950–1961†) in chronologischer Reihung u. a. – Jahresangaben teilweise abweichend belegt: Adalbert Gregor (Karlsruhe, 1952), Georges Heuyer (Paris, 1952/3), Leo Kanner (Mineapolis, 1952), Arn. van Krevelen (Oegstgeest, Holland, 1954), Kurt Isemann (Nordhausen/Harz, 1957), Adolf Busemann (Marburg, 1957) Hans Asperger (Wien, 1958), Victor Fontes (Lissabon, 1958), Jakob Lutz (Zürich, 1958), Albrecht Peiper (Leipzig, DDR, 1958), Franz Kramer (Bilthoven/Holland, 1959), Hildegard Hetzer (Weilburg/Gießen, 1959), Victor Müller-Hess (Berlin, 1959).
Unter den Vorsitzenden Franz Günther von Stockert (1961–1967†), Heinrich Albrecht (1967†) und Hermann Stutte (1967–1969) sind folgende Personen dokumentiert: Leòn Micheaux (Paris, 1961), Giovanni Bellea (Rom, 1963), Nobiyoshi Hirai (Tokio, 1963), Walter Fürstenheim (Frankfurt a. Main, 1965), Anna-Lisa Annell (Uppsala, 1967), Adolf Friedemann (Biel-Bienne, 1967), M. Schachter (Marseille, 1967), Curt Bondy (Hamburg, 1969), Sven Ahnsjö (Stockholm, 1969), Serge Lebovici (Paris, 1969) [57].

Carola Hannappel (🔲 Abb. 8.4) selbst traf in der Nachkriegszeit durch den zu Villinger aufgebauten Kontakt mit Bondy im Rahmen von Fachtagungen zusammen (z. B. „Gesundheit und mitmenschliche Beziehungen", Hiddesen bei Detmold 1951). Mit Nohls Halbschwester war wiederum Villinger spätestens 1935 im Deutschen Verein zur Fürsorge für jugendliche Psychopathen unmittelbar in Berührung gekommen, als er die Nachfolge Ruth von der Leyens als Vorsitzender an sich gezogen hatte und Charlotte Nohl die Funktion der stellvertretenden Vorsitzenden ausübte (s. o.). Warum auch immer Hannappel spontan im Interview den Begriff Gilde wählte: Vor dem Hintergrund der historischen Verflechtungen drückte sie damit vor allem ihr über Jahrzehnte gewachsenes Gefühl der Zugehörigkeit zu einer überschaubaren Gruppe von Experten aus, die unter ihrer Beteiligung die wissenschaftspolitische Etablierung der Kinder- und Jugendpsychiatrie mit Erfolg vorangetrieben hatte. In diesem Verständnis der ärztlichen Spezialisierungsgeschichte könnte der Begriff als eine Art Insider in der DVJ im Sinne quasi-elitärer „Selbstkonstitution" [151] fungiert haben, denn auch Stutte verwendete ihn im letzten Band des *Jahrbuches für Jugendpsychiatrie* von 1971 bez. „der vorerst kleinen Gilde von i. e. S. ‚nativen Kinderpsychiatern'" ([126]:265).

STADT FRANKFURT AM MAIN

PERSONALBOGEN
0 1650

(Von der Personalstelle auszufüllen und auf dem laufenden zu halten.)

Aufgenommen 19 65   Aufgenommen 19 43

Familienname, Vornamen: Dr.med. H a n n a p p e l , Carola
(Bei Frauen auch Geburtsname, Rufname unterstreichen)

Geburtstag: 28.8.1911 Geburtsort: Hadamar/Westerwald   Geb. Urk. Bl. 5

Staatsangehörigkeit: deutsch   Religion: kath.

Familienstand: Ledig

In erster Ehe verheiratet seit   mit

geb. am   in   Heir. Urk. Bl.

Sterbeurkunde d. Ehegatten Bl.

Verwitwet/geschieden seit   Scheidungsurteil Bl.

In zweiter Ehe verheiratet seit   mit

geb. am   in   Heir. Urk. Bl.

Kinder (Stief-, Pflege-, uneheliche Kinder und Enkel sind besonders zu bezeichnen)

Vornamen (Rufname unterstreichen)	Geb. Tag	Urkunde Bl.	Vornamen (Rufname unterstreichen)	Geb. Tag	Urkunde Bl.
1.			6.		
2.			7.		
3.			8.		
4.			9.		
5.			10.		

Wohnung: Frankfurt a.M., Wolfsgangstr. 22 P, ab. 1.7.56

6. Ffm. 70, Gretlenweg 76

Dienst- oder Werksdienstwohnung: - Bl.   Werksgeförderte Wohnung: - Bl.

Eingetreten am	Bl.	Ausgeschieden am	Bl.	Grund
3.5.1939	15	31.8.75		Versetzung in den Ruhestand
14.11.1975		31.12.76		eigene Kündigung

61 06 21   4000 Din A 3 4. 54 2535/53 8064

■ **Abb. 8.4** Personalbogen Hannappel, Personalaktennummer 217.778, Institut für Stadtgeschichte (mit freundl. Genehmigung des Instituts für Stadtgeschichte Frankfurt am Main)

Hannappels Lebensweg bis zum Kriegsende verlief signifikant anders als für die befreundete Kollegin Clara Schürmann ([126]:514f.). Die am 18. August 1911 im hessischen Hadamar bei Limburg geborene römisch-katholisch getaufte Tochter eines niedergelassenen Tierarztes begann 1931 nach Absolvieren der Reifeprüfung am Oberlyzeum in Limburg a. d. Lahn für Mädchen (von Nonnen geführte „Marienschule") das Medizinstudium an der Johann Wolfgang Goethe-Universität in Frankfurt. Nach der ärztlichen Vorprüfung wechselte sie für zwei Semester an die Medizinische Fakultät der Universität in München [253], [254]. Das Examen bestand sie 1936 in Frankfurt, worauf das praktische Jahr einige Monate an der Medizinischen Universitätsklinik sowie über mehrere Monate in der Seeheilstätte für Kinder im ostpreußischen Lochstädt folgte [29]. Die Leitung der Tuberkuloseheilstätte unterstand damals „Dr. med. Goerdeler" [108], dem Bruder von Carl Friedrich Goerdeler, einem der Männer des Attentats auf Hitler am 20. Juli 1944. Hannappel lernte so in Ostpreußen einen Teil der Familie Goerdeler kennen und bezeichnete im Interview die Eindrücke in Goerdelers Heilstätte als prägend [37]. Über politische Fragen wurde mit ihr 1937 aus Vorsichtsüberlegungen heraus allerdings nicht gesprochen. Direktor Goerdeler stellte Hannappel am 22. Dezember 1937 ein positives Zeugnis aus [29].

Die Approbation als Ärztin erhielt sie am 1. Dezember 1937. Neben vereinzelten Vertretungsstellen in Frankfurter Praxen arbeitete sie als Volontärärztin bis 1938 an der Medizinischen Universitätsklinik, die zu der Zeit von dem Internisten Franz Volhard geführt wurde. Dessen nephrologische Interessen spiegeln sich in Hannappels endokrinologischer Dissertation (Promotion „mit Auszeichnung": 18.4.1939) wider, aus der hier erste biographische Angaben entnommen sind. In der Danksagung der medizinischen Doktorarbeit heißt es:

> » Ich erfülle eine angenehme Pflicht, wenn ich meinem verehrten Lehrer, Herrn Prof. Volhard für die Überlassung des Krankengutes der Mediz. Klinik und Herrn Prof. Ehrhardt für die Ausführung der Tierexperimente in dem Hormonlaboratorium der Univ.-Frauenklinik, Frankfurt. a. M. und für die Möglichkeit einer Einsichtnahme der makroskopischen und mikroskopischen Befunde der Aschheim - Zondek'schen Reaktion danke. Besonders gedankt sei an dieser Stelle Herrn Doz. Dr. Hildebrand, Oberarzt d. Med. Univ.-Klinik, der das Thema stellte, die Suboccipitalpunktionen ausführte und mit Anregung und Kritik die Anfertigung der Arbeit wesentlich unterstützte ([179]:62).

Franz Volhard
Hannappels Betreuer Volhard wurde im Nürnberger Ärzteprozess als Gutachter über die von Wilhelm Beiglböck in einem Konzentrationslager durchgeführten Humanexperimente (Meerwassertrinkversuche) angehört. Von einem „Verbrechen gegen die Humanität" könne nicht die Rede sein, so Volhard ([241]:86f.). Volhard trat auch 1946 in Hessen als Unterstützer Werner Catels, einem der Hauptverantwortlichen der Minderjährigeneuthanasie während des Nationalsozialismus, in Erscheinung [169].

Eine akademisch-wissenschaftliche Karriere war ihrerseits sehr erwünscht, doch eine durch das Studium verursachte hohe Verschuldung ließ sie auf Empfehlung eines Bekannten eine gesicherte Stelle in der städtischen Gesundheitsverwaltung Frankfurts annehmen, wie sie im Interview angab [37]. Ihre Pläne, nach etwa einem halben Jahr die Stelle wieder zu verlassen, um in die klinische Forschung einzusteigen, änderten sich. Innerhalb der Fürsorgestelle für Gemüts- und Nervenkranke (Leitung: Prof. Rudolf Hahn) des Stadtgesundheits- und Fürsorgeamtes (Leitung: 1933–1945 Stadtrat Dr. Werner Fischer-Defoy) übernahm Hannappel 1939 als Stadtärztin die sog. Abteilung Kinder (ehem. Fürstenheimsche Jugendsichtungsstelle, formale Auflösung 1933–1936). Die Arbeit beinhaltete nicht nur den ärztlichen Dienst an Hilfsschulen. Unmittelbar mit dem Inkrafttreten des „Gesetzes zur Verhütung erbkranken Nachwuchses" (GzVeN) 1934 war im Sinne einer Ausrichtung auf die „Erbgesundheits"- und auch NS-Jugendfürsorgepolitik ein erheblicher Anstieg erbbiologischer Gutachten zu verzeichnen. Die teilweise bis auf das Jahr 1917 zurückgehenden Krankengeschichten der ehemaligen städtischen Jugendsichtungsstelle wurden u. a. im Rahmen der gutachterlichen Tätigkeit von Zwangssterilisationsverfahren verwendet, für deren systematische Ordnung, Aufbereitung und Erschließung Hannappel ab sofort – und offenbar als Nachfolgerin von v. Stockert (s. o.) – zuständig war ([119]:197).

Unter allen eine Unfruchtbarmachung beantragenden Einrichtungen im Raum Frankfurt lag mit 37,2 % der Anteil durch Stadt- bzw. Amtsärzte des Stadtgesundheitsamtes mit Abstand am höchsten, gefolgt von der Universitätsnervenklinik Kleists (12,8 %) und der Landesheilanstalt Hadamar (11,7 %, Leitung: Direktor Otto Henkel) ([135]:106f.). Etwa 10 % der weiblichen Betroffenen der Sterilisationspraxis in Frankfurt waren noch minderjährig (unter 21 Jahren, davon ca. 1 % 15 Jahre oder jünger). Der ermittelte Vergleichswert bei männlichen Jugendlichen unter 21 Jahren lag bei 6 % (davon 0,6 % 15 Jahre oder jünger) ([135]:172). Insbesondere unter Hilfsschülern war die Sterilisationsrate derart hoch, dass das Stadtgesundheitsamt mit einer Veröffentlichung im Städtischen Anzeigeblatt „Hilfsschüler und Unfruchtbarmachung" (9.4.1936) Gerüchten entgegentreten musste, wonach alle Hilfsschüler unfruchtbar gemacht werden würden. Das sei nicht zutreffend, da „fast die Hälfte" dieser Gruppe „nicht erbkrank" sei ([119]:197). Dass Hannappel nicht nur Fürsorgeakten sortierte, sondern – trotz rückläufiger Antragszahlen seit dem Jahreswechsel 1939/40 – selbst mehrere Anzeigen nach dem GzVeN stellte, ist nicht nur wahrscheinlich, sondern geht auch aus mind. einem dokumentierten Fall hervor: Die 18-jährige Elisabeth wurde trotz schriftlicher und persönlicher Proteste der Mutter gegenüber Hannappel durch die Stadtärztin angezeigt [239].

Seit 1935 firmierte am Gesundheitsamt die ehemalige Erbbegutachtungsstelle aus der Weimarer Zeit nun als „Abteilung für Erb- und Rassenpflege", der wiederum zwei „Beratungsstellen" zugeordnet waren. Zudem bestand seit 1933 angeschlossen eine Beratungsstelle für Familienforschung am Frankfurter Stadtarchiv ([140]:95). Dr. Kurt Gerum, dem die Leitung der Abteilungen oblag, teilte sich nach Einschaltung des Reichsministeriums des Inneren sowie laut Weisung der Amtsleitung die Arbeit der beiden Stellen mit Otmar Freiherr von Verschuer, Letzterer in institutionellem Anschluss an das Frankfurter Universitätsinstitut für Erbbiologie und Rassenhygiene (Mitarbeiter u. a. Gerhart Stein und Josef Mengele). Heftige Kompetenzkonflikte waren im Vorfeld nicht ausgeblieben. Während von Verschuer auf Weisung Berlins die Stadtteile südlich des Main (linksmainisch) abdeckte, war Gerum für den Norden (rechtsmainisch) zuständig ([140]:93, [282]:291, [135]:70–78).

Bis zum Kriegsende wurden allein durch das Archiv Gerums schätzungsweise 380.000 Personen der Frankfurter Bevölkerung erbbiologisch erfasst ([135]:47). Als Gerum im Dezember 1939 zur Wehrmacht abkommandiert wurde, legte Fischer-Defoy die Leitung der gesamten Abteilung für Erb- und Rassenpflege im Januar 1940 in die Hände von Carola Hannappel. Bis zum Kriegsende hatte sie diese Funktion inne, abgesehen von einer Unterbrechung zwischen Juni 1942 und April 1943 ([140]:105). Sie sprach im Interview von einer Zwangsversetzung an das Gesundheitsamt Wismar auf Anweisung des Reichsministers des Inneren [37]. Von einer Arbeitsbeziehung zu von Verschuer ist dennoch im Zeitraum von 1939 bis zu dessen Rückkehr nach Berlin-Dahlem im Jahr 1942 (als Nachfolger Eugen Fischers als Direktor des Kaiser-Wilhelm-Instituts für Anthropologie, menschliche Erblehre und Eugenik) auszugehen. Entsprechendes gilt auch für Heinrich Wilhelm Kranz (1897–1945, Suizid; [140]:110, [204]:355, [249]:245), der die Nachfolge von Verschuers am Frankfurter Institut für Erbgesundheit und Rassenpflege antrat – wenngleich Hannappel im Gespräch mit Daub und Mitscherlich eine Zusammenarbeit mit Kranz verneinte.

Im Interview von 1988 präsentierte sich Hannappel, auf den gesamten Komplex angesprochen, diesen vergangenen Zusammenhängen weitgehend entrückt. Die Erinnerung war bis zur Unkenntlichkeit verblasst. Und doch lag ihr irgendwie der Name einer Fachprominenz auf der Zunge:

Hannappel – „ … wie hieß denn der Mann? Das war ein ganz berühmter Mann; der, der auch auf dem Gebiet der Erb- und Rassenpflege … "[12]

Daub – „Meinen Sie Herrn von Verschuer?"

Hannappel – „Verschuer! Nicht! Und die haben größtenteils das gemacht, nicht! Verschuer, die Nervenkliniken."

Daub – „Erbbiologie und Rassenhygiene."

Hannappel – „Ja, ja, ja. … Also ich hatte da im Grunde nur, wenn irgendeiner mit dem Amt in Verbindung stand und dann wurde ich eventuell eingeschaltet."

An anderer Stelle des Interviews durch Ute Daub noch einmal konkret auf die städtische Aufteilung der Zuständigkeitsbereiche angesprochen, reagierte Hannappel laut Interviewprotokoll wie folgt:

Hannappel – „Das habe ich überhaupt nicht gewußt! Stellen Sie sich mal vor! Dass, dass, also dass zwei Abteilungen bestanden haben, das hab ich nicht gewusst. Rechts- und linksmainisch."

Daub – „Aber es ist doch sektoriert aufgeteilt worden."

Hannappel – „Wie gesagt, hab ich nicht gewußt. Gut. Also weiter! (fast ärgerlich, lacht kurz auf)" [37].

Gegen Ende der 1980er-Jahre war der Wissensstand über die Medizinverbrechen durch Publikationen und die immer besser vernetzten lokalen Aufarbeitungsprojekte bereits so angewachsen, dass M. Mitscherlich und U. Daub genau über die Abläufe der Zwangssterilisationen und Euthanasiemaßnahmen im Bilde waren. Wie Dörner in seiner Replik auf Schürmann angemerkt hatte, führten die historischen Studien zu einem breiteren Verständnis der Zusammenhänge als es den damals involvierten Zeitgenossen aus eigener Erfahrung und vor allem aus der Erinnerung nach 40 Jahren möglich war.

Daub und Mitscherlich konfrontierten die Kinder- und Jugendpsychiaterin neben der Sterilisationspraxis mit dem Thema der nationalsozialistischen Kindereuthanasie, mit der „T4"-Tötungsanstalt in Hannappels Heimatstadt Hadamar und mit der Vertreibung und Vernichtung der jüdischen Bevölkerungsteile. Doch sie stießen weitestgehend auf Unwissenheit in Detailfragen und Verunsicherung. Von Konzentrationslagern hatte Hannappel etwa 1942 erstmals durch ihre „jüdischen Freunde" erfahren. Sie wohnte während des Krieges zur Untermiete in einem kleinen Zimmer einer Jugendstil-Villa in der Frankfurter Steinlestraße. Hannappel gab in diesem Zusammenhang an, der „halbjüdischen" Tochter der Vermieterin – die Mutter war eine bekannte Malerin, von der 1988 noch zwei Gemälde ihrer beiden Kinder in Hannappels Wohnung hingen – eine schonendere Arbeitsstelle (Fabrik für Injektionsnadeln) verschafft zu haben. In einem anderen Fall einer schwangeren, „halbjüdischen" Frau („Mischling I. Grades") habe sie diese per Dokument zur „Vierteljüdin" („Mischling II. Grades") erklärt, damit sie noch vor der Geburt den Vater des Kindes heiraten durfte. Im Sinne der Nürnberger Gesetze war eine derartige Eheverbindung gestattet, die Kinder galten dann als „deutschblütig". Besteht hier zwar keine Möglichkeit, Hannappels Schilderungen durch andere Überlieferungen zu stützen, so wird dennoch plausibel, warum Schürmann sehr schnell Vertrauen zu ihr fassen konnte.

---

12   Die von Ute Daub angefertigte Transkription des Interviews wird hier in der ursprünglichen Fassung wiedergegeben, um den authentischen Charakter der Gesprächssituation zu erhalten. Zur Erleichterung des Leseverständnisses sind vereinzelt Anpassungen vor allem der Satzzeichen vorgenommen worden.

Auf den Meldepflichterlass vom 18. August 1939 des Reichsinnenministeriums angesprochen, mit dem die Erfassung behinderter Kinder für die Euthanasie in „Kinderfachabteilungen" ausgelöst wurde, wollte sich Hannappel an ein aus ihrer Feder stammendes, nach Berlin gerichtetes Schreiben erinnern. Darin habe sie erklärt, dass man in Frankfurt die Begutachtung und Betreuung solcher Kinder selbst bewerkstelligen könne. Das Dokument habe sie bis zu ihrer Pensionierung in Kopie aufgehoben, dann aber bei der Übergabe der Amtsgeschäfte in der Dienststelle gelassen. U. Daub und M. Mitscherlich wollten sich mit dem Vergessen oder Nichtwissen nicht zufrieden geben. Es war für sie kaum vorstellbar, dass Hannappel in den Jahren 1939–1945 und auch danach praktisch kaum etwas über die Kindereuthanasie erfahren haben sollte.

Bezogen auf die unmittelbaren Nachkriegsjahre ist zu ergänzen, dass zwischen 1946 und 1949 in Frankfurt am Main, wo Hannappel gelebt und gearbeitet hatte, allein drei Euthanasieprozesse vor dem Landgericht verhandelt und abgeschlossen worden waren: der Eichberg-Prozess, der Kalmenhof-Prozess und der Hadamar-Prozess. Generalstaatsanwalt Fritz Bauer sorgte mit seinen Ermittlungen zu Euthanasie- und Holocausttätern fortlaufend für Schlagzeilen. Von 1963 bis zu Bauers plötzlichen Tod 1968 fanden darüber hinaus die drei Frankfurter Auschwitzprozesse statt.

Daub – „Es ist vor'n paar Jahren ein Buch von Dorothea Sick über den Kalmenhof geschrieben worden; dann habe ich selbst noch mal eine Zeitzeugin interviewen können, der die Flucht gelungen ist aus dem Kalmenhof. Sie war schwer verletzt. Sie ist aus dem 2. Stock gesprungen und hat sich dann auf diese Autobahn durchschlagen können und ist dann mitgenommen worden; ja, und jetzt im Moment gibt es auch …, der Kalmenhof hat gerade Jubiläum wieder [sic] gefeiert, ich glaube 100-jähriges Bestehen, und in diesem Zusammenhang ist gerade eine neue Studie in Auftrag gegeben worden."

Aufarbeitung zum Kalmenhof
Gemeint war das Projekt und im selben Jahr erschiene Buch *Idee der Bildbarkeit* von Christian Schrapper und Dieter Sengling. Der Landeswohlfahrtsverband hatte den Auftrag vergeben und das Buch gemeinsam mit der Stiftung Deutsche Jugendmarke und dem Hessischen Sozialministerium finanziert. Im Band sind u. a. Beiträge zur Kindereuthanasie auf dem Kalmenhof von Andreas Berger und Thomas Oelschläger, zur Jugend- und Wohlfahrtspolitik im Nationalsozialismus von Carola Kuhlmann sowie ein erinnerungskultureller Beitrag von Ekkehard Maaß enthalten [290].)

Mitscherlich – „In dem Zusammenhang ist auch die Erinnerung, ich hab's nicht gesehen."

Hannappel – „Ich hab das nicht gewusst." (erstaunt)

Mitscherlich – „Das ist aber schon eine ganze Weile bekannt. Ich habe in der, in der Kinder- und Jugendpsychiatrie Rheinhöhe …, die haben ja ihre Langzeitabteilung da in Idstein gehabt, und da habe ich gearbeitet."

Hannappel – „Ja, nach dem Krieg habe ich die also auch gekannt; nicht, aber vorher nicht."

Mitscherlich – „Und da war das. Das weiß ich."

Daub – „Sie haben mal auf der Rheinhöhe gearbeitet?"

Mitscherlich – „Ja."

Hannappel – „Ich hab den, den … "

Mitscherlich – „ … so '74, so. Also das war die Zeit, wo so die beginnende Auseinandersetzung mit den verschiedenen Stätten, und, so, der Nachfrage noch mal, was ist denn tatsächlich in diesen Institutionen, die sich so, eigentlich so mehr am Rande angelehnt haben an irgendwelche psychiatrischen Landeskrankenhäuser und die hatten ja nun sehr viel Jugendliche, verwahrloste Jugendliche … "

Hannappel – „Hinterland?"

Mitscherlich – „ … eben Waisenkinder, Schwererziehbare."

Hannappel – „Ja, ähm, dieser Erlaß. Könnte das vielleicht der Anlass gewesen sein, dass ich mich da geäußert habe? Ich meine, ich weiß auch nicht, was das war! Wie gesagt, das muss … Wann ist der rausgekommen?"

Daub – „18.8.'39. … " [37].

Auf frappierende Art und Weise wird erkennbar, dass die Mitbegründerin der DVJ, selbst als sie im Sinne einer entlastenden Widerstandserzählung es dringend benötigte, sich nicht mehr präzise erinnern konnte. Ob das erwähnte Schreiben, mit dem sich Hannappel dem Kindereuthanasieprogramm widersetzt haben wollte, jemals existierte und wenn überhaupt nicht eher einer üblichen Kompetenz- oder Zuständigkeitsstreitigkeit zwischen Behörden entsprungen war, sei als unaufklärbar dahingestellt. Festzuhalten bleibt die Beobachtung, dass – ähnlich wie im Falle Schürmanns – die Konfrontation mit prekären Inhalten aus der eigenen Professionsgeschichte keinerlei Rückfragen nach den Opfern und deren betroffenen Familien oder auch nur eine verbale Anerkennung für die historische Aufklärung auslöste; vorausgesetzt, dass Hannappels wiederholte Beteuerung „Das habe ich nicht gewusst!" nicht schon einen gewissen Grad an Dankbarkeit im Moment des Erstaunens impliziert. Möglich scheint es, dass die in der Gesprächssituation unerwartet einbrechenden Informationen unmittelbar eine destabilisierende Wirkung erzielten. Da das Interview in zwei Teilen mit zeitlichem Abstand geführt wurde, erlauben ihre Ausführungen während des zweiten Termins Aussagen über die allgemeine Wirkung des ersten. Zwischenzeitlich hatte sie sich Gedanken über sich und das „Verdrängen" gemacht, worauf am Ende dieses Abschnitts noch einmal abschließend zurückzukommen sein wird.

Das 1983 erschienene Buch von Dorothea Sick über den Kalmenhof berührte explizit die Entwicklungsgeschichte der sich institutionalisierenden Disziplin Kinder- und Jugendpsychiatrie. Denn in der „Kinderfachabteilung" der „Privat-Heilerziehungsanstalt für Schwachsinnige" (Verwaltungsdirektor: Wilhelm Großmann, Mathilde Weber) entledigten sich die dort tätigen Ärzte im Zeitraum von etwa September 1941 bis zum Kriegsende nicht nur bildungsunfähiger, sondern zunehmend sozial unangepasster, im Anstaltsalltag als störend empfundener Kinder und Jugendlicher. Das ausführende Ärzteehepaar Hermann und Hildegard Wesse, beide bei Hans Heinze in Brandenburg-Görden sowie an Werner Catels Universitätskinderklinik in Leipzig in die Begutachtungs- und Tötungsmethoden eingewiesen ([324]:41), vertrat den damaligen Tätigkeitsbereich der Psychiatrie des Kindes- und Jugendalters. Beide waren Fachärzte für Psychiatrie und Neurologie. Sick bezifferte auf Basis der Unterlagen des Kalmenhof-Prozesses (1946–1949, Landgericht Frankfurt a. Main) die Opferzahl auf nicht weniger als 700 [303], [198], worin auch Transporte vom Kalmenhof direkt nach Hadamar inbegriffen waren. Betroffen musste sich Hannappel, die den Kalmenhof kannte, im Interview anhören, was sich dort und andernorts während des Krieges abgespielt hatte. Hatte sie selbst während dieser Phase Verlegungen auf den Kalmenhof direkt oder indirekt zu verantworten? Die Frage wurde nicht ausgesprochen.

Etwas genauer wusste sie über Hadamar zu berichten. Nicht nur weil während der Jahre ihrer Frankfurter Dienstzeit die Eltern (ihr Vater verstarb 1961, die Mutter 1967) und eine Schwester weiterhin am Ort lebten. Berichte über den Qualm aus dem Schornstein, der bis ins 8 Kilometer entfernte Limburg gezogen war, hatten sie ebenso – angeblich erst nach 1945 – erreicht wie Erzählungen über einzelne Mitarbeiter der Tötungsanstalt, die während der „T4"-Phase im Ort betrunken über Brückengeländer in die Lahn gestürzt waren. Hinzu kam, dass Hannappel, die sogar in der Landesheilanstalt Hadamar famuliert hatte (ca. 1936, Lebenslauf, 4.5.1944, [29]) und selbst einen Zusammenhang zwischen ihrem beruflichen Interesse an der Psychiatrie und der Einrichtung im Heimatort herstellte, Ende der 1960er-Jahre eine „Zweitwohnung" – möglicherweise die elterliche Wohnung – in Hadamar anmietete, die sie erst Anfang der 1980er-Jahre aufgab. Anlässlich ihres endgültigen Abschieds von der Heimatstadt im Westerwald war sie einmal auf den Mönchsberg gestiegen und bekam dort von einer Sekretärin des ärztlichen Direktors den ehemaligen Tötungstrakt im Keller gezeigt. Diese jüngere Erinnerung war ihr noch sehr präsent:

Hannappel – „ … und zwar war damals der Leiter …, ein Arzt, der dann entlassen … "
Daub – „Steglich, Wulf Steglich."

Hannappel – „ …, es war schon schlimm! Daran zu denken, daß da oben, wo ich wirklich gut gearbeitet hab, wo ich auch gern gearbeitet hab, also so entsetzliche Dinge passiert sind. Und ich konnte auch die ganzen Jahre nicht hingehen. Bin erst dann eben vor drei Jahren, also bevor ich weg bin, ich hatte 'ne ziemliche Bibliothek, auch noch von meinen Eltern und die habe ich denen dann gegeben für das oben, also was sollte ich mit …, ich hab so viele Bücher, ich wußte nicht, wohin, da bin ich rauf. Und da wollten die mich mal eben zum Interview haben … " [37].

Die von Hannappel namentlich nicht benannte Sekretärin konnte die Begegnung inkl. der Übergabe von etwa 20 bis 30 Büchern bestätigen. Besonders lebendig war ihr die Erschütterung der Besucherin angesichts der Eindrücke auf dem Mönchsberg im Gedächtnis geblieben [36]. Der erwähnte Steglich und ein in der Einrichtung tätiger Sozialtherapeut, Gerhard Kneuker, hatten sich in den zurückliegenden Jahren auf eine Art „Fährtensuche" am historischen Ort begeben. Sie fanden einen alten Krankenaktenbestand vor, sicherten ihn, begannen weitere Quellen zu sammeln und die Geschichte der Anstalt zu dokumentieren. 1983 wurde mithilfe weiterer Erinnerungsaktivisten in einem der Kellergänge eine erste Ausstellung zur Geschichte der Euthanasieverbrechen in Hadamar gezeigt, die bis heute als Gründungsereignis der bestehenden Gedenkstätte gilt. Doch klinikinterne Konflikte ([355]:88f.) und Vorwürfe aus dem Landeswohlfahrtsverband (noch heute Träger der „Euthanasie"-Gedenkstätte Hadamar) sollen dazu geführt haben, dass Kneuker und Steglich 1985 ihre psychiatrische Arbeit in Hadamar nicht fortsetzten bzw. fortsetzen durften. Das Interview zwischen Steglich und Hannappel kam nie zustande.

Im breiteren Zusammenhang von Psychiatrie und Euthanasie kam Daub auch auf Villingers Verantwortlichkeit in der Euthanasie und dessen Todesumstände zu sprechen. Der randständig erscheinende Einzelaspekt seines Todes ist für die hier zu behandelnden Fragen zur Fachgesellschaftsgeschichte relevant, nicht nur weil er sich wie ein Déjà-vu durch die jüngere Forschungsliteratur zieht, sondern aus dem Grund, dass nachweislich schon zum damaligen Zeitpunkt durch den drohenden öffentlichen Skandal um die zentrale Gründungsfigur der DVJ die Legitimation der jungen Disziplin Kinder- und Jugendpsychiatrie in Frage gestellt war:

Daub – „Wissen Sie eigentlich, wie er gestorben ist?"

Hannappel – „Ja. Wir hatten eine Tagung in Innsbruck und da ist er auf das Hafeklar [sic] allein raufgefallen [sic], gefahren, und da hat's ihn erwischt. Entweder er hat sich runtergestürzt oder er ist …, hat eine Hirnblutung bekommen; also, es wurde gesagt, Hirnb …, ich war nicht da bei den Tagungen! Eine Hirnblutung bekommen und ist dann den Felsen hinuntergestürzt und war gleich tot."

Daub – „Ich spreche das deswegen an, weil ich auf dieser Tagung in Gütersloh („Ethik und Medizin") erfahren habe, das war neu für mich; ich kenne eine Krankenschwester in der Psychiatrie, die ist dort Oberschwester, die kenne ich schon sehr lange, mit demselben Namen: Es stellt sich raus, sie ist die Nichte. Und sie hat mir gesagt, dass der Onkel, dass der sich umgebracht hat, da in Innsbruck. Dass das ein Selbstmord gewesen war."

Hannappel – „Also das sah …, das ist in unserer Gilde ein Tabu gewesen: Ob er sich umgebracht hat. Es wurde gesagt …, also, wie gesagt, ich war nicht bei der Tagung, sondern ich, ich hab dann erfahren, daß er entweder eine Hirnblutung oder so etwas bekommen hätte und sei darunter gestürzt. Es kann aber natürlich genauso gut …, ich meine, es war ein sehr für ihn unwirklicher Tod; also für mich, gell, ich hab also nie, ich habe nie, man hätte nie geglaubt, daß er sich selbst umbringen würde. Aber wer ist da alles … "

Daub – „Er ist kurz vorher vernommen worden … bei der Enttarnung von Sawade/Heyde. Das ist im selben Zeitpunkt passiert."

Hannappel – „Ach so. Na, das wurde also, das wurde totgeschwiegen bei uns. Es fing ja …, ich meine, es war nachher ein Nachruf in der Zeitschrift für Kinderpsychiatrie und wir sprachen überhaupt nicht davon. Und natürlich würde man das nicht in so ein Blatt schreiben. Das ist klar! Aber ich hätte das nicht gedacht. (Schweigen) Ja. Ich weiß jetzt nichts mehr, was ich Ihnen noch sagen könnte. (nachdrücklich)"

Mitscherlich – „Ich glaube, wir … "

Hannappel – „Naja, wenn Sie, wenn Sie noch Fragen haben, dass wir … irgendwelcher Art, dann können wir immer noch telefonieren."

Mitscherlich – „Es ist ja erschreckend, also, wenn man so hört, dass man Menschen kennt und mit ihnen auch ein Stück vertraut ist, und dann gleichzeitig erlebt, welche aktive Rolle der hatte … "

Hannappel – „Ja, aber Sie können ja oft einen Menschen nicht beurteilen, nicht, wenn er nicht in der Situation steht. Also ich meine, das ist was ganz menschen …, menschliches und der Villinger war viel eher ein weicher … ähm … zurückhaltender, also, wie ich ihn kennengelernt habe, Mann, der … ähm …, also ich hätte nie, nie … "

Daub – „Also ich habe in der Literatur noch mal nachgeguckt, weil ich das eben gerade vor ein paar Tagen erfahren hab und da wird er beschrieben als jemand, der relativ schwankend in seiner Orientierung gewesen sei, in seiner Einstellung … Orientierung gesucht hat, aber das kann ich ja alles nicht beurteilen."

Hannappel – „Ja. Ja. Das würde ich auch nicht sagen. Wirklich nicht. Also, ich meine, er wußte genau, was er wollte, also in unserem Fach, ich kann es ja nur von unserem Fach aus beurteilen, weil ich ihn ja erst '46, '47 kennengelernt habe. (räuspert sich)" [37]

Ihre Einschätzung, wonach Spekulationen über einen möglichen Selbstmord Villingers nicht noch in Fachzeitschriften angeheizt wurden, ist ohne Weiteres glaubhaft. Einem vollständigen Tabu unterlag das Thema im Kollegenkreis dagegen nicht ([126]:477). Dafür spricht schon das Momentum, in dem Hannappel von sich aus und spontan auf die Suizidvermutung („hat sich runtergestürzt") zu sprechen kam, bevor Daub von ihrer Begegnung mit Villingers Nichte berichtete. Ein zweiter entsprechender Beleg dafür, dass wiederholt Zweifel an der Bergunglückerklärung (Hirnschlag) aufgekommen waren, geht aus einem Briefwechsel Hermann Stuttes aus dem Jahr 1973 hervor. Darin ging es um das Ableben des DVJ-Mitglieds Hans Aloys Schmitz (ebenfalls „T4"-Gutachter [204]:550, [156]), das bemerkenswerterweise ebenso zum Gesprächsstoff geworden war und gleich noch die Erinnerung an Villingers Tod heraufbeschwor. Als sich Schmitz' Amtsnachfolger an der Bonner Landesklinik für Kinder- und Jugendpsychiatrie, Hermann Schmitz, Stuttes Einschätzung zu den Todesumständen von Schmitz erbat, erwiderte dieser (Korrespondenz über einen Nachruf auf H. A. Schmitz, 21.5.1973):

 » In Freiburg wurde (von Altersgenossen des Verstorbenen) der Verdacht auf einen Suicid geäußert. Persönlich halte ich das für ausgeschlossen – ebenso wie bei Villinger, bei dem ja immer wieder (ganz und gar unbegründet) diese Interpretation seines makabren Todes in Betracht gezogen wurde. Mich persönlich berührt aber das Ableben von Professor Schmitz sehr, weil ich zahlreiche Gespräche über die Zukunft unseres Faches mit ihm geführt habe, er mir menschlich überaus sympathisch, ich gleichwohl sehr bekümmert war über seine pessimistisch-depressive, fast nihilistische Einstellung zur Entwicklung der Kinderpsychiatrie bei unserem letzten Zusammentreffen 1970 in Bad Neuenahr [63].

Wenn man Stuttes Schilderung über die Gespräche bei der o. g. Freiburger Tagung folgt, lancierten nicht etwa die Vertreter der Nachwuchsgeneration, sondern die Älteren Verdachtsmomente. Wussten sie um Schmitz' Beteiligung an den verschiedensten Programmen zur Vernichtung minderjähriger und erwachsener Psychiatriepatienten? Eine offen geführte, selbstkritische Auseinandersetzung um Schmitz, Villinger und andere Gründungsfiguren des Faches und der DVJ setzte jedenfalls zur Zeit, als Stutte deren Vorsitz führte, nicht ein.

Auf sonderbare Weise war Hannappels Werdegang nach dem Kriegsende mit Bezugspunkten auch zu Hauptverantwortlichen der nationalsozialistischen Medizin- und Wissenschaftsverbrechen in ihrem Umfeld gespickt. Zunächst passierte sie selbst die Erhebungen zur Entnazifizierung ohne Hindernisse. Der von ihr ausgefüllte Fragebogen, in dem keine Mitgliedschaften eingetragen waren, genügte, um 1947 durch den Minister für politische Befreiung darüber in Kenntnis gesetzt zu werden, sie sei nicht vom Gesetz zur Befreiung vom Nationalsozialismus und Militarismus betroffen (22.5.1947). Die Frankfurter Personalakte enthält den von Hannappel am 13. Juni 1945 unterschriebenen Personalfragebogen, in dem sie alle Einträge zu Partei, Gliederungen und Verbänden der NSDAP mit „nein" vornahm. Das Formular wies ausdrücklich auf die Gefahr der Dienstentlassung bei wissentlich falschen Angaben hin [29]. Hannappel war zwar nicht Mitglied der NSDAP ([15], [140]:199), gehörte aber ausweislich der Karteikarte der Reichsärztekammer der HJ an und war nebenamtlich als „B.D.M.[13] Ärztin" tätig gewesen, was schon den amerikanischen Prüfern entgangen sein muss [18]. So konnte sie ihre Tätigkeit am Gesundheitsamt bald wieder aufnehmen ([119]:198). Sie behielt die frühere Zuständigkeit für die Abteilung, die nun allerdings unter dem Titel „Abteilung für Erbpflege" in Erscheinung trat. Im Dezember 1947 wurde ihr die Dienstbezeichnung „städt. Medizinrätin" verliehen, hierbei für ihren Verantwortungsbereich der Abteilung Erbpflege, der Jugendsichtungsstelle sowie in der Schwangeren- und Säuglingsberatung [29].

Neuer Verwaltungsamtskollege wurde nun der Psychiater (mit Altersschwerpunkt Kinder- und Jugendliche) **Robert Ritter**. Er hatte sich zunächst erfolglos an einer seiner früheren Wirk- stätten, der Universität Tübingen, beworben.

Im selben Jahr seiner Bewerbung als Stadtjugendarzt in Frankfurt (1947) wurde Robert Ritter noch im Juli in der Tübinger Nervenklinik wegen „Folgen einer schweren Gehirnerschütterung", so Kretschmer, behandelt, die er sich im Internierungslager Balingen zugezogen haben sollte. Kretschmer übernahm während der Behandlungszeit für den ehemaligen Tübinger Jugendpsychiater die Kosten für die reichsgesetzliche Unfallversicherung „während des Arbeitseinsatzes als Hilfsgärtner für die Klinikgärten" (Kretschmer zur Entlassung Robert Ritters an Camp D'Intern- ment Balingen, 19.7.1947, [80]).

Ritters konkretes Anliegen laut Bewerbung in Frankfurt am Main war es, die früher bestehende Jugendsichtungsstelle wieder zu eröffnen, die allerdings längst Hannappel unterstellt war. Hierbei wollte er der Frage nachgehen, so Ritter, ob auffällig gewordene Jugendliche eher aufgrund von Umwelteinflüssen verwahrlosten oder „mehr durch charakterliche Eigenarten zur Asozialität bzw. Kriminalität neigen" (zit. n. [140]:109). Das Gesundheitsamt setzte ihn als Leiter der Für- sorgestelle für Gemüts- und Nervenkranke sowie der Jugendpsychiatrie ein und befürwortete 1948 zusätzlich die Anstellung seiner ehemaligen Mitarbeiterin aus Berlin: Eva Justin. Justin soll auch die Erziehungsberatungsstelle Bornheim des städtischen Jugendamts geleitet haben [162], die laut Personalakte Schürmanns 1964 von dieser als Nachfolgerin übernommen wurde [30]. Wie seit Langem bekannt ist, hatten Ritter und Justin mit ihren rassebiologischen Gutach- ten über Sinti und Roma die wissenschaftliche Begründung für deren im Nationalsozialismus systematisch betriebene Vernichtung („Porajmos") geliefert. Wer die Entscheidung traf, Ritter einzustellen, konnte Hannappel nicht mehr rekonstruieren. Sie schilderte ihre Begegnung mit Ritter – und Justin:

Daub – „Er kam so, um sich vorzustellen oder?"

Hannappel – „Ja. Er wollte mal sehen, wo wir geblieben sind. Hab ich gesagt: ‚Ja, was haben Sie damit zu tun?' Sagt er, ‚Ja, ich bin jetzt hier beim, beim Gesundheitsamt angestellt, um diese ganze Jugend, ähm, -sichtungsstelle usw. doch etwas mehr …', so ähnlich. Ich weiß es nicht genau, nicht! Jedenfalls hab ich ihn von oben bis unten angeguckt, hab gesagt: ‚Entschuldigung, Sie haben mir nichts zu sagen hier', nicht! Ich war also e m p ö r t." …

Hannappel weiter – „ … Ich hab mich auch dann, ähm, nachher war er ja sehr krank, also ganz schwer krank, nicht, also, er hatte so … Krisen und, und, also scheußliche Sachen. Da hab ich ihn sogar mal untersucht, weil er bekam also so einen Anfall während der Zeit als er im Amt war, nicht und da bin ich also hingegangen und hab ihn untersucht … Er hat mir dann nachher schrecklich leid getan, muss ich sagen, weil er menschlich so litt, nicht also, einfach eben körperlich auch. Und vielleicht hat auch seine ganze Vorgeschichte ihm dann doch sehr zugesetzt, nicht. Weiß ich nicht. Also ich meine, so gut kannte ich ihn nicht. Ob die irgendwelche … auch die Frau Dr. Justin, ob die irgendwelche Gewissensbisse hatten, weiß ich nicht. Kann ich nicht sagen."

Daub – „Wie lange war Herr Ritter dort tätig?"

---

13 BDM: Bund Deutscher Mädel

Hannappel – „Länger als 3 Jahre sicher nicht. Nicht, also länger war der nicht da. Er ist aber im Dienst also gestorben, nicht! Und Justin war ja auch bis zu ihrem Tod da. Die hat man nicht wieder entlassen. Die blieb dort … "

Daub – „Das glaub ich; 1956, ist sie gestorben … "

Eva Justin

Eva Justin verstarb 1966 in Offenbach am Main nach letzten Dienstjahren an der Frankfurter Nervenklinik ([204]:294). Von 1962–1967 bestand an der Frankfurter Nervenklinik Leitungsvakanz und Interregnum: kommissarische Leitung der Klinik durch Zutts Ziehsohn Prof. Caspar Kulenkampff und Prof. Rudolf Degkwitz jun. [209].

Hannappel – „Ja. Ja. Ich glaube auch. Ich meine, diese Zeiten und diese Daten weiß ich nicht so genau. Ich mein, ich weiß genau, dass sie auch sehr armselig gestorben ist, also sie ja CA [Carcinom, d. Verf.] gehabt, nicht, also, schlimm. Und ihre Vizekinder, sie hatte ja also Adoptivkinder, die haben sie ziemlich im Stich gelassen und es war alles sehr jammervoll. Ja. Hm. Das war Ritter. Wie gesagt, ich wußte nicht, ich hab's erst erfahren als Justin dann allein da war und dann habe ich erst erfahren, was das mit ihren Zigeunerforschungen und so weiter … " [37].

Hannappels Darstellung von Ritters Auftreten in Frankfurt und ihrer Gegenwehr zu seiner Weisungsbefugnis hatten einen realen Kern. Er machte ihr die Jugendsichtungsstelle teilweise streitig. Die unter ihm bald in „Ärztliche Jugendhilfsstelle" umbenannte Beratungsstelle provozierte wiederholt Kompetenzstreitigkeiten mit Hannappel. Eine inhaltliche Abgrenzung der verschiedenen Beratungseinrichtungen wurde nötig. Per Dienstanweisung legte man fest:

- Hannappel: Bereich „Kinder" mit hilfsschulärztlichem Dienst,
- Ritter: Bereich „Jugendliche" sowie fachärztliche Beratung und Beratung in städt. Jugendheimen,
- Justin: Bereich „Sonderfälle (Nichtseßhafte, Arbeitsbummler, Rückhaltbedürftige)",
- Spangenberg (Psychologin): Bereich „Erziehungsberatung", hier Fehlerziehung und Umweltschäden ([119]:199).

Nach Ritters Tod (17.4.1951) wurden unter der neuen Leitung des Sozial- und Jugendpsychiaters „Dr. H. Lechler" die Planstellen der Erziehungsberatung nicht in das Jugendamt, wie ursprünglich geplant, sondern in das Gesundheitsamt übernommen: unter der Bezeichnung „Heilpädagogische Beratungsstelle", die später Schürmann übernahm. Unter Lechlers Federführung kam es 1952 zu einer ämterübergreifenden Kooperation zwischen Gesundheitsamt, Jugendamt und Sozialamt mit insgesamt 5 Beratungsstellen auf kommunaler Ebene. Die neue Versorgungsstruktur ging mit Lechlers Namen verbunden als „Frankfurter Modell" in die Stadtgeschichte ein. Erst 1959 erfolgte im Zuge des novellierten Jugendwohlfahrtsgesetzes (JWG) die Übernahme der Erziehungsberatung durch das Jugendamt, mit Ausnahme der Fachaufsicht über den sonderschulärztlichen Dienst ([119]:199). Schon früh, ca. 1952 scheint eine Verbindung Lechlers zur DVJ zustande gekommen zu sein. Hannappel beantragte beispielsweise für die DVJ-Tagung vom 18. und 19. April 1952 in Marburg eine Freistellung vom Dienst und führte aus, dass die Hinfahrt „mit dem Wagen von Dr. Lechler ausgeführt werden" könne, der offensichtlich gemeinsam mit ihr nach Marburg fuhr (Dienstreiseantrag Hannappel, 10.4.1952, [29]). Lechlers Publikationen u. a. über das Bettnässen wurden im *Jahrbuch für Jugendpsychiatrie* rege rezipiert. Und in der Tat findet sich Lechler in den Mitgliederlisten der DVJ wieder (Eintrittsjahr unsicher, gesichert: 1958).

    Nach Hannappels oben wiedergegebener Erinnerung war ihr persönlicher Erstkontakt mit Villinger also im Jahr 1946 oder 1947 zustande gekommen. In anderer Gesprächssituation erwähnte sie ein initiatives Schreiben, das Schürmann und sie zu der Zeit gemeinsam an ihn aufgesetzt hätten. Zur weiteren zeitlichen Einordnung benannte sie ergänzend eine Tagung, die 1947 unter Beteiligung Villingers in „Jugenheim" organisiert worden sei:

» … ganz Deutschland kam dort zusammen, also Leute, die daran interessiert waren, es war ja noch nichts da, nicht! Wir haben die erste Erziehungsberatungstagung '50 hier im Volksbildungsheim gehabt [37].

Im Rahmen dieser bundesweiten Tagung sei der Beschluss ergangen, Erziehungsberatungsstellen flächendeckend einzurichten. Obwohl zeitlich und inhaltlich nur ungenau von Hannappel eingeordnet – Jugenheim verweist eher auf die Initiative der hessischen Pädagogen und Psychologen – spiegelt sich hierin doch der oben beschriebene Kontext um die hessischen Erziehungsberatungsstellen wider (laut Personalakte nahm sie vom 28. bis 31.5.1947 an einer Tagung des „Internationalen Komitees für das kriegsgeschädigte Kind" in der Odenwaldschule in Heppenheim teil [29]).

Die Arbeitsbeziehung zu Villinger dürfte spätestens im Herbst des Jahres 1948 bestanden haben. Im Juli erreichte Hannappel eine offizielle Einladung durch den britischen Psychiater und Nestor der internationalen Mental-Health-Bewegung, John Rawlings Rees, und zwar zum „International Congress on Mental Health" in London. Aus diesem Kongress sollte in derem Verlauf unmittelbar die World Federation for Mental Health unter Rees als erstem Präsidenten hervorgehen. In der Einladung wurde Hannappel als „Delegate" und „Full Member" der „International Conference on Child Psychiatry" (11.-14.8.1948), der „International Conference on Medical Psychotherapy" (11.-14.8.1948) sowie der „International Conference on Mental Hygiene" (16.-21.8.1948) geführt (Organisator Michael Harvard und Kongresspräsident J. R. Rees an Hannappel, Abschrift vom 16.7.1948, [29]). Hannappels Vorgesetzter (Prestel) befürwortete ihre Teilnahme „wärmstens", zumal der Stadtverwaltung keine Kosten entstehen würden (Prestel, Stadtgesundheitsamt an Oberbürgermeister durch das Personalamt, 16.7.1948, [29]). So nahm sie in ihrer persönlich ersten Auslandsreise in einer Delegation aus „zehn" bundesdeutschen Fachvertretern (Interviewangabe Hannappel [37]) an dem Kongress in der Central Hall, Westminster, teil.

Es handelt sich um keinen geringeren Anlass als den integrierten 2. Internationalen Kongress für Kinderpsychiatrie seit 1937, in dessen Rahmen 1948 ebenfalls die Gründung der „International Association for Child Psychiatry" (IACP) vollzogen wurde ([126]:192–204). Da auch Schulte (Bremen) beschrieb, 1948 in London teilgenommen zu haben (s. o.), wird Hannappels Schilderung einer mehrköpfigen Delegation zusätzlich abgesichert. Damit kann, von der Präsenz der deutschsprachigen Emigranten, wie z. B. Anna Freud einmal abgesehen, eine frühere Feststellung Stuttes zur Geschichte der bundesdeutschen Kinderpsychiatrie als widerlegt gelten, demnach dieser zweite Kongress in London ohne deutsche Beteiligung stattgefunden habe. Stutte orientierte sich in seinem historischen Rückblick ausschließlich am zweiten Band der offiziellen Tagungsdokumentation [153]. Fraglich und durchaus bedeutsam war bislang, ob nicht doch Villinger zur Gruppe deutscher Kollegen gehörte. Unter dem Gesichtspunkt der vielfach kriegsbedingt unterbrochenen Beziehungen und deren auf deutscher Seite dringend gewünschter Reparatur nach 1945 dürfte die Anwesenheit bei diesem Ereignis für Villinger doch höchste Priorität gehabt haben. Ein genauer Blick in die Tagungsdokumentation führt jedoch zu dem Befund, dass Villinger mit einiger Wahrscheinlichkeit persönlich nicht in London anwesend war. Denn im ersten Band der Kongressberichte wird erkennbar, welche Personen tatsächlich eine bundesdeutsche Delegation stellten. Unter den 18 dokumentierten Namen finden sich auch die von Carola Hannappel und Heinrich Schulte, dagegen nicht der von Villinger.

Bundesdeutsche Delegation in London 1948

Im ersten Berichtsband zum International Congress on Mental Health wird in einer ungewöhnlichen Rubrik „Official delegations not invited" „Germany" mit 18 Personen ausgewiesen. Diese hielten zwar keine Vorträge, waren jedoch angemeldet. Ihre Teilnahme geht aus dem Vermerk hervor, dass sich darunter zwei (ungenannte) Personen an Diskussionen beteiligt hätten. Folgende Personen finden sich in der „List of Members" wieder und geben Anlass für zukünftige Forschungen: Dr. Ellen Boeck, Dr. Hans-Joachim Dammann, Dr. Renate Haas, Dr. Carola Hannappel, Dr. Wyldbore Heisler, Mrs. Kristine Hoernecke, Dr. Felix Kalus, Dr. Werner Kemper, Dr. Martin Koehler, Prof. K. W. Leonhard, Dr. Karl Martin, Prof. F. R. Mauz, Dr. Alice Platen, Prof. Hanns Ruffin, Prof. Heinrich Schulte, Dr. Walter-Fritz Seemann, Dr. Theodor Strobel und Dr. George Willers.

Welche dieser Personen an den jeweiligen Unterkongressen (Mental Hygiene, Medical Psychotherapy, Child Psychiatry) teilnahmen, lässt sich aus den Berichtsbänden nicht im Detail eruieren. Im Berichtband I wurde dagegen dokumentiert, wieviele der ingesamt 2062 registrierten Teilnehmer die Unterkongresse besuchten. Die angegebenen Zahlen sind als Kumulation zu verstehen: „Child psychiatry … 1,581, Medical Psychotherapy … 1,488, Mental Hygiene … 1,743" [153].

Für Hannappel öffnete sich in London das Tor zur Welt. Denn insgesamt waren zum International Congress on Mental Health ca. 2000 Teilnehmer aus 50 Ländern angereist [319]. Die Tagung gab Hannappel auch Gelegenheit, dort einen Emigranten aus Frankfurt zu treffen. Wie sie im Interview überzeugt und stolz angab, habe sogar er – „unser Fürstenheim" – sie damals nach London eingeladen. Fürstenheim, der seit Ende 1938 zunächst auf einer familieneigenen Farm in England lebte, aber eine Zulassung als „senior medical officer" hatte und verschiedene „child-guidance-clinics" beriet, war nun genau im Jahr des Mental-Health-Kongresses 1948 nach London/Wimbledon gezogen [62]. Schon unmittelbar nach dem Londoner Mental-Health-Kongress reiste Fürstenheim nach Marburg, um im Rahmen der GDNP-Tagung (9.-12.9.1948) einen jugendpsychiatrischen Vortrag zu halten (Lebenslauf und Literaturliste, erstellt durch Fürstenheim 11.4.1965, übermittelt von Tochter Eva Fürstenheim an Hermann Stutte, 28.8.1967, [62], Programm der Marburger Tagung [10]). Der Kontaktweg bestand vermutlich nicht über Hannappel allein. Die aktuelle Einladung nach Marburg kann aber nur durch Villinger als Tagungsvorsitzenden ausgesprochen worden sein. Sollte Villinger tatsächlich nicht in London vor Ort gewesen sein, dürfte Hannappel die Einladung nach Deutschland vorbereitet haben. Der Marburger Vortrag Fürstenheims von 1948 wurde mit einer Verzögerung von 2 Jahren unter dem Titel „Ursachen und Beweggründe jugendlicher Entgleisungen" in Zutts *Nervenarzt* abgedruckt [164]. Villinger und Fürstenheim kannten sich spätestens seit 1928, als Villinger aus dem Hamburger Jugendamt den 4. Sachverständigen-Kongress des Deutschen Vereins zur Fürsorge für jugendliche Psychopathen organisiert hatte, an dem Fürstenheim mit eigenem Vortrag teilnahm. Sehr wahrscheinlich war Fürstenheim wie Villinger Mitglied des Deutschen Vereins. Zwischen Villingers und Fürstenheims berufspolitischen Positionen bestanden schon damals viele Übereinstimmungen. Hannappel beschrieb jedenfalls die Londoner Begegnung in wie folgt:

Hannappel – „ … '48 bin ich nach London; zum ersten Mal Fürstenheim in meinem Leben gesehen, ein kleiner drahtiger Mann, sehr nervös, lebendig, etwas wuselig. Und der hat sich gefreut, also das war, dass ich das so damals weitergemacht habe, nicht? Das hat er ja gehört. Und … "

Daub – „Sie meinen, dass Sie weiter sozusagen seine Linie … "

Hannappel – „Seine Linie! Ja."

Mitscherlich – „Untersuchungen, dass Sie das ein Stück weiterverfolgt haben."

Hannappel – „Ja, ja, ja. Den hat man ja auch sehr schlecht behandelt nachher. Hier, von der Stadt."

Daub – „Wieso? Das versteh ich nicht."

Hannappel – „Hmhm. Der kam ja wieder nach Frankfurt. Mit der Tochter, die Sozialarbeiterin war und auch heute – ich weiß nicht, ob sie's noch irgendwo ist. Wahrscheinlich nicht mehr. Fürstenheim hieß die auch, also die war nicht verheiratet – er hatte noch 3 Kinder, die verheiratet waren. Und wohnte da gegenüber von dem

Amerikanischen Konsulat, damals, mit seiner Frau, und er wollte so gerne Katamnesen machen von seinen Leuten, die er damals untersucht hat. Hat man ihm kein Zimmer und nichts gegeben, keine Möglichkeit. Das war also wirklich. Sehr, sehr traurig. Das war ein alter Mann, natürlich. … "

Daub – „Meinen Sie, das war …, war das immer noch 'ne antisemitische Einstellung?"

Hannappel – „Nein, nein, nein. Sondern einfach, das war denen unbequem." [37].

Am 27. August 1981 erschien in der *Frankfurter Rundschau* eine Würdigung unter dem Titel „Ein Leben für die Kinder. Die Fachärztin Dr. Karola Hannappel wird morgen 70". Über den Aufbau ihrer internationalen Kontakte in der unmittelbaren Nachkriegszeit hieß es darin:

» Als die Amerikaner kamen, war sie die einzige im Gesundheitsamt, die Englisch sprach. Den Amerikanern gefiel ihre Methode, mit Kindern und Jugendlichen umzugehen. 1950 ging sie zum ersten Mal nach Amerika. 1952 bekam sie ein Stipendium der Rockefeller Foundation. Inzwischen sind es 15 Amerika-Reisen geworden [31].

Ihre hier erwähnten Englischkenntnisse gingen auf die Schulzeit zurück. Wie im Reifezeugnis der Limburger Marienschule festgehalten wurde, hatte sie „mit guten Erfolg an der Arbeitsgemeinschaft in Englisch teilgenommen" (Reifezeugnisses am Privaten Oberlyzeum der armen Dienstmägde Jesu Christi zu Limburg, 23.2.1931. Darin hieß es bereits: „Carola Hannappel will Medizin studieren" [29]). Ein in der amerikanischen Besatzungszone nunmehr vorteilhafter Umstand, den sie biografisch mit Villinger teilte. Er war unmittelbar nach der Reifeprüfung für 4 Monate nach London gegangen, um die Sprachgrundlagen für seine damals gewünschte Seeoffizierlaufbahn zu schaffen, die dann aufgrund physischer Untauglichkeit nicht realisiert werden konnte ([185]:12). Hermann Stutte blieb wiederum zeitlebens eher der französischen Sprache verbunden. Laut erhaltenen Personalunterlagen brach er erst 1960 in die Vereinigten Staaten auf. Zwischenzeitlich zum Organisationsausschuss der IACP gehörend, erhielt er anlässlich einer ihrer Ausschusssitzung eine Einladung nach Boston, die er mit einer Forschungsreise unter Besichtigung von „Modelleinrichtungen" in einigen östlichen Staaten der USA verbinden wollte. Dieser Reise war jedoch kein großer Erfolg beschieden, da er nach der Sitzung in Boston an einer Pneumonie erkrankte und die Besichtigungstour nicht durchführen konnte. Stutte hatte allerdings die dafür vom Ministerium in Wiesbaden gewährte Beihilfe von 3000 DM bereits ausgegeben, weshalb er den Betrag in mehreren Ratenzahlungen (1000 DM) von seinem Gehalt zurückzahlen musste [69].

■ **Kontakte in die USA**

Hannappels Reisen in die Vereinigten Staaten dienten dem Ziel, sich vergleichend zu Arbeit der hessischen Erziehungsberatungsstellen einen Eindruck von der Arbeit der dortigen Child-Guidance-Einrichtungen zu machen, Kontakte zu knüpfen und bewährte Arbeitstechniken der amerikanischen „child psychiatry" in Deutschland einzuführen. Hierzu zählten verschiedene Testmethoden, die sie von dort mitbrachte (psychologische Tests, Intelligenztests etc.). Hannappels Kontaktaufnahmen und Gespräche mit den amerikanischen Mitarbeitern solcher Einrichtungen waren ohne Zweifel für die bundesdeutschen Kinder- und Jugendpsychiater von besonderem Wert: Wie in der *Frankfurter Rundschau* beschrieben, erfolgte ihre erste Reise von Mai bis Juli 1950 – und parallel zu Schürmann, die bis Oktober blieb – in die Vereinigten Staaten, wo sie als eine von vier bundesdeutschen Gästen im Juni an einer kleinen **Conference on „Health and Human Relations in Germany"** (Macy Jr. Foundation) in **Princton** teilnahm. Sie bezeichnete 1951 diese Konferenz als eines der „größten Erlebnisse ihres Lebens". Laut des „Conference Who's Who" saßen (teils deutschstämmige) Psychiater, Psychologen oder Sozialarbeiter aus Großbritannien, den USA und Deutschland beisammen. Einige hatten Deutschland vor und nach 1933 bereist oder dort studiert und waren als Sachverständige durch die amerikanischen Bildungsprogramme zur „reeducation" und „democratization" u. a. in Hessen eingesetzt worden. Darunter befanden sich Mitarbeiter von de Forest bzw. McCloy. Die Skepsis gegenüber Deutschland war wegen der fortgesetzt autoritär empfundenen Familien- und Gesellschaftsstrukturen in Deutschland recht ausgeprägt. Zur Konferenzrunde zählten auch solche aus jüdischen Familien stammende emigrierte Kollegen wie Lothar Kalinowski – Promotor der Elektroschocktherapie –, Frederick C. Redlich (Fritz Redlich) – Nestor der amerikanischen Sozialpsychiatrie [272], [284], Melly Simon – Chief of Psychiatric Social Work at Payne Whitney Clinic, New York – oder auch der Soziologe Leo Löwenthal – gemeinsam mit Theodor W. Adorno, Max Horkheimer und Herbert Marcuse Mitbegründer des Frankfurter Instituts für Sozialforschung (1923) und der „Kritischen Theorie". Hannappel stellte sich ihrerseits mit den Worten vor:

» I started in 1939 and worked throughout the war. More intensively I resumed my work in child guidance in 1946. In 1948 I had the great pleasure to attend the International Congress for Mental Health in London. Since 1948 I have worked in Frankfurt together with Dr. Schuermann [sic], leader of the children's ward of the Psychiatric Hospital. He [sic] is here in the United States now. In 1949 we had the conference in Frankfurt with HICOG and with the mental health team from the United States. From that time we worked actively with a better background in our city. I am interested in all social and psychiatric problems that relate to the child. I have already been six weeks here in your country traveling from the East to the Middle West ([132]:39).

Villinger nahm zwar nicht an dieser Tagung in Pinceton, dafür aber an der nachfolgenden zweiten **Conference on „Health and Human Relations in Germany"** in **Williamsburg**, Virginia vom 12.-15. Dezember 1950 teil. Dort war wiederum Hannappel nicht vor Ort, da sie gerade erst im Sommer nach Frankfurt zurückgekehrt war. Zeitlich eingeschränkter als Hannappel besichtigte Villinger ebenfalls „child-guidance-clinics" und kinderpsychiatrische Einrichtungen, worüber er später einen Bericht veröffentlichte. Konkret beschrieb Villinger darin, Einrichtungen in „Virginia, Kentucky, Ohio, und vor allem in New York" besichtigt zu haben ([334]:363, siehe auch ▶ Kap. 9). Obwohl er die allseits erfahrene Gastlichkeit lobend hervorhob und wichtige Impulse aus Amerika mitbrachte, waren dennoch für den deutschen Jugendpsychiater wissenschaftliche Welten aufeinandergeprallt. Insbesondere die in den amerikanischen Einrichtungen anzutreffenden psychoanalytischen Strömungen provozierten seinen Widerspruch, da sie allzu stark auf Umwelteinflüsse als Faktoren von kindlichen Störungen rekurrierten. Der Graben zwischen umweltbetontem und Villingers konstitutionsbetontem Ansatz ließ sich inhaltlich nicht ohne Weiteres überbrücken. Der Vermittlungsversuch blieb in einer rhetorischen Formel stecken. Villinger schloss seinen Bericht mit der Anekdote:

» „Wir müssen uns entgegen kommen", sagte mir ein Forschungsleiter drüben, als ich ihm erklärte, die Umwelttheorie und die Psychotherapie der Psychosen nicht mitmachen zu können, nachdem hier zwei Weltkriege und drei Revolutionen in psychiatrischer Hinsicht eigentlich nicht Neues, jedenfalls keine Vermehrung der Psychosen, der eigentlichen Neurosen, der Psychopathien und des Schwachsinns gebracht haben und daß wir mit der Psychotherapie der endogenen Psychosen nicht viel ausrichten können. „Wir wissen", sagte er, „daß viele Behauptungen unserer Analytiker unzutreffend sind und daß diese Psychotherapeuten mit einem fast religiösen Glaubenseifer ihrer Anschauung anhängen. Aber andererseits ist doch auch nicht alles bloß Konstitution und Schicksal. Wir müssen uns entgegenkommen, unsere dynamische und Ihre mehr statische Psychiatrie – und kritisch, aber zugleich friedlich-freundlich bleiben." Das ist ganz unsere Meinung ([334]:365).

- **Tagung in Hiddensen August 1951**

Die Konferenzen in Princton und Williamsburg dienten als Vorbild für eine unter der Leitung von Villinger, John R. Rees und Frank Fremont-Smith durchgeführte bundesdeutsche Fortsetzungsveranstaltung, die kontextuell und zeitlich noch zur DVJ-Gründungphase bis September 1951 gehört. Über diese wiederum durch die Macy Jr. Foundation zufinanzierte, in Hiddensen bei Detmold durchgeführte Tagung „Gesundheit und zwischenmenschliche Beziehungen" vom 2.-7. August ist bereits an anderer Stelle berichtet worden ([126]:251–255). Villinger diskutierte mit dem erwähnten Curt W. Bondy in der Arbeitsgruppe III „Seelische Spannungen im Nachkriegsdeutschland". Hannappel, im Mitgliederverzeichnis als „Kinderpsychiaterin" ausgewiesen, nahm in der Arbeitsgruppe „Seelische Gesundheit und Erziehung" teil. Als weiterer Teilnehmer trat von den Marburger Kollegen das DVJ-Gründungsmitglied Eckart Förster auf. Daneben ergibt sich der früheste Nachweis über die Verbindung zwischen Villinger und der bis dato an die DVJ noch nicht angeschlossenen Psychiaterin, Psychotherapeutin und Psychoanalytikerin Annemarie Dührssen (Versicherungsanstalt Berlin, Zentralinstitut für Psychogene Erkrankungen). Sie diskutierte in der Arbeitsgruppe IV unter Leitung von Rees mit Kollegen, u. a. Förster, über die „Entwicklung einer Bewegung zur Förderung der Psychischen Hygiene" ([144]:66–76).

Weitere Arbeitsgruppenmitglieder waren der Pädiater und Sozialhygieniker Karl Coerper (Geschäftsführer der Arbeitsgemeinschaft für Gesundheitswesen im Institut zur Förderung öffentlicher Angelegenheiten, Frankfurt), Erwin P. Brauner (Chief Public Health and Welfare Branch, HICOG, Frankfurt), die Sozialarbeiterin Dr. jur. Dora von Caemmerer (Berlin-Halensee), der Anthropologe Frédéric Falkenburger (Mâitre de Recherches, C.N.R.S., Mainz), der Psychiater OMR Gottfried Kühnel (Rasenmühle, Göttingen) sowie die Sozialarbeiterin Lotte Lemke (Hannover).

Laut ergänzenden Unterlagen im Teilnachlass von Hermann Stutte festigte sich spätestens im Vorfeld der DVJ-Tagung 1959 in Berlin die Netzverbindung zu Dührssen und Werner Schwidder, den beiden Begründern der Zeitschrift *Praxis der Kinderpsychologie und Kinderpsychiatrie* (1952).

Insgesamt war der Anteil explizit bundesdeutscher Teilnehmer von Princton mit „vier" auf ein Drittel in Willamsburg angestiegen. Aus Villingers Sicht bot sich mit der Ablegerkonferenz die Chance, dem noch in Williamsburg prägenden „einseitigen" Bild von den Deutschen und ihren Defiziten etwas entgegenzusetzen. In Hiddesen waren die ausländischen Diskussionsteilnehmer beinahe in der Minderheit. Unter den 39 Teilnehmern befanden sich 20 aus der Bundesrepublik, 12 US-Amerikaner (darunter 7 deutscher Herkunft), 3 Briten und jeweils ein Vertreter aus Frankreich, Kanada, Niederlanden und Schweden. Aus der ursprünglichen Vorauswahl von 85 Personen hatte man sich im Vorfeld auf eine Zahl von max. 45 geeinigt. „Natürlich gab es wegen der vorgeschrittenen Zeit manche sehr bedauerliche Absagen", hieß es zu den Planungen und Vorbereitungen ([144]:16). Mindestens eine dieser Absagen betraf einen wohl durch Hannappels Kontakte aus den internationalen Tagungen eingebrachten Vorschlag. Ihr Schreiben vom 14. April 1951 an den amtierenden Dekan der Philosophischen Fakultät der Goethe-Universität legt nahe, dass sie bereits nach Princeton über Löwenthal den Zugang zum Kreis um Adorno hergestellt haben könnte. Sie schrieb an **Max Horkheimer** im Zusammenhang mit der Hiddesen-Tagungsvorbereitung (14.4.1951):

» Sie waren so freundlich, bei der telefonischen Rücksprache sich bereit zu erklären, an der Deutschen Tagung über Health and Human Relations in Germany teilzunehmen. In der Anlage überreiche ich Ihnen die Berichte, die bisher über die beiden ersten Tagungen vorliegen. Dürfte ich Sie bitten, den 2. Report von Williamsbourg [sic] an Herrn Prof. Adorno weiterzugeben, leider besitze ich nur 1 Exemplar [sic] [11].

Im Nachlass Horkheimer ist nur dieses eine Schriftstück von Hannappel erhalten. Zukünftige Untersuchungen können erhellen, welchen Einfluss die sog. Frankfurter Schule oder besser „Kritische Theorie" um Adorno auf einzelne Protagonisten des Erziehungs- und Gesundheitssystem im Raum Hessen nehmen konnten. Wie oben beschrieben, bestanden ein Jahr vor Hiddesen Beziehungen unter Soziologen zwischen Horkheimer und Hans Scherpner und dessen Institut für Erziehungshilfe. Ausweislich des Tagungsbandes von Hiddesen nahm Horkheimer entgegen seiner gegenüber Hannappel telefonisch erklärten Bereitschaft nicht teil.

- **Bedeutung der Auslandreisen Hannappels für die DVJ**

Der vorläufige Höhepunkt von Hannappels Reisen in die Vereinigten Staaten war mit dem Jahr 1952 erreicht. Sie brach per Schiff von Le Havre zum Zielhafen New York auf [125]. Als erste Mitarbeiterin des Frankfurter Gesundheitsamts war es ihr gelungen, Drittmittel einzuwerben, deren Beantragung bis dato nur Hochschulmitarbeitern möglich gewesen war (Einladungsschreiben C. F. Rey, Secretary European Office der Rockefeller Foundation Paris an Prestel, 25.2.1952, [29], [126]:514). Gegenüber ihrem Dienstherrn schlug Hannappel vor, sich für die Zeit ihrer Abwesenheit ohne Gehalt beurlauben und durch Schürmann vertreten zu lassen. Die städtische Gesundheitsabteilung legte den Vorgang für eine Besprechung beim Magistrat an und versicherte, welche „besondere Auszeichnung der Sozialämter der Stadt Frankfurt a/M." mit der Einladung verbunden sei. Man hob hervor:

> Es handelt sich nicht um den üblichen Studienaufenthalt, bei dem möglichst umfassende Besichtigungen amerikanischer Errichtungen im D-Zug-Tempo erledigt werden, sondern um einen längeren Aufenthalt in den weltbekannten Hochschulzentren Neu-Englands, Boston, Philadelphia, New … [sic] (York). Diese Knotenpunkte sind durch Tradition und Lehrer anerkannte Mittelpunkte der Arbeit in Kinderpsychiatrie und Erziehungsberatung. Namen wie Prof. Allen, Prof. Kanner, Milton Senn, George Baker, sind richtungsweisend in der ganzen Welt. Seit längerem besteht ein lebhafter brieflicher Austausch mit diesen Stellen, der zu einer Belebung unserer Arbeit beigetragen hat. Es sind je 4 Wochen Mitarbeit in einem der genannten Orte vorbereitet (Handreichung für Stadtrat Dr. Prestel für die Besprechung beim Magistrat, 10.4.1952, [29]).

Im Jahresbericht der Rockefeller Foundation von 1952 heißt es unter der Rubrik „Grants in Aid. Division of Medicine and Public Health", hierunter für „Germany":

> Dr. Carola Hannappel, director of the Child Guidance Clinic and Marriage Counseling Service of the Department of Public Welfare of the City of Frankfurt am Main; $2,215.56 for expenses of coming to the United States to observe the techniques and management of child clinics; for three months, beginning September 1952 ([267]:99f.) [In derselben Quelle werden die Namen des Jugendpsychiaters Hans Alois Schmitz sowie der Neurologen Georg Schaltenbrand, Hans Hoff – „child psychiatry" – und Klaus-Joachim Zülch aufgeführt, d. Verf.].

Die finanzielle Förderung durch die Rockefeller Foundation erklärt, wieso Hannappel ihrer Vertretung Schürmann für 2 Monate das Gehalt überlassen konnte. Wie aus demselben Jahresbericht hervorgeht, bestand seitens der Rockefeller Foundation, speziell der Abteilung für Medizin und öffentliches Gesundheitswesen, ein erhebliches Interesse an der europäischen Entwicklung der Child-Guidance-Versorgungsstruktur. So wurden nicht nur zahlreiche Hospitationsreisen von europäischen Wissenschaftlern finanziert, die Erziehungsberatungsstellen leiteten. Die Stiftung stellte zudem in Einzelfällen Mittel für die Gründung einer „child guidance clinic" bereit, bei-spielsweise an der Universität Copenhagen, Dänemark ([267]:370). Die Einrichtung von Erzie-hungs- und Eheberatungsstellen wie jene in Hessen lag im Trend der Zeit, was Hannappel auf zugleich angenehme Weise zu nutzen wusste. Im Oktober 1952 beantragte sie aus den USA eine Verlängerung ihrer Beurlaubung ohne Gehalt, und zwar bis zum 15. Februar 1953. Schürmann solle sie auch weiterhin vertreten. Als permanente Adresse gab sie „Waltham, Massachusetts (c/o Lt. Col. George W. Geiss)" an. Mit ihrer Unterkunft im Vorort von Boston befand sie sich in unmittelbarer Nähe zur Harvard University. Seitens ihres Frankfurter Arbeitsgebers gab es „keine Bedenken gegen Verlängerung 2 Mon" [29].

Innerhalb der DVJ untermauerte Hannappel ihre Expertise für das amerikanische Kinder-psychiatriesystem mit einem ausführlichen Beitrag im zweiten Band des *Jahrbuchs für Jugend-psychiatrie* (1960). Diese Arbeit, in der sie ihre Kenntnisse von mittlerweile drei USA-Reisen zusammenführte, war ausdrücklich „Herrn Prof. Dr. Kleist zum 75. Geburtstag in Verehrung gewidmet" ([180]:227). Ihr persönliches Anliegen liefert ein Indiz dafür, dass der Text schon früher, nämlich im ersten Band von 1956 hätte erscheinen sollen, aber der Schriftleitung (Stutte) noch nicht druckreif vorlag – Kleist starb nämlich am 26. Dezember 1960 im Alter von 81 Jahren. Da sie angab, „zuletzt im Herbst 1954" in den USA gewesen zu sein, spricht einiges dafür, dass sie im August 1954 über die kanadische Grenze fuhr, um – vermutlich wie Villinger, der 1955 auf der DVJ-Tagung in Bad Nauheim über Toronto einen Bericht lieferte ([126]:205) – am nunmehr 3. Internationalen Kongress für Kinderpsychiatrie in Toronto teilzunehmen. In ihrer Darstel-lung wusste sie sogar einzelne US-amerikanische Kliniken zu benennen, die in Toronto vertre-ten waren.

Auf besonders geschickte Art und Weise brachte Hannappel nun mit ihrer Eröffnung des Bei-trags das berufspolitische Selbstverständnis der DVJ zum Ausdruck, indem sie die Legitimation der Kinder- und Jugendpsychiatrie aus der Feder eines (experimentellen) Jugendpsychologen, Pädagogen und Philosophen erklingen ließ, der sich als Emigrant (1933) mit jüdischem Fami-lienhintergrund der Résistance im Vichy-Frankreich angeschlossen hatte und in den 1950er-Jah-ren an der Sorbonne in Paris lehrte. Der Berliner Erich Stern (1889–1959), in der Forschungs-literatur als „ein im Exil vergessener Pionier der Psychosomatik" wiederentdeckt [354], [261], hatte 1954, an seine einschlägigen Arbeiten aus den 1920er- und 1930er-Jahren anknüpfend, eine Monografie unter dem Titel *Verhaltens- und Charakterstörungen bei Kindern und Jugendlichen* (Vorwort: Georges Heuyer) vorgelegt, dem Hannappel für ihre Aufsatzargumentation folgenden Definitionsentwurf entnahm:

» Die Kinderpsychiatrie ist ein Sondergebiet, das eigene Aufgaben und Methoden hat. Sie grenzt sich sowohl von der Psychiatrie im allgemeinen [sic] als von der Kinderheilkunde ab, obwohl sie mit beiden Zweigen der Medizin enge Beziehungen hat. Hinzu kommt aber ihre Verbindung mit der Psychologie, der Pädagogik und der Sozialforschung. Ihre Eigenart gibt ihr ein Recht auf eigene Kliniken, Sprechstunden und Vertretung an Universitäten, ein Recht, das freilich heute nur selten anerkannt wird ([180]:227, [308]).

Wenngleich ein konkreter Beleg noch fehlt, ist keineswegs auszuschließen, dass Hannappel mit Stern persönlich in Berührung gekommen war. Mit nur wenigen Netzwerkschritten wäre nämlich die Möglichkeit gegeben gewesen, den Kontakt über den Anthropologen Frédéric Falkenbur-ger herzustellen, der in der Funktion als Mâitre de Recherches der Mainzer Niederlassung des Centre National de la Recherche Scientifique (C.N.R.S.) an der Hiddesen-Tagung teilgenommen hatte (Arbeitsgruppe mit A. Dührssen). Erich Stern fungierte zur selben Zeit an zentraler Stelle als Chargé de Recherches am C.N.R.S. in Paris.

Treffender als Stern hätten jedenfalls Hannappel selbst, Villinger, Stutte oder sogar Tramer ihr genuines Interesse am wissenschaftlichen Feld der Kinderpsychiatrie nicht ausdrücken können. Seine Akzentuierung war Wasser auf die Mühlen der kontinentaleuropäischen Kinder- und Jugendpsychiatrie und daher von Hannappel wohl überlegt in Zitatform ausgewählt. Sie konstatierte demgegenüber bez. der amerikanischen Verhältnisse, dass Sterns – und Tramers [328] – aktuelle „Forderungen drüben bereits weitgehend verwirklicht" seien. Allerdings habe, „das Bestehende dort z. Zt. noch ein anderes Gesicht ... als bei uns", was „in der geschichtlichen Entwicklung begründet" liege, „die die gesamte Psychiatrie und die Kinderpsychiatrie mit ihr in den USA genommen" ([180]:227) habe.

Charakteristisch für die speziell bundesdeutsche Perspektive der DVJ, wofür Hannappels Darstellung hier exemplarisch stehen kann, ist das professionelle Verhältnis zur „Psychoanalyse", insbesondere Freud'scher Ausrichtung. Diese Positionen, wie sie schon aus Villingers USA-Reisebericht, aber auch aus von Stockerts Buch über die *Sexualität des Kindes* (1956) sprechen, rangierten in einem recht begrenzten Spektrum von reservierter Anerkennung und anerkennender Distanzierung; mit großem Gewicht auf Letzterem. Sie waren nicht unwesentlich von der eigenen Rezeptionsweise abhängig, d. h. speziell der selektiven Wahrnehmung einzelner Aspekte aus der Lehre Freuds, von denen man sich exponiert abgrenzte. Mit Blick auf die amerikanische Kinderpsychiatrie lieferte Hannappel eine aufschlussreiche kultur- und wissenschaftshistorische Einordnung, die als Element ihrer Botschaft gegen „über"-betont psychoanalytische Ansätze aufzufassen ist. Sie schrieb: „Freud entdeckte die ‚frühe Kindheit' als Basis vieler Neurosen und Psychosen." Demnach sei Freuds „Instinkttheorie", die den „Ursprung von menschlichen Verhaltensweisen in dem Unbewußten und damit in der Zeit der frühkindlichen Entwicklung" unterstrichen hätte, der amerikanischen Kultur sehr stark entgegengekommen.

» Die Betonung des erworbenen Charakters der Geistesstörungen, die Möglichkeit der Beherrschung unbewußter und irrationaler Kräfte durch psychische Behandlung ließ sich im Rahmen der amerikanischen Anschauung vom Leben besser einbauen. Außerdem bot die gegenüber Europa bevorzugte Stellung von Frau und Kind in allen Schichten der USA eine weitere Grundlage für die Annahme der Freud'schen Lehren ([180]:229).

Konkret auf die Kinderpsychiatrie bezogen stellte Hannappel allerdings anhand ihrer Beobachtungen eine willkommene Trendwende fest. Die Einstellung zur psychoanalytischen und -therapeutischen Behandlungsmethoden sei seit Beginn der 1950er-Jahre doch „wesentlich verändert":

» Obwohl alle diese Kliniken von einem Psychiater geleitet werden, sind sie in der Methode des Interviews und der Therapie recht different. Viele berücksichtigen in der Kasuistik nur soziologische, psychologische und psychoanalytische Gesichtspunkte – eine Entwicklung, die sich erst in der letzten Zeit zugunsten der kinderpsychiatrischen Auffassung auszugleichen scheint ([180]:233).

Konkret zu Massachusetts, wo sie offenbar über die Jahre eine Art private Basisstation eingerichtet hatte, führte sie allerdings aus:

» Boston ist ein Zentrum, das durch die Harvard University, das Massachusetts General Hospital und die Walter Fernald School alle Möglichkeiten kinderpsychiatrischer Arbeit in sich vereinigt. Seit 1917 besteht dort außerdem die Judge Baker Foundation. Diese Klinik ... steht jetzt unter der Leitung von George Gardener. Es ist eine der typischsten amerikanischen Erziehungsberatungsstellen mit ausschließlich psychoanalytisch

eingestellter Behandlungsmethode und einem schier immensen Mitarbeiterstab. Die
Fallkonferenzen sind über Stunden ausgedehnt, die Behandlung erstreckt sich oft über
Jahre. Auf die körperlich-neurologische Untersuchung der Kinder wird keinerlei Wert gelegt
([180]:238).

Angesichts dieses nicht neidfreien Befundes begrüßte Hannappel schon jedwede Ansätze psychosomatischer Couleur, wie z. B. die gleichzeitig an der Harvard University bestehende pädiatrische „Abteilung für psychosomatische Störungen im Kindesalter" (Leitung: Kinderpsychiater Thomas F. Prugh).

Zum Abschluss ihres Beitrags stellte sie noch einmal den Stärken der amerikanischen (Kinder-)Psychiatrie deren größte Schwächen explizit gegenüber. In Einklang mit den zeitgenössischen USA-Erfahrungsberichten von Walter Ritter von Bayer [96] und dem ihr aus der Princton-Tagung bekannten Fritz Redlich [212] hielt sie positiv zur dortigen Psychiatrie fest, „daß sie jedes Problem seelischer und körperlicher Art aufgreift und auch fest daran glaubt, es lösen zu können". Geradezu dialektisch formulierte sie daraus ihre Kritik:

» In dieser Feststellung liegt aber auch die Schwäche der amerikanischen Forschung und der
Kinderpsychiatrie insbesondere. Es werden viele Versuche unternommen, die nicht zum
Ziel führen, die dann aber mit bewundernswürdiger Großzügigkeit berichtigt werden. Was
man in Amerika immer wieder vermißt, und zwar nicht nur in der Kinderpsychiatrie, ist die
Koordination der einzelnen Forschungszentren, die mehr oder weniger isoliert arbeiten und
auf Veröffentlichung in anderen Staaten und in anderen Ländern nicht den Wert legen, der
zur Integration der Forschung notwendig wäre ([180]:240f.).

Speziell in Hinsicht auf die infrastrukturelle Vernetzung sah Hannappel also die aktuellen Entwicklungen in der bundesdeutschen Kinder- und Jugendpsychiatrie bereits im Vorteil, wofür ihr die erfolgreich empfundenen Anstrengungen der DVJ und das hessische System an Erziehungsberatungsstellen mit Sicherheit als Hintergrundfolie dienten.

In der Literatur findet sich die Beschreibung, Hannappel habe nach 1945 die Jugendfürsorge in Frankfurt mit aufgebaut, eine Einschätzung, die zwar nicht unbegründet, aber doch als etwas zu hoch gesteckt scheint. Verwiesen wird explizit auf ihre Expertise für die Ehe- und Erziehungsberatung, so noch dokumentiert in einer Publikation Hannappels aus dem Jahr 1973 [181]. Nachgetragen sei an dieser Stelle, dass auch sie sich wie Schürmann den 1968 eingeführten Facharzt für Kinder- und Jugendpsychiatrie (10.2.1971) anerkennen ließ, für dessen Etablierung sich die DVJ unter ihrer Beteiligung über fast 2 Jahrzehnte eingesetzt hatte. In einem selbst gestellten Antrag auf Beförderung vom 30. Juli 1973 gab sie unter mehreren maßgebenden Bewertungsgrundsätzen außerdem an, den Zusatztitel „Psychotherapie" zu führen, der einer weiteren Facharztausbildung gleichkomme [29].

Hinsichtlich ihrer Rolle in und für die Gründungsgeschichte der DVJ spricht einiges dafür, folgende Selbstdarstellung von 1988 während des Interviews mit U. Daub und M. Mitscherlich im Kern ernst zu nehmen. Ute Daub wollte nämlich zu Villinger wissen: „Waren Sie mit ihm befreundet, so unter Kollegen, oder, also kannten Sie ihn privat näher oder so?", worauf Hannappel antwortete: „Er hat mich sehr geschätzt. Er hat mich sehr geschätzt und, ähm, weil ich ihm auch damals zur Einrichtung dieser ganzen Kinderpsychiatrie, die ja noch nicht existent war, geholfen habe, bei den Amerikanern, und so weiter" [37]. Hannappel stellte unbestreitbar Villinger (und der DVJ) Netzwerkressourcen bereit, der aber hierfür nicht auf sie allein angewiesen war. Dennoch ergibt sich interpretativ zum Strategieelement der *Internalisierung* im angloamerikanischen Raum eine deutliche Gewichtung zu ihren Gunsten.

Vergangenheitspolitisch und erinnerungskulturell besehen kreuzten sich in Hannappels Lebensgeschichte paradigmatisch die mit der Zeit des Nationalsozialismus verbundenen Kontinuitäten und Brüche der deutschen Geschichte im 20. Jahrhundert. In der zweiten Runde des Interviews hatte sie die verstörende Wirkung des ersten Gesprächsteils ein Stück verwunden und für sich eine Lösung für den Umgang mit der Vergangenheit gefunden. Am 11. Oktober 1988, wenige Monate vor ihrem Tod erklärte sie gegenüber ihren Gesprächspartnerinnen:

> » Und ähm, ich glaube, daß, ähm, wenn ich mir vorstelle, daß ich so leben müßte wie Sie, also daß ich da alles möglichst, ähm, erkunden möchte, und möglichst auch mir klar werden müßte, ähm, ich glaub, ich wär todunglücklich. Ich mein, ich hab heute noch das Prinzip, ähm, was ich dem alten Freud also absolut übelnehme, daß er sagt, man muß alles bis zum Letzten sich wieder klar machen, man muß alles bis zum letzten wiedererleben, nicht, was man ver-, angeblich verdrängt hat. Aber ich steh auch heute noch auf dem Standpunkt, daß das Verdrängen, das heißt Vergessen, eine sehr gütige Einrichtung ist [37].

8.9   Vernetzung II

8.9.1   Der Allgemeine Fürsorgerziehungstag Hannover/Kleefeld (AFET)

Parallel zu der Zeit, als Meret Mitscherlich und Ute Daub ihr Gespräch mit Carola Hannappel vorbereiteten und in Frankfurt am Main durchführten, begannen sich in Hamburg Mitarbeiter des Jugendamts mit der Vergangenheit ihrer Institution zu befassen. Der jugendpsychiatrische/-psychologische Dienst des Jugendamts unter Leitung der Kinder- und Jugendpsychiaterin Charlotte Köttgen beauftragte die Diplom-Psychologin Ruth Baumann mit einer historischen Studie zur Geschichte der Kinder- und Jugendpsychiatrie in Hamburg während der Zeit des Nationalsozialismus. Die Ergebnisse der von 1988–1989 durchgeführten Untersuchung wurden zunächst in Berichtform und mit einiger Verzögerung im Jahr 1994 in dem politisch links und sozialmedizinisch orientierten Frankfurter Mabuse-Verlag unter dem Titel *Arbeitsfähig oder unbrauchbar?* [95] der Öffentlichkeit präsentiert. Gemeinsam mit der Geschichtsdidaktikerin Inge Grolle und dem ehemaligen psychologischen Leiter des Jugendpsychiatrischen Dienstes, Dieter Kretzer, legten Baumann und Köttgen eine Darstellung vor, in der die Institutionsgeschichte vor und nach 1933 – hier unter Villingers damaliger Ägide – und vorrangig die Geschichte der Heimerziehung sowie die der Rolle der Jugendpsychiatrie im Nationalsozialismus ausführlich dargestellt wurden. Darüber hinaus spürten sie auch Lebenswegen von Kindern und Jugendlichen nach, die 1943 unter Beteiligung des Jugendamts aus Hamburger Fürsorgeeinrichtungen über die damaligen Alsterdorfer Anstalten nach Kalmenhof und Eichberg transportiert und dort getötet worden waren. Ein gesonderter Abschnitt gab außerdem ehemaligen Heimkindern eines Hamburger Waisenhauses in Form von Interviewausschnitten eine Stimme.

Das abschließende Buchkapitel zur weiteren Entwicklung der Jugendpsychiatrie in der Nachkriegszeit dokumentiert, dass die Aufarbeitungsgruppe durch ihr Quellenstudium auf einen interdisziplinären Disput in der Zeitschrift *Unsere Jugend* stieß, der zwischen Psychologen, Psychoanalytikern und Psychiatern im Jahr des Marburger Gründungsaktes ausgetragen wurde. Es handelte sich dabei um eine Debatte auf dem vom 19.-21. März 1950 veranstalteten Allgemeinen Fürsorgeerziehungstag (AFET) in Mannheim, wo Werner Villinger seiner auch andernorts vertretenen Linie entsprechend ein ausdifferenziertes Anstaltswesen eingefordert hatte, an dessen Ende „Bewahranstalten" für die „schweren Fälle" stehen sollten. Der begleitend in *Unsere Jugend* abgelegte Schlagabtausch insbesondere zwischen dem Stuttgarter Psychologen

Robert Scholl und Villinger ist von Holtkamp gebührend skizziert worden ([185]:115–117). Scholl kritisierte im Kern die erbpsychiatrische Dominanz in Erziehungsfürsorge und Anstaltswesen und fragte, ob nicht dieser „Schatten" seit Längerem begonnen habe, „die Sonne Pestalozzis" zu verdunkeln. Villinger konterte u. a., die Ansicht von englischen und amerikanischen Kollegen zitierend, dass beim klinischen Psychiater gerne der „Schutt abgeladen" werde, „der übrig bleibt, wenn sich die anderen vergebens bemüht haben". Gemeint waren hier die „Schwersterziehbaren" (n. [95]:182).

Laut gedrucktem Protokoll der AFET-Nachkriegstagung war die Einladung bewusst in das schwer zerstörte Mannheim erfolgt, um über die zukünftige Ausgestaltung des Fürsorgewesens zu beraten. Einerseits blickte man, wie Pastor Johannes Wolff (1884–1977) in seiner Eröffnungsrede hervorhob, bereits auf eine 50-jährige Geschichte der deutschen Fürsorgeerziehung zurück. Wolff benannte hierzu das preußische Gesetz zur Fürsorgeerziehung Minderjähriger vom 2. Juli 1900. Andererseits stellten sich nach dem Kriegsende neue Herausforderungen angesichts einer allseits beobachteten „Verwahrlosung" (ärztlicherseits auch: „Dissozialität") von Kindern und Jugendlichen (▶ Kap. 9). Es kamen „300 Mitglieder, Freunde und Interessenten aus allen Gebieten der Jugendfürsorgearbeit" zusammen. Aus dem Raum Mannheim nahmen noch „100 bis 200 in der Jugendfürsorge Tätige" teil, darunter allein 60 Lehrer der Stadt ([92]:5–7).

Auf die Begrüßung durch Pastor Wolff, der nunmehr „seit 25 Jahren das Amt des 1. Vorsitzenden im AFET inne" habe, folgte die des Stadtdirektors und Sozialreferenten der Stadt Mannheim, Adolf Schell, der formulierte: „Wir Mannheimer brauchen in unserer Notlage Auftrieb und erwarten viel von Ihren Verhandlungen" ([92]:7). Zu den Hauptreferenten zählte der Psychologe Busemann aus Marburg, der in den Aufbau der Erziehungsberatungsstelle an Villingers Nervenklinik involviert war (s. o.). In seinem Vortrag verfolgte er die Frage „Was kann die heutige Psychologie zur Neubegründung und Neugestaltung der Heim- und Heilpädagogik an Grundsätzlichen für die Fürsorgeerziehung beitragen?" An seine Ausführungen schloss sich laut Tagungsplanung ein gesondertes Kolloquium „über die Mitwirkung des Psychiaters und des Psychologen in der Fürsorgeerziehung" an. Schell hatte diesbezüglich in seiner Begrüßung formuliert: „Mit Spannung sehen wir die Psychiater, Psychologen und Tiefenpsychologen im Verlaufe der Verhandlungen zu dem vorgesehen Kolloquium in die Arena steigen, weil wir uns hiervon eine gewisse Klärung für die Praxis versprechen" ([92]:7). Die Zusammensetzung der „Fach-Wettkämpfer", um in dem Bild zu bleiben, ist im Kontext der Vorgründungsphase von Interesse ([92]:55):

- Oberregierungsrat und Seminarleiter **Dr. Beck** (Karlsruhe),
- **Dr. Däumling** (München) als Vertreter des erkrankten Professors Dr. Lersch,
- Obermedizinalrat **Dr. Gerson** (Göttingen),
- Professor **Dr. Hapke** (Lüneburg),
- Frau **Dr. Kalau vom Hofe** (Hannover),
- Oberregierungs- und Obermedizinalrat **Dr. Kühnel** (Göttingen),
- Schwester **Margarete Menkel** (Düsseldorf),
- **Professor Dr. Mitscherlich** (Heidelberg),
- **Oberfürsorgerin Fräulein Stetter** (Frankfurt/Main),
- **Professor Dr. Villinger** (Marburg/Lahn).

Nimmt man Busemann als späteren Gründungsaktteilnehmer und auch Kühnel, der an der Stuttgarter Konstituierung der DVJ 1951 teilnahm, hinzu, wird mit den weiteren Personen Gerson, Villinger und Kalau vom Hofe (s. Liste oben) eine Schnittmenge zwischen den Netzwerken des AFET und der bald errichteten Fachgesellschaft deutlich sichtbar.

Speziell unter dem Kontaktaspekt betrachtet standen Villinger aus der Mannheimer AFET-Tagung mit Kalau vom Hofe und Mitscherlich mind. zwei ärztliche „Tiefenpsychologen" zur

Auswahl, von denen interessanterweise aber nur Kalau vom Hofe und nicht Mitscherlich am Gründungsakt der späteren DVJ teilnahm.

Alexander Mischerlich

Mitscherlichs Anwesenheit in Mannheim ist daraus zu erklären, dass der Mitbegründer der analytischen Zeitschrift *Psyche. Ein Jahrbuch für die Tiefenpsychologie und Menschenkunde in Forschung und Praxis* (seit 1947) zu dem Zeitpunkt im nahegelegenen Heidelberg kurz vor der erfolgreichen Etablierung einer Abteilung für Psychosomatische Medizin stand. Diese Abteilung wurde am 15. April 1950, also nur wenige Wochen später eröffnet ([268]:486). Bereits Anfang des Jahres 1950 waren auch Mitscherlich seitens des High Commissioner of Germany (HICOG), der höchsten Vertretung der (in diesem Fall amerikanischen) Alliierten, 15.000 DM zur Gründung einer „child-guidance-clinic" angeboten worden, die unter organisatorischer Anbindung an seinen Arbeitsbereich an der Universität Heidelberg errichtet werden sollte. Die Idee, dafür das bedürftigere Mannheim und nicht Heidelberg als Ort für die „child-guidance-clinic" auszuwählen, ging auf Mitscherlich selbst zurück ([187]:240). Infolge verschiedener organisatorischer Schwierigkeiten erfolgte die Einweihung erst am 11. Mai 1951. Die Leitung übertrug Mitscherlich dem an seiner Abteilung für Psychosomatische Medizin tätigen Psychologen **Paul Helwig**. Darüber hinaus arbeiteten unter anfangs allerdings bedrückend schlechten Bedingungen noch eine Sozialarbeiterin, eine Sekretärin und – für die therapeutischen Bereiche – Margarete Nielsen, eine Ärztin, mit der Mitscherlich seit Längerem eine Beziehung führte ([187]:241, [242]). Aus Mitteln der Rockefeller Foundation (siehe Report 1951, Link unter [267] brach Alexander Mitscherlich im Jahr 1951 ebenfalls in die USA und nach Kanada auf, wo er weitere Mitarbeiter für die Erziehungsberatungsstelle zu rekrutieren versuchte ([187]:241f.).

Der konkrete historische Kontext dieser Gründung war folglich derselbe wie für die Gründungsgruppe um Villinger. Ob Mitscherlich keine Einladung zum Marburger „Jugendpsychiater-Treffen" erhielt oder nur verhindert war, bleibt an dieser Stelle ungeklärt. Zumindest galt er durch seine kritische Haltung in der Öffentlichkeit zur Aufdeckung der Medizinverbrechen im Nationalsozialismus als „Nestbeschmutzer" in der Ärzteschaft, der durch die Dokumentationen zum Nürnberger Ärzteprozess dem Ansehen der deutschen Medizin und speziell auch der Psychiatrie geschadet hätte. 1949 war jüngst *Medizin ohne Menschlichkeit* erschienen, in dem auch die Breslauer Hepatitis-Übertragungsversuche von Gutzeit geschildert wurden. Sicherlich zur Erleichterung Villingers wurde seine damalige Kooperation mit Gutzeit nicht erwähnt ([241]:127–130, 296). Dafür wurden allerdings die Namen einiger geschätzter Kollegen in der Dokumentation aufgeführt, z. B. der Neuropathologe Julius Hallervorden oder der Internist Franz Volhard. Wie auch immer Villingers Position gegenüber Mitscherlich im Einzelnen gelagert gewesen sein mag, dieser gehörte auch in den kommenden Jahren der DVJ nicht als Mitglied an. Im *Jahrbuch für Jugendpsychiatrie* (hier Bände I bis VI) wurden Mitscherlichs Publikationen zur psychosomatischen Medizin und „Tiefenpsychologie" auffällig selten, nämlich in nur zwei Beiträgen überhaupt zitiert, darunter wiederum in dem eines ausländischen Kollegen, der Kinderpsychiater und Psychoanalytiker war: Alfred Weber, Bern/Neuhaus.

Marie Kalau vom Hofe

Was hatte über dieses Kontextgefüge hinaus demgegenüber der in Mannheim anwesenden Psychoanalytikerin Kalau vom Hofe den Vorzug gegeben, zum Marburger „Jugendpsychiater-Treffen" eingeladen zu werden? Marie Kalau vom Hofe war am 9. September 1891 bei Oldenburg als Marie Willms geboren worden. (Den Nachnamen Kalau vom Hofe nahm sie nach der Heirat mit dem ostpreußischen Landwirt und Unteroffizier Friedrich Wilhelm Fabian Kalau von Hofe an.) Sie war in Berlin aufgewachsen und hatte ihr Medizinstudium zwischen 1911 und 1916 an den Universitäten in Freiburg, Jena und München absolviert. Die Medizinalpraktikantenzeit verbrachte sie 1917 an der Universitäts-Nervenklinik sowie an der Inneren Abteilung der Städtischen Krankenanstalt in Königsberg. Promoviert worden war sie ebenfalls in Königsberg am 17. Juli 1918 mit der internistischen Untersuchung *Ein Fall von Herzhypertrophie bei Dystrophia musculorum progressiva* [118]. Nach einer dreijährigen Tätigkeit an der Hamburger psychiatrischen Staats-Krankenanstalt Friedrichsberg ließ sie sich in Berlin als Ärztin nieder, wo sie bis zum Ende des Zweiten Weltkriegs blieb. 1926 hatte sie die Facharztanerkennung für „Nerven", wie in der Reichsärztekammer vermerkt wurde, erhalten [175]. Ebenfalls seit 1926 arbeitete sie für die Nervenklinik der Charité, teils zur selben Zeit wie DVJ-Gründungsmitglied Gerhard Kujath [42]. In diese Jahre fielen die Kontakte zur Berliner Psychoanalysebewegung, wo sie 1925 am dortigen Psychoanalytischen Institut bei Sandor Rado eine Lehranalyse begann, die unter Carl Müller-Braunschweig fortgesetzt wurde ([130]:188f.). Seit 1935 war sie Mitglied der Deutschen Psychoanalytischen Gesellschaft (DPG). Sie galt unter den verschiedenen Strömungen der Psychoanalyse als „Freudianerin" [118].

Im Zuge der Nürnberger Gesetze flüchteten viele Mitglieder der DPG ins Ausland. Die Fachgesellschaft wurde dem 1936 in Berlin gegründeten Deutschen Institut für psychologische Forschung und Psychotherapie (Leitung: Matthias Heinrich Göring) als „Arbeitsgruppe A" unterstellt. Kalau vom Hofe war nicht gewillt, weiterhin dort tätig zu sein, solange noch letzte jüdische Mitglieder aktiv waren. Mit ihrem Institutskollegen Felix Böhm vereinbarte sie, ihm zwar ihr Austrittsgesuch zukommen zu lassen, das aber so lange bei Böhm liegen sollte, bis alle jüdischen Mitglieder ausgetreten seien (danach sollte es wohl vernichtet werden). Konkret bezog sich die Absprache auf die gerade erst erfolgte Verhaftung von Edith Jacobssohn ([248], [202]:199). Kalau vom Hofe sah nicht nur die gesamte Stellung des Instituts gefährdet ([107]:119), sondern speziell eine persönliche Unvereinbarkeit mit ihrer jahrelangen Tätigkeit als Gerichtspsychiaterin für das Berliner Polizeipräsidium ([287]:150). Der Vorgang lässt sich so deuten, dass sie bei eventuellen Fragen aus Polizeikreisen jederzeit auf ihr – einfach noch nicht bearbeitetes – Austrittsgesuch verweisen konnte, ohne aber vorläufig austreten zu müssen. Boehm unterstützte dieses Doppelspiel, offenbar wissend, dass Kalau vom Hofes Bedingung sehr bald erfüllt sein würde. So war sie dann ab 1937 und ganz ihrer Expertise entsprechend im Institut in der „Kriminologischen Abteilung" für gerichtspsychiatrische Fragen u. a. auch für Minderjährige zuständig ([233]:19). Vor dem Hintergrund ihrer Tätigkeit am Institut Görings erscheint es nicht ausgeschlossen, dass sie 1940 gemeinsam mit diesem und weiteren Kollegen zur Kinderkundlichen Woche nach Wien gereist sein und dort den Prozess der DGKH-Gründung unter Beteiligung Villingers mitverfolgt haben könnte. Belegt werden kann das jedoch hier noch nicht.

Ein besonderer Arbeitsschwerpunkt Kalau vom Hofes wie auch des gesamten Göring-Instituts (1941: 240 Mitarbeiter) lag auf der Homosexualität bzw. Sexualität ([202]:202f.). Wiederholt wurde Kalau vom Hofe nach 1945 zugute gehalten, sie habe Homosexuelle durch ihre Begutachtung und Behandlungen vor Gestapo und Konzentrationslagerhaft bewahren können ([182]:100, [248]). Im *Zentralblatt für Psychotherapie* hatte sie 1942 die Kriminalpsychologie zur Frage der Behandlung der Homosexualität mit folgenden Worten umrissen:

» Wenn wir es heute durch sorgfältigste Auswahl der zu behandelnden Fälle erreichen, wenige wirklich zu heilen, so nützen wir damit der Allgemeinheit sowie dem Ruf der Psychotherapie mehr, als wenn wir marktschreierisch z. B. behaupten würden, jeden Fall von Homosexualität heilen zu können, um dann etwa in Fällen homosexueller Prostitution und

> Verwahrlosung oder auch nur in solchen, wo der Patient *unbelehrbar bleibt* und konstant
> nicht Heilung, sondern in § 51 den Schutz des StGB. [sic] begehrt, kläglich zu versagen
> (zit. n. [287]:150) [kursive Hervorhebung im Original, d. Verf.].

In diese Personengruppe, auf die sich § 51 des StGB bezieht, der die Unzurechnungsfähigkeit von
Strafen bei z. B. Geisteskrankheiten bestimmte, fielen auch Jugendliche, die u. a. von der HJ oder
dem BDM an das Institut überwiesen und durch Kalau vom Hofe behandelt wurden ([287]:150).
Aber auch Sonderfälle wie der einer verhaltensauffälligen jugendlichen Waise eines gefallenen SS-
Mannes wurden auf ausdrücklichen Wunsch des Reichsführers SS Heinrich Himmler an Görings
Institut untersucht, woran Kalau vom Hofe beteiligt war ([130]:202–205). Welche Konsequenzen
ihre Begutachtungen und Stellungnahmen für die betreffenden Jugendlichen hatten, lässt sich
ohne systematische Untersuchung auf Grundlage von Einzelfallakten hier nicht beantworten.

Durch ihre gerichts- und jugendpsychiatrischen Tätigkeiten hindurch zog sich das primäre
Motiv, die tiefenpsychologische Psychotherapie als Profession zu etablieren ([130]:189). Dieses
Ziel verfolgte sie auch nach dem Kriegsende weiter. Im Jahr 1945 gehörte sie zu den Gründungsmitgliedern der neu errichteten Deutschen Psychoanalytischen Gesellschaft unter dem Vorsitz
von Carl Müller-Braunschweig (Stellvertreter: Felix Böhm) sowie des 1949 entstandenen Berufs-
verbands der Psychoanalytiker, der Deutschen Gesellschaft für Psychotherapie und Tiefenpsychologie. Wie aus den einschlägigen Arbeiten von Regine Lockot hervorgeht (siehe u. a. [232]),
beinhaltete eine der Forderungen Kalau vom Hofes das radikale Verbot gegenüber nicht ärztlichen
Akteuren, Psychotherapie betreiben zu dürfen. In dieser Hinsicht bestand also eine weitere Interessengemeinschaft mit (kinder- und jugend-)psychiatrischen Kollegen wie Ernst Kretschmer
oder Werner Villinger. Am Gründungsakt der DVJ nahm sie im Selbstverständnis einer ärztlichen Jugendpsychotherapeutin teil. Aus dem erhaltenen Protokoll spricht vor allem Kalau vom
Hofes professionspolitisches Interesse an der Etablierung der Psychotherapie, wofür ihr offenbar Villingers Arbeitsgemeinschaft als ein weiteres geeignetes Vehikel erschien. Über die beiden
Diskussionspunkte a) der Ausgestaltung eines möglichen Facharztes für Jugendpsychiatrie und
b) der interdisziplinären Zusammenarbeit mit anderen Fachvertretern hinaus waren sich die
Beteiligten darüber einig, dass eine psychotherapeutische Ausbildung des Jugendpsychiaters
notwendig sei. Allerdings hieß es weiter:

> » … ebenso übereinstimmend wurde jedoch die bedingungslose Forderung, sich einer
> Lehranalyse zu unterziehen, abgelehnt. Weiterhin wurde unter Heranziehung der
> schwedischen Erfahrungen die Forderung nach einer vermehrten Einschaltung des
> Jugendpsychiaters (bezw. der Erziehungsberatungsstellen) bei der Beurteilung jugendlicher
> Rechtsbrecher erhoben. Die in Aussicht genommene strafrechtliche Sonderbehandlung der
> Halberwachsenen fand allgemeine Billigung (Weber/Stutte: Protokoll über das Jugendpsy-
> chiater-Treffen am 21./22. Oktober 1950 in der Universitäts-Nervenklinik, Marburg, [9]).

Die als vorbildlich angesehenen schwedischen Verhältnisse hatte Villinger als eine seiner Reiseeindrücke wiederholt ins Spiel gebracht (so auch in der Frage der Facharztausgestaltung). Kalau
vom Hofe kam dieser Aspekt angesichts ihrer früheren Tätigkeit voll und ganz entgegen. Mit
der offensichtlich von ihr erhobenen „bedingungslosen Forderung" nach der obligatorischen
Lehranalyse – im Gründungskreis vertrat sie als einzige explizit die Psychoanalyse – war sie aber
grundsätzlich gescheitert. Möglicherweise ist aus dieser Erfahrung ihr Rückzug aus der entstehenden Fachgesellschaft zu erklären. Es liegen keine Belege für ein späteres Engagement Kalau
vom Hofes in der DVJ vor. Lediglich die Verbindung zu Bürger-Prinz blieb bestehen. Zu Beginn
der 1950er-Jahre siedelte sie von Hannover-Kirchrode (Protokoll 21./22.10.1950) ganz nach

Hamburg über, wo sie Therapeutin beim Osdorfer Heim des Jugendamts und Leiterin einer Erziehungsberatungsstelle wurde ([95]:181; Eintrag im AFET-Verzeichnis 1957: Psychotherapeutische Beratungs- und Behandlungsstelle, Hamburg, Görnestraße 37, [294]:21). Bürger-Prinz soll bei der „steinernen Gräfin" ([182]:100), wie sie in der Community genannt wurde, eine Lehranalyse absolviert haben [248]. In seinen Memoiren erwähnt Bürger-Prinz, eine Analyse begonnen, diese aber nicht beendet zu haben. Kalau vom Hofe wurde in dem gesamten Band – wie übrigens auch Villinger – nicht genannt [122].

Obermedizinalrat Walter Gerson: „ … nicht auf Rosen gebettet."

In dem in Vergangenheit bereits vielfach kritisch bewerteten gemeinsamen Beitrag von Werner Villinger und Hermann Stutte aus dem Jahr 1948 unter dem Titel „Zeitgemäße Aufgaben und Probleme der Jugendfürsorge" (▶ Kap. 9) verwiesen die beiden Psychiater in ihrem abschließenden Satz darauf, wie sehr der AFET vor allem „interzonal" auf eine die Jugendfürsorgeinstitutionen übergreifende Zusammenarbeit hoffen lasse. Da der Aufsatz im Frühjahr 1947 bei der Schriftleitung der Fachzeitschrift *Der Nervenarzt* eingegangen war, konserviert er indirekt die damalige Entwicklung des AFET, wie sie für die Vorgründungsphase der DVJ von Relevanz war. Diese Schritte können sowohl mit Stutte, Villinger als auch Walter Gerson in Verbindung gebracht werden. Im Jahr 1946 hatten sich Protagonisten des AFET erstmals seit dem Ende des Krieges im Ort Vlotho, zwischen Bielefeld und Hannover gelegen, getroffen, um einerseits in einer Art Rückschau die Entwicklung des AFET seit dem Jahre 1933 zu bewerten und andererseits die Wiederaufnahme seiner Tätigkeit noch im laufenden Jahr vorzubereiten. Die erste vollwertige Nachkriegstagung wurde aber erst vom 17. bis 19. September 1947 in Hannoversch-Münden bewerkstelligt. Als richtungsweisend wurden Aspekte wie Ausbildung und Berufsbild des (Heim-)Erziehers, Kontakte und Beziehungen zu Eltern und Heimfamilien oder allgemein methodische und pädagogische Grundfragen der Heimerziehung herausgegriffen. Damit knüpfte man inhaltlich tatsächlich an den vormals letzten, in Kassel veranstalteten AFET im Jahr 1935 an, der ebenfalls Grundfragen der Heimerziehung unter den veränderten politischen Verhältnissen des Nationalsozialismus behandelte. In Hannoversch-Münden 1947 wertete man dagegen nun auch die Themen Sozialpädagogik (Fürsorgeerziehung) und psychiatrische Aspekte der Heimerziehung in Form eigenständiger Schwerpunkte auf ([120]:278–279). Hier waren sich zumindest Stutte und Gerson erstmals begegnet, wie auch das in der Einleitung (s. o.) zitierte Schreiben Stuttes an Gersons Frau nahelegt. Walter Gerson hielt auf dem ersten Nachkriegs-AFET einen Vortrag über „Die Grenzen der Fürsorgeerziehung und die Frage der Entlassung nach § 73 RJWG" (Reichsjugendwohlfahrtsgesetz), in dem er sich explizit für ein Bewahrungsgesetz und wie Villinger für die Errichtung von Bewahranstalten aussprach ([120]:279, [315]:15).

Villingers Verbindungen zum AFET reichten mind. in die zweite Hälfte der 1920er-Jahre zurück. Für das Jahr 1926 ist nachgewiesen, dass Villinger vor dem 4. Fachausschuss des AFET in Berlin über das Thema „Psychoanalyse und Fürsorgeziehung" referierte. Eine gekürzte Ausarbeitung fand Eingang in die *Zeitschrift für Kinderforschung* ([185]:182). Im Jahr 1931 hatte er darüber hinaus als Sachverständiger gegenüber einer AFET-Kommission einen Vortrag über „Das Problem der Schwererziehbarkeit in der Fürsorgeerziehung" gehalten. Bereits zum damaligen Zeitpunkt plädierte er für die Unterbringungsform von Bewahranstalten und insistierte zugleich – in paralleler Denkweise zum Nachkriegskontext der Erziehungsberatungsstellen – für die präventive Früherfassung ([185]:184, [316]:15). Und auf dem Würzburger AFET von 1934 berichtete Villinger wiederum über erste „Erfahrungen mit der Durchführung des Erbkrankenverhütungsgesetzes an männlichen Fürsorgezöglingen", ein Vortrag, der ebenfalls in der *Zeitschrift für Kinderforschung* abgedruckt worden war ([185]:185f.). Villinger setzte über den langjährigen Kontakt zu Pastor Wolff seine Vortragstätigkeit im Rahmen des AFET auch in den 1950er-Jahren fort. Ein Nachweis darüber, ob sich Villinger und Gerson vor 1945 schon einmal persönlich begegnet sein könnten, ist auf der derzeitigen Quellenlage schwer zu erbringen. Wie aus den nachfolgenden Ausführungen erkennbar wird, bestand hier zumindest im Zeitraum von 1936 bis 1945 mit einiger Sicherheit keine Gelegenheit. Gersons Teilnahme an der DGKH-Gründung kann aufgrund seiner Lebenssituation unter zunehmender Verfolgung als ausgeschlossen gelten, da er einem Reiseverbot unterlag. Umso bemerkenswerter erscheint es, dass noch 1939 eine von Gerson verfasste Rezension über eine Arbeit von Hildegard Hetzer aus dem Jahr 1937 („Mütterlichkeit") in der *Zeitschrift für Kinderforschung* veröffentlicht wurde (Jg. 47,1939:118f.). Immerhin war 1939 Hans Reiter als Leiter des Reichsgesundheitsamts in den Herausgeberkreis eingetreten. Die Schriftleitung hielt allerdings Villinger in der Hand. Damit dürfte ein Kontakt gegen Ende der 1930er-Jahre zumindest auf postalischem Wege bestanden haben. (Die Kinderpsychologin H. Hetzer gehörte später der DVJ an und wurde aus Anlass ihres 60. Geburtstag am 9.6.1959 zum korrespondierenden Mitglied ernannt.)

Gerson trat beim Nachkriegs-AFET als wiedereingesetzter Direktor des Göttinger Landesjugendheims auf. Er hatte diese Einrichtung, vormals Provinzial-Erziehungsheim, schon in früheren Jahren zwischen 1930–1936 geleitet. Die Geschichte dieser Einrichtung inkl. der dort herrschenden strengen Disziplin, die Bestrafungsmaßnahmen von jugendlichen „Psychopathen" beinhaltete – körperliche Züchtigung hatte Gerson allerdings abgeschafft –, ist von Matthias Dahl und Heiko Frese in Form einer detaillierten Untersuchung behandelt worden. Aus ihrer Studie wurde insbesondere deutlich, dass die Fürsorgezöglinge systematisch der Zwangssterilisation ausgeliefert waren, die Gerson befürwortete. Mindestens 60 Fälle konnten dokumentiert werden ([134]:130). Außerdem wandte Gerson bei Heiminsassen mit der Diagnose „Infantilität" sog. Organtherapien mit einem Hormonpräparat aus Hypophysenvorderlappenextrakt an ([134]:107). Schließlich versagte Gerson einigen 1934 im Heim untergebrachten jüdischen Zöglingen, die zu Feiertagen Ausgang zur Synagoge wünschten, die Ausübung ihrer Religion, um eine ihm unliebsame Gruppenbildung in der Einrichtung zu unterbinden. Sie wurden zeitnah in eine Verwahranstalt in Berlin abgegeben ([134]:125f.).

Dass Gerson selbst jüdischer Herkunft war, wie auch Dahl und Frese schilderten, ist Inhalt ausgiebiger Parteikorrespondenzen seit 1934 gewesen, die schließlich 1936 zu seiner vorzeitigen Versetzung in den Ruhestand führten. Folgt man der Darstellung von Dora Gerson, die 1977 im Rahmen eines lokalen Aufarbeitungsprojekts über die jüdischen Familien Göttingens von Oberstudienrat Ulrich Popplow interviewt wurde, hatte sich ihr Mann geweigert, in die NSDAP einzutreten, woraufhin eine Überprüfung seiner Abstammung ausgelöst worden sei. An den Namen der für die Abstammungsprüfung zuständigen Person in Berlin konnte sich Gersons Frau nicht mehr genau erinnern. Es sei ein „von" gewesen, „irgendein arroganter Adliger". Dazu Dora Gerson:

> » Die Eltern meines Mannes stammten beide aus jüdischen Familien, waren jedoch christlich getauft und erzogen worden. Man sagte uns: „Wenn Sie wenigstens einen Arier unter den Vorfahren hätten, das würde uns schon genügen." Dann bin ich nach Berlin gefahren – mein Mann durfte nicht mehr fahren – und habe mit einem Verantwortlichen vom Rassenamt gesprochen. Ich habe ihm Fotos des Großvaters gezeigt, der ein absolut germanischer Typ war mit langem, schmalen Kopf und blonden Haaren. … Er sagte dann: „Selbst wenn wir Ihrem Gatten einen arischen Großvater oder Vater nachweisen könnten, sind Sie auch nicht auf Rosen gebettet." Dieses Wort habe ich kapiert und behalten und kam dann also tiefbetrübt nach Hause. Dann wurde mein Mann entlassen. Das hieß, daß wir im nächsten Monat aus einem Haus von zehn Zimmern in eine Wohnung von fünf Zimmern ziehen mußten, die ich deshalb nahm, weil in der Nähe der Bürgerstraße der Ortsgruppenleiter

Adolf Früh wohnte und wir uns unter seiner Obhut sicher fühlten. Er kannte meinen Mann sehr gut und schätzte ihn, denn sie waren durch Sportinteressen verbunden. Mein Mann war auch Sportarzt auf dem Jahnplatz und hat dort die Läufer vor ihren Prüfungen untersucht ([35]:3f.).

Tatsächlich scheinen gute Kontakte zwischen Gerson und Parteistellen bestanden zu haben. Im September 1933 erklärte der Göttinger Polizeidirektor und Führer der 51. SS-Standarte A. Gnade, dass bei Gerson eine Ausnahme gemacht werden könne, „weil seine geistige und körperliche Verfassung Gewähr dafür bietet, daß den Prinzipien des Ariertums nicht geschadet wird" ([16], Dr. Walter Gerson, 25.1.1899). In einer Stellungnahme des Kreispersonalamts an die NSDAP-Gauleitung in Süd-Hannover-Braunschweig vom 3. Mai 1934 ist sogar zu lesen:

» Dr. G. ist kein Parteimitglied. An Sammlungen der Partei und ihrer Gliederungen hat er sich jederzeit bereitwillig beteiligt. Er hat darüber hinaus gelegentlich an Hilfsbedürftige der Partei reichlich und ohne viel Aufhebens gespendet. ... G. ist ein Mann des Lebens und nicht der grauen Theorie. Er ist offen, zugänglich und aufrichtig. Das Personal und die Kranken kennen und lieben ihn als einen prächtigen Kerl. Seine Frau ist nicht weniger beliebt und geachtet. ... Seine Großmutter soll eine Jüdin gewesen sein, sie soll Löwental oder Löwenstein geheissen haben ([16], Dr. Walter Gerson, 25.1.1899).

Dora Gerson schilderte im Interview, dass Gersons Mutter, die im gemeinsamen Haushalt lebte, zu den Göttingern gehörte, die etwa 1943 in einer nächtlichen Sammlung nach Theresienstadt deportiert wurden. Sie begleitete persönlich ihre Schwiegermutter zum Bahnhof ([35]:6). Gertrud Gerson wurde am 23. Juli 1942 deportiert und kam nachweisbar in Theresienstadt ums Leben ([277]:255).

1938 wurde Gerson, nachdem er die Zeit seit der Amtsenthebung als niedergelassener Arzt praktiziert hatte, die Approbation entzogen. Das Ehepaar trug sich angesichts der zunehmenden Repressionen bald mit dem Gedanken, nach Großbritannien auszuwandern, weshalb Walter Gerson begann, die englische Sprache zu lernen. Seine Frau brachte vorab den älteren der beiden Söhne, der in der HJ Mitglied war ([35]:23), unter der Behauptung einer von dort erfolgten Einladung persönlich nach England, wo er über den emigrierten Göttinger Dozenten und Kunsthistoriker Nicolaus Pevsners „aufs Land" ([35]:19) weiter vermittelt wurde. Wie sie beschrieb, hatten Gersons für sich selbst zwar bereits eine Auswanderungsnummer erhalten, allerdings keine Vermögensbestände zur Verfügung, mit denen die Genehmigung zu beschleunigen gewesen wäre. Der Kriegsbeginn verhinderte diesen Plan endgültig.

Familie Gerson im Bestand Ergänzungskarten zur Reichsvolkszählung von 1939

Auch für die Familie Gerson sind Dokumente im Zusammenhang mit der Reichsvolkszählung vom 17. Mai 1939 auffindbar ([277]:255), die alle wesentlichen Interviewangaben von Dora Gerson stützen. Laut sog. Ergänzungskarten mit Angaben über Abstammung und Vorbildung lebten in der Göttinger Bürgerstraße 25: als Haushaltsvorstand („HHV") Dr. med. **Walter Gerson**, geb. 25.1.1899 in Berlin, Bemerkung: „Hochschulstudium, Hochschule Universität Bonn", „Abstammung": „JNJN" (im Sinne der Nürnberger Gesetze „Mischling I. Grades"); **Dora Gerson**, geb. Begas am 21.6.1899 in Kelsterbach/Main, „Abstammung": „NNNN"; **Karl-Hein** [sic] **Gerson**, geb. 28.3. 1927 in Berlin, „Abstammung": „JJNN" („Mischling I. Grades"), Bemerkung: „Abwanderung Datum: 21.9.1939, Abwanderung nach: Großbritannien, Ledbury (o. Bedbug)." Der Ortsvermerk zur deutschen Stadt Bedburg bleibt ungeklärt. Dora Gerson berichtete, dass ihre Schwiegermutter über eine Auswanderung nach Holland zu ihrem zweiten Sohn Prof. Horst Gerson nachdachte. Der vermerkte Ort Bedburg liegt zumindest in Richtung der holländischen Grenze, worüber möglicherweise Kontakte bestanden und auch Dora Gerson mit ihrem Sohn nach England weiterreiste. Darüber hinaus erwähnte sie im Interview 1977 ohne Benennung der genauen Hintergründe, ihren nach Großbritannien gebrachten Sohn später nie wiedergesehen zu haben. Ebenfalls fraglich bleibt der Nachtrag des Abwanderungsdatums. Ist dieser jedoch korrekt angegeben, erfolgte die Überfahrt Dora Gersons mit dem gemeinsamen Sohn Karl-Heinz nach England knapp 3 Wochen nach dem Überfall der Wehrmacht auf Polen. Großbritannien war auf Basis seines Beistandspaktes mit Polen am 3. September in den Krieg eingetreten. Dies steht allerdings Dora Gersons Beschreibung entgegen, unmittelbar vor dem Kriegsausbruch in England gewesen zu sein [35]. Weitere Erhebung laut Reichsvolkszählung: **Peter Gerson**, geb. 25.9.1932 in Göttingen, „Abstammung": „JJNN" („Mischling I. Grades") sowie **Gertrud Gerson**, geb. Lilienfeld am 19.12.1876 in Leipzig, „Abstammung": „JJJJ" („Jüdin").

Gerson erhielt im Februar 1941 aufgrund des kriegsbedingten Ärztemangels eine Notdienstverpflichtung für eine Landarztpraxis im Kreis Rittmarshausen, die er bis etwa Oktober 1944 führte. Zu der Zeit wurde sein Zwangseinsatz für die „Organisation Todt" entschieden. Die NSDAP-Ortsgruppe Rittmarshausen versuchte noch, die Kreisleitung in Göttingen zur Einflussnahme auf die zuständige Gestapo zu bewegen, um den Vorgang zu stoppen. Gerson versorgte zur Zufriedenheit der Landbevölkerung 14 Dörfer und 3 Domänen und hatte sich beinahe unentbehrlich gemacht. Doch die Göttinger Stelle lehnte ab, überhaupt nur Kontakt zur Gestapo aufzunehmen [16]. Gerson wurde nach Lenne bei Holzminden verbracht, wo ein Häftlingslager mit schätzungsweise 5000 Personen für die Flugzeugproduktion errichtet wurde. Bald als Lagerarzt eingesetzt, hatte Gerson allerdings größeren Bewegungsspielraum. Seine Frau gab an, sich mit ihm in einem Restaurant getroffen zu haben. Und aus Zeitzeugenberichten geht hervor, dass sich im Lager ein bildungsbürgerlich-elitärer Zirkel unter den Häftlingen herausbildete. Ein ehemaliger Mithäftling in Lenne erinnerte sich:

» Da waren zwei, drei Männer, die nach dem Krieg Minister wurden. … Ein Rechtsanwalt kam aus Stadtoldendorf, der lebte in der Nebenbaracke. Wir hatten einen Professor für Chemie der Universität Göttingen unter uns namens Ehrenberg sowie den ehemaligen Bankdirektor Bartels, ebenfalls aus Göttingen und Dr. Gerson, frei praktizierender Arzt (zit. n. [177]:233).

Gerson (◨ Abb. 8.5) erlebte das Kriegsende im Lager und berichtete der britischen Militärregierung von den Lagerzuständen ([322]:157). Er erhielt seine Zulassung zurück und arbeitete vorübergehend als niedergelassener Arzt, bevor er in seine Direktorenfunktion des Landesjugendheims wieder eingesetzt wurde ([134]:128). (Als Gersons Nachfolger wurde 1964 der aus der Marburger Schule hervorgegangene Werner Munkwitz angestellt). Gerson entschied an der Göttinger Universität in einem Ausschuss über die politische Einstufung und Wiederzulassung ehemaliger Hochschulmitarbeiter [39], [40], [41], [262]. Wie der oben zitierte Nachruf aus der Feder von Stutte und Sieverts andeutet, muss Gerson eine vergleichbar gewichtige Position in der niedersächsischen Ärztekammer innegehabt haben, wodurch er Kollegen zur Rückkehr in ihr Berufsfeld verhalf. Zwischen 1948 und 1968 hatte Gerson auf ursprüngliche Empfehlung des mit ihm befreundeten Pädagogen Herman Nohl an der Göttinger Universität einen Lehrauftrag inne („Erziehung verwahrloster Jugend, insbesondere Fürsorgeerziehung"). Im Jahr 1957 wurde er als Anerkennung für seine Veröffentlichungen aus der Vor- und Nachkriegszeit zur Jugendfürsorge durch das niedersächsische Kultusministerium zum Honorarprofessor ernannt [40], [41], [63].
  Walter Gerson entwickelte sich in der unmittelbaren Nachkriegszeit, als Villinger und Stutte ihn persönlich kennenlernten und die Wiedererrichtung der Fachgesellschaft unter Gersons intensiver Beteiligung stufenweise vorantrieben, zu einer angesehenen Persönlichkeit der jugendpsychiatrischen Versorgungsstruktur in Niedersachsen und Hessen. Die Attraktivität Gersons für die Marburger Gruppe dürfte in der Übereinstimmung in fachlichen Fragen gelegen haben. Neben die gregorianische Stimmführung in der Bewahrungsfrage trat auch die eugenische Begründung der Sterilisation. Gerson hatte diesbezüglich keine Modifikation seiner Position vorgenommen. Als im Frühjahr 1952 zwei zwischenzeitlich erwachsene ehemalige Heiminsassen

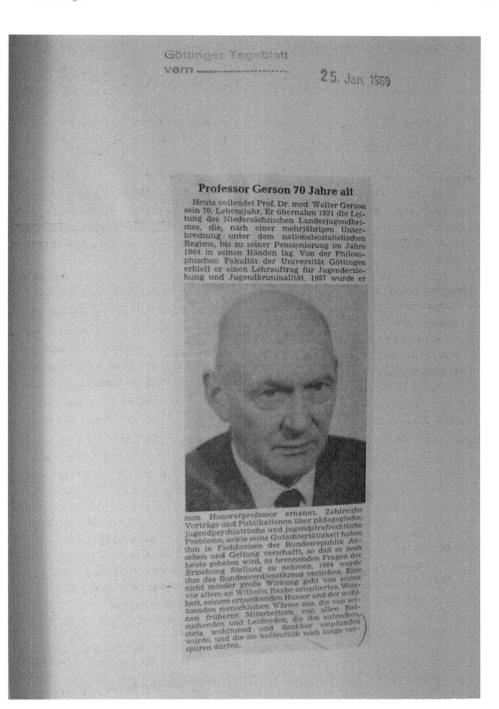

Göttinger Tageblatt
vom —————————————— 25. Jan. 1969

Professor Gerson 70 Jahre alt

Heute vollendet Prof. Dr. med. Walter Gerson sein 70. Lebensjahr. Er übernahm 1931 die Leitung des Niedersächsischen Landesjugendheimes, die, nach einer mehrjährigen Unterbrechung unter dem nationalsozialistischen Regime, bis zu seiner Pensionierung im Jahre 1964 in seinen Händen lag. Von der Philosophischen Fakultät der Universität Göttingen erhielt er einen Lehrauftrag für Jugenderziehung und Jugendkriminalität. 1957 wurde er zum Honorarprofessor ernannt. Zahlreiche Vorträge und Publikationen über pädagogische, jugendpsychiatrische und jugendstrafrechtliche Probleme, sowie seine Gutachtertätigkeit haben ihm in Fachkreisen der Bundesrepublik Ansehen und Geltung verschafft, so daß er noch heute gebeten wird, zu brennenden Fragen der Erziehung Stellung zu nehmen. 1964 wurde ihm das Bundesverdienstkreuz verliehen. Eine nicht minder große Wirkung geht von seiner vor allem an Wilhelm Raabe orientierten Weisheit, seinem erquickenden Humor und der wohltuenden menschlichen Wärme aus, die von seinen früheren Mitarbeitern, von allen Ratsuchenden und Leidenden, die ihn aufsuchen, stets wohltuend und dankbar empfunden wurde, und die sie hoffentlich noch lange verspüren dürfen.

◨ **Abb. 8.5** Meldung zum 70. Geburtstag von Walter Gerson im Göttinger Tageblatt vom 25.01.1969 (UAG Phil PA Gerson, Walter; mit freundl. Genehmigung des Universitätsarchivs Göttingen) bei ihm anfragten, ob die damals erfolgte Unfruchtbarmachung operativ rückgängig zu machen sei, bejahte Gerson zwar prinzipiell diese Option, argumentierte aber mit suggestivem Impetus gegen eine Refertilisierung. Sein Wortlaut sei hier aus dem Aufsatz von Dahl und Frese noch einmal wiedergegeben. Er sprach sich gegen die Refertilisation aus,

> » da bei Berücksichtigung der gesamten Familienverhältnisse die Gefahr von nicht gesunden Nachkommen zu gross ist. Da ich auf diesem Gebiet Erfahrungen besitze, muss ich diesen Rat geben. … Du weißt selbst, dass Du etwas schwer gelernt hast, und es könnte sein, dass Deine Kinder dieselben Schwierigkeiten haben (zit. n. [134]:128).

Seit der Untersuchung von Dahl und Frese sind auch die spezifischen Heimverhältnisse während Gersons Nachkriegsära verstärkt in den Fokus der öffentlichen Aufmerksamkeit gerückt. Berichte ehemaliger Heimkinder der 1950er- und 1960er-Jahre lösten auf regionalpolitischer Ebene die Förderung weiterer historischer Studien aus (u. a. [213]).

Mit Blick auf den nachfolgenden Abschnitt bleibt herauszustellen, dass der erwähnte Göttinger Wohnortwechsel der Familie Gerson vom Direktorenhaus im Rosdorfer Weg 8 in die Bürgerstraße 25 [34] auf biografischer Ebene den Hintergrund der Verfolgung im Nationalsozialismus des baldigen Vorstandsmitgliedes und DVJ-Kassenwarts symbolisiert, während das Treffen von Jugendpsychiatern an genau diesem Ort nach dem Krieg gleichzeitig von Stutte als Initialereignis gefeiert wurde. Setzt man voraus, dass im September 1949 in der informellen Gesprächsrunde oder auch danach Gelegenheit war, sich unter Kollegen über die individuellen Lebenswege auszutauschen, spricht in der Rückschau einiges dafür, hierin einen zusätzlichen Grund für die von den Akteuren wiederholt präsentierte, mythisch anmutende Erzählung vom Genius Loci der Wiedererweckung der DGKH zu sehen.

8.9.2 „Arbeitsgemeinschaft" – „Gesellschaft" – „Verein" – „Vereinigung": Der Name als Indikator einer Sinnfindung

Inwiefern wurde die 1940 in Wien gegründete Deutsche Gesellschaft für Kinderpsychiatrie und Heilpädagogik 1950 in Marburg wiedererrichtet? Mit Rücksicht auf die zeitliche und methodische Begrenzung der obigen Darstellung ergibt sich noch immer ein vorläufiger Eindruck. Erst wenn die weitere Entwicklung über den hiesigen Untersuchungszeitraum von 1945–1952 hinaus im Detail einbezogen wird, vervollständigt sich das Bild. Legt man bis dahin der Einfachheit halber die zeitgenössischen Erzählmuster von Werner Villinger und vor allem die seines wissenschaftlichen Ziehsohns Hermann Stutte zugrunde, dem als langjährigem Schriftführer und Chronisten der DVJ ein hohes Maß an Definitionsmacht zukam, so können an dem Selbstverständnis dieser beiden Protagonisten als institutionelle Repräsentanz des Alten im Neuen kaum Zweifel erhoben werden. Hinter den jeweils situativ unterschiedlichen, auch taktisch motivierten Konstruktionsversuchen bestanden unabweisbar wirksame historische Verbindungslinien zwischen der DGKH und der DVJ. Die gesellschaftlichen Rahmungen von Diktatur, Besatzungszeit und Aufbau der jungen Bonner Republik konnten allerdings unterschiedlicher kaum sein. Die Reflexion über die Genese der DGKH, die sich aus Villingers Perspektive mind. seit Heinzes Vorsitz als ein Fehlstart erwiesen hatte, fand ihren Ausdruck in Verbesserungs-, oder neutraler ausgedrückt Anpassungsmaßnahmen hinsichtlich der Konstitution und Funktionsweise solch einer wiedererrichteten Fachgesellschaft. Die aus dem Lernprozess gewonnenen Schlüsse waren allerdings nicht ganz konsequent realisierbar und allein ausschlaggebend, da auch auf die vielfältig veränderten Voraussetzungen sowohl personeller, institutioneller und mentaler sowie politischer, wirtschaftlicher und wissenschaftlicher Art zu reagieren war.

Unter primär organisatorischen Gesichtspunkten kann der Entstehungsprozess der DVJ als *Ausgründung* (Filialisation) aus dem Interessenverband der Erwachsenenpsychiater, der GDNP, gedeutet werden, ein Schema bestehend aus Teilschritten, wie es um 1940 erkennbar war. Villinger trat dabei viel stärker als noch 1940 als Akteur initiativ hervor. Seine Einbindung in die Verbände der Erwachsenenpsychiater war von erheblicher Bedeutung. Mit der Jahresversammlung Deutscher Neurologen und Psychiater, die auf Villingers Einladung hin 1948 in Marburg abgehalten wurde, gehörte er bereits ihrem konstituierenden „geschäftsführendem Ausschuss" an, welcher ein Jahr später 1949 in personeller Deckung als erster Nachkriegsvorstand der GDNP nominiert wurde. Im Rahmen eben dieser nunmehr dritten Nachkriegstagung in Göttingen (auf Einladung von Gottfried Ewald) brachte Villinger bei der erweiterten Vorstandssitzung (23.9.1949) den Antrag ein, in der GDNP eine „Arbeitsgemeinschaft Jugendpsychiatrie" einzurichten ([351]:332). Villingers Arbeitsgemeinschaft wurde in dieser Vorstandssitzung gebilligt. Diese historische Parallelisierung zur DGKH impliziert die Grundsatzentscheidung Villingers, wo die zunächst kleine Gruppe aus interessengleichen Psychiatern des Kindes- und Jugendalters organisatorisch beheimatet sein sollte, mit allen Vor- und Nachteilen, die mit dieser Entscheidung schon in der DGKH verbunden gewesen waren (Öffnung oder Abschließung mithilfe der Mitgliederdefinition). Und gerade weil dieser Schritt nicht geschichtsfrei zu sehen ist, kann er auch als ein vorlaufender Test Villingers interpretiert werden, welche Reaktionsdynamik innerhalb des großen Fachverbands ausgelöst werden würde. Die Konstituierung von „Arbeitsgemeinschaften" oder Kongresssektionen war in der GDNP gemeinschaftlich gewünscht, sodass die „Arbeitsgemeinschaft Jugendpsychiatrie" sogar gleich mehrere junge Nachbarn erhielt. Bürger-Prinz beantragte beispielsweise parallel eine eigene „Arbeitsgemeinschaft Seelische Gesundheit = Psychische Hygiene", deren Vorsitz er übernahm. Aus der Vorstandsreaktion der GDNP ist jedenfalls abzulesen, dass keiner der verantwortlichen Kollegen offiziell Bedenken erhob und etwa auf die eventuelle Existenz der DGKH verwies. Es ist davon auszugehen, dass die (fortgesetzten) Spezialisierungsbestrebungen in Form eines Austausches unter Vertretern der Kinder- und Jugendpsychiatrie begrüßt wurden, insbesondere dann, wenn sie organisatorisch unter den Flügeln der „Muttergesellschaft" GDNP stattfinden würden.

Bezüglich aller neuen Arbeitsgemeinschaften war in Göttingen des Weiteren festgehalten worden, dass bis zum nächsten geplanten Hauptkongress in Stuttgart „Ende September 1951" die in der GDNP angemeldeten „Sektionen und Arbeitsgemeinschaften ihre selbstständigen Tagungen abhalten" ([351]:332). Dem entspricht das Faktum des „Jugendpsychiater-Treffens" in Marburg am 21./22. Oktober 1950, welches Villinger eigenverantwortlich durchführte. In eben diesem Zusammenhang ist die oben zitierte Antwort Villingers vom 13. Oktober 1950 auf Jürg Zutts Anfrage zu der „interessante[n] Tagung über Kinderpsychiatrie" einzuordnen. Er hatte betont, dass es sich bei dieser Sitzung um „etwas ganz Inoffizielles" handele, die seit dem Göttinger GDNP-Kongress im September 1949 – und dem informellen Beschluss zur Wiedererrichtung in Gersons Wohnung – aber durch „immer neue Behinderungen" mehrfach hatte aufgeschoben werden müssen. Dieses Treffen der (noch nur) „Arbeitsgemeinschaft" war also ursprünglich für einen deutlich früheren Termin geplant, möglicherweise im Zusammenhang mit der im Mai 1950 an der Marburger Nervenklinik eröffneten Erziehungsberatungsstelle. Inhaltlich hätte sich dieser Anlass jedenfalls als sehr passend erwiesen.

Als Hintergründe der mehrfachen terminlichen Verschiebungen seien noch einmal einige Stichpunkte genannt, die zwar nur einen Ausschnitt wiedergeben, jedoch einen Eindruck vermitteln:

- Vorbereitung und Eröffnung der Erziehungsberatungsstelle,
- Aufbauarbeit und Tagesgeschäfte an der Klinik selbst,
- universitäre Selbstverwaltung,

- Allein für den Zeitraum zwischen der Göttinger GDNP-Tagung und dem Jahreswechsel 1949/1950 kann als Beispiel der Belastungen aus dem Tagesgeschäft ein Schreiben zur Illustration herausgegriffen werden, mit dem sich Villinger an Zutt wandte. Darin heißt es: „Durch die Erkrankung meines Oberarztes Stutte und den Weggang von Selbach bin ich z. Zt. so eingedeckt mit Arbeit (wozu noch die Dekanatsgeschäfte und die Berufung von 6 Lehrstühlen kommt), dass ich mich der Prozesssache nicht so widmen kann, wie ich müsste" (Villinger an Zutt, 15.12.1949, [28]. Villinger hatte das Dekanamt von 1951 bis 1952 inne [28].),
- Semesterrhythmus inkl. zu vermutender Urlaubsphase,
- Auseinandersetzungen in der Scherpner-Initiative (Wiesbaden-Frankfurt-Treffen),
- der AFET in Hannoversch-Münden,
- Villingers Schweden-Reise sowie darüber hinaus
- eine erste in der hier vorgelegten Darstellung nicht behandelte Delegation von Jugendpsychiatern um Villinger mit Vorträgen zum Lübecker Jahreskongress der kinderärztlichen Fachgesellschaft DGfK (11.-13.9.1950), die nur etwa 3 Wochen vor dem Gründungsakt stattfand [327].

Aus Villingers Zeilen an Zutt lässt sich sein anhaltendes Interesse rekonstruieren, es trotz der vielfältigen Aufgaben nicht zu einer allzu großen Terminverzögerung seiner „Arbeitsgemeinschaft" kommen zu lassen. Spätestens im August oder September 1950 dürfte die koordinierende Korrespondenz mit den potenziellen Teilnehmern geführt worden sein, anderenfalls hätte die Gefahr zu vieler Absagen bestanden. Da er Zutt das fertige Tagungsprogramm zu seinem Schreiben beilegte (s. o.), war jedenfalls am 13. Oktober 1950 die Vorbereitung weitgehend abgeschlossen. Bemerkenswert ist seine Erklärung gegenüber Zutt, dem inoffiziellen Treffen ursprünglich gar keinen derartigen „Tagungscharakter" angedacht zu haben. Dieser entwickelte sich offensichtlich erst aus der vorbereitenden Korrespondenz mit den eingeladenen Teilnehmern, die ihr Interesse an Kurzvorträgen anmeldeten, oder auch aus den vorlaufenden Überlegungen in der Marburger Nervenklinik, welche Aspekte bez. der Gründung und der als notwendig erachteten Instrumente einer wirksamen Fachgesellschaft besprochen werden sollten. Hierzu enthält nun Villingers Schreiben an Zutt konkrete Hinweise:

» Wir wollten uns im engsten Kreise derer, die sich mit Kinder- und Jugendpsychiatrie praktisch und theoretisch ernstlich befassen, ein wenig besprechen und vor allem auch einen Plan ausarbeiten für die Wiedergewinnung eines deutschen Organs, ähnlich wie es die „Zeitschrift für Kinderforschung" gewesen war.
Ich hatte ja seinerzeit bis zum grossen Zeitschriftensterben die Schriftleitung dieser Zeitschrift in der Hand und plante eine nicht unwesentliche Änderung nach Kriegsende. Nun will aber Dr. Springer nicht mehr an die Sache heran, da diese Zeitschrift früher im wesentlichen [sic] von ausländischen Beziehern getragen wurde und inzwischen amerikanische Fachzeitschriften den europäischen Bezieherkreis noch weiter einengen. Dazu kommt die von Tramer in der Schweiz herausgegebene „Zeitschrift für Kinderpsychiatrie", die allerdings die Lücke auf dem Festlande nicht ganz ausfüllt, wenn sie sich auch in den letzten Jahren nicht unerheblich entwickelt hat (Villinger an Zutt, 13.10.1950, [28]).

Hieraus ergibt sich, welchen ungleich hohen Stellenwert er u. a. wichtigen Aspekten der Frage einer geeigneten Fachzeitschrift beimaß. Zugleich zeichnet sich die historische Kontinuität auf biografischer Ebene Villingers ab, die nicht nur zu seiner kommissarischen Leitung der DGKH, sondern sogar noch um einige Jahre weiter zurückführt, nämlich zu seinem Vorsitz des Deutschen

Vereins zur Fürsorge für jugendliche Psychopathen und der ursprünglich 1896 von Johannes Trüper gegründeten *Zeitschrift für Kinderforschung*. Dass Villinger seinen Kollegen Zutt an die Herausgeberzusammenhänge erinnern zu müssen glaubte, überrascht insofern, weil Villinger, der 1934 in den Kreis der Herausgeber eingetreten war, nach dem Tod von der Leyens die Zeitschrift ab 1936 als Chefherausgeber eben gemeinsam mit Jürg Zutt und Erika Hoffmann im Springer-Verlag erscheinen ließ. Der Herausgeberkreis war 1939 um den Präsidenten des Reichsgesundheitsamtes Hans Reiter und die Auswahl der Mitwirkenden kurz vor dem Einstellen der Zeitschrift um Bürger-Prinz (1943 und 1944) erweitert worden ([126]:259, ▶ Kap. 2). Zutt hatte sich übrigens selbst zwischenzeitlich bei Springer erkundigt, wie die Aussichten der Zeitschrift „für die Zukunft sind" (Zutt an Springer, 27.6.47, [85]). Dieser Kontext wirft daher umso mehr die Frage auf, warum Villinger seinen Kollegen nicht von sich aus zum Marburger Treffen eingeladen hatte. Möglicherweise bestanden doch signifikante Meinungsverschiedenheiten über die Psychiatrie in Form von Vorbehalten Zutts gegen Villingers konstitutions- bzw. anlagebetonte Psychiatrie mit ihren expliziten und impliziten Wertehierarchien, Vorbehalte, die Villinger kannte? In einem Bereich standen Villinger und Zutt jedenfalls in Recht großem Abstand zueinander. Zutt stand der Psychoanalyse allein durch seine Ausbildungszeit bei Eugen Bleuler in Zürich (Universitäts-Nervenklinik Burghölzli), dann vor allem durch eine Fortbildung zu Beginn der 1920er-Jahre bei Karl Abraham, dem Leiter der Berliner Psychoanalytischen Vereinigung, deutlich näher. Laut eigener Darstellung Zutts hatte er sogar eine Lehranalyse vollzogen und unter Aufsicht Patienten psychoanalytisch behandelt ([288]:16). Zumindest aufseiten Zutts wird ein Stück mehr erklärlich, weshalb sich dieser gegenüber Villinger zwar nicht „gekränkt", aber doch „traurig" über die ausbleibende Einladung geäußert hatte.

Der in dem Schreiben erwähnte Verleger Ferdinand Springer hatte Villinger bereits im Sommer 1947 zu einem Gespräch über die Frage nach der Fortführung der *Zeitschrift für Kinderforschung* empfangen. Da das Gespräch – sogar mit einem brieflichen Vorlauf seit November 1946 – auf Villingers Anfrage hin zustande gekommen war, wird der Befund weiter erhärtet, dass Villinger schon unmittelbar nach seiner sicheren Etablierung in Marburg die Fäden für die Steuerung der deutschen Kinder- und Jugendpsychiatrie in die Hand zu nehmen versuchte. Aus der exponierten Platzierung der Fachorganfrage im Protokoll des Gründungsaktes sowie in seinem Schreiben an Zutt kann geschlossen werden, dass er eine Fachzeitschrift einerseits und die mit ihr assoziierte Fachgesellschaft andererseits als die beiden wichtigsten Säulen der Konsolidierung der Kinder- und Jugendpsychiatrie ansah. Springer war nun 1947 – von dem vorübergehenden Vorbehalt der Papierknappheit (November 1946) abgesehen – hinsichtlich der Wiederauflage der Zeitschrift keineswegs abgeneigt, hielt jedoch, wie er Villinger noch vor dem Treffen schrieb,

» die frühere Form unter den heutigen schwierigen Verhältnissen nicht mehr für möglich. Wir müssen auf einen bestimmten Jahresumfang und Jahrespreis zurückkommen, der den Abnehmern den Bezug erleichtert. Gerade bei dieser Zeitschrift handelt es sich um einen Abnehmerkreis, der stets mit Etatschwierigkeiten zu kämpfen hat (Springer an Villinger, 16.6.1947, [85]).

Im Laufe der nachfolgenden Jahre rückte Springer jedoch aus genannten Gründen von dem Projekt *Zeitschrift für Kinderforschung* sukzessive ab, wiederholt zum einen mit Hinweis auf die zu hohen Kosten, zum anderen eben auch auf das Spannungsverhältnis zwischen den vertretenen Disziplinen Pädagogik, Psychologie und Psychiatrie, die sich in Vergangenheit jeweils unzufrieden mit der Repräsentanz ihrer Fächer gezeigt hätten [85]. Aus diesem Grund wogen Villinger und die Gründungsteilnehmer der späteren DVJ zwei weitere Optionen ab. Im Protokoll des Marburger Gründungsaktes ist Villingers Idee eines eigenen und neuen Fachorgans dokumentiert. Seine Idee, die 1956 mit dem ersten Band des *Jahrbuchs für Jugendpsychiatrie und ihre Grenzgebiete* recht spät zur praktischen Umsetzung kam, beinhaltete noch den Titelentwurf für ein „Jahrbuch für Jugendforschung, Organ der Deutschen Gesellschaft für … “. Der Begriff „Jugendforschung“ repräsentiert paradigmatisch Villingers über den psychiatrischen Bereich weit hinausgehend angedachte interdisziplinäre Konstruktion. Sie stellte nicht zufällig einen sprachlich komplementären Entwurf zur früheren *Zeitschrift für Kinderforschung* dar, die dem in Marburg abgesteckten Schwerpunkt auf jugendliche Patienten Ausdruck verlieh. Entsprechend war auch der Name der Fachgesellschaft im Kern bereits auf „Jugendpsychiatrie“ und nicht wie in der Vorläuferorganisation DGKH auf „Kinderpsychiatrie“ festgelegt worden. In der Stuttgarter Mitgliederversammlung kam man unter dem Punkt 7 „Verschiedenes“ auf den aktuellen Stand mit dem Springer-Verlag zu sprechen. Nachdem die *Zeitschrift für Kinderforschung* „voraussichtlich … nicht wieder neu aufgelegt“ werde, „ist von Prof. Villinger die Herausgabe eines ‚*Jahrbuches für Jugendpsychiatrie*‘ geplant“. Da aber vorerst noch nicht abzuschätzen war, ob die Nachfrage tatsächlich die entstehenden Kosten ausgleichen könne, erwog Villinger als zweite Möglichkeit, „an Prof. Tramer heranzutreten mit der Bitte, die Schweizer *Zeitschrift für Kinderpsychiatrie* auch als Sprachrohr“ der DVJ zuzulassen. Dies war auch der Anlass für den Vorschlag des Schweizer Psychohygienikers und Kinderpsychiaters Adolf Friedemann aus Biel/Bienne, als Mittler zwischen Villinger und Tramer zu fungieren (Protokoll Mitgliederversammlung Schloß-Café Stuttgart, 26.9.1951, [9]).

Speziell über die Hintergründe des Austausches der Begriffe „Kinderpsychiatrie“ und „Jugendpsychiatrie“ schrieb Hermann Stutte 1982 rückblickend:

> **»** Als sie (die DGKH) sich 1950 unter W. Villinger wieder formierte, geschah dies – ohne Liaison mit der inzwischen ebenfalls weitgehend universitär verselbständigten Heilpädagogik – als „Deutsche Vereinigung für Jugendpsychiatrie“. (Die Weglassung der Kinderpsychiatrie im Titel war ein Entgegenkommen gegenüber den pädiatrischen [Wieder-]Gründungsmitgliedern.) ([315]:281).

Nimmt man Stuttes Rekonstruktion im Kern ernst, kann sich dieser Hintergrund nur auf Paul Schröders ehemalige Oberärztin Anna Leiter bezogen haben, die zu dem Zeitpunkt als einzige auch einen pädiatrischen Facharzttitel vorzuweisen hatte. Soweit sich nachweisen lässt, zählte sie neben Villinger und Stutte zu den wenigen Gründungsaktteilnehmern in Marburg, die persönlich an der Kinderkundlichen Woche in Wien partizipiert, die DGKH-Gründung mitverfolgt und wie Villinger einen Vortrag beigesteuert hatte. Ob sie darüber hinaus eine aktive Rolle in „Schröders“ DGKH eingenommen hatte, bleibt noch zu klären. Als institutionelle Anbindung wurde in Wien „Dresden“ angegeben.

Von Anna Leiter aber abgesehen hatte hauptsächlich nur von Stockert einen direkten Bezug zur Pädiatrie, da er wie Anna Leiter der pädiatrischen Fachgesellschaft angehörte, ohne allerdings selbst Kinderarzt zu sein. Bis zum Eintritt Bennholdt-Thomsens in die DVJ 1951/1952 ist von Stockert neben dem Frankfurter Ordinarius Bernhard de Rudder [327] als vielleicht wichtigster Knotenpunkt der Vernetzungsstrukturen zwischen Psychiatrie und Pädiatrie anzusehen. So könnte sich Stuttes Erklärung im Sinne einer *indirekten* Einflussnahme der Pädiater verstehen lassen. Dies würde jedoch voraussetzen, dass von Stockert oder die jugendpsychiatrische Delegation um Villinger bei der erwähnten Lübecker Jahrestagung der Pädiater-Fachgesellschaft DGfK über die anstehende Gründung sprachen und die Grenzbereiche vorab absteckten.

Bezogen auf den Marburger Gründungsakt war die Pädiatrie wenn auch nicht durch einen Repräsentanten, so doch indirekt präsent. Das Protokoll gibt im zweiten Abschnitt des ersten Tagesordnungspunktes Auskunft darüber, dass „übereinstimmend … das Erfordernis einer späteren Einbeziehung von Pädiatern, Heilpädagogen, Psychologen und Vertretern anderer

Nachbardisziplinen betont" worden sei. Im anschließenden dritten Abschnitt und Punkt 1 heißt es schließlich, dass sogar die Berufung „auch von Vertretern der Nachbardisziplinen in den Vorstand der Gesellschaft … in Aussicht genommen wurde" (Protokoll Jugendpsychiater-Treffen, 21./22.10.1950, [9]). Mit einiger Wahrscheinlichkeit kam hierfür die Pädiatrie als Kandidat in erster Linie in Frage. Eine gesonderte Erwähnung fand sie an dieser Stelle entgegen der späteren Mitgliederversammlung in Stuttgart noch nicht. Im vierten Protokollpunkt wird sie aber im Zusammenhang mit der gewünschten Kooperation mit Nachbardisziplinen ein zweites Mal explizit aufgelistet, hierbei an erster Stelle unter der „Notwendigkeit einer engen Zusammenarbeit der Jugendpsychiater mit Pädiatern, Psychologen, Pädagogen, Heilpädagogen, Sonderschullehrern" (Protokoll Jugendpsychiater-Treffen, Punkt 4, 21./22.10.1950, [9]). Der entscheidende Vorschlag durch von Stockert, einen Pädiater (Bennholdt-Thomsen) zukünftig als Beisitzer in den Vorstand der DVJ zu berufen, erfolgte erst in der Mitgliederversammlung im September 1951 im Stuttgarter Schloss-Café.

Als Zwischeneindruck sticht zu diesem Zeitpunkt die Disziplinenoffenheit und prinzipielle Integrationsbereitschaft hervor, umso mehr als ein Jahr später in Stuttgart durch eine zwischenzeitliche Weichenstellung eine zweistufige Mitgliederregelung mit unterschiedlicher Rechteausstattung zwischen Ärzten und anderen benachbarten Berufsvertretern präferiert wurde. Ebenso ausdrücklich geht die Gründungsaktrunde mit dem Bezug zur Vorläuferorganisation um. Die Betonung der gewünschten interdisziplinären Zusammenarbeit – das Protokoll vermittelt hierzu geradezu eine Aufbruchstimmung – führte die Teilnehmer zu einem zweifach festgehaltenen Rückbezug zur Vorläuferorganisation. Erstens ließen sich die aktuellen Modellversuche mit dem angloamerikanischen Teamsystem der „child-guidance-clinics", die nach Wahrnehmung der deutschen Psychiater „günstige Erfahrungen" zeigten, mit der deutschen Entwicklung zur Zeit der DGKH parallelisieren. Die Protokollanten Stutte und Weber hielten diesbezüglich den Diskussionsstand mit der Formulierung fest: „Auch unsere neu gegründete Gesellschaft müsse die Wiederaufnahme (wie sie in der ehemaligen Gesellschaft für Kinderpsychiatrie und Heilpädagogik bestanden hätten) wieder anknüpfen." Man brachte hiermit in enger Runde zum Ausdruck, dass die Vorläuferorganisation de facto nicht mehr bestünde. Verweise auf Nachprüfungen, wie sie parallel für die GDPN im Registeramt München erfolgten, sind im Protokoll nicht thematisiert. Zweitens: Dass an dem Status der DGKH nicht der leiseste Zweifel erhoben wurde, war der prominent unter Punkt 1 platzierte historische Legitimierungsverweis „auf die Existenz analoger Vereinigungen im Ausland und auf die auch bei uns gegebene Tradition durch die 1940 gegründete, seit dem Zusammenbruch aber nicht wieder in Erscheinung getretene Deutsche Gesellschaft für Kinderpsychiatrie und Heilpädagogik".

Schon seit Villingers Antrag innerhalb der GDNP von 1949 zur Bildung einer Arbeitsgemeinschaft bestanden bez. des Begriffs „Jugendpsychiatrie" – versus „Kinderpsychiatrie" – keine Zweifel mehr. Auf rein rhetorischer Ebene verursachte diese kleine, angebliche Konzession, wie auch immer sie ereignisgeschichtlich entstanden und ob sie überhaupt eine war, ohnehin weder für Villinger noch für Stutte große Kosten. Wie ihre schriftlichen Arbeiten der 1950er-Jahre belegen, benutzten sie Kinderpsychiatrie und Jugendpsychiatrie geradezu synonym, teilweise sogar innerhalb eines Absatzes. Dieser Befund lässt sich anhand Villingers Schreiben an Zutt illustrieren. Villinger schrieb in diesem Schlüsseldokument:

» Es waren also in erster Linie organisatorische Fragen, die mich als Leiter der Sektion [sic] „Kinderpsychiatrie" [sic] im Rahmen der „Gesellschaft deutscher [sic] Neurologen und Psychiater" schon lange quälten und die wir zunächst im allerengsten Kreise diskutieren wollten. Dazu kam die Verteilung der Themen für den nächstjährigen Psychiater- und Neurologenkongress in Stuttgart, wo ja bekanntlich über jugendpsychiatrische Probleme als über ein Hauptthema gesprochen werden soll (Villinger an Zutt, 13.10.1950, [28]).

Nach dieser Einordnung Villingers war die „Arbeitsgemeinschaft" bereits zu einer eigenständigen GDNP-Sektion aufgestiegen. Das entsprach wohl nicht ganz der Realität, denn der erwähnte Stuttgarter Jahreskongress, in dessen Rahmen eine neue Sektion hätte gebildet werden können, lag noch in einjähriger Zukunft. Solange galt der Beschluss des Göttinger Kongresses, demnach nämlich 4 zentrale Sektionen bestanden: 1. Psychiatrie, 2. Neurologie, 3. Psychotherapie mit medizinischer Psychologie und, in Göttingen erstmals eingerichtet, 4. Neurochirurgie ([351]:332).

Villingers Formulierungen gegenüber Zutt wie „im allerengsten Kreise" und „etwas ganz Inoffizielles" erscheinen im Verhältnis zur breiteren Öffentlichkeit symptomatisch für die gegenüber der DGKH diesbezüglich stark veränderte Aufbaulinie. Während Schröder die Gründung einer Fachgesellschaft bereits im Vorfeld in Fachblättern ankündigte, um breite Aufmerksamkeit herzustellen, entschied sich Villinger gegen eine Verlautbarung zumindest vor dem ersten „Jugendpsychiater-Treffen". Geradezu geduckt und auf eine enge Expertenrunde reduziert sollte das Jugendpsychiater-Treffen in Marburg stattfinden. Erst im Laufe des Jahres 1951 sollten er und Stutte eine Bekanntmachung herausgeben. Und noch ein damit verbundener, entscheidender Unterschied zur organisatorischen Einbettung der DGKH in der Wiener Kinderkundlichen Woche sticht in diesem Zusammenhang ins Auge. Der Zuschnitt eines wissenschaftlichen Teilnehmerkreises bedeutete auch ein vollständiges Ausbooten politischer Akteure, wie sie kontrastreich die DGKH-Gründung begleitet hatten. Beim Marburger Gründungsakt war kein einziger Politik- oder Behördenvertreter vor Ort, nicht einmal der für den Marburger Psychiatriestandort so bedeutsame Unterstützer Willy Viehweg. Obwohl Villingers Programmatik zur Jugendpsychiatrie in eine breitere Sozialpsychiatrie mit vielfältigen Einflussversuchen auf die politische Sphäre mündete, erscheint die Anlage als abgeschlossener Fachkreis („Arbeitsgemeinschaft Jugendpsychiatrie") im Vergleich zu den Ereignissen von 1940 geradezu „de-politisiert". Dies galt allerdings nur in eine Richtung. Villingers neue Politik der wiedererrichteten Fachgesellschaft berief sich auf rein standesgemäße Werte wie die ärztliche Autonomie. Strategisch zeichnet sich mit dem Gründungsakt eine Ausrichtung für die spätere DVJ ab, die Einflüsse der politischen Sphäre im Inneren auf ein Minimum zu reduzieren, bei größtmöglicher gesellschaftlicher Außenwirkung im Sinne der sozialmedizinischen Agenda. Für die Umsetzung dieses Zieles galt es, gleichgesinnte Repräsentanten des sich etablierenden Feldes der Kinder- und Jugendpsychiatrie auszuwählen.

Wie stellte sich nun der weitere Verlauf aus Perspektive der GDNP-Geschichte dar? Um organisatorisch-terminlich keine Konkurrenz entstehen zu lassen, war in Göttingen einschränkend bestimmt worden: „auf die Hauptkongreßjahre sollen keine Sondertagungen und größeren Lokalkongresse gelegt werden." Als Bedingung wurde im Weiteren explizit zur Kenntnis gegeben: „Die Sektionen, Arbeitsgemeinschaften und Ausschüsse werden sich mit dem Präsidenten der Gesellschaft über Planungen, insbesondere hinsichtlich ihrer wissenschaftlichen Veranstaltungen und etwaiger Aktionen bei Behörden, Berufsorganisationen und Presse frühzeitig verständigen" ([351]:332). Bezüglich dieser kommunikativen Rückkoppelung muss angenommen werden, dass Villinger seine GDNP-Vorstandsmitglieder schlicht darüber in Kenntnis setzte, die Mitgliederversammlung in Stuttgart als Miniaturabendveranstaltung durchführen zu wollen. Zu naheliegend war es, alle durch die GDNP-Tagung Anwesenden beieinander zu haben, ohne terminliche Überschneidungen mit dem Hauptkongress zu provozieren. Der wissenschaftliche Tagungsteil, der in den Folgejahren mit der Mitgliederversammlung verknüpft war, fand ohnedies durch die eingebrachten Vorträge zur Jugendpsychiatrie auf dem GDNP-Kongress statt. Diesbezügliche Festlegungen waren, wie es Villinger gegenüber Zutt angekündigt hatte, im Rahmen des Marburger Gründungsaktes erfolgt. Im Protokoll vom 21./22. Oktober 1950 wurde festgehalten:

» Da auf dem <u>nächsten Kongress</u> der Gesellschaft deutscher [sic] Neurologen und Psychiater
erstmals die Jugendpsychiatrie zu Worte kommen wird, sollen über den Vorstand unserer

Gesellschaft möglichst umgehend Vortragsanmeldungen erfolgen. Dem Präsidenten wurde Vollmacht erteilt, übergeordnete Rahmenthemen herauszustellen und bei Vortragsan-meldungen diesen anzupassen. … Zweckmäßiger als eine Flut von Kurzreferaten wird eine gründliche Darstellung einiger, wesentlicher Probleme erachtet (Protokoll Jugendpsychia-ter-Treffen, Punkt 5, 21./22.10.1950, Unterstreichungen im Original, [9]).

Bezüglich der Vortragsthemen kann auf die obige Darstellung verwiesen werden. Für die Sinn-gebung im Konstruktionsprozess der Fachgesellschaft, die sich begrifflich-konzeptionell auch nach Marburg in Form einer Metamorphose fortsetzte, ist der Hinweis auf den „Präsidenten" und „Vorstand" aufzugreifen. Laut Protokoll wurde Villingers Wahl zum Präsidenten vollzogen. Auch bestand die Vorstellung eines Vorstands, allerdings ohne explizit ausgewiesene namentliche Auf-listung. Unter diesem Vorstand verstanden die Protokollanten Weber und Stutte den „Arbeitsaus-schuss" als vorläufigen Vorstand, der mit dem zukünftig zu erarbeitenden Entwurf der Satzung beauftragt und zur Außenvertretung legitimiert wurde. Zu dieser Deutung passen die genann-ten Funktionen sowohl eines „Schriftführers" (Stutte) als auch eines „Beisitzers" (Gerson). Das dritte Ausschussmitglied von Stockert war vermutlich als weiterer Beisitzer bezeichnet worden; gesondert vermerkt wurde es nicht. Eine leichte begriffliche Inkonsistenz mag darin zu erkennen sein, dass der Gesellschaft für Jugendpsychiatrie, Heilpädagogik und Jugendpsychologie, oder wie Villinger für das Fachorgan formulierte „ … der Deutschen Gesellschaft … " unter einem „Präsidenten" ein „Präsidium" entsprochen hätte. Hierbei ist eine vorübergehende Anlehnung an die GDNP festzustellen, die den 1. Vorsitzenden als Präsidenten bezeichnete, der für jeweils 2 Jahre gewählt wurde. Dieser hatte weitgehende Vollmachten hinsichtlich der Ausgestaltung des allzweijährigen Kongressprogramms und fungierte entsprechend als Tagungspräsident. Als Vor-sitzender vertrat er den Verband nach außen. Ein Präsidium im Verständnis des Vorstands kannte auch die GDNP nicht, begrifflich war es aber als Institution mit dem Deutschen Ärztetag ver-bunden [9]. Im Kontext der DVJ-Gründung bedeutet die Begrifflichkeit „Präsident" eben unter GDNP-Bezug die Wahl zu einem vorläufigen Vorsitzenden, der volle Befugnis erhielt, das nächste Treffen in Stuttgart gemeinsam mit dem ebenfalls als (bis zum Satzungsbeschluss) vorläufig zu verstehenden Vorstand – unter Punkt 5 wurde wörtlich angegeben „über den Vorstand unserer Gesellschaft" – die Rahmenthemen für die in Stuttgart zu präsentierenden Vorträge „anzupassen".

Für die Chronologie bedeutsam ist, dass Villinger und Stutte ihre in zwei Fachzeitschriften platzierten, identischen Tagungsberichte über das Marburger „Jugendpsychiater-Treffen" (s. o. *Der Nervenarzt, Zeitschrift für Kinderpsychiatrie*) mit einer weiteren Variante bzw. Zwischenform des Titels veröffentlichten. Darin wurde nicht mehr wie im Protokoll die Gründung einer „Gesell-schaft", sondern die des „Vereins für Jugendpsychiatrie, Heilpädagogik und Jugendpsychologie e. V." mitgeteilt, der „alle diejenigen Persönlichkeiten zusammenfassen und unterstützen soll, die für diese Fächer und ihre Grenzgebiete wissenschaftliches oder praktisches Interesse haben (Anmeldung an den Schriftführer …)". Zumindest für die Zeitschrift *Der Nervenarzt* lässt sich der fragliche Zeitraum der Mitgliederanwerbung eingrenzen, da die Mitteilung im sechsten Heft, und damit sehr wahrscheinlich im Juni erschien. Die Gründungsmeldung an die Schriftleitung des monatlich erscheinenden *Nervenarzt* (wieder Zutt) lag offenbar erst mit zeitlicher Verzögerung von mehreren Monaten vor. Der im Protokoll des Jugendpsychiater-Treffens explizit gemachte inhaltliche Bezug zur Vorläuferorganisation war hierin nicht mehr ausgewiesen. Für die mit der DGKH-Geschichte vertrauten Leser war vermutlich die „Heilpädagogik" in Kombination mit dem gegenüber 1940 angepassten Begriff „Jugendpsychiatrie" gerade noch zu dechiffrieren.

In der währenddessen für Stuttgart (1951) vorbereiteten Tischvorlage (Satzungen) der nun wieder als „Deutsche Gesellschaft [!] für Jugendpsychiatrie [!]" bezeichneten Fachgesellschaft hieß es, der „Vorstand" setze sich aus dem „Präsidenten", zwei „Beisitzern", einem „Schriftführer" und einem „Schatzmeister" zusammen. Zwischen Gründungsakt (Oktober 1950), der Mitteilung in den Fachzeitschriften (ca. Juni 1951) und dem zeitlich nicht datierbaren Satzungsentwurf (spätestens September 1951) war also der ohnehin nur als temporär betrachtete Marburger Namensentwurf („Gesellschaft für Jugendpsychiatrie, Heilpädagogik und Jugendpsychologie") bereits zum „Verein" und wieder zurück zu „Gesellschaft" mutiert. Nicht weniger auffällig und aufschlussreich gestaltet sich die plötzliche Weglassung der „Heilpädagogik und Jugendpsychologie". Diese offenbar zwischen Sommer und Herbst 1951 „verloren" gegangenen Titelbestandteile finden sich gewissermaßen als Spur „nur" noch im ersten Paragrafen des Satzungsentwurfes (Tischvorlage) wieder: „Die Deutsche Gesellschaft für Jugendpsychiatrie stellt sich die Aufgabe, die Forschung auf dem Gebiete der *Jugendpsychiatrie, Heilpädagogik und Jugendpsychologie* zu fördern, die Forschungsergebnisse zu verbreiten und für Wissenschaft, Unterricht und Praxis nutzbar zu machen." Die beiden Namensbestandteile waren zwar an exponierter Stelle in der Satzung verankert, dafür aber aus der für die (fach-)öffentliche Kommunikation entscheidenden „Flagge" bzw. „Adresse" (Name) der Fachgesellschaft entfernt worden und um ihre im Marburger Gründungsakt noch gewürdigte Bedeutung nicht unerheblich degradiert worden.

Hinter der Weglassung der „Heilpädagogik", durch die auf der namentlichen Ebene sogar die historische Verbindung zur DGKH endgültig gekappt wurde, war weit mehr verborgen als nur deren von Stutte 1982 behauptete „weitgehend universitär[e]" Verselbstständigung. Wie auch im § 1 drückte sich in ihr das Ende einer schon seit 1940 erwachsenen Fragestellung aus, deren Beantwortung richtungsweisend für die bundesdeutsche Fachgesellschaft war. Die Lösung von der Heilpädagogik betraf ebenso die Nachbardisziplin (Jugend-)Psychologie:

Als abschließendes und letztes Beispiel zum Kontext des Grenzstreits mit den Psychologen bzw. Psychosomatikern ist wegen der zeitlichen Parallelität zum gesamten Prozess der DVJ-Entstehung eine Auseinandersetzung aus Villingers unmittelbarem universitärem Arbeitsfeld aufschlussreich. Unmittelbar nach der Teilnahme an der Lübecker Tagung der „Deutschen Gesellschaft für Kinderheilkunde" 1950, in die wie erwähnt auch eine kleine Delegation von Kinder- und Jugendpsychiatern organisatorisch eingebunden worden war, fiel Villinger beim Durchblättern der Vorlesungsverzeichnisse der Philipps-Universität auf, dass ein „Dr. phil. Bahle" Vorlesungen für das Psychologische Institut der Philosophischen Fakultät hielt, und zwar über: „Psychische Störungen, demonstriert an praktischen Fällen." Am 24. Februar 1951 setzte Villinger ein Beschwerdeschreiben an den Dekan der Medizinischen Fakultät mit der Aufforderung auf, dessen Amtskollegen der philosophischen Fakultät auf folgenden Missstand hinzuweisen. Er fragte:

» Gehören nicht psychische Störungen in den Bereich der Psychopathologie, d. h. der Psychiatrie, und damit die Vorlesung als solche in den Rahmen der Medizinischen Fakultät? Wie kann ein Nichtmediziner über psychische Störungen Vorlesungen halten? Woher bezieht Herr Dr. phil. Bahle seine psychisch gestörten Patienten? Dürfen diese ohne weiteres in einer nichtmedizinischen Vorlesung, wo keinerlei Schweigepflicht besteht, demonstriert werden?

Im Weiteren führte er aus, es handele sich hierbei um etwas Grundsätzliches:

» Die Psychologen greifen immer mehr in das Gebiet der Heilkunde ein, da ja nach neuerlichen psychologischen Auffassungen (und leider auch nach der Auffassung einiger medizinischen Aussenseiter) alle Krankheiten nichts anderes darstellen als die Auswirkung psychischer (emotionaler) Störungen. Wie weit die endogenen Psychosen, die progressive Paralyse, die Epilepsie, die traumatische Hirnleistungsschwäche und mehr, so vor allem die Folgezustände nach den verschiedensten Encephalitiden, auch unter die seelisch verursachten psychischen Störungen gerechnet werden, entzieht sich allerdings meiner Kenntnis. Jedenfalls aber werden hier die Zuständigkeitsgrenzen in einer Weise verwischt, die für die Volksgesundheitspflege nicht gleichgültig sein kann (Villinger an Dekan der Medizinischen Fakultät, 24.2.1951, [52]).

Vor dem oben skizzierten und hier erneut dokumentierten vehement ausgetragenen Streit mit Vertretern der Psychologie und Pädagogik antworteten Villinger und der Satzungsarbeitsausschuss mit einer Grenzziehung. Als Zeitraum sind im engeren Sinne die Monate Juni bis September 1951 begründet zu veranschlagen. Es wird hier angenommen, dass erst mit Beginn der konkreten Diskussion über die Ausgestaltung der Paragrafen die Entscheidung eingeleitet wurde, auf die gegenwärtigen Entwicklungen zu reagieren, und zwar derart, den schon ausgegebenen Namen (Juni 1951) radikal zu reduzieren und eine satzungsrechtliche Sonderkonstruktion zu schaffen. Die Beschränkung auf eine rein ärztliche Fachgesellschaft, in der nur Mediziner *ordentliche* Mitglieder werden sollten, war vor dem aktuellen Hintergrund der Kompetenzstreitigkeiten ebenso folgerichtig wie sie durch die organisatorische Anbindung an die GDNP strukturell mit auf den Weg gegeben war. Bezüglich der Fachvertreter aus Nachbardisziplinen, deren Einbindung trotz der Streitigkeiten in Villingers Programmatik konstitutiven Charakter hatte, war die Bestimmung, *außer*ordentliche Mitglieder zuzulassen, die einfachste und eleganteste Lösung. Deren Status bedeutete allerdings, recht unattraktiv mit minderen Rechten ausgestattet zu sein. So durften außerordentliche Mitglieder nicht an der alle 4 Jahre stattfindenden Wahl des Vorstands mitwirken, die mit einfacher Mehrheit erfolgen konnte. Auch war ihnen nach § 10 ein Abstimmungsrecht zur Änderung der Satzungen (2/3-Mehrheit) verwehrt. Gleiches galt für einen eventuellen Auflösungsbeschluss oder den Zusammenschluss mit anderen Vereinigungen.

Nach innen waren durch die beiden Kategorien an Mitgliedern die potenziellen Gefahren, die sich schon in der DGKH aus einer Mitgliederüberzahl an Pädiatern und Pädagogen gegenüber (Kinder-)Psychiatern gezeigt hatten, im Vorfeld gebannt. Gleichzeitig erübrigte sich ein anderes potenziell drohendes Problem, dass nämlich die später durch den GDNP-Vorsitzenden (Kretschmer: „Fähnlein der Heilpädagogik") inkorporierte DVJ der „Muttergesellschaft" GDNP eine erneute Grundsatzdebatte über den Umgang mit nicht ärztlichen Mitgliedern beschert hätte; ein Lerneffekt aus den Vorentwicklungen der 1940er-Jahre (zum Kontext der organisatorischen DGKH-Anbindung ▶ Kap. 7).

Dass bei einzelnen Gründungsmitgliedern anhaltend fachbezogene Überfremdungsängste bestanden, die nicht unbegründet als negativ konnotierte Reminiszenz an die DGKH aufgefasst werden können, belegt die Stuttgarter Diskussion über von Stockerts Vorschlag, den Kinderarzt Bennholdt-Thomsen in den Vorstand zu kooptieren. Dem war zwar zunächst als „Kann"-Bestimmung (später: „soll") entsprochen worden. Doch war zugleich ein Austausch der Argumente über die generelle Zulassung von Pädiatern als Mitglieder im Gange. Beispielsweise sah Gründungsaktmitglied Max Eyrich sofort eine „Gefahr der zahlenmässigen Überfüllung der Gesellschaft mit Pädiatern" heraufziehen (Protokoll Mitgliederversammlung Schloß-Café Stuttgart, 26.9.1951, [9], [327]:111). Nachdem nicht ärztliche Interessenten satzungsgemäß bereits aus dem inneren Definitionsbereich der Gruppe ausgeschlossen waren, diskutierten die Akteure der Stuttgarter Mitgliederversammlung konsequenterweise nur noch (bzw. schon) über die Bedingungen der Inklusion oder Exklusion solcher Fachvertreter, die als Ärzte prinzipiell ordentliche Mitglieder werden konnten, wenn sie, wie es im Satzungsentwurf hieß, „auf dem Gebiete der Jugendpsychiatrie praktisch oder wissenschaftlich tätige Ärzte aus dem deutschen Sprachraum" seien. Der „deutsche Sprachraum" wirkt wie eine Entsprechung zur DGKH, war jedoch eine Notwendigkeit im Sinne der gewünschten Öffnung unter den als Jugendpsychiatern definierten Kollegen. Eine stärkere Eingrenzung z. B. auf die rein bundesdeutsche oder deutsch-deutsche Ebene hätte den

Kreis zu sehr eingeschränkt und wäre kontraproduktiv gewesen. Allein der „Wanderer zwischen Ost und West" Franz Günther von Stockert besaß zwar die bundesdeutsche Staatsangehörigkeit, war aber gebürtiger Österreicher mit bürgerlichen Rechten seines Heimatlandes.

Die endgültige Kontrolle behielt laut Entwurf des „Arbeitsausschusses" ohnehin der auf 3, später 4 Jahre (anstatt wie in der DGNP auf 2 Jahre) gewählte Vorstand. Dies blieb auch in der verabschiedeten Satzung das gültige Verfahren und kann eher als Gegenmodell zu einem basisdemokratischen System bezeichnet werden. Denn während korrespondierende (vorrangig ausländische) Mitglieder durch einfache Stimmmehrheit der Mitgliederversammlung ernannt werden sollten (§ 3, nach Stuttgart § 4), war die Entscheidung über die Aufnahme ordentlicher und außerordentlicher Mitglieder ausschließlich dem Vorstand vorbehalten (§ 4). Der war mit nur 3 Personen beschlussfähig, unter denen im Zweifelsfalle der Vorsitzende das ausschlaggebende Stimmrecht hatte (§ 7). Eventuelle Ausschlüsse einzelner Mitglieder sollten dagegen durch einen Beschluss der Mitgliederversammlung erfolgen können, wobei hierfür das zugrunde gelegte Wahlsystem schlicht nicht ausformuliert wurde.

Aus der Stuttgarter Mitgliederversammlung gingen außerdem jene oben erwähnten Modifikationen der Tischvorlage „Satzungen" hervor, die in begrifflicher Angleichung an die GDNP anstatt eines „Präsidenten" einen „Vorsitzenden" und anstelle eines „Schatzmeisters" nun einen „Kassenführer" (so auch in der GDNP) in den Satzungen festlegten. Laut Protokoll der Stuttgarter Mitgliederversammlung sprach Bürger-Prinz die zur Wahl stehende Vorstandsbesetzung aus. Da es keine Mehrfachnominierungen für die einzelnen Funktionen gab, wurde unmittelbar in offener Wahl abgestimmt. Dem Ergebnis nach wurde der bis dahin vorläufige „Präsident" nun als gültiger Vorsitzender der Fachgesellschaft bestätigt. Entsprechend wurden die Mitglieder des „Arbeitsausschusses" als gültiger Vorstand legitimiert, darunter von Stockert als 1. Beisitzer, Hermann Stutte als Schriftführer und Walter Gerson als Kassenwart. Franz Günther von Stockerts eingebrachter Vorschlag, den Pädiater Bennholdt-Thomsen in den Vorstand (2. Beisitzer) zu wählen – eine Idee, die möglicherweise prinzipiell schon in Marburg diskutiert, aber nicht schriftlich festgehalten worden war –, wurde bei der Gegenstimme von Carola Hannappel angenommen. Da Bennholdt-Thomsen nicht anwesend war, musste er entsprechend noch nachträglich seine Zustimmung geben. Hannappels prinzipielle Ablehnung pädiatrischen Einflusses an derart zentraler Stelle, nämlich in einem laut DVJ-Satzung mit weitreichenden Vollmachten ausgestatteten Vorstand deutet auf die Differenzierung zwischen Jugendpsychiatrie und Kinderpsychiatrie innerhalb der Fachgesellschaft hin. Hannappels Tätigkeitsbereich in Frankfurt am Main umfasste vorrangig die Arbeit mit Kindern, ein Feld, in dem sie systematisch in sich überschneidende Kompetenzbereiche mit der Pädiatrie geraten sein dürfte. Laut Protokoll hatte sie jedenfalls nicht etwa persönliche Vorbehalte gegen den Kandidaten Bennholdt-Thomsen, was für Hannappels Einwände eher prinzipieller Art spricht.

Zum Vorschlag von Stockerts bleibt zu ergänzen, dass die persönlichen Beziehungen zu dem Kölner Ordinarius nicht erst seit der Reaktivierung der pädiatrischen Fachgesellschaft DGfK im Jahr 1948 bestanden, in der von Stockert und Anna Leiter Mitglied waren. Für das Jahr 1944 lässt sich belegen, dass Bennholdt-Thomsen gemeinsam neben weiteren prominenten Fachvertretern der Pädiatrie mit Werner Villinger, Ernst Kretschmer und auch Otmar von Verschuer als Vortragende an einer vermutlich letzten Tagung der Gebietsärzte der Hitler-Jugend in Prag teilnahmen, dem Ort, an dem Bennholdt-Thomsen zum damaligen Zeitpunkt an der Reichsuniversität Prag den Lehrstuhl für Pädiatrie vertrat ([98]:180).

■ Endgültige Weichenstellung des Vereinsnamens

Über die Vorstandswahl hinaus wurden die Mitglieder vor die Wahl zweier letzter Namensentwürfe gestellt. Von dem Entwurf „Deutsche Gesellschaft für Jugendpsychiatrie" und demjenigen

„Deutsche Vereinigung für Jugendpsychiatrie" wurde Letzterer „einstimmig" angenommen. Begründungen oder Einzelargumente der Mitglieder sind nicht schriftlich festgehalten worden, weshalb hierüber keine Kenntnisse vorliegen. Erneut hervorzuheben ist der Umstand, dass im Schloss-Café laut Protokoll die Weglassung des Zusatzes „Heilpädagogik und Jugendpsychologie" nicht einmal mehr diskutiert wurde. Eine entsprechende Vorentscheidung durch den vorläufigen Vorstand („Arbeitsausschuss"), die Mitgliederrunde diesbezüglich vor quasi vollendete Tatsachen zu stellen, ist sehr wahrscheinlich. Der im Vorfeld offensichtlich für den „Arbeitsauschuss" und „Präsidenten" bereits erledigte Entscheidungsprozess der Namensreduktion sah im Kern nur noch Alternativen zwischen Gesellschaft und Vereinigung vor. Es gab ausweislich des Protokolls selbst seitens der anwesenden medizinischen Psychologen keine Widerstände, weder gegen den Wegfall im Besonderen, noch gegen die Vorgehensweise des Vorstands im Allgemeinen. Ebenso wurde scheinbar ad hoc ein Konsens unter den Mitgliedern (inkl. denen des Vorstands) erreicht, den Begriff „Vereinigung" (erstmals, aber eher beiläufig beim Gründungsakt verwendet) dem der „Gesellschaft" vorzuziehen. Immerhin gehörten der „Verein" im Sinne des Verbandsrechts nach dem BGB – hierin war für Eingeweihte nicht zuletzt auch ein historischer Anklang des Deutschen „Vereins" zur Fürsorge für jugendliche Psychopathen enthalten – und die „Vereinigung" als Variante eines mehr oder weniger offen gehaltenen organisatorischen Zusammenschlusses sprachlich zu einem gemeinsamen Begriffsfeld.

Die „spontane" Überzeugungskraft der Variante „Vereinigung für Jugendpsychiatrie", die eventuell ebenso über Mitgliederrundbriefe vorbereitet wurde, wird unter der Interpretation nachvollziehbar, dass es sich um eine Optimallösung durch Sinnfindung handelte. Die bundesdeutsche Kinder- und Jugendpsychiatriefachgesellschaft vollzog hier eine „Selbstkonstitution" durch eine Definition *ex negativo*, die den Gehalt im positiven Sinne inbegriff. Aus Sicht der Akteure ließ sich mit der Konzeption des neuen Namensentwurfs („Vereinigung") nicht nur nach außen eine interdisziplinäre Offenheit des „Zusammenschlusses" anzeigen. Pädiater, Psychoanalytiker, psychologische Psychotherapeuten, Pädagogen und alle anderen Fachvertreter, die nicht als genuin der Jugendpsychiatrie zugehörend definiert wurden, konnten nun im Falle des eventuell erfolgreichen Passierens des zentralen Gateway „Vorstandsbeschluss" mit unterschiedlicher Distanz integriert werden. Mit der Stuttgarter Namensentscheidung wurden außerdem die unerwünschten nicht ärztlichen Kandidaten nicht mehr, wie seit dem Gründungsakt geschehen, durch plakativen Anschlag potenziell angelockt und zu Eintrittsanfragen verleitet. Zukünftige Untersuchungen werden darüber Auskunft geben können, ob es nach den beiden auffälligerweise nur in psychiatrischen Fachblättern geschalteten Annoncen des „Präsidenten" und „Schriftführers" eine Reihe von Anfragen nicht ärztlicher Interessenten gab, durch die prinzipiell das Problem noch einmal verstärkt in die Aufmerksamkeit gerückt worden sein könnte. Entsprechend ließe sich mit dem Nachweis derartiger Fälle die Lücke schließen, ob solche Interessenbekundungen u. a. konkret den Arbeitsprozess an den Satzungen in zweierlei Hinsicht beeinflussten: a) die Abgrenzung des Mitgliederkreises nach dem definierten „Außen" sowie die Hierarchisierung im „Inneren" durch eine Art von „Zwei-Klassen-Binnensystem" (ordentliches/außerordentliches Mitglied) und b) die Namensreduktion auf die beiden Stuttgarter Entwürfe. Beide Aspekte wurden jedenfalls wegen ihrer als zentral empfundenen Bedeutung in Form des ersten Tagesordnungspunktes im Schloss-Café präsentiert und verhandelt. Mit Blick auf die oben geschilderte Kohärenz in der Gruppe aus Gleichgesinnten (qualitatives Merkmal) sowie die Entwicklung der DVJ-Mitgliederzahlen bis etwa zu Villingers Tod (quantitatives Merkmal) war das institutionalisierte Steuerungs- und Siebungsverfahren unter der Zielsetzung eines handverlesenen „exklusiven" Expertenkreises erfolgreich.

Speziell die universitär verankerten DVJ-Gründungsmitglieder hatten sich wie beschrieben von der Fachgesellschaft die Förderung und den Austausch des akademischen Nachwuchses versprochen. Hierfür dürfte aber die Bilanz selbst aus Sicht der Protagonisten der Kinder- und Jugendpsychiatrie weit weniger günstig ausgefallen sein. Als nämlich die universitäre Konsolidierung zu Beginn der 1970er-Jahre soweit vorangebracht worden war, dass jüngst mehrere Lehrstühle eingerichtet wurden, bestand keine entsprechende Personaldeckung mit qualifizierten Kräften. Gegen Ende des Jahres 1971 konnte für den Marburger Standort gegenüber dem Hessischen Kultusministerium keine zweite und dritte Listenplatzierung übermittelt werden. Für die vorgesehene Professorenstelle (H2) an der Klinik für Kinder- und Jugendpsychiatrie lag nur die Bewerbung eines, allerdings als hoch qualifiziert betrachteten Fachvertreters aus demselben Haus vor: Dozent Helmut Remschmidt. Hermann Stutte, der in dem Zusammenhang um eine Erklärung des Phänomens ersucht wurde, verwies in seiner Stellungnahme gegenüber dem Dekanat der Medizinischen Fakultät – also 20 Jahre nach der DVJ-Gründung und 3 Jahre nach Einführung des Facharztes – auf den noch immer fortgesetzten Charakter der Kinder- und Jugendpsychiatrie als „Entwicklungsfach". Nahezu alle zur Verfügung stehenden Privatdozenten seien bereits mit Positionen an den 7 eigenständigen Kliniken oder Abteilungen versehen worden. Weitere 3 Berufungsverfahren liefen bereits [20]. Mit Sicherheit lagen vielfältige Gründe für die Diskrepanz zwischen Lehrstühlen und Anwärtern vor. In der längerfristigen Rückschau könnte darunter ein Grund speziell den selbst gewählten und beibehaltenen Exklusionsmechanismen „der vorerst kleinen Gilde aus i. e. S. ‚nativen Kinderpsychiatern'" zuzurechnen sein.

8.10   Zusammenfassender Rückblick auf den Gründerkreis der DVJ

Die hier erhobenen Befunde aus der Quellenauswertung lassen es sinnvoll erscheinen, zukünftig die Suche nach Kontinuitäten und Wandel einerseits weiter in der Vergangenheit anzusetzen und andererseits auf die späteren Entwicklungen bis in die 1960er- und 1970er-Jahre auszuweiten. Der gewählte Untersuchungszeitraum vom Ende des Zweiten Weltkriegs bis zum Beginn der 1950er-Jahre stellt zwar einen geeigneten Ansatzpunkt für die Gründungsgeschichte der DVJ dar, setzt aber dem Erkenntnisprozess zwangsläufig chronologische Grenzen, die nur durch fortgeführte Studien zu überwinden sein werden.

Sichtbar geworden ist primär, dass die Entstehung der Rechtsvorgängerin der heutigen DGKJP fundamental mit der historischen Figur Werner Villinger verbunden ist. Seine Initiative führte zur Etablierung der Fachgesellschaft DVJ in der jungen Bundesrepublik unter betontem Rückbezug auf die ältere DGKH. Anders als diese trug die DVJ sowohl hinsichtlich ihres Mitgliederkreises und ihrer Agenda als auch bez. ihrer Konstitution Villingers persönliche Handschrift. Der Gründungsakt der DVJ aus der „Arbeitsgemeinschaft Jugendpsychiatrie" der GDNP heraus verkörpert bereits den exklusiven Ansatz einer durch Villinger handverlesenen Gruppe an weitgehend Gleichgesinnten (zunächst überwiegend aus dem hessischen Wirkungskreis). Dieser Schwerpunkt korrespondiert mit Villingers Bemühungen, vom Marburger Psychiatriestandort ausgehend die Gestaltung der bundesdeutschen Kinder- und Jugendpsychiatrie nachhaltig zu beeinflussen. Das Jugendpsychiater-Treffen vom 21. und 22. Oktober 1950 lässt aus der Diskrepanz zwischen konzeptionell-rhetorischer Offenheit in Bezug auf Interdisziplinarität einerseits und engster Eingrenzung auf psychiatrische Expertise andererseits eine Prioritätsverlagerung zugunsten Letzterer erkennen.

Der Weg vom Gründungsakt in Marburg 1950 zur Stuttgarter Konstituierung der DVJ ein Jahr darauf unter dem Dach der GDNP und weiterhin bis zum Ende der 1950er-Jahre kann bei aller zu berücksichtigenden Komplexität der historischen Zusammenhänge innerhalb der Gruppen- und Felddynamik als erfolgreiche Nutzbarmachung verschiedenster Netzwerkressourcen erkannt werden. Die zugrundeliegenden Netzwerkverbindungen unterlagen ausweislich ihrer Textur-metamorphose über die Jahrzehnte hinweg erheblichen Veränderungen. Denn einige der weit in die erste Hälfte des 20. Jahrhundert zurückreichenden „redundanten“, d. h. vormals stabilen Kommunikations- und Einflusspfade fielen infolge systembedingter biografischer Wendungen der Beziehungspartner vorübergehend aus oder wurden durch den Tod einzelner Protagonisten endgültig gekappt. Solche in den Verflechtungsstrukturen entstandene Lücken – in der Netzwerk-theorie zeitneutral als „strukturelle Löcher“ bezeichnet – galt es mit organisatorischem Aufwand nach 1945 zu überbrücken. Andere Verbindungen dagegen hatten uneingeschränkt Bestand. Sie ließen sich vergleichsweise leicht reaktivieren, um auch unter veränderten gesellschaftlichen Rahmenbedingungen erneut nutzbar gemacht zu werden. Wiederum andere Netzwerkelemente („Knoten“, „Kanten“) wurden überhaupt erst in der unmittelbaren Nachkriegszeit als Grob- oder Feinstruktur angelegt, in Form der regionalen „Professionalisierungsachsen“ ausgebaut und unter dauerhafter Netzwerkpflege auf nationaler sowie internationaler Ebene erweitert, um das zent-rale professionspolitische Ziel einer Emanzipation des Faches zu erreichen.

Die Teilnehmerliste des Marburger Gründungsaktes von 1950 kann hinsichtlich dieser Netz-werkstrukturen Auskunft anhand der in ihr repräsentierten – bzw. nicht repräsentierten – Stand-orte mit Ausrichtung auf Kinder- und Jugendpsychiatrie geben. Dabei tritt zunächst das Phä-nomen von „Entsandten“ ausgewählter Standorte hervor. Abgesehen von Bürger-Prinz, der als Repräsentant des Hamburger Psychiatriestandortes und neben Villinger als einziger Ordinarius persönlich am Gründungsakt teilnahm, waren nämlich mehrere Institutionen nur durch ent-sandte Stellvertreter in Marburg anwesend. Wie oben skizziert, können von Stockert und Han-nappel als Vertreter des Standortes in Frankfurt am Main (Kleist bzw. Zutt) aufgefasst werden. Mit Heinrich Koch erschien ein Mitarbeiter von Ernst Kretschmer aus Tübingen. Bei „Dr. Schnei-der, Bonn, Kölnstr. 208“ dürfte es sich um eine Kollegin von Hans Aloys Schmitz handeln: Eli-sabeth Schneider ([156]:630, 634, 668f.). In der Bonner Kölnstraße 208 befand sich jedenfalls damals die Rheinische Landesklinik für Jugendpsychiatrie unter Schmitz' Direktion. Anders als der Klinikdirektor nahm „Dr. Schneider“ in der späteren DVJ-Entwicklung keine nachweisbare Rolle mehr wahr.

Über diesen eher offensichtlichen Befund hinaus lässt sich herausarbeiten, dass Villingers Einladungsentscheidungen nicht unwesentlich entlang seiner Verbindungen verliefen, die mit den jugendpsychiatrischen Arbeits- und Wirkstätten seines eigenen Karrierewegs verknüpft waren. Neben der an sich naheliegenden Auswahl geeigneter Nachwuchskräfte seiner Marburger Psychiatrischen und Nervenklinik ist hierbei noch einmal explizit auf Tübingen und Hamburg zurückzukommen. Sowohl Max Eyrich, Hermann Stutte, Alfred Brobeil als auch Heinrich Koch arbeiteten vormals oder gegenwärtig am traditionsreichen Tübinger Standort, den auch Vil-linger in zwei Phasen seiner beruflichen Laufbahn mitgestaltet hatte. Mit „Dr. O. Hülsemann, Hamburg 13, Oderfeldstr. 42“ war wiederum ein zeitnaher Amtsnachfolger von Villinger ab 1937 (1926–1933: Werner Villinger, 1934–1937: Heinrich Lottig) im dortigen Landesjugendamt beim Marburger Gründungsakt zugegen. Otto Hülsemann fungierte auch nach 1945 – und sogar bis 1963 – als Leitender Oberarzt der Behörde ([95]:190). An Bürger-Prinz' Hamburger Klinik hatte sich Villinger wiederum, wie Holtkamp beschreibt, noch unmittelbar vor seinem Amtsantritt in Breslau ärztlich betätigt. Gegen eine solche Argumentationslinie scheint einschränkend zu spre-chen, dass im dokumentierten Gründerkreis zwei der früheren Arbeitsstätten Villingers nicht repräsentiert waren: Breslau und Bethel. Jedoch ist zu bedenken, dass erstens Breslau durch den Ausgang des Krieges nicht mehr als deutscher Hochschulstandort existierte. Zweitens stieg mit Helmut Ehrhardt nur kurze Zeit nach der DVJ-Gründung ein ehemaliger Breslauer Mitarbeiter in Marburg – neben Stutte – zu Villingers vielleicht wichtigster berufspolitischer Vertrauensperson auf. Ehrhardt sollte sowohl die Geschicke der GDNP als auch die der DVJ maßgeblich beeinflussen. Über die Breslauer Bezüge hinaus belegen zudem die historischen Unterlagen der DVJ, dass in den nachfolgenden Jahren auch die Arbeitsstätte Bethel personell in ihr vertreten war, indem der dortige Pädiater Prof. Helmut Müller (1909–1997) ab 1958 an den wissenschaftlichen Kongressen der DVJ teilnahm und als Mitglied aufgenommen wurde [57].

Kombiniert man die Frage nach damaligen Fachstandorten der Kinder- und Jugendpsychiatrie mit Villingers biografischem Berührungspunkt zu der von Paul Schröder 1940 gegründeten DGKH, kann ein weiterer Befund herausgestellt werden. So war der ursprünglich traditionsstiftende Leipziger Standort in der Marburger Gründungsaktgruppe trotz Schröders Tod und Heinzes (willkommener) Absenz weiterhin präsent. Mit der Teilnahme von Anna Leiter und Hans Bürger-Prinz sind zwei Leipziger ehemalige Oberärzte in diese institutionelle Linie Schröders einzuordnen. Villinger selbst hatte sich als legitimierter Nachfolger Schröders im Amt des Vorsitzenden der DGKH empfunden. Da bis heute die prekäre Quellenlage nur ausschnittweise über die Wiener Teilnehmerrunde von 1940 Auskunft gibt, kann an dieser Stelle über Villingers Einbindung in das Netzwerk um Schröder nur bedingt eine weiterführende Aussage getroffen werden (siehe auch ► Kap. 2). Allerdings hatten sowohl mit Villinger und Anna Leiter als auch mit dem in Marburg 1950 noch durch Vertretung indirekt anwesenden Hans Aloys Schmitz immerhin einige Nachkriegsakteure, die in der DVJ wieder zusammenfanden, 1940 eigenständige Vorträge im Rahmen der Kinderkundlichen Woche in Wien eingebracht. Hermann Stuttes Anwesenheit in Wien kann anhand seiner authentischen Nachkriegsschilderungen ebenfalls als sicher angenommen werden. Der Nachweis darüber, ob noch weitere der älteren DVJ-Gründungsmitglieder – Gerhard Kujath oder, wie oben nahegelegt, Marie Kalau vom Hofe, Franz Günther von Stockert oder auch Max Eyrich – am ersten DGKH-Kongress in Wien teilnahmen, muss zukünftigen Untersuchungen vorbehalten bleiben. Diese werden zudem rekonstruieren können, dass über die Konsolidierungsjahre der DVJ hinweg, wie allein die Bände des *Jahrbuchs für Jugendpsychiatrie und ihre Grenzgebiete* dokumentieren, sukzessive weitere Akteure der Wiener DGKH-Gründungstagung von 1940 in die Reihen der bundesdeutschen Fachgesellschaft aufgenommen wurden.

Es muss an dieser Stelle offen bleiben, warum einige der potenziell geeigneten Standorte (Bremen, München, Heidelberg-Mannheim) trotz der guten Vernetzung Villingers – HICOG, GDNP, DGfK, AFET – keine Vertreter nach Marburg entsandten. Beispielsweise lag Berlin als frühes Zentrum der Kinder- und Jugendpsychiatrie, wie es von Franz Kramer und Ruth von der Leyen auch im Deutschen Verein zur Fürsorge für jugendliche Psychopathen ausgestaltet worden war, wohl zeitweise brach. Einzig der Berliner Vertreter Gerhard Kujath machte durch seine 1949 frisch erschienene Monografie zur jugendpsychiatrischen Begutachtung erneut auf sich aufmerksam [218], weshalb ihn offenbar eine Einladung nach Marburg erreichte. Wie oben skizziert, entstand dagegen der Kontakt zwischen Villinger und der psychoanalytisch orientierten Annemarie Dührssen, die sich zu der Zeit im wissenschaftlichen Feld gerade zu etablieren begann, erst kurze Zeit nach der DVJ-Gründung (1951). Die engere Zusammenarbeit mit der (West-)Berliner Gruppe um Dührssen und Werner Schwidder ließ noch bis zum Ende der 1950er-Jahre auf sich warten, möglicherweise aufgrund gegenseitiger inhaltlicher Vorbehalte und Ressentiments. Die jeweiligen lokalen Entwicklungen im Jahr 1950 werden folglich auf institutioneller und biografischer Ebene ergänzend genau zu untersuchen sein.

Unter dem Aspekt gemeinsamer Erfahrungshintergründe der Teilnehmer des Jugendpsychiater-Treffens können abschließend mehrere Schnittflächen identifiziert werden, die im Sinne einer die Gruppenkohärenz steigernden Funktion zum erfolgreichen Neustart einer kinder- und jugendpsychiatrischen Fachgesellschaft in der bundesrepublikanischen Nachkriegszeit beigetragen haben. Hierzu zählt neben fachlichen Übereinstimmungen (u. a. Position zur Bewahrungsfrage, scharfe Kritik an der Psychoanalyse, erbliches Paradigma der Minderwertigkeit im Falle von „Verwahrlosung" mit Auslese- und Sterilisationsforderung) in erster Linie das mehrheitlich geteilte Selbstverständnis der Akteure, Gegner des Nationalsozialismus gewesen zu sein und nunmehr auf der richtigen Seite der Geschichte zu stehen. Die ausgewählten Beispiele einzelner Spruchkammerverfahren der Marburger Klinikmitarbeiter beleuchten das überwiegend erfolgreiche Passieren der Entnazifizierung mit dem Ausgang, als Entlastete eingestuft zu werden (Ausnahme H. Stutte). Die Spruchkammern folgten weitgehend den Selbstdarstellungen der Ärzte sowie den beigelegten Entlastungsschreiben von Kollegen, demnach die betreffenden Personen sich an den Grundsätzen der Humanität und christlichen Grundgesinnung orientiert hätten. Insbesondere die Ablehnung der Euthanasietötungsprogramme wurde wiederholt für die jeweilige Abneigung gegen das Regime herangezogen, teils wider besseres Wissen. Überzeugen konnten die Fachvertreter dabei mit Selbstbildern, die im Spektrum von innerer Emigration über Opportunismus zur Verhinderung schlimmerer Entwicklungen bis hin zur vereinzelten Rettung von Patienten und politischen Regimegegnern sowie risikoreichen geheimen Widerstandshandlungen gegen den Nationalsozialismus anzusiedeln sind. Je mehr Fachvertreter den Status der Entlasteten erreichten, umso überzeugender musste die Selbstdarstellung auch auf ehemalige Verfolgte wie Clara Schürmann und Walter Gerson, aber auch auf Kollegen im Ausland wirken.

Derartige im Zuge der Entnazifizierung entworfene Erzählmuster standen allerdings in teils krassem Kontrast zur individuellen Vergangenheit der DVJ-Gründungsmitglieder. Nach vorliegenden Dokumenten war etwa die Hälfte des Gründerkreises entweder in der NSDAP oder in einer derer Gliederungen als Mitglied geführt worden [15], [16], [17]; ein Befund, der sich mit dem breiteren medizinhistorischen Kenntnisstand zur aktiven Rolle der Ärzteschaft im Nationalsozialismus deckt. Darüber hinaus zeigt sich eine breitere Zustimmung unter den DVJ-Mitgliedern zu eugenischen/rassenhygienischen Maßnahmen wie der seit 1934 durchgeführten Zwangssterilisation nach dem GzVeN. Allein der erste Vorstand der DVJ, hier inkl. des rassisch verfolgten Walter Gerson, befürwortete fast ausnahmslos vor und zum Teil auch nach 1945 (so auch Ehrhardt) die Sterilisation von Menschen aus eugenischer Indikation. Mit Villinger, Eyrich, Hannappel, Gerson und Bürger-Prinz hatten sich mehrere der entscheidenden Weichensteller der bundesdeutschen Fachgesellschaft in der Zeit des Nationalsozialismus aktiv durch Anzeigen ihrer Patienten an der Durchführung der Zwangssterilisation beteiligt oder fungierten gar wie Villinger und Bürger-Prinz als Beisitzer an Erbgesundheits(ober)gerichten.

Daneben wurden Villinger und Schmitz auf Gutachterlisten der Aktion „T4" geführt und entschieden anhand ihrer Voten auf den Meldebögen über Leben oder Tod von Psychiatriepatienten. Schmitz und Eyrich beteiligten sich auch direkt an der Auswahl von Patienten für die Deportationen in Tötungszentren ([204]:142, 500). Bennholdt-Thomsen war während des Krieges bereits als Leiter einer Kindertötungsstation an der Universitätskinderklinik in Prag vorgesehen. Ob diese geplante Station im Kindereuthanasieprogramm jemals aktiviert wurde, konnte die historische Forschung bislang aber noch nicht eruieren ([325]:145). Gerhard Kujath profitierte in Berlin-Wittenau in Form von wissenschaftlicher Begleitforschung an dem 1939 bis 1945 durchgeführten Kindereuthanasieprogramm und wertete in der Nachkriegszeit die erhobenen Informationen aus [97]. Zugleich steht Kujath als Fachvertreter exemplarisch für einen besonders schroffen bis brutalen Umgang mit behinderten Kindern und Jugendlichen in der Zeit des Nationalsozialismus, der im Falle eines behinderten Mädchens, Valentina Zacchini, sogar filmisch dokumentiert ist. Valentina wurde von Kujath bereits Jahre vor, dann auch nach ihrem Tod untersucht und beforscht ([202]:116–119).

Schließlich rechtfertigte auch Franz Günther von Stockert im Jahr 1949 in Teilen die Ermordung behinderter Kinder im Nationalsozialismus, indem er in einer schriftlichen Stellungnahme

dem für die Kindereuthanasie hauptverantwortlichen Pädiater Werner Catel primär das Erlö-
sungs- und Mitleidsmotiv zugute hielt ([126]:483, [325]:103–104). Dabei hatte sich von Stockert
im Zuge seines eigenen Spruchkammerverfahrens explizit von allen Sterilisations- und Euthanasiemaßnahmen distanziert [23]. Eine bislang in der Forschung übersehene Passage aus von
Stockerts Selbstdarstellung vor der Spruchkammer über seinen Einsatz als Beratender Psychiater
der Wehrmacht – eine Kriegserfahrung, die er auch mit Bürger-Prinz und Villinger teilte [101]
– verdeutlicht, dass er sich 1941 in Minsk zur Rettung von psychiatrischen Patienten indirekt an
einer Anstaltsselektion beteiligte. Wie von Stockert berichtete, schlug er einen Auftrag zu Patiententötungen aus, der durch SS-Obersturmbannführer Otto Bradfisch, Leiter des Einsatzkomman-
dos 8 der Einsatzgruppe B, an ihn herangetragen worden war. Demnach sollte die Räumung der
Anstalt zur Einrichtung einer Schulungsburg für Einheiten Heinrich Himmlers erfolgen. Von
Stockert legte dem amtierenden „jüdischen Anstaltsleiter" (Name ungenannt) nahe, die etwa 600
Minsker Anstaltspatienten in umliegenden Kolchosen und Werkstätten zur Arbeit einzusetzen.
Doch nur ca. 450 Patienten waren hierzu in der Lage. Wenngleich er mit seiner Schilderung für
sich in Anspruch nahm, die Patienten vor der Ermordung bewahrt zu haben, ging er doch auf das
weitere Schicksal jener Patienten, die als nicht arbeitsfähig eingestuft wurden, nicht näher ein. Er
erklärte selbstentlastend, dass während seiner Anwesenheit vor Ort keine Patienten abtranspor-
tiert worden wären. Die Spruchkammer wertete von Stockerts Einlassungen entsprechend nicht
als Beteiligung an Euthanasieverbrechen, sondern im Sinne seiner Argumentation als Rettung
der Anstaltspatienten [23].

Die genannten Beispiele sich überschneidender Erfahrungen, Haltungen und wissenschaftlicher Positionen in der nationalsozialistischen Erb- und Auslesepolitik dienen lediglich der Illustration vertretener Strömungen innerhalb der DVJ. Sie sind nicht im Sinne einer schlichten Ver-
allgemeinerung oder gar eines Generalverdachts misszuverstehen. Gruppeninterne Differenzen
über Aspekte der gewünschten fachlichen Ausrichtung und Kursjustierung können trotz Über-
lieferungslücken schon allein anhand der dokumentierten Diskussionen über eine Facharztausgestaltung angenommen werden. Eine ärztliche Fachgesellschaft ist zudem nicht mit der medizinischen Disziplin gleichzusetzen, deren Interessenvertretung sich ihre Mitglieder zur Aufgabe
gestellt haben. Entsprechend ist auch die Genese der fokussierten Fachgesellschaft nicht identisch mit der Geschichte eines Faches im Ganzen. Die gezielte Betrachtung einer Fachgesellschaft
erlaubt aber immerhin einen ausschnitthaften Zugang am Beispiel ihrer maßgeblichen Akteure
in einem Zeitabschnitt. Im Handeln dieser Akteure spiegeln sich teils konstante, teils zeitbedingt
angepasste Visionen, Strategien und professionsspezifische Einflussfaktoren auf gesellschaftliche
Vorgänge wider, welche von entscheidender Bedeutung für die Emanzipationsdynamik dieser
vergleichsweise jungen Disziplin waren. Die hier gewählte organisationsgeschichtliche Analyse
anhand der biografischen Kontexte des DVJ-Gründerkreises um die Mitte des 20. Jahrhunderts
liefert tiefere Einblicke in die spezifischen Interessenlagen und Interaktionen, die zur Konsolidierung der deutschen Kinder- und Jugendpsychiatrie über den Systemwechsel von 1945 beitrugen.

Literatur

Zitierte Archivquellen

[1] Amtsgericht Marburg, Registergericht. Az. 16 VR 654. Deutsche Vereinigung für Jugendpsychiatrie in Mar-
     burg/Lahn. Eingetragen am 3. März 1952
[2] Arbeitsstelle Geschichte der Medizin Marburg, Spruchkammerakte Alfred Brobeil, Kammer der Stadt
     Marburg
[3] Arbeitsstelle Geschichte der Medizin Marburg, Spruchkammerakte Klaus Conrad, Kammer der Stadt
     Marburg

[4] Arbeitsstelle Geschichte der Medizin Marburg, Spruchkammerakte Helmut Selbach, Kammer der Stadt Marburg

[5] Arbeitsstelle Geschichte der Medizin Marburg, Spruchkammerakte Hermann Stutte, Kammer der Stadt Marburg

[6] Archiv der Deutschen Gesellschaft für Kinder- und Jugendmedizin im Universitätsarchiv der Humboldt-Universität Berlin, Nachlasspapiere Prof. Bennholdt-Thomsen

[7] Archiv der Deutschen Gesellschaft für Kinder- und Jugendmedizin im Universitätsarchiv der Humboldt-Universität Berlin, Nachlass Gerhard Kujath (11 Kartons)

[8] Archiv der Deutschen Gesellschaft für Kinder- und Jugendmedizin im Universitätsarchiv der Humboldt-Universität Berlin, Korrespondenz Adalbert Loeschke KAVH Berlin

[9] Archiv der Deutschen Gesellschaft für Psychiatrie, Psychotherapie und Nervenheilkunde, Geschäftsstelle Berlin

[10] Archiv der Deutschen Gesellschaft für Kinder- und Jugendpsychiatrie, Psychosomatik und Psychotherapie, Geschäftsstelle Berlin

[11] Archiv der Universitätsbibliothek Frankfurt am Main, Nachlass von Max Horkheimer, Na 1

[12] Bundesarchiv Berlin R96 I/9 Hans Heinze. Vorschläge für eine zukünftige Neugestaltung jugend-psychiatrischer Anstalten, 6.2.1942

[13] Bundesarchiv Berlin, R 9347 Reichsärzteregister. Kassenärztliche Vereinigung Deutschlands

[14] Bundesarchiv Berlin, ehem. Berlin Document Center (=BDC), NSDAP Anwärterschaft

[15] Bundesarchiv Berlin, ehem. BDC, NSDAP-Mitglieder, Reichskartei 3200 und / oder Ortskartei 31XX

[16] Bundesarchiv Berlin, ehem. BDC, NSDAP Parteikorrespondenz

[17] Bundesarchiv Berlin, R 1509 Reichssippenamt, VZ 1939 Ergänzungskarten

[18] Bundesarchiv Berlin, Reichsärztekammer, Mitgliederkartei (verfilmt)

[19] Hessisches Hauptstaatsarchiv Wiesbaden, 504, Nr. 9475 Personalakte Franz Günther von Stockert

[20] Hessisches Hauptstaatsarchiv Wiesbaden, 504, Nr. 13208

[21] Hessisches Hauptstaatsarchiv Wiesbaden, 508, Nr. 3130 Bau eines Beobachtungsheims für schwererziehbare und seelisch kranke Kinder

[22] Hessisches Hauptstaatsarchiv Wiesbaden, 520 FZ Nr. 1873 Spruchkammerakte Werner Villinger (Spruchkammer Marburg Stadt)

[23] Hessisches Hauptstaatsarchiv Wiesbaden, 520, 11, 13988 Spruchkammerverfahren Franz Günther von Stockert

[24] Hessisches Hauptstaatsarchiv Wiesbaden, 1069: Nachlass Karl Kleist, Nr. 16 Deutscher Verein zur Fürsorge für jugendliche Psychopathen

[25] Hessisches Hauptstaatsarchiv Wiesbaden, 1069: Nachlass Karl Kleist (1879–1960), Nr. 32

[26] Hessisches Hauptstaatsarchiv Wiesbaden, 1069: Nachlass Karl Kleist (1879–1960), Nr. 62

[27] Hessisches Hauptstaatsarchiv Wiesbaden, 1069: Nachlass Karl Kleist (1879–1960), Nr. 252

[28] Hessisches Hauptstaatsarchiv Wiesbaden, 1069: Nachlass Karl Kleist (1879–1960), Nr. 263

[29] Institut für Stadtgeschichte Frankfurt am Main, Personalakte 217.778 Dr. Carola Hannappel

[30] Institut für Stadtgeschichte Frankfurt am Main, Personalakte 220.318 Dr. Clara Schürmann

[31] Institut für Stadtgeschichte Frankfurt am Main, Sammlungen 11788 Hannappel

[32] Josephinum, Sammlungen der Medizinischen Universität Wien, Nachlass Hans Hoff: MUW-AS-006005

[33] Max-Planck-Institut für Psychiatrie Hauptarchiv, München, GDA 132

[34] Stadtarchiv Göttingen. Meldekartei Göttingen: Dr. med. Walter Gerson und Dorathea Gerson

[35] Stadtarchiv Göttingen. Depositum Nr. 77 Ulrich Popplow, Oberstudienrat (Befragungsaktion Göttinger Bürger, 115 Augenzeugenbefragungen, 1974–1978) Nr. 21 Gerson, Dora, Augenzeugenbefragung 15.5.1977, 26 Blätter

[36] Privatarchiv Sascha Topp, Berlin. U. Veil an S. Topp, 9.8.2015, S. Topp an U. Veil, 11.8.2015.

[37] Privatarchiv Ute Daub, Frankfurt am Main. Interviewmaterial der Gespräche zwischen Ute Daub, Meret Mitscherlich und Carola Hannappel. 1. Gespräch: 27.9.1988, 2. Gespräch: 11.10.1988 [6 Audiokassetten mit Transkriptionen, 133 Seiten]

[38] Stadt- und Landesarchiv Wien M. Abt. 119, A 32 – Gelöschte Vereine: 1325/1927 und A 32/50

[39] Universitätsarchiv Göttingen, Kur. 0574 Universitätskuratorium Göttingen, Entnazifizierung XI. 97. I. v. 1946–1948

[40] Universitätsarchiv Göttingen, Personalakte Ordner Nr. 1, Professor Dr. med. Walter Gerson vom Januar 1948 bis Januar 1972

[41] Universitätsarchiv Göttingen, Der Kurator der Universität Göttingen, Personalakte des Hon.-Professors u. Ob.Med.R. a. D. Dr. Gerson, Walter, geb. 25.1.1899 Phil.-Fak.

[42]   Universitätsarchiv der Humboldt-Universität Berlin, Bestand Nervenklinik 12, Arbeits-Beurteilungen u.
       Bescheinigungen für die in der Klinik tätig gewesenen med. Kräfte, Personalvorgänge: 1923–1942 (darin:
       Erika Geisler, Hans Selbach, Gerhard Kujath, Hans Ziese, Ernst Heffter, Franz Kramer, Marie Kalau vom Hofe,
       Rudolf Thiele, Jürg Zutt)
[43]   Universitätsarchiv der Humboldt-Universität Berlin, Bestand Nervenklinik, Personalakte Dr. Kujath, Gerhardt
       Assistenzarzt 1934–1939
[44]   Universitätsarchiv am Staatsarchiv Marburg (UAM), 305a, Nr. 1741 Dr. Alfred Brobeil 1948–1955, geb.
       28.3.1915, verstorben 12.9.1955
[45]   Universitätsarchiv am Staatsarchiv Marburg, 305a, Nr. 4428 ausserordl. Lehrstuhl Kinder- und Jugendpsychi-
       atrie Prof. Stutte
[46]   Universitätsarchiv am Staatsarchiv Marburg, 307c, Nr. 294 Personalakte Prof. Dr. Klaus Conrad, 1938–1949
[47]   Universitätsarchiv am Staatsarchiv Marburg, 307c, Nr. 2550 Dissertation Eva Landwehr
[48]   Universitätsarchiv am Staatsarchiv Marburg, 307c, Nr. 5144 Professor Dr. Werner Villinger 1946–1961
[49]   Universitätsarchiv am Staatsarchiv Marburg, 307c, Nr. 5157 Habilitations- und Personalakte Professor Dr.
       Alfred Brobeil
[50]   Universitätsarchiv am Staatsarchiv Marburg, 307c, Nr. 5228 Nachf. Prof. Kretschmer Psychiatrie 1946
[51]   Universitätsarchiv am Staatsarchiv Marburg, 307c, Nr. 5251 neu geschaffenes Extraordinariat für Kinder-
       und Jugendpsychiatrie
[52]   Universitätsarchiv am Staatsarchiv Marburg, 307c, Nr. 5419 Vorlesungen (auch Lehraufträge), angef. WS
       45/46, beendet Okt. 1951
[53]   Universitätsarchiv am Staatsarchiv Marburg, 307c, Nr. 5556 (o. Titel)
[54]   Universitätsarchiv am Staatsarchiv Marburg, 307c, Nr. 5634 Nervenklinik vom Januar 1953 bis einschließlich
       Nov. 1959
[55]   Universitätsarchiv am Staatsarchiv Marburg, 307c, Nr. 5701 Dekanat ab 30.8.1946 bis Dez. 1946
[56]   Universitätsarchiv am Staatsarchiv Marburg, 307c, Nr. 5706 Dekanat bis 30.8.46
[57]   Universitätsarchiv am Staatsarchiv Marburg, Aktenserie Teilnachlass Stutte 309, 54, 1-26 sowie Bände 1 bis 6
       des Jahrbuchs für Jugendpsychiatrie und ihre Grenzgebiete
[58]   Universitätsarchiv am Staatsarchiv Marburg, 309, 54 Teilnachlass Stutte, Nr. 1 Kongress Essen 6.-7.9.54 u.
       Mitgl.-Versammlung v. 7.9.54
[59]   Universitätsarchiv am Staatsarchiv Marburg, 309, 54 Teilnachlass Stutte, Nr. 2 Deutsche Vereinigung für
       Jugendpsychiatrie e. V. Kongress 1958 Marburg
[60]   Universitätsarchiv am Staatsarchiv Marburg, 309, 54 Teilnachlass Stutte, Nr. 3 Deutsche Vereinigung für
       Jugendpsychiatrie e. V. Kongress 1959 19.21.10.1959 Berlin
[61]   Universitätsarchiv am Staatsarchiv Marburg, 309, 54 Teilnachlass Stutte, Nr. 14, 1.) Mitgliederversammlung
       29. Juli 1958, 2.) Vorstandssitzung 28. Juli 1958
[62]   Universitätsarchiv am Staatsarchiv Marburg, 309, 54 Teilnachlass Stutte, Nr. 24 Deutsche Vereinigung für
       Jugendpsychiatrie e. V. Korrespondierende Mitglieder + Ehrenmitglieder
[63]   Universitätsarchiv am Staatsarchiv Marburg, 309, 54 Teilnachlass Stutte, Nr. 25 DVJ Ehrenmitglieder
       (+Urkunden) korresp. Mitglieder
[64]   Universitätsarchiv am Staatsarchiv Marburg, 309, 54 Teilnachlass Stutte, Nr. 26 Hoffmann-Medaille
[65]   Universitätsarchiv am Staatsarchiv Marburg, 310 Personalakten Kurator, Nr. 2451 Professor Dr. Klaus Conrad,
       (1924–1938) 1938–1949, 1961
[66]   Universitätsarchiv am Staatsarchiv Marburg, 310 Personalakten Kurator, Nr. 2565 Dr. Förster Eckart wiss.
       Assistent Nervenklinik
[67]   Universitätsarchiv am Staatsarchiv Marburg, 310 Personalakten Dekanat, Nr. 6136 Prof. Dr. Brobeil, Alfred
       Nervenklinik
[68]   Universitätsarchiv am Staatsarchiv Marburg, 310 Personalakten Kurator, Nr. 6303a Dr. Hanscarl Leuner,
       Univ.-Nervenklinik
[69]   Universitätsarchiv am Staatsarchiv Marburg, 310 Personalakten Kurator, Nr. 6458 Personalakten Stutte, Her-
       mann
[70]   Universitätsarchiv am Staatsarchiv Marburg, 310 Personalakten Kurator, Nr. 6459 Curt Weinschenk Honorar-
       professor
[71]   Universitätsarchiv am Staatsarchiv Marburg, 310 Personalakten Kurator, Nr. 6480 Werner Villinger
[72]   Universitätsarchiv am Staatsarchiv Marburg, 310 Personalakten Kurator, Nr. 7618 Ehrhardt, Helmut
[73]   Universitätsarchiv am Staatsarchiv Marburg, 310 Personalakten Kurator, Nr. 7704 Dr. med. Heinz Klopp
[74]   Universitätsarchiv Tübingen (UAT), 125/96 Medizinische Fakultät Dekanatsakten (VI). Amtsbücher 1858–
       1951 (Angabe nach Holtkamp S 31)

[75]   Universitätsarchiv Tübingen, 126/680 Personalakte Hermann Stutte
[76]   Universitätsarchiv Tübingen, 155/440 Assistentenakten Brobeil, Alfred Vol. Ass. Nervenklinik
[77]   Universitätsarchiv Tübingen, 155/5518 Assistentenakten Dr. Stutte, Hermann
[78]   Universitätsarchiv Tübingen, 308/33 Nervenklinik, Verwaltungs- und Personalakten: Kretschmer, Teilneh-
       merliste des Kongresses 1947
[79]   Universitätsarchiv Tübingen, 308/45 Nervenklinik, Verwaltungs- und Personalakten: Nachfolge Kretschmer
[80]   Universitätsarchiv Tübingen, 308/66 Nervenklinik, Verwaltungs- und Personalakten
[81]   Universitätsarchiv Tübingen, 308/3274 Universitäts-Nervenklinik Tübingen Alfred Brobeil, Vol. Arzt
[82]   Universitätsarchiv Tübingen, 444/52 Nachlass Konrad Ernst
[83]   Universitätsarchiv Tübingen, 444/66 Nachlass Konrad Ernst
[84]   Universitätsarchiv Tübingen, 444/71 Nachlass Konrad Ernst
[85]   Unternehmensarchiv der Axel Springer SE Berlin

Zitierte Literatur

[86]   Anonym (1941) [Rubrik Mitteilungen]. Z Kinderpsychiatr 4:128
[87]   Anonym (1961) Die Kreuzelschreiber Ärzte. Der Spiegel 19:35–44
[88]   Anonym (1995) [Rubrik Varia – Personalien]. Gestorben: Prof. Dr. Peter Duus, Dtsch Arztebl 92:(7), A-463
[89]   Anonym (1996) [Rubrik Varia Geburtstage] Doris Weber. Dtsch Arztebl 93:A-2572
[90]   Anonym (2004) [Rubrik Gestorben] Prof. Dr. med. Dr. med. h. c. Hans Erhard Bock. Dtsch Aerztebl 101:A-2273
[91]   Albrecht C (1999) Die intellektuelle Gründung der Bundesrepublik. Eine Wirkungsgeschichte der Frankfur-
       ter Schule. Campus, Frankfurt New York
[92]   Arbeitsgemeinschaft für Erziehungshilfe (AFET) e. V. (Hrsg) (1950) Bericht über die Tagung des Allgemeinen
       Erziehungsfürsorgetages in Mannheim vom 19. zum 21. März 1950, Heft 3. Stephanstift, Hannover-Kleefeld
[93]   Arbeitsgemeinschaft für Erziehungshilfe (AFET) e. V. (Hrsg) (1982) Erziehungshilfen und Gesellschaft. Quel-
       len und Materialien. 75 Jahre AFET zusammengestellt von Martin Scherpner und Christian Schrapper. AFET,
       Hannover-Kirchrode
[94]   Aumüller G, Grundmann K, Krähwinkel E et al (Hrsg) (2001) Die Marburger Medizinische Fakultät im „Dritten
       Reich". Saur, München
[95]   Baumann R, Köttgen C, Grolle I, Kretzer D (1994) Arbeitsfähig oder unbrauchbar? Die Geschichte der Kinder-
       und Jugendpsychiatrie seit 1933 am Beispiel Hamburgs, Mabuse, Frankfurt/M
[96]   Bayer W von (1950) Gegenwärtige Psychiatrie in den Vereinigten Staaten. Nervenarzt 21:2
[97]   Beddies T, Schmiedebach H-P (2004) „Euthanasie"-Opfer und Versuchsobjekte. Kranke und behinderte Kin-
       der in Berlin während des Zweiten Weltkriegs. Medizhist J 39:165–196
[98]   Beddies T (2009) „Du hast die Pflicht gesund zu sein." Der Gesundheitsdienst der Hitler-Jugend 1933–1945.
       Habil.-Schrift, Berlin
[99]   Benzenhöfer U (2003) Hans Heinze: Kinder- und Jugendpsychiatrie und "Euthanasie". In: Oelschläger T
       (Hrsg) Beiträge zur NS-"Euthanasie"-Forschung 2002: Fachtagungen vom 24. bis 26. Mai 2002 in Linz und
       Hartheim/Alkoven und vom 15. bis 17. November 2002 in Potsdam. Klemm & Oelschläger, Ulm, S 9–51
[100] Berger A, Oelschläger T (1988) „Ich habe sie eines natürlichen Todes sterben lassen": Das Krankenhaus im
       Kalmenhof und die Praxis der nationalsozialistischen Vernichtungsprogramme. In: Schrapper C, Sengling
       D (Hrsg) (1988) Die Idee der Bildbarkeit. 100 Jahre sozialpädagogische Praxis in der Heilerziehungsanstalt
       Kalmenhof. Juventa, Weinheim München, S 269–336
[101] Berger G (1998) Die Beratenden Psychiater des deutschen Heeres 1939 bis 1945. Lang, Frankfurt/M
[102] Bericht der Deutschen Forschungsgemeinschaft über ihre Tätigkeit (1953) DFG, Bad Godesberg
[103] Bericht der Deutschen Forschungsgemeinschaft über ihre Tätigkeit (1954) DFG, Bad Godesberg
[104] Bericht der Deutschen Forschungsgemeinschaft über ihre Tätigkeit (1961) DFG, Bad Godesberg
[105] Bericht der Deutschen Forschungsgemeinschaft über ihre Tätigkeit (1964) DFG, Bad Godesberg
[106] Beyer-Rotthoff B (2008) Prof. Dr. Gerhard Bosch feiert seinen 90. Geburtstag [Foto G. Bosch & H. Stutte
       1970er] http://www.lvr.de/app/presse/index.asp?NNr=3786. Zugegriffen: 3.8.2016
[107] Brecht K, Friedrich V, Hermanns LM et al (1987) „Ici, la vie continue d'une manière fort surprenante … " Con-
       tribution à l'Histoire de la Psychoanalyse en Allemagne. A.I.H.P., Paris
[108] Boehnke R (2016) Die Seeheilstätte bei Lochstädt in Ostpreußen. http://www.robert-boehnke.de/ahnen.
       htm. Zugegriffen: 3.8.2016
[109] Boismorand P (Hrsg) (2014) Magda and André Trocmé, Resistance figures. McGill-Queen's Univ Press,
       Montréal
[110] Borck C (2008) Die Welt auf der Kippe – Psychiatrie und Krisenanalyse bei Helmut Selbach. In: Helmchen H
       (Hrsg) Psychiater und Zeitgeist. Zur Geschichte der Psychiatrie in Berlin. Pabst, Lengerich, S 351–368

[111]   Bosch G (1967) Über die Entwicklung der Todeserfahrung im Kindesalter. Jahrb Jugendpsychiatr Grenzgeb 4:42–58

[112]   Brobeil A (1940) Versuche über die antiphlogistische Wirkung des Kamillenöls [Maschinenschr. 17 Bl.]. Diss. Univ. Tübingen 1943

[113]   Brobeil A (1943) Anämische Nekrose des Rückenmarks [Maschinenschr. 42 Bl.; Prfg. 16.11.1942]. Diss. med. Univ. Tübingen 1943

[114]   Brobeil A (1947) Die cerebralen Gefäßprozesse im Arteriogramm und ihre strahlentherapeutische Beein-flußbarkeit. Strahlentherapie. Mitteilungen aus dem Gebiete der Behandlung mit Röntgenstrahlen und radioaktiven Substanzen, Licht und Kurzwellen 76:568

[115]   Brobeil A (1947) Die klinische Bedeutung des 5. Ventrikels. Nervenarzt 18:180

[116]   Brobeil A (1947) Verbesserte Methode zur percutanen Arteriographie. Dtsch Med Wschr 19/20:257–258

[117]   Brobeil A (1950) Hirndurchblutungsstörungen. Ihre Klinik und arteriographische Diagnose. Zugl.: Marburg, Univ., Habil.-Schr. Thieme, Stuttgart

[118]   Buchin J (2013) Marie Kalau vom Hofe, geb. Willms. In: Dokumentation „Ärztinnen im Kaiserreich", Institut für Geschichte der Medizin und Ethik in der Medizin, Charité – Universitätsmedizin Berlin. http://geschichte. charite.de/aeik/biografie.php?ID=AEIK00477. Zugegriffen: 3.8.2016

[119]   Buhlert H, Henning-Reiss L, Ilgner M et al (1989) Institutionen im Dritten Reich. Wie anfällig sind wir für Machtmißbrauch? Mitarbeiterinnen und Mitarbeiter der Kinder-Jugend-Eltern-Beratung des Jugendamtes der Stadt Frankfurt am Main betrachten die wechselvolle Geschichte ihrer Einrichtung seit 1917. In: Cogoy R, Kluge I, Meckler B (Hrsg) Erinnerung einer Profession. Erziehungsberatung, Jugendhilfe und Nationalso-zialismus. Votum, Münster, S 193–201

[120]   Bundesverband für Erziehungshilfe (Hrsg) (2006) 100 Jahre AFET – 100 Jahre Erziehungshilfe, 1906–2005. Teil I: Quellen und Materialien, zusammengestellt und kommentiert von Martin Scherpner und Christian Schrapper, Teil II: Autorenbeiträge, Bd. 1. AFET, Hannover

[121]   Bundesverband für Erziehungshilfe (Hrsg) (2007) 100 Jahre AFET – 100 Jahre Erziehungshilfe, 1906–2005. Teil II: Autorenbeiträge, Bd. 2 Zukunft in öffentlicher Verantwortung. Herausforderungen für die Praxis, Anforderungen an den Verband, Perspektiven für junge Menschen. AFET, Hannover

[122]   Bürger-Prinz H (1971) Ein Psychiater berichtet. Hoffmann & Campe, Hamburg

[123]   Bussche van den H (1989) Medizinische Wissenschaft im „Dritten Reich". Kontinuität, Anpassung und Oppo-sition an der Hamburger Medizinischen Fakultät. Reimer, Berlin Hamburg

[124]   Bussiek D (2003) Franz Günther Ritter von Stockert. Wanderer zwischen Ost und West. Schriftenr Dtsch Ges Nervenheilkd 9:25–31

[125]   Caronia RMS (1952) Cabin Class Passenger List Transatlantic 19 Aug 1952 Le Havre http://www.caronia2. info/plc520819.php. Zugegriffen: 3.8.2016

[126]   Castell R, Nedoschill J, Rupps M et al (Hrsg) (2003) Geschichte der Kinder- und Jugendpsychiatrie in Deutschland in den Jahren 1937 bis 1961. [incl. CD-ROM: Bibliographie]. Vandenhoeck & Ruprecht, Göttin-gen

[127]   Chronik der Philipps-Universität Marburg, April 1941 bis 15. September 1947 (1954). Marburg, Gleiser

[128]   Chronik der Philipps-Universität Marburg, 16. September 1947 bis März 1950 (1959). Marburg, Gleiser

[129]   Cocks JC (1975) Psyche and Swastika. Neue Deutsche Seelenheilkunde 1933–1945. Ph.D.-thesis University of California, Los Angeles

[130]   Cocks JC (1997) Psychotherapy in the Third Reich. The Göring Institute. Transaction Publ. New Brunswick/ London

[131]   Conrad K (1941) Der Konstitutionstypus als genetisches Problem. Versuch einer genetischen Konstitutions-lehre. Springer, Berlin Heidelberg

[132]   Conti JW (Hrsg) (1950) Health and human relations in Germany. Report of a conference on problems of health and human relations in Germany, Nassau Tavern, Princeton, N.J., June 26–30, 1950. Josiah Macy Jr Foundation, New York

[133]   Cornelißen C (2006) Aus den Trümmern. Die Kieler Universität im Jahr 1945. Christiana Albertina 62:33–45

[134]   Dahl M, Frese H (2002) Das Provinzial-Erziehungsheim in Göttingen und die praktische Umsetzung des Gesetzes zur Verhütung erbkranken Nachwuchses. In: Jütte R (Hrsg) Medizin, Gesellschaft und Geschichte. Jahrbuch des Instituts für Geschichte der Medizin der Robert Bosch Stiftung. Steiner, Stuttgart, S 99–136

[135]   Daum M, Deppe H-U (1991) Zwangssterilisation in Frankfurt am Main 1933–1945. Campus, Frankfurt/M New York

[136]   Dehli M (2007) Leben als Konflikt. Zur Biographie Alexander Mitscherlichs. Wallstein, Göttingen

[137]   Dörner K (1989) Anstaltsalltag in der Psychiatrie und NS-Euthanasie [Themen der Zeit. Medizin im National-sozialismus]. Dtsch Arztebl 86:A-696–702

[138] Dörner K (1989) Schlußwort. Dtsch Arztebl 86:A-1732

[139] Drexler S, Kalinski S, Mausbach H (1990) Ärztliches Schicksal unter der Verfolgung 1933–1945 in Frankfurt am Main und Offenbach. Eine Denkschrift, erstellt im Auftrag der Landesärztekammer Hessen, Verlag für akad. Schriften, Frankfurt/M

[140] Drummer H (1992) „Dienst am Volke" – Nationalsozialistische Gesundheitspolitik in Frankfurt am Main. In: Bauer T, Drummer H, Krämer L (Hrsg) Vom „stede arzt" zum Stadtgesundheitsamt. Die Geschichte des öffentlichen Gesundheitswesens in Frankfurt am Main. Kramer, Frankfurt/M, S 85–112

[141] Duus P (1939) Über psychische Störungen bei Tumoren des Orbitalhirns. [Diss. med. Frankfurt v. 13.4.1939] Arch Psychiatr Nervenkr 109(3): 596–648

[142] Duus P (2001) Neurologisch-topische Diagnostik. Anatomie, Physiologie, Klinik, 7. Aufl. Thieme, Stuttgart

[143] Eberle H (2002) Die Martin-Luther-Universität in der Zeit des Nationalsozialismus 1933–1945. Mitteldeutscher Verlag, Halle

[144] Eckardt M v, Villinger W (Hrsg) (1953) Gesundheit und mitmenschliche Beziehungen. Bericht über die internationale Tagung in Hiddesen bei Detmold, 2.-7. August 1951, im Auftrage von The Josiah Macy Jr Foundation New York. Reinhardt, München Basel

[145] Ehrhardt H (1950) Untersuchungen über Elektrokrampfschwelle und Erregbarkeit. Habil-Schr. Med. Fak. Univ. Marburg

[146] Ehrhardt H (1965) Euthanasie und „Vernichtung lebensunwerten Lebens. Enke, Stuttgart

[147] Ehrhardt H (1972) 130 Jahre Deutsche Gesellschaft für Psychiatrie und Nervenheilkunde. Steiner, Wiesbaden

[148] Ellerbrock D (2004) „Healing democracy" – Demokratie als Heilmittel. Gesundheit, Krankheit und Politik in der amerikanischen Besatzungszone 1945–1949. Dietz, Bonn

[149] Elsner G (2016) Als Betriebsarzt bei Adler, Opel oder Hoechst. Arbeitsmediziner während der NS-Zeit in Hessen. VSA, Hamburg

[150] Enger F (1951) Der Pemphigus in den Jahren 1923 bis 1947 an der Universitätshautklinik Göttingen. Diss. med. Univ. Göttingen [22. Nov. 1951], Marburg/L

[151] Fangerau H (2011) „Urologie im Nationalsozialismus – eine medizinische Fachgesellschaft zwischen Professionalisierung und Vertreibung". In: Krischel M, Moll F, Bellmann J et al (Hrsg): Urologen im Nationalsozialismus. Zwischen Anpassung und Vertreibung. Hentrich & Hentrich, Berlin, S 13–21

[152] Ferdinand U, Kröner H-P, Mamali I (Hrsg) (2013) Medizinische Fakultäten in der deutschen Hochschullandschaft, 1925–1950. Synchron Publishers, Heidelberg

[153] Flugel JC (Hrsg) (1948) International congress on mental health. 1: History, development and organization, 2: Proceedings of the international conference on child psychiatry, 3: Proceedings of the international conference on medical psychotherapy. 11.-14. August 1948. KH Lewis, London

[154] Forest WD de (1950) Need for Immunization. Information bulletin 184:19–20 [Information bulletin. Office of the U.S. High Commissioner for Germany, Office of Public Affairs, Information Division, APO 757-A, U.S. Army, March 1953, pp. 34 and 37. http://digicoll.library.wisc.edu/cgi-bin/History/History-idx?type=header&id=History.omg1953March&isize=text. Zugegriffen: 3.8.2016]

[155] Forest WD de (1950) Road back to Health. Inf Bull 177:29–30

[156] Forsbach R (2006) Die Medizinische Fakultät der Universität Bonn im „Dritten Reich". Oldenbourg, München

[157] Frankl VE, Gebsattel VE Frh v, Schultz JH (1960) Handbuch der Neurosenlehre unter Einschluss wichtiger Grenzgebiete, Bd 5 Grenzgebiete. Urban & Schwarzenberg, München

[158] Frei N (2003) Vergangenheitspolitik. Die Anfänge der Bundesrepublik und die NS-Vergangenheit. dtv, München

[159] Frei N (2009) Deutsche Lernprozesse, NS-Vergangenheit und Generationenfolge seit 1945, sowie: Erinnerungskampf. In: Frei N (Hrsg) 1945 und wir. Das Dritte Reich im Bewußtsein der Deutschen. dtv, München, S 38–55 u. 143–158

[160] Freimüller T (2007) Alexander Mitscherlich. Gesellschaftsdiagnosen und Gesellschaft nach Hitler. Wallstein, Göttingen

[161] Friedemann A (1960) 5. Wissenschaftliche Tagung der Deutschen Vereinigung für Jugendpsychiatrie e. V. vom 28. bis 30. Juli 1958 in Marburg/Lahn. Jahrb Jugendpsychiatr Grenzgeb 2:247–262

[162] Frietsch M (2006) Verfolgung in der NS-Zeit/Nachkriegszeit. https://www.planet-schule.de/wissenspool/spuren/spuren-der-ns-zeit/inhalt/hintergrund/sinti-und-roma.html?image=fileadmin%2Fdam_media%2Fswr%2Fspuren_der_ns-zeit%2Fimg%2Fsintikinder_016.jpg#kap3. Zugegriffen: 3.8. 2016

[163] Fürstenheim W (1926) Die Jugendsichtung und ihre Stätte. Z Kinderforsch 31:197–235

[164] Fürstenheim W (1950) Ursachen und Beweggründe jugendlicher Entgleisungen. Nervenarzt 21:179–181

[165] Galleck KF (1999) 100 Jahre Behandlung Nervenkranker in Gehlsheim bei Rostock, Vortrag vom 2.10.1999, Tagung DGGN in Stralsund. https://psychiatrie.med.uni-rostock.de/de/ueber-uns/zur-geschichte-gehlsheims-und-der-kpp/100-jahre-behandlung-nervenkranker-in-gehlsheim-bei-rostock/. Zugegriffen: 3.8.2016

[166] Gängler H (2005) Scherpner, Hans, Fürsorgewissenschaftler und -historiker. In: Stolberg-Wernigerode O (Hrsg) Neue deutsche Biographie, Bd 22, Rohmer – Schinkel. Duncker & Humblot, Berlin, S 701–702

[167] Geisler E (1962) Psychische Schäden nach sexuellen Widerfahrnissen. Jahrb Jugendpsychiatr Grenzgeb 3:124–134

[168] Gerrens U (1996) Medizinisches Ethos und theologische Ethik. Karl und Dietrich Bonhoeffer in der Auseinandersetzung um Zwangsterilisation und „Euthanasie" im Nationalsozialismus. Oldenbourg, München

[169] Gerst T (2000) Catel und die Kinder. Versuche an Menschen – ein Fallbeispiel 1947/48. 1999 Z Sozialgeschich des 20. und 21. Jahrhunderts 15:100–109

[170] Giese H (Hrsg) (1955) Die Sexualität des Menschen. Handbuch der medizinischen Sexualforschung. Enke, Stuttgart

[171] Godau-Schüttke, K-D (2001) Die Heyde/Sawade-Affäre. Nomos, Baden-Baden

[172] Goltermann S (1999) Verletzte Körper oder „Building national bodies". Kriegsheimkehrer, „Krankheit" und Psychiatrie in der westdeutschen Nachkriegsgesellschaft, 1945–1955. WerkstattGeschich 8: 83–98

[173] Grundmann K (2001) Zusammenbruch und Neubeginn – ein Ausblick. In: Aumüller G et al (Hrsg) Die Marburger Medizinische Fakultät. Saur, München, S 652–667

[174] Grundmann K (2005) Die Entwicklung der Hochschulmedizin in Hessen unter amerikanischer Besatzung am Beispiel der Medizinischen Fakultät Marburg. Z Ver Hess Gesch 110:267–342

[175] Grundmann K (2006) „Vergangenheitsbewältigung" nach dem 2. Weltkrieg – zur Berufungspraxis an der Marburger Medizinischen Fakultät. Werner Catel als Bewerber um den Marburger Lehrstuhl für Kinderheilkunde. In: Hafeneger B, Schäfer W (Hrsg) Marburg in den Nachkriegsjahren, 3: Entwicklungen in Politik, Kultur und Architektur. Rathaus-Verlag, Marburg, S 47–68

[176] Hammerstein N (1989) Die Johann Wolfgang Goethe-Universität Frankfurt am Main. Von der Stiftungsuniversität zur staatlichen Hochschule, Bd 1, 1914–1950. Metzner, Neuwied Frankfurt/M

[177] Hammerstein N (2007) Helene von Bila. Wissenschaftspolitikerin in der Nachkriegszeit. In: Carl H et al (Hrsg) Panorama. 400 Jahre Universität Gießen. Akteure, Schauplätze, Erinnerungskultur. Societäts-Verlag, Frankfurt/M, S 142–145

[178] Hammerstein N (2012) Die Johann Wolfgang Goethe-Universität Frankfurt am Main, Bd 2, Nachkriegszeit und Bundesrepublik 1945–1972. Wallstein, Göttingen

[179] Hannappel C (1939) Prolanbestimmung im Suboccipital-Liquor und im Urin bei Hypertonien. Med. Diss. Univ. Frankfurt/M

[180] Hannappel C (1960) Kinder- und Jugendpsychiatrie in Amerika (Aus dem Gesundheitsamt Frankfurt am Main. Leiter: Obermedizinaldirektor Dozent Dr. O. Schmith. – Heilpädagogische Beratungsstelle. Leiter: Obermedizinalrat Dr. med. Helmut Lechler). Jahrb Jugendpsychiatr Grenzgeb 2:227–243

[181] Hannappel C (1973) Die Rolle des Arztes in der Erziehungsberatung – aus der Sicht des Kinder- und Jugendpsychiaters. Hess Arztebl 34:239–248 [auch als Sonderdruck]

[182] Hermanns LM (Hrsg) (1998) Psychoanalyse in Selbstdarstellungen. 4. Aufl. diskord, Tübingen

[183] Hinz-Wessels A (2009) Hans Heinze. Psychiater und Aktivist der nationalsozialistischen „Euthanasie". In: Jüdisches Museum Berlin (Hrsg) Tödliche Medizin. Rassenwahn im Nationalsozialismus. 2. Aufl. Wallstein, Göttingen, S 108–115

[184] Hirschinger F (2006) Rassenhygiene als ideologische Prämisse der Vernichtung „lebensunwerten Lebens", dargestellt am Beispiel des Stadtgesundheitsamtes Halle/Saale zwischen 1918 und 1945. In: Hüntelmann AC, Vossen J, Czech H (Hrsg) Gesundheit und Staat. Studien zur Geschichte der Gesundheitsämter in Deutschland. 1870–1950. Matthiesen, Husum, S 169–179

[185] Holtkamp M (2002) Werner Villinger (1887–1961). Die Kontinuität des Minderwertigkeitsgedankens in der Jugend- und Sozialpsychiatrie. Matthiesen, Husum

[186] Holzbach R, Naber D (2006) Hans Bürger-Prinz. In: Hippius H, Holdorff B, Schliack H (Hrsg) Nervenärzte 2, 21 Biographien und ein Psychiatrie-Literaturhistorischer Essay. Thieme, Stuttgart New York, S 41–56

[187] Hoyer T (2008) Im Getümmel der Welt. Alexander Mitscherlich – ein Porträt. Vandenhoeck & Ruprecht, Göttingen

[188] Hubenstorf M (2005) Pädiatrische Emigration und die „Hamburger-Klinik" 1930–1945. In: Widhalm K, Pollak A (Hrsg) 90 Jahre Universitäts-Kinderklinik am AKH in Wien. Umfassende Geschichte der Wiener Pädiatrie. Literas, Wien, S 69–220

[189] Jahresverzeichnis der deutschen Hochschulschriften 1945–1948 (1951) Jg 61–64, Leipzig, Deutsche Bücherei

[190] Jahresverzeichnis der deutschen Hochschulschriften 1952 (1955) Jg 68, Leipzig, Deutsche Bücherei

[191] Jahresverzeichnis der deutschen Hochschulschriften 1953 (1956) Jg 69, Leipzig, Deutsche Bücherei

[192] Jantz H (1947) Bericht über die Neurologen- und Psychiatertagung in Tübingen, September 1947. Nervenarzt 18:562–564

[193] Jantzen W (1993) Eklektisch-empirische Mehrdimensionalität und der „Fall" Stutte. Eine methodologische Studie zur Geschichte der deutschen Kinder- und Jugendpsychiatrie. Z Heilpädag 44:454–472

[194] Janzen W (1949) Form und Genese der Absenzen im Kindesalter mit besonderer Berücksichtigung ihrer Beziehungen zu Schlaf- und Rhythmusstörungen. Diss. med. Univ. Marburg

[195] Jasper H (1991) Maximinian de Crinis (1889–1945). Eine Studie zur Psychiatrie im Nationalsozialismus. Matthiesen, Husum

[196] Kaendler S, Volk S, Sachunsky I, Pflug B (1993) Karl Kleist und die Frankfurter Nervenklinik während des Nationalsozialismus. Hess Arztebl 54:141–144

[197] Kingreen M (Hrsg) (1999) „Nach der Kristallnacht". Jüdisches Leben und antijüdische Politik in Frankfurt am Main 1938 bis 1945. Campus, Frankfurt New York

[198] Klee E (1984) 40 Jahre Schweigen. Ein Wandel bahnt sich an. Die Zeit, 21.12.1984

[199] Klee E (Hrsg) (1985) Dokumente zur „Euthanasie", Fischer, Frankfurt/M

[200] Klee E (1985) Gehirne auf Bestellung. Ein schweres NS-Verbrechen wird nur schleppend verfolgt. Die Zeit 3.5.1985

[201] Klee E (2001) Was sie taten – was sie wurden. Ärzte, Juristen und andere Beteiligte am Kranken- oder Judenmord. 11. Aufl. Fischer, Frankfurt/M

[202] Klee E (2001) Deutsche Medizin im Dritten Reich. Karrieren vor und nach 1945. Fischer, Frankfurt/M

[203] Klee E (2001) Auschwitz, die NS-Medizin und ihre Opfer. Fischer, Frankfurt/M

[204] Klee E (2007) Personenlexikon zum Dritten Reich. Wer war was vor und nach 1945. 2. Aufl. Fischer, Frankfurt/M

[205] Klee E (2010) „Euthanasie" im Dritten Reich. Die „Vernichtung lebensunwerten Lebens", Fischer, Frankfurt/M

[206] Kleist K, Leonhard K, Faust E (1950) Die Hebephrenien auf Grund von katamnestischen Untersuchungen. I. Teil. Arch Psychiatr Z Neurolog 185:773–798

[207] Kleist K, Leonhard K, Faust E (1951) Die Hebephrenien auf Grund von katamnestischen Untersuchungen. II. Teil. Arch Psychiatr Z Neurologie 186:1–12

[208] Kleist K, Faust E, Schürmann C (1960) Weitere klinisch-katamnestische Untersuchungen an Hebephrenien. I. Mitteilung, Fehldiagnosen bei Hebephrenien. Arch Psychiatr Z ges Neurolog 200: 541–566, II. Mitteilung: Fehldiagnosen bei Hebephrenien. Arch Psychiatr Z Ges Neurol 200: 653–689

[209] Klinik und Poliklinik für Psychiatrie, Psychosomatik und Psychotherapie des Universitätsklinikums Frankfurt am Main (2015) Geschichte der Psychiatrischen Universitätsklinik Frankfurt/Main. http://www.psychiatrie.uni-frankfurt.de/klinik/geschichte/index.html. Zugegriffen: 3.8.2016

[210] Kloocke R, Schmiedebach H-P, Priebe S (2010) Psychische Ereignisse, organische Interpretationen – Traumakonzepte in der deutschen Psychiatrie seit 1889. Gesnerus 67:73–97

[211] Klopp HW, Selbach H (1951) Über die Gültigkeit der Ausgangswertregel beim Epileptiker. Dtsch Z Nervenheilkunde 167:130–142

[212] Knoepfel H-K, Redlich FC (1953) Psychiatrische Ausbildung in USA. Psyche 7(1):67–79

[213] Kraul M et al (2012) Zwischen Verwahrung und Förderung. Heimerziehung in Niedersachsen 1949–1975. Budrich, Opladen

[214] Kreft G (1997) Zwischen Goldstein und Kleist. Zum Verhältnis von Neurologie und Psychiatrie in Frankfurt am Main der 1920er Jahre. Schriftenr Dtsch Ges Gesch Nervenheilkd 3:131–144

[215] Kreft G (2008) „ … nunmehr judenfrei … " Das Neurologische Institut zwischen 1933 und 1945. In: Kobes J, Hesse J-O (Hrsg) Frankfurter Wissenschaftler zwischen 1933 und 1945. Wallstein, Göttingen, S 125–156

[216] Krüger-Bulcke I (1997) Universität im Zwielicht. Der Zustand der Universität Marburg und ihre Erneuerungsbemühungen unter amerikanischem Einfluß 1945/46. In: Aumüller G, Lauer H, Remschmidt H (Hrsg) Kontinuität und Neuanfang in der Hochschulmedizin nach 1945. Symposium zur Hochschulmedizin am 5. und 6. Juli 1996 in der Philipps-Universität Marburg. Schüren, Marburg, S 13–36

[217] Kuhlmann C (1988) Sozialer Rassismus als „Endlösung" der Sozialen Frage – Zur nationalsozialistischen Wohlfahrts- und Jugendpolitik. In: Schrapper C, Sengling D (Hrsg) Die Idee der Bildbarkeit. 100 Jahre sozialpädagogische Praxis in der Heilerziehungsanstalt Kalmenhof. Juventa, Weinheim München, S 245–268

[218] Kujath G (1949) Jugendpsychiatrische Begutachtung. Barth, Leipzig

[219] Kumbier E (Hrsg) (2007) Zum Wirken und Leben von Franz Günther Ritter von Stockert. Beiträge zum Frank-
       furter Symposium 2006. Universität, Rostock
[220] Kumbier E, Haack K, Herpertz SC (2009) Franz Günther von Stockert im Spannungsfeld von Politik und
       Wissenschaft – ein Beitrag zur Geschichte der Nervenheilkunde in der DDR. Fortschr Neurolog Psychiatr
       77:285–288
[221] Kumbier E, Haack K, Zettl UK (2009) Fächerdifferenzierung unter sozialistischen Bedingungen. Die Etablie-
       rung der Neurologie an der Universität Rostock. Fortschr Neurolog Psychiatr 77 Suppl:S3–S6
[222] Labisch A, Tennstedt F (1991) Gesundheitsamt oder Amt für Volksgesundheit? Zur Entwicklung des öffentli-
       chen Gesundheitsdienstes seit 1933. In: Frei N (Hrsg) Medizin und Gesundheitspolitik in der NS-Zeit. Olden-
       bourg, München, S 35–66
[223] Lang S (2013) Psychiatrie, technische Innovation und Industrie: die Siemens-Reiniger-Werke und die Ent-
       wicklung des Elektrokrampftherapiegerätes „Konvulsator" im Zweiten Weltkrieg. In: Schmuhl H-W, Roelcke
       V (Hrsg) „Heroische Therapien". Die deutsche Psychiatrie im internationalen Vergleich, 1918–1945. Wallstein,
       Göttingen, S 216–232
[224] Leiter A (1956) Über die Erziehungsberatungsstelle in Kassel. Jahrb Jugendpsychiatr Grenzgeb 1:199–222
[225] Leuner H (1956) Bericht über die gemeinsame Tagung der „Deutschen Gesellschaft für Kinderheilkunde"
       und der „Deutschen Vereinigung für Jugendpsychiatrie". Jahrb Jugendpsychiatr Grenzgeb 1:311–315
[226] Leuner H, Horn G, Klessmann E (1977) Katathymes Bilderleben mit Kindern und Jugendlichen. Reinhard,
       München Basel
[227] Ley A (1999) Die Professoren und Dozenten der Friedrich-Alexander-Universität Erlangen 1743–1960, Teil 2:
       Medizinische Fakultät. Univ-Bibliothek, Erlangen
[228] Lilienthal G (2010) Von der „zentralen" zur „korporativen Euthanasie". Die Tötungsanstalt Hadamar und die
       „T4". In: Rotzoll M et al (Hrsg) Die nationalsozialistische „Euthanasie"-Aktion „T4" und ihre Opfer. Geschichte
       und ethische Konsequenzen für die Gegenwart. Schöningh, Stuttgart, S 100–110
[229] Limbächer K (2014) Das Jugendschutzlager Uckermark, ein Experimentierfeld für die Kriminalbiologie. In:
       Eschebach I (Hrsg) Das Frauen-Konzentrationslager Ravensbrück, neue Beiträge zur Geschichte und Nach-
       geschichte. Metropol, Berlin, S 235–256
[230] Limbächer K, Merten M (2000) Die Einweisungspraxis der Kriminalpolizei in das Jugendschutzlager Ucker-
       mark. In: Limbächer K, Merten M, Pfefferle B (Hrsg) Das Mädchenkonzentrationslager Uckermark. Unrast,
       Münster, S 95–109
[231] Locht van der V (2010) Zwangssterilisation und Euthanasie in Essen. Essener Beiträge. Beiträge zur
       Geschichte von Stadt und Stift Essen 123:153–253. http://euthanasiegeschaedigte-zwangssterilisierte.de/
       essener-beitraege-123--van-der-locht.pdf. Zugegriffen: 3.8.2016
[232] Lockot R (1985) Erinnern und Durcharbeiten. Zur Geschichte der Psychoanalyse und Psychotherapie im
       Nationalsozialismus. Fischer, Frankfurt/M
[233] Ludwig-Körner C (1999) Wiederentdeckt – Psychoanalytikerinnen in Berlin. Auf den Spuren vergessener
       Generationen. Psychosozial, Gießen
[234] Maaß E (1988) Verschweigen – Vergessen – Erinnern: Vergangenheitsbewältigung in Idstein. In: Schrapper
       C, Sengling D (Hrsg) (1988) Die Idee der Bildbarkeit. 100 Jahre sozialpädagogische Praxis in der Heilerzie-
       hungsanstalt Kalmenhof. Juventa, Weinheim München, S 337–358
[235] Maier H (Hrsg) (1998) Who is who der sozialen Arbeit. Lambertus, Freiburg/Br
[236] Maier H (2009) Die Wirklichkeiten der Gemeinschaft. Leben und Werk von Hans Scherpner. Bautz, Nordhau-
       sen
[237] Maitra RT (2001) „ … wer imstande und gewillt ist, dem Staate mit Höchstleistungen zu dienen!": Hans
       Reiter und der Wandel der Gesundheitskonzeption im Spiegel der Lehr- und Handbücher der Hygiene zwi-
       schen 1920 und 1960. Matthiesen, Husum
[238] Mamali I (2011) Psychiatrische und Nervenklinik Münster. Anfänge der Universitätspsychiatrie in Westfalen
       zur Zeit des Nationalsozialismus. Diss. rer. med. Univ. Münster i. Westf.
[239] Matron C (2006) Opfer der Zwangssterilisation. http://www.ffmhist.de/ffm33-45/portal01/portal01.
       php?ziel=t_ak_zwangssterilisation_01. Zugegriffen: 3.8.2016
[240] Mildenberger F (2002) … in der Richtung der Homosexualität verdorben. Psychiater, Kriminalpsychologen
       und Gerichtsmediziner über männliche Homosexualität 1850–1970. MännerschwarmSkript, Hamburg
[241] Mitscherlich A, Mielke F (Hrsg) (1949) Medizin ohne Menschlichkeit. Dokumente des Nürnberger Ärztepro-
       zesses. Fischer, Frankfurt/M
[242] Mitscherlich-Nielsen M (1992) Persönliche Erinnerungen an die Wiederbelebung der Psychoanalyse in
       Westdeutschland während der ersten Nachkriegsjahrzehnte. Psyche 46:245–258

[243] Müller R (2001) Wege zum Ruhm. Militärpsychiatrie im Zweiten Weltkrieg. Das Beispiel Marburg. PapyRossa, Köln

[244] Müller R (2007) „Viele haben, mehr als ich, in Not und Tod gelitten". Die Rolle Ernst Kretschmers bei der Kontinuitätssicherung der Psychiatrie. In: Oehler-Klein S, Roelcke V (Hrsg) Vergangenheitspolitik in der universitären Medizin nach 1945. Institutionelle und individuelle Strategien im Umgang mit dem National-sozialismus. Steiner, Stuttgart S 387–405

[245] Müller-Küppers M (1985) Curt Weinschenk zum 80. Geburtstag. Prax Kinderpsychol Kinderpsychiatr 34:276–277

[246] Nedoschill J (2009) Aufbruch im Zwielicht. Die Entwicklung der Kinder- und Jugendpsychiatrie in der Zeit von Zwangssterilisation und Kindereuthanasie. Prax Kinderpsychol Kinderpsychiatr 58:504–517

[247] Nissen G (2009) Psychisch gestörte Kinder und Jugendliche gestern und heute. Persönliche Erinnerungen aus 60 Jahren. Psychosozial, Gießen

[248] Nölleke B (2009–2016) Eintrag „Marie Kalau vom Hofe, geb. Willms" in Psychoanalytikerinnen. Biografisches Lexikon. http://www.psychoanalytikerinnen.de/deutschland_biografien.html#Kalau. Zugegriffen: 3.8.2016

[249] Oehler-Klein S (2007) Das Institut für Erb- und Rassenpflege an der Universität Gießen. In: Oehler-Klein S (Hrsg) Die Medizinische Fakultät der Universität Gießen. Personen und Institutionen, Umbrüche und Konti-nuitäten. Steiner, Stuttgart, S 223–246

[250] Ortmeyer B (2008) Hermann Nohl und die NS-Zeit. Forschungsbericht. Fachbereich Erziehungswissenschaf-ten der Johann Wolfgang Goethe-Universität, Frankfurt/M

[251] Passie T (1996–97) Hanscarl Leuner. Pioneer of hallucinogen research and psycholytic therapy. Newsletter of the Multidisciplinary Association for Psychedelic Studies MAPS 7-1:46-49. http://www.maps.org/news-letters/v07n1/07146leu.html. Zugegriffen: 3.8.2016

[252] Passie T (1997) Psycholytic and psychedelic therapy research 1931–1995. A complete international biblio-graphy. Preface by Hanscarl Leuner. Laurentius, Hannover

[253] Personenstand der Ludwig-Maximilians-Universität München (1934) Sommer-Halbjahr 1934, 1. Teil, nach dem Stande vom 10. Juli 1934, 2. Teil: nach dem Stande vom 1. Juni 1934, München, LMU

[254] Personenstand der Ludwig-Maximilians-Universität München (1935) ebenso Winter-Halbjahr 1934/1935, 1. Teil und nach dem Stande vom 10. Januar1935, 11. Teil nach dem Stande vom 30. November 1934, Mün-chen, LMU

[255] Philipps-Universität Marburg (1945–1952) Personal-Verzeichnis und Vorlesungsverzeichnis

[256] Philipps-Universität Marburg (1948) Personal-Verzeichnis und Vorlesungsverzeichnis Wintersemester 1948/49

[257] Ploog D (1954) Über Gedächtnis, Schlaf und endogene Psychosen. Untersuchungen über spez. Zuordnun-gen psychischer und physischer Vorgänge. Habil.-Schrift Med. Fak. Univ. Marburg 1954 (16.2.1955)

[258] Ploog F (1954) Über den Persönlichkeitsausdruck in selbstverfaßten Lebensläufen. Diss. med. Univ. Marburg

[259] Prahl H-W (2007) Die Last der Vergangenheit. Schwieriger Neubeginn und manche Kontinuität. In: Prahl H-W, Petersen H-Ch, Zankel S (Hrsg) Uni-Formierung des Geistes. Universität Kiel und der Nationalsozialis-mus 2, Schmidt & Klaunig, Kiel, S 201–221

[260] Priwitzer M (2007) Ernst Kretschmer und das Wahnproblem. [Diss. med. Univ. Tübingen 2004] Steiner, Stutt-gart

[261] Putzke M, Brähler E (1994) Erich Stern – Ein im Exil vergessener Pionier der Psychosomatik. In: Meyer A-E, Lamparter U (Hrsg) Pioniere der Psychosomatik. Beiträge zur Entwicklungsgeschichte ganzheitlicher Medi-zin. Asanger, Heidelberg, S 67–87

[262] Rammer G (2004) Die Nazifizierung und Entnazifizierung der Physik an der Universität Göttingen. Diss. phil. Univ. Göttingen (655 Seiten). https://ediss.uni-goettingen.de/bitstream/handle/11858/00-1735-0000-0006-B49F-4/rammer.pdf?sequence=1. Zugegriffen: 3.8.2016

[263] Remschmidt H (1990) Namen sind nicht Schall und Rauch. Curt Weinschenk 14.09.1905–31.05.1990. Infor-mationsdienst der Regionalgruppe Hessen (unter Mitwirkung der Regionalgruppe Nordbayern) in der Deutschen Vereinigung für Jugendgerichte und Jugendgerichtshilfen Hannover 4:16–17

[264] Remschmidt H (1990) Curt Weinschenk, 14.09.1905 bis 31.05.1990. Z Kinder Jugendpsychiatr 18:256–257

[265] Remschmidt H (2006) 56 Jahre Erziehungsberatung in Marburg. Chronik der Erziehungsberatungsstelle am Ortenberg und der Ärztlich-pädagogischen Jugendhilfe an der Philipps-Universität in Marburg. Görich & Weiershäuser, Marburg

[266] Remschmidt H (2009) Die Entwicklung der deutschen Kinder- und Jugendpsychiatrie und die Marburger Klinik. Z Kinder Jugendpsychiatr 37:379–391

[267]   Rockefeller Foundation Annual Report (1952) Grants in Aid. Division of Medicine and Public Health, New York. http://www.rockefellerfoundation.org/about-us/annual-reports/1940-1949. Zugegriffen 3.8.2016
[268]   Roelcke V (2004) Psychotherapy between Medicine, Psychoanalysis, and Politics. Concepts, Practices, and Institutions in Germany, c. 1945-1992. Med Hist 48:473–492
[269]   Roelcke V (2007) Trauma or Responsibility? Memories and Historiographies of Nazi Psychiatry in Postwar Germany. In: Sarat A, Davidovitch N, Alberstein M (Hrsg) Trauma and Memory. Reading, Healing, and Making Law. Stanford Univ Press, Stanford Ca
[270]   Roelcke V (2014) Between Professional Honor and Self-Reflection: The German Medical Association's Reluctance to Adress Medical Malpractice during the National Socialist Era, ca. 1985–2012. In: Roelcke V, Topp S, Lepicard E (Hrsg) Silence, Scapegoats, Self-Reflection. The Shadow of Nazi Medical Crimes on Medicine and Bioethics. V & R unipress, Göttingen, S 243–278
[271]   Roelcke V, Duckheim S (2014) Medizinische Dissertationen aus der Zeit des Nationalsozialismus. Potential eines Quellenbestandes und erste Ergebnisse zu „Alltag", Ethik und Mentalität der universitären medizinischen Forschung bis (und ab) 1945. Medizinhist J 49:260–271
[272]   Roelcke V, Weindling P, Westwood L (2010) (Hrsg) International relations in psychiatry. Britain, Germany and the United States to World War II. Univ Rochester Pr, Rochester NY
[273]   Röhlke C, Streich B (2006) „ … die Welt gehört nun mal dem Mann – und der Frau". Sechs Wiesbadener Kommunalpolitikerinnen der Nachkriegszeit im Porträt. Dokumentation zur Ausstellung. Hessisches Sozialministerium, Wiesbaden
[274]   Rotzoll M, Hohendorf G, Fuchs P et al (Hrsg) (2010) Die nationalsozialistische „Euthanasie"-Aktion „T4" und ihre Opfer. Geschichte und ethische Konsequenzen für die Gegenwart. Schöningh, Paderborn
[275]   Sandner P (2003) Verwaltung des Krankenmordes. Der Bezirksverband Nassau im Nationalsozialismus. Psychosozial, Gießen
[276]   Sandner P, Strauß A (Hrsg) (1998) Frankfurt. Auschwitz, Die nationalsozialistische Verfolgung der Sinti und Roma in Frankfurt am Main. Brandes & Apsel, Frankfurt/M
[277]   Schäfer-Richter U (2009) Im Niemandsland. Christen jüdischer Herkunft im Nationalsozialismus. Das Beispiel der hannoverschen Landeskirche. Wallstein, Göttingen
[278]   Schepker K, Fangerau H (2016) Die Gründung der Deutschen Gesellschaft für Kinderpsychiatrie und Heilpädagogik. Z Kinder Jugendpsychiatr 44:180–188
[279]   Schepker K, Topp S, Fangerau H (2016) Wirren um Paul Schröder, Werner Villinger und Hans Heinze. Die drei Vorsitzenden der Deutschen Gesellschaft für Kinderpsychiatrie und Heilpädagogik zwischen 1940 und 1945. http://www.springermedizin.de/wirren-um-paul-schroeder-werner-villinger-und-hans-heinze/6242058.html. Zugegriffen: 3.8.2016
[280]   Schmidt-Degenhard T (2012) Vermessen und Vernichten. Der NS-„Zigeunerforscher" Robert Ritter. [Diss. phil. Univ. Tübingen 2008] Steiner, Stuttgart
[281]   Schmuhl H-W (2002) Zwischen vorauseilendem Gehorsam und halbherziger Verweigerung. Werner Villinger und die nationalsozialistischen Medizinverbrechen. Nervenarzt 73:1058–1063
[282]   Schmuhl H-W (2005) Grenzüberschreitungen. Das Kaiser-Wilhelm-Institut für Anthropologie, menschliche Erblehre und Eugenik 1927–1945. Wallstein, Göttingen
[283]   Schmuhl H-W (2016) Die Gesellschaft Deutscher Neurologen und Psychiater im Nationalsozialismus. Springer, Berlin Heidelberg
[284]   Schmuhl H-W, Roelcke V (Hrsg) (2013) „Heroische Therapien". Die deutsche Psychiatrie im internationalen Vergleich, 1918-1945. Wallstein, Göttingen
[285]   Schneider D (2006) Detlev Ploog, 29.11.1920–7.12. 2005. Bayerische Akademie der Wissenschaften. Nachrufe: http://badw.de/data/footer-navigation/personentreffer.html?tx_badwdb_badwperson%5Bper_id%5D=2402&tx_badwdb_badwperson%5BpartialType%5D=BADWPersonDetailsPartial&tx_badwdb_badwperson%5Baction%5D=show&tx_badwdb_badwperson%5Bcontroller%5D=BADWPerson&cHash=0f1cd98faa921068f83c4ea6cf6ef61a. Zugegriffen: 3.8.2016
[286]   Scholz A, Barth T, Pappai A-S, Wacker A (2005) Das Schicksal des Lehrkörpers der Medizinischen Fakultät Breslau nach der Vertreibung 1945/46. Würzbg Medizinhist Mitt 24:497–533
[287]   Schoppmann C (1991) Nationalsozialistische Sexualpolitik und weibliche Homosexualität. Centaurus, Pfaffenweiler
[288]   Schönknecht P (1999) Die Bedeutung der verstehenden Anthropologie von Jürg Zutt (1893-1983) für Theorie und Praxis der Psychiatrie. Königshausen & Neumann, Würzburg
[289]   Schönknecht P (2006) Jürg Zutt. In: Hippius H, Holdorff B, Schliack H (Hrsg) Nervenärzte 2, 21 Biographien und ein Psychiatrie-Literaturhistorischer Essay. Thieme, Stuttgart New York, S 223–232

[290] Schrapper C, Sengling D (Hrsg) (1988) Die Idee der Bildbarkeit. 100 Jahre sozialpädagogische Praxis in der Heilerziehungsanstalt Kalmenhof. Juventa, Weinheim München

[291] Schriftleitung Jahrbuch für Jugendpsychiatrie und ihre Grenzgebiete (1960) Hochschulnachrichten. Jahrb Jugendpsychiatr Grenzgeb 2:273

[292] Schriftleitung Jahrbuch für Jugendpsychiatrie und ihre Grenzgebiete (1963) Personalia. Jahrb Jugendpsychiatr Grenzgeb 4:238

[293] Schroeder SM (2013) To forget it all and begin anew. Reconciliation in Occupied Germany, 1944-1954. Univ of Toronto Press, Toronto Buffalo London

[294] Schulz G (1957) Verzeichnis der Erziehungsberatungsstellen in der Bundesrepublik Deutschland und West-Berlin 2. Aufl. Allgemeiner Fürsorgeerziehungstag, Hannover-Kleefeld

[295] Schulz G (1959) Verzeichnis der Erziehungsberatungsstellen in der Bundesrepublik Deutschland und West-berlin 6. Aufl. Allgemeiner Fürsorgeerziehungstag, Hannover-Kleefeld

[296] Schürmann C (1989) Gegen Zeitgeist [Leserbrief]. Dtsch Arztebl 86:A-1728

[297] Schürmann C (1990) Dr. med. Clara Schürmann. Grillpartzerstr 27, 6000 Frankfurt 1. In: Drexler S, Kalinski S, Mausbach H (1990) Ärztliches Schicksal unter der Verfolgung 1933-1945 in Frankfurt am Main und Offenbach. Eine Denkschrift, erstellt im Auftrag der Landesärztekammer Hessen. Verlag für akad. Schriften, Frankfurt/M, S 62–66

[298] Schwab H (1938) Erblichkeit der eigentlichen Katatonie. [zugl. Diss. med. Univ. Frankfurt]. Z Ges Neurolog Psychiatr 163:441–506

[299] Selbach H (1949) Das Kippschwingungsprinzip in der Analyse der vegetativen Selbststeuerung. Fortschr Neurolog Psychiatr 17:129, 151

[300] Selbach H (1950) Zur Pathogenese des epileptischen Anfalls. Fortschr Neurolog Psychiatr 18:367–401

[301] Selbach H (1953) Genuine Epilepsie, symptomatische Hirnkrämpfe und die Narkolepsie. In: Handbuch der Inneren Medizin: Neurologie V/3. Springer, Heidelberg, S 1082–1227

[302] Selbach OC, Selbach H (1949) Die Hirnvolumsvermehrung als Problem der physikalischen Chemie des Hirngewebes. All Z Psychiatr Grenzgeb [Festschrift für Karl Kleist. Zweiter Teil] 125(1–3):137–165

[303] Sick D (1983) „Euthanasie" im Nationalsozialismus am Beispiel des Kalmenhofs in Idstein im Taunus. Fachhochschule FB Sozialpädagogik, Frankfurt/M

[304] Sigusch V (2008) Geschichte der Sexualwissenschaft. Campus, Frankfurt New York

[305] Sigusch V, Grau G (Hrsg) (2009) Personenlexikon der Sexualforschung. Campus, Frankfurt New York

[306] Stambolis B (2014) Aufgewachsen in „eiserner Zeit". Kriegskinder zwischen Erstem Weltkrieg und Weltwirtschaftskrise. Psychosozial, Gießen

[307] Stambolis B (2015) Die Gilde Soziale Arbeit. Kinder- und Jugendfürsorge vor dem Hintergrund der Erfahrungen zweier Weltkriege. In: Stambolis B (Hrsg) (2015) Jugendbewegung und ihre Wirkungen. Prägungen, Vernetzungen, gesellschaftliche Einflussnahmen. V & R unipress Göttingen, S 355–374

[308] Stern E (1954) Über Verhaltens- und Charakterstörungen bei Kindern und Jugendlichen. Rascher, Zürich

[309] Steward J (2013) Child Guidance in Britain, 1918-1955. Pickering & Chatto, London

[310] Stockert von FG (1956) Die Sexualität des Kindes. Enke, Stuttgart

[311] Stumm G et al (Hrsg) (2005) Personenlexikon der Psychotherapie. Springer, Wien New York

[312] Stutte H (1961) Prof. Dr. med. Dr. jur. h. c. Werner Villinger †. Unsere Jugend. Z Jugendhilfe Wiss Prax 13:435–437

[313] Stutte H (1967) In memoriam Dr. Walter Fürstenheim. Acta Paedopsychiatr 34-7/8:237–238

[314] Stutte H (1970) 30 Jahre Deutsche Vereinigung für Jugendpsychiatrie. Nervenarzt 41:313–317

[315] Stutte H (1982) Die fachgeschichtliche Bedeutung des 1. Kinderpsychiatrie-Kongresses 1937 in Paris. Z Kinder Jugendpsychiatr 10:274–285

[316] Stutte H, Pfeiffer H (1958) Grenzen der Sozialpädagogik. Ergebnisse einer Untersuchung praktisch unerziehbarer Fürsorgezöglinge. Allgemeiner Fürsorgeerziehungstag/Stephansstift, Hannover-Kleefeld

[317] Stutte H, Vogt A (1949) Röntgentherapie chronischer Nervenleiden. Strahlentherapie. Mitteilungen aus dem Gebiete der Behandlung mit Röntgenstrahlen und radioaktiven Substanzen, Licht und Kurzwellen 78:161–200

[318] Süß W (2003) Der „Volkskörper im Krieg". Gesundheitspolitik, Gesundheitsverhältnisse und Krankenmord im nationalsozialistischen Deutschland 1939–1945. Oldenbourg, München

[319] Tagungsübersicht (1948) International Congress on Mental Health. The British Journal of Nursing, September 1948:105. http://rcnarchive.rcn.org.uk/data/VOLUME096-1948/page105-volume96-september1948.pdf. Zugegriffen: 24.5.2016

[320] Tascher G (2010) Staat, Macht und ärztliche Berufsausbildung 1920–1956. Gesundheitswesen und Politik: Das Beispiel Saarland. Schöningh, Paderborn

[321]   Tent JF (1998) (Hrsg) Academic proconsul. Harvard sociologist Edward Y. Hartshorne and the reopening of German universities 1945–1946, his personal account. Wiss. Verl., Trier

[322]   Thorun W (2006) Jugendhilfe und Sozialarbeit im Lebensgeschichtlichen Rückblick. Erinnerungen Perspektiven. Books on Demand, Noderstedt

[323]   Tollmien C (2011) Zwangsarbeit von Göttinger Juden 1938 bis 1945. Gott Jahrb 59:137–160

[324]   Topp S (2004) Der „Reichsausschuß zur wissenschaftlichen Erfassung erb- und anlagebedingter schwerer Leiden". Zur Organisation der Ermordung minderjähriger Kranker im Nationalsozialismus 1939–1945. In: Beddies T, Hübener B (Hrsg) Kinder in der NS-Psychiatrie. be.bra, Berlin, S 17–54

[325]   Topp S (2013) Geschichte als Argument in der Nachkriegsmedizin. Zur Vergegenwärtigung der nationalsozialistischen Euthanasie zwischen Politisierung und Historiographie, V & R unipress, Göttingen

[326]   Topp S, Peiffer J † (2007) Das MPI für Hirnforschung in Gießen: Institutskrise nach 1945, die Hypothek der NS-„Euthanasie" und das Schweigen der Fakultät. In: Oehler-Klein S (Hrsg) Die Medizinische Fakultät der Universität Gießen im Nationalsozialismus und in der Nachkriegszeit: Personen und Institutionen, Umbrüche und Kontinuitäten. Steiner, Stuttgart, S 539–607

[327]   Topp S, Schepker K, Fangerau H (2016) Querelle de compétence. Verhältnis von Kinder- und Jugendpsychiatrie und Pädiatrie in der Nachkriegszeit. Monatsschr Kinderheilkd Suppl 1, 164:109–116

[328]   Tramer M (1950) Grundsätzliches zur Frage der Kinderpsychiatrie als eigene medizinische Disziplin. Z Kinderforsch 17:34–39

[329]   Tramer M (1951) Tagungsbericht über die Sektion „Psychopathologie des Kindesalters", 50. Ordentliche Versammlung der Deutschen Gesellschaft für Kinderheilkunde, 1950 Lübeck [Rubrik Kinderpsychiatrische Rundschau, I. Allgemein Klinisches]. Z Kinderpsychiatr 16:50–53

[330]   Trost F (Hrsg) (1952) Handbuch der Heimerziehung. Unter Mitwirkung von Sachverständigen aller Gebiete und Richtungen der Heimerziehung in Gemeinschaft mit Hans Scherpner. Diesterweg, Frankfurt/M

[331]   Tudico C (2012) The history of the Josuah Macy Jr. Foundation. Josiah Macy Jr. Foundation, New York

[332]   Vahlbruch R (1952) Psychische Entwicklung asphyktisch geborener Kinder auf Grund 12-17-jähriger Katamnesen. Diss. med. Univ. Marburg

[333]   Villinger W (1949) Child Guidance Clinics. Unsere Jugend 1-5:18–23

[334]   Villinger W (1951) Amerikanische Reiseeindrücke eines deutschen Psychiaters. Med Monatsschr 5:361–365

[335]   Villinger W (1951) Bericht über das Jugendpsychiater-Treffen in Marburg. [Rubrik Tagungsberichte] Nervenarzt 22:233

[336]   Villinger W (1952) Moderne Probleme der Jugendpsychiatrie. Nervenarzt 23:201–209

[337]   Vuletić A-S (1999) Christen jüdischer Herkunft im Dritten Reich. Verfolgung und organisierte Selbsthilfe 1933–1939. Zabern, Mainz

[338]   Wanckel U (1950) Elektrokardiographische Studien am Meerschweinchen nach Injektion von Diphterie-Formol-Toxoid und einem Diphtherietoxin-Antitoxingemisch: als Beitrag zur Frage der Wirksamkeit der Toxoidtherapie bei der Diphtherie. Diss. med. Univ. Hamburg

[339]   Wankel U, Lewrenz H (1952) Über das Reihungsphänomen als „schizophrene" Denkstörung und ihre pathognomonische Bedeutung. Arch Psychiatr Z Ges Neurol 189:181–191

[340]   Wahrmann CC (2007) Kleist, Karl. Catalogus Professorum Rostichiensium. http://cpr.uni-rostock.de/metadata/cpr_person_00001827. Zugegriffen: 3.8.2016

[341]   Weber DE (1949) Ein pathologisch-anatomischer Beitrag zur Statistik des Ulcus rotundum. Nach d. Leichenöffnungsbefunden d. Jahre 1940–1942. Diss. med. Univ. Marburg

[342]   Weber MM (2003) Ernst Rüdin. Eine kritische Biographie. Springer, Berlin

[343]   Weber MM (2006) Detlev Ploog 29. November 1920–7. Dezember 2005, Emeritiertes Wissenschaftliches Mitglied des Max-Planck-Instituts für Psychiatrie (Deutsche Forschungsanstalt für Psychiatrie), München. Jahrb Max-Planck-Ges 2006:91–92

[344]   Weinschenk C (1955) Das unmittelbare Gedächtnis als selbständige Funktion. [Diss. med. Univ. Marburg 1951]. Hogrefe, Göttingen

[345]   Weinschenk C (1958) Die kongenitale Legasthenie und ihre sozialpsychiatrischen Auswirkungen. Huber, Bern

[346]   Weinschenk C (1965) Die erbliche Lese-Rechtschreibschwäche und ihre sozialpsychiatrischen Auswirkungen. Huber, Bern

[347]   Weinschenk C (1970) Rechenstörungen. Ihre Diagnostik und Therapie. Huber, Bern

[348]   Weinschenk C (1981) Entschluss zur Tat, Schuldfähigkeit, Resozialisierung, Prävention. Athenäum, Königstein/Ts

[349]   Wiesing U, Brintzinger K-R, Grün B et al (Hrsg) (2010) Die Universität Tübingen im Nationalsozialismus. Steiner, Stuttgart

[350] Willing M (2003) Das Bewahrungsgesetz (1918–1967). Eine rechtshistorische Studie zur Geschichte der deutschen Fürsorge. Mohr, Tübingen

[351] Winkler W (1950) Sitzung des erweiterten Vorstands der Gesellschaft Deutscher Neurologen und Psychiater am 23.9.1949. Zentralbl Ges Neurol Psychiatr 108-6/7:331–332

[352] Winkler W (1952) Sitzungsberichte. Gesellschaft Deutscher Neurologen und Psychiater. Tagung in Stuttgart vom 26.-30. September 1951. Zentralbl Ges Neurol Psychiatr 120:201–217

[353] Wolfisberg C (2002) Heilpädagogik und Eugenik. Zur Geschichte der Heilpädagogik in der deutschsprachigen Schweiz (1800–1950). Chronos, Zürich

[354] Wolfradt U (2015) Erich Stern. In: Wolfradt U, Billmann-Mahechea E, Stock A (Hrsg) Deutschsprachige Psychologinnen und Psychologen 1933–1945. Ein Personenlexikon ergänzt um einen Text von Erich Stern. Springer VS, Wiesbaden, S 431–432

[355] Zeuch C (2008) Die Gedenkstätte Hadamar als Ort der deutschen Erinnerungskultur von 1945 bis heute. Unveröff. Examensarbeit Historisches Institut der Justus-Liebig-Universität, Gießen

[356] Zillig G (1949) Karl Kleist zum 70. Geburtstag am 31.1.1949. Nervenarzt 20-4:145–148

Erbbiologie und Kriegserfahrung in der Kinder- und Jugendpsychiatrie der frühen Nachkriegszeit: Kontinuitäten und Kontexte bei Hermann Stutte

Volker Roelcke

© Springer-Verlag GmbH Deutschland 2017
H. Fangerau, S. Topp, K. Schepker (Hrsg.), *Kinder- und Jugendpsychiatrie im Nationalsozialismus und in der Nachkriegszeit*, DOI 10.1007/978-3-662-49806-4_9

Die Zeit nach dem Zweiten Weltkrieg in Deutschland war – ebenso wie in anderen nationalen Kontexten – geprägt durch enorme materielle Zerstörungen und die verbreitete Erfahrung von Gewalt sowie von den Folgen von massenhafter Entwurzelung und Vertreibung und der Zerstörung von Familien. Zeitgenössische Statistiken der UNESCO legen nahe, dass im Jahr 1946 allein in Deutschland 8 Millionen Kinder obdachlos waren ([2], [11]:22). Laut einer Untersuchung aus dem Jahr 1954 hatten 22 % aller Kinder und Jugendlichen bis zum Alter von 15 Jahren ihren Vater im Krieg verloren ([60]:54f., [33]:261–262, [21], [58]:70).

Die enormen Auswirkungen nicht nur auf den körperlichen Zustand, sondern auch auf Psyche und Verhalten von Kindern und Jugendlichen waren zentrales Thema bei den „Internationalen Studienwochen für das kriegsgeschädigte Kind" (Semaines internationales d'études pour l'enfance victime de la guerre, S.E.P.E.G.), die im September 1945 in Zürich stattfanden. Die Implikationen für die internationale Kinder- und Jugendpsychiatrie wurden von Vertretern dieses Arbeitsfeldes aus der Schweiz, aus Frankreich, den Niederlanden, Belgien und einer Reihe weiterer Staaten abgehandelt; Kinder- und Jugendpsychiater aus Deutschland waren nicht anwesend. Die bei den S.E.P.E.G. deutlich gewordene Dringlichkeit der Lage führte zur Wiederbelebung des Internationalen Komitees für Kinderpsychiatrie, das anlässlich des Ersten Internationalen Kongresses für Kinderpsychiatrie 1937 in Paris gegründet worden war, seine Aktivitäten aber wegen des Krieges eingestellt hatte [51], [20].

Im deutschen Kontext spiegeln sich diese extremen Rahmenbedingungen in den Äußerungen von Lehrern in den unmittelbaren Nachkriegsjahren: Sie berichteten, dass eine erhebliche Zahl der von ihnen unterrichteten Kindern „gezeichnet" sei durch die Flucht vor den einmarschierenden feindlichen Armeen und den damit verbundenen Verlust des Elternhauses, durch die Evakuierung von bombardierten Städten oder den Verlust von nahen Angehörigen [17], [18]. Es überrascht, was sich im Gegensatz dazu in den Publikationen von Repräsentanten des sich institutionalisierenden Arbeitsfeldes der deutschen Kinder- und Jugendpsychiatrie findet: Dort werden zwar die Auswirkungen der Kriegs- und unmittelbaren Nachkriegszeit im Verhalten von Kindern und Jugendlichen sehr deutlich beschrieben, der Krieg selbst mit seinen Implikationen für den Alltag von Kindern und Jugendlichen findet dagegen – wenn überhaupt – allenfalls eine marginale Erwähnung. So wird z. B. in einem einschlägigen Übersichtsartikel zum Thema „Zeitgemässe Aufgaben und Probleme der Jugendfürsorge" (erschienen 1948, erstellt im Frühjahr 1947) nur im allerersten Satz „die erhebliche Zunahme von Jugendverwahrlosung und -dissozialität in der heutigen, für das deutsche Volk ohnehin schon schwierigen Notlage" explizit angesprochen ([59]:249). Der nächste Satz benennt den „nationalen Zusammenbruch" als die Ursache dieses Befundes, ohne aber den Krieg ausdrücklich zu erwähnen. Vielmehr wird gerade die spezifische historisch-politisch-soziale Situation sofort relativiert und geradezu verwischt, wenn im gleichen Satz dieser „nationale Zusammenbruch" als ein Beispiel für ein „übernationales, überzeitliches sozial-biologisches' Phänomen" bezeichnet wird ([59]:249). Der Rest des insgesamt 6 Seiten langen Aufsatzes widmet sich Fragen der Differenzialdiagnose und Versorgung, die sich bei der Beschäftigung mit „asozialem" Verhalten der vom „nationalen Zusammenbruch" betroffenen Jugendlichen ergeben.

Die Autoren dieser Publikation, Werner Villinger und Hermann Stutte, waren nicht nur Psychiater mit spezieller Expertise im Bereich der Kinder- und Jugendpsychiatrie, vielmehr waren sie auch die prominentesten Repräsentanten bei der Institutionalisierung der neuen Disziplin in Westdeutschland: Villinger [8], [37] – Anfang der 1940er-Jahre noch Gutachter bei der Krankentötungs-„Aktion T4" – war seit 1946 ordentlicher Professor für Psychiatrie und Direktor der Psychiatrischen Klinik der Universität Marburg sowie von der Gründung 1950 bis zu seinem Tod 1961 Präsident der Deutschen Vereinigung für Jugendpsychiatrie (DVJ) [3]. Schon seit 1936 – also in der Zeit des Nationalsozialismus – war er federführender Herausgeber der *Zeitschrift für Kinderforschung* gewesen, die dem Arbeitsfeld von Heilpädagogen, Psychologen, Psychiatern und Pädiatern verpflichtet war. Bei seiner Berufung nach Marburg richtete er eine spezielle Station mit 35 Betten für Kinder und Jugendliche in der Psychiatrischen Klinik der Universität ein. Villinger war schließlich auch die treibende Kraft bei der Etablierung der ersten Professur für Kinder- und Jugendpsychiatrie an einer westdeutschen medizinischen Fakultät – nämlich im Jahr 1954 an der Marburger Universität. Stutte ([10], [24], [33]:283–287), bis zu diesem Zeitpunkt Stellvertreter von Villinger in der Marburger Psychiatrischen Klinik, wurde auf die neu eingerichtete Professur (ein Extraordinariat) berufen. Stutte selbst hatte praktisch seine gesamte Forschung seit den späten 1930er-Jahren Themen der Kinder- und Jugendpsychiatrie gewidmet. Seit 1950 war auch er Mitglied im Vorstand (als Schriftführer) der neu gegründeten Fachgesellschaft.

Die Darstellung der „zeitgenössischen Probleme" in der Kinder- und Jugendpsychiatrie durch Villinger und Stutte in den späten 1940er-Jahren mit den allenfalls marginalen oder impliziten Verweisen auf den Krieg war keineswegs zufällig so gestaltet. Sie war vielmehr Ausdruck ihrer Konzeptualisierung der Kinder- und Jugendpsychiatrie und insbesondere ihres ätiologischen Verständnisses vom Verhalten der betroffenen Jugendlichen, das den Aspekt der Erblichkeit ins Zentrum stellte. Sogar Mitte der 1950er-Jahre, als Villinger in seiner Funktion als Präsident der DVJ viel Energie darauf verwendete, die deutsche Fachgesellschaft in die internationale Community der Kinder- und Jugendpsychiater zu integrieren, blieben die Auswirkungen von bereits lange existierenden autoritären und erblichkeitsfokussierten Denk- und Handlungsmustern deutlich sichtbar und zeigten sich auch in den propagierten institutionellen Strukturen kinder- und jugendpsychiatrischer Versorgung und Verwahrung.

Im Folgenden werden im **ersten Teil** (▶ Abschn. 9.1) die frühen Nachkriegskonzepte von Stutte und Villinger zum „dissozialen" Verhalten von Kindern und Jugendlichen, zur Entstehung dieses Verhaltens und zu Interventionsstrategien rekonstruiert. („Dissozial" ist ein Begriff aus den historischen Quellen; im Folgenden wird er der Einfachheit halber nicht mehr in Anführungszeichen wiedergegeben.) Im **zweiten Teil** (▶ Abschn. 9.2) wird die historische Genese dieser Konzepte in der Zeit des Nationalsozialismus dargestellt. Im **dritten Teil** (▶ Abschn. 9.3) werden die Kontinuitäten in Bezug auf Sprache und Denkmuster zwischen Stuttes Publikationen aus der Zeit des Nationalsozialismus und aus der Nachkriegszeit dokumentiert. Im abschließenden **vierten Teil** (▶ Abschn. 9.4) wird die zunehmend sichtbar werdende Tendenz seit etwa Anfang der 1950er-Jahre skizziert, die erblichkeits- und selektionsfokussierten Auffassungen an Betrachtungsweisen insbesondere aus dem anglo-amerikanischen Raum anzupassen; Betrachtungsweisen, die stärker soziologische und psychodynamische Aspekte integrieren. Da die Biografie von Villinger bis 1945 und in der Nachkriegszeit, inklusive seiner Tätigkeit als Gutachter im Kontext der Krankentötungs-„Aktion T4", sowie die Kontinuitäten seiner Konzepte in Bezug auf die Idee einer konstitutionellen „Minderwertigkeit" von Kindern und Jugendlichen bereits in der (medizin-)historischen Forschung ausführlicher beschrieben sind [8], [36], steht im Folgenden Hermann Stutte im Zentrum der Darstellung. Durch die vorliegende Darstellung werden allerdings die inhaltliche Kooperation zwischen Villinger und Stutte sowie der Rückbezug von Villiger auf Stuttes empirische Forschung sehr viel deutlicher als bisher geschehen herausgearbeitet. Die bis jetzt existierenden Untersuchungen zu Stutte thematisieren nur Teilaspekte der hier fokussierten Fragen [10], [31], [32], [33], [24] oder sie sind idealisierend bis apologetisch [22], [23]. Insbesondere die lang anhaltende Marginalisierung von sozialen Faktoren (inklusive psychischer Traumata) in Stuttes ätiologischen Konzeptualisierungen sowie die Kontexte seiner Forschungen in der Zeit bis 1945 wurden bisher nur unzureichend analysiert.

9.1   Jugendliche Dissozialität bei Stutte und Villinger in der frühen Nachkriegszeit

Wie bereits in früheren Arbeiten, etwa von Svenja Goltermann [5], gezeigt wurde, kann die unter deutschen Psychiatern der unmittelbaren Nachkriegszeit vorherrschende zentrale Idee zum Effekt von gravierenden Lebensereignissen (wie etwa Kriegserlebnissen, Haft im Konzentrationslager, Kriegsgefangenschaft) folgendermaßen zusammengefasst werden: Individuen können auch extrem belastende Ereignisse wie Bombardierung, schwere Verwundung oder Tod von nahen Familienmitgliedern ohne anhaltende neurotische Symptome bewältigen, sofern keine schon zuvor bestehende, angeborene Schwäche („Disposition") existiert. Die (erbliche) Disposition geriet damit in den Fokus von Fragen der Ätiologie, Diagnostik und Intervention auch bei Zuständen, bei denen ganz offensichtlich psychische Traumata involviert waren.

Diese zentrale Annahme war in der Debatte um „Kriegsneurosen" während und nach dem Ersten Weltkrieg entstanden [12], [15], [6]. Sie fand ihren Resonanzboden in der zunehmenden Konjunktur des genetisch-eugenischen Paradigmas zur Deutung psychiatrischer Erkrankungen, das dann in der Zeit des Nationalsozialismus zur herrschenden Meinung wurde [28]. Psychiater wie Villinger und Stutte, die wesentliche Teile ihrer frühen akademischen Karriere in den 1920er- und 1930er-Jahren durchliefen, hatten diese zentrale Idee internalisiert und fanden es auch noch in der unmittelbaren Nachkriegszeit offenbar selbstverständlich, entsprechende Prämissen ebenso auf soziale und klinische Phänomene des Kindes- und Jugendalters anzuwenden, mit denen sie konfrontiert waren.

Was waren die Implikationen für das Arbeitsfeld der Kinder- und Jugendfürsorge und der Kinder- und Jugendpsychiatrie? In dem bereits genannten Überblicksartikel aus dem Jahr 1948 zum Forschungsstand bei Jugendverwahrlosung und -dissozialität argumentieren Villinger und Stutte, dass das gesamte verfügbare Wissen zusammengeführt werden müsse, um effektiv gegen diese Zustände anzugehen. Sie führen in diesem Zusammenhang die Forschungsergebnisse aus Heilpädagogik, „Erbbiologie", Charakterologie und Jugendpsychiatrie an und ergänzen, dass in diesem spezifischen Kontext „unzweckmäßige Experimente und kostspielige Umwege tunlichst" vermieden werden sollten ([59]:249). Mit dieser Anspielung sind Konzepte aus Pädagogik und Psychologie gemeint, wie sich bei weiterer Lektüre des Textes von Villinger und Stutte erschließt (s. u.). Signifikant ist, dass Soziologie oder Psychoanalyse, wesentliche Referenzdisziplinen für die damalige angloamerikanische Child-Guidance-Bewegung [39], von Villinger und Stutte überhaupt nicht erwähnt werden.

Villinger und Stutte fahren fort, dass eine „kritische Überprüfung bisheriger Praxis sonderpädagogischen Handelns" angezeigt sei. Solche Praktiken machten es etwa schwierig, verwahrloste Jugendliche „von der Straße weg und ‚anderweitig' unterzubringen" ([59]:249). Stattdessen propagieren Villinger und Stutte ein landesweites System von „zentralen Aufnahmeeinrichtungen" zur „Sichtung, Siebung und Lenkung" des „Strandgutes von jugendlich Verwahrlosten und Dissozialen" ([59]:249, [33]). Solche zentralen Aufnahmeeinrichtungen sollten Bestandteil eines umfassenden Systems der Prävention von „Schwererziehbarkeit", Vernachlässigung und jugendlicher Delinquenz sein, ebenso zur Frühprävention von Kindern und Jugendlichen aus Risikogruppen (also ohne manifeste Verhaltensauffälligkeiten) dienen. Die „Sichtung, Siebung und Lenkung" sei primär eine „ärztlich-psychiatrische" Aufgabe, nicht etwa eine pädagogische oder psychologische. Nur der Arzt sei – auf der Basis seines spezifischen, auf die Naturwissenschaften gegründeten Wissens – in der Lage, die „komplexe seelische Gesamtheit, wie sie sich aus Veranlagung, Umweltschicksal und Reifezustand ergibt, vorurteilsfrei und ohne moralische Wertung zu erfassen" ([59]:250).

Die Autoren sehen es als oberste Priorität, diejenigen, die nicht erziehbar seien – es handele sich dabei um „Menschenmaterial" mit „soziobiologischer Unterwertigkeit" ([59]:252) – möglichst frühzeitig zu identifizieren. Konsequente Erfassung und Segregation sei hier angezeigt. Diese Gruppe solle in „Sondererziehungsanstalten" oder Institutionen zur „Verwahrung" eingewiesen werden, die teilweise zwar schon existierten, für welche die gesetzlichen Grundlagen in Form eines „Bewahrungsgesetzes" allerdings erst noch geschaffen werden müssten ([59]:251, 253). Ziel sei eine „Differenzierung des Heimwesens" nach „biologischen und prognostischen Prinzipien" ([59]:253f.), wie sie in Württemberg bereits erfolgt sei. Dazu verweisen die Autoren auf eine aus ihrer Sicht exemplarische Publikation des württembergischen Landesjugendarztes Max Eyrich aus der Zeit des Nationalsozialismus ([59]:252, [4]). Diejenigen hingegen, für die eine „Erziehbarkeit" diagnostiziert wurde, sollten in Heimen mit angeschlossenen Schulen untergebracht werden. Für die Annahme, es gebe eine klare Grenze zwischen Zuständen der „Erziehbarkeit" und der „Nicht-Erziehbarkeit", verwiesen die Autoren auf die Ergebnisse einer Langzeitstudie von Stutte mit dem Titel „Über die Nachkommen ehemaliger Fürsorgezöglinge" [43], die in einem längeren Aufsatz parallel zu dem Übersichtsartikel ebenfalls im Jahr 1948 publiziert worden war.

Stutte argumentiert in diesem Aufsatz (erstellt Juni 1947), die jüngere Forschung habe gezeigt, dass bei einem Teil der Fürsorgezöglinge der „Tatbestand der Unerziehbarkeit" ([43]:396) vorliege. Solche Forschungsergebnisse legten es nahe, „pädagogisch wenig aussichtsreiche Fälle überhaupt nicht der F.E. [Fürsorgeerziehung] zuzuführen" ([43]:396). Für die seinerzeit jüngere Forschung nennt Stutte eine Publikation Villingers [55], die er fälschlich auf 1939 datiert, die aber erst 1941 (als Sonderdruck), dann nochmals 1943 in der *Zeitschrift für Kinderforschung* publiziert wurde [34]. Bei Stuttes Formulierung vom „Tatbestand der Unerziehbarkeit" handelt es sich nicht um eine Diagnose im rein medizinischen Sinne („Unerziehbarkeit"), vielmehr wird durch Verwendung des Begriffs „Tatbestand" aus dem Strafrechtskontext die „Unerziehbarkeit" als ein Vergehen bewertet. Die von Stutte damit verbundene Empfehlung, solchen „wenig aussichtsreichen Fällen" die Fürsorgeerziehung vorzuenthalten, verdient in dieser Hinsicht besondere Beachtung – sie muss wohl mit Blick auf den „Tatbestand" eher als Strafe denn als Therapie verstanden werden.

Stutte versteht seine 1948 publizierte Studie als Verlaufsuntersuchung des Zusammenhangs zwischen „Sozialwert der Sippe [von Fürsorgezöglingen]" sowie „sozialbiologischer Qualität von Probanden" und sozialer Prognose, gleichzeitig auch als „Beitrag … zur psychiatrischen Erbforschung" ([43]:397, 398). Er verweist zur Verfahrensweise seiner Untersuchung auf die „in der psychiatrischen Erbforschung gebräuchlichen Methoden" [43]. Gemeint ist damit die Methodik der psychiatrischen Erbforschung und insbesondere der „(empirischen) Erbprognose" der Arbeitsgruppe um Ernst Rüdin an der Deutschen Forschungsanstalt für Psychiatrie in München, einem Institut der Kaiser-Wilhelm-Gesellschaft. Rüdin und seine Arbeitsgruppe galten Ende der 1930er-Jahre als international führend im Bereich der psychiatrischen Genetik und Epidemiologie [27], [28]. Gleichzeitig war Rüdin über Jahrzehnte hinweg ein prominenter Repräsentant der deutschen und internationalen Eugenik und Koautor des offiziellen Kommentars zum nationalsozialistischen Sterilisationsgesetz. Bereits 1933 wurde Rüdin in den am Reichsinnenministerium angesiedelten „Sachverständigenbeirat für Bevölkerungs- und Rassenpolitik", berufen. Hier übernahm er die Leitung der „Arbeitsgemeinschaft II" für Rassenhygiene und Rassenpolitik. Er war damit an entscheidender Stelle an der Planung und Umsetzung der nationalsozialistischen Gesundheits-, Sozial- und Bevölkerungspolitik beteiligt [25], [27], wie weiter unten noch ausgeführt wird.

Stutte hatte außerdem untersucht, mit welcher Wahrscheinlichkeit definierte Parameter wie etwa „kriminelles Verhalten", „sittenloser Wandel" oder „Begabungsmängel" in der

Nachkommenschaft von betroffenen Probanden auftreten ([43]:397). Er fand hohe Prävalenz-
raten und interpretierte sie im Sinne einer genetischen Weitergabe dieser Parameter, woraus er
folgerte, dass eine entsprechende erbliche „Belastung" in den Familien von eindeutig identifizierbaren Fürsorgezöglingen vorliege. Der „Sozialwert der Sippe" von Probanden sei im Wesentlichen Resultat „erbbiologischer Gegebenheiten" ([43]:397). Das bedeute, dass – so Stutte – „diese
Gruppe ehemaliger Fürsorgezöglinge in ihrer Gesamtheit (erwartungsgemäß) eine in erbbiologischer Hinsicht negative Bevölkerungsauslese verkörpert", und dass deren Nachkommen mit
hoher Wahrscheinlichkeit ebenfalls Ehepartner haben würden, die „sozialbiologisch unterwertig"
und „erbbiologisch unerwünscht" seien ([43]:408, 411). Darunter befänden sich auch Zustände,
bei denen sich „der Intelligenzdefekt … verbirgt hinter einer Fassade gerissener Schläue und
Verschlagenheit (getarnter Schwachsinn Ritters)" ([43]:413). Robert Ritter, auf den Stutte hier
verweist, war ein in Tübingen habilitierter Psychiater und Kriminalbiologie, der sich in seinen
Arbeiten seit Mitte der 1930er-Jahre mit der Erblichkeit von sozialer Abweichung, Obdachlosigkeit und Kriminalität beschäftigte und „Sippengutachten" im Kontext der nationalsozialistischen
„Zigeuner"-Politik erstellte, was unten noch ausführlicher dargestellt wird.

In seinem Aufsatz aus dem Jahr 1948 argumentiert Stutte weiter, die Gruppe der „erbbiologisch Unerwünschten" unter den Fürsorgezöglingen könne durch Erziehungsmaßnahmen nicht
wirklich effektiv beeinflusst werden. Solche „erbbiologisch Unerwünschten" pflegten, „auf sich
selbst gestellt, … rasch wieder in den ihnen adäquaten Lebensstil zu verfallen … und – getreu
der schicksalhaften Tradition ihrer Herkunft – den Weiterbestand ihres sozial störend sich aus-
wirkenden Erbgutes sicherzustellen – vielfach dazu auch noch in einer zahlenmäßig überdurch-
schnittlichen Nachkommenschaft" ([43]:414). In einer weiteren Publikation aus dem Jahr 1949
bezeichnet Stutte diese Gruppe zudem auch als „Wohlfahrtsparasiten" [44].

Stutte verweist auch in diesem Kontext auf die genealogisch-erbbiologischen Untersuchungen von Ritter „in gewissen asozialen Sippen", die seine eigenen Ergebnisse bestätigten ([43]:412).
Er bezeichnet Ritters und seine eigenen Schlussfolgerungen als relevante „wissenschaftliche
Erkenntnisse" bei der „Beantwortung sozialprognostischer Fragen" in Bezug auf Fürsorgezöglinge ([43]:412), und zwar als Gegengewicht zu einem drohenden „katathymen Rückfall in die
Überbewertung des Exogenen und damit in einen ‚pädagogischen Allmachtstaumel' (Villinger,
1941/1943)" [55], der zu „unproduktiven und kostspieligen Umwegen" in der Jugendfürsorge
führen könnte ([43]:412f.).

Hieraus ergibt sich für Stutte die „Forderung, den Prozentsatz an Fürsorgezöglingen", die in
diesem Sinne „sozialbiologisch unterwertig" sind, „mit Hilfe geeigneter Siebungsmaßnahmen
zu verkleinern", um die Kosten für öffentliche Haushalte zu reduzieren ([43]:408).

Diese Argumentation von Stutte aus dem Jahr 1948 wurde im Übersichtsartikel von Villinger und Stutte aus dem gleichen Jahr übernommen [59]: Angesichts des drängenden Problems
hoher Zahlen von vernachlässigten und dissozialen Jugendlichen fokussierten sie die Implikationen, die sich aus der angenommenen genetischen Grundlage mit allenfalls begrenzter Mani-
festationsvariation und daraus abgeleitet der vermeintlichen Unabänderlichkeit der Zustände
ergaben. Gleichzeitig marginalisierten sie psychologische und soziale Faktoren zur Erklärung
der vorgefundenen Zustände. Das bedeutet, dass diese Deutungen von Stutte und Villinger die
spezifische historische und politische Situation der betroffenen Kinder und Jugendlichen weitgehend ausblendeten und damit auch die biografische Erfahrung von Krieg, Gewalt, Entwurzelung, Obdachlosigkeit, Verlust von nahen Angehörigen sowie die fehlenden positiven Zukunfts-
perspektiven ignorierten.

Auf einer allgemeineren Ebene werden von Stutte und Villinger Faktoren außerhalb des
Körpers der betroffenen Jugendlichen durchgängig nicht einfach als „Umwelt", sondern als
„Umweltschicksal" bezeichnet – d. h. als etwas, das sich eigentlich nicht durch professionelles oder

auch politisches Handeln ändern lässt. Bei dieser Blickweise ist es nur konsequent, dass Stutte und Villinger in diesem Kontext keinerlei Gebrauch vom Begriff des (psychischen) Traumas machen, im Sinne von gravierenden äußeren Einwirkungen, welche die psychologischen Schutzmechanismen eines Individuums überfordern, obwohl der Begriff und das Konzept des psychischen Traumas in der deutschen Psychiatrie seit dem frühen 20. Jahrhundert verfügbar war [11], [15], [6]. Stattdessen richteten die Autoren den Fokus der Aufmerksamkeit völlig auf ätiologische und pathogenetische Faktoren im Inneren des Körpers.

9.2 Fragestellung, Methodik und Kontext von Stuttes Habilitationsschrift (1943) sowie den daran anknüpfenden Nachkriegspublikationen

Der Aufsatz von Stutte aus dem Jahr 1948 war lediglich eine kondensierte Form seiner Habilitationsschrift, die im August 1943 bei der Medizinischen Fakultät der Universität Tübingen eingereicht und im Januar 1944 als Habilitationsleistung akzeptiert worden war [24]. Stutte war während der Zeit des Nationalsozialismus Mitarbeiter des Gießener und ab 1937 Tübinger Ordinarius für Psychiatrie Hermann Hoffmann, einem prominenten Vertreter der Rassenhygiene und Propagator der nationalsozialistischen „Erbgesundheitspolitik" [14]. Dessen Forschungsschwerpunkt lag in der Frage nach der Erblichkeit von Asozialität, insbesondere bei Jugendlichen – eine zentrale Frage im Kontext der nationalsozialistischen Sozial- und Ordnungspolitik, die auf eine Identifizierung und „Ausschaltung" und „Ausmerze" von Asozialen zielte, u. a. durch Ausweitung des „Gesetzes zur Verhütung erbkranken Nachwuchses" auch auf diese „asozialen" Bevölkerungsgruppen, zu denen auch „Wanderer", „Vagabunden" und „Zigeuner" gezählt werden sollten [1].

Der zeitgenössische Forschungsstand zur Ätiologie von „psychopathischen" Zuständen, „asozialem" Verhalten und Delinquenz bei Kindern und Jugendlichen war nicht eindeutig: 1934 hatte der Psychiater Franz Kramer zusammen mit der Sozialpädagogin Ruth von der Leyen eine detaillierte Analyse von Langzeitverläufen bei Berliner Kindern und Jugendlichen mit den genannten Zuständen publiziert. Sie kamen zu dem Ergebnis, dass neben einem mehr oder weniger ausgeprägten erblichen Faktor ganz wesentlich das soziale Umfeld sowohl die Genese als auch den Verlauf bestimmten [13], [35], [30] (▸ Kap. 3). Gemengelagen von Erbanlage und Umweltfaktoren als Entstehungsbedingungen wurden zwar von den meisten Autoren der Zeit postuliert, insbesondere ab 1933 wurde unter dem zunehmend hegemonial werdenden eugenisch-genetischen Paradigma die Bedeutung der Erblichkeit meist deutlich höher bewertet als noch in der Arbeit von Kramer und von der Leyen. So behauptete Heinrich Többen aus Münster, ein Vertreter der deutschen Delegation beim Ersten Internationalen Kongress für Kinderpsychiatrie in Paris 1937, dass der Erbfaktor ausschlaggebend für die Entstehung von jugendlicher Verwahrlosung und „präkriminellen" Zuständen sei. Befunde aus empirischen Untersuchungen zu dieser Frage nannte er allerdings nicht, vermutlich weil keine existierten [50], [29]. Ähnlich wie Többen argumentierte auch Max Eyrich [4]. Die empirische Grundlage für die These der Erblichkeit von „Verwahrlosung" und dissozialem Verhalten sollte nun endlich das neue Forschungsprojekt von Stutte liefern, das in Gießen begonnen und kurze Zeit später in Tübingen fortgeführt wurde.

An der Universitäts-Nervenklinik Tübingen gab es damals mit dem „Klinischen Jugendheim der Nervenklinik" einen Ort, der gleichzeitig zur Aneignung praktischer Erfahrung, zur Weiterbildung sowie schließlich als Reservoir für Forschung an psychopathologisch auffälligen und insbesondere „asozialen" Jugendlichen diente. In der Zeit des Nationalsozialismus war das Jugendheim auch eine Teilkomponente der staatlichen Jugendfürsorge- und Asozialenpolitik in Württemberg. Das klinische Jugendheim war von 1920–1926 von Werner Villinger geleitet worden, bevor dieser an das Hamburger Landesjugendamt berufen wurde. Von 1933–1936 war der Psychiater Robert Ritter Leiter des Tübinger Jugendheims. Bei der von Stutte in seinem Aufsatz von 1948 erwähnten Kategorie des „getarnten Schwachsinns" und ebenso bei Stuttes Verweis auf die Ergebnisse von Ritters Forschungen zur Erblichkeit von Kriminalität ([43]:412) handelt es sich um Arbeiten dieses Tübinger Kollegen. Ritter beschäftigte sich – ähnlich wie Stutte – mit der Biologie und Genetik von sozialer Auffälligkeit. Neben Obdachlosen und Vagabunden gehörten für Ritter auch „Zigeuner" zu dieser Bevölkerungsgruppe. Auch Ritter glaubte in seiner 1937 abgeschlossenen Habilitation eine genetische Bedingtheit von sozialer Normabweichung, ebenso von Kriminalität nachgewiesen zu haben [36], [1]. Dass das Verständnis von Normabweichung in den Arbeiten von Ritter ebenso wie später bei Stutte ohne Einschränkung die Normvorstellungen des nationalsozialistischen Staates übernahm, wurde von beiden weder thematisiert noch gar kritisch diskutiert.

Ritter wechselte im November 1936 von seiner Tübinger Stelle nach Berlin an die „Rassenhygienische und Bevölkerungsbiologische Forschungsstelle im Reichsgesundheitsamt", wo er in den nächsten Jahren auf Anregung von Rüdin und in enger Zusammenarbeit mit dem Reichskriminalpolizeiamt eine umfassende „rassenkundliche" Untersuchung aller im Deutschen Reich lebenden „Zigeuner und Zigeunermischlinge" in Angriff nahm. Seine in diesem Kontext erstellten Gutachten dienten einige Jahre später als Selektionsgrundlage für die Deportation von Sinti und Roma in Konzentrationslager [36].

Stutte wurde Nachfolger von Ritter als Leiter des Tübinger Jugendheims. Er begrüßte 1941 in der Zeitschrift *Der öffentliche Gesundheitsdienst* die „Gliederung der Fürsorgeerziehungsanstalten nach biologischen und prognostischen Gesichtspunkten". Der Staat habe „aus finanziellen und erbbiologischen Gründen ein natürliches Interesse daran zu wissen, ob sich im Einzelfall die Erziehung auf öffentliche Kosten auch wirklich lohnt" [41].

Stutte hatte seine Forschungen zur Erblichkeit in den Familien von Fürsorgezöglingen im Jahr 1935 an der Universität Gießen begonnen und setzte sie nach dem Wechsel nach Tübingen dort fort. Ziel der Forschungen von Stutte war es, wie sein Lehrer Hoffmann in einem Vortrag im November 1935 ausführte, „in absehbarer Zeit Ergebnisse vorlegen zu können, die uns einen Schritt weiterführen auf dem Weg zur Sterilisation asozialer und antisozialer abnormer Charaktere" [7]. Auch Stutte selbst benannte 1939 „wirtschaftliche, soziologische und eugenische Gründe" als Zweck seiner Forschung [40]. Neben der Frage der genauen Erbverhältnisse sollten Kriterien für eine möglichst sichere Prognosestellung identifiziert und bewertet werden. Dazu wurden die untersuchten Fürsorgezöglinge von Stutte aufgrund ihres „Lebenserfolgs" in „sozial Brauchbare" und „sozial Entgleiste" eingeteilt und für beide Probandengruppen eine Sozialanamnese, eine Stammbaumanalyse sowie ein psychopathologischer Befund erhoben [40]. Die Notwendigkeit valider Prognosekriterien bei delinquenten Jugendlichen für eine effiziente Segregation und Zuordnung zu spezialisierten Institutionen wie etwa Jugendverwahranstalten im Kontext der NS-Ordnungspolitik stand auch im Zentrum eines 1938 publizierten Beitrags von Villinger für einen Band, der sich mit der *Neugestaltung der Raum- und Menschenordnung im Großdeutschen Reich* beschäftigte [53] und von Stutte noch im NS-Kontext rezipiert worden war ([42]:33). Diese Publikation von Villinger wurde von Stutte auch noch in der Nachkriegszeit zustimmend zitiert ([43]:412, 415).

Die Arbeit, die Stutte 1943 als Habilitationsschrift einreichte, lieferte quasi die wissenschaftliche Grundlage für eine Überzeugung, die Villinger schon 1934 auf dem Fürsorgeerziehungstag folgendermaßen formuliert hatte: „Wer in der Alltagsarbeit immer wieder die Erfahrung machen musste, dass aus Schwachsinnigen- und Trinkerfamilien Fürsorgeerziehungszöglinge besonders gehäuft hervorgehen, und wer weiter viele Kinder früherer F.E.-[Fürsorgeerziehungs-]Zöglinge wieder F.E.-bedürftig werden sah, der hat gerade im Hinblick auf die F.E. nicht anders gekonnt, als sich seit Jahren für das Zustandekommen eines Sterilisierungsgesetzes … mit Eifer und Nachdruck einzusetzen" ([52]:235), da zumindest ein erheblicher Teil dieser Zustände – so die Implikation – Resultat von Vererbungsprozessen sei.

Der Titel der von Stutte zur Habilitation eingereichten Arbeit lautete *Schicksal, Persönlichkeit und Sippe ehemaliger Fürsorgezöglinge. Beitrag zum Problem der sozialen Prognose*. Die Habilitationsschrift ist heute in keiner öffentlichen Bibliothek mehr zu finden [31], [24], ihr Titel wurde von Stutte selbst angeführt im Literaturverzeichnis einer Publikation aus dem Jahr 1944 [42]. Das Studiendesign, eine Verlaufsanalyse von 158 Fürsorgezöglingen und 3000 Verwandten, war 1935/36 konzipiert worden, um die Hypothese von einer Beziehung zwischen Erblichkeit und Prognose der zugrundeliegenden Zustände zu validieren und genauer zu analysieren [7], [40], [43]. In Übereinstimmung mit dem vorherrschenden eugenisch-genetischen Paradigma in der Psychiatrie bestand die nicht in Frage gestellte Grundannahme von Anfang an darin, dass dissoziales Verhalten im Kern eine biologisch distinkte Entität sei. Nur unter überwiegend positiven Umweltbedingungen sei es möglich, dass die entsprechende biologische Disposition nicht manifest werde. Dagegen – so die Annahme – war es insbesondere in instabilen oder ärmlichen sozialen Lebenswelten praktisch unabwendbar, dass diese Disposition zu manifest dissozialem Verhalten führen würde. Die Methode der „(empirischen) Erbprognose", die Stutte für Subpopulationen seiner Probanden anwendet, war von der Arbeitsgruppe um Rüdin in München entwickelt worden und wurde in den 1930er-Jahren in breitem Umfang zur wissenschaftlichen Untermauerung der „Erbgesundheitspolitik" des nationalsozialistischen Regimes angewendet [27], [28].

Mithilfe der Methodik von Rüdin und auf der Grundlage der damit verbundenen Prämissen kam Stutte in seiner Habilitationsschrift von 1943 – wie sich der zusammenfassenden Publikation von 1948 entnehmen lässt – zu dem Ergebnis, es gebe eine Kerngruppe der vernachlässigten und dissozialen Jugendlichen, die aufgrund der genetischen Grundlage ihres Zustands nicht zugänglich für heilpädagogische Interventionen seien. Er kam auch zu dem Schluss, dass es durch sorgfältige klinische und genealogische Analyse möglich sei, diejenigen, die zu dieser Gruppe (und zu anderen Subgruppen) jugendlicher Dissozialer gehörten, eindeutig zu identifizieren. Das bedeutete für ihn, dass der Psychiater, der auch im Bereich der „Erbbiologie" qualifiziert war, den „Sozialwert der Sippen" von Fürsorgezöglingen zu diagnostizieren hatte ([43]:397). Eine weitere seiner Schlussfolgerungen bestand darin, dass dissoziale Fürsorgezöglinge insgesamt „eine in erbbiologischer Hinsicht negative Bevölkerungsauslese" darstellten. Nach seiner Auffassung gab es damit einen bestimmten Prozentsatz von „erbbiologisch Unerwünschten" ([43]:410).

Stuttes Arbeit traf damit ins Zentrum der Gesundheits-, Sozial- und Bevölkerungspolitik des nationalsozialistischen Staates. Nach der Verabschiedung und Implementierung des „Gesetzes zur Verhütung erbkranken Nachwuchses", das sich auf die vermeintlich manifest Erbkranken bezog, war es erklärtes Ziel dieser Politik, die Zahl der (biologisch bedingt) sozial „Unbrauchbaren" – der sog. „Gemeinschaftsunfähigen" – durch ein zweites Sterilisationsgesetz zu reduzieren [1]. Um dies effizient umzusetzen, sollten die „Gemeinschaftsunfähigen" möglichst frühzeitig und eindeutig identifiziert werden, um sie von der Reproduktion auszuschließen – am besten schon im Kindes- oder Jugendalter. Genau diese Argumentation findet sich bei Stutte nicht nur zu Beginn seiner Forschungen, sondern – wie oben schon erwähnt – auch noch in der Nachkriegszeit ([43]:408).

Der konkrete Anwendungskontext der NS-„Erbgesundheitspolitik" für die wissenschaftlichen Expertise von Stutte war zentrales Thema bei der Bewertung der Habilitationsschrift: Neben dem Erstgutachter Hoffmann äußerten sich auch Rüdin sowie Wilhelm Gieseler, Direktor des Tübinger Instituts für Rassenbiologie und SS-Hauptsturmführer, sehr positiv ([24]:259). Hoffmann betonte in seinem Gutachten die „erhebliche praktische Bedeutung" der Arbeit. Auch

Gieseler spricht von einem „wertvollen Beitrag zu der im Augenblick stark im Fluss begriffenen ‚Asozialen-Frage‘" ([24]:259). Bereits vor Abschluss des Habilitationsverfahrens empfahl Rüdin dem Verlag Julius Springer nachhaltig die Drucklegung der Studie,

> **»** da sie für alle diejenigen von besonderer Wichtigkeit ist, die sich mit den Problemen der Asozialität befassen, denn in dieser Arbeit finden sich wertvolle Grundlagen für unsere sozialen Reformbestrebungen. Sie ist außerordentlich gewissenhaft geschrieben, hält sich von allen extremistischen Auffassungen fern und kommt zu Ergebnissen, die in der Praxis unmittelbar verwertbar sind. Wenn in absehbarer Zeit ein Gesetz für die Gemeinschafts-unfähigen herauskommt, so kommt es ja vor allem auf die Durchführungsbestimmungen dieses Gesetzes an, und für diese wird gerade die vorliegende Arbeit einen wertvollen und unentbehrlichen Beitrag geben ([24]:262).

Stutte (Mitglied der SA, der NSDAP und des NS-Ärztebundes) war bis 1945 nicht nur durch seine Forschungen aktiv in die nationalsozialistische „Erbgesundheitspolitik" involviert: Während seiner Tübinger Tätigkeit machte er auch zahlreiche „Anzeigen" von potenziell Erbkranken im Rahmen des „Gesetzes zur Verhütung erbkranken Nachwuchses" bei den „Erbgesundheitsge-richten", stellte bei den als „erbkrank" Diagnostizierten Anträge auf Unfruchtbarmachung und führte Begutachtungen bei Erbgesundheitsgerichten durch [32], [33]. Wie die historische For-schung zeigt, war Stutte hierzu keineswegs gezwungen, vielmehr existierten im Umgang mit den Vorgaben des Gesetzes und den Erwartungen der politischen Instanzen erhebliche Handlungs-spielräume für Ärzte auch an Universitätskliniken, bis hin zur systematischen und anhaltenden Unterlassung von „Anzeigen", ohne irgendwelche Konsequenzen für die beteiligten Mediziner [16], [26].

Nachdem die zwangsweise Sterilisation von „biologisch Minderwertigen" mit Ende des natio-nalsozialistischen Regimes öffentlich diskreditiert und das „Gesetz zur Verhütung erbkranken Nachwuchses" außer Kraft gesetzt war, war Stutte – noch immer von den Vorkriegsprämissen und Ergebnissen ausgehend – auf eine andere Vorgehensweise angewiesen: Die Gruppe der Für-sorgezöglinge sollte nun sorgfältig durchuntersucht und „gesiebt" werden, um den Prozentsatz derjenigen mit „vermindertem Sozialwert" zu reduzieren und um die verschiedenen Subgrup-pen in maßgeschneiderte Institutionen zu lenken, die „Unerziehbaren" in „Sondererziehungs-anstalten" und Verwahrinstitutionen. Diese Gruppe von Jugendlichen wurde, wie schon in der Zeit des Nationalsozialismus, von Stutte aus einer sozial- und bevölkerungspolitischen und letzt-lich ökonomischen Sicht bewertet: Sie habe demnach eine „parasitär-asoziale Haltung" oder eine „schmarotzerische Gesinnung", trotz gewisser kognitiv-intellektueller Fähigkeiten handele es sich hier um einen „getarnten Schwachsinn" im Sinne von Ritter.

9.3   Stuttes Sprache nach 1945 und die damit verbundene Bewertung von Fürsorgezöglingen

Das Vokabular und wesentliche Gedankengänge der beiden oben benannten Publikationen von Stutte aus der frühen Nachkriegszeit sind praktisch identisch mit Termini und Argumentations-weisen, die Stutte in seinen Forschungen bis 1945 völlig in Übereinstimmung mit der national-sozialistischen „Erbgesundheits"- und Bevölkerungspolitik verwendete: Soziale Auffälligkeiten werden weitgehend genetischen Ursachen zugeschrieben, pädagogische Interventionen werden als ungeeignet entwertet („pädagogischer Allmachtstaumel" [55]:17, [43]:421f.). Anzuführen sind aus den Publikationen der frühen Nachkriegszeit Begrifflichkeiten und Formulierungen wie „sozialbiologische Unterwertigkeit" ([43]:408, [59]:252), „erbbiologisch Unerwünschte" ([43]:410), „Sozialwert der Sippe … [als im wesentlichen Resultat] erbbiologischer Gegebenheiten" ([43]:397), „die Sichtung, Siebung und Lenkung dieses Strandgutes von jugendlich Verwahrlosten und Dissozialen" ([59]:250) aufgrund erbbiologischer Charakteristika. Genau dasselbe Vokabular findet sich etwa in einer programmatischen Publikation des in der nationalsozialistischen Jugendfürsorge prominenten württembergischen Landesjugendarztes Max Eyrich aus dem Jahr 1939 mit dem Titel *Fürsorgezöglinge erbbiologisch gesehen* [4]. Eyrich – ein ebenfalls in Tübingen (bei Robert E. Gaupp) ausgebildeter Psychiater – fordert darin, dass die staatliche Fürsorgeerziehung „das erbbiologische Sieb" der verwahrlosten und dissozialen Jugend sein solle. Sie solle den „Bodensatz innerhalb der jugendlichen Bevölkerung auffangen" und habe „die Verpflichtung, das auszusieben, was seiner Haltung nach für die Gemeinschaft und erbbiologisch für die künftige Generation nicht tragbar ist" ([4]:260).

Ein weiteres Merkmal der nationalsozialistischen Gesundheits- und Sozialpolitik, die Entwertung und Unterordnung des Individualwohls gegenüber dem Kollektivwohl, findet sich ebenfalls sehr markant in der genannten Nachkriegspublikation von Stutte: die Forderung, „den Prozentsatz an Fürsorgezöglingen", die in Stuttes Verständnis „sozialbiologisch unterwertig" sind, „mit Hilfe geeigneter Siebungsmaßnahmen zu verkleinern", um die Kosten für öffentliche Haushalte zu reduzieren ([43]:408). Durch dieses Argument wird nicht nur die vorher schon sichtbare Biologisierung und Genetisierung von zeitgenössisch als auffällig klassifiziertem sozialem Verhalten vorgenommen, sondern zusätzlich auch mit einem ökonomischen Argument die „Siebung" der betroffenen Population mit dem Ziel ihrer „Verkleinerung" propagiert. Das Wohl der betroffenen Einzelpersonen ist dabei völlig aus dem Blick geraten.

Bemerkenswert ist schließlich die bereits erwähnte Formulierung vom „Tatbestand der Unerziehbarkeit" ([43]:396). Hier handelt es sich nicht nur um eine Diagnose im eigentlich medizinischen Sinne, vielmehr wird durch Verwendung des Begriffs „Tatbestand" aus dem Strafrechtskontext die Unerziehbarkeit als ein Vergehen bewertet, also als ein vom „Täter" zu verantwortendes juristisches Delikt. Die von Stutte damit verbundene Empfehlung, solchen „wenig aussichtsreichen Fälle[n]" die Fürsorgeerziehung vorzuenthalten und sie in Bewahranstalten zu transferieren, verdient in dieser Hinsicht besondere Beachtung: In der juristischen Logik des Vergehens wäre das Vorenthalten der Erziehung als Strafe zu verstehen. Der Psychiater macht sich damit einerseits zum Richter, andererseits zum Vollstrecker NS-staatlicher Ordnungsvorstellungen, wie sie 1939, wie wiederholt erwähnt, etwa vom württembergischen Jugendarzt Eyrich, gleichzeitig aber auch von Villinger proklamiert wurden [4], [53], [54].

Die von Helmut Remschmidt vorgebrachte Behauptung, Stutte habe in seinen Publikationen aus der Nachkriegszeit die gleiche Terminologie verwendet wie der renommierte August Homburger in der Formierungsphase der Kinder- und Jugendpsychiatrie Ende der 1920er-Jahre ([23]:5, [9]), ist teilweise unrichtig und im Übrigen historisch völlig unangemessen: Homburger verwendet zwar Begriffe wie „asozial", „antisozial" und auch „verwahrlost" für eine Teilgruppe der Fürsorgezöglinge, macht sich aber dafür stark, in erster Linie individual- und sozialpädagogische Interventionen bei solchen Fällen anzuwenden – dies im Gegensatz zum Ansatz von Stutte, der durch seine Arbeit dazu beitragen wollte, Angehörige „unterwertiger Sippen" schon über ihre „Sippenzugehörigkeit" zu identifizieren und „auszusieben", d. h. aufgrund von erbbiologischen und genealogischen Charakteristika die Betroffenen nur eingeschränkt pädagogischen, allenfalls Verwahrmaßnahmen zuzuführen. Der Begriff der „sozial-biologischen Unterwertigkeit" findet sich bei Homburger überhaupt nicht. Unangemessen ist diese Form der Argumentation von Remschmidt auch insofern, als ein solcher Sprachgebrauch – selbst wenn er rein terminologisch in identischer Weise bei Stutte und Homburger existiert hätte – in der Formierungsphase der Kinder- und Jugendpsychiatrie in den 1920er-Jahren in keiner Weise die Konsequenzen einer in diesem Sinne entwertenden Begrifflichkeit ab 1933 vorhersehen konnte. Der Gebrauch dieser Terminologie nach 1945, in Kenntnis der rassenhygienisch motivierten nationalsozialistischen „Erbgesundheits"-, Bevölkerungs- und Ordnungspolitik, die an zentraler Stelle mit genau dieser entwertenden Begrifflichkeit operierte, ist jedoch ganz anders zu bewerten.

9.4   Ansätze einer „Internationalisierung", respektive „Verwestlichung"

- **Werner Villinger**

Im Jahr 1952 publizierte Villinger erneut einen Überblick unter dem Titel „Moderne Probleme der Jugendpsychiatrie" [57]. Zu diesem Zeitpunkt war Villinger Präsident der Gesellschaft Deutscher Neurologen und Psychiater. Der publizierte Übersichtsaufsatz war die Druckfassung eines Plenarvortrags bei der Jahrestagung der psychiatrisch-neurologischen Fachgesellschaft.

Villinger konstatiert in seinem Vortrag wiederum den rasanten Anstieg der Anzahl von psychisch auffälligen Kindern und Jugendlichen und nennt den Krieg und die unmittelbare Nachkriegszeit kurz als relevanten Kontext ([57]:201). In starkem Kontrast zum Übersichtsaufsatz aus dem Jahr 1948 verweist er nun jedoch ausführlich auf internationale Debatten und Konzepte aus der Kinder- und Jugendpsychiatrie: Er erwähnt die Wichtigkeit von Soziologie, Kulturanthropologie und Psychoanalyse für ein angemessenes Verständnis der klinischen Zustände. Besonders überrascht, dass er die implizite Normativität anspricht, die immer vorhanden sei, wenn Jugendliche von Psychiatern als von der Norm abweichend oder „dissozial" diagnostiziert würden. Er diskutiert die Variabilität im Verständnis von sozialen Normen und verweist in diesem Kontext auf das breite Spektrum an Betrachtungs- und Bewertungsweisen in den verschiedenen Disziplinen, ebenso in unterschiedlichen nationalen Kontexten ([57]:202). Auch konstatiert er, dass es sogar innerhalb nationaler Kontexte signifikante Differenzen von soziologischen Faktoren geben könne, die auf das Verhalten eines Kindes oder Jugendlichen einwirkten, und illustriert das durch Beispiele aus einer jüngst erfolgten längeren Reise durch die USA. So verweist er etwa auf die offensichtlichen Diskrepanzen im „puritanischen Massachusetts und dem feudalen Virginia" oder auf das Milieu und die Erwartungen, denen ein Farmerkind aus Kentucky ausgesetzt ist, im Kontrast zu einem Arbeiterkind in einem Vorort von Baltimore ([57]:202).

Damit präsentiert Villinger sich dem Publikum deutscher Psychiater und Neurologen mit seinen neuesten internationalen Erfahrungen und Kenntnissen nicht nur im Bereich der Psychiatrie, sondern auch in Bezug auf die Vielfalt von Lebensbedingungen. Allerdings zeigt sich im Weiteren, dass diese neue Weltläufigkeit offenbar eher einen rhetorischen Charakter hat und zu diesem Zeitpunkt noch keinen Eingang in seine konkrete klinische Diagnostik gefunden hat: Im dann folgenden Teil seines Textes stellt Villinger die Kasuistik eines 15-jährigen Mädchens aus der von ihm geleiteten Klinik für Psychiatrie der Universität Marburg vor. Das Mädchen stammte aus einer Kriegsflüchtlingsfamilie und litt unter Mutismus. Sie sprach bei der Aufnahme kein Wort, zeigte eine depressive Stimmung, verarmte Mimik und auffällig verlangsamte Bewegungen. Nach einer detaillierten Wiedergabe von klinischen Symptomen, Verhaltensbeobachtungen, Labor- und Röntgenuntersuchungen sowie einer biografischen Skizze führt Villinger abermals seine Kenntnisse soziologischer, psychoanalytischer und somatisch-neuropathologischer Deutungsoptionen auch für diesen Fall vor. Das Spektrum möglicher Diagnosen wird von ihm jedoch durch eine doppelte Strategie eingeengt: Einerseits listet er eine erhebliche Anzahl von neurobiologischen Forschungsergebnissen auf. Diese zeigen nach seiner Auffassung eindeutig, dass ein nicht geringer Anteil von jenen Zuständen, die zuvor als psychogene Reaktionen oder psychopathische Zustände diagnostiziert worden waren, sehr wahrscheinlich nichts Anderes als „Folgezustände nach organischer Hirnschädigung" seien, dass „es sich also nicht um Psychopathien, sondern um Encephalopathien" handele ([57]:205). Andererseits nutzt er kritische Kommentare von Leo Kanner, einer zentralen Gründungsfigur der Kinder- und Jugendpsychiatrie in den USA, und vonseiten der Psychoanalytikerin Karen Horney, die beide von der Überbewertung neurotisierender Ereignisse in der Biografie von Kindern und Jugendlichen berichtet hätten – und damit seine, Villingers eigene, Skepsis bestätigten ([57]:206). Durch die von Villinger inszenierte Abwertung soziologischer und psychodynamischer Interpretationen und die Auflistung einer Vielzahl von Befunden, die eine somatische Grundlage für Zustände belegen sollen, welche zuvor als psychogen aufgefasst wurden, wird auch für das mutistische Krankheitsbild des Mädchens eine organisch-neuropathologische Grundlage nahegelegt, ohne dass er dies direkt ausspricht. Durch die rhetorisch-argumentative Abwertung psychogener und soziogener Krankheitsinterpretationen kehrt Villinger in diesem Übersichtsaufsatz von 1952 nach seiner anfänglichen inhaltlichen Öffnung und „Verwestlichung" wieder zu einem de facto biologischen, im Körperinneren des Patienten angelegten Krankheitsverständnis zurück.

Eine ähnliche Mischung aus Kenntnissen und teilweiser Anerkennung von klinischen Praktiken und institutionellen Strukturen aus dem britischen Kontext einerseits und Beharren auf einer wesentlich genetischen Grundlage von jugendlicher Dissozialität andererseits hatte Villinger bereits 1949 in einem kleinen Bericht über eine Studienreise nach England und die dort etablierten „child guidance clinics" publiziert: Am Ende des Berichts diagnostiziert er in diesen Institutionen eine „Neigung zur Überschätzung der Umweltbedingtheit der Schwierigkeiten der Kinder und Jugendlichen und einer zu geringen Bewertung des Anlagefaktors" ([57]:22).

Eine noch deutlichere Veränderung in der Bewertung, nämlich in Richtung einer Anerkennung sozialer Faktoren, insbesondere in Bezug auf die Nachkriegszeit, zeigt sich in einem 1955 publizierten Aufsatz von Villinger zum Thema „Kriegsgeschädigte Kinder und Jugendliche" [58], der aus einem gleichlautenden Vortrag bei der Jahrestagung der Deutschen Gesellschaft für Kinderheilkunde 1954 hervorgegangen war. Der breitere Kontext der Tagung wäre ebenfalls interessant, kann aber hier aus Platzgründen nicht dargestellt werden, lediglich zentrale Punkte aus Villingers Beitrag.

Die „Massenverwahrlosung der deutschen Jugend nach dem Krieg und das enorme Anschwellen der Jugendkriminalität" ([58]:67) werden von Villinger jetzt ganz wesentlich einerseits den pädagogischen und indoktrinierenden „Schädigungen" der Vorkriegszeit sowie andererseits der Entwurzelung, dem Verlust familiärer Ordnung und der Perspektivlosigkeit der unmittelbaren Nachkriegszeit zugeschrieben und machten für ihn nun „nur zu begreiflich", dass diese Jugend „teils wanderte, teils herumlungerte, teils Schwarzmarktgeschäfte und Prostitution betrieb und schließlich kriminell wurde" ([58]:71). Die massiven Schrecken durch das unmittelbare Erleben von Bombardierung, Zerstörung und Tod während des Krieges dagegen hätten Kinder und Jugendliche, so seine Auffassung, weitgehend symptomfrei überstanden, solange die Eltern oder andere familiäre Bezugspersonen verfügbar gewesen seien und Ruhe bewahrt hätten ([58]:68f.). Etwas überraschend für den Leser ist in diesem Zusammenhang, dass Villinger angeblich nicht zu beobachtende „abnorme Schreckreaktionen", „fehlende Affektreaktionen" und „dumpfe Resignation" während und unmittelbar nach der Bombardierung von Dresden schlicht als Zeichen für ausbleibende psychische Störungen der betroffenen Kinder und Jugendliche interpretiert ([58]:68).

Neben der in diesem Aufsatz nun sichtbaren Anerkennung der Kriegsfolgezustände als massiv relevante ätiologische Faktoren für dissoziales Verhalten von Kindern und Jugendlichen finden sich in diesem Text jedoch interessante Denkfiguren, mit denen Villinger, wie viele Zeitgenossen im Nachkriegsdeutschland auch, die Zeit des Nationalsozialismus als quasi unabwendbares Ereignis darstellt, für welches die deutsche Bevölkerung und insbesondere ihre Funktionseliten keinerlei Mitverantwortung zu haben scheinen. Stattdessen werden die Leiden der deutschen Bevölkerung ins Zentrum gestellt und zum Teil überhöht: So schreibt Villinger in seinem Aufsatz einleitend, dass die psychischen „Schäden" der Nachkriegszeit nicht isoliert gesehen werden sollten. Vielmehr müssten „auch jene tiefgreifenden Änderungen politischer, erzieherischer, familiärer, wirtschaftlicher, rechtlicher und kultureller Art in Deutschland" mit berücksichtigt werden, „die in die letzten 4 oder 5 Jahre vor Kriegsbeginn fielen, als der Krieg seine nationalsozialistischen Schatten voraus warf" ([58]:66). Der Krieg war – folgt man dieser sprachlichen und argumentativen Akrobatik – also nicht Folge der nationalsozialistischen Politik, die ja zunächst durch die deutschen Wähler 1933 ermöglicht und dann von eugenisch-rassenhygienisch eingestellten Ärzten wie Villinger aktiv mitgestaltet wurde. Vielmehr ist der Krieg als Ereignis einfach gesetzt, ohne auch nur eine Frage nach seinem Zustandekommen zu stellen, und wird dann – in Umkehrung jeglicher Chronologie – gleichsam zur Ursache der Ereignisse davor. Nach Villinger wurde in der Zeit des Nationalsozialismus auch der Jugend „mit allen Mitteln raffinierter Verlockung und Tarnung" ein „parteiideologisch verfälschtes Weltbild" eingeimpft ([58]:66) – wiederum wird hier das Böse als von außen, von der „Partei" kommend dargestellt, die Rolle von führenden Ärzten der Zeit wie etwa Villinger selbst bei der Verbreitung von eugenisch-rassenhygienischen Ideen, bei der Entwertung von sozialen Randgruppen und der Durchsetzung einer biologisch legitimierten Ordnungspolitik des nationalsozialistischen Regimes wird vollkommen ignoriert, Anhaltspunkte für Selbstkritik finden sich nicht.

Einen unpassenden Vergleich nimmt Villinger vor, wenn er die Bombardierung von Dresden mit dem Atombombenabwurf auf Hiroshima im Kontext seiner Schilderung unmittelbarer Reaktionen von Kindern und Jugendlichen gleichsetzt: Er spricht vom „deutschen Hiroshima, der Vernichtung Dresdens am 13./14. Februar 1945" ([58]:68). Trotz allem Schrecken und Leid, das bei der Bombardierung Dresdens geschah – mit ca. 25.000 Toten (bei einer Bevölkerung von 630.000) und der Zerstörung von etwa einem Drittel bis zur Hälfte der städtischen Wohngebiete [19] –, die Gleichsetzung mit der wesentlich umfassenderen Zerstörung von Hiroshima, mit ca. 70.000–90.000 Todesopfern am Tag der Bombardierung (bei rund 350.000 Bewohnern) und nochmals mind. 70.000 weiteren Toten im Verlauf des Jahres 1945 als Folge der Verstrahlung erscheint doch unangemessen, auch wenn die Erfahrung aus der Sicht einzelner Opfer sicher ähnlich sein konnte.

▪ Hermann Stutte

Auch bei Stutte findet sich mit einiger Verzögerung im Vergleich zu Villinger im Laufe der 1950er-Jahre eine immer stärkere Relativierung des Erbparadigmas für dissoziales Verhalten. In einem Übersichtsreferat zu „kindlichen Erziehungsschwierigkeiten" (1957) berichtet er über Befunde aus einer neuen eigenen Langzeitstudie:

> » Nur 15 % der jugendlichen Rechtsbrecher landen später im Gewohnheitsverbrechertum, und nur bei 20 % der Fürsorgezöglinge ließ sich … ein eindeutig negativer Lebenserfolg ermitteln.

Er schließt daraus, dass „Jugendverwahrlosung und Jugendkriminalität … in der Regel vielfältig determinierte … Entäußerungen sozialer Entordnung" darstellten ([45]:376).

Noch 1958 kam Stutte allerdings in einer erneuten „sozialepidemiologischen" Studie bei Fürsorgezöglingen mit dem Titel „Die Grenzen der Sozialpädagogik" [47] zu dem Ergebnis, dass ein starker Erbfaktor für die Eigenschaften „kriminell", „unerziehbar" und „verwahrlost" verantwortlich sei: 82 % der insgesamt 176 Probanden hätten im „erbbiologischen Sinne" „psychopathische Wesenszüge"; allerdings konstatierte er nun bei 94 % der insgesamt 176 Probanden zusätzliche

„soziologische Umweltnoxen" ([46], [47]:66). Die (erbbedingt) „praktisch Unerziehbaren" erforderten eine separate Unterbringung außerhalb der Fürsorgeeinrichtungen in Verwahranstalten ([46]:74). Erst im Laufe der 1960er-Jahre findet sich bei Stutte, wie Jantzen dokumentiert hat, eine allmähliche Abwendung von einem biologisch basierten Verständnis von „Unerziehbarkeit" und „Bildungsunfähigkeit" [10], [24]. In einem Aufsatz zu „Psychopathologischen Bedingungen der Jugendkriminalität" aus dem Jahr 1964 etwa sieht er nun bei 70–80 % der jugendlichen Kriminellen „reifungsbiologische, entwicklungspsychologische und soziologische Faktoren" als determinierend für das Zustandekommen dieser Zustände ([48]:33). Die entwicklungspsychologische „Gefährdungsdisposition" des jungen Menschen macht es für Stutte nun verständlich, „dass die Jugendkriminalität in den Phasen politischer, wirtschaftlicher und kultureller Entordnung" wie etwa nach den Weltkriegen einen „besorgniserregenden Anstieg" nahm ([48]:33). Damit formuliert er nun eine ätiologische Deutung für die dissozialen Zustände Jugendlicher in der Nachkriegszeit, welche die Soziogenese ganz in den Vordergrund stellt – fast diametral entgegengesetzt zu seinen wissenschaftlichen Positionen der 1940er- und 1950er-Jahre. Eine genauere Analyse dieser Veränderung ist eine Aufgabe zukünftiger Forschung.

Ganz verschwunden sind jedoch somatische, an sozialdarwinistisches Denken anknüpfende Vorstellungen noch immer nicht: Stutte warnt nach dem Zugeständnis an die Bedeutung soziogenetischer Ätiologie vor deren Überschätzung. Oft würden „allzu einseitig nur epochal-soziologische und reifungsspezifische psychologische Faktoren" für dissoziale Zustände verantwortlich gemacht, ohne dass biologische Aspekte ausreichend in Betracht gezogen würden. Konkret führt er nun – ohne empirische Belege – eine Beobachtung quasi als Tatsache an:

» Infolge der Fortschritte der Medizin überleben heute weitaus mehr Kinder schwere körperliche Krankheiten – insbesondere entzündliche und traumatische Schädigungen des Zentralnervensystems – die vor 40-50 Jahren tödlich für sie gewesen wären. Diese Heilerfolge werden jedoch vielfach erkauft mit zurückbleibenden Beeinträchtigungen der psychischen Integrität der Betroffenen. … Unsere Gesellschaft ist heute stärker angereichert mit geistig-seelischen Abnormisierten, mit Sozialasthenikern bzw. kriminell Gefährdeten ([48]:34).

Diese Aussage erinnert stark an das Argument der „Kontraselektion" im Kontext des Sozialdarwinismus: Demnach führen der Ausbau sozialer Fürsorge sowie die Fortschritte der Medizin zu einer kontinuierlichen Zunahme des Anteils von Schwachen, Kranken und Behinderten an der Gesamtbevölkerung.

9.5 Zusammenfassung

Es zeigt sich, dass Villinger und Stutte in der frühen Nachkriegszeit weitgehend unverändert wissenschaftliche Prämissen, Sprache und Wertvorstellungen aus der eugenisch-rassenhygienisch motivierten „Erbgesundheitspolitik" der Zeit des Nationalsozialismus weiterverwenden: Unter Verweis auf Stuttes eigene empirische Forschung aus der Zeit des Nationalsozialismus, die auf dem eugenisch-genetischen Paradigma basiert und gleichzeitig unhinterfragt soziale Normen des totalitären Staates mit psychischer Normalität gleichsetzt sowie mit Referenzen an psychiatrische Akteure der NS-staatlichen Ordnungspolitik wie Ernst Rüdin, Robert Ritter und Max Eyrich wurden von Stutte und Villliger auch in zentralen Nachkriegspublikationen eugenisch-genetische Deutungen von jugendlicher Dissozialität proklamiert, wohingegen psycho- und soziogenetische Interpretationen weitgehend marginalisiert blieben und entwertet wurden.

Normabweichendes Verhalten von Kindern und Jugendlichen in der Nachkriegszeit wurde dementsprechend nicht etwa – wie in der Kinder- und Jugendpsychiatrie international breit diskutiert – als Resultat von Krieg, Zusammenbruch der sozialen Ordnung, Entwurzelung und Verlust von einem oder beiden Elternteilen gedeutet, sondern vorwiegend als Ergebnis von Erbfaktoren. Entsprechend teilten Villinger und Stutte die Auffassung, dass dissoziales Verhalten kaum durch sozialpädagogische oder psychotherapeutische Interventionen grundsätzlich beeinflusst werden könne, vielmehr sollte aus ökonomischen Gründen eine frühzeitige Diagnostik erfolgen, im Falle der Bestätigung von vorwiegend erblichen Zuständen der „Unerziehbarkeit" dann die Einweisung in eine Verwahranstalt.

Diese Vorstellungen ändern sich bei Villinger langsam seit Anfang der 1950er-Jahre unter dem Einfluss von Auslandsreisen und vermutlich auch durch seinen Versuch, als Vorsitzender der jugendpsychiatrischen Fachgesellschaft die deutsche Kinder- und Jugendpsychiatrie internationalen Standards anzupassen. Bei Stutte ist die Überzeugung von der wesentlich erblichen Fundierung von jugendlicher „Psychopathie" und „Unerziehbarkeit" noch in den späten 1950er-Jahren vorherrschend und verliert erst im Laufe der 1960er-Jahre an Bedeutung. Die genauen Gründe für das Beharren auf dem eugenisch-genetischen Paradigma sowie für die verzögerte (und bei Villinger und Stutte ungleichzeitige) Anpassung an den internationalen Diskussionsstand bedürfen weiterer Forschung.

Auf einer allgemeineren Ebene zeigt diese Kasuistik aus der Geschichte der Kinder- und Jugendpsychiatrie dreierlei:
1. in welcher Weise politische Konstellationen nicht nur einen äußeren Kontext für Medizin und Biowissenschaften bilden, sondern sich in den Inhalten wissenschaftlichen Wissens niederschlagen,
2. wie wissenschaftliches Wissen gleichzeitig zur Plausibilisierung und Stabilisierung von politischen Strukturen dient,
3. wie trotz dieser sich gegenseitig verstärkenden Wechselbeziehung und Durchdringung von Wissenschaft und Politik konkrete Wissensbestände und damit verbundene Wertehierarchien eine gewisse Eigendynamik entfalten und unter spezifischen Umständen auch losgelöst von der zunächst fördernden politischen Konstellation eine weitere (zeitlich allerdings begrenzte) Existenz haben können.

Literatur

[1]   Ayaß W (1995) „Asoziale" im Nationalsozialismus. Klett-Cotta, Stuttgart
[2]   Brosse T (1950) War-Handicapped Children: Report on the European Situation. UNESCO, Paris
[3]   Castell R, Nedoschill J, Rupps M, Bussiek D (Hrsg) (2003) Geschichte der Kinder- und Jugendpsychiatrie in Deutschland in den Jahren 1937 bis 1961. Vandenhoeck & Ruprecht, Göttingen
[4]   Eyrich M (1939) Fürsorgezöglinge erbbiologisch gesehen. Z Kinderforsch 47:250–261
[5]   Goltermann S (2009) Die Gesellschaft der Überlebenden: Deutsche Kriegsheimkehrer und ihre Gewalterfahrungen im Zweiten Weltkrieg. Deutsche Verlagsanstalt, München
[6]   Hofer H-G (2004) Nervenschwäche und Krieg: Modernitätskritik und Krisenbewältigung in der österreichischen Psychiatrie, 1880–1920. Böhlau, Wien
[7]   Hoffmann HF (1936) Erbbiologische Forschungen an Gießener Fürsorgezöglingen. Munch Med Wochenschr 83:121
[8]   Holtkamp M (2002) Werner Villinger (1887–1961): Die Kontinuität des Minderwertigkeitsgedankens in der Jugend- und Sozialpsychiatrie. Matthiesen, Husum
[9]   Homburger A (1926) Vorlesungen über Psychopathologie des Kindesalters. Springer, Berlin
[10] Jantzen W (1993) Eklektisch-empirische Mehrdimensionalität und der „Fall" Stutte: Eine methodologische Studie zur deutschen Kinder- und Jugendpsychiatrie. Z Heilpädag 44:454–472
[11] Judt T (2005) Postwar: A history of Europe since 1945. Heinemann, London

[12] Kaufmann D (1999) Science as cultural practice: Psychiatry in the First World War and Weimar Germany. J Contemp Hist 34:125–144

[13] Kramer F, von der Leyen R (1934) Entwicklungsverläufe „anethischer, gemütloser" psychopathischer Kinder. Z Kinderforsch 43:305–422

[14] Leonhardt M (1996) Hermann F. Hoffmann (1891–1944): Die Tübinger Psychiatrie auf dem Weg in den Nationalsozialismus. Thorbecke, Sigmaringen

[15] Lerner P (2003) Hysterical men: war, psychiatry, and the politics of trauma. Cornell Univ Press, Ithaca (NY)

[16] Ley A (2004) Zwangssterilisation und Ärzteschaft: Hintergründe und Ziele ärztlichen Handelns 1934–1945. Campus, Frankfurt/M

[17] Müller R (1949) Kriegserlebnisse und ihr Einfluss auf die psychische Entwicklung des 10- bis 14-jährigen Kindes. Die pädagogische Provinz 3:11–20

[18] Müller R (1954) Psychodiagnostische Beobachtungen und Untersuchungen bei psychisch kriegs- und nachkriegsgeschädigten Kindern. Prax Kinderpsychol Kinderpsychiatr 3:33–36

[19] Müller RD, Schönherr N, Widera T (Hrsg) (2010) Die Zerstörung Dresdens am 13./15. Februar 1945: Gutachten und Ergebnisse der Dresdner Historikerkommission zur Ermittlung der Opferzahlen (Berichte und Studien). V&R unipress, Göttingen

[20] N.N. (1945) International Study Weeks for Child Victims of the War S.E.P.E.G. Am J Dis Child 70:40–42

[21] Ohler A, Ohler N (2010) Kinder und Jugendliche in friedloser Zeit: Aus deutscher Geschichte in den Jahren 1939 bis 1949. Aschendorff, Münster

[22] Remschmidt H (1982) Hermann Stutte. Nachruf. Geistige Behinderung 21(3):194–195

[23] Remschmidt H (1992) Hermann Stutte und der Fall „Oberhessische Presse". Entgegnung auf eine Artikelserie über den ehemaligen Marburger Kinder- und Jugendpsychiater. Marburger Universitätszeitung 228, 22. Oktober 1992:5–6

[24] Rexroth Ch, Bussiek D, Castell R (2003) Hermann Stutte: Die Bibliographie. V&R unipress, Göttingen

[25] Roelcke V (2000) Psychiatrische Wissenschaft im Kontext nationalsozialistischer Politik und „Euthanasie": Zur Rolle von Ernst Rüdin und der Deutschen Forschungsanstalt/ Kaiser-Wilhelm-Institut für Psychiatrie. In: Kaufmann D (Hrsg) Die Kaiser-Wilhelm-Gesellschaft im Nationalsozialismus: Bestandsaufnahme und Perspektiven der Forschung. Wallstein, Göttingen, S 112–150

[26] Roelcke V (2008) Politische Zwänge und individuelle Handlungsspielräume: Karl Bonhoeffer und Maximinian de Crinis im Kontext der Psychiatrie im Nationalsozialismus. In: Schagen U, Schleiermacher S (Hrsg) Die Charité im Dritten Reich. Zur Dienstbarkeit medizinischer Wissenschaft im Nationalsozialismus. Schöningh, Paderborn, S 67–84

[27] Roelcke V (2012) Ernst Rüdin: Renommierter Wissenschaftler – radikaler Rassenhygieniker. Nervenarzt 83:303–310

[28] Roelcke V (2013) Die Etablierung der psychiatrischen Genetik, ca. 1900–1960: Wechselbeziehungen zwischen Psychiatrie, Eugenik und Humangenetik. In: Wolters Ch, Beyer Ch, Lohff B (Hrsg) Abweichung und Normalität: Psychiatrie in Deutschland vom Kaiserreich bis zur Deutschen Einheit. Transcript, Bielefeld, S 107–135

[29] Roelcke V (2016) The twofold politics of psychiatry: Ernst Rüdin and the German delegation at the First International Congress of Child Psychiatry in Paris, 1937. Revue d'Histoire de l'Enfance „Irrégulière" 18:118–129

[30] Rose W, Fuchs P, Beddies T (2016) Diagnose „Psychopathie": Die urbane Moderne und das schwierige Kind, Berlin 1918–1933. Böhlau, Wien

[31] Schäfer W (1992) Spuren einer „verschwundenen" Habilitationsschrift: Hermann Stuttes Forschungen in der NS-Zeit. Marburger Universitäts-Zeitung 229:6–7

[32] Schäfer W (1993) H. Stutte und das NS-„Gesetz zur Verhütung erbkranken Nachwuchses", Marburger Universitäts-Zeitung 231:6

[33] Schäfer W (1998) „Sichtung, Siebung und Lenkung": Konzepte Marburger Wissenschaftler zur Bekämpfung von Jugendverwahrlosung. In: Hafeneger B, Schäfer W (Hrsg) Marburg in den Nachkriegsjahren. Rathaus-Verlag, Marburg, S 253–313

[34] Schepker K, Topp S, Fangerau H (2016) Wirren um Paul Schröder, Werner Villinger und Hans Heinze: Die drei Vorsitzenden der Deutschen Gesellschaft für Kinderpsychiatrie und Heilpädagogik zwischen 1940 und 1945. Nervenarzt 87. doi:10.1007/s00115-016-0104-2

[35] Schepker R, Schmeck K, Kölch M, Schepker K (2015) Eine frühe Gen-Umwelt-Theorie der Störungen des Sozialverhaltens vs. „Anethischer Psychopathie". Prax Kinderpsychol Kinderpsychiatr 64:290–307

[36] Schmidt-Degenhard T (2012) Vermessen und Vernichten: Der NS-„Zigeunerforscher" Robert Ritter (1901–1951). Steiner, Stuttgart

[37] Schmuhl HW (2002) Zwischen vorauseilendem Gehorsam und halbherziger Verweigerung. Werner Villinger und die nationalsozialistischen Medizinverbrechen. Nervenarzt 73:1058–1063

[38] Schmuhl HW (2016) Die Gesellschaft Deutscher Neurologen und Psychiater im Nationalsozialismus. Springer, Berlin Heidelberg

[39] Stewart J (2013) Child Guidance in Britain, 1918–1955: The dangerous age of childhood. Pickering & Chatto, London

[40] Stutte H (1939) Die soziale Prognose der Jugendlichen-Verwahrlosung. Munch Med Wochenschr 86:1685

[41] Stutte H (1941) Verwahrlosung durch Krankheit. Der öffentliche Gesundheitsdienst 7: 178–183, 202–206

[42] Stutte H (1944) Über Fälle von Diskrepanz zwischen Verhalten während der Fürsorgeerziehung und sozialem Ausgang. Z Kinderforsch 50:19–33

[43] Stutte H (1948) Über die Nachkommen ehemaliger Fürsorgezöglinge. Arch Psychiatr Nervenkr 179:395–415

[44] Stutte H (1949) Vom Lebenserfolg der Fürsorgeerziehung. Kinderarztl Prax 17:109–113

[45] Stutte H (1957) Erkennung und Behandlung von kindlichen Erziehungsschwierigkeiten. Therapiewoche 7:372–377

[46] Stutte H (1958a) Über praktisch unerziehbare jugendliche Dissoziale und ihre Sonderbehandlung. In: Ehrhardt H, Ploog D, Stutte H (Hrsg) Psychiatrie und Gesellschaft. Festschrift zum 70. Geburtstag von W. Villinger. Huber, Bern, S 236–241

[47] Stutte H (1958b) Grenzen der Sozialpädagogik: Ergebnisse einer Untersuchung praktisch unerziehbarer Fürsorgezöglinge. Mit H. Pfeiffer. Allgemeiner Fürsorgeerziehungstag (AFET) (Hrsg), Hannover

[48] Stutte H (1964) Psychopathologische Bedingungen der Jugendkriminalität. Recht Jugend 12(3):33–38

[49] Stutte H (1967) Kinderpsychiatrie und Pädiatrie. Monatsschr Kinderheilkd 115:406–411

[50] Többen H (1937) Das präkriminelle Leben und das Bewahrungsproblem. Premier Congrès International de Psychiatrie Infantile, Paris, 24 Juillet au 1er Aout 1937. Comptes Rendus, S.I.L.I.C., Lille, S 217–219

[51] Tramer M (1945) Internationales Komitee für Kinderpsychiatrie (CIPI). Z Kinderpsychiatr 12:126–127

[52] Villinger W (1935) Erfahrungen mit der Durchführung des Erbkrankheitenverhütungsgesetzes an männlichen Fürsorgezöglingen (Vortrag, gehalten bei der Tagung des allgemeinen Fürsorgeerziehungstages zu Würzburg, November 1934). Z Kinderforsch 44:233–248

[53] Villinger W (1938) Welche Merkmale lassen am jugendlichen Rechtsbrecher den künftigen Gewohnheitsverbrecher voraussehen? In: Bayerischer Landesverband für Wanderdienst (Hrsg) Der nicht seßhafte Mensch: Ein Beitrag zur Neugestaltung der Raum- und Menschenordnung im Großdeutschen Reich. Beck, München, S 213–230

[54] Villinger W (1939) Die Notwendigkeit eines Reichsbewahrungsgesetzes vom jugendpsychiatrischen Standpunkt aus. Z Kinderforsch 47:1–20

[55] Villinger W (1943) Erziehung und Erziehbarkeit. Z Kinderforsch 49:17–27

[56] Villinger W (1949) Child Guidance Clinics. Unsere Jugend 1:18–23

[57] Villinger W (1952) Moderne Probleme der Jugendpsychiatrie. Nervenarzt 23:201–209

[58] Villinger W (1955) Kriegsgeschädigte Kinder und Jugendliche. Monatsschr Kinderheilkd 103:65–72

[59] Villinger W, Stutte H (1948) Zeitgemäße Aufgaben und Probleme der Jugendfürsorge. Nervenarzt 19:249–254

[60] Zinnecker J (1987) Jugendkultur 1940–1985. Leske & Budrich, Opladen

Zwangsbewahrung: Fürsorgerische Freiheitsentziehung im bundesdeutschen Rechtsstaat

Matthias Willing

© Springer-Verlag GmbH Deutschland 2017
H. Fangerau, S. Topp, K. Schepker (Hrsg.), *Kinder- und Jugendpsychiatrie im Nationalsozialismus und in der Nachkriegszeit*, DOI 10.1007/978-3-662-49806-4_10

Staatliche Beschränkungen der individuellen Freiheitsrechte besitzen in Deutschland eine lange Tradition. Wie schon die frühneuzeitlichen Bettelverordnungen erkennen lassen, standen die Restriktionen oft in enger Verbindung zur Armenfürsorge. Im Deutschen Kaiserreich bot das Strafgesetzbuch (RStGB) die rechtliche Handhabe, Personen wegen Prostitution, Bettelei, Anstiftung zur Bettelei, Landstreicherei, Unterhaltsverletzung infolge von Spiel, Trunksucht, Müßiggang, Arbeitsscheu oder schuldhafter Obdachlosigkeit für eine Dauer von bis zu 2 Jahren in ein Arbeitshaus einzuweisen. In den Arbeitshäusern sollten die Delinquenten durch strenge Zucht und harte Arbeit zu einem geordneten Lebenswandel gebracht werden. „Zwangserziehung" von Jugendlichen und Entmündigung schufen weitere Möglichkeiten zur Anstaltsunterbringung. Das „Elberfelder" und „Straßburger" System der Armenfürsorge dienten zudem der Kontrolle und Beeinflussung der deklassierten proletarischen Schichten. Nicht zuletzt verhinderte der Entzug des Wahlrechts für Fürsorgeempfänger in Preußen deren politische Partizipation und spiegelte die obrigkeitsstaatliche Attitüde gegenüber den „Untertanen" wider.

In der Weimarer Republik konnten einige armenpolizeiliche Zöpfe der Vergangenheit abgeschnitten und für die damalige Zeit moderne Fürsorgebestimmungen etabliert werden. Diese verzichteten jedoch nicht auf die Befugnis, „arbeitsscheue" Hilfeempfänger in ein Arbeitshaus einweisen zu können. Für die soziale Betreuung von Kindern und Jugendlichen schuf man das Reichsjugendwohlfahrtsgesetz vom 9. Juli 1922 (RJWG). Es billigte jedem Kind Anspruch auf „Erziehung zur leiblichen, seelischen und gesellschaftlichen Tüchtigkeit" zu (§ 1 Abs. 1 RJWG), enthielt aber nach wie vor rechtliche Grundlagen für eine Einweisung in geschlossene Erziehungseinrichtungen (§§ 62ff. RJWG). Stark in die sozialen Gesetzgebungsprozesse involviert war der „Deutsche Verein für öffentliche und private Fürsorge" (DV), ein hoch kompetenter und pluralistisch besetzter Fachverband. Daneben engagierten sich insbesondere Vertreterinnen der Frauenbewegung auf sozialpolitischem Gebiet, indem sie ihre Vorstellungen zur Bekämpfung von Geschlechtskrankheiten, Prostitution und Abtreibung sowie zum Unehelichenrecht in das parlamentarische Geschehen einbrachten.

Ein wichtiges Anliegen der Weimarer Fürsorgeakteure bildete die Schaffung eines „Verwahrungsgesetzes", das dem liberalen Geist der Epoche folgend bald in „Bewahrungsgesetz" umbenannt wurde. Die Idee dazu geht auf Agnes Neuhaus zurück (1854–1944), die Vorsitzende des „Katholischen Fürsorgevereins für Mädchen, Frauen und Kinder" (KFV) war. Sie verfolgte mit dem vorgeschlagenen Gesetz das Ziel, „gefährdete" junge Frauen aus dem Prostituiertenmilieu in geschlossene Einrichtungen einweisen zu können. Für diese Personengruppe fehlte nach Neuhaus' Einschätzung ein Instrument für eine dauerhafte Anstaltsbetreuung sowie die Regelung ihrer Finanzierung durch die öffentliche Hand. Einer Melange aus missionarischem Eifer und karitativer Nächstenliebe folgend, wollte die KFV-Vorsitzende die „minderwertigen" Mädchen „retten" und zu Gott führen. In der Folgezeit fand die Bewahrungskonzeption Zustimmung in der Gefährdetenfürsorge, bei „Irrenärzten", Kriminologen, Juristen, Sozialhygienikern, Sittlichkeitsorganisationen, christlichen Kirchen und politischen Parteien. Allerdings konnte der Personenkreis, der interniert und „gebessert" werden sollte, infolge der Vielzahl von beteiligten Interessengruppen nicht scharf genug definiert werden und blieb bedenklich vage. Obwohl ein breiter gesellschaftlicher Konsens herrschte und Kautelen zum Rechtsschutz der Betroffenen vorgesehen waren, wurde das Arretierungsgesetz infolge der schweren Wirtschaftskrise nach 1929 nicht mehr vom Reichstag verabschiedet [71], [78].

Agnes Neuhaus

Agnes Neuhaus (geborene Morsbach) erblickte 1854 in Dortmund als ältestes von 8 Kindern das Licht der Welt. Ihr Vater war Geheimer Sanitätsrat. Ihre Mutter, eine Privatlehrerin, vermittelte Agnes Einblicke in die katholische Kinder- und Mädchensozialarbeit sowie eine tiefe Religiosität. Bis zu ihrem 45. Lebensjahr standen Heirat, Geburt dreier Kinder und Haushaltsführung im Zentrum ihres Handelns. 1905 wurde sie Witwe.

Seit Ende des 19. Jahrhunderts engagierte sich Neuhaus in der Armenfürsorge und Gefährdetenhilfe Dortmunds. Insbesondere die Versorgung von „gefallenen" jungen Frauen, d. h. ledigen Müttern und „leichten" Mädchen, die häufig an Geschlechtskrankheiten litten und schutzlos in einem Teufelskreis zwischen Rotlichtmilieu und Sittenpolizei gefangen waren, entwickelte sich zu einer Herzensangelegenheit. 1900 initiierte sie mit etwa 30 Frauen aus dem Bildungsbürgertum den „Verein zum Guten Hirten", der 1903 in KFV umbenannt wurde und seit 1968 die Bezeichnung „Sozialdienst katholischer Frauen" (SkF) trägt.

Unter Neuhaus' Ägide erfolgte ein Ausbau der Vereinsstruktur. Sie selbst nahm die Interessen ihrer Organisation in den Leitungsgremien von Katholischem Deutschen Frauenbund, Deutschem Caritasverband, Allgemeinem Fürsorgeerziehungstag, Deutschem Verein sowie dem Archiv Deutscher Berufsvormünder wahr. Innerhalb der heterogenen Frauenbewegung gehörte die KFV-Vorsitzende zum konservativen Flügel. Wohl bereits zu Beginn des 20. Jahrhunderts entwickelte sie die Vision, ein Gesetz zur dauerhaften Einweisung „Minderwertiger" in Erziehungsheime auch gegen deren Willen und ohne vorheriges kriminelles Verschulden zu propagieren.

In der Weimarer Republik mit dem erstmals eingeführten Frauenwahlrecht errang Neuhaus einen Reichstagssitz für die Zentrumspartei und nutzte ihren beträchtlichen politischen und fürsorgerischen Einfluss, um für „ihr" Bewahrungsgesetz zu streiten. Dazu brachte sie sogar einen eigenen Gesetzentwurf in das Parlament ein. Nach Hitlers Ernennung zum Reichskanzler teilte Neuhaus bedingt die autoritären Staatsvorstellungen der Nationalsozialisten und erweiterte die fürsorgerische Arretierung zur eugenischen Asylierung, lehnte jedoch die vom NS-Regime eingeführte Zwangssterilisation ab. Die „Mutter" des Bewahrungsgesetzes starb kurz vor Ende des Zweiten Weltkrieges im Alter von 90 Jahren.

Den progressiven pädagogischen Gedanken der Weimarer Wohlfahrtspolitik bereitete der Nationalsozialismus ein Ende. Die vorhandenen Elemente der Sozialdisziplinierung wurden brutalisiert und zur „Ausmerze" radikalisiert; jüdische, renitente und politisch links eingestellte Personen ins Exil getrieben, misshandelt oder eingeschüchtert. Die einzelnen Strömungen der Frauenbewegung wurden zerschlagen, die Verbände der Fürsorgeakteure gleichgeschaltet oder aufgelöst. Das in der Anfangsphase wiederbelebte Bewahrungsprojekt wurde durch polizeiliche und strafrechtliche Maßnahmen obsolet, die als „asozial" diffamierten Bevölkerungsgruppen wurden durch Bettlerrazzien sowie Einweisung in „Jugendschutzlager", „Konzentrationslager" und Gefängnisse „bekämpft". Flankiert wurden die Repressionsmaßnahmen durch rassenhygienische Untaten, zu deren schlimmsten Auswüchsen die Zwangssterilisation nach dem Gesetz zur Verhütung erbkranken Nachwuchses (GzVeN) vom 14. Juli 1933 sowie die „Euthanasie"-Morde (auch an Kindern) gehören. Zu welchen Perversionen der „braune" Geist imstande war, lässt der Entwurf eines „Gesetzes über die Behandlung Gemeinschaftsfremder" von 1944 erkennen, der Zuchthausstrafen von unbestimmter Dauer, Sterilisation und Todesstrafe vorsah. Diese historische Rückblende ist für das vorliegende Thema insbesondere deshalb von kaum zu überschätzender Bedeutung, weil zahlreiche Persönlichkeiten aus dem Fürsorgekomplex sowie der Kinder- und Jugendpsychiatrie in diese inhumanen Aktivitäten verstrickt waren.

Der vorliegende Beitrag möchte einen konzisen Überblick über Freiheitsentziehung aus fürsorgerischen Gründen in den westlichen Besatzungszonen und im demokratischen Rechtsstaat der Bundesrepublik geben. Die komplexe Materie bringt es mit sich, dass sich dabei weder eine klare Grenze zwischen Jugendlichen und Erwachsenen ziehen lässt, noch die verschiedenen sozialpolitischen, pädagogischen, strafrechtlichen oder jugendpsychiatrischen Sphären klar voneinander abzugrenzen sind. Als Fixpunkt dient das Bemühen von öffentlicher und privater Wohlfahrtspflege sowie der Politik um eine gesetzliche Regelung der Zwangsbewahrung. Intendiert wird damit, die personelle sowie restriktive ideologische Kontinuität aufzuzeigen, die nicht nur die angesprochenen Segmente der bundesdeutschen Gesellschaft bis zum Ausgang der 1960er-Jahre prägte. Der Zielstellung dieses Buches folgend, wird dabei ein besonderes Augenmerk auf den „Allgemeinen Fürsorgeerziehungstag" (AFET), die Aktivitäten der dort organisierten Jugendpsychiater sowie die Situation der Fürsorgezöglinge in den Erziehungsheimen gelegt.

10.1   Die Zeit der Besatzungszonen: 1945–1949

Die Nazidiktatur und der Zweite Weltkrieg endeten in Deutschland am 8. Mai 1945. Zurück blieb ein Elend von gewaltigem Ausmaß. Viele Städte lagen in Schutt und Asche, die Infrastruktur war zusammengebrochen. Zahlreiche Menschen litten unter Hunger, Seuchen, Obdachlosigkeit, nicht wenige hatten Angehörige verloren, waren verletzt oder schwer traumatisiert. Orientierungslosigkeit und der Kampf ums Überleben prägten den Alltag. Flüchtlingsströme beherrschten das Straßenbild. Das Reichsgebiet war von den Alliierten besetzt und in 4 Zonen eingeteilt worden. Da sich ein einheitliches Besatzungsregime schnell als illusorisch erwies, praktizierten Briten, Franzosen, US-Amerikaner und Russen in ihren Verwaltungsgebieten eine jeweils unterschiedliche Politik. In der sowjetischen Besatzungszone und der späteren DDR ging man hart gegen „Asoziale" vor, kriminalisierte sie und entzog ihnen durch Einweisung in Gefängnisse, Arbeitslager, Heime für soziale Betreuung und Jugendwerkhöfe die Freiheit. Dieser autoritäre Weg sozialistischer Disziplinierung devianter Personen kann im Folgenden jedoch nicht weiter verfolgt werden [25], [34], [76], [77], [81].

Der strukturelle Wiederaufbau in Westdeutschland vollzog sich zunächst auf kommunaler Ebene, ehe Ländergründungen erfolgten und schließlich als höchste Organisationsform zonenweite Regelungen getroffen wurden. Die öffentlichen Sozialverwaltungen sowie Verbände der Wohlfahrtspflege konnten relativ rasch ihre Handlungsfähigkeit wiedererlangen, was durch eine halbherzige und konziliante Entnazifizierung begünstigt wurde. Als zentrale Koordinierungsinstanz von behördlicher wie privater Fürsorge konnte erneut der DV reüssieren, dessen fachliche Autorität nicht zuletzt durch die Person von Wilhelm Polligkeit (1876–1960) sichergestellt wurde. Er stand bei den Amerikanern als Persona gratissima in hohem Ansehen und wurde 1952 mit dem Bundesverdienstkreuz ausgezeichnet [56], [75]. Das deutsche Fürsorge-, Jugend- und Strafrecht der Vergangenheit galt zwar weiterhin, jedoch waren rassistische und menschenverachtende Bestimmungen der Nationalsozialisten außer Kraft gesetzt worden. Da aber nicht alle Nazigesetze per se suspendiert wurden, herrschte ein hohes Maß an Rechtsunsicherheit und Rechtszersplitterung vor, zumal die Alliierten Sonderregelungen schufen, die nur für ihre jeweilige Zone galten. Beispielsweise verboten die US-Amerikaner ausdrücklich die Arbeitshauseinweisung nach § 20 der Reichsverordnung über die Fürsorgepflicht (RFV) vom 13. Februar 1924 (RGBl. I S 100). Die vom DV aufgeworfene Frage: „Welche Teile des zwischen 1933 und 1945 entstandenen Rechts dürfen nicht mehr angewandt werden?" [2], brachte die Problematik auf den Punkt.

Alle Teilbereiche der Wohlfahrtspflege hatten ungeheuer große Aufgaben zu bewältigen, die ein hohes Maß an Improvisationskunst verlangten. Insbesondere die Jugendverwahrlosung bereitete den Experten Kopfzerbrechen, da sich nach dem Wegfall der autoritären Strukturen des NS-Staates und durch die Zerrüttung der Familien infolge Flucht, Todesfällen sowie Verlust der Wohnung ein Vakuum aufgetan hatte. Beklagt wurde das Vagabundieren der „Halbstarken", der Konsum von „Schund- und Schmutzschriften", rüpelhaftes und respektloses Verhalten, das massenhafte Abgleiten in die Prostitution, das sorglose Verbreiten von Geschlechtskrankheiten und Tuberkulose, das Betteln, der Alkohol- und Drogenmissbrauch, Schwarzmarktgeschäfte, Schmuggel, Kriminalität in all ihren Ausprägungen, insbesondere in Form von Banden, sowie der fehlende Wille, einer geregelten Beschäftigung nachzugehen. Für diese moralisch „Entwurzelten" gebrauchte man wie selbstverständlich die pejorativen Begrifflichkeiten der NS-Vergangenheit und sprach von einem „Strom von Arbeitsscheuen" und einem „Heer von Parasiten" [3]. Zur Disziplinierung der „verwahrlosten" jungen Menschen und zum Schutz der Allgemeinheit forderten die Fürsorgekreise die Schaffung eines „Festhalterechts", d. h. die gesetzliche Grundlage zur Inhaftierung renitenter und „haltloser" Jugendlicher. In unterschiedlicher Weise in den einzelnen Ländern verwirklicht, dehnte man dabei den als Jugend bezeichneten Personenkreis bis zu den Dreißigjährigen aus und setzte auf das Mittel der Arbeitserziehung. Zwangseinweisungsmöglichkeiten für Prostituierte und weibliche Personen mit „unstetem Lebenswandel" bot beispielsweise die „Bayerische Verordnung über die Unterbringung verwahrloster Frauen und Mädchen" vom 15. Mai 1946, die völlig unverhältnismäßig einen Freiheitsentzug von max. 3 Jahren gestattete [19].

Schnell hatten sich die Bewahrungsaktivisten der Vergangenheit wieder formiert und die entsprechenden Schaltstellen im weitverzweigten Fürsorgesektor besetzt. Um dieser Bewegung mit regelrecht obsessiven Zügen Gesicht zu verleihen, kann auf **Ellen Scheuner** (1901–1986) und **Hilde Eiserhardt** (1888–1955) verwiesen werden. Scheuner hatte in der NS-Zeit als Provinzialjugenddezernentin versucht, ein „Bewahrungsprovisorium" zur Asylierung von sexuell unangepassten jungen Frauen in der Anstalt Benninghausen (Westfalen) durchzusetzen, das der KZ-Einweisung vorgeschaltet sein sollte, die Option der Verlegung in ein KZ aber ausdrücklich mit einschloss ([20]:319ff.). Die stellvertretende DV-Geschäftsführerin Eiserhardt widmete unzählige ihrer annähernd 500 Publikationen diversen Formen der Internierung „gefährdeter" und „asozialer" Personen, darunter auch im „Dritten Reich" [71], [72], [73]. Beide machten sich unisono für restriktive Erziehungsgesetze in der Nachkriegszeit stark und verkörperten damit die Kontinuität autoritärer Fürsorgekonzepte.

Dass in diesen Kanon der Rufer die Kirchen mit einstimmten, kann angesichts ihrer umfangreichen Aktivitäten in der geschlossenen Gefährdetenfürsorge und der Jugendwohlfahrt nicht verwundern. Zur Begründung solcher kirchlichen Positionen hieß es:

> Die große Zahl der geistig, sittlich und körperlich Minderwertigen oder Schwachen, deren geringe soziale Brauchbarkeit in der Regel auf Anlage beruht, durch die Umwelt entweder gesteigert oder gehemmt und durch Erziehung kompensiert werden kann, hat schon früher die verantwortlichen Stellen zu der Forderung geführt, diese Personen, vor allem Prostituierte und Landstreicher, in Bewahrung zu nehmen, entweder für dauernd oder wenigstens so lange, bis sie die Gewähr bieten, daß sie sich im freien Leben einigermaßen halten können. … So ist man aus der Not der Zeit wieder zu neuen Entwürfen eines Bewahrungsgesetzes gekommen ([63]:120f.).

Das Fehlen eines einheitlichen Gesetzgebers sowie gewisse Vorbehalte, unmittelbar nach des NS-Barbarei wieder tief in individuelle Freiheitsrechte einzugreifen, verhinderten zunächst die Verabschiedung einer solchen fürsorgerischen Zwangsregelung.

10.2 Bewahrungspläne und ihre rechtliche Umsetzung im Bundessozialhilfegesetz: 1949–1961

Die Gründung der Bundesrepublik schuf einen einheitlichen Weststaat, der die bis dahin wirkmächtige alliierte Kontrolle weitgehend abstreifte. Durch die Annahme des Grundgesetzes (GG) wurde die Unverletzlichkeit der Freiheit der Person garantiert (Art. 2 GG), sodass eine zwangsweise Anstaltsunterbringung nur durch ein ordentliches Gesetz unter richterlicher Kontrolle möglich war (Art. 104 GG). Die Stärkung der Grundrechte im sozialen Rechtsstaat erschwerte die Durchsetzung von Zwangsregelungen und legte dafür hohe Hürden fest. Dennoch hielten die Fürsorgekreise an ihren Asylierungsbemühungen fest und intensivierten sie sogar noch beträchtlich. Unzählige Frauenvereine, Repräsentanten beider großer christlicher Kirchen, Vertreter der Wanderer-, Trinker- und Jugendfürsorge, Personen aus der Anstaltspraxis, vom AFET sowie dem DV forderten vehement die Ausarbeitung eines Bewahrungsgesetzes. Dabei verfuhr man nicht selten „zweigleisig", indem man einerseits die Repressionen der NS-Zeit kleinredete und andererseits die rechtlichen Kautelen zum Schutz der einzuweisenden Personen für übertrieben hielt.

Der erste Deutsche Bundestag war kaum zusammengetreten, da stellte die Fraktion von CDU/ CSU am 7. Dezember 1949 den Antrag, die Bundesregierung solle zu der Materie einen Gesetzentwurf vorlegen (BT-Drs. 1/287). Schon das frühe Datum verdeutlicht das Gewicht, das die konservativen Politiker einem solchen Paragrafenwerk beimaßen. Den Kern der Pressure-Group für das Zwangsgesetz bildeten katholische Frauen aus dem Umfeld des KFV, die in der Tradition von Agnes Neuhaus standen und deren obrigkeitsstaatliches Fürsorgekonzept der Bevormundung teilten und fortführten. In der Union wirkten **Helene Weber** (1881–1962) und **Maria Niggemeyer** (1888–1962), im Zentrum **Helene Wessel** (1898–1969) in diesem Sinne. Großes Gewicht besaßen darüber hinaus die KFV-Vorsitzende **Elisabeth Zillken** (1888–1980), die Frankfurter Oberfürsorgerin **Luise Stetter** (1900–1977) und die Hamburger Leiterin des Landessozialamts, die erzkonservative **Käthe Petersen** (1903–1981). Alle diese „Fürsorgefrauen" einte, dass sie die „deutschen Tugenden" Gehorsamkeit, Ordnung, Sauberkeit und Disziplin verinnerlicht hatten und glaubten, nicht nur das Recht, sondern auch die Pflicht zu haben, „ihre" Klientel gegen deren Willen bessern zu müssen. Im Bundesinnenministerium (BMI), bei dem die Fürsorge ressortierte, bemühte man sich, die Eingriffe in die persönliche Freiheit möglichst gering zu halten und die vorbeugende Hilfe für „gefährdete" Personen umfassend auszugestalten. Dies traf jedoch auf den Widerstand der Fachkreise, die auf Zwangsmaßnahmen für einen nicht zu eng umrissenen Personenkreis bestanden.

Symptomatisch für die damalige Situation war der Entwurf eines Bewahrungsgesetzes, den die Zentrumspolitikerin Helene Wessel am 22. Juni 1951 im Namen ihrer Fraktion in den Bundestag einbrachte (BT-Drs. 1/2366). Grundlage dieses Vorschlags bildete der Entwurf des Zentrums aus dem Reichstag von 1925, den damals Agnes Neuhaus initiiert hatte. Demnach sollte Personen die Freiheit entzogen werden, die „verwahrlost" seien, eine „krankhafte oder außergewöhnliche Willens- oder Verstandesschwäche" oder eine „krankhafte oder außergewöhnliche Stumpfheit des sittlichen Empfindens" aufwiesen. Die Dauer der Zwangsunterbringung sollte unbefristet sein, aber spätestens nach 3 Jahren überprüft werden. Beschwerderecht, Kostentragung, Antragsberechtigung und Durchführung entsprachen ebenfalls dem Weimarer Vorbild. Neu war indes bei Wessels Vorstoß die Forderung nach einem obligatorischen psychiatrischen Gutachten sowie die Besetzung des Vormundschaftsgerichts mit zwei Laien aus der Gefährdetenfürsorge, jeweils einem Mann und einer Frau. In deutlicher Verschärfung der alten Rechtslage schlug Wessel vor, die Dauer der vorläufigen Bewahrung von 6 Wochen auf 6 Monate auszudehnen und die Zahl der Beschwerdeinstanzen von drei auf eine zu reduzieren, womit eine Revision unmöglich gemacht wurde. Die parlamentarische Offensive des „Schwarzen Dragoners Helene", wie das Nachrichtenmagazin *Der Spiegel* am 20.10.1949 die Politikerin titulierte [4], traf aber wegen des mangelhaften Rechtsschutzes auf Bedenken, teilweise auch auf entschiedene Ablehnung bei Deutscher Partei, FDP, SPD und KPD. Zudem verhinderte ein enger Terminplan der Bundesregierung die Verwirklichung des Zwangsgesetzes in der ersten Legislaturperiode.

Helene Wessel

Helene Wessel wurde in Dortmund als Tochter eines Lokomotivführers geboren und hatte 3 Geschwister. Beruflich schlug sie zunächst die Laufbahn als Fürsorgerin und Sozialbeamtin ein, später war sie journalistisch tätig. Sie war eng mit dem katholischen Milieu des Rheinlands und der Zentrumspartei verbunden und saß für diese 1928–1933 im Preußischen Landtag. Als Mitarbeiterin des KFV legte sie 1934 eine vielbeachtete Monografie vor, in der sie das Bewahrungsgesetz nicht nur aus fürsorgerischen Gründen forderte, sondern es auch als eine eugenische Notwendigkeit betrachtete [70]. Wie Neuhaus präferierte Wessel eine dauerhafte Arretierung der „Erbkranken" statt ihrer Sterilisation. Die rassenhygienische Zielsetzung der nationalsozialistischen Ideologie teilte sie und wollte den „deutschen Volkskörper" vor den angeblich drohenden Gefahren der „Asozialen" schützen.

Nach dem Zweiten Weltkrieg nahm sie für das Zentrum an den Beratungen des Parlamentarischen Rates teil und gehörte zu den vier „Müttern" des Grundgesetzes, auch wenn sie gegen die provisorische Verfassung stimmte. Sie leitete den Bundestagsausschuss für Fragen der öffentlichen Fürsorge und als erste Frau die Bundestagsfraktion einer Partei. Dem Parlament gehörte Wessel 20 Jahre (1949–1969) an. 1951 trat sie wegen der Wiederbewaffnungs-politik der Regierung Adenauer aus dem Zentrum aus, gründete mit dem späteren Bundespräsidenten Gustav Heinemann die „Notgemeinschaft zur Rettung des Friedens in Europa", im folgenden Jahr die Gesamtdeutsche Volkspartei. 1957 schloss sie sich der SPD an, wurde 1965 mit dem Bundesverdienstkreuz ausgezeichnet und votierte 1968 gegen die „Notstandsgesetze" der ersten großen Koalition. Die katholische Fürsorgepolitikerin verstarb 1969.

Durch das professionelle Zusammenfließen von Fürsorge und Erziehung wirkte das Bewahrungsgesetz wie ein klassisches „Frauengesetz", da es das traditionelle Bild von „Mütterlichkeit als Beruf" [46] widerspiegelte. Es gab jedoch auch männliche Antriebskräfte wie den Leiter der Hamburger Wohlfahrtsanstalten **Georg Steigerthal** (1885-1975), den niedersächsischen Schatzrat **Rudolf Hartmann** (1880-1956) oder den Juristen **Rudolf Sieverts** (1904-1980), die über Jahrzehnte die Idee der fürsorgerischen Anstaltsunterbringung proklamierten. Inwieweit die Behandlung von „gemeinlästigen Leuten", d. h. „Asoziale[n], Sozialschwierige[n], Gefährdete[n]", Mitte der 1950er-Jahre in der gedanklichen Tradition der Vergangenheit verwurzelt war, zeigt exemplarisch ein Aufsatz von Steigerthal [55].

In der Mitte der 1950er-Jahre erschwerten die geplante Strafrechtsreform, die Verabschiedung der Europäischen Konvention zum Schutz der Menschenrechte und Grundfreiheiten sowie das „Gesetz über das Verfahren bei Freiheitsentziehungen" vom 29. Juni 1956 (BGBl. I S 599) Fortschritte in der Asylierungsfrage. Als Impulsgeber in Sachen Bewahrung gewann der Deutsche Verein an Gewicht. Er wurde jetzt von dem „Fürsorgepapst" **Hans Muthesius** (1885–1987) geführt, der eine ähnlich hohe Reputation wie sein Vorgänger Polligkeit genoss und fast zeitgleich ebenfalls mit dem Großen Bundesverdienstkreuz der Bundesrepublik Deutschland ausgezeichnet wurde. Auch von Muthesius wurde die NS-Vergangenheit ausgeklammert [51]. Im Fürsorgeverein leitete der KFV-Vorsitzende Zillken den Arbeitskreis II „Nichtseßhafte und Entwurzelte", welcher die Experten von öffentlicher und privater Wohlfahrtspflege zur Ausarbeitung einer gesetzlicher Regelung der Zwangsunterbringung zusammenführte. Daneben stellte das zuständige BMI 1956 wichtige Weichen, indem es einem separaten Bewahrungsgesetz eine Absage erteilte und eine entsprechende Regelung in ein komplexes Bundesfürsorgegesetz einfügen wollte. Intendiert war damit gleichzeitig, Gegnern einer staatlich angeordneten Anstaltsunterbringung durch den Ausbau vorsorgender Hilfen den Wind aus den Segeln zu nehmen. Nicht zuletzt dürfte das BMI beabsichtigt haben, den Hardlinern im Lager der Fürsorge angesichts der geänderten Rahmenbedingungen Zugeständnisse für eine moderate Lösung abzuringen. Denn Petersen, Stetter oder Zillken machten wiederholt deutlich, dass sie wirksame freiheitsentziehende Instrumente insbesondere für „HWG-Personen" (Frauen mit „häufig wechselndem Geschlechtsverkehr") für unabdingbar hielten.

Nach langwierigen Verhandlungen konnte auch Dank der finanziellen Auswirkungen des anhaltenden Wirtschaftsbooms eine Mehrheit im Bundestag für das großzügig ausgestattete **Bundessozialhilfegesetz (BSHG)** erzielt werden. Mit dem neuen Namen hoffte man, den in der Vergangenheit negativ behafteten Begriff „Fürsorge" vergessen machen zu können. Neben den „Hilfen in besonderen Lebenslagen" bestand eine wesentliche Innovation der Reform in der Anerkennung eines Rechtsanspruchs auf staatliche Mindestversorgung, um sich so von der traditionell bevormundenden Bewilligung von Sozialleistungen nach Gutdünken der Behörden zu verabschieden. Das BSHG enthielt jedoch weiterhin repressive Regelungen, darunter die Arbeitshausmaßregel wegen „Arbeitsscheu" (§ 26 BSHG) sowie die Anstaltsunterbringung gegen den Willen des Betroffenen aus fürsorgerischen Gründen (§ 73 Abs. 2 BSHG). Der Bundesrat verweigerte zunächst seine Zustimmung zur Zwangsbewahrung (BT-Drs. 3/1799, Anlage 2). Die „Hilfe für Gefährdete" verbesserte gegenüber den Vorschlägen der Weimarer Republik den Rechtsschutz der Betroffenen, da nun ein richterlicher Beschluss für die Einweisung notwendig war. Gleichzeitig wurde der betroffene Personenkreis gleichermaßen schwammig umrissen wie bereits in der Vergangenheit und stellte auf besondere „Willensschwäche", besonders hemmungsloses „Triebleben" und „Verwahrlosung" ab. Skeptische Stimmen zu den oktroyierten Zwangshilfen des BSHG wie die der Arbeiterwohlfahrt konnten sich letztlich nicht durchsetzen. Als der Bundesrat final seinen Widerstand mehrheitlich aufgab und das Bundessozialhilfegesetz am 30. Juni 1961 verabschiedet wurde, erlangte die Verwahrungsidee von Agnes Neuhaus nach jahrzehntelangem Kampf Gesetzeskraft (BGBl. I S 815) [21], [42].

10.3   Asylierung „Unerziehbarer" – zur Rolle der Jugendpsychiater

Neben dem Deutschen Verein als Interessenorganisation von öffentlicher und privater Wohlfahrtspflege bildete der **Allgemeine Fürsorgeerziehungstag** ein weiteres Gravitationszentrum der fürsorgerischen Freiheitsentziehung. 1906 ins Leben gerufen, vereinigte er die Akteure der Jugenderziehung, insbesondere die Heimbetreiber. Wegen seiner oftmals repressiven Ausrichtung hat Klee den AFET auch als „Sammelbecken gestriger Unpädagogen" bezeichnet ([31]:146). Teilweise überschnitt sich der Kreis der organisierten Mitglieder mit dem des DV. In vielen Fällen existierten eng miteinander verwobene Netzwerke, die auf lange zurückreichenden persönlichen Beziehungen basierten. Beispielsweise hatten die Fürsorgerechtsexperten Polligkeit und Eiserhardt, der Jurist Sieverts, der Jugendpsychiater Villinger sowie der Vertreter der Wandererfürsorge, Alarich Seidler, gemeinsam 1938 an dem NS-Projekt „Der nichtseßhafte Mensch" mitgewirkt [18]. Die Abgabe gegenseitiger Leumundszeugnisse („Persilscheine") nach 1945 ist ebenfalls nachweisbar. Bereits am 27. Juli 1946 konnte der AFET in Vlotho für die Britische Besatzungszone wiedererrichtet werden. Im Zentrum seiner Bemühungen stand die Bekämpfung der Jugendverwahrlosung. Der Leiter des Stephansstiftes in Hannover, der Theologe **Johannes Wolff** (1884–1977), verkörperte als Vorsitzender des AFET von 1924–1969 die personelle Kontinuität in diesem Verband, ein Eindruck, der durch seine Mitgliedschaft im DV (1924–1969) noch verstärkt wurde. Bereits in Vlotho hatte eine weitere Galionsfigur der deutschen Jugendwohlfahrt, der erwähnte Schatzrat Rudolf Hartmann, die Empfehlung ausgesprochen, das Lieblingsprojekt der Fürsorgeleute, die Zwangsbewahrung, erneut in Angriff zu nehmen ([49]:143). Einem Sachverständigenausschuss des AFET gelang es wenig später, mit Datum vom 8. November 1946 den ersten Nachkriegsentwurf eines Bewahrungsgesetzes vorzulegen, der auf einem Vorschlag des DV aus dem Jahr 1925 basierte und die enge Verzahnung beider Fürsorgeverbände sowie die gedankliche Kontinuität erkennen lässt (Bundesarchiv, B 106/20577).

Da sich der AFET vergleichsweise schnell rekonstituieren konnte, zog er auch das Interesse von Jugendpsychiatern auf sich. Sie verkörperten im Gegensatz zu den weiblichen Anhängern der fürsorgerischen Bewahrung aus dem pädagogischen Umfeld mit den ihnen zugeschriebenen emotionalen Beweggründen die typisch „männlichen" Attribute von Rationalität und kalkulierendem Verstand. Die Organisation der Jugendwohlfahrtsakteure versprach sich durch ihre Mitwirkung einen Zuwachs an wissenschaftlicher Kompetenz, während aufseiten der Psychiater die Idee Pate gestanden haben dürfte, den eigenen Einfluss zu erhöhen. Als prominentester Vertreter der medizinischen Profession trat **Werner Villinger** (1887–1961) in Erscheinung. Durch seine berufliche Biografie verkörperte er in stärkstem Maße die fachliche Kontinuität von der Weimarer Republik über die NS-Zeit bis in die frühe Bundesrepublik. Als Anhänger der Rassenhygiene hatte er in der NS-Diktatur die Bedeutung der Vererbung bei der Erziehung betont, da deren Erfolg „nicht so sehr von unserem erzieherischen Wollen und Können abhängig [sei] als vielmehr von dem Ton, den wir zu kneten, dem Holz, das wir zu schnitzen haben" ([65]:20). Durch autoritäre Maßnahmen sollte die Zahl der „Schwererziehbaren" reduziert, hartnäckige „schwererziehbare" und „unerziehbare" Jugendliche aus der Fürsorgeerziehung ausgesondert und dauerhaft in einer Arbeitskolonie untergebracht werden. Die rechtliche Grundlage der Langzeit-asylierung sollte ein Bewahrungsgesetz bieten. Villinger erhoffte sich davon eine abschreckende Wirkung und glaubte, Verwahrlosung damit verhüten zu können. Sichten, sieben, separieren, sterilisieren und aus der „Volksgemeinschaft" liquidieren, lautete das rassenhygienische Programm des Jugendpsychiaters in der NS-Zeit.

Werner Villinger

Der Apothekersohn Werner Villinger aus Besigheim am Neckar studierte Medizin in München, Kiel und Straßburg. Nach Dienst als Militärarzt im Ersten Weltkrieg wurde er 1920 in Tübingen bei dem renommierten Psychiater Robert Gaupp promoviert und erhielt dort 1924 die Anerkennung als Facharzt für Nerven- und Geisteskrankheiten. Mit seiner Frau Louise (geborene Bösch) hatte er 6 Kinder. Von 1926–1933 war Villinger als Oberarzt beim Landes-jugendamt Hamburg beschäftigt. Dort habilitierte er sich und hielt als außerplanmäßiger Professor Vorlesungen im Fach Psychiatrie und Nervenheilkunde.
Villinger begrüßte den Nationalsozialismus und wurde Mitglied von Stahlhelm, NSDAP, NSV und NSD-Ärztebund. Als Chefarzt (1934–1939) der Bodelschwingh'schen Anstalten der Inneren Mission in Bethel bei Bielefeld befür-wortete er die Sterilisation von Fürsorgezöglingen nach dem Gesetz zur Verhütung erbkranken Nachwuchses und wirkte aktiv bei Hunderten von Verfahren zur Unfruchtbarmachung mit. Der NS-Rassenhygiene diente er auch als Richter am Erbgesundheitsobergericht in Hamm und Breslau. Die Schaffung eines Bewahrungsgesetzes sah er als dringende Notwendigkeit an. Von 1940–1945 lehrte er als Ordinarius für Psychiatrie und Neurologie in Bres-lau. Außerdem fungierte Villinger als Gutachter für die „T4-Aktion", also der Ermordung von geistig behinderten Menschen, die die Nazis scheinheilig als „Euthanasie" bezeichneten. Während des Zweiten Weltkrieges hatte er die Leitung der neu ins Leben gerufenen Deutschen Gesellschaft für Kinderpsychiatrie und Heilpädagogik inne und gab die anerkannte *Zeitschrift für Kinderforschung* heraus.
Nach Kriegsende und kurzem Intermezzo in Tübingen wurde Villinger 1946 auf den Lehrstuhl für Psychiatrie und Nervenheilkunde nach Marburg berufen und dort in einem Entnazifizierungsverfahren entlastet. Im Stuttgarter Länderrat und 1961 im Rahmen der Opferentschädigung war er als Sachverständiger erneut mit der Sterilisations-thematik befasst. 1952 erhielt er das Große Verdienstkreuz der Bundesrepublik Deutschland, amtierte 1955/56 als Rektor der Marburger Universität und war Mitbegründer der „Lebenshilfe für Menschen mit geistiger Behinde-rung". Der Jugendpsychiater nahm zahlreiche wissenschaftsorganisatorische Tätigkeiten wahr, u. a. als Vorsitzender der Deutschen Gesellschaft für Sexualforschung. 1960/61 geriet Villinger in den Verdacht, „Euthanasie"-Gutachter gewesen zu sein [6], was er öffentlich in einem „Spiegel"-Artikel vom 31.5.1961 bestritt [66]. Im Sommer 1961 fand er in den Innsbrucker Bergen den Tod.

Nach dem Zweiten Weltkrieg wurde das Selektionskonzept nahezu bruchlos wiederbelebt und fortgeführt, allerdings etwas moderater formuliert, indem man beispielsweise das rassistische Vokabular der „Ausmerze" vermied. Obwohl nun Umweltfaktoren einen gewissen Raum zuge-billigt bekamen, blendete man die traumatische Situation für viele verwahrloste Jugendliche als Kriegsfolge weitgehend aus. Auch die eigene „braune" Vergangenheit wurde nicht thematisiert, sondern das damalige Handeln als wissenschaftlich unbedenklich erklärt und lediglich auf den zeitbedingten Wandel in den Anschauungen verwiesen. An Villingers Seite trat zunehmend auch sein Schüler **Hermann Stutte** (1909–1982) in Erscheinung, im Nationalsozialismus Mitglied von SA, NSDAP und NSD-Ärztebund sowie Gutachter in Sterilisationsverfahren. Beide etablierten die Disziplin Jugendpsychiatrie in Marburg und rückten in den folgenden Jahren als unumstrittene Autoritäten in das Zentrum ihrer Profession. Bereits im Frühjahr 1947 verfasste das Duo einen richtungsweisenden Fachartikel, indem sie Maßnahmen gegen Jugenddissozialität und -verwahr-losung erörterten. Die „Sichtung, Siebung und Lenkung diese Strandgutes" wurde zur ärztlich-psychiatrischen Aufgabe erklärt, ferner eine gesetzgeberische Lücke bei den Anstaltseinweisun-gen für „'schwersterziehbare'(oder praktisch unerziehbare) Fürsorgezöglinge" konstatiert. Die „Jugendschutzlager" des NS-Regimes, die diesem Manko Abhilfe hatten schaffen sollen, seien wegen ihrer inhumanen Praxis ungeeignet. Vielmehr habe eine Differenzierung des Heimwesens

und die Einrichtung von psychiatrisch geleiteten Sonderanstalten zu erfolgen. Ein Bewahrungsgesetz, von Villinger schon 1928 gefordert, sollte die Möglichkeit zur Asylierung der problematischen Klientel bieten, primär Psychopathen aus den Gruppen der „Haltlosen", der „Erregbaren", der „Hyperthymiker", der „ethisch Unter- bzw. Unempfindlichen", der „Epileptoiden und
Schizoiden", der „leicht oder mittel Schwachsinnigen", der „schizophren Defekten", der „sexuell
Pervertierten und den verschiedenen Legierungen dieser Anomalien" ([67]:251).

Die enge Verzahnung von NS-Diktatur und westlichem Nachkriegsdeutschland in diesem
Bereich zeigte sich in einer weiteren nahezu zeitgleichen Publikation Stuttes, die auf seiner Tübinger Habilitationsschrift der Jahre 1943/44 beruhte. Anhand der Untersuchung der Nachkommen
von 114 ehemaligen Fürsorgezöglingen betonte der Marburger Jugendpsychiater die Bedeutung
der erbbiologischen Prognose und reanimierte mit scheinbar wissenschaftlichen Argumenten
die These von der Vererbbarkeit „asozialen" Verhaltens [57]. In späteren Veröffentlichungen
versuchte Stutte empirisch zu belegen, dass es „praktisch unerziehbare jugendliche Dissoziale"
gebe, die eine „Sonderbehandlung" erforderlich machten. Für diese Gruppe sei eine Reform des
§ 73 RJWG notwendig, damit sie nicht gemäß der Notverordnung von 1932 aus der Fürsorgeerziehung ausscheiden müssten, sondern in geeigneten Spezialanstalten untergebracht werden
könnten [59], [60], [61]. Stutte unterhielt darüber hinaus enge Verbindungen zum AFET, was
sich auch daran erkennen lässt, dass er von 1964–1979 dem Vorstand des Verbandes angehörte.

Im Vergleich zu den beiden Marburger Koryphäen der Jugendpsychiatrie ist ihr Kollege
Walter Gerson (1899–1971) relativ unbekannt. Im Nationalsozialismus leitete er das Provinzial-
Erziehungsheim Göttingen und begutachtete oftmals in verantwortungsloser Schnelldiagnostik
Fürsorgezöglinge für das Verfahren zur Unfruchtbarmachung im Sinne des Gesetzes zur Ver-
hütung erbkranken Nachwuchses. Als entschiedener Befürworter der NS-Rassenhygiene war
er aktiv an zahlreichen Zwangssterilisationen von Jugendlichen beteiligt. 1936 erfolgte seine
Entlassung, da ihn die NS-Behörden als „Volljuden" einstuften und ihm die Approbation entzogen. 1941–1944 durfte er – nun als „Mischling 1. Grades" eingestuft – als Landarzt praktizieren,
ehe man ihn in einem Arbeitslager internierte und mit medizinischen Aufgaben betraute. Nach
Kriegsende bildete wiederum Göttingen seinen Wirkungsschwerpunkt, wo Gerson zum Honorarprofessor für die Erziehung der verwahrlosten Jugend sowie Fürsorgeerziehung und Obermedizinalrat aufstieg ([40]:51f.). Bereits auf der zweiten AFET-Tagung nach dem Krieg in Hanno-
versch Münden im September 1947 referierte er über „Die Grenzen der Fürsorgeerziehung und
die Frage der Entlassung nach § 73 Satz 1 und 2 RJWG". Inhaltlich vertrat er ähnliche Positionen
wie seine renommierten Marburger Kollegen. Durch jugendpsychiatrische Diagnosen seien die
Grenzen der Erziehbarkeit bei „asozialen" Jugendlichen im Alter von 14 bis 21 Jahren auszulo-
ten und diese Randgruppe dauerhaft in Bewahrungsanstalten unterzubringen. Das verwendete
Vokabular offenbart ein Gesellschafts-, Menschen- und Berufsbild, das von der „Abartigkeit", vorliegenden „Defekten" und der „Unerziehbarkeit" der eingewiesenen Heiminsassen ausging [26].

Dem Thema der „unerziehbaren" Jugendlichen hatte der AFET im Oktober 1951 in Bochum
eine eigene Fachtagung gewidmet, auf der sich Experten wie Villinger, Gerson, Caritasdirek-
tor von Mann oder der erwähnte Jurist Sieverts mit der Materie befassten. Wie sehr autoritäre
Traditionen verinnerlicht worden waren, zeigte Sieverts, Professor für Jugendrecht und Vorsitzender der Deutschen Vereinigung für Jugendgerichte und Jugendgerichtshilfe. Er gewann den
NS-„Jugendschutzlagern" positive Seiten ab und wollte an diese Unterbringungsform zukünftig bei der „Sondererfassung der Unerziehbaren" anknüpfen ([52]:61f.). Im Rahmen des AFET
nahm Gerson wiederholt Bezug auf eine Studie des Verbandes von 1953, in der sich die Leiterin
der Westfälischen Wohlfahrtsschule des KFV in Dortmund, **Anna Zillken** (1898–1966), und
die Psychologiedozentin Gertrud Weingarten mit der Frage auseinandergesetzt hatten: „Gibt es
unerziehbare Minderjährige?" [79]. Darin wurde anhand der Untersuchung von 49 schwierigen

Lebensschicksalen junger Mädchen aus der Fürsorgeerziehung die Möglichkeiten der pädagogischen Beeinflussung hervorgehoben und die psychiatrische Stigmatisierung „unerziehbar" durch den Zusatz „sogenannt" abgeschwächt, man könnte angesichts der Zeitumstände sogar sagen, in Frage gestellt. Als Ergebnis einer eigenen wissenschaftlichen Untersuchung beharrte Gerson auf der skizzierten Auffassung der Jugendpsychiater und befürwortete nun die von Stutte geprägte Bezeichnung „praktisch unerziehbar". Die von ihm untersuchten „praktisch Unerziehbaren" differenzierte der Göttinger Obermedizinalrat in folgende Gruppen:

Walter Gersons Definition der „praktisch Unerziehbaren"
- Gemeinschaftsstörende
  - Mißmutig-Depressive
  - Hysteriker
  - Stimmungslabile
  - Explosive
  - Geltungsbedürftige mit Empfindlichkeit und Ichbezogenheit
- Gemeinschaftsfähige
  - Haltlose
  - Hilflose (Triebschwache, Verschrobene, Gehemmte, Schwachsinnige)
- Gemütsarme (die sich je nach ihrer Anpassungsfähigkeit in beiden Gruppen befinden können)
- „Erwachsene"
- Sexuell Pervertierte

Gerson betonte die Rolle, die die „sexuell abnorm Triebhaften bzw. der Dirnentyp" bei den Mädchen spielen würden und verwies auf den sehr kleinen Personenkreis der „praktisch Unerziehbaren", für den die Schaffung von Bewahrungsgesetz und Bewahrungsanstalten erforderlich seien ([28]:38f.).

Soweit sich feststellen lässt, rückten die genannten Jugendpsychiater erst relativ spät von ihren vorgetragenen erbbiologischen Überzeugungen ab. Noch 1967 fand der Begriff „Unerziehbarkeit" Eingang in das von Stutte mit herausgegebene *Fachwörterverzeichnis für Jugendhilfe und Jugendrecht*. Seine Definition lautete dort: „Unbeeinflussbarkeit durch erzieherische Maßnahmen mit dem Effekt asozialer Dauerhaltung" ([62]:146). 1972 soll Stutte sogar in seiner Funktion im wissenschaftlichen Beirat der Marburger „Lebenshilfe" vorgeschlagen haben, alle „geschäftsunfähigen Personen" sterilisieren zu lassen ([54]:33, [31]:146). Damit hätte sich nicht nur der Kreis des ehemaligen NS-„Sterilisationsgutachters" geschlossen, sondern wäre auch dem Fortleben menschenverachtender Denkmuster in der Bundesrepublik ein weiterer Mosaikstein hinzugefügt worden.

10.4 Die Welt der Opfer – Heimpraxis als Zwangserziehung

In der jungen Bundesrepublik musste die Fürsorge ohne das herbeigesehnte Bewahrungsgesetz auf andere Möglichkeiten der Freiheitsentziehung „ihrer" Klientel zurückgreifen. Bei einer Tagung von Dezernenten und Direktoren von Arbeitsanstalten der ehemaligen Britischen Zone im Oktober 1950 wurden zumindest auf dem Papier zögerliche Reformschritte verkündet. Pädagogisch geschultes Personal sei notwendig, da in der Arbeitserziehung der „Wachtmeister alten

Stils ausgedient" habe. Familiäre Atmosphäre solle durch kleinere Einrichtungen gewährleistet werden, die zeitgemäßer Heimordnungen bedürften und die man zukünftig „Landesarbeitsheime" oder „Landesfürsorgeheime" nennen wolle. Ferner empfahl man, eine Aufenthaltsdauer von 6 Monaten nicht zu unterschreiten [35]. Die schwierigen Rahmenbedingungen (baulich, finanziell, personell) sorgten jedoch dafür, dass in der Praxis autoritäre Strukturen perpetuiert wurden. Wie man beispielsweise in Hamburg 1950 versuchte, die engen Grenzen, die Art. 104 GG einer Freiheitsentziehung setzte, zu umgehen, zeigt der Fall eines 26-jährigen „Mädchens [!], das von der Polizei in sinnlos betrunkenem Zustand und mangelhaft bekleidet auf der Straße angehalten wurde, nachdem es schon früher sich einer Untersuchung im Krankenhaus, in das es wegen Gewerbsunzucht eingewiesen war, entzogen hatte. Die Sozialbehörde begründete die Notwendigkeit der Einweisung in eine geschlossene Anstalt damit, daß das junge [!!] Mädchen [!] wegen seiner Verwahrlosung eine sittliche und sexuelle Gefährdung für die Allgemeinheit bedeute". Das Vormundschaftsgericht schloss sich dieser Ansicht an und genehmigte die Freiheitsentziehung ([36]:61f.). Leiterin der Hamburger Sozialbehörde war zu dieser Zeit Käthe Petersen, die schon in der NS-Zeit reihenweise junge Frauen durch Sammelvormundschaften hatte entmündigen und sterilisieren lassen [45].

Einen „Fortschritt" aus Sicht der Gefährdetenfürsorge stellte das 3. Strafrechtsänderungsgesetz vom 4. August 1953 dar (BGBl. I S 735), das bundesweit einheitlich die Arbeitshausmaßregel (§ 361 Ziff. 2-8 StGB) wieder in Kraft setzte und im Wiederholungsfalle eine Dauer von 4 Jahren (!) Haft zuließ. Damit hatte man ein völlig unverhältnismäßig scharfes Schwert zur Bekämpfung von Bagatelldelikten wie Bettelei, Landstreicherei oder gewerbsmäßige Unzucht geschmiedet.

Die Zahl der Verurteilten wirkte auf den ersten Blick relativ moderat und betrug in Bundesgebiet einschließlich Westberlins 688 Personen im Jahr 1954 und 573 Personen im Jahr 1955. Der Männeranteil überwog deutlich den der Frauen, die zahlenmäßig stärkste Altersgruppe stellten die 18- bis 30-Jährigen dar. Die regionalen Schwerpunkte lagen in Bayern, Nordrhein-Westfalen, Baden-Württemberg und Rheinland-Pfalz ([53]:127f.). In den Folgejahren war die Zahl der Arbeitshausunterbringungen sukzessive weiter rückläufig. 1966 erfolgten noch 402 Einweisungen, 1968 noch 233. Gleichzeitig schloss man allmählich immer mehr Korrektionsabteilungen, wie beispielsweise die in Benninghausen. Zwar blieb der Personenkreis der wegen Lappalien Internierten prinzipiell der Gleiche wie in der Nachkriegszeit, doch lassen sich Verschiebungen innerhalb der Gefangenenpopulation feststellen. Der Anteil junger Frauen aus dem Prostituiertenmilieu nahm zu, während sich bei den Männern der Schwerpunkt mehr zu den älteren Jahrgängen hin verlagerte, die wegen Trunksucht, Landstreicherei oder ähnlichen Anschuldigungen in die Mühlen der Justiz gerieten.

Ein Bericht des *Spiegel* vom 20.2.1967 (S. 49f.) über das größte westdeutsche Arbeitshaus, Brauweiler bei Köln, vermittelt ein plastisches Bild der damaligen Situation [7]. Über einen 60 Jahre alten Häftling heißt es:

 » Seit dem 21. Lebensjahr 118mal wegen Diebstahls, Betrugs, Unterschlagung sowie Bettelei und Landstreicherei (98mal) bestraft. … Laut Gerichtsurteil zieht er es vor, „von den Almosen anderer zu schmarotzen."

Die Heimleitung von Brauweiler urteilte über eine 62-jährige Korrigendin, die schon 30-mal wegen Bettelei vorbestraft war:

 » Primitiv, läppisch, äußerst schmutzig, treibt sich bettelnd und verkommen in Köln herum.

Ein ähnliches Verdikt wurde über eine 30-jährige Insassin gesprochen:

» Wegen Geistesschwäche entmündigte Prostituierte – „hatte schon als 16jährige wechselnden Geschlechtsverkehr", war „häufig geschlechtskrank", nach erster Entlassung aus einem Arbeitshaus „freiberufliche Dirne", dann Tätigkeit in einem Marokkaner-Bordell, wieder ins Arbeitshaus eingewiesen, als „Autobahn-Dirne" rückfällig geworden.

Da gerade bei älteren Männern so gut wie keine Erziehungserfolge feststellbar waren, erreichten die addierten Arrestzeiten in nicht wenigen Fällen beinahe „lebenslänglich", was den Bestimmungen des Grundgesetzes zuwiderlief. Ende der 1960er-Jahre saßen noch etwa 900 „Arbeitshäusler" in den entsprechenden Abteilungen der Haftanstalten. Diese Summe wirkt insgesamt relativ unbedeutend, doch sollte das Drohpotenzial, das dieser drakonischen Disziplinierungsmaßnahme innewohnte, nicht unterschätzt werden.

Wie man in der Praxis einen „freiwilligen" Heimeintritt des „Gefährdeten" erreichte, vermittelt ein Vortrag der KFV-Vorsitzenden Elisabeth Zillken. Demnach sei eine 24-Jährige jahrelang von Ort zu Ort gezogen und habe es geschickt verstanden, überall Fürsorgeleistungen zu erhalten. Mittlerweile erwarte sie das dritte uneheliche Kind. Die Kinder befänden sich in Anstalten und für jedes einzelne würden monatlich 150,- DM Kosten anfallen.

» Die Mutter ist schwachbegabt, aber unser Antrag auf Entmündigung wegen Schwachsinns wurde abgewiesen. Die Mutter war inzwischen auch geschlechtskrank und ist straffällig geworden. Jetzt hat endlich der Strafrichter, der unsere Sorge um den Ausgang des Entmündigungsverfahrens verstand, sie wegen Verletzung der Unterhaltspflicht und wegen Landstreicherei verurteilt und dabei die Einweisung ins Arbeitshaus ausgesprochen. Er hat die Strafvollstreckung ausgesetzt unter Bewährungsauflage, daß sie sich für die Dauer von 2 Jahren freiwillig in eines unserer Heime begibt. In diesem Heim fühlt sie sich jetzt zu Hause und geborgen und fügt sich ein. Aber wieviel Geld hätte erspart werden können, wenn diese Maßnahme vor 1 ½ Jahren getroffen worden wäre ([80]:105).

Fürsorgezöglinge, deren Zahl in die Hunderttausende ging, bildeten die mit Abstand größte Gruppe, die in geschlossenen Einrichtungen einer Zwangserziehung unterworfen wurden. Insgesamt muss bei aller Verschiedenheit der Heime und ihres Erziehungspersonals die Situation für die Betroffenen in der Nachkriegszeit bis Ende der 1960er-Jahre als überaus defizitär und menschenverachtend bezeichnet werden. Heimeinweisung bildete ein schweres gesellschaftliches Stigma. Träger der Einrichtungen waren überwiegend die evangelische und katholische Kirche sowie in geringerem Maße die öffentliche Fürsorge. Die bauliche Substanz der Anstalten sowie die finanzielle Ausstattung waren oftmals unzulänglich, das Personal vielfach ungeschult und nach wie vor vom NS-Ungeist beeinflusst, eine Heimaufsicht, die diesen Namen verdiente, funktionierte in den seltensten Fällen. Heimordnungen setzen in der Regel auf die „bewährten" Mittel von Zucht, Ordnung, Sauberkeit, Gehorsam und Zwang zur Anpassung. Herzstück des „pädagogischen" Konzepts bildete die Arbeitserziehung, d. h. die Delinquenten mussten bei einem streng reglementierten Tagesablauf meist körperlich sehr anstrengende Arbeiten wie etwa bügeln, Wäsche mangeln, Reinigungs-, Küchen- und Haushaltstätigkeiten sowie Garten- und Feldarbeit verrichten, einige sogar im Moor Torf stechen. Die angeordneten Beschäftigungen reichten nicht selten an „Zwangsarbeit" heran. Eine adäquate Bezahlung erfolgte in der Regel nicht, sodass von permanenter Ausbeutung auszugehen ist. Zu den wenigen positiven Impulsen gehörte die

Möglichkeit der berufliche Bildung, beispielsweise im Bau-, Holz-, Textil-, Elektro- und Metall-gewerbe oder im Dienstleistungsbereich (Koch/Köchin, Friseur/Friseurin).

Die Einweisungsgründe lagen häufig im sozialen Umfeld der Jugendlichen, das sich durch die Kriegsfolgen generell sehr negativ gestaltet hatte. Verlust von Heimat und nächsten Angehörigen bildeten eine Konstante in den Biografien der „Gefährdeten" [12], [79]. Die meisten stammten aus „unvollständigen" sowie zerrütteten Familien der Unterschicht, in denen Armut, häusliche Gewalt und Alkoholismus grassierten und sogar Missbrauch im Verwandtenkreis immer wieder auftrat. Nicht wenige wurden von den eigenen Eltern in die Fürsorgeerziehung abgeschoben, um die materielle häusliche Situation zu entspannen. Anzeigen konnten aber auch von Lehrern, Ärzten oder Nachbarn erfolgen, denen die Kleidung eines Mädchens zu provokant war oder die das Umherziehen mit anderen Jugendlichen als „Verwahrlosung" ansahen. Waren mehrere Schul-wechsel zu beobachten oder stand die Mutter in dem Ruf wechselnder Männerbekanntschaften, waren Jugendbehörden und Gerichte umso eher geneigt, einen Einweisungsbeschluss zu verfü-gen. Oftmals war den Objekten der staatlichen „Fürsorge" der Grund ihrer Zwangsunterbringung in einem geschlossenen Heim nicht bekannt. Ohne Lobby und Kenntnisse ihrer Rechte (etwa das Anhörungsrecht) war eine Gegenwehr illusorisch.

Die Mehrzahl der Jugendlichen war zwischen 14 und 18 Jahre alt, einige auch älter, da sie nach damals geltendem Recht erst mit 21 Jahren als volljährig („großjährig") galten. Jungen waren stärker vertreten als Mädchen. Die Verweildauer im Heim betrug meist mehrere Jahre. Die „Heimkarriere" begann nahezu ausnahmslos mit dem Aufnahmeschock, der mit demütigenden Untersuchungen und Isolierung verbunden war. Meist waren die Insassen der Willkür der Erzie-her und Heimleiter schutzlos ausgeliefert und mussten erniedrigende Prozeduren sowie häufig auch religiöse Indoktrination erdulden. Viele Einrichtungen praktizierten ein „Progressivsys-tem" aus verschiedenen offenen und geschlossenen Abteilungen, in die die Schützlinge auf- oder absteigen konnten. Grundlage der Einteilung bildeten Beobachtungsbögen, die über die Jugend-lichen geführt wurden. Der Mangel an ausgebildetem Personal und die geringen finanziellen Spielräume ließen eine psychologisch-therapeutische Betreuung der vielfach milieugeschädigten Jugendlichen kaum zu. Zwar erfolgte gelegentlich eine psychiatrische Begutachtung der Zöglinge, die jedoch meist nicht in eine langfristig angelegte Therapie mündete. Strafen aller Art waren an der Tagesordnung, für das Pfeifen eines Liedes von Elvis Presley ebenso wie für Schminken oder unerlaubtes Sprechen. Als probates Erziehungsmittel galt die Einzelhaft im „Besinnungsraum", von den Opfern als „Bunker" oder „Klabause" bezeichnet. Neben Beschimpfungen gehörten körperliche Züchtigungen mit Ohrfeigen bis hin zu Stockschlägen zum Heimalltag. Nicht selten setzte es „Schläge im Namen des Herrn", da insbesondere Nonnen, Ordensbrüder und Diakonis-sen mit missionarischem Eifer ihrem angeblich göttlichen Erziehungsauftrag nachkamen [68].

Oberstes Ziel der Anstaltsleitungen war es, den Willen der renitenten Schützlinge zu brechen. Ruhigstellungen mit sedierenden Medikamenten – beispielsweise bei „prämenstrueller Reizbar-keit" – bildeten keine Ausnahme. Diese Vorgänge werfen ein bezeichnendes Schlaglicht auf den fehlenden Rechtsschutz der Betroffenen. Zu den Prügeln traten weitere Misshandlungen, wie das Hinabstoßen von Treppen oder das Ausschlagen von Zähnen durch das Erziehungsperso-nal. Alle Formen von sexuellem Missbrauch bis zu Vergewaltigungen durch Heimleiter, Erzieher, Hilfserzieher, Pfarrer und Ordensschwestern lassen sich nachweisen. Hinzu trat die Gewalt unter den Zöglingen, was das Tabuthema erzwungener sexueller Handlungen ebenfalls mit einschloss. Oft galt das Recht des Stärkeren, herrschten strenge Hierarchien, regierte insbesondere nachts die Angst, sodass viele ehemalige Heiminsassen Parallelen zu einem Zuchthaus zogen. Postzen-sur und fehlende menschliche Wärme komplettieren das Bild. Reihenweise verließen die jungen Menschen die Anstalten traumatisiert und litten jahrzehntelang an den Folgen dieser staatlich angeordneten Sozialisation. Verzweifelte und gebrochene Zöglinge versuchten mitunter, sich dem „Heimterror" durch Flucht, teilweise sogar durch Suizid zu entziehen. Daneben sind auch tödliche Unfälle zu registrieren. In Einzelfällen ist von so schweren Misshandlungen durch Erzieher auszugehen, dass sie zum Tod des Jugendlichen führten. Da Anstaltsleitungen diese sinistren Vorgänge systematisch verschleierten und aus den Heimakten heraushielten, ist in diesem Bereich von einer erheblichen Dunkelziffer auszugehen, sodass die genaue Zahl der Opfer nicht mehr zu ermitteln sein dürfte [10], [13], [24], [37], [44], [48].

10.5 The Wind of Change – Autoritäre Weltbilder geraten ins Wanken

Im Laufe der 1960er-Jahre wurden die repressiven Erziehungsmethoden mehr und mehr in Frage gestellt, und die individuelle Hilfe für die fürsorgerisch zu betreuenden Personen im Sinne des amerikanischen Casework rückte in den Vordergrund der sozialpädagogischen Bemühungen. Die Gründe für diesen Wandel der gesellschaftlichen Anschauungen sind vielfältig: Der scheinbar unaufhaltsame bundesdeutsche Wirtschaftsaufschwung geriet erstmals ins Stocken, die politische Dominanz der CDU/CSU und die antikommunistische Attitüde verloren an Kraft, die verdrängte NS-Vergangenheit trat verstärkt in das öffentliche Bewusstsein, die lange Zeit tonangebenden „großen Männer" ihrer Zunft, die das Fortwirken autoritärer Traditionen über die Epochengrenzen garantierten, erreichten das Renten- und Pensionsalter oder verstarben, die außerparlamentarische Opposition (APO) sowie die Studentenproteste politisierten das durch den Vietnamkrieg aufgeladene gesellschaftliche Klima und stellten die bestehende, kapitalistische Ordnung in Frage. Frauen-, Hippie-, Umwelt- und Kinderladenbewegung sowie andere antiautoritäre Strömungen artikulierten sich, die sexuelle Befreiung wurde unter der Formel „make love not war" proklamiert. In einer Reform des Strafrechts fand dieser liberale Aufbruch ebenfalls seinen Niederschlag. Beispielsweise wurde die Strafbarkeit homosexueller Kontakte unter Erwachsenen schrittweise abgeschafft (§ 175 StGB) sowie der sog. Kuppelparagraph (§ 180 StGB), der u. a. die Vermietung von Wohnraum an unverheiratete Paare ahndete, gestrichen.

Die schleichende Erosion restriktiver Normen hinterließ ihre Spuren auch auf dem Gebiet der Fürsorge. Die in jahrzehntelangen Auseinandersetzungen erstrittene Bewahrungsregelung des BSHG kam in der Praxis nur noch in äußerst seltenen Einzelfällen zur Anwendung und verlor praktisch ihre Bedeutung. Dennoch hatten – neben den Verfassungsbeschwerden einiger Städte – die SPD-geführten Länder Hamburg, Hessen und Niedersachsen das Bundesverfassungsgericht in einer Normenkontrollklage angerufen, um zu überprüfen, ob die fürsorgerische Zwangsbewahrung verfassungskonform sei, da sie das grundgesetzlich geschützte Recht auf individuelle Freiheit (Art. 2 Abs. 2 Satz 2 GG) in seinem Wesensgehalt antaste. In seinem Urteil vom 18. Juli 1967 trug das höchste bundesdeutsche Gericht den veränderten gesellschaftlichen Anschauungen Rechnung, indem es entschied:

» Die zwangsweise Anstalts- oder Heimunterbringung eines Erwachsenen, die weder dem Schutz der Allgemeinheit noch dem Schutz des Betroffenen selbst, sondern ausschließlich seiner „Besserung" dient, ist verfassungswidrig (BVerfGE 22 S 218ff.).

Die Verbände der öffentlichen und privaten Wohlfahrtspflege nahmen dieses Grundsatzurteil zur Kenntnis. Nur der Katholische Fürsorgeverein für Frauen, Mädchen und Kinder unter der Leitung der inzwischen 79-jährigen Elisabeth Zillken hatte bis zum Schluss die Bedeutung der gesetzlichen Zwangsmaßnahme als Druckmittel für den „freiwilligen" Heimeintritt betont und für die Beibehaltung der Erwachsenenbewahrung nach § 73 Abs. 2 BSHG gestritten ([69]:223).

Dennoch sprach das Bundesverfassungsgericht 1967 mit seinem „Paukenschlag" das „Todesurteil über die Arbeitshausunterbringung insgesamt" ([8]:344f.). Der Deutsche Bundestag
beschloss in seiner Strafrechtsreform mit Wirkung zum 1. September 1969 die Abschaffung der
Arbeitshauseinweisung nach Maßgabe von § 42 d Strafgesetzbuch (BGBl. I S 649). Etwas länger
hielt sich das fürsorgerechtliche Arbeitshausregime, mit der man „arbeitsscheuen" Sozialhilfe-
empfängern die Freiheit entziehen konnte (§ 26 BSHG). Sie wurde erst durch das Dritte Gesetz zur
Änderung des Bundessozialhilfegesetzes vom 25. März 1974 aufgehoben (BGBl. I S 777). Damit
gehörte die Zwangsunterbringung „Arbeitsscheuer" im Rahmen des Fürsorgerechts endgültig
der Vergangenheit an. Beide Disziplinierungsinstrumente waren wie die Arretierungsvariante
nach § 73 Abs. 2 BSHG nur selten zur Anwendung gekommen, entfalteten aber ebenfalls durch ihr
Drohpotenzial eine nicht zu unterschätzende Abschreckungswirkung auf potenziell Betroffene.

In den Einrichtungen der Fürsorgeerziehung hinterließ der gesamtgesellschaftliche Wer-
tewandel ebenfalls seine Spuren. Ein wichtiges Signal ging hierbei von der hessischen Provinz
aus, genauer gesagt vom Jugendheim Staffelberg bei Biedenkopf (Landkreis Marburg-Bieden-
kopf). Obgleich es sich dabei um einen modernen Wohnkomplex des Landeswohlfahrtsverbandes
Hessen handelte, der erst im September 1962 eingeweiht worden war [30], erkoren ihn Andreas
Baader, Gudrun Ensslin und Ulrike Meinhof 1969 aus, um auf die „faschistoiden" Zustände in
der bundesdeutschen Heimerziehung aufmerksam zu machen. Sie stachelten die Jugendlichen
zur „Bambule" gegen die pädagogische Leitung auf, was sich mit „Randale", Revolte oder Auf-
stand übersetzen lässt ([13], [17]:62ff., [38]). Die Journalistin Meinhof hatte seit 1966 wiederholt
die obrigkeitsstaatliche Praxis in den Fürsorgeanstalten angeprangert, beispielsweise durch eine
Dokumentation über das Mädchenheim Fuldatal in Guxhagen bei Kassel, die im November 1969
im Hessischen Rundfunk ausgestrahlt wurde. Baader und Ensslin riefen die Staffelberger Jugendlichen zur Flucht auf und boten ihnen in Frankfurt am Main Quartier, sodass die Ursprünge der
„Rote Armee Fraktion" (RAF) und das Finale der repressiven Heimerziehung gewissermaßen
ineinanderflossen. Erkennbar sind diese antiautoritären Geburtswehen des deutschen Linkster-
rorismus auch in der Person des ehemaligen Staffelberg-Zöglings Peter-Jürgen Boock (geboren
1951), der als führendes Mitglied der zweiten RAF-Generation in Erscheinung trat. Nach der von
Staffelberg folgten noch weitere Heimrevolten. Schließlich mündeten die Protestkampagnen in
einen gesellschaftlichen Diskussionsprozess, der eine allmähliche Demokratisierung und Huma-
nisierung der Erziehungsarbeit in den Jugendeinrichtungen einleitete [50].

Ein Überblick über die autoritären Traditionen in Westdeutschland wäre unvollständig, wenn
man nicht auf die wissenschaftliche Aufarbeitung der Freiheitsentziehung aus fürsorgerischen
Gründen blicken und den Bezug zur Gegenwart herstellen würde. Noch rund zwei Dezennien,
bis zu den ausgehenden 1980er-Jahren, setzte sich der Verdrängungsprozess der Nachkriegsver-
gangenheit fort. Erst als bei den Nachfolgern der maßgeblichen Persönlichkeiten und den Institutionen, die in die repressiven Praktiken involviert gewesen waren, der Widerstand erlahmte,
wurde der Weg zu Offenlegung der NS-Zeit geebnet. Der allmähliche Ablauf von Aktensperrfris-
ten, die den Archivzugang lange Zeit blockiert hatten, begünstigte diesen notwendigen, aber auch
schwierigen Vorgang. Wenige Hinweise mögen hier genügen. Sozialwissenschaftliche Studien
verdichteten den Eindruck, dass Wilhelm Polligkeit, Koryphäe des Jugendwohlfahrtsrechts, im
Nationalsozialismus keineswegs so inaktiv gewesen war, wie es nach 1945 in Fürsorgekreisen verbreitet wurde. Der „Deutsche Paritätische Wohlfahrtsverband" (DPWV) sah sich genötigt, sich
von ihm zu distanzieren. Das 1962 bezogene „Wilhelm-Polligkeit-Institut" in Frankfurt am Main
wurde 1999 in „Haus der Parität" umbenannt, die „Wilhelm-Polligkeit-Plakette" nicht mehr verliehen. Ähnliches trifft auf Hans Muthesius zu. Der Deutsche Verein für öffentliche und private
Fürsorge musste sich ebenfalls von seiner Leitfigur trennen. Das Gebäude des DV in Frankfurt am
Main verlor seinen Namen, die Vergabe der „Hans-Muthesius-Ehrenmedaille" wurde eingestellt.

Ferner erfolgte eine komplette Überarbeitung der vormals völlig unkritischen Vereinsgeschichte anhand der archivalischen Überlieferung, bei der weitere Erblasten der NS-Vergangenheit zutage gefördert wurden. Als hinsichtlich der mit dem Bundesverdienstkreuz ausgezeichneten Regierungsdirektorin in Hamburg und ebenfalls DV-Vorsitzenden, Käthe Petersen, ans Licht kam, dass sie in die Sterilisationspraktiken der Nazis verwickelt gewesen war, musste für ein nach ihr benanntes Rehabilitationsheim für geistig behinderte Erwachsene im Stadtteil Hummelsbüttel ein neuer Name gesucht werden [22].

In Marburg sorgten Anfang der 1990er-Jahre die Namen Villinger und Stutte für erhebliche Aufregung, als ihr erbbiologisches Wirken in der NS-Diktatur dekuvriert wurde. Da beide als Mitbegründer der „Bundesvereinigung Lebenshilfe für Menschen mit geistiger Behinderung" und der Marburger Jugendpsychiatrie höchstes Ansehen genossen, brach in der hessischen Universitätsstadt ein gewaltiger Sturm lokalpatriotischer Entrüstung los. Die „Lebenshilfe" geriet unter starken Rechtfertigungsdruck. Man kam nicht umhin, das „Hermann-Stutte-Haus" umzubenennen und sich von den ehemaligen „Lichtgestalten" zu distanzieren:

» Obwohl beide in den Aufbaujahren der Lebenshilfe viel geleistet haben, hat sich auf ihr Lebenswerk der Schatten ihrer NS-Vergangenheit gelegt ([15]:65).

Mittlerweile sind seit dem „Spiegel"-Bestseller *Schläge im Namen des Herrn* aus dem Jahr 2006 die lange Zeit totgeschwiegenen skandalösen Zustände in den Fürsorgeheimen zum Gegenstand von öffentlichen Diskussionen und Forschungsprojekten geworden [68]. Ein „Runder Tisch" von Betroffenen, Behörden und Trägerorganisationen wurde 2009/10 inauguriert, um die Missstände aufzuarbeiten und über einen Fonds Entschädigungszahlungen an die Opfer der Heimrepression zu regeln [1]. Wie die zutage getretenen „weißen Flecken" der Heimgeschichte sowie die unterschiedlichen Statements zum „Anschlussbericht" des „Runden Tisches" erkennen lassen, ist der Aufklärungsprozess dieses dunklen Kapitels westdeutscher Nachkriegsgeschichte bis heute noch nicht abgeschlossen.

Literatur

[1] Abschlussbericht des Runden Tisches „Heimerziehung in den 50er und 60er Jahren", Berlin, 13.12.2010. In: Dokumentation Evangelischer Pressedienst (2011) 1+2:1–79

[2] Anonym (1947a) Welche Teile des zwischen 1933 und 1945 entstandenen Rechts dürfen nicht mehr angewandt werden? Nachrichtendienst des Deutschen Vereins für öffentliche und private Fürsorge 27:68–70

[3] Anonym (1947b) Das „Recht auf Arbeitsscheu". Nachrichtendienst des Deutschen Vereins für öffentliche und private Fürsorge 27:131–133

[4] Anonym (1949) Schwarzer Dragoner Helene. Sie lieben mich zu viel. Spiegel, 20.10.1949, S 5

[5] Anonym (1953) Die Bekämpfung des Dirnenunwesens. Nachrichtendienst des Deutschen Vereins für öffentliche und private Fürsorge 33:356–365

[6] Anonym (1961) Die Kreuzelschreiber. Spiegel, 3.5.1961, S 35–44

[7] Anonym (1967) Arbeitshäuser. Aus der Schublade. Spiegel, 20.2.1967, S 49–50

[8] Ayaß W (1992) Das Arbeitshaus Breitenau. Bettler, Landstreicher, Prostituierte, Zuhälter und Fürsorgeempfänger in der Korrektions- und Landarmenanstalt Breitenau (1874–1949). Jenior & Pressler, Kassel

[9] Ayaß W (1995) „Asoziale" im Nationalsozialismus. Klett-Cotta, Stuttgart

[10] Benad M, Schmuhl H-W, Stockhecke K (2009) Endstation Freistatt. Fürsorgeerziehung in den von Bodelschwinghschen Anstalten Bethel bis in die 1970er Jahre. Bethel, Bielefeld

[11] Bericht über die Tagung des Allgemeinen Fürsorgeerziehungstages 11. bis 13. Oktober 1951 in Bochum (1952). Stephansstift (AFET), Hannover

[12] Borchert A (1961) Kritisches zur Durchführung öffentlicher Erziehung. Eine Studie zu 21 Einzelschicksalen. Stephansstift (AFET), Hannover-Kleefeld

[13]   Brosch P (1971) Fürsorgeerziehung. Heimterror und Gegenwehr. Fischer, Frankfurt/M
[14]   Büsing E (1967) Die Unterbringung im Arbeitshaus unter besonderer Berücksichtigung der Verhältnisse in
        Niedersachsen. Diss., Göttingen
[15]   Bundesvereinigung Lebenshilfe für Menschen mit geistiger Behinderung (Hrsg) (2008) 50 Jahre Lebenshilfe.
        Aufbruch – Entwicklung – Zukunft. Lebenshilfe, Marburg
[16]   Castell R, Nedoschill J, Rupps M et al (2003) Geschichte der Kinder- und Jugendpsychiatrie in Deutschland in
        den Jahren 1937 bis 1961. Vandenhoeck & Ruprecht, Göttingen
[17]   Colvin S (2009) Ulrike Meinhof and West German terrorism. Language, violence, and identity. Camden House,
        Rochester
[18]   Der nichtseßhafte Mensch (1938) Ein Beitrag zur Neugestaltung der Raum- und Menschenordnung im Groß-
        deutschen Reich. Hrsg. vom Bayerischen Landesverband für Wanderdienst. Beck, München
[19]   Eiserhardt H (1946) Bayer[ische] Verordnung über die Unterbringung verwahrloster Frauen und Mädchen.
        Nachrichtendienst des Deutschen Vereins für öffentliche und private Fürsorge 26:25–27
[20]   Elling-Ruhwinkel E (2005) Sichern und Strafen. Das Arbeitshaus Benninghausen (1871–1945). Schöningh,
        Paderborn
[21]   Föcking F (2007) Fürsorge im Wirtschaftsboom. Die Entstehung des Bundessozialhilfegesetzes von 1961.
        Oldenbourg, München
[22]   Forum für Sozialreformen (2005) 125 Jahre Deutscher Verein für öffentliche und private Fürsorge. Hrsg. vom
        Deutschen Verein für öffentliche und private Fürsorge. Eigenverlag, Berlin
[23]   Friese E (1993) Helene Wessel (1898–1969). Von der Zentrumspartei zur Sozialdemokratie. Klartext, Essen
[24]   Frings B, Kaminsky U (2012) Gehorsam – Ordnung – Religion. Konfessionelle Heimerziehung 1945–1975.
        Aschendorff, Münster
[25]   Gatzemann A (2009) Der Jugendwerkhof Torgau. Das Ende der Erziehung. Lit, Berlin
[26]   Gerson W (1950) Über die Grenzen der Erziehbarkeit. Z Sozialhyg 2:5–9
[27]   Gerson W (1954) Zur Frage der Unerziehbarkeit. Samml 9:152–157
[28]   Gerson W (1955/56) Zur Frage der Heimsituation und der sozialen Prognose bei „unerziehbaren" Fürsorge-
        zöglingen. Mitglieder-Rundbrief des Allgemeinen Fürsorgeerziehungstages 6:37–40
[29]   Holtkamp M (2002) Werner Villinger (1887–1961). Die Kontinuität des Minderwertigkeitsgedankens in der
        der Jugend- und Sozialpsychiatrie. Matthiesen Husum
[30]   Jugendheim Staffelberg in Biedenkopf/Lahn (1962) Ein Beitrag zur Heimpädagogik, erschienen zur Einwei-
        hung des Jugendheimes am 25. September 1962. Pressestelle des Landeswohlfahrtverbandes Hessen (Hrsg),
        Kassel
[31]   Klee E (1993) Irrsinn Ost – Irrsinn West. Psychiatrie in Deutschland. Fischer, Frankfurt/M
[32]   Klee E (1999) „Euthanasie" im NS-Staat. Die „Vernichtung lebensunwerten Lebens". 9. Aufl. Fischer, Frank-
        furt/M
[33]   Kleinkowski H (1961) Der Arbeitshaus in theoretischer und praktischer Sicht unter besonderer Berücksichti-
        gung des Arbeitshauses in Nordrhein-Westfalen. Diss., Münster
[34]   Korzilius S (2005) „Asoziale" und „Parasiten" im Recht der SBZ/DDR. Randgruppen im Sozialismus zwischen
        Repression und Ausgrenzung. Böhlau, Köln Wien Weimar
[35]   Kracht E (1950) Praktische Fragen der Arbeitsanstalten. Nachrichtendienst des Deutschen Vereins für öffentli-
        che und private Fürsorge 30:279–280
[36]   Kracht E (1951) Fragen der Bewahrung. Nachrichtendienst des Deutschen Vereins für öffentliche und private
        Fürsorge 31:61–63
[37]   Kraul M, Schumann D, Eulzer R et al (2012) Zwischen Verwahrung und Förderung. Heimziehung in Nieder-
        sachsen 1949-1975. Budrich Unipress, Opladen
[38]   Meinhof U (1971) Bambule. Fürsorge – Sorge für wen? Rotbuch, Berlin
[39]   Metzger R (1964) Arbeitshaus für unverbesserliche Asoziale? Neue Jurist Wochenschr 17(II):1709–1710
[40]   Meyer St (2008) Unwertes Leben? Zwangssterilisation in den Kästorfer Anstalten zur Zeit des Nationalsozia-
        lismus. Lutherisches Verlagshaus, Hannover
[41]   Petersen K (1957) Die Bedeutung des § 20 RFV (Arbeitszwang) für die Fürsorgepraxis, insbesondere für
        die Gefährdetenhilfe. Nachrichtendienst des Deutschen Vereins für öffentliche und private Fürsorge
        37:167–170
[42]   Petersen K (1961) Hilfe für Gefährdete und Nichtseßhafte. Bl Wohlfahrtspflege 108:259–264
[43]   Peukert DKJ (1986) Grenzen der Sozialdisziplinierung. Aufstieg und Krise der deutschen Jugendfürsorge
        1878–1932. Bund, Köln
[44]   Quellen zur Geschichte der Heimerziehung in Westfalen 1945–1980. Hrsg. von Matthias Frölich. Schöningh,
        Paderborn

[45]   Rothmaler Ch (1987) Die Sozialpolitikerin Käthe Petersen zwischen Auslese und Ausmerze. In: Ebbinghaus A (Hrsg) Opfer und Täterinnen. Lit, Hamburg, S 74–90

[46]   Sachße Ch (1986) Mütterlichkeit als Beruf. Sozialarbeit, Sozialreform und Frauenbewegung 1871–1929. Suhrkamp, Frankfurt/M

[47]   Sachße Ch, Tennstedt F (1992–2012) Geschichte der Armenfürsorge in Deutschland. 4 Bde. Kohlhammer, Stuttgart

[48]   Schäfer-Walkmann S, Störk-Biber C, Tries H (2011) Die Zeit heilt keine Wunden. Heimerziehung in den 1950er und 1960er Jahren in der Diözese Rottenburg-Stuttgart. Lambertus, Freiburg i. Br.

[49]   Scherpner M (2006) 100 Jahre AFET – 100 Jahre Erziehung. Stephansstift (AFET), Hannover

[50]   Schlötzel-Klamp M, Köhler-Saretzki T (2010) Das blinde Auge des Staates. Die Heimkampagne von 1969 und die Forderungen der ehemaligen Heimkinder. Klinkhardt, Bad Heilbrunn

[51]   Schrapper Ch (1993) Hans Muthesius (1885–1977). Ein deutscher Fürsorgejurist und Sozialpolitiker zwischen Kaiserreich und Bundesrepublik. Votum, Münster

[52]   Sieverts R (1952) Die Sondererfassung der Unerziehbaren und sog. Unerziehbaren als rechtspolitische Aufgabe. In: Bericht über die AFET-Tagung 11.-13.Oktober 1951 in Bochum. Stephansstift (AFET) Hannover-Kleefeld, S 57–69

[53]   Sieverts R (1958) Inwieweit sind die bisherigen Bestimmungen des Strafgesetzbuches für Gemeinlästige (Landstreicher, Bettler usw.) von der Fürsorge her gesehen entbehrlich oder reformbedürftig? In: Die Neuordnung des Fürsorgerechts als Teil einer Sozialreform. Gesamtbericht über den Deutschen Fürsorgetag 1957 in Essen. Heymanns, Köln Berlin, S 115–128

[54]   Sierck U (1990) „Lebenshilfe" und Tötungshilfe. In: Bruns T, Penselin U, Sierck U (Hrsg) Tödliche Ethik. Beiträge gegen Eugenik und „Euthanasie". Libertäre Assoziation, Hamburg, S 32–34

[55]   Steigerthal G (1955) „Die gemeinlästigen Leute" – Asoziale, Sozialschwierige, Gefährdete – Monatsschr Kriminol Strafrechtsreform 38:1–26

[56]   Stein A (2009) Die Verwissenschaftlichung des Sozialen. Wilhelm Polligkeit zwischen individueller Fürsorge und Bevölkerungspolitik im Nationalsozialismus, Verlag für Sozialwissenschaft, Wiesbaden

[57]   Stutte H (1948) Über die Nachkommen ehemaliger Fürsorgezöglinge. Arch Psychiatr Nervenkr 179:395–415

[58]   Stutte H (1952) Unerziehbarkeit und sogenannte Unerziehbarkeit. In: Bericht über die AFET-Tagung 11.-13. Oktober 1951 in Bochum. Stephansstift (AFET), Hannover-Kleefeld, S 9–23

[59]   Stutte H (1955/56) Vorläufige Ergebnisse einer Nachuntersuchung sogenannter „unerziehbarer" Fürsorgezöglinge. Mitglieder-Rundbrief des Allgemeinen Fürsorgeerziehungstages 6:34–37

[60]   Stutte H (1958a) Grenzen der Sozialpädagogik. Ergebnisse einer Untersuchung praktisch unerziehbarer Fürsorgezöglinge. Stephansstift (AFET), Hannover

[61]   Stutte H (1958b) Über praktisch unerziehbare jugendliche Dissoziale und ihre Sonderbehandlung. In: Ehrhardt H, Ploog D, Stutte H (Hrsg) Psychiatrie und Gesellschaft. Ergebnisse und Probleme der Sozialpsychiatrie. Huber, Bern Stuttgart, S 236–241

[62]   Stutte H, von Bracken H (1967) Fachwörterverzeichnis für Jugendhilfe und Jugendrecht. Teil II: Psychologische, psychiatrische und heilpädagogische Fachausdrücke. 3. Aufl. Stephansstift (AFET), Hannover

[63]   Suhr G, Becker W (1948) Volksnot und Kirche. Ein Leitfaden der christlichen Liebesarbeit in Geschichte und Gegenwart. Evangelischer Verlag, Gütersloh

[64]   Unrechtsschicksale der Heimkinder der 50er und 60er Jahre (2009). Öffentliche Anhörung des Ausschusses für Arbeit, Familie und Gesundheit am 29. Oktober 2009. Hessischer Landtag, Wiesbaden

[65]   Villinger W (1941) Erziehung und Erziehbarkeit. Z Kinderforsch 49:17–27

[66]   Villinger W (1961) Leserbrief. Spiegel, 31.5.1961, S 5

[67]   Villinger W, Stutte H (1948) Zeitgemäße Aufgaben und Probleme der Jugendfürsorge. Nervenarzt 19:249–254

[68]   Wensierski P (2006) Schläge im Namen des Herrn. Die verdrängte Geschichte der Heimkinder in der Bundesrepublik. Deutsche Verlagsanstalt, München

[69]   von der Osten P (2003) Jugend- und Gefährdetenfürsorge im Sozialstaat. Auf dem Weg zum Sozialdienst katholischer Frauen. Schöningh, Paderborn

[70]   Wessel H (1934) Bewahrung – nicht Verwahrlosung. Eine eugenische und fürsorgerische Notwendigkeit. Van Gils, Geilenkirchen

[71]   Willing M (2003a) Das Bewahrungsgesetz (1918–1967). Mohr Siebeck, Tübingen

[72]   Willing M (2003b) Hilde Eiserhardt (1888–1955) Leben und Werk einer deutschen Fürsorgejuristin. Nachrichtendienst des Deutschen Vereins für öffentliche und private Fürsorge 83: 355–363, 393–400

[73]   Willing M (2003c) Schriftenverzeichnis Hilde Eiserhardt. Lehrstuhl für Arbeits- und Sozialrecht, Universität Bamberg

[74]   Willing M (2005a) Frauenbewegung und Bewahrungsgesetz. Weibliche Initiativen zur Zwangsbewahrung „Asozialer" in der Weimarer Republik. In: Hardtwig W (Hrsg) Politische Kulturgeschichte der Zwischenkriegszeit 1918–1939. Vandenhoeck & Ruprecht, Göttingen, S 279–306

[75]   Willing M (2005b) Von der Armenpflege zum Sozialgesetzbuch. 125 Jahre Deutscher Verein für öffentliche und private Fürsorge. Nachrichtendienst des Deutschen Vereins für öffentliche und private Fürsorge 85:458–474

[76]   Willing M (2008) „Sozialistische Wohlfahrt". Die staatliche Sozialfürsorge in der Sowjetischen Besatzungszone und der DDR 1945–1990. Mohr Siebeck, Tübingen

[77]   Windmüller J (2006) Ohne Zwang kann der Humanismus nicht existieren … - „Asoziale" in der DDR. Lang, Frankfurt/M

[78]   Wollasch A (1991) Der Katholische Fürsorgeverein für Mädchen, Frauen und Kinder (1899-1945). Lambertus, Freiburg i. Br.

[79]   Zillken A, Weingarten G (1953) Gibt es unerziehbare Minderjährige? Untersuchung über Lebensschicksale schulentlassener Mädchen. Stephansstift (AFET), Hannover-Kleefeld

[80]   Zillken E (1958) Einleitung. In: Die Neuordnung des Fürsorgerechts als Teil einer Sozialreform. Gesamtbericht über den Deutschen Fürsorgetag 1957 in Essen. Heymanns, Köln Berlin, S 104f

[81]   Zimmermann V (2004) „Den neuen Menschen schaffen". Die Umerziehung von schwererziehbaren und straffälligen Jugendlichen in der DDR (1945–1990). Böhlau, Köln Wien Weimar

Finanzierung von Krankenhausbehandlung in den 50er-Jahren unter dem Fortwirken des „Halbierungserlasses"

Renate Schepker

© Springer-Verlag GmbH Deutschland 2017
H. Fangerau, S. Topp, K. Schepker (Hrsg.), *Kinder- und Jugendpsychiatrie im Nationalsozialismus und in der Nachkriegszeit*, DOI 10.1007/978-3-662-49806-4_11

Wie aktuelle Debatten um die Finanzierung der Krankenhausbehandlung zeigen, ist es nach wie vor eine offene Frage, was eine Gesellschaft bereit ist, für die Versorgung psychisch Kranker auszugeben. Als ein vielzitiertes Beispiel für die Diskriminierung psychisch Kranker in der Finanzierung der Krankenhausbehandlung gilt in dieser Diskussion der sog. Halbierungserlass vom 5.11.1942, der in Westdeutschland bis zu seiner Aufhebung 1981 fortwirkte. Es ist keine gewagte Hypothese, dass die Finanzierungsfrage im Gesundheitswesen immer auch gesellschaftliche Grundhaltungen widerspiegelt und dass eine historische Betrachtung nicht auf die ökonomischen Voraussetzungen und damit auch die Finanzierungsregelungen verzichten kann. Diese lassen sich im Kontext des Netzwerkansatzes, dem der Beitrag von Schepker und Fangerau in diesem Buch folgt (▶ Kap. 2), in den Betrachtungsmodus wie im vorliegenden Beitrag oder auch in die Dimension [3] des Faktischen einordnen, welche die Basis aller weiteren Betrachtungen von Beziehungs- oder Machtstrukturen darstellt, Denkräume festlegt und letztlich auch die Möglichkeiten der Umsetzung von Behandlungskonzepten unterstützt oder aber begrenzt.

11.1   Forschungsstand und Fragestellung: der Halbierungserlass

Der „Halbierungserlass" und die Finanzierung von psychiatrischen Behandlungen wird in der psychiatriehistorischen Literatur wenig beachtet. R. Castell et al. [5], H.-W. Schmuhl [29] und viele andere erwähnen den „Halbierungserlass" nicht. Der bei R. Castell et al. ([5]:316) und auch bei M. Holtkamp [20] benannte spätere „Aktionsausschuß zur Verbesserung der Hilfe für psychisch Kranke", ein 1959 gegründeter Verein, der das Ziel verfolgte, die psychiatrische Versorgung der Bevölkerung zu optimieren, beschäftigte sich mit der Gesetzgebung zum Bundessozialhilfegesetz und hatte deshalb mit dem „Halbierungserlass" allenfalls indirekt zu tun.

Der sog. Halbierungserlass (HE) war für sich genommen zur Vereinfachung der Bürokratiekosten verabschiedet worden, erschien daher möglicherweise für medizinhistorische Betrachtungen bisher zu unscheinbar. Etwas mehr Literatur findet sich im sozialrechtlichen Umfeld. Explizit wurde schon in der Präambel zum Halbierungserlass auf den „Erlass des Führers und Reichskanzlers über die Vereinfachung der Verwaltung vom 28. August 1939 (Reichgesetzbl. I S. 1535)" ([25]:491) Bezug genommen.

Der Sozialgerichtsrat Dr. **Norbert Baierl** schreibt hierzu 1961 aus der Sicht des Juristen in der Zeitschrift *Die Arbeiterversorgung – Älteste Zeitschrift für Sozialversicherung, Sozialhilfe und Sozialordnung*:

» Der zur conditio sine qua non erhobene Grundzweck des HE besteht in der Verwaltungsvereinfachung durch die Ausschaltung der verwaltungsmäßigen Prüfung und Unterscheidung der sog. Behandlungs- und Verwahrungsfälle bei den geisteskranken Versicherten ([2]:5).

Unter dem Betreff „Beziehungen der Fürsorgeverbände zu den Trägern der gesetzlichen Krankenversicherung bei Unterbringung von Geisteskranken" wird in den *Amtliche[n] Nachrichten für Reichsversicherung* von 1942 der sog. Halbierungserlass (◘ Abb. 11.1) wie folgt zitiert:

» Werden gegen Krankheit versicherte Geisteskranke von anderen Stellen als den Trägern der gesetzlichen Krankenversicherung in Heil- und Pflegeanstalten eingewiesen und treten die Fürsorgeverbände als Kostenträger auf, so sind die den Fürsorgeverbänden durch die Unterbringung entstandenen Kosten – ungeachtet der Gründe, auf denen die Unterbringung beruht – im Rahmen der §§ 1531 ff. RVO. in Verbindung mit Abschnitt III des Erlasses des RAM. vom 20. Mai 1941 – II a 7213/41 – (Reichsarbeitsbl. [AN.] 1941

AMTLICHE NACHRICHTEN FÜR REICHSVERSICHERUNG

SONDERAUSGABE DES REICHSARBEITSBLATTES

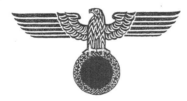

HERAUSGEGEBEN VOM
REICHSARBEITSMINISTERIUM

Jahrgang 1942

VERLEGER VERLAGSANSTALT OTTO STOLLBERG/BERLIN W9

◘ **Abb. 11.1** Halbierungserlass vom 05.09.1942. (Aus Reichsarbeitsministerium [25])

II 490   Amtliche Nachrichten für Reichsversicherung   Nr. 27, 1942

INHALT

A. Allgemeines und Gemeinsames.

Verordnung zur Sicherstellung der zahnheil-kundlichen Versorgung der Bevölkerung. Vom 5. September 1942.

(Reichsgesetzbl. I S. 547.)

Auf Grund gesetzlicher Ermächtigung wird mit Zustimmung des Beauftragten für den Vierjahresplan und des
Oberkommandos der Wehrmacht folgendes verordnet:

§ 1

(1) Der Reichsminister des Innern ist ermächtigt, im
Einvernehmen mit den beteiligten Reichsministern Vorschriften über den Nachweis der Befähigung zur Ausübung
des zahnärztlichen Berufs und die Bestallung als Zahnarzt
zu erlassen. Er regelt die Erteilung der widerruflichen
Erlaubnis zur Ausübung des zahnärztlichen Berufs.
(2) Die vom Reichsminister des Innern gemäß Abs. 1
erlassenen Vorschriften gelten auch für deutsche Staats-
angehörige im Protektorat Böhmen und Mähren.

§ 2

(1) Der Reichszahnärzteführer kann Zahnärzten oder
anderen Personen, denen die Ausübung des zahnärztlichen
Berufs im Gebiete des Deutschen Reichs gestattet worden
ist, zur Sicherstellung der zahnheilkundlichen Versorgung
der Bevölkerung bindende Auflagen erteilen. Sie dürfen
nicht in die dienstliche Tätigkeit von Zahnärzten eingreifen, die als Beamte oder Angestellte des Reichs, der Länder oder Gemeinden (Gemeindeverbände) oder der Träger
der Reichsversicherung tätig sind.
(2) Abs. 1 gilt nicht für Zahnärzte, die im aktiven Wehrdienst, im Dienst der Waffen-ϟϟ, der Polizei oder des
Reichsarbeitsdienstes stehen.

§ 3

Die Befugnisse nach § 2 stehen gegenüber Dentisten und
Zahnpraktikern dem Reichsdentistenführer zu.

§ 4

Der Reichszahnärzteführer und der Reichsdentistenführer
können die Befolgung ihrer Anordnung durch Festsetzung
von Erzwingungsstrafen bis zur Höhe von 3 000 Reichsmark
durchsetzen. Die Erzwingungsstrafen können nach den
Vorschriften über die Beitreibung öffentlicher Abgaben
eingezogen werden.

§ 5

Die Verordnung gilt auch in den eingegliederten Ost-
gebieten.

§ 6

(1) Der Reichsminister des Innern erläßt die zur Durchführung und Ergänzung dieser Verordnung erforderlichen
Rechts- und Verwaltungsvorschriften.
(2) Die Verordnung tritt am Tage der Verkündung in
Kraft.

Berlin, den 5. September 1942.

Der Generalbevollmächtigte für die Reichsverwaltung

Frick

Der Reichsarbeitsminister   Berlin, den 5. September 1942
II b 2873/42
Der Reichsminister des Innern
IV W I 2/42 — 7320

An die Träger der Krankenversicherung, ihre Aufsichtsbehörden und Verbände sowie die Versicherungsbehörden,
die Fürsorgeverbände und ihre Aufsichtsbehörden.

**Betr.: Beziehungen der Fürsorgeverbände zu den
Trägern der gesetzlichen Krankenversicherung bei
Unterbringung von Geisteskranken.**

Hat ein Fürsorgeverband als Träger der öffentlichen Fürsorge einen gegen Krankheit versicherten Geisteskranken
in einer Heil- oder Pflegeanstalt untergebracht, so steht
dem Verband nach ständiger Rechtsprechung des Reichs-
versicherungsamts (vgl. z. B. das Urteil vom 16. Juli 1936,
Entscheidungen und Mitteilungen des RVA. Bd. 40 S. 205)

🔵 **Abb. 11.1**   Fortsetzung

Nr. 27, 1942   Amtliche Nachrichten für Reichsversicherung   II 491

ein Ersatzanspruch nach den §§ 1531 ff. RVO. gegen den Versicherungsträger nur zu, wenn die Aufnahme in die Anstalt ganz oder überwiegend durch das eigene Interesse des Kranken geboten war. Der Begriff der Hilfsbedürftigkeit im Sinne des § 1531 RVO. wird dagegen von dem RVA. verneint, wenn sich die Unterbringung des Geisteskranken vorwiegend aus Gründen der öffentlichen Sicherheit als notwendig erweis. In der Praxis muß auf Grund dieser Rechtsprechung in jedem einzelnen Falle geprüft werden, ob die Unterbringung eines Geisteskranken in seinem eigenen Interesse erfolgte oder vorwiegend aus sicherheitspolizeilichen Gründen veranlaßt worden ist.

Um die mit dieser Prüfung verbundenen Schwierigkeiten zu vermeiden und die Verwaltungsarbeit der beteiligten Stellen zu vereinfachen, ordnen wir auf Grund der Nr. V des Erlasses des Führers und Reichskanzlers über die Vereinfachung der Verwaltung vom 28. August 1939 (Reichsgesetzbl. I S. 1535) bis auf weiteres folgendes an:

Werden gegen Krankheit versicherte Geisteskranke von anderen Stellen als den Trägern der gesetzlichen Krankenversicherung in Heil- und Pflegeanstalten eingewiesen und treten die Fürsorgeverbände als Kostenträger auf, so sind die den Fürsorgeverbänden durch die Unterbringung entstandenen Kosten — ungeachtet der Gründe, auf denen die Unterbringung beruht — im Rahmen der §§ 1531 ff. RVO. in Verbindung mit Abschnitt III des Erlasses des RAM. vom 20. Mai 1941 — II a 7213/41 — (Reichsarbeitsbl. [AN.] 1941 S. II 197) je zur Hälfte von dem Träger der gesetzlichen Krankenversicherung und dem Fürsorgeverband zu tragen. Den Fürsorgeverbänden steht danach in dieser Höhe auch dann ein Ersatzanspruch gegen die Träger der gesetzlichen Krankenversicherung zu, wenn die Unterbringung des Versicherten oder seiner anspruchsberechtigten Angehörigen überwiegend aus Gründen der öffentlichen Sicherheit erfolgte. Anderseits haben die Träger der gesetzlichen Krankenversicherung in den Fällen, in denen sie nach der bisherigen Rechtslage nach § 1531 ff. RVO. voll ersatzpflichtig wären, nur die Häfte des Ersatzanspruchs des Fürsorgeverbands zu decken. Eine Prüfung, ob der Geisteskranke wegen Gemeingefährlichkeit untergebracht worden ist, findet bei diesem Verfahren nicht mehr statt!

Im übrigen bleiben die Vorschriften der Reichsversicherungsordnung über die Beziehungen der Fürsorgeverbände zu einem anderen Trägen der Reichsversicherung unberührt.

Der Erlaß tritt mit sofortiger Wirkung in Kraft; er findet auch auf anhängige, noch nicht rechtskräftig abgeschlossene Verfahren Anwendung.

Zugleich im Namen des Reichsministers des Innern

Der Reichsarbeitsminister

Im Auftrag

Dr. Zschimmer

Der Reichsarbeitsminister   Berlin, den 5. September 1942
I a 5949/42

Betr.: Polizeiliche Führungszeugnisse.

(Im Anschluß an meinen Erlaß vom 27. Juni 1940
— I a 5493/40 —.)

Ich verweise auf die mit Erlaß des Reichsführers ⫴ und Chef der Deutschen Polizei vom 27. Juli 1942 — O — Vu R R III 5943/42 (MBliV. 1942 Nr. 31) bekanntgegebene Ergänzung und Änderung der Erlasse des RMdI. vom 27. Mai 1940 — Pol. O — Vu R R III 5501 II/40 S. 1039 und vom 3. Juni 1940 — Pol. O — Vu R R III 5501 III/40 S. 1046 (MBliV. Nr. 23).

Hiernach werden für ausgebürgerte Personen polizeiliche Führungszeugnisse nicht ausgestellt. Der Erlaß ist im gesamten Geschäftsbereich des Reichsarbeitsministeriums bekanntgegeben.

Im Auftrag

Dr. Meves

Der Reichsarbeitsminister   Berlin, den 8. September 1942
I a 5818/42

An die Träger der Reichsversicherung,
ihre Aufsichtsbehörden und Verbände.

Betr.: Zusätzliche Alters- und Hinterbliebenenversorgung der zum Wehrdienst einberufenen Gefolgschaftsmitglieder, die Kriegsbesoldung gewählt haben.

(Vgl. Reichsarbeitsbl. [AN.] 1941 S. II 134 und 1942 S. II 414.)

Nach meinem Erlaß vom 19. März 1941 — I a 850/41 — Ziffern I A und B jeweils letzter Satz — waren für zum Wehrdienst einberufene Gefolgschaftsmitglieder, die nach der Zweiten Verordnung zum EWGG. vom 28. Februar 1940 (RBesBl. 1940 S. 95 Nr. 3371) die Kriegsbesoldung an Stelle der Friedensgebührnisse gewählt haben, keine Beiträge zur zusätzlichen Alters- und Hinterbliebenenversorgung zu entrichten; jedoch hatte ich bemerkt, daß über diese Frage noch Erwägungen schweben. Soweit solche Gefolgschaftsmitglieder der Zusatzversorgungsanstalt des Reichs und der Länder als Mitglied angehören, ist diese Frage inzwischen durch meinen Erlaß vom 30. Juni 1942 — I a 4346/42 (Reichsarbeitsbl. [AN.] S. II 414) — siehe Auszug aus RBesBl. 1942 S. 113 Nr. 4013 Abs. (1) b und Abs. (2) letzter Satz — geregelt worden. Danach trägt in diesem Falle der Dienstberechtigte den vollen Beitrag für die Versicherung bei der Zusatzversorgungsanstalt des Reichs und der Länder, und zwar nach Maßgabe des Abschnitts I Abs. (2) meines Erlasses vom 30. Juni 1942 — I a 4346/42 — gegebenenfalls auch für die rückliegende Zeit, frühestens jedoch mit Wirkung vom 1. Oktober 1940 ab.

🔲 **Abb. 11.1** Fortsetzung

> S. II 197) je zur Hälfte von dem Träger der gesetzlichen Krankenversicherung und dem Fürsorgeverband zu tragen. Den Fürsorgeverbänden steht danach in dieser Höhe auch dann ein Ersatzanspruch gegen die Träger der gesetzlichen Krankenversicherung zu, wenn die Unterbringung des Versicherten oder seiner anspruchsberechtigten Angehörigen überwiegend aus Gründen der öffentlichen Sicherheit erfolgte. Anderseits haben die Träger der gesetzlichen Krankenversicherung in den Fällen, in denen sie nach der bisherigen Rechtslage nach §§ 1531 ff. RVO. voll ersatzpflichtig wären, nur die Hälfte des Ersatzanspruchs der Fürsorgeverbände zu decken. Eine Prüfung, ob der Geisteskranke wegen Gemeingefährlichkeit untergebracht worden ist, findet bei diesem Verfahren nicht mehr statt ([25]:491).

Der „Halbierungserlass" dauerte mit aller Selbstverständlichkeit nach Ende des Nationalsozialismus fort und wurde noch 1959 und 1961 vom Bundessozialgericht als geltendes Recht bestätigt.

Im Folgenden soll die Frage beantwortet werden, wie sich diese sog. Verwaltungsvereinfachung auf die Finanzierung der psychiatrischen Krankenhausbehandlung, vor allem von Kindern, ausgewirkt hat, inwieweit daraus Diskriminierungstatbestände erwachsen sind und was das Fortwirken dieses Erlasses bis 1981 unterstützt hat. Die immer wieder, bis hin zur Psychiatrie-Enquete, aus psychiatrischer Sicht geäußerte Annahme, dass Sozialleistungsträger sich darüber nicht nur von Verwaltungsaufwänden entlasten, sondern auch Kosten einsparen wollten, wird dabei im Vordergrund des Interesses stehen. Auch soll untersucht werden, ob und inwieweit damalige Denkräume und Diagnosestellungen zur Entlastung der Krankenhausfinanzierung beigetragen haben könnten.

11.2   Methode

Zur Beantwortung dieser Frage wurde die Finanzierung psychiatrischer Krankenhausbehandlung seit der Weimarer Republik bis zur Aufhebung des Halbierungserlasses über die verfügbare Literatur rekonstruiert. Zusätzlich wurden Archivquellen an diversen Fundorten (► Literatur, „Archivliste") ausgewertet, u. a. auch im Zentrum für Psychiatrie Südwürttemberg (ZfP), dem Rechtsnachfolger der Landesheil- und Pflegeanstalt Weissenau (später: Psychiatrisches Krankenhaus Weissenau). Die Ergebnisse werden unter Beziehung auf damalige Konzeptpapiere und Veröffentlichungen bewertet.

Zur Analyse auf einer exemplarischen Mikroebene wurden das „Verpflegungsgelder-Register für Kinder 1951" und das „Krankenbuch" der „Heilanstalt Weissenau" (Archiv und Verwaltungsarchiv des ZfP Südwürttemberg, Standort Weissenau) für das Jahr 1951 gesichtet. Im November 1950 war eine selbstständige Kinder- und Jugendabteilung gegründet worden. Für die dort im Jahr 1951 aufgenommenen 73 Patienten wurden die Kostenträger, Einweiser und Entlassdiagnosen, die dort im Einzelfall gegebene Diagnoseverschlüsselung nach dem „Würzburger Schlüssel" sowie das Aufnahme- und Entlassdatum exzerpiert. Die in den Krankenbüchern über den Diagnosen mit Bleistift eingetragenen Klassifikationsziffern des Würzburger Schlüssels wurden übernommen, jedoch nicht eigens hinterfragt oder gar auf Plausibilität geprüft. Lediglich ein Fall einer offensichtlichen Fehlkodierung (bei einem 6-jährigen Kind war eine Psychopathische Persönlichkeit für Erwachsene verschlüsselt worden) wurde umgruppiert (hieraus wurde Kategorie 18: Psychopathische Kinder und Jugendliche bis 18 J.).

11.3 Ergebnisse

11.3.1 Finanzierung psychiatrischer Krankenhausbehandlung in der Weimarer Republik und zu Beginn der Herrschaft des Nationalsozialismus

Ökonomische Erwägungen haben die psychiatrische Versorgung von Anbeginn begleitet. In einer auch aus heutiger Sicht lesenswerten und vom „Deutschen Verein für Psychiatrie" ausgezeichneten Arbeit zur Frage, wie die Versorgung psychisch Kranker billiger gestaltet werden könne, führt der Autor, der damalige Direktor der Wittenauer Heilstätten **Emil Bratz** (1868–1934) aus, dass eine erste „Sparwelle" die deutsche Psychiatrie bereits 1917–1919 erfasst habe ([4], siehe hierzu auch [13]:88–93). Infolge der Nahrungsmittelknappheit nach dem Ersten Weltkrieg sei ein Massensterben psychisch Kranker in den Anstalten erfolgt, Krankenbauten seien in Wohnungen umgewandelt und Ärzte entlassen worden. Infolge der Weltwirtschaftskrise nach 1929 habe es zunächst regional, dann reichsweit ein Gutachten des „Reichssparkommissars" in Hinsicht auf Einsparungen in der Geisteskrankenversorgung gegeben. In seinen kommentierenden Ausführungen führt Bratz neben Vorschlägen zur Energieeinsparung und Rationalisierung der Verwaltung (wie der Einführung eines „Zentralen Einkaufs") oder preiswerten Umbauten (zur besseren Ermöglichung von Überwachung durch weniger Pflegepersonal) viele aus heutiger Sicht sozialpsychiatrisch sehr sinnvolle „Sparmodelle" an:

- frühe Aufnahme, aber auch frühe Entlassung vor allem von Schizophrenen, die sogar zu Zeiten der Lebensmittelknappheit eine bessere Ernährung erhalten sollten als die „chronischen" Patienten,
- flächendeckende Einführung ärztlich geleiteter psychiatrischer Familienpflege,
- vorgeschaltete Polikliniken zur Vermeidung unnötiger Aufnahmen und ambulante Betreuung durch diese,
- Schaffung von Verwaltungsverbünden einer gestuften Versorgungskette unter der identischen ärztlichen Leitung von Aufnahmeanstalten im Verbund mit kleinen Pflege- und Sonderanstalten,
- Gemeindenähe und Abbau dezentraler „Bewahranstalten" sowie
- Schaffung von Abteilungspsychiatrien, Einrichtung eines Kliniksozialdienstes und „Ausmerzung roher Elemente" unter dem Krankenpflegepersonal.

Nicht zuletzt forderte er eine Verwissenschaftlichung der Behandlung und die Einrichtung Akademischer Lehrkrankenhäuser.

Allerdings setzte er sich auch dafür ein, aus seiner Sicht zu ehrgeizige Bildungsziele für „idiotische" Kinder zu unterlassen und jene zu ihren Müttern zu geben, „psychopathische" Patienten nicht allzu lange zu behandeln und die „erblich Schizophrenen und erblich Schwachsinnigen" vor ihrer möglichst frühen Entlassung zu sterilisieren, weshalb H. Faulstich [13] zur Einschätzung gelangt, dass die damalige Mehrheit der Psychiater, wie Bratz, letztlich eine ständische Haltung in der Hierarchie „Vaterland – Berufsstand – Patienten" vertrat, ohne die Qualität der Versorgung der Patienten zu priorisieren. Die Sparmaßnahmen der Behörden seien durchgeführt worden, ohne die modernen Strukturierungsvorschläge zu berücksichtigen, was sich etwa im diesen zuwiderlaufenden Abbau der Außenfürsorge in vielen Landesteilen ausdrückte oder in der Kürzung der Pflegesätze, die bereits vor der Machtergreifung der Nationalsozialisten vollzogen wurden.

Der Anhang der Arbeit von E. Bratz [4] zeigt als Ergebnis einer Umfrage detaillierte Kostensätze für fast alle Länder und deren Sparmaßnahmen. Die zumeist staatlichen Anstalten waren auf staatliche Zuschüsse angewiesen. Nur in Württemberg – bei einem noch bestehenden Pflegeschlüssel von 1:6 (eine Pflegekraft auf 6 Patienten) – seien kostendeckende Sätze verhandelt worden, wobei auch hier in der 3. Klasse bei Kosten von 4 RM die Fürsorgebehörden nur 2,60 RM erstatten würden. Eine „Deckungslücke" der Kosten für die chronisch kranken Langzeitpatienten, die von der Fürsorge getragen wurden, zog sich nach H. Faulstich [13] durch alle Länder.

Im Spannungsfeld von gezieltem Ressourceneinsatz, Nutzung von Synergieeffekten und sozialpsychiatrischer Vernetzung versus Ausgrenzung und Eugenik hatte sich auch in der kinderpsychiatrischen Versorgung bereits eine differenzierte Versorgungslandschaft etablieren können. Am bekanntesten ist hier diejenige im Berlin der Weimarer Republik. **Ruth von der Leyen** (1888–1935) beschrieb das Konzept des „Deutschen Vereins zur Fürsorge für jugendliche Psychopathen" (DVFjP) [21] mit allen modernen Ansätzen von teilstationärer Behandlung, aufsuchender Arbeit in den Herkunftsfamilien, kurzzeitiger stationärer Verhaltensbeobachtung, interdisziplinärer Zusammenarbeit und langfristiger sozialpädagogischer Unterstützung. Diese Ansätze waren sehr gezielt auch dafür entwickelt worden, teure stationäre Unterbringungen zu vermeiden und die Entwicklung gestörter Kinder niederschwellig zu fördern.

Die praktische Arbeit des DVFjP war interessanterweise mischfinanziert und erhielt Gelder sowohl aus verschiedenen Ministerien (Medizinalabteilung des Reichsministeriums des Innern, Medizinalabteilung des Preußischen Ministeriums für Volkswohlfahrt, Ministerium für Kunst, Wissenschaft und Volksbildung) als auch aus Mitteln der Charité [21]. Mit der Abwicklung des Vereins im Zuge der nationalsozialistischen Gleichschaltung und der damit verbundenen sofortigen Einstellung der finanziellen Förderung musste das Versorgungsmodell aufgegeben werden [28].

Der nationalsozialistischen Ideologie war die Förderung des Individuums zu weitgehend. Der Reichsinnenminister **Wilhelm Frick** (1877–1946) beklagte sich im Juni 1933 in seiner programmatischen Rede zur Gesundheitspolitik über die „übertriebene Fürsorge für das Einzelindividuum" und präzisierte:

» Was wir bisher ausgebaut haben, ist also eine übertriebene Personenhygiene und Fürsorge für das Einzelindividuum ohne Rücksicht auf die Erkenntnisse der Vererbungslehre, der Lebensauslese und der Rassenhygiene [15].

Eine Position, die sich auch in den Äußerungen führender Fachvertreter, wie Ernst Rüdin (1874–1952), widerspiegelt. Rüdin beschreibt die Arbeit des DVFjP abwertend als „nur der Individual-Diagnostik-Prognose-Therapie und-Prophylaxe, nicht aber der Prophylaxe der kommenden Generation zugewendet" (Rüdin an Gütt, 18.7.1933, MPIP, HA GDA 83).

Werner Villinger (1887–1961) [33] betonte zudem die Rolle der Ärzte beim „effektiven" Einsatz von öffentlichen Mitteln:

» Seit ich vor 3 Jahren [1931] über die „Fürsorgebedürftigkeit des seelisch und geistig abnormen Kindes" gesprochen habe, haben sich die Anschauungen der Öffentlichkeit und die Einstellung des Staates in diesen Fragen grundlegend gewandelt. Eine meiner damaligen Forderungen war: „Fürsorge darf nur auf Grund sachverständiger, d. h. ärztlicher, womöglich fachärztlicher Untersuchung und Beurteilung eingeleitet werden, mindestens wo sie auf öffentliche Kosten geht. … Je günstiger die Prognose nach bestem sachverständigen Wissen und Gewissen gestellt werden kann, desto mehr, je zweifelhafter sie ist, desto weniger Mittel dürfen, bei sonst gleicher fürsorgerischer Gesamthaltung, dafür aufgewendet werden." Das bedeutete zu jener Zeit einen Kampfruf, heute ist es zur Selbstverständlichkeit geworden. Was uns damals als Ziel vorschwebte, haben wir inzwischen erreicht: die ärztliche Zuständigkeit für die Einleitung der Versorgung abnormer Kinder und Jugendlicher ist unbestritten. Ja, wir Ärzte sind darüber hinaus aufgerufen, nach Kräften mitzuwirken an der erbbiologischen Erneuerung unseres Volkes und haben damit eine außerordentliche Verpflichtung und Verantwortung übertragen bekommen ([33]:545).

Propagandistisch flankiert, wurden die Pflegesätze und die Personalschlüssel nach „Machtübernahme" der Nationalsozialisten so weit reduziert, dass die Anstalten keine Zuschussbetriebe mehr darstellen sollten und die „Verabschiedung des Nationalsozialismus vom Wohlfahrtsstaat" vollzogen werden konnte (so formuliert in einer Rede des Landesrates Dr. Georg Andreae 1936, zitiert bei [13]:110). Die „Verabschiedung vom Wohlfahrtsstaat" gelang für die Psychiatrie jedoch nicht vollständig. Die Finanzierung psychiatrischer Krankenhausbehandlung blieb weiterhin sehr heterogen.

11.3.2 Entstehung und Einführung des „Halbierungserlasses"

Eine Aufnahme in die Psychiatrie konnte störungsbedingt aufgrund von Hilflosigkeit, Selbstpflegedefizit, extremer Unruhe und Aggressivität, Belästigungen in der Öffentlichkeit, sexueller Übergriffigkeit und anderen Verhaltensauffälligkeiten erfolgen und fand z. B. auch als Verlegung aus Heimen, durch städtische Ordnungsbehörden, als Selbstmeldung und durch Initiative von Eltern und Verwandten sowie als Übergabe durch die Polizei statt. Nach den damals gültigen Regelungen des Reichsversicherungsamtes musste zur Klärung der Finanzierung in jedem Einzelfall geprüft werden, ob jemand vorwiegend wegen des öffentlichen Interesses aufgenommen worden war („aus Gründen der öffentlichen Sicherheit" oder laut Präambel zum sog. Halbierungserlass „aus sicherheitspolizeilichen Gründen", z. B. zum Schutz der Öffentlichkeit wegen Fremdgefährdung oder auch wegen Belästigung) –, dann trug in aller Regel die öffentliche Fürsorge die Kosten, auch für eine jahrelange Behandlung, damals als „Unterbringung" bezeichnet. Ebenso wurden für nicht krankenversicherte, mittellose Patienten, wie Wohnungslose, die Kosten von den Fürsorgeverbänden übernommen. Nur in den Fällen, in denen die Aufnahme „ganz oder überwiegend durch das eigene Interesse des Kranken geboten war" ([25]:491), wurden die Kosten durch die Krankenkasse (wenn die betroffene Person überhaupt versichert war) übernommen. In diesem Zusammenhang ist etwa bei einem distanzlosen, sexuell enthemmten, intelligenzgeminderten Kind das Verhältnis von eigenem Interesse (nach Behandlung, Beruhigung und Besserung) und öffentlicher Sicherheit (mit Reduzierung der Belästigungen) nicht einfach zu entwirren. Die Kostenklärung war häufig strittig; so mussten oft lange Schriftstücke verfasst, Nachfragen gestellt und letztlich die Gerichtsbarkeit wie die in der Präambel des „Halbierungserlasses" erwähnte „ständige Rechtsprechung des Reichsversicherungsamtes" ([25]:491) bemüht werden, um die Prüfung des vorrangigen Unterbringungsgrundes durchzuführen und diesen festzustellen.

Im Reichsinnenministerium (zuständig für die Fürsorge) und ebenso im Reichsarbeitsministerium (zuständig für die Krankenkassen) wurde nach Kenntnisnahme des Aufwands für die Kostenquerelen nach Abhilfe gesucht. So besagt die Präambel zur Einführung des „Halbierungserlasses":

» Um die mit dieser Prüfung verbundenen Schwierigkeiten zu vermeiden und die Verwaltungsarbeit der beteiligten Stellen zu vereinfachen, ordnen wir auf Grund der Nr. V des Erlasses des Führers und Reichskanzlers über die Vereinfachung der Verwaltung vom 28. August 1939 (Reichsgesetzbl. I S. 1535) bis auf weiteres folgendes an … ([25]:491).

Der „Halbierungserlass" wurde gemeinsam von den Ministerien für Arbeit und Inneres am 5. September 1942 veröffentlicht ([25]:490f.). Gezeichnet ist der Erlass zwar nur vom Reichsarbeitsminister, aber mit dem Zusatz versehen, „zugleich im Namen des Reichsministers des Innern". Hier nutzten die Juristen und Verwaltungsfachleute ihre Gestaltungsspielräume, um das System nach ihren Vorstellungen im Sinne des Nationalsozialismus noch effektiver zu machen – ein praktiziertes „radikales Ordnungsdenken" von „Weltanschauungseliten", wie L. Raphael [24] derartige Prozesse umschrieben hat.

Unter Einbeziehung der damaligen Denkräume der Psychiatrie weist der Erlass indirekt darauf hin, dass eine „Behandlung", die nur „durch das eigene Interesse des Kranken geboten" [25] war, nach der damaligen Lehrmeinung bei den genetisch bedingten Zuständen nicht möglich war und damit auch eben nicht „geboten" sein konnte. Das galt für Erwachsene wie Kinder gleichermaßen.

>> Wohl gibt es bei Erwachsenen wie bei Kindern beginnende bzw. dauernde leichte Formen der uns bekannten Geisteskrankheiten; aber das ist eine verschwindend kleine Minderzahl unter den ‚Psychopathen' genannten Menschen, und dahin gehört vor allem nicht die große Masse derjenigen Kinder, welche erzieherische Schwierigkeiten machen … an sich leiden oder an denen die anderen leiden ([30]:271f.).

So wurde auch in den programmatischen Aussagen der „Deutschen Gesellschaft für Kinderpsychiatrie und Heilpädagogik" (DGKH) anlässlich der Gründung der Gesellschaft in Wien 1940 die „Vererblichkeit und Ererbtheit des Charakters" als bewiesen angesehen ([34]:19).

Der spätere DGKH Vorsitzende **Hans Heinze** (1895–1983) führte diesen Gedanken in seinen programmatischen Äußerungen 1942 konsequent weiter und fand sogar eine „Bewahrung" von schwer sozialverhaltensgestörten Jugendlichen unpassend:

>> Selbst wenn man bei vielen dieser schwersterziehbaren Jugendlichen und asozialen Kriminellen die Voraussetzungen des § 73 RJWG als gegeben ansieht [§ 73 RJWG regelte die Entlassung aus der Fürsorgeerziehung, d. h. aus Heimen der Jugendwohlfahrt, wegen „Unausführbarkeit" aus Gründen „die in der Person des Minderjährigen liegen", und gab vor, dass eine „anderweitige gesetzlich geregelte Bewahrung des Minderjährigen sichergestellt" sein müsse. Diese lag dann oft in der Heil- und Pflegeanstalt.], so ist doch bei den meisten ihre weitere Bewahrung als anstaltspflegebedürftig „Kranke" in Heil- und Pflegeanstalten nicht gerechtfertigt (Heinze Vorschläge, 6.2.1942, BArch, R 96-I-9 (▶ Kap. 2)).

Diese Haltungen haben, transportiert über ärztliche Befundberichte, möglicherweise – leider ist das im Rahmen der durchgeführten Recherchen für die Zeit des Nationalsozialismus zwar zu schlussfolgern, aber noch nicht endgültig zu belegen – dazu geführt, dass der Fürsorge immer mehr Fälle zugewiesen wurden, d. h., dass die öffentlichen Kassen im Zuge der Einzelfallprüfungen immer mehr mit psychiatrischen Fällen belastet waren und entsprechend der Rückholregelungen auf Angehörige und Eltern zurückgriffen.

11.3.3 „Halbierungserlass" in der Nachkriegszeit

Für die Nachkriegszeit allerdings gibt es konkrete Hinweise, dass die Kosten für jugendpsychiatrische Unterbringungen und Behandlung eher auf die behördliche Finanzierung verlagert wurden.

So war im Jahr 1951 von den Patienten aus dem ersten vollständigen Jahr, in dem im **Psychi-atrischen Landeskrankenhaus Weissenau** eine eigenständige kinder- und jugendpsychiatrische Abteilung geführt wurde, etwas mehr als die Hälfte durch die öffentliche Hand finanziert (38 gegenüber 35 Patienten; ◘ Tab. 11.1). Jedoch ergibt sich ein gravierender Unterschied hinsichtlich der Verteilung der bezahlten Pflegetage: Von insgesamt 27.884 Pflegetagen wurden nach einer sehr konservativen Einstufung (alle strittigen Fälle und solche mit Kostenträgerwechsel wurden der Gruppe der Krankenkassen und Angehörigen zugerechnet) nur 17,7 % durch die Krankenkassen oder die Eltern selbst (etwa bei privater Krankenversicherung) finanziert. Die durchschnittliche Aufenthaltsdauer der über diese Kostenträger finanzierten Aufenthalte betrug nur ein Viertel (23 %) der Aufenthaltsdauer der über Ämter und Behörden finanzierten Patientenbehandlungen.

Diese Situation war kein Einzelfall. Das Bundesverfassungsgericht (Urteil vom 29.1.1959 – 3 RK 71/55) mutmaßte eine breite Verweigerung der Krankenkassen zur Kostenübernahme:

» Bedenken gegen die Anwendung des Halbierungserlasses bestünden jedoch dann, wenn die Krankenkasse die aus medizinischen Gründen notwendige Einweisung eines Geisteskranken in die Krankenanstalt in einem klaren Behandlungsfall abgelehnt und dadurch erst den Fürsorgeträger zur Übernahme der Unterbringungskosten veranlasst hat [17].

Die Krankenkassen sahen sich bemüßigt, dieses zu kommentieren, so publizierte W. Hoffmann [17], [18] aus Hamburg, wahrscheinlich ein Mitarbeiter einer Ersatzkasse auf der mittleren Managementebene, zu diesem Thema einen „Fortsetzungsartikel" im Journal *Die Ersatzkasse* des Krankenkassenverbands. Er begrüßte die Möglichkeit, durch zusätzliche bilaterale Verein-barungen auf Landes- oder Bezirksebene zu regeln, was der Halbierungserlass ausgelassen hatte,

◘ **Tab. 11.1** Kostenträger und Verweildauer Kinder- und Jugendpsychiatrie Weissenau im Jahr 1951

Kostenträger	N	Berechnungstage ab Aufnahme	Durchschnittliche Verweildauer ab Aufnahme
Sozialamt	26	16.946	651,77
Jugendamt	10	5.926	592,60
AOK	10	287	28,70
Vater	4	1.056	264,00
Betriebs- und Ersatzkassen	9	309	34,33
Vorläufige oder wechselnde Kostenträger	10	2.861	286,10
Amtsgericht	1	64	64,00
Gesundheitsamt	1	9	9,00
Unklar	2	426	213,00
Anzahl Patienten 1951	**73**	**27.884**	**381,97**
Zusammengefasst			
Ämter/öffentliche Hand	38	22.945,00	603,82
Krankenkassen / Eltern / usw.	35	4.939,00	141,11

z. B. die finanzielle Belastung der Patienten und deren Familien, die Abgrenzung von Behandlungs- und Verwahrungsfall, pauschalierte proportionale Finanzierungsanteile für jede Seite und konsentierte Verwaltungsabläufe:

» Wie allgemein bekannt, haben sich in den Gebieten in denen der Halbierungserlaß mangels entsprechender Vereinbarungen noch angewendet wird, die verwaltungsmäßigen Schwierigkeiten laufend vermehrt. Die Fürsorgeverbände versuchen selbst in den Fällen, in denen sie zunächst nach dem Halbierungserlaß eingetreten sind, sich hinterher gegenüber dem Versicherten schadlos zu halten. Das bedeutet, dass die Krankenkasse die andere Hälfte der Kosten vielfach dann wieder dem Versicherten erstatten muss. Ob diese Möglichkeit bei den Fürsorgebehörden auch nach Inkrafttreten des Bundessozialhilfegesetzes, das ja eine Rückerstattungspflicht des Hilfeempfängers bzw. seiner Angehörigen gegenüber dem bisherigen Recht weitgehend einschränkt, noch im früheren Umfang gegeben ist, soll hier unerörtert bleiben. Fest steht, dass der Halbierungserlass sowohl durch die Rechtsprechung als auch durch die Praxis der Fürsorge-(Sozialhilfe-)Behörden ad absurdum geführt worden ist ([17]:235).

Im Umkehrschluss bedeutet das, dass bis 1962, also bis zur Verabschiedung des Bundessozialhilfegesetzes (BSHG), in großem Umfang, danach weiterhin, wenngleich evtl. in geringerem Umfang, die Eltern für die stationären Aufenthalte ihrer Kinder in der Kinder- und Jugendpsychiatrie [10] durch die Jugend- und Sozialbehörden zur Kasse gebeten wurden, sofern diese Behörden Kostenträger waren. N. Baierl spricht für die Zeit vor der Verabschiedung des BSHG hier von einer „Regreßschuld des Versicherten gegenüber dem Bezirksfürsorgeverband nach § 25 RFV [Verordnung über die Fürsorgepflicht vom 13. Februar 1924, RGBl. I, S. 100]" [2]. An mehreren Stellen seiner Ausführungen kommt N. Baierl darauf zurück, dass hierin eine erhebliche Verletzung des Gleichheitsgrundsatzes vor dem Grundgesetz (der Bundesrepublik Deutschland – aber auch schon vor 1949 als solcher existent) bestehe, „denn es gibt keine gesetzmäßige Rechtfertigung für die ungleiche Behandlung eines geisteskranken Versicherten gegenüber einem anderen Versicherten" ([2]:130). Er weist auf diesem Hintergrund sowohl die Regressforderungen der Fürsorgeverbände gegenüber den Versicherten als auch Regressforderungen der Versicherten gegenüber den Krankenkassen zurück.

Eine erste flächendeckende Erhebung zur Situation der Psychiatrie und der Kinder- und Jugendpsychiatrie erfolgte erst mehr als 10 Jahre später im Rahmen der Psychiatrie-Enquete. So beschreibt die Dokumentation der Psychiatrie-Enquete:

» Die Folge war, dass die Krankenkassen solche Einweisungen [gemeint sind Einweisungen durch Kassenärzte oder vorab gegebene Kostenzusagen] umgingen, so dass psychische Erkrankungen zwangsläufig eine Kostenfolge für den Fürsorgeverbund verursachten und der Kranke selbst ungeachtet seiner Mitgliedschaft bei einer an sich kostenpflichtigen Kasse, automatisch zum Fürsorgeempfänger wurde ([8]:159).

In den Fokus höchstrichterlicher Rechtsprechung geriet der typische Fall eines intelligenzgeminderten familienversicherten Kindes, das zunächst wegen der Diagnose eines „mit Schwachsinn verbundenen", unbeeinflussbaren Erregungszustandes in ein peripheres Krankenhaus aufgenommen worden und wegen unbeherrschbaren Schreiens in die Universitätsnervenklinik Würzburg verlegt worden war. Die behandelnden Ärzte stellten dort eine akute eitrige Otitis infolge eines Gehörgangspolypen fest. Der Erregungszustand klang – offensichtlich gemeinsam mit den Schmerzen – nach der Entfernung des Polypen ab. Mit Hinweis auf die Einweisungsdiagnose und den „Halbierungserlass" (der eine weitere Überprüfung ja explizit nicht vorsah) erklärte sich die Krankenkasse nur bereit, allenfalls die Hälfte der Kosten zu tragen. Das Bundessozialgericht verwies in einem Urteil (BSG 20.12.1961 – 3 RK 51/57) darauf, dass der „Halbierungserlass" nach wie vor gültig sei, dass die Krankenkasse jedoch kostenpflichtig sei, denn es „beschränkt sich der Halbierungserlass bewußt auf die Unterbringung Geisteskranker in einer Heil- und Pflegean-stalt, er bezieht sich aber nicht auf die stationäre Behandlung eines Geisteskranken in einem all-gemeinen Krankenhaus oder einer Nervenklinik" (BSG 20.12.1961 – 3 RK 51/57, Abs. 13). Die weiteren Ausführungen des Bundessozialgerichts (BSG) zementierten die Unterscheidung in „Behandlung" und „Verwahrung" weiter:

» Die Heil- und Pflegeanstalten, die in einigen Bundesländern jetzt die Bezeichnung Landeskrankenhaus führen, sind neben der Heilbehandlung auch auf die Verwahrung und Betreuung von Geisteskranken eingestellt, während dies bei den allgemeinen Krankenhäusern und Nervenkliniken grundsätzlich nicht der Fall ist. Es trifft zu, dass heute wie auch früher in den klinischen Abteilungen der Heil- und Pflegeanstalten in gleicher Weise wie in Nervenkliniken eine Heilbehandlung der Erkrankten stattfindet. Es gehörte aber schon immer zu den besonderen Aufgaben der Heil- und Pflegeanstalten, Geisteskranke aus Gründen der öffentlichen Sicherheit zu verwahren und zu betreuen. Die allgemeinen Krankenhäuser und Nervenkliniken sind demgegenüber ausschließlich für die Heilbehandlung eingerichtet und haben regelmäßig nicht die Aufgabe, Geisteskranke zu verwahren (BSG 20.12.1961 – 3 RK 51/57, Abs. 13).

Noch deutlicher fällt die Beschreibung aus der diesem Urteil vorausgehenden Instanz aus:

» Die Aufnahme in eine Heil- und Pflegeanstalt setze aber, ähnlich wie bei einer Heilstätte, nicht nur die Notwendigkeit ärztlicher Behandlung, sondern auch der Anstaltspflege und damit Hilflosigkeit voraus. Die Heil- und Pflegeanstalt diene somit im allgemeinen der Betreuung chronisch und schwer heilbarer geisteskranker Personen wobei die rein ärztliche Behandlung gegenüber den pflegerischen Maßnahmen zurücktrete (BSG 20.12.1961 – 3 RK 51/57, Abs. 6).

Der Begründungszusammenhang von „Verwahrung" gegenüber der „Behandlung" wurde im Rahmen der Debatten der 1960er-Jahre vom psychotherapeutisch denkenden Bremer Klinik-leiter **Heinrich Schulte** (1898–1983) (▶ Kap. 15) neben der faktisch fiskalischen auch als ideelle Diskriminierung erkannt, wenn er z. B. schrieb:

» Als mindestens ebenso hinderlich tritt aber zu diesem Faktor der unzureichenden personellen Versorgung der andere, allen Klinikern ebenfalls sattsam bekannte, psychologische Faktor der eingewurzelten und überaus zählebigen Vorurteile gegenüber allem psychisch Abnormen. Er erfasst, hier wie überall, ja keineswegs nur die Öffentlichkeit und die Angehörigen, findet sich vielmehr quasi-legitimiert in dem bekannten „Halbierungserlaß" und vermag teilweise selbst die Arbeit mit den pflegerischen Hilfskräften erheblich zu erschweren ([32]:6).

Infolge oder auch trotz des „Halbierungserlasses" war die Abgrenzung der beiden Kategorien „Behandlung" gegenüber der „Verwahrung" oder „krank" gegenüber „psychisch abnorm" in den 1950er- und 1960er-Jahren zwischen Krankenkassen und Fürsorge sowie den späteren Sozialhilfeträgern Jugend- und Sozialhilfe ein häufiges Thema. In den regional geschlossenen

Vereinbarungen zwischen den beiden Sozialleistungsträgern sahen die Krankenversicherungen finanzielle Vorteile. So schrieb W. Hoffmann [17] in *Die Ersatzkasse*, dass „die materiellen Ergebnisse solcher Vereinbarungen vielfach durchaus beachtlich sind" ([17]:236).

Die für Bremen gültige Vereinbarung, die nach W. Hoffmann [17] eines der frühen „Geisteskrankenabkommen" ist, konnte im Weissenauer Verwaltungsarchiv in der Fassung vom 1.3.1960 aufgefunden werden. Sie sieht unabhängig vom Ort der Unterbringung die Gewährung von „Anstaltspflege und Hausgeld" für Mitglieder, Rentner und deren Angehörige vor, „für die im Falle ihrer Hilfsbedürftigkeit die Bremer Fürsorgeverbände nach den fürsorgerechtlichen Zuständigkeitsbestimmungen endgültig kostenpflichtig wären" (§ 1). Die erwähnte „Hilfsbedürftigkeit" im Sinne des damaligen Sozialrechts war einkommensabhängig. Der Landesfürsorgeverband erstattete nach der Bremer Vereinbarung den Kassen drei Zehntel der aufgewendeten Kosten (§ 2). Es wurde ein Antragsverfahren bei der Krankenkasse mit einer Bearbeitungsfrist von 4 Wochen festgelegt (§ 3). Die Fürsorgeverbände verzichteten auf Erstattungs- oder Ersatzansprüche für die Zeit der Verpflichtung der Krankenkassen gegenüber den Patienten oder Angehörigen (§ 5). Der Anspruch gegenüber den Kassen gelte nur bis zur „Aussteuerung" [Ablauf der Leistungspflicht wegen Eintritt eines Pflegefalls], danach wurden auch keine Medikamente und keine weitere ärztliche Behandlung mehr durch die Krankenkassen erstattet, aber von den Fürsorgeverbänden ebenfalls nicht gegenüber Versicherten und Angehörigen geltend gemacht (§ 6). Der Anspruch der nicht Hilfsbedürftigen gegen ihre Krankenkasse werde durch den Erlass nicht berührt (§ 6) (Vertrag zwischen Fürsorgeverbänden und Krankenkassen in Bremen, 1.3.1960, Archiv ZfP Südwürttemberg, Standort Weissenau, Verwaltungsarchiv, Aktensignatur 711.0).

Die Psychiatrie-Enquete weist darauf hin, dass diese Vereinbarungen sozialrechtlich erstmals „nun als Abgrenzungskriterium den bis dahin nirgendwo gesetzlich normierten und definierten Pflegefallbegriff (Bewahrfall, Dauerfall) zugrunde legten" – dieser sollte viel später Gegenstand erheblicher sozialgerichtlicher Auseinandersetzungen zwischen psychiatrischen Krankenhausträgern und Kostenträgern werden ([8]:159f.).

11.3.4 Behandlungs- versus Verwahrdiagnosen?

Die subtile Unterscheidung zwischen „krank" und „psychisch abnorm" lässt sich auch an den „Behandlungsdiagnosen" versus „Verwahrdiagnosen" nachvollziehen. In einigen der von Hoffmann wiedergegebenen Vereinbarungen (▶ Abschn. 11.3.3) finden sich Diagnoselisten [17], [18], [19], so z. B. für Bremen. So sollten dort in der ab 1961 gültigen Fassung die Behandlungen körperlich begründbarer Psychosen mit oder ohne Gehirnschädigung, manisch-depressive und schizophrene Psychosen, Epilepsien und – mit Einschränkung – Depressionen zu 70 % unter diese Vereinbarung fallen ([17]:238).

Die Vereinbarung für Hamburg sieht vergleichbar als Indikationen „Geisteskrankheiten oder Fallsucht", die genauer in einer Diagnosenliste spezifiziert waren, mit einer Kostenteilung von 40 % für die Krankenkassen und 60 % für die Sozialhilfe vor. Für Depressionen wurde pauschal eine vollständige Zuständigkeit der Krankenkassen für die ersten 10 Wochen vereinbart, danach, „sofern es sich um eine Geisteskrankheit handelt" und für jeden zweiten und folgenden Aufenthalt aufgrund der Depression griff die o. g. Kostenteilung ([18]:259f.).

Die häufig in der Kinder- und Jugendpsychiatrie zur Behandlung führenden Diagnosen einer Intelligenzminderung und von Verhaltensauffälligkeiten im Sinne von Sozialverhaltensstörungen, ganz entsprechend der eingangs aus den 1930er- und 1940er-Jahren zitierten Lehrmeinungen, wurden in keiner der Vereinbarungen als „Geisteskrankheiten" und damit „krankenkassenfähig" aufgelistet.

Analog zu dieser Auffassung äußerte sich die Kinder- und Jugendpsychiaterin **Elisabeth Hecker** (1895–1986) 1955 in ihrer Darstellung des Konzeptes der Klinik für Jugendpsychiatrie in Gütersloh und begründete die Ablehnung einer Kostenträgerschaft durch die Krankenkassen für bestimmte Störungen aus ihrer Sicht wie folgt:

» Die Frage, ob die Neurose eine Erkrankung im Sinne der RVO ist [durch den Reichsverband der Ortskrankenkassen zu finanzieren, alte Bezeichnung für Krankenkassen der Pflichtversicherung ohne Ersatzkassen, geändert mit dem Gesetz über die Verbände der gesetzlichen Kassen und der Ersatzkassen vom 17.8. 1955, BGbl Jg 1955, Teil I, S. 424 f], weil sie episodisch und behandelbar ist und einen beschwerdemachenden Zustand verursacht, wird meist positiv von den Kassen entschieden. Man kann in keinem Falle von einer RVO-Kasse verlangen, dass sie für eine Psychopathie die Kosten eines stationären Aufenthaltes übernehmen. Abartigkeit ist keine Krankheit. Pflege- oder Bewahrungsfälle nimmt die Klinik nicht auf. Schwachsinnige oder Epileptiker werden zur Diagnostik, meist nur kurzfristig, aufgenommen, wenn eine besondere Fragestellung vorliegt, z. B. Vorschlag einer geeigneten Unterbringung oder Möglichkeit einer häuslichen Pflege, Wahl der zweckmäßigen Beschulung oder ähnliches … ([16]:432).

Dabei bezog sich die ätiologische Auffassung zur Psychopathie klar auf eine genetische Verursachung. Villinger teilt mit Verweis auf **Wilhelm Weygandt** (1870–1939) die damals gebräuchlichen Diagnosen in drei Gruppen ein:
- auf eine „besondere Anlage zurückzuführen" seien Psychopathien,
- als „umwelt- oder erlebnisbedingt" bezeichne man „abnorme Reaktionen (Neurose, Fehlhaltung, Fehlentwicklung)" und
- körperliche Ursachen seien entweder bei „vegetativen Steuerungs- und Ausgleichsmängeln" als „Neuropathie" oder entsprechend der ursprünglichen Krankheit zu klassifizieren (z. B. Enzephalitis).

Die Differenzialdiagnose sei dabei im Einzelfall nicht einfach zu treffen. Daneben bestünden die Schwachsinnszustände und die Epilepsien [35].

11.3.5 Konkretisierung anhand der Kinder- und Jugendpsychiatrie (KJP) Weissenau

Für Baden-Württemberg wurde eine Vereinbarung laut W. Hoffmann [18] nur in einigen badischen Regierungsbezirken abgeschlossen. 1961 einigte sich das Innenministerium Baden-Württembergs mit den Kostenträgern für die Psychiatrischen Landeskrankenhäuser darauf, dass sich „die Tragung der Kosten für Geisteskranke nicht mehr nach dem sogenannten Halbierungserlass vom 5.9.1942, sondern ausschließlich nach dem Recht der Reichsversicherungsordnung richten" solle. Das wurde mit Erlass vom 27.11.1961 mit einer Handreichung zur Umsetzung mitgeteilt. Dieses Vorgehen wurde erst 1973 wieder aufgehoben (Schreiben des Verwaltungsleiters Geissler an die Ärzte des Psychiatrischen Landeskrankenhauses Weissenau, 3.8.1973, Archiv ZfP Südwürttemberg, Standort Weissenau, Verwaltungsarchiv, Aktensignatur 711.0).

Zum Zeitpunkt der Gründung der kinder- und jugendpsychiatrischen Abteilung in Weissenau 1951 galt somit weiterhin der „Halbierungserlass". Um zu überprüfen, wie mit der Finanzierung in Bezug auf die Aufnahmeindikationen umgegangen wurde, wurden die in diesem Jahr verzeichneten Diagnosen mit der im Aufnahmebuch eingetragenen Zuordnung zu der Klassifikation nach dem „Würzburger Schlüssel" aufgelistet.

Beim „**Würzburger Schlüssel**" von 1933 handelt es sich um eine Weiterentwicklung der damals bereits nicht mehr ausreichenden, gröberen Klassifikation der „Reichsirrenstatistik" von 1901 für die Zwecke nationalsozialistischer Datenerfassung über Anzahl und regionale Verteilung psychiatrischer Erkrankungen [11]. Er enthält in 21 Kategorien eine klare Unterscheidung in:
- genetisch bedingte versus erworbene Störungen der Gehirnfunktion,
- Anpassungsstörungen versus Psychopathie,
- klar genetisch präformierte Störungen wie Chorea Huntington und
- „Reaktive Störungen" versus extern durch Intoxikationen oder Entzündungen versus genetisch determinierte andere Verhaltensauffälligkeiten.

Für Kinder und Jugendliche hatte sich nur eine einzige eigene Kategorie, nämlich die Ziffer 18 „Psychopathische Kinder und Jugendliche (bis zur Vollendung des 18. Lebensjahres)" durchgesetzt. Der „Würzburger Schlüssel" wurde in Deutschland erst nach 1970 durch die Einführung der ICD-6 der WHO abgelöst [22]. Die Krankenstatistiken auf Grundlage des „Würzburger Schlüssels" wurden jährlich den „Ärztlichen Jahresberichten" des Psychiatrischen Landeskrankenhauses Weissenau mithilfe eines Formblatts beigelegt. Als „Anlage 1" die Statistik über „Aufnahmen und Entlassungen nach Krankheitsformen" und als „Anlage 2" über „Erstaufnahmen nach Form und Beginn der Erkrankung" (siehe z. B. „Ärztlicher Jahresbericht über das Jahr 1965", April 1966, Archiv ZfP Südwürttemberg, Standort Weissenau, Ärztliche Direktion; ❏ Tab. 11.2).

Damit nahmen die „erblichen" und früh erworbenen Intelligenzminderungen („Schwachsinn") rund ein Drittel der gestellten Diagnosen ein (n=23), hirnorganische und neurologische Diagnosen (n=24) lagen nahezu gleichauf mit insgesamt ebenfalls einem Drittel, gefolgt von den „abnormen Reaktionen" (n=12), danach die (bei Jugendlichen unabhängig vom historischen Zeitpunkt seltener als bei Erwachsenen vorkommenden) Schizophrenien. Diese Verteilung scheint repräsentativ gewesen zu sein. So berichtet ein Visitationsbericht aus dem Jahr 1956 mit ähnlicher Verteilung:

> Das Krankenmaterial ist sehr differenziert und entspricht dem Material einer Universitätskinderklinik [gemeint: Kinder- und Jugendabteilung einer universitären Psychiatrischen Klinik] (Regierungspräsidium Südwürttemberg-Hohenzollern: Ärztliche Besichtigung, 3.10.1956, Archiv ZfP Südwürttemberg, Standort Weissenau, Verwaltungsarchiv, Aktensignatur 123.12, S. 6).

Hinsichtlich der Kostenträgerschaft zeigte sich für die Erstdiagnose „angeborener Schwachsinn" (Intelligenzminderung; 23-mal vergeben), dass davon bei 15 Patienten (entspricht 65 % dieser Gruppe) die Pflegesätze von den Sozial- oder Jugendämtern finanziert wurden, 1-mal von den Eltern, 7-mal (31 % dieser Gruppe) waren die Kosten krankenkassenfinanziert. Interessanterweise handelte es sich bei den krankenkassenfinanzierten Aufenthalten für die Diagnose „Schwachsinn" ausnahmslos um kurze diagnostische Aufenthalte zwischen 11 und 23 Tagen (der Durchschnitt betrug 15,4 Pflegetage); die Eltern des einen betroffenen Patienten bezahlten 100 Tagespflegesätze, bei einem Durchschnitt von 531 Pflegetagen über diese gesamte Patientengruppe.

Dabei war die Kinder- und Jugendpsychiatrie 1951 erheblich unterfinanziert und die Pflegesätze deutlich niedriger als bei Erwachsenen. Wie aus dem Schreiben des Innenministeriums Baden-Württemberg hervorgeht, sei für die Kinder im Psychiatrischen Krankenhaus (PKH) Weissenau bis 1956 ein erheblich zu niedriger Tagespflegesatz (ohne Einberechnung von „teuren Heilmitteln" wie Medikamenten, Röntgenleistungen, Laborleistungen u. a.) erhoben worden – nämlich

□ **Tab. 11.2** Diagnoseverteilung der Erstaufnahmen in die KJP Weissenau 1951 laut der eingetragenen Kennungen des „Würzburger Schlüssels" (keine Mehrfachaufnahmen), n=73 mit 70 Kategorisierungen

Kategorienummer	Kategoriename	Anzahl in Kategorie (n=73)	%-Anteil der Kategorie (berechnet auf n=70, gerundet)
1	Angeborene und früh erworbene Schwachsinnszustände	23	33
2	Psychische Störung nach Gehirnverletzungen	7	10
3	Progressive Paralyse	0	0
4	Psychische Störung bei Lues cerebri, Tabes und Lues latens	0	0
5	Encephalitis epidemica	3	4
6	Psychische Störungen des höheren Lebensalters	0	0
7	Huntingtonsche Chorea	0	0
8	Psychische Störungen bei anderen Hirnkrankheiten	3	4
9	Symptomatische Psychosen im engeren Sinne	0	0
10	Alkoholismus	0	0
11	Suchten	0	0
12	Psychische Störungen bei anderen Vergiftungen	1	2
13	Epilepsie	5	7
14	Schizophrener Formenkreis	5	7
15	Manisch-depressiver Formenkreis	0	0
16	Psychopathische Persönlichkeiten	0	0
17	Abnorme Reaktionen	12	17
18	Psychopathische Kinder und Jugendliche (bis 18 Jahre)	5	7
19	Ungeklärte Fälle	0	0
20	Nervenkrankheiten ohne psychische Störungen	5	7
21	Nicht nervenkrank und frei von psychischen Abweichungen	1	2
Ohne Kategorisierung	Ohne Kategorisierung	3	–

nur 3,60 DM täglich. Die bei den allgemeinen Krankenhäusern schon bestehende Regelung, 80 % des Erwachsenenpflegesatzes von damals 5,30 DM beziehungsweise 7,10 DM (3. und 2. Pflegeklasse) zu erstatten, sei in den PKH nicht angewendet worden. Für besonders lange Aufenthalte wiesen die damaligen Tagespflegesätze ab 1956 überdies eine Degression auf – in den ersten

26 Wochen lag dieser höher als danach (Schreiben des Innenministeriums zum Zeichen Nr. X 6660/109 an die Regierungspräsidien, 10.3.1956, Archiv ZfP Südwürttemberg, Standort Weissenau, Verwaltungsarchiv, Aktensignatur 711.0, S. 11). Lange Verweildauern über ein Jahr hinaus wurden noch 1964 im Jahresbericht in aller Deutlichkeit beklagt:

> » Eine ziemliche Misere entwickelt sich in der Unterbringung von dauernd pflegebe-
> dürftigen schwachsinnigen Kindern schwereren Grades. Niemand will sie haben (Ärztlicher
> Jahresbericht 1964, Archiv ZfP Südwürttemberg, Standort Weissenau, Ärztliche Direktion, S. 2).

Bei der Diagnosenkategorie „Psychopathische Kinder und Jugendliche (bis 18 J.)", der nur 5 Patienten (7 %) zugewiesen wurden, traten die Jugend- und Sozialämter 4-mal als Kostenträger auf (80 %), nur 1-mal war der Aufenthalt krankenkassenfinanziert. Bei diesen Patienten betrug die durchschnittliche Aufenthaltsdauer 161 Tage, war aber auffallend unterschiedlich lang (zwischen 29 und 377 Tagen). Der krankenkassenfinanzierte Patient lag mit einer Aufenthaltsdauer von 168 Tagen im Bereich des Durchschnitts. Von diesen 5 „psychopathischen" Kindern wurde lediglich ein Kind in ein „Kinderheim", die anderen 4 „nach Hause" entlassen. In 2 der 5 Fälle wurden finanziell anteilig die Eltern herangezogen (einmal zu 30 % und einmal zu 10 %), sie zahlten den Anteil direkt an die Heil- und Pflegeanstalt.

Absolut stieg die Zahl „psychopathischer" Kinder und Jugendlicher zwar leicht in den nächsten Jahren, sank aber bei steigender Bettenzahl und kürzeren Verweildauern relativ zur Gesamtmenge eher weiter ab (4,2 % 1957, 4,8 % 1965) (Ärztliche Jahresberichte 1957 und 1965, Archiv ZfP Südwürttemberg, Standort Weissenau, Ärztliche Direktion). Der Eintrag erfolgte jeweils unter der Rubrik „Angeb." (für „angeboren"). Die Vergabe der Diagnose zog ganz überwiegend den Ausschluss von der Krankenkassenfinanzierung nach sich, ganz wie Hecker es in ihrem Aufsatz [16] dargelegt hatte.

11.3.6 Finanzielle Folgen des „Halbierungserlasses" für die einzelnen Patienten und Familien sowie weiteres politisches Schicksal

War es in der Anstalt Weissenau nach unseren Ergebnissen immerhin bei der Hälfte der kassenfinanzierten Fälle zu Zuzahlungen der Eltern in Höhe von 10–30 % gekommen, schien dieses die von der Fürsorge (oder später Jugend- und Sozialhilfe) finanzierten Fälle noch mehr zu betreffen, ohne dass diese Praxis in den Büchern des Psychiatrischen Landeskrankenhauses Weissenau nachzuweisen ist.

H. Schulte [31] gab noch 1954 Hinweise auf die Auswirkungen in der Praxis, wenn er schreibt:

> » Von geisteskrank gewordenen Hausbesitzern lassen sich die Ehefrauen scheiden, damit
> die den Aufenthalt bezahlende Wohlfahrtsbehörde nicht auf das Grundstück zurückgreifen
> kann … ([31]:192).

Zwar waren bereits 1951 in der o. g. Verordnung über die Fürsorgepflicht kleine Eigenheime dem Zugriff entzogen worden („ein kleines Hausgrundstück, das der Unterstützte oder Ersatzpflichtige allein oder mit bedürftigen Angehörigen … ganz oder zum größten Teil bewohnt"), ebenso wie „Gegenstände … deren Besitz nicht Luxus ist", jedoch blieb dabei noch ein breiter Interpretationsspielraum der Behörden.

Was für Ehefrauen hinsichtlich ihrer Männer möglich war, galt für die Eltern psychisch kranker Kinder mitnichten. Diese konnten sich den weiterhin praktizieren Rückholforderungen der Jugend- und Sozialhilfebehörden nicht einfach entziehen.

Das Schreiben des Verwaltungsleiters Geissler an die Ärzte des Psychiatrischen Landeskrankenhauses Weissenau vom 3.8.1973 verweist darauf, dass diese Regelungen, insbesondere auch die Rückkehr zur RVO in Baden-Württemberg, „für die … Angehörigen u. U. sehr erhebliche wirtschaftliche Nachteile" hatte, und „brachte also zusätzliche, einer Behandlung abträgliche Belastungen mit sich" (Archiv ZfP Südwürttemberg, Standort Weissenau, Verwaltungsarchiv, Aktensignatur 711.0).

Besonders schwierig gestaltete sich die Situation für Eltern, die privat versichert waren. Hierzu wird in einem Vorstandssitzungsprotokoll der Gesellschaft Deutscher Neurologen und Psychiater (GDNP) ausgeführt:

» Die meisten dieser [Privatkranken-]Kassen haben in ihren Satzungen, die dem Mitglied in allen Einzelheiten nur sehr selten bekannt sind, einen Paragraphen, der die Leistungen bei Nerven- und Geisteskrankheiten ausschließt. Derartige Bestimmungen liegen nicht im Interesse einer geeigneten Behandlung seelisch erkrankter Kassenmitglieder (GDNP Protokoll der Vorstandssitzung, 9.8.1952, Archiv DGPPN, S. 11f).

In diesem Sinne fanden sich im ersten Jahr der KJP Weissenau 1951 4 Patienten, deren Eltern den Aufenthalt als Rechnungsempfänger finanzierten, ohne dass etwas über eine Rückerstattung seitens der jeweiligen Privatkassen bekannt ist.

Im Protokoll der GDNP war auch darauf hingewiesen worden, dass es RVO-Kassen gab, die ablehnten, einen Psychiatrieaufenthalt zu finanzieren, wenn keine Besserung zu erwarten sei:

» Der Vorstand [der GDNP] stellt fest, dass es in dieser·ganzen Frage [der Ungleichbehandlung von seelisch kranken Versicherten] weniger um die gesetzlichen Bestimmungen der RVO., als um deren praktische Handhabung durch die RVO.-Kassen geht. Diese Handhabung ist erfahrungsgemäß sehr unterschiedlich denn es gibt noch heute nicht wenige RVO.-Kassen, die bei der Einweisung des Pat. in eine geschlossene Abteilung bzw. überhaupt in eine Heil- u. Pflegeanstalt oder Nervenklinik davon ausgehen, dass es sich nicht um eine Krankenhauspflege im oben skizzierten Sinne der RVO. handelt (GDNP Protokoll der Vorstandssitzung, 9.8.1952, Archiv DGPPN, S. 11).

1951 habe der Bundesinnenminister in einem Rundschreiben versucht, die Rückholpraxis bei Eltern und Angehörigen zu unterbinden (Rundschreiben vom 30.4.1951, Gem MBl, S. 132 2:132), indem die Rückerstattungspflicht nur dann angewendet werden solle „wenn es der Allgemeinheit gegenüber unbillig wäre, hiervon abzusehen". In der Praxis scheint dieses Rundschreiben nach W. Hoffmann [17] wenig bewirkt zu haben. Höherrangig war die „**Verordnung über den Ersatz von Fürsorgekosten**" vom 30. Januar 1951, veröffentlicht im Bundesgesetzblatt (BGbl Jg. 1951, Teil 1, S. 154), in dem sehr genau die Vorgehensweisen des Eintreibens der Kosten bei den Leistungsempfängern beschrieben wurden.

Hinzugefügt sei, dass im Zuge der ersetzend oder ergänzend zum „Halbierungserlass" getroffenen Vereinbarungen in manchen Regionen nach W. Hoffmann [17], [18] eine Bestimmung eingeführt worden war, dass durch die Sozialhilfeträger während der Zeit, in der Krankenhausleistungen anteilig auch durch die Krankenkasse getragen wurden, Regressforderungen nicht gestellt werden durften (so in Bayern, Berlin, Bremen, Hessen, Niedersachsen, Westfalen-Lippe). Diese Regelung vergrößerte die Ungleichheit in dieser Frage innerhalb der Bundesrepublik.

In Baden-Württemberg wurde 1958 in einer Einzelfallentscheidung versucht, die Gültigkeit des „Halbierungserlasses" mit Hinweis auf die Aufhebung des diesen stützenden Führererlasses durch das Kontrollratsgesetz Nr. 36 vom 10.10.1946 in Frage zu stellen. Gerichtlich wurde aber beschieden: „dieser Erlass enthält kein sogenanntes nationalsozialistisches Gedankengut, ist vielmehr auf Zweckmäßigkeit und verwaltungstechnische Erwägungen zurückzuführen", und er werde „durch fortdauernde Übung fortgeführt" sowohl durch die Krankenversicherungen als auch den Baden-Württembergischen Fürsorgeverband. Daher verstoße eine Infragestellung im Einzelfall gegen Treu und Glauben, solange die Verbindlichkeit allgemein nicht bestritten werde (Baden-Württembergische Krankenhausgesellschaft [BWKG], Mitteilungsheft 2/58, Nr. 52, vom 6.3.1958, zitiert bei: „Sammelmitteilungen des Landkreistags Baden-Württemberg vom 15.1.1958, Archiv ZfP Südwürttemberg, Standort Weissenau, Verwaltungsarchiv, Aktensignatur 711.0).

Ein Vorstoß der Bundesregierung 1961 im Rahmen der Neuregelung des Rechts der gesetzlichen Krankenversicherung sah vor, die noch gültigen Bestimmungen des „Halbierungserlasses" aufzuheben und gleichzeitig das Ruhen der Ansprüche aus den Leistungen der Krankenversicherung bei „dauernder Anstaltspflege" oder bei „Pflegefälle[n]" in den Heilanstalten zu bekräftigen (BT-Drucksache IV/816 vom 7.12.1962). Bei per Unterbringungsgesetz in der Psychiatrie behandelten Patienten sollten ebenfalls die Krankenkassenleistungen ruhen – eine Initiative, die Krankenkassen hier erneut und gänzlich aus der Zahlungspflicht zu nehmen. Dazu stellte **Friedhold Poggemeyer** in einem Leserbrief zu Hoffmann [17], [18] in *Die Ersatzkasse* zufrieden fest:

» Besteht hier nicht die Gelegenheit der reinlichen Trennung zwischen den Interessen und Aufgaben der öffentlichen Gewalt für die Staatsbürger allgemein und denen der Krankenversicherung für die Versichertengemeinschaft im besonderen? … Für die Krankenversicherungen bedeutet das [Behandlung psychisch Kranker in der Anstalt] aber in den entsprechenden Fällen, dass stationäre Heilbehandlung den Rahmen des Notwendigen überschreitet [23].

Im gleichen Beitrag wird auf das Einsparpotenzial für die Kassen eingegangen mit der Feststellung, dass immerhin jeder fünfte Patient in der Psychiatrie gleich nach der Einweisung und zusätzlich die in dauernder Anstaltspflege Befindlichen betroffen seien, um gleich darauf zu versichern, dass die Krankenkassen selbstverständlich „ihre geisteskranken Versicherten genauso betreuen [möchten] wie die anderen Mitglieder" – allerdings seien die „Aufgabenbereiche" zur Sozialhilfe ziemlich genau abgegrenzt in diesem Entwurf.

Die Begründung zum betreffenden § 227 Abs. 5 des Entwurfs von 1962 seitens der Bundesregierung lautete:

» Die Leistungen der Versicherung sollen auch ruhen, wenn die Unterbringung des Versicherten in einem Krankenhaus oder in einer ähnlichen Anstalt – in Betracht kommen insbesondere Heilanstalten – aus übergeordneten Gesichtspunkten der öffentlichen Sicherheit und Ordnung durch richterliche Entscheidung verfügt wird. Da das öffentliche Interesse im Vordergrund steht, erfaßt die Vorschrift nicht solche vormundschaftsgerichtlichen Entscheidungen, die den Vormund ermächtigen, das Mündel in eine geschlossene Anstalt unterzubringen ([7]:89).

Faktisch bedeutete dieser Vorschlag eine Erneuerung der Diskriminierung der krankheitsbedingt „gefährlichen" oder „die öffentliche Ordnung störenden" psychisch Kranken und eine Entlastung der Krankenkassen – zu Lasten der öffentlichen Geldgeber, wobei im Gesetzesentwurf unklar bleibt, ob Kostenträger nun die (überörtliche) Sozialhilfe, die Kommunen oder die Gerichte sein sollten – oder gar zu Lasten der staatlichen Träger der Heilanstalten gehen sollten. Die übliche Finanzierungsformel am Ende des Gesetzentwurf erklärt: „Länder und Gemeinden werden nicht belastet" ([7]:149).

Der Bundesrat wies in seiner Stellungnahme darauf hin, dass „im weiteren Verlauf des Gesetzgebungsverfahrens … die finanzielle Auswirkung dieser Bestimmung im Vergleich zur bisherigen Rechtslage geprüft werden" solle, um später fortzufahren:

» Bedenklich erscheint ferner die unterschiedliche Behandlung von Versicherten: Der gleiche Personenkreis erhält Leistungen aus der Versicherung, wenn er sich freiwillig in das Krankenhaus oder eine ähnliche Anstalt begibt ([6]:146).

In einer Stellungnahme der „Deutschen Gesellschaft für Psychiatrie und Nervenheilkunde" (DGPN; Nachfolgeorganisation der GDNP) vom 25.1.1963 reagierte diese scharf und wies darauf hin, dass hierin eine fortschreitende Diskriminierung zu sehen sei, denn „so würde der größte Teil der psychisch Kranken zu Kranken minderen Rechts herabgewürdigt" (DGPN Stellungnahme, 25.1.1963, Archiv DGPPN).

Andererseits akzeptiert die DGPN im gleichen Schreiben weiterhin die Ausgrenzung der „echten Pflegefälle" im Stil der 1930er-Jahre:

» Niemand will die Krankenkassen bei den echten Pflegefällen, den langfristig oder lebenslänglich untergebrachten Schwachsinnigen, Epileptikern, Schizophrenen oder Psychopathen in Anspruch nehmen.

Bereits 1959 hatte sich die DGPN aber für die Aufhebung des „Halbierungserlasses" eingesetzt, wenngleich dies als schwierig zu erreichen angesehen wurde (DGPN Protokoll Vorstandssitzung, 13.9.1959, Archiv DGPPN).

Die Psychiater setzten sich im „Aktionsausschuß zur Verbesserung der Hilfe für psychisch Kranke" im „Deutschen Verein für öffentliche und private Fürsorge" Frankfurt, dafür ein, dass der Gesetzentwurf in dieser Form nicht verabschiedet wurde, und zwar „unter der Leitung von Prof. Muthesius. 2. Vorsitzender war Prof. Villinger" (DGPN Protokoll Vorstandssitzung, 17.11.1961, Archiv DGPPN).

Letztlich galten aber auch nach den Einwendungen des Bundesrats der „Halbierungserlass" und damit auch der Flickenteppich der Vereinbarungen fort. Für die DGPN war dies jedoch das kleinere Übel, denn es wurde befürchtet,

» die Folge davon wäre eine Degradierung der psychiatrischen Krankenhäuser zu reinen Pflegeanstalten. Das Niveau der Ärzte und des Pflegepersonales würde so erheblich gedrückt, daß die ohnehin großen Nachwuchssorgen zum unlösbaren Problem würden. Alle Bemühungen um die Modernisierung und Niveauhebung des psychiatrischen Krankenhauses würden illusorisch, weil man weder qualifizierte Ärzte noch qualifiziertes Pflegepersonal bekommen würde (DGPN Protokoll Vorstandssitzung, 17.11.1961, Archiv DGPPN).

In den Unterlagen der „Deutschen Vereinigung für Jugendpsychiatrie" (DVJ) als Vorläuferorganisation der „Deutschen Gesellschaft für Kinder- und Jugendpsychiatrie, Psychosomatik und Psychotherapie" wurden keine Hinweise auf Aktivitäten bzgl. der Finanzierung der jugendpsychiatrischen Krankenhausleistungen und zum „Halbierungserlass" gefunden (Archiv DGKJP). Dies war durchaus satzungsgerecht, sollte die Verfolgung von allgemeinpsychiatrischen Interessen doch lediglich über den „Gesamtverband Deutscher Nervenärzte" (GDN) erfolgen [12]. Allein Villinger beschäftigte sich mit dieser Frage, er war ja auch langjähriger Vertreter der KJP in der GDN.

11.3.7 Versorgungspolitische Implikationen unter Kostengesichtspunkten

Die DGPN sah unter den politischen Rahmenbedingungen wenig positive Perspektiven für den Ausbau der psychiatrischen Versorgung:

» Die Krankenhausträger werden sich sicher nicht danach drängen, kostspielige „Nervenabteilungen" zu schaffen, die in der Regel ausgesprochene Zuschußbetriebe sind (DGPN Protokoll Vorstandssitzung, 17.11.1961, Archiv DGPPN).

Nach der oben zitierten Rechtsprechung des BSG 1961 hatte sich die Auffassung durchgesetzt, dass der „Halbierungserlass" nur für Landeskrankenhäuser, nicht aber für Universitätskliniken oder Abteilungspsychiatrien gelte. Bestätigt wurde dies noch in der Antwort der Bundesregierung 1977 auf eine Anfrage des hessischen Bundestagsabgeordneten **Walter Picard** (1923–2000) zum Halbierungserlass, welcher sich durch stetige Nachfragen zum Thema hervorgetan hat und der letztlich auch die Psychiatrie-Enquete mit in Gang gesetzt hat:

» Der Halbierungserlass betrifft nicht die Versorgung psychisch Kranker in anderen Krankenanstalten [als psychiatrischen Krankenhäusern als Nachfolgern der Heil- und Pflegeanstalten] und bei ambulanter Behandlung (Deutscher Bundestag, Protokoll 23. Sitzung, 23. April 1977, Anlage 117, S. 1627).

Universitätskliniken und Abteilungen an Allgemeinkrankenhäusern unterstellte man, dass sie nur „Behandlungsfälle" aufnähmen. Dadurch hing die Finanzierung der Behandlung in den 1960er- und 1970er-Jahren stark davon ab, in welchem Krankenhaus ein psychisch Kranker aufgenommen wurde.

Der 1975 veröffentlichte Schlussbericht der Psychiatrie-Enquete-Kommission bezieht sich ausführlich an mehreren Stellen auf die Finanzierung psychiatrischer Krankenhausleistungen ([8]:157–161, 356–357). So wird dort diskutiert, es sei sehr unbefriedigend, dass „gleichartig psychisch Kranke kassenrechtlich und im Hinblick auf die Kostenerstattung für die stationäre Behandlung unterschiedlich behandelt werden je nachdem, ob sie in ein psychiatrisches Landeskrankenhaus, dessen Kostenregelung nach einem modifizierten Halbierungserlass vorgenommen wird, oder in eine psychiatrische Abteilung eines Allgemeinkrankenhauses oder einer nicht mit einem Landeskrankenhaus verbundenen Universitätsklinik, in denen die Kosten von der Krankenkasse wie in jedem anderen Krankheitsfall ohne weiteres übernommen werden, eingewiesen werden". So werde in Berlin je nach dem zuständigen Bezirk im Rahmen der Sektorversorgung unterschiedlich erstattet. ([8]:160)

Auch für die sich entwickelnde Kinder- und Jugendpsychiatrie galt diese Unterteilung und analoge Verwirrung der Kostenzuständigkeiten. So wurden einige Abteilungen an Allgemeinkrankenhäusern und Kinderkliniken neu gegründet, es nahmen in den 1960er-Jahren die spezialisierten Universitätsabteilungen zu, aber auch neue Abteilungen an Landeskrankenhäusern oder sogar eigenständige Kliniken wie in Westfalen entstanden. Die Klinik in Trägerschaft des überkommunalen Zweckverbandes (Landschaftsverband Westfalen-Lippe) in Hamm arbeitete, wie E. Hecker [16] berichtet, mit vorher vereinbarten Kostenzusagen für Kassenpatienten und hatte in der dort gültigen Vereinbarung festgelegt, möglichst kurze Behandlungsdauern einzuhalten. Auf verweildauerbezogene Vereinbarungen hebt auch Hoffmann ab [18].

Die Psychiatrie-Enquete weist überdies darauf hin, dass der „Pflegefallbegriff", der in das Krankenhausfinanzierungsgesetz (KHG) aufgenommen wurde, zusätzlich zu einer finanziellen Schlechterstellung der Krankenhäuser führte, bei denen man einen hohen Anteil an „Pflegefällen" unter den aufgenommenen Patienten unterstellte. Außerhalb der Landeskrankenhausplanung entbehrten diese Häuser seither auch noch der Fördermittel für Investitionskosten. In jenen Bundesländern, „wo man sich nicht entschließen konnte, sämtliche Betten für psychisch Kranke in den Krankenhausplan und damit in die Förderung aufzunehmen, wie z. B. in Berlin und Hessen", gefährde dieses zusätzlich „die so dringend gewünschte Gleichstellung der psychisch Kranken mit den körperlich Kranken" ([8]:160).

In der Kinder- und Jugendpsychiatrie waren die notwendigen Investitionen gleichfalls tangiert, wenngleich hier oft kreative Lösungen – durchaus unter Verweis auf die Hintergründe des „Halbierungserlasses" – gefunden wurden. So wurde bei der Gründung der Klinik des Landschaftsverbandes Westfalen-Lippe in Hamm unter der dortigen Chefärztin Hecker eine direkte Finanzierung des Neubaus über die Jugendhilfe umgesetzt [26]. In Bremen hatten ursprünglich die US-amerikanischen Besatzer (▶ Kap. 15) finanzielle Unterstützung geleistet. In Klingenmünster (▶ Kap. 12) hingegen wurden die begrenzten Finanzen beklagt, aber das Problem schließlich ebenfalls gelöst:

» Hier sind, soweit es die bisherigen, leider etwas beschränkten finanziellen Mittel zuließen, adäquate Spiel- und Beschäftigungsmöglichkeiten für die verschiedenen Alters- und Intelligenzstufen zu finden ([14]:109).

11.3.8 Das Ende des „Halbierungserlasses"

Die Gesundheitsminister und Gesundheitssenatoren der Länder sprachen sich bereits 1972 gegen die fortdauernde Wirkung des „Halbierungserlasses" und die damit verbundene, „sachlich nicht zu rechtfertigende Diskriminierung" aus ([8]:160). Der sog. Halbierungserlass wurde letztlich aber erst mit dem Krankenhaus-Kostendämpfungsgesetz vom 22. Dezember 1981 (BGBl. S. 1568/1676) abgeschafft, nachdem eine passende gesetzliche Rahmung angeblich über viele Jahre nicht gefunden werden konnte. Der Bundestagsausschuss für Arbeit und Sozialordnung hatte 1975 ohne weitere offizielle Kommentierung einen Regelungsentwurf der Bundesregierung bei der Beratung gestrichen (BT-Drucksache 7/3336, S. 15; BT-Drucksache 7/5385, S. 5). Die Bundesregierung versprach 1979, erneut eine Regelung zu finden (Deutscher Bundestag, Protokoll der 194. Sitzung am 14. Dezember 1979, Anlage 108, S. 15527).

Der SPD Abgeordnete Urbaniak kam in Bundestagsdebatte am 20.3.1980 erneut auf die finanziellen Hintergründe zu sprechen:

» Zu unseren Bemühungen [zur Abschaffung des Halbierungserlasses] gab es eine merkwürdige Begleitmusik. Beide Leistungsträger, sowohl die Kassen als auch die Sozialhilfeträger, hegten offenbar die Erwartung, mit der Aufhebung dieses Erlasses ließe sich ihr Beitrag zur Finanzierung der Unterbringung und Behandlung psychisch Kranker reduzieren. Für meine Fraktion stelle ich eindeutig fest: Der Wegfall des Halbierungserlasses bietet keine Veranlassung, sich aus der finanziellen Verantwortung zu stehlen. Er bietet ebenfalls keine Veranlassung zur Verschiebung finanzieller Lasten oder für Versuche der Leistungsträger, dem jeweils anderen neue Lasten aufzubürden ([9]:16693).

11.4   Schlussbemerkungen

Rückblickend ist es einer außergewöhnlichen Konstellation aus wissenschaftlichen Überzeugungen mit einem aus der Eugenik und der „Charakterkunde" abgeleiteten Krankheitsbegriff, nationalsozialistischer Ordnungspolitik und dem Rückzug staatlicher Fürsorge nur auf die unabweisbaren Verpflichtungen zuzuschreiben, dass der „Halbierungserlass" zustande kam. In harmlosem Gewand zur Bürokratiereduktion und Kostenteilung daherkommend, führten seine Auslegungen in der Folge zu einer indirekten teilweisen Abwälzung der Kosten auf die Eltern und Angehörigen psychisch Kranker, zu einer Marginalisierung ganzer Diagnosegruppen in der Kassenfinanzierung und damit – neben einer Reduktion von Verwaltungsaufwendungen – zu einer Reduktion der Ausgaben von Krankenkassen und Fürsorge- bzw. Jugend- und Sozialhilfebehörden für psychisch Kranke.

Die weiterhin bestehende deutsche „Versäulung" der Sozialgesetzbücher [27] generiert auch heute, 75 Jahre nach dem sog. Halbierungserlass, noch multiple Abgrenzungsprobleme zwischen den Sozialleistungsträgern, die doch damals eigentlich Anlass für seine Verabschiedung waren. Heute finden Prüfungen der Krankenhausbedürftigkeit durch die Medizinischen Dienste der Krankenkassen und „Fehlbelegungsprüfungen" der kinder- und jugendpsychiatrischen Kliniken weitaus früher als bzgl. der damals in den Einzelvereinbarungen vereinbarten Degression der Pflegesätze statt. Eine aktuell angestrebte Zusammenführung der Leistungen von Jugend- und Sozialhilfe für Kinder mit jeglicher Art von langfristigen Problemen wäre ein Teil einer vernünftigen Lösung, droht aber derzeit ebensolchen Finanzdebatten unterworfen zu werden, wie hier beschrieben.

Interessanterweise war es der „Halbierungserlass", der die Grundlagen für die Unterscheidung von „Krankenhausfall" und „Pflegefall" festlegte, der später sozialrechtlich im Krankenhausfinanzierungsgesetz verankert wurde und bis heute fortwirkt. Unter Perpetuierung der alten Krankheitsbegriffe bis in die 1960er-Jahre blieben bestimmte Patientengruppen finanztechnisch von einer kassenfinanzierten Akutbehandlung ausgeschlossen und wurden ideell weiterhin als „Bewahrfälle" diskriminiert.

Somit dürfte der „Halbierungserlass", auch in seiner Vereinfachung durch landes- oder regionenbezogene Vereinbarungen, sich deswegen so lange gehalten haben, da er indirekt dazu beitrug, die Aufwendungen der Kostenträger niedrig zu halten. Er bot durch die Unterteilung in Akut- und Pflegefälle sowie durch die Zwei-Klassen-Psychiatrie in Akutstationen und Landeskrankenhäuser und durch die Belastung der Familien für die Langzeitpatienten die sozialrechtliche „Legitimation" für die Vernachlässigung psychisch kranker Menschen. Bereits die Psychiatrie-Enquete hatte die Rückständigkeit der deutschen Psychiatrie und Kinder- und Jugendpsychiatrie gegenüber den europäischen Nachbarn herausgearbeitet.

Paradoxerweise hat gerade die Unterfinanzierung in der Psychiatrie zu einer Perpetuierung der „Bewahrfälle" geführt. Erst nach der Umsetzung der Psychiatrie-Personalverordnung 1991 war es möglich, in großem Stil Kapazitäten in der Psychiatrie und auch in der Kinder- und Jugendpsychiatrie zu reduzieren und die ambulante und teilstationäre Versorgung auszubauen – und sich damit wieder dem anzunähern, was in der Weimarer Republik bereits begonnen worden war [1], [27].

Eine Gleichstellung psychisch Kranker mit körperlich Kranken ist, nimmt man die gegenwärtigen Debatten um das Psychiatrieentgeltsystem ernst, auch heute noch nicht erreicht. So wird eine leitliniengerechte Behandlung in somatischen Krankenhäusern selbstverständlich gefordert und großenteils finanziert. Die sehr personalaufwendige stationäre Akutbehandlung psychisch Kranker hingegen steht bis heute weiterhin unter dem „Deckel" einer Unterfinanzierung der Psychiatrie-Personalverordnung, denn das neue Entgeltsystem für die Psychiatrie braucht noch Zeit – und eine historisch wohl beratene, argumentative Unterstützung.

- **Archivliste**
- Archiv der Deutschen Gesellschaft für Psychiatrie und Psychotherapie, Psychosomatik und Nervenheilkunde (DGPPN; enthält Unterlagen von GDNP, DGPN und GDN)
- Archiv der Deutschen Gesellschaft für Kinder- und Jugendpsychiatrie, Psychosomatik und Psychotherapie (DGKJP, enthält Unterlagen von DVJ)
- Archiv des ZfP Südwürttemberg, Standort Weissenau (Patientenakten, Verwaltungsarchiv und Unterlagen der Ärztlichen Direktion)
- Bundesarchiv Berlin Lichterfelde (BArch)
- Max-Planck-Institut für Psychiatrie, Historisches Archiv, München (MPIP-HA)

Literatur

[1]   Aktion Psychisch Kranke (2007) Evaluation der Psychiatrie-Personalverordnung: Abschlussbericht der Psych-PV-Umfrage 2005. Psychiatrie, Bonn
[2]   Baierl N (1961) Gedanken zum Halbierungserlaß. Arbeiterversorg 63:129–137
[3]   Boszormenyi-Nagy I, Ulrich DN (1981) Contextual family therapy. In: Gurman AS, Kniskern DP (Hrsg) Handbook of family therapy. Brunner/Mazel, New York, S 159–185
[4]   Bratz E (1932) Kann die Versorgung der Geisteskranken billiger gestaltet werden und wie? Allg Z Psychiatr Grenzgeb 98:1–40
[5]   Castell R, Nedoschill J, Rupps M et al (2003) Geschichte der Kinder- und Jugendpsychiatrie in Deutschland in den Jahren 1937 bis 1961. Vandenhoeck & Ruprecht, Göttingen
[6]   Deutscher Bundestag (1960) Entwurf eines Gesetzes zur Neuregelung des Rechts der gesetzlichen Krankenversicherung (Krankenversicherungs - Neuregelungsgesetz - KVNG). BT Drucksache 3/1540, S 1–166
[7]   Deutscher Bundestag (1962) Entwurf eines Gesetzes zur Neuregelung des Rechts der gesetzlichen Krankenversicherung (Krankenversicherungs-Neuregelungsgesetz). BT Drucksache 4/816, S 1–159
[8]   Deutscher Bundestag (1975) Bericht über die Lage der Psychiatrie in der Bundesrepublik Deutschland. Zur psychiatrischen und psychotherapeutisch/psychosomatischen Versorgung der Bevölkerung. BT Drucksache 7/4200, S 1–432
[9]   Deutscher Bundestag (1980) Stenographischer Bericht 208. Sitzung Bonn, Donnerstag, den 20. März 1980. BT Plenarprotokoll 8/208, S 1–110
[10] DGKJP (1994) Deutsche Gesellschaft für Kinder- und Jugendpsychiatrie (DGKJ) Merkblatt. Z Kinder Jugendpsychiatr Psychother 22:322–325
[11] Dörries A, Vollmann J (1997) Medizinische und ethische Probleme der Klassifikation psychischer Störungen. Dargestellt am Beispiel des "Würzburger Schlüssels" von 1933. Fortschr Neurol Psychiatr 65:550–554
[12] Ehrhardt H (1955) Die Mitgliederversammlung der Gesellschaft Deutscher Neurologen und Psychiater e. V. und deren Beschlüsse am 21. September 1955 in Hamburg. Nervenarzt 26:536
[13] Faulstich H (1998) Hungersterben in der Psychiatrie 1914–1949. Mit einer Topograhie der NS-Psychiatrie. Lambertus, Freiburg
[14] Fetzner HR (1957) Kinder- und Jugendpsychiatrische Abteilung. In: Mall G, Andre A (Hrsg) Pfälzische Nervenklinik Landeck. Klingenmünster. 1857–1957. Landau, S 109–113
[15] Frick W (1933) Ansprache des Herrn Reichsministers des Innern Dr. Frick auf der ersten Sitzung des Sachverständigenbeirats für Bevölkerungs- und Rassenpolitik. Reichsdruckerei, Berlin
[16] Hecker E (1955) Neue Wege der klinischen Jugendpsychiatrie. Öffentl Gesundheitsdienst 16:430–435
[17] Hoffmann W (1962) Vereinbarungen an Stelle des Halbierungserlasses. Ersatzkasse 42:235–238
[18] Hoffmann W (1962) Vereinbarungen an Stelle des Halbierungserlasses (Fortsetzung). Ersatzkasse 42:259–262
[19] Hoffmann W (1963) Alternative: Halbierungserlaß oder Vereinbarungen? Ersatzkasse 43:160
[20] Holtkamp M (2002) Werner Villinger (1887–1961) Die Kontinuität des Minderwertigkeitsgedankens in der Jugend- und Sozialpsychiatrie. Matthiesen, Husum
[21] Leyen R von der (1931) Die Eingliederung der Fürsorge für jugendliche Psychopathen in Jugendrecht und Erziehung. Z Kinderforsch 38:625–671
[22] Meyer J, Helmchen H (1970) Mitteilungen der Kommission für Klassifikation und Diagnosenschema. Nervenarzt 41:50–52
[23] Poggemeyer F (1963) Alternative: Halbierungserlaß oder Vereinbarungen? Ersatzkasse 43:159–160
[24] Raphael L (2001) Radikales Ordnungsdenken und die Organisation totalitärer Herrschaft: Weltanschauungseliten und Humanwissenschaftler im NS-Regime. Gesch Gesellschaft 27:5–40

[25] Reichsarbeitsministerium (1942) Jahrgang 1942. Amtliche Nachrichten für Reichsversicherung. Sonderaus-gabe des Reichsarbeitsblattes

[26] Schepker R (2015) Entwicklung der Kooperation von Jugendhilfe und Jugendpsychiatrie – von der Weimarer Republik über die Nachkriegs- bis in die Neuzeit am Beispiel des „Westfälischen Instituts" Hamm. Forum Kinder Jugendpsychiatr Psychother 24:63–72

[27] Schepker R, Fegert JM, Becker K (2015) Strukturqualität in der stationären und teilstationären Kinder- und Jugendpsychiatrie – Hinweise für die Planung künftiger Personalbemessungen für das Zeitalter nach der Psych-PV. Z Kinder Jugendpsychiatr Psychother 43:387–395

[28] Schepker R, Schmeck K, Kölch MG et al (2015) Eine frühe Gen-Umwelt-Theorie der Störungen des Sozialver-haltens versus „Anethischer Psychopathie". Prax Kinderpsychol Kinderpsychiatr 64:290–307

[29] Schmuhl H-W (2016) Die Gesellschaft Deutscher Neurologen und Psychiater im Nationalsozialismus. Springer, Berlin Heidelberg

[30] Schröder P (1938) Kinderpsychiatrie. Monatsschr Psychiatr Neurol 99:267–293

[31] Schulte H (1954) Die Klinik als Heimstatt – ein Dilemma und eine Aufgabe. In: Städtische Nervenklinik (Hrsg) Die Bremische Nervenklinik 1904–1954. Bremen, S 191–197

[32] Schulte H (1963) Die Städtische Nervenklinik Bremen. Gegenwart und Zukunft. Bremer Arztebl. Monatsschr Bremer Arzteschaft 15:5–7

[33] Villinger W (1934) Die Versorgung erbbiologisch minderwertiger Kinder. Z Gesundheitsverwalt Gesundheits-fürsorge 5:544–550

[34] Villinger W (1943) Erziehung und Erziehbarkeit. Z Kinderforsch 49:17–27

[35] Villinger W (1951) Abnorme seelische Reaktionen im Kindesalter (Zum Problem: Psychopahie-Neuropathie-Neurose.). Monatsschr Kinderheilkd 99:93–102

Einzelne Einrichtungen der Kinder- und Jugendpsychiatrie nach 1945

„Ein dringendes Erfordernis unserer Zeit". Zur Entwicklung der pfälzischen Kinder- und Jugendpsychiatrie 1945–1986

Maike Rotzoll

Zitat von Hans Robert Fetzner ([14]: 111, 113).

© Springer-Verlag GmbH Deutschland 2017
H. Fangerau, S. Topp, K. Schepker (Hrsg.), *Kinder- und Jugendpsychiatrie im Nationalsozialismus und in der Nachkriegszeit*, DOI 10.1007/978-3-662-49806-4_12

12.1   Kleine Leute in großen Anstalten? Stationäre psychiatrische Versorgung von Kindern bis 1945 im Überblick

Die Disziplin Kinder- und Jugendpsychiatrie ist ein junges Fachgebiet. Sie etablierte sich zwischen Erwachsenenpsychiatrie und Kinderheilkunde nach dem Zweiten Weltkrieg. Die Gründung einer ersten deutschen Fachgesellschaft geht auf die Zeit des Nationalsozialismus zurück ([11], [49]:344–354, [46], [47]). Erste kinderpsychiatrische Stationen an Kliniken wurden ab 1900 eingerichtet. Doch lange zuvor schon lebten „kleine Leute" in „großen Anstalten", nur weiß man wenig über sie, denn in Aufnahmebüchern wie Anstaltsgebäuden „versteckten" sie sich meist in den Kategorien „männlich" oder „weiblich". Einleitend soll daher im Überblick und ohne Anspruch auf Vollständigkeit dargestellt werden, welche Kinder mit welchen Diagnosen an welchen Orten im System der stationären psychiatrischen Versorgung bis 1945 untergebracht waren, boten sie doch als „Klientel" die Rechtfertigung für die weitere Entwicklung des Fachgebiets. Anschließend wird vor diesem Hintergrund die Entwicklung der Kinder- und Jugendpsychiatrischen Abteilung in der pfälzischen Heil- und Pflegeanstalt Klingenmünster nach dem Zweiten Weltkrieg skizziert, zunächst institutionsgeschichtlich, sodann patientengeschichtlich auf der Basis von Krankengeschichten aus der Nachkriegszeit.

Es sind seltene Fälle von „Kinderpsychosen", von denen Hermann Emminghaus (1845–1904) im ersten kinderpsychiatrischen Lehrbuch 1887 berichtet und deren Therapie er beschreibt: Bei der Melancholie biete die Anstaltsbehandlung „die günstigsten Verhältnisse zur erfolgreichen Behandlung", bei der Manie und anderen akuten Psychosen „gebiete" sich diese von selbst ([12]:154, 178f.). In der Anstalt sei die Zeit der akuten Gefahr – des Suizids oder der Aggressivität – zu überbrücken, was nur durch geschultes Personal gewährleistet werden könne. Nicht für alle Kinder aber empfiehlt Emminghaus die „große" Irrenanstalt, beispielsweise nicht für die „sehr häufigen Zustände von Intelligenzschwäche" oder für schwere Verläufe von kindlicher Epilepsie. Für erstere verweist er auf die sog. Idiotenanstalten, in denen „zum Segen der in Rede stehenden unglücklichen Kinder" eine Therapie walte, die sich „förmlich als eine Specialität innerhalb der Psychiatrie organisirt [sic!]" habe ([12]:244, 265).

Tatsächlich hatten sich solche Einrichtungen in etwa parallel zu den „Irrenanstalten" im 19. Jahrhundert entwickelt; sie waren allerdings keineswegs immer ärztliche Einrichtungen. Häufig ging die Initiative zu ihrer Gründung von Geistlichen, gelegentlich auch von Pädagogen aus. Als Begründung für gesonderte „Idiotenanstalten" galt, dass Kinder im Allgemeinen in „Irrenanstalten" schlecht aufgehoben seien. Georg Ilberg (1862–1942), ein Schüler von Emil Kraepelin (1856–1926), bedauerte im Jahr 1904, dass immer noch weniger als ein Viertel der „Idiotenanstalten" staatlich oder gar ärztlich geleitet sei ([26]:66). Sein Bedauern macht deutlich, dass kindlicher „Schwachsinn" und kindliche Epilepsie zwar aus Sicht der Psychiatrie Randgebiete waren, für die man sich aber trotzdem zuständig sah und auf die man Anspruch erhob, wie auch das Abhandeln dieser Themen in psychiatrischen Lehrbüchern zeigt. Für das Gebiet der Epilepsie gilt nach Ilberg:

>> Nur der Arzt, nur der psychiatrisch durchgebildete Arzt ist zur Stellung eines Leiters der Epileptikeranstalt befähigt ([26]:76).

Auf zwei Anstalten wies Ilberg wegen ihrer „bewährten" irrenärztlichen Leitung besonders hin: Die 1880 gegründete Anstalt in Berlin-Wittenau, auf deren Gelände sich seit 1881 eine „Städtische Idiotenanstalt" befand (die allerdings de facto unter Leitung eines „Erziehungsinspektors" stand) und die 1894 eröffnete Anstalt Uchtspringe bei Stendal, die sich von Beginn an auf Patienten mit „Epilepsie" und „Schwachsinn" spezialisiert hatte und etwa zu einem Fünftel Kinder und Jugendliche aufnahm ([26]:66, [1]:311, [2]:44, 77–81, [21], [54]:74). Aus Sicht von Pädagogen

515　　**12**

12.1 · Kleine Leute in großen Anstalten? Stationäre psychiatrische Versorgung

und Geistlichen, den beiden anderen um die Zuständigkeit für diese Klientel konkurrierenden Berufsgruppen, stellte sich der Konflikt umgekehrt dar: Der ärztliche Stand versuche, das bisher von anderen „mit Erfolg betriebene Werk der Idiotenpflege … für sich zu okkupieren" ([22]:42, zit. n. [27]:194).

Um die Jahrhundertwende, etwa zur Zeit des reichseinheitlichen Gesetzes über Fürsorgeerziehung (1900), tat sich für die Psychiatrie eine neue Einflusssphäre auf, eine potenzielle Klientel, die man offenbar für interessanter, für therapeutisch und gesellschaftspolitisch relevanter hielt als Kinder mit „Schwachsinn" oder Epilepsie. Dieses neue, bald ebenfalls von verschiedenen Berufsgruppen besetzte Betätigungsfeld wurde abgesteckt durch die schillernde Diagnose der „Psychopathie", die insbesondere dann zu erzieherischen oder medizinischen Interventionen aufzufordern schien, wenn sie Jugendliche betraf ([30]:21–28, 28–35). „Die Psychopathischen Minderwertigkeiten" waren 1891 von Julius L. A. Koch (1841–1908), dem damaligen Direktor der Anstalt Zwiefalten, definiert worden als Zwischenbereich zwischen „geisteskrank" und „normal". Seiner Auffassung nach handelte es sich um

» Regelwidrigkeiten …, welche auch in schlimmen Fällen doch keine Geisteskrankheiten darstellen, welche aber die damit beschwerten Personen auch im günstigsten Falle nicht als im Vollbesitze geistiger Normalität und Leistungsfähigkeit stehend erscheinen lassen ([28]:1).

Die Psychopathie wurde insbesondere in Großstädten nicht nur zur Modediagnose ([30]:27), sondern auch zum „zentralen Paradigma der sich formierenden Kinder- und Jugendpsychiatrie" im Grenzgebiet zu Fürsorge und Pädagogik ([19]:111). Im „Schwellenraum" zwischen „geistiger Gesundheit" und „Geisteskrankheit" fand, gerade bezogen auf die Übergangsphase der Pubertät, eine Medikalisierung der Verhaltensunangepassten statt. Besonders die bereits vor und im Ersten Weltkrieg – beginnend in Frankfurt am Main 1900 – entstehenden ersten psychiatrischen Kinderabteilungen, vorwiegend an Universitätskliniken und in größeren Städten, konzentrierten sich gerade auf dieses neue Gebiet[1]:

- Frankfurt: 1900, ab 1914 Teil der neu gegründeten Uniklinik ([11]:405–407),
- Göttingen: 1907, an der Provinzial-Heil- und Pflegeanstalt Göttingen, die gleichwohl über den gemeinsamen Direktor in enger Verbindung zur psychiatrischen Universitätsklinik stand ([29]:39),
- Wien: 1911 ([29]:40),
- Halle: 1916 ([31]:1139).

Parallel wurden an einigen Orten ambulante Beratungsstellen eingerichtet, auch sie Brückeninstitutionen zwischen Heilpädagogik und Medizin, Fürsorge und Psychiatrie:
- Berlin: 1909 [29],
- Frankfurt: 1916 ([29]:38–39),
- Heidelberg: 1917 [38].

Diese Entwicklung verstärkte sich nach dem Ersten Weltkrieg, zu einer Zeit, in der heranwachsender Jugend eine besondere Bedeutung zugeschrieben wurde. Dies zeigt sich in dem Aufschwung, den die Kinderheilkunde in dieser Zeit nahm, aber ebenso in der Heilpädagogik und in der Psychiatrie. Die Jugend galt nach dem Krieg als besonders gefährdet. Sie der

---

1　Für Hinweise danke ich Sylvelyn Hähner-Rombach.

Gesellschaft zu erhalten, erschien bevölkerungspolitisch bedeutsam. So weist der Herausgeber des seit 1932 in neuer Fassung veröffentlichten *Handbuch der Jugendpflege* (eine erste Aufl. war 1913 erschienen) darauf hin, dass die Grenzen zwischen Jugendpflege und Jugendfürsorge „in der Zeit der schweren Not, die Deutschland jetzt durchzumachen hat, noch fließender geworden" seien. Vor allem hätten Kriegsfolgen, insbesondere Wohnungsnot und Arbeitslosigkeit eine besondere Gefährdung nach sich gezogen, sodass es schwerer denn je sei, die „Grenzen zwischen gesunder und gefährdeter Jugend zu ziehen" ([43]:IIIf.). Kindheit, Pubertät und Jugend wurden immer mehr zu einem Feld, in dem sich die Interessen der beteiligten Disziplinen durchdrangen.

Die Tendenz zur Einrichtung von Stationen für Minderjährige an psychiatrischen Universitätskliniken setzte sich nach dem Ersten Weltkrieg fort. 1919/20 entstand die Tübinger Beobachtungsstation, 1921 die Beobachtungsstation an der Berliner Charité, 1926 folgte Leipzig unter Paul Schröder (1873–1941) (Tübingen,1920: [11]; Berlin, Charité, 1921: [30]:218–241, [19]; Leipzig, 1918: [29]). **Werner Villinger** (1887–1961), der später für die Geschichte der Kinderpsychiatrie und ihrer Fachgesellschaften eine besondere Rolle spielen sollte, sammelte zunächst als Leiter der Tübinger Abteilung Erfahrung im kinderpsychiatrischen Bereich, bevor er erst nach Hamburg ans Landesjugendamt und 1934 dann nach Bethel wechselte. In einer Aufklärungsschrift von 1933 konzentrierte er sich auf die Pubertät und betonte das ärztliche Primat bei der Beurteilung und die gesellschaftliche Bedeutung in der Diagnostik potenziell psychopatischer Jugendlicher im Alter der Pubertät:

» Niemals verwischen sich die Grenzen zwischen „normal" und „abnorm" so leicht wie hier. Iuventus ipsa morbus („das Jugendalter ist an sich schon eine Krankheit") haben die alten Ärzte gesagt. … Natürlich sollte jenes Wort der alten Ärzte nicht bedeuten, daß diese Erscheinungen an sich krankhaft seien. Aber sie ähneln dem Bilde seelischer Abwegigkeiten doch so sehr, daß selbst der geübte Kenner oft nur mit Mühe die Unterscheidung zu treffen vermag ([55]:22f.).

Die Autorität der „alten Ärzte" diente offensichtlich dazu, die Rolle der Psychiatrie für die Gesellschaft im Fall der Pubertät zu untermauern (allerdings ist die Redewendung nicht nachgewiesen – es findet sich lediglich „senectus ipsa morbus", und zwar bei dem lateinischen Komödiendichter Terenz). Ganz zeittypisch fordert jedenfalls Villinger am Ende seiner Schrift die „Einheit von Hygiene und Ethik":

» Das uns anvertraute Menschengut hat ein Recht auf Erziehung zur körperlichen, sittlichen und gesellschaftlichen Tüchtigkeit, und Staat, Volk und Vaterland erwarten von uns, daß wir diesen jungen Menschen das Beste geben, um sie dahin zu bringen ([55]:45).

Ethik ist hier gemeint im Sinne einer am Volkskörper ausgerichteten Handlungsmaxime, Hygiene hingegen changiert zwischen körperorientierten Vorschriften und Psychohygiene. Ähnlich hatte Fritz Lenz (1887–1976) – im Kontext der Rassenhygiene – schon 1917 eine „neue Ethik" gefordert im Sinne von: „Das Volk als Organismus ist unser ethisches Ziel" ([10]:28).

Während sich nach dem Ersten Weltkrieg das psychiatrische Interesse verstärkt weiter den „psychopathischen" Kindern und Jugendlichen zuwandte, geriet jene andere Gruppe von Kindern in der Psychiatrie, die eher in kirchlichen oder öffentlichen („Idioten"-)Anstalten untergebracht war, in den Fokus einer gefährlichen Diskussion. So kam Alfred Hoche (1865–1943) im Jahr 1920 bei seinen Überlegungen, welche Anstaltsinsassen zur Tötung freigegeben werden sollten, auf die von Kindheit an geistig Behinderten zu sprechen. Sie erfüllten seiner Ansicht nach „am ehesten alle Voraussetzungen des geistigen Todes". Gleichzeitig seien sie für die Allgemeinheit die größte ökonomische Last, da sie von Kindheit an in Anstalten verpflegt würden:

> ebenso, wie sie auch am ehesten alle Voraussetzungen des vollständigen geistigen Todes erfüllen, [sind sie] gleichzeitig diejenigen, deren Existenz am schwersten auf der Allgemeinheit lastet ([9]:52f., [6]:92f., [45]:283, [25]:47–53).

Ewald Meltzer (1869–1940), Leiter der sächsischen Einrichtung Katharinenhof in Großhennersdorf für „schwachsinnige Kinder" und selbst Gegner der „Euthanasie", widmete dem Thema 1925 eine eigene Schrift und zeigte sich erschüttert über eine Umfrage unter den Eltern seiner Schützlinge: 73 % hatten sich positiv zu einem „schmerzlos herbeigeführten" Tod ihrer Kinder geäußert ([6]:95f., [25]:57–60).

Weil sie eben auch in „großen Anstalten" lebten, wurden Kinder und Jugendliche einige Jahre später nicht nur Opfer der sog. Kindereuthanasie mit ihren rund 30 „Kinderfachabteilungen" im Reichsgebiet [5], [53]. Mit Erwachsenen zusammen fielen auch sie weiteren Krankenmordaktionen zum Opfer, von den Erschießungen im besetzten Polen und dem eroberten Teil der Sowjetunion bis hin zum Hungersterben. Fast 6 % betrug der Anteil der kindlichen Opfer in der zentral organisierten „Aktion T4", wie mit einer Studie an 3000 Akten von Opfern dieser „Aktion T4" gezeigt werden konnte [16], [17], [18]. Das jüngste Kind in dieser Stichprobe der „T4"-Studie war zum Zeitpunkt der Ermordung 3 Jahre alt, es handelte sich um den an epileptischen Anfällen leidenden Eugen H. aus der Anstalt Weinsberg in Württemberg. Bildungsfähigkeit wurde nun zum Selektionskriterium für Kinder im Krankenmord, analog zur Arbeitsfähigkeit der erwachsenen Patienten. Dabei kamen besonders viele Kinder aus denjenigen Einrichtungen, die sich auf deren Behandlung oder Unterbringung spezialisiert hatten – wie Chemnitz-Altendorf (18), Großhennersdorf (9), Görden (24) oder Uchtspringe (27); (zum Katharinenhof in Großhennersdorf: [20]; zu Görden: [4]; zu Uchtspringe: [52]). Einzelne Kinder stammten allerdings aus zahlreichen weiteren Einrichtungen im gesamten Reichsgebiet (so kamen von den 173 Minderjährigen der „T4"-Stichprobe beispielsweise jeweils ein Opfer aus den großen sächsischen Anstalten Arnsdorf und Großschweidnitz, 4 aus der Münchener Anstalt Eglfing-Haar, 3 aus „Am Feldhof" in Graz und aus „Am Steinhof" in Wien, je eines aus Weinsberg, Werneck und Berlin-Wuhlgarten)[2].

Wie viele Kinder und Jugendliche in den 1930er-Jahren in psychiatrischen Kliniken und Anstalten aufgenommen wurden, wie viele dauerhaft in Anstalten lebten, ist im Überblick für das Deutsche Reich kaum festzustellen. Die **Reichsirrenstatistik**, die seit 1932 mit dem Würzburger Schlüssel als Diagnoseschema durchgeführt wurde, verwendete neben 16 nicht altersgebundenen Kategorien zwei altersgebundene: „Psychische Störungen des höheren Lebensalters" (Kategorie 6) und „Psychopathische Kinder und Jugendliche" (Kategorie 18). Nur für letztere können zahlenmäßige Angaben gemacht werden, während die Zahl der Patienten bis 21 Jahre in den übrigen einschlägigen Kategorien unklar bleibt (insbesondere „Schwachsinnszustände" als Kategorie 1 und „Epilepsie" als Kategorie 2). In der letzten, von Paul Nitsche (1876–1948) erstellten Reichsirrenstatistik von 1936 machte die Gruppe der „psychopathischen" Kinder und Jugendlichen unter den Aufnahmen der psychiatrischen Kliniken 1,5 % (577 Personen) aus, unter den Aufnahmen der Anstalten 0,5 % (315 Personen). Im „Endbestand" der Kliniken waren

2   An dieser Stelle sei dem Team des DFG-Projekts HO 2208-2-1-3 „Wissenschaftliche Erschließung und Auswertung des Krankenaktenbestandes der nationalsozialistischen ‚Euthanasie'-Aktion ‚T4' im Bundesarchiv Berlin" gedankt: Christine Dewitz, Petra Fuchs, Annette Hinz-Wessels, Gerrit Hohendorf, Philipp Rauh, Babette Reicherdt, Paul Richter, Stefanie Schmitt, Sacha Topp und Nadin Zierau.

es 0,9 % (46 Personen), in dem der Anstalten 0, 3% (555 Personen) [41], [39], [40]. Gemessen an den Gesamtzahlen der Aufnahmen und des „Endbestandes" in allen Anstalten und Kliniken des Deutschen Reiches (für 1936: Öffentliche, privat- und gemeinnützige Anstalten: 63.028 Zugänge und 158.608 im „Endbestand"; Psychiatrische und Nervenkliniken sowie städtische Anstalten und Abteilungen: 54.656 Zugänge und 4733 im „Endbestand") handelte es sich also – in einer gewissen Diskrepanz zu der ihr in der Debatte zugeschriebenen Bedeutung – um eine relativ kleine Gruppe, die vor allem bei den Klinikaufnahmen eine gewisse Rolle spielte. Meistens handelte es sich offenbar um Kinder und Jugendliche, die in den städtischen Einrichtungen aufgenommen, aber auch wieder entlassen worden waren, nicht um Dauerpatienten. Sie waren demgemäß deutlich weniger gefährdet, in den nationalsozialistischen Krankenmord zu geraten, als ihre „bildungsunfähigen" Mitpatienten mit den Diagnosen „Schwachsinn" oder „Epilepsie" – sofern sie nicht als „Fürsorgezöglinge" über andere Institutionen, beispielsweise „Jugend-Schutzlager", in die Tötungsmaschinerie des Holocaust oder doch in den Krankenmord gerieten [3].

Doch wie stellte sich die Situation der Kinder in Anstalten nach dem Krieg und dem Krankenmord dar? Dies soll im Folgenden schlaglichtartig am Beispiel der pfälzischen Heil- und Pflegeanstalt Klingenmünster dargestellt werden.

12.2   Kinderpsychiatrie in Klingenmünster nach dem Krieg: Beitrag zur „Klinifizierung" einer alten Anstalt

Die Anstalt Klingenmünster, 1857 in einer reizvollen, fern größerer Zentren gelegenen Gegend der damals bayerischen Pfalz gegründet, war zunächst für etwa 300 Patienten ausgelegt, doch vergrößerte sich über die Jahre und Jahrzehnte die Kapazität stetig. Als man bei Kriegsbeginn 1939 die in der grenznahen „roten Zone" gelegene Heil- und Pflegeanstalt für Zwecke der Wehrmacht räumen musste, wurden insgesamt 1251 Patienten in 13 andere bayerische Anstalten evakuiert ([7]:142–144, [8]) – darunter wahrscheinlich auch einige Kinder und Jugendliche. Zwar dürften bis 1943 die meisten jugendlichen Patienten noch in der vorwiegend dafür zuständigen Anstalt Frankenthal bei Ludwigshafen untergebracht gewesen sein (die nach Zerstörung durch Bombenschaden in der Nacht vom 23. auf den 24. September 1943 aufgelöst werden musste), doch kamen sicherlich in der Praxis Verlegungen von als besonders schwierig geltenden Minderjährigen nach Klingenmünster vor ([42]:38f.).

Mindestens 223 der aus Klingenmünster evakuierten Patienten wurden von den Verlegungsanstalten aus in Tötungsanstalten der „Aktion T4" verbracht ([7]:146–148). Ob sich hierunter auch Kinder oder Jugendliche befanden, ist nicht bekannt. Im Oktober 1940 kehrten Mitarbeiter und 799 Patienten zurück, nachdem bereits seit März 1940 116 der „nützlichen Patienten" zur Instandsetzung der Anstalt zurückgebracht worden waren. Viele der zurückgekehrten und der neu aufgenommenen Patienten wurden in den folgenden Jahren Opfer der dezentralen Krankenmorde. In Klingenmünster verhungerte bis zum Ende des Zweiten Weltkriegs ein größerer Anteil der Insassen als in den übrigen bayerischen Anstalten: 1945 lag die Sterberate dort bei 36 %. Insgesamt starben 2243 Patienten in der Anstalt; 1738 hiervon können als „Kriegsopfer" gelten ([7]:170, [48]:105, [13]:336f.).

Unter den Todesfällen zwischen 1940 und Ende 1945 finden sich auch 66 minderjährige Verstorbene, davon 14 unter 16 Jahren ([42]:37–43, 38f., 67–72). Viele von ihnen starben in den letzten Kriegsjahren. Seit der Auflösung der Heil- und Pflegeanstalt Frankenthal waren mehr Kinder und Jugendliche in Klingenmünster untergebracht. Zwar wurden aus Frankenthal 70 Kinder zunächst in das Landeserziehungsheim Queichheim bei Landau verlegt, doch insgesamt 371 Patienten kamen direkt nach Klingenmünster, darunter auch Minderjährige ([7]:160,

[42]:42). Auch unter den 185 im September 1944 aus dem lothringischen Lörchingen übernommenen Patienten waren einige unter 21 Jahre alt, die zum Teil in Klingenmünster verstarben. Unter den Opfern des Hungersterbens in Klingenmünster während des Krieges war auch eine jugendliche Zwangsarbeiterin ([42]:43).

Nach Kriegsende nahm die Sterberate in der nun in der französischen Besatzungszone gelegenen Anstalt nur langsam wieder ab. Sie erreichte erst 1949 mit 5,8 % wieder in etwa Friedensniveau ([48]:106, [13]:697, [35]:109). Trotz der schlechten Ernährungslage, bedingt u. a. durch mangelnde Unterstützung der von der Anstaltsleitung vertretenen Anliegen durch das Landesernährungsamt in Kaiserslautern, wurde nach 1945 von dem neuen Anstaltsdirektor **Heinrich Schmidt** (gestorben 1951) viel getan, „um die durch das Massensterben der Kriegsjahre hervorgerufene Unterbelegung der Anstalt wieder zu beheben" ([7]:172). Dabei ging es wohl primär um das Fortbestehen der Anstalt. In diesem Zusammenhang wurden nicht nur verstärkt ältere Menschen aufgenommen – 1946 eröffnete man in Klingenmünster zwei Abteilungen speziell für diese Patientengruppe, die besonders gefährdet war, unter den schlechten Lebensbedingungen schnell zu versterben. Anstaltsleiter Heinrich Schmidt bemühte sich auch um die Aufnahme von Minderjährigen. Am 1. Mai 1947 kam es zur Übernahme von 46 „bildungsunfähigen" Kindern aus dem Landeserziehungsheim Landau-Queichheim. Sie waren alle ehemalige Patienten der Anstalt Frankenthal, deren endgültige Abwicklung 1946 beschlossen wurde ([7]:173, 197). „Bildungsfähige" Kinder und Jugendliche sollten weiter in Queichheim bleiben, wo die Möglichkeit zur Beschulung gegeben war. Dagegen befürwortete Heinrich Schmidt die Verlegung „Bildungsunfähiger" nach Klingenmünster, da sie in Queichheim „sicherlich mehr stören und ein schlechtes Beispiel geben als hier" ([7]:197). Offensichtlich stand also bei der Übernahme der Minderjährigen kein neues therapeutisches Konzept im Vordergrund, vielmehr ging es um deren Verwahrung zum Nutzen der Anstalt. Im Jahr 1950 wurde berichtet, die Kinderabteilung sei mit 80 Minderjährigen belegt, die „nach dem Grad ihrer Pflegebedürftigkeit" zusammengefasst waren ([7]:173, 197).

Im April 1951, nachdem sich die Verhältnisse in Klingenmünster gegenüber der unmittelbaren Nachkriegszeit einigermaßen konsolidiert hatten, starb plötzlich Direktor Heinrich Schmidt. Sein Nachfolger **Gerhard Mall** (1909–1983), der sein Amt 1952 antrat, richtete die Anstalt neu aus. Die Umbenennung der Einrichtung Anfang 1953 in „Pfälzische Nervenklinik Landeck" vermied nicht nur den in den Augen der Bevölkerung spätestens durch die NS-Psychiatrie kompromittierten alten Namen der Anstalt, sondern griff programmatisch den Begriff „Klinik" auf. Die „klinische Psychiatrie", oft als Universitätspsychiatrie, wurde traditionell mit therapeutischer Aktivität bei vorübergehendem stationären Aufenthalt in Verbindung gebracht, im Gegensatz zur häufig auf langfristige Verwahrung eingestellten Anstaltspsychiatrie. Tatsächlich wies Mall als habilitierter Schüler und langjähriger Mitarbeiter von Ernst Kretschmer (1888–1964) – erst in Marburg und dann in Tübingen, dort seit 1949 als außerplanmäßiger Professor –, einen typischen universitären Karriereverlauf auf. Dabei war auch sein Wechsel an die Spitze einer Anstalt an sich nicht ungewöhnlich, wohl aber möglicherweise das Ausmaß seines Strebens nach „Klinifizierung" der fast 100 Jahre alten Anstalt. Dies war auch im Sinne des Bezirksausschusses – man wünschte sich explizit einen „Universitätsmann" für die klinische Behandlung ([7]:190). Bekanntlich war eine Neuausrichtung der Anstalten auf „heilbare" Patienten kurz zuvor auch Teil der Reformbestrebungen führender NS-Psychiater gewesen [49], zu der Zeit also, in der Mall seine Ausbildung absolvierte: Er wurde 1938 in Marburg promoviert, wo er sich 1942 bei Ernst Kretschmer habilitierte. Mall war auch über den NS-Krankenmord, Kehrseite dieser Reformbestrebungen, gut informiert. Er hatte 1940 die Anstalt Weissenau gebeten, seinen dort befindlichen Bruder der „Euthanasie" zuzuführen; dieser wurde schließlich im Dezember gleichen Jahres in Grafeneck ermordet ([51], [32], [7]:177). Nach dem Krieg wechselte Mall mit

Kretschmer nach Tübingen. In den folgenden Jahren spielte sein Chef eine bedeutsame Rolle bei der Wiederaufnahme von wissenschaftlichem Austausch und in fachpolitischen Entwicklungen, gelang es ihm doch, sich als Gegner des NS-Systems darzustellen. Tatsächlich hatte Kretschmer dem engeren Netzwerk um Ernst Rüdin (1874–1952) angehört und war insofern ebenfalls in die NS-Psychiatrie verstrickt ([50]:398–403). Kretschmers Schüler Mall entschied sich, an die Spitze der Anstalt Klingenmünster zu wechseln und dort seine Vorstellung von „moderner" Psychiatrie umzusetzen.

Zur Umgestaltung dieser Anstalt in eine moderne Nervenklinik gehörte für Gerhard Mall offenbar neben diagnostisch-apparativen Möglichkeiten insbesondere die Einrichtung einer Abteilung für Minderjährige – Tübingen dürfte dabei als Vorbild gedient haben. Die Jugendpsychiatrische Abteilung wurde 1954 eröffnet, eine Erziehungsberatungsstelle in Landau in Zusammenarbeit mit der Katholischen Pädagogischen Akademie war 1952 vorausgegangen (Kaiserslautern, Zentralarchiv des Bezirksverbandes Pfalz (ZABVP), T 21, Nr. 399, Schreiben Mall an Bezirksregierung vom 3.12.1958). Mall stellte eine Ärztin – Bergith Graetz (1922–1970) – und einen Arzt – Hans Robert Fetzner (1924–1993) – im Hinblick auf diese Funktion ein, die er bereits aus Tübingen kannte. Beide hatten dort einen Teil ihrer Qualifizierungsphase auf der Kinderabteilung verbracht, dazu boten beide einen weiteren Schwerpunkt, der sie in Klingenmünster für die klinische Umgestaltung attraktiv machte. Sie entsprachen genau der Vorstellung von Ärzten, die Mall für die Umgestaltung erforderlich schien:

> » Wenn aber nun die Pfälzische Nervenklinik Landeck sich immer mehr auf eine klinische Heilbehandlung umstellt, so kann kein Zweifel darüber bestehen, dass es darauf ankommt, junge Mitarbeiter zu bekommen, die nach Persönlichkeit und Begabung für eine psychiatrische Tätigkeit infrage kommen, auf der anderen Seite aber mindestens eine zweijährige Ausbildung an einer deutschen angesehenen Universitätsklinik absolviert haben (ZA BVP, Personalakte Robert Fetzner, Brief Mall an Bezirksverband 10.7.1954).

Zuerst kam Anfang Februar 1953 **Dr. Bergith Graetz**. Sie war in Oppeln/Oberschlesien geboren, hatte später in Berlin und Tübingen Medizin studiert. Von 1948 bis 1952 arbeitete sie an der dortigen psychiatrischen Klinik und erhielt ein sehr positives Abschlusszeugnis von ihrem ersten Chef Ernst Kretschmer: Sie habe zunächst ein Jahr auf der Kinderabteilung absolviert, später ein halbes Jahr auf der neurologischen Männerabteilung. Bescheinigt werden Kenntnisse im Röntgen, in Labor- und Liquordiagnostik sowie in der Schockbehandlung. Von Mai 1950 an habe sie die Aufsicht im chemischen Laboratorium innegehabt, dabei dort selbstständig alle wissenschaftlichen experimentellen Untersuchungen durchgeführt und zahlreiche experimentelle Dissertationen betreut. Sie habe sogar moderne fermentchemische Untersuchungen eingesetzt und sei zu einem Auslandsaufenthalt nach England eingeladen worden (ZA BVP Personalakte Bergith Graetz, Zeugnis Kretschmer [Tübingen] vom 25.7.1952 [Abschrift]).

Fermentchemische Methoden interessierten Mall aufgrund seines eigenen Forschungsgebietes besonders – hatte er doch bereits während des Krieges zu dieser Thematik geforscht und gemeinsam mit Ernst Kretschmer 1941 ein Buch mit dem Titel *Fermentchemische Studien zur klinischen und konstitutionellen Korrelationsforschung, speziell zur psychiatrischen Endocrinologie* herausgegeben ([49]:384). In jedem Fall schlug er die junge Ärztin dem Bezirksverband Pfalz zur Anstellung mit zwei Argumenten vor. Sie habe „sich besonders auf dem Gebiet der Kinderpsychiatrie und der Laboratoriumstechnik hervorragend bewährt" (ZA BVP, Personalakte Bergith Graetz, Zeugnis Mall vom 25.9.1952). Er empfahl ihre „Anstellung als planmäßig wissenschaftliche Assistenzärztin wärmstens …, da sie hier für die Leitung des Laboratoriums dringend gebraucht wird". Doch auch der Einsatz auf der Tübinger Kinderstation spielte eine große Rolle:

> » Hinzu kommt aber weiter, dass sie in der Kinderabteilung der Nervenklinik in Tübingen als Stationsärztin reichlich Erfahrung auf dem Gebiet der Jugendpsychiatrie sammeln konnte. Da aber in der hiesigen Anstalt gerade die Jugendpsychiatrie besonders gefördert werden sollte, und jugendpsychiatrisch geschulte Ärzte heute kaum zu gewinnen sind, wäre die Anstellung von Fräulein Dr. Graetz auch aus diesem Grund besonders zu empfehlen (ZA BVP, Schreiben Mall an Bezirksverband vom 29.9.1952).

Wenig später, im Oktober 1953, holte Mall **Hans Robert Fetzner** nach Klingenmünster. Dieser war kriegsversehrt, hatte 1945 das Notabitur abgelegt und anschließend in Tübingen bis zum Staatsexamen 1951 Medizin studiert. Im Anschluss absolvierte Fetzner ein Jahr seiner Pflichtassistentenzeit an der Tübinger Psychiatrie. Er wurde 1952 bei Kretschmer über *Konstitutionsphysiologische Untersuchungen an Schizophrenen und Manisch-Depressiven* promoviert und erwarb an dessen Klinik ebenfalls zwei Fähigkeiten, die Mall dringend brauchen konnte. Er kannte sich in der Elektroenzephalografie und mit der Behandlung von Kindern aus:

> » Außerordentlich wichtig ist, dass Herr Dr. Fetzner bereits 5/4 Jahre in der Kinderabteilung der Universitäts-Nervenklinik Tübingen gearbeitet hat, und damit auch die Voraussetzungen mit sich bringt, die Abteilung für Knaben an unserer neuen jugendpsychiatrischen Abteilung ärztlich übernehmen zu können (ZA BVP, Personalakte Robert Fetzner, Promotionsurkunde und Schreiben Mall an Bezirksverband vom 10.7.1954).

Auch Kretschmer bestätigte Fetzner in seinem Abschlusszeugnis die entsprechenden Fähigkeiten und hob dessen besonderes Interesse an Testpsychologie und der Psychotherapie schwieriger Kinder hervor. Daneben erwähnte er auch Arbeitseifer, Fleiß, rasche Auffassungsgabe und „kameradschaftliches Verhalten" (Personalabteilung Klingenmünster, Personalakte Robert Fetzner, Zeugnis vom 27.7.1953). Fetzners Arbeit war zudem anschlussfähig an Malls labororientierte Forschungsinteressen, er veröffentlichte später zu Stoffwechselproblemen der Epilepsie und in Zusammenarbeit mit dem 1963 in Klingenmünster eingerichteten endokrinologischen Labor zur Hormontherapie und zu „endokrinologischen Aspekten in der Kinder- und Jugendpsychiatrie"[3] ([7]:192, [15], [33], [34]).

Am 9. Juli 1954 wurde die **kinderpsychiatrische Abteilung** eröffnet. Es handelte sich um zwei zusammenhängende, auf einem Stockwerk liegende Stationen mit insgesamt 46 Betten (**K1 und K2**) – eine für Jungen, von Robert Fetzner geleitet, und eine für Mädchen mit Bergith Graetz als Stationsärztin. 1957, in der Festschrift zum 100-jährigen Bestehen der Psychiatrie in Klingenmünster, schrieb Fetzner über diese junge Entwicklung und hielt fest, dass innerhalb von 3 Jahren eine diagnostische Klärung bei fast 500 Kindern auf den neuen Stationen erfolgt sei. Es muss sich also mehrheitlich um kurzfristige stationäre Aufnahmen zur „Abklärung" von Diagnosen, Therapien oder empfehlenswerten Erziehungs- oder Aufenthaltsoptionen gehandelt haben, nicht um sog. Langzeitpatienten. Dies passte zur neuen klinischen Konzeption der Einrichtung ebenso wie zu einer Funktion der Kinder- und Jugendpsychiatrie als Ratgeberin in einem Grenzbereich zwischen „normal" und „nicht normal" sowie als eine gesellschaftlich relevante Schaltstelle der Zuweisung von Kindern zu Psychiatrie oder Fürsorgewesen. Diese Verteilungsfunktion passt

---

3   Für diesen Hinweis danke ich Christof Beyer.

durchaus zum von Werner Villinger und Hermann Stutte (1909–1982) 1948 geforderten System der ärztlichen „Sichtung, Siebung und Lenkung" auffälliger Jugendlicher im staatlichen Interesse (Stutte war seit 1954 in Marburg erster [außerordentlicher] Professor im Fach Jugendpsychiatrie – eine Neuerung, die auch Fetzner in seinem kurzen Text erwähnt; der dortige Lehrstuhl folgte 1963, siehe auch ► Kap. 9). Fetzner benennt die Zusammenarbeit mit Jugendämtern und Fürsorgestellen bei der Vermittlung in Heime, Pflegefamilien und Hilfsschulen. Die Hauptaufgabe der neuen Abteilung definierte Fetzner in anderer Weise – und dabei befand er sich durchaus in Übereinstimmung etwa mit Villingers oben zitierter Schrift von 1933 – als „das ärztliche Verstehen und Helfen bei seelischen Schwierigkeiten jeder Art innerhalb des Kindes- und Jugendalters" und als ein „dringendes Erfordernis unserer Zeit" ([14]:111, 113). Auch Mall lobte 1958 das Wirken der Abteilung in die Gesellschaft hinein in einem befürwortenden Schreiben über Fetzner an den Bezirksverband:

» Es ist besonders hervorzuheben, mit welcher Liebe Herr Fetzner sich der Jugendpsychiatrie widmet und mit welchem Erfolg es ihm gelungen ist, unserer jugendpsychiatrischen Abteilung einen guten Ruf in Schulkreisen der Pfalz und weit darüber hinaus zu verschaffen. Die von ihm maßgeblich mitentwickelte Jugendpsychiatrische Abteilung ist heute ein anerkanntes Zentrum der Erziehungsberatung von schwererziehbaren und entwicklungsgestörten Kindern (ZA BVP, Personalakte Robert Fetzner, Schreiben Mall an Bezirksverband vom 10.7.1958).

In einer Denkschrift „Über die Notwendigkeit der personellen und räumlichen Erweiterung der Kinder- und Jugendpsychiatrischen Abteilung der pfälzischen Nervenklinik Landeck" vom 1. Dezember 1959 nehmen Mall und Fetzner deutlicher Bezug zu der von ihnen postulierten Bedeutung der Kinder- und Jugendpsychiatrie. Hier ist die Rede von den „Problemen der heutigen Jugend", dem „Versagen der Gesellschaft", „jener immer größer werdenden Zahl der sogenannten Frühkriminellen, der Asozialen, Verwahrlosten", von den „ideellen Werten" der Abteilung, „die nicht hoch genug eingeschätzt werden können (Mithilfe an der Entwicklung einer gesunden leistungsfähigen Jugend, Minderung familiären Leides, Verringerung der Gefährdung der Gesellschaft usw.)". Die Denkschrift – die auch erwähnte, dass der Klinik 2 Jahre zuvor „die Aufgabe der zentralen Untersuchungsstelle des Landesjugendamtes Rheinland-Pfalz zugefallen" sei – sollte auch das Sozialministerium von der Notwendigkeit überzeugen, die moderne Einrichtung zu fördern, zumal sie sich an alle „Bevölkerungs- und Intelligenzschichten" richtete, nicht lediglich an chronisch Kranke und Behinderte (ZA BVP, T 21, Nr. 399).

Doch waren nicht alle Kinder und Jugendlichen für dieses „moderne" Konzept geeignet. Als „andere Seite der Medaille" entstand 1957 eine gesonderte Station für „nicht mehr formbare, hochgradig schwachsinnige Kinder", auch „**Anstaltskinderabteilung**", K3 oder später im allgemeinen Sprachgebrauch HP (für Heilpädagogik), genannt. Die Geschichte dieser Abteilung, die von verschiedenen Zeitzeugen entgegen jeder heilpädagogischen Programmatik in den düstersten Farben geschildert wird – u. a. wurde sie als „Gulag" bezeichnet – und die erst Anfang der 1980er-Jahre aufgelöst wurde, ist noch nicht geschrieben ([7]:226). Jedenfalls handelte es sich bei den dort untergebrachten Kindern und Jugendlichen im Prinzip um eine Patientengruppe, die einige Jahre zuvor, im Nationalsozialismus, vom Krankenmord bedroht gewesen wäre.

Für diese Station war zeitweise Graetz zuständig, die bis Mitte der 1960er-Jahre von Mall in verschiedenen Schreiben an den Bezirksverband ebenso gelobt wurde wie Fetzner. 1965 wurde sie zur Obermedizinalrätin ernannt, doch in der folgenden Zeit scheint es einen biografischen Bruch bzw. einen Bruch mit dem Direktor der Institution gegeben zu haben. Bergith Graetz starb 1970 durch Suizid; in der offiziellen Erinnerung des Pfalzklinikums oder der dortigen Kinder- und

Jugendpsychiatrie hat sie keine Spuren hinterlassen (ZA BVP, Personalakte Bergith Graetz). Aus der Personalakte in Kaiserslautern lassen sich folgende berufliche Daten rekonstruieren:

Werdegang Bergith Graetz

- 1.5.1948–15.3.1952 wissenschaftliche Assistentin an der Nervenklinik Tübingen
- 1952/53 Bristol, Mental Hospital
- 1.2.1953 Vertragsärztin in Klingenmünster
- 1957/58 St. Mary Hospital (Innere) in Kansas-City
- 1958 Fachärztin für Psychiatrie und Neurologie
- 1959 Medizinalrätin
- 1965 Obermedizinalrätin
- 1969 Gescheiterter Versuch der Zwangspensionierung
- 1970 Suizid

In der Personalabteilung Klingenmünster ist weder eine Karteikarte noch eine Personalakte über Graetz erhalten. Im Gegensatz zu Robert Fetzner scheint sie auch keinen engeren Kontakt zur 1950 gegründeten Deutschen Vereinigung für Jugendpsychiatrie (DVJ) aufgenommen zu haben. Für Fetzner ist der Besuch zweier Kongresse – in Marburg 1958 und in Berlin 1959, wo er auch die Mitgliederversammlung besuchte – belegt[4] (Universitätsarchiv Marburg, 309, 54: Nachlass Prof. Hermann Stutte (1909–1982), Nr. 2, 3 und 4). Eine weiter bestehende engere Verbindung zur DVJ ist allerdings nicht belegt. In Klingenmünster gilt Fetzner, dessen Karriereweg in der Einrichtung keinen Knick aufwies, als Gründervater der Kinder- und Jugendpsychiatrie (ZA BVP, Personalakte Robert Fetzner). Seine beruflichen Stationen waren:

Werdegang Hans Robert Fetzner

- 1951–54 Pflichtassistentenzeit (zunächst Universitätsnervenklinik Tübingen, vom 1.10.1953 – 31.10.1954 Klingenmünster)
- 1954 Assistenzarzt in Klingenmünster
- 1958 Facharzt für Psychiatrie und Neurologie, Medizinalrat
- 1965 Obermedizinalrat
- 1969 Medizinaldirektor
- 1975 leitender Medizinaldirektor
- 1986 Pensionierung

1973 erhielt die Abteilung ein eigenes Gebäude, und in Anwesenheit des damaligen rheinland-pfälzischen Ministerpräsidenten Helmut Kohl äußerte Mall, dass man die neue Jugendklinik eigentlich „Robert-Fetzner-Klinik" nennen solle (ZA BVP, Bauakt, Zug.-Nr. 05-2011, Zeitungsausschnitt „Ein schwarzer Schlüssel auf rotem Grund", Rheinpfalz Landau vom 30.11.1973), (◘ Abb. 12.1, ◘ Abb. 12.2).

1986, bei Fetzners Verabschiedung in den Ruhestand, trug die Institution bereits den Namen „Pfalzinstitut" (1974 war zu der Jugendklinik noch eine kinderpsychiatrische Klinik

---

4   Für diesen Nachweis danke ich Sascha Topp und Klaus Schepker.

Bezirksregierung Rheinhessen-Pfalz
–01–

An das

Referat   09

Zeitungsausschnitte

aus Rheinpf.Landau v.30.11.73

Ein schwarzer Schlüssel auf rotem Grund

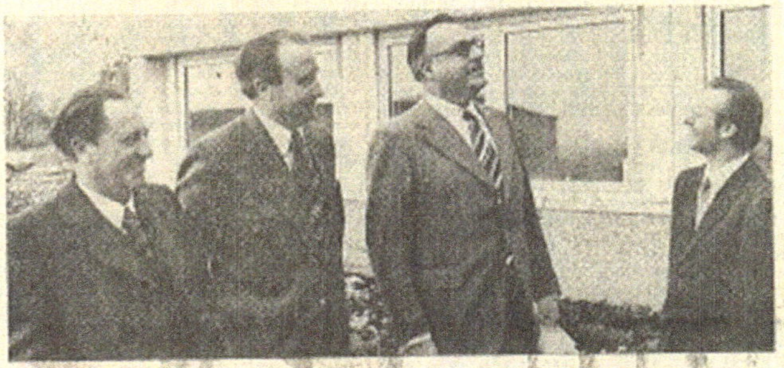

hwk. K l i n g e n m ü n s t e r. Der rund 60 Zentimeter lange handfest-eiserne, obwohl bloß symbolische, Schlüssel, den Oberbaurat Schulte im Namen der Bauleute in die Hände des Bezirksverbandsvorsitzenden Dr. Werner Ludwig legte, war in dezentem Schwarz gehalten, wurde jedoch auf einem knallroten Samtkissen überreicht. Die Farben hatten hier freilich keinen Symbolgehalt, denn es ging um die Indienststellung der Jugendklinik der Pfälzischen Nervenklinik Landeck, die man nach Prof. Dr. Dr. Mails, des „Großvaters der Klinik" (so Prof. Mall über Prof. Mall), Meinung „Dr.-Ludwig-Fetzner-Klinik" taufen sollte; ein Ereignis, das von Prof. Dr. Dr. Mall als Grußwort-Sprecher, bei der Übergabe „einer Fachklinik von wahrhaft europäischen Ausmaßen" entsprechend gewürdigt wurde. Er erinnerte daran, daß der damals aus Tübingen gekommene Dr. Fetzner als Pflichtassistent mit einem Monatssalär von 200 Mark vor 20 Jahren als „leidenschaftlicher Arzt"

seine Tätigkeit als Jugend- und Kinderpsychiater in Klingenmünster begonnen habe.

♦

Ministerpräsident Dr. Helmut Kohl witzelte zu Beginn seiner „Festrede" über das ihm gestellte Thema „Psychiatrie und Landesregierung", indem er bestimmte Vergleiche zog, er ging aber bei seinem Appell an mehr Menschlichkeit gerade den Kindern, insbesondere den behinderten, genüber, nicht über ein gastfreundliches Mittelmaß hinaus. Wir könnten uns — aus Erfahrung — vorstellen, daß sein Sozialminister Dr. Geißler schon ein Wort mehr über das, auch finanzielle, Verhältnis von Bezirksverband Pfalz und Land gesprochen hätte. Insofern war man doch etwas enttäuscht. Oder sollten sich die beiden Ludwigshafener „Kontrahenten" — Dr. Kohl und Dr. Ludwig — hinsichtlich gewisser Wünsche des Landes inzwischen arrangiert haben?   Foto: Merz

◘ Abb. 12.1   Zeitungsausschnitt: „Ein schwarzer Schlüssel auf rotem Grund", Rheinpfalz Landau vom 30.11.1973 (mit freundl. Genehmigung von Herrn Dr. Burkhart, Zentralarchiv des Bezirksverbandes Pfalz, Kaiserslautern)

hinzugekommen). Bei dieser Gelegenheit hob der Vorsitzende des Bezirkstags, Dr. Werner Ludwig, hervor, Fetzner habe für das Land Rheinland-Pfalz eine Kinder- und Jugendpsychiatrie aufgebaut. Aus der Abschiedsrede wurde in der Presse zitiert: „Über weite Strecken auf sich selbst gestellt und von der Aufbruchsbewegung der deutschen Kinder- und Jugendpsychiatrie als Linksrheinischer unbeachtet, sei es ihm in mehreren Zwischenstufen 20 Jahre später [nach seiner Einstellung] gelungen, eine Jugendklinik mit psychiatrischer und psychotherapeutisch-psychosomatischer

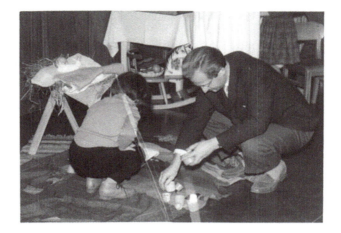

Abb. 12.2 Dr. Hans Robert Fetzner mit Kind (mit freundl. Genehmigung von Herrn Dr. Michael Brünger, Pfalzinstitut Klingenmünster)

Abteilung neu zu errichten. Ein Jahr später sei die Errichtung einer kinderpsychiatrischen Klinik mit vielfältigen schulischen Integrationsmöglichkeiten gelungen" (ZA BVP, Personalakte Robert Fetzner, Zeitungsausschnitt „Kämpfer für die Jugendpsychiatrie", Rheinpfalz vom 30.6.1986).

Diese Erzählung betont im Rückblick die eigenständige Entwicklung in Rheinland-Pfalz und die Initiative eines Einzelnen, aber auch Aspekte der klinischen Differenzierung und einer Öffnung der neu entstandenen Institution in Richtung Gesellschaft – für einen Zeitraum, in dem der Text der Psychiatrieenquete noch nicht auf dem Tisch lag, und ohne die Verlierer dieser Entwicklung zu erwähnen.

12.3 Kinder im Nachkrieg: Minderjährige Patienten in Klingenmünster zwischen 1945 und 1955

Abschließend soll auf der Basis von Krankengeschichten ein Blick auf die (kinder-)psychiatrische Praxis in Klingenmünster nach dem Krieg geworfen werden – der Zeit nach dem Krankenmord, die gleichwohl von großer materieller Not und fortgesetztem Hungersterben in der Anstalt gekennzeichnet war. Wie lebten Kinder und Jugendliche damals in Klingenmünster? Welche Schicksale brachten sie mit bei Aufnahme aus einer von Kriegs- und Gewalterfahrungen, von Zerstörung und Entwurzelung geprägten Gesellschaft? (▸ Kap. 9)

Ein erster, sicherlich nicht repräsentativer und dennoch instruktiver Einblick ist möglich anhand einer Zufallsstichprobe von Akten, die im Rahmen des DFG-Projekts „Nach dem Krankenmord. Struktur und Alltagsleben ehemaliger Tötungsanstalten in den vier Besatzungszonen 1945–1955" erhoben wurde, in dem Klingenmünster als Beispiel für die französische Besatzungszone diente [35]. In diese Studie wurden insgesamt 506 Patienten durch ihre Krankenakten einbezogen, 5 % aller Anfang 1945 dort lebenden oder bis 1955 dort aufgenommenen Personen. Die Grundgesamtheit für die Stichprobenziehung bildeten 10.110 Patienten, 1532 aus dem „Anfangsbestand" vom 1.2.1945 und 8576 „Neuaufnahmen" bis 1955; aus der ersten Gruppe wurden 77, aus der zweiten 429 gezogen. 3 % dieser Akten stammten von Minderjährigen – deren 16 Krankengeschichten der folgenden kursorischen qualitativen Auswertung zugrunde liegen. Dabei war nur eine Patientin vor Kriegsende aufgenommen worden (sie war 1936 geboren, wurde 1940 mit der Diagnose einer Little'schen Erkrankung aufgenommen und 1953 in ein Heim verlegt),

(Landesarchiv Speyer, PA Klingenmünster, Akte Nr. 12827). Neun der nach Kriegsende aufgenommenen jugendlichen Patienten kamen vor 1954 oder wurden nicht auf die zu diesem Zeitpunkt eingerichtete Kinder- und Jugendpsychiatrische Abteilung aufgenommen. Immerhin 6
Kinder und Jugendliche dieser Stichprobe, 2 Jungen und 4 Mädchen, wurden 1954 oder 1955
auf den Stationen K1 und K2 aufgenommen und spiegeln so die gesteigerten Aufnahmezahlen
für diese Patientengruppe unter den neuen Bedingungen wider.

Zunächst sollen die Krankengeschichten der Kinder und Jugendlichen dargestellt werden,
die nicht in die Kinder- und Jugendpsychiatrische Abteilung aufgenommen wurden.

■   **Kinder in Klingenmünster vor 1954 oder/und außerhalb der Abteilung für Kinder-
und Jugendpsychiatrie**

■ ■ **Hildeberta**
Am 14. August 1947 wurde Hildeberta Sch. in Klingenmünster aufgenommen. Sie kann als ein
typisches Opfer des Hungersterbens gelten (Landesarchiv Speyer, PA Klingenmünster, Akte Nr.
12600). Hildeberta starb am 1. Januar 1948 nach nur etwa 5 Monaten Anstaltsaufenthalt und nach
drastischer Gewichtsabnahme in der Anstalt. Im Jahr ihrer Aufnahme betrug die Sterblichkeit
noch 14,7 % ([47]:106), lag also deutlich über der „Friedenssterblichkeit" von ca. 5 %. Dennoch
hatte Direktor Heinrich Schmidt das Aufnahmegesuch, in dem es hieß, das Kind sei „schwachsinnig" und „dauerpflegebedürftig" am 28. Juli 1947 positiv mit der Bemerkung beschieden, das
Mädchen könne jederzeit aufgenommen werden. Hildeberta war 1933 geboren, zur Zeit der
Aufnahme also 14 Jahre alt. Sie war 1,42 m groß und wog bei Aufnahme 35 kg. In einem Brief
an den Vater vom 10. September 1947 wurde ihr Zustand negativ beschrieben: Es sei keine Besserung erfolgt und es liege eine „schwere Idiotie" vor. Das Kind sei „unrein bei Tag und Nacht",
es müsse gefüttert werden. Eine Besserung sei nicht zu erwarten. Zu Weihnachten 1947 sandten
die Eltern einen Brief an die Anstalt, aus dem hervorgeht, dass sie die Hoffnung dennoch nicht
ganz aufgegeben hatten: „Hat sie sich schon gebessert oder nicht?" Die beiden folgenden Sätze
(„Wir hoffen das liebe Christkind auch Ihr die Natürliche Gesundheit gibt. Das wäre unser größter
Weihnachts Wunsch.") sind allerdings schwer zu interpretieren – was könnte „natürliche Gesundheit" in diesem Fall bedeuten?

Im Verlauf der Krankengeschichte finden sich Beschreibungen, die in ihrer Diktion und insbesondere mit dem Verweis auf eine eher tierhafte als menschliche Existenz an die Sprache in
Krankenakten der NS-Zeit anzuknüpfen scheinen: „Jammert oft und stößt tierische Laute aus
die aber nicht als emotionelle Empfindung gewertet werden kann … muss an und ausgezogen
werden wie ein Wickelkind … untragbar durch ihr dauerhaftes Brüllen … vegetiert dahin." Bei
ihrem Tod nur wenige Tage nach Eintreffen des Weihnachtsbriefes der Eltern wog sie ausweislich der Gewichtskurve noch 21,5 kg, bei der Obduktion stellte man hochgradigen Marasmus,
Lungen- und Nebennierentuberkulose fest. Die Tuberkulose, typische und in Klingenmünster
damals sehr verbreitete Hungerkrankheit, könnte Hildeberta durchaus schon vor der Aufnahme
erworben haben, doch der dramatische und schnelle Verlauf legt nahe, dass die Anstaltsbedin-
gungen sicherlich zumindest nicht zu einer Besserung der Krankheit führen konnten.

■ ■ **Walter Edgar**
Das Schicksal von Walter Edgar B., der am 1. Mai 1947 gemeinsam mit seinem Bruder Karl-Heinz
aus dem Landeserziehungsheim in Landau-Queichheim aufgenommen wurde, kann als Beispiel
für eine extreme Entwurzelung aus allerdings ganz spezifischen Gründen gelten (Landesarchiv
Speyer, PA Klingenmünster, Akte Nr. 6413). Im Mai 1947 gehörten die Brüder zu jenen 46 „bildungsunfähigen" Kindern, die man nach Klingenmünster holte, um Bettenleerstand zu vermeiden

([7]:173). Sie hatten zu diesem Zeitpunkt jedoch bereits eine lange Odyssee hinter sich, die hier ungekürzt dargestellt wird, um das Ausmaß der Verschiebungen an immer neue, fremde Orte sichtbar zu machen.

Der damals 10-jährige Walter Edgar (geboren 1933) und sein ein Jahr älterer Bruder Karl-Heinz wurden am 21. September 1943 aus Frankenthal, wo sie bereits längere Zeit lebten, in die Heidelberger Psychiatrische Klinik aufgenommen – nur 2 Tage vor der Zerstörung der Anstalt Frankenthal. Sie gehörten zu den ersten „Forschungskindern" der dort im August 1943 von Klinikdirektor Carl Schneider (1891–1946) in Kooperation mit der Berliner „T4"-Zentrale eingerichteten Forschungsabteilung, deren Ziel es war, zwischen endogen und exogen bedingten „Schwachsinnsformen" zu unterscheiden ([23]:942–944). Als Brüderpaar waren sie für Carl Schneider und seine Mitarbeiter von besonderem Interesse (Heidelberg, Historisches Archiv der Psychiatrischen Klinik, Bestand „Forschungskinder", Akten F3 Edgar [Walter] B. und F4 Karlheinz B., Aufenthalt beide vom 21.9.–22.10.1943). In Heidelberg wurden sie dem umfangreichen Untersuchungsprogramm unterworfen, das dem Forschungskonzept entsprach – einschließlich der damals modernen testpsychologischen Untersuchungen von Ernst Rüdins Mitarbeiter Julius Deussen (1906–1974) ([44]:132–144). Teil des Programms war die makro- und mikroskopische Untersuchung des Gehirns – die Ermordung der Kinder war also eingeplant. Zu diesem Zweck sollten sie in die „Kinderfachabteilung" Eichberg (bei Eltville/Wiesbaden) aufgenommen werden, jedoch nicht auf direktem Wege. Da die Brüder nach Abschluss der Untersuchungen nicht mehr nach Frankenthal zurückverlegt werden konnten, brachte man sie zunächst nach Queichheim, später von dort nach Klingenmünster. Schließlich kamen sie am 11. August 1944 gemeinsam mit 6 weiteren pfälzischen Kindern in einem Sammeltransport tatsächlich auf den „Eichberg". Dort entgingen sie – im Gegensatz zu 21 anderen „Forschungskindern", darunter auch eines der pfälzischen Kinder – jedoch der Ermordung, sodass sie sich zu Kriegsende immer noch in dieser Anstalt befanden ([24]:238). Kurzfristig wurden sie am 15. Mai 1945 in das St. Valentinushaus Kiedrich verlegt, kamen aber bereits am 11. Juni 1945 zurück auf den „Eichberg". Dort, wo kurz zuvor noch eine „Kinderfachabteilung" bestanden hatte, konnte man nun nichts mehr mit ihnen anfangen. „Da unsere Anstalt nur zur Aufnahme Erwachsener geeignet ist, beabsichtigen wir die o. g. Minderjährigen am 1.3.1946 in das Heilerziehungsheim Calmenhof, Idstein/Ts. zu verlegen" – so schrieb Anstaltsdirektor Wilhelm Hinsen am 21. Februar 1946 an den Landesfürsorgeverband Pfalz. Dabei ging es um die Frage des Kostenträgers. Da die Kinder über die Forschungsabteilung Heidelberg zum Zweck der Ermordung auf den „Eichberg" gekommen waren, sollte offenbar die Abrechnung über die Zentralverrechnungsstelle, eine der Tarnorganisationen der „T4"-Zentrale erfolgen – doch diese existierte ja nun nicht mehr. Diese Zusammenhänge waren offenbar Hinsen durchaus bewusst, da er ausführte: „Da die Anforderung der Kosten über die Zentralverrechnungsstelle Berlin erfolgen sollte, diese aber weder Zahlungen leistete noch weiterhin als Kostenträger in Frage kommt, bitten wir dortige Stelle [den Landesfürsorgeverband Pfalz in Speyer, d. Verf.] um bald-gefl. Übersendung der Anerkenntnis." Die Kinder wurden tatsächlich zunächst am 1. März 1946 in die hessische Einrichtung Kalmenhof/Idstein verlegt, doch dann kehrten sie wahrscheinlich auf Wunsch des Fürsorgeverbands in die Pfalz zurück, zunächst nach Queichheim, dann nach Klingenmünster.

Seine Mutter würde er sofort erkennen, wurde Walter in seiner Krankengeschichte zitiert, doch tatsächlich sei dies überhaupt nicht der Fall. Der Kontakt zur Familie war ohnehin nicht sehr eng gewesen, zudem in den Jahren der Verlegungen wohl überhaupt kaum noch möglich. In den folgenden Jahren wurden die beiden Jungen manchmal zur Familie beurlaubt, doch die Entlassung stets ärztlicherseits mit der Begründung abgelehnt, der Anstaltsaufenthalt sei weiterhin geboten. Dabei argumentierte ein männliches Familienmitglied durchaus nachvollziehbar, die beiden Jungen hätten so viele Heimaufenthalte hinter sich, dass sie nun einmal nach Hause kommen müssten. Anlässlich der Weihnachtsbeurlaubung vom 23. Dezember 1950 entschied sich die Familie zur Selbsthilfe – sie brachte die beiden nun fast erwachsenen Jungen nicht mehr zurück in die Anstalt, und dabei blieb es, soweit bekannt.

Drei weitere Aufnahmen von Jugendlichen – in den Jahren 1948, 1951 und 1954 – zeigen, dass in Klingenmünster auf der Basis stationärer Beobachtung Gutachten zur Frage der „Erziehbarkeit" oder „Nicht-Erziehbarkeit" von (potenziellen) Fürsorgezöglingen angefertigt wurden – im Einklang mit der Forderung beispielsweise Stuttes von 1947, beim Feststellen des „Tatbestands der Unerziehbarkeit" von einer Fürsorgeerziehung abzusehen (▶ Kap. 9). Für zwei der zu diesem Zweck aufgenommenen Kinder kam der Gutachtenauftrag von der Regierung des Saarlands.

Heinrich   Heinrich Sch., geboren 1933, wurde im Juni 1948 aus einem Heim in St. Wendel in Klingenmünster aufgenommen. Zusammen mit 3 Geschwistern war er wegen „Verwahrlosung" 1943 in Fürsorge untergebracht worden. Nun hatte man in dem Heim Zweifel geäußert, ob Heinrich wegen seiner „Schwachsinnigkeit" überhaupt für die Fürsorgeerziehung geeignet sei. Der gutachtende Arzt in Klingenmünster stellte fest, der Junge wirke zwar nicht „schwachsinnig", doch habe die Intelligenzprüfung „Debilität" ergeben. Er sei „entwicklungsfähig", wenn auch nicht im engeren Sinne „bildungsfähig". Vorgeschlagen wurde die Vermittlung in eine Familienpflege zwecks „Familienfürsorgeerziehung". Offenbar gab es dann aber Schwierigkeiten, eine geeignete Stelle im Saarland zu finden (dies gelang erst 1949) und Reisepapiere für die Rückkehr zu beschaffen. „Heini", wie der Junge in den Briefen seiner Mutter genannt wurde, blieb daher in Klingenmünster, bis er am 15. April 1950 in einem Sammeltransport in die Anstalt Merzig verlegt wurde, von wo er weitervermittelt werden sollte (Landesarchiv Speyer, PA Klingenmünster, Akte Nr. 10096).

Mechtide   Mechthilde F., geb. 1934, war seit 1949 in einem Mädchenerziehungsheim in Waldfischbach, ebenfalls im Saarland, untergebracht. Sie war laut Akte von „ratlosen Eltern" wegen Sitzenbleiben und Weglaufen in die Fürsorge gegeben worden und auch bei ihr stellte sich die Frage, wieweit noch „Bildungs- und Erziehungsfähigkeit" vorliege. Am 27. April 1951 kam sie für 6 Wochen nach Klingenmünster. Das Gutachten stellte „angeborenen Schwachsinn mit Neigung zum triebhaften Davonlaufen" fest. Eventuelle subjektive Motive für das Weglaufen bleiben im Unklaren. Es liege keine Geisteskrankheit vor, das Mädchen sei nicht bildungs- oder erziehungsfähig, sollte also keine Fürsorgeerziehung erhalten. Dagegen wurde die Unterbringung in einer geschlossenen Anstalt befürwortet, aber nur, wenn Mechthilde ihre Umgebung durch triebhaftes Handeln gefährde. Die Akte enthält auch einen handschriftlichen Lebenslauf, an dessen Ende es heißt: „Am liebsten möchte ich hierbleiben und hier was lernen. Ich könnte mich auf nichts mehr besinnen." (Landesarchiv Speyer, PA Klingenmünster, Akte Nr. 3264).

Karlheinz   Bei Karlheinz P., geb. 1939 und für 6 Wochen aufgenommen am 4. November 1954 (allerdings nicht auf der Knabenstation K1) wurde ebenfalls eine Begutachtung mit der Fragestellung der Erziehungsfähigkeit durchgeführt. Hier ergab das Gutachten, dass eine „Psychopathie" vorliege und dass vorausgegangene Schwierigkeiten auf falsche Behandlung durch den Vormund zurückzuführen seien. Der Jugendliche gehöre daher nicht in ein Heim, sondern besser in eine Lehre (Landesarchiv Speyer, PA Klingenmünster, Akte Nr. 9750).

Henny   Die 1934 geborene Henny D. kam am 18. Juni 1953 zwar nicht zum Gutachten, jedoch mit einer ähnlichen Geschichte wie bei Mechthilde F. von sozialer Auffälligkeit und schwierigem Milieu, deren Hintergründe und Auswirkungen auf die Entwicklung des Mädchens kaum aufgeklärt wurden. Sie war zuvor als „debile psychopathische Jugendliche" im Mädchenerziehungsheim

Speyerdorf untergebracht. Henny D. blieb ein Jahr in Klingenmünster, wo es ebenfalls zu Schwierigkeiten kam. Weihnachten 1953 erhielt sie sogar eine Elektroschock-„Therapie" (EKT), aus offensichtlich disziplinarischen Gründen. Schließlich stellte man fest, sie habe sich in letzter Zeit „besser geführt", solle aber in ein geschlossenes Heim eingewiesen werden (angeblich finde sie dort ein besseres Milieu als zu Hause). Zunächst wurde sie jedoch – nach fast genau einem Jahr – im Juni 1954 in eine andere rheinland-pfälzische Anstalt, nach Alzey verlegt (Landesarchiv Speyer, Akte Nr. 2272).

Waltraut   Ebenfalls im Sommer 1953 kam Waltraut W., geb. 1939, nach Klingenmünster – und in ihrem Fall könnte man im Unterschied zu den bisher dargestellten Aufnahmen von einer therapeutischen Indikation sprechen. Sie hatte die Diagnose einer „genuinen Epilepsie mit schwerer Wesensänderung" erhalten und wurde wegen eines fraglichen Status epilepticus zur Fieberkur mit Pyrifer (inaktivierte Kolibakterien zur Steigerung der Körpertemperatur) eingewiesen, eine wohl eher ungewöhnliche Maßnahme, auf die sie offenbar nicht ansprach. Stattdessen wurde sie erfolgreich auf das Antiepileptikum Phenytoin (die Handelsnamen Comital und Zentropil werden erwähnt) eingestellt und erhielt zusätzlich ein Hormonpräparat. Bald darauf ließ sie sich gegen ärztlichen Rat entlassen. Die Prognose sei „ungünstig wegen Wesensänderung", hält die Akte fest, doch lebte Waltraut W. noch 1962 außerhalb der Anstalt – zu diesem Zeitpunkt stellte sie sich in Klingenmünster in der Ambulanz für Anfallskranke vor (Landesarchiv Speyer, Akte Nr. 3295).

Wenngleich aus der reinen Ähnlichkeit der Abläufe und der Aktenführung keine endgültigen Schlüsse gezogen werden können, so geben doch zwei Krankengeschichten von 1954 und 1956 in der Anstalt verstorbenen Kindern besonders zu denken, die im Ablauf der Ereignisse und in der in den Akten verwendeten Sprache irritierende Ähnlichkeiten mit krankenmordverdächtigen Akten aus der NS-Zeit aufweisen (abwertende Beschreibung, plötzliche Erkrankung an Lungenentzündung, Meldung einer gesundheitlichen Verschlechterung an Verwandte kurz vor dem Eintritt des Todes [36]).

Wiltrud   Wiltrud H. wurde 1943 geboren und litt, wohl nach einer Enzephalitis, seit 1946 an epileptischen Anfällen. Seit 1950 kam es laut Akte zu gehäuften Anfällen und zur Einweisung in Klingenmünster. Wiltrud war zu diesem Zeitpunkt 7 Jahre alt. Während ein Brief an den Vater kurz nach der Aufnahme noch relativ positiv klingt – sie habe sich über ein Paket gefreut und sich gut eingelebt, brauche aber Beaufsichtigung, müsse an- und ausgezogen sowie gefüttert werden und sei „unrein mit Urin" –, geben die Verlaufsnotizen einen zunehmend ungünstigen Eindruck wieder. Es ist von motorischer Unruhe die Rede, „feste Wäsche" wird erwähnt und gelegentlich sei das „Kind am Bett angehängt" – beides eindeutig Zwangsmaßnahmen. 1953 heißt es beispielsweise, Wiltrud sei „trotz Luminal [Handelsname des Antiepileptikums Phenobarbital, d. Verf.] immer noch ruhelos, zerreißt, belästigt die anderen, zerstört jedes Spielzeug, keine Verständigung, auch spielender Art möglich". Am 4. August 1953 findet sich der Eintrag, Wiltrud sei aufgrund eines Status epilepticus auf die Wachabteilung verlegt worden. Vom gleichen Tag ist ein Brief an die Eltern datiert. Diese werden informiert, das Befinden ihrer Tochter habe sich verschlechtert, sie habe gehäufte Anfälle gehabt, die behandelt wurden, nun habe sie aber hohe Temperatur entwickelt, vermutlich handle es sich um den Beginn einer Lungenentzündung: „Der Zustand ist ernst". Am 5. August vermerkt die Akte: „Keine Anfälle mehr, Bronchopneumonie, Eltern verständigt". Ein Behandlungsversuch bez. der Pneumonie wird nicht erwähnt. Am selben Tag wurde ein Telegramm mit dem Text „Wiltrud lebensgefährlich erkrankt" an die Eltern geschickt. Der Tod trat noch im Verlauf des Tages ein, es ist nicht erwähnt, ob die Eltern noch hatten kommen können. Auf dem Leichenschauschein steht „Status epilepticus, Bronchopneumonie" (Landesarchiv Speyer, PA Klingenmünster, Akte Nr. 11689).

Käthe   Noch dramatischer liest sich die Krankengeschichte von Käthe W., geboren 1934. Auch sie scheint entwurzelt gewesen zu sein, denn sie lebte von 1942–1950 in einem Waisenhaus in Pirmasens. Die Akte hält zudem fest, dass man keine näheren Angaben über das Mädchen bekommen konnte, da „Verwandte dort nicht wohnhaft" seien. Allerdings hatte sie einen Vormund, der teilweise im Auftrag der offenbar noch lebenden Mutter Anfragen an die Anstalt Klingenmünster richtete. Nach der Aufnahme der nunmehr 16-Jährigen im Mai 1950 wurde die Diagnose einer „Schizophrenie" gestellt (daneben findet sich im weiteren Verlauf der Akte auch die Diagnose „Schwachsinn"). Sie sei „sehr erregt" gewesen, heißt es weiter. Offenbar galt Käthe W. als eine schwierige und unruhige Patientin, so dokumentierte man Sätze wie: „Sehr störend. Mußte deswegen in elektrische Behandlung genommen werden." Über die Jahre der Behandlung sind auf vielen Seiten Serien von Elektroschocks dokumentiert. Im Dezember 1955 erhielt Käthe W. ein relativ neu in die Psychiatrie eingeführtes Medikament, das antipsychotisch wirksame Rauwolfia-Alkaloid Reserpin (Handelsname in diesem Fall Sedaraupin, sonst auch Serpasil). 1952 synthetisiert, war es bald nach Chlorpromazin seit Ende 1953 in psychiatrischem Kontext eingesetzt worden, bekannt waren allerdings auch die „langandauernde zentrale, sedative Wirkung und Blutdrucksenkung" ([37]:263). Am 12. Januar 1956 erhielt Käthe W. den letzten Elektroschock, am 14. Januar wurde das Reserpin abgesetzt. Vom 16. Januar ist ein Brief an den Vormund dokumentiert: „Erheblich verschlechtert, immer wieder hochgradig erregt, demonstrierte epileptische Anfälle … hysterischer Natur … Trotz entsprechender pflegerischer Maßnahmen, die sich infolge des Verhaltens der Patientin sehr schwierig gestalten, hat sich nun in den letzten Tagen eine Lungenentzündung entwickelt, die in Anbetracht der infolge anhaltender Erregungszustände nachlassenden Herz- und Kreislauftätigkeit als lebensbedrohlich zu bezeichnen ist. Mutter telegraphisch informiert." Noch am selben Tag starb die nun fast 22-jährige Patientin; als Todesursachen wurden Lungenentzündung, Lungenödem, Herz- und Kreislaufversagen angeführt. In der Akte findet sich ein Hirnbefund aus dem Max-Planck-Institut (MPI) München vom 13. März 1956 mit dem Ergebnis „Abnormer Windungsreichtum, sonst o. B." (am 8. Februar 1956 hatte das MPI die Krankengeschichte von Käthe W. neben 7 weiteren Krankengeschichten von älteren verstorbenen Patienten angefordert), (Landesarchiv Speyer, PA Klingenmünster, Akte Nr. 2756).

- **Kinder der Station K1 und K2 (Kinder- und Jugendpsychiatrische Abteilung)**

Vor diesem Hintergrund heben sich die Akten jener 6 Kinder dieser Stichprobe, die etwa zur gleichen Zeit, 1954 und 1955 auf die Kinder- und Jugendpsychiatrische Abteilung aufgenommen wurden, deutlich ab – die Krankengeschichten lassen trotz Verwendung zeittypischer Begriffe und Konzepte wie „Schwachsinn" und „Psychopathie" zumindest zum Teil ein Bild von den Kindern zugewandten, durchaus fürsorglichen und empathischen Ärzten entstehen, unabhängig von der Einschätzung ihrer therapeutischen Empfehlungen. Die Kinder blieben meist nur etwa 4–8 Wochen in Klingenmünster. In den Akten finden sich Fotografien, auf denen sie nackt mit Ganzkörperaufnahmen von vorne und von der Seite dargestellt sind; die Fotografien sind offensichtlich in einen konstitutionstypologischen Kontext einzuordnen. Die Beobachtung dieser Kinder in Klingenmünster diente in der Hälfte der Fälle der Ermittlung eines nach Auffassung der Ärzte geeigneten Aufenthaltsorts.

Gerhard   Gerhard Sch., geboren 1942, kam im Oktober 1954 auf die Station K1 und blieb einen Monat. Im Entlassungsbrief beschrieb Fetzner das psychische Bild bei Aufnahme: Der „deutlich retardierte" 12-jährige Junge habe „ein nervös-ängstliches, unbeholfenes, fast kleinkindhaftes Verhalten" gezeigt, sodass in den ersten Tagen eine Untersuchung nicht möglich gewesen sei. „Danach lockerte er jedoch so nett auf, wurde ruhig zutraulich und recht schön ausgeglichen. Die experimental-psychologische Untersuchung der Intelligenz zeigte das Vorliegen eines mittelschweren Schwachsinns (Imbezillität) auf. Auf dem Hintergrund dieser Tatsache ist nun auch sein übriges Verhalten verständlich, das zum großen Teil aus der Diskrepanz der an ihn gestellten Anforderungen und seiner Leistungsfähigkeit heraus verständlich wird." Gerhard benötige ein „ausgeglichenes, gleichbleibendes, wenig belastendes Milieu, wie es nur ein Heim darstellen kann", zudem sei der Besuch einer Hilfsschule zu empfehlen (Landesarchiv Speyer, PA Klingenmünster, Akte Nr. 5292).

Lothar Lothar M., geboren 1944, kam im Oktober 1954 auf die Station K1 und blieb etwas länger als Gerhard Sch. – bis Ende Januar 1955. Fetzner hatte Mitte Dezember einen Brief an die zuständige Stelle geschrieben, der Junge habe sich „nun so nett bei uns entwickelt, daß wir diese positive Wandlung seiner Persönlichkeit nicht allzu früh unterbrechen möchten". Im Arztbrief hielt er zunächst fest, Lothar sei „von leptosomer Wuchstendenz", sei bei Aufnahme etwas untergewichtig gewesen und habe in kurzer Zeit 17 Pfund zugenommen. In seinem psychischen Verhalten seien „wohl geringe psychopathische Züge zu erkennen, die jedoch niemals das Erscheinungsbild erklären können". Vielmehr müsse man bei dem intellektuell normal entwickelten Jungen von einer Milieuschädigung im heimischen Umfeld ausgehen, „die sich bei uns auch zum grössten Teil wieder ausgleichen ließ". Auch in seinem Fall hieß die Empfehlung Heimunterbringung, „damit es weiter zu einem inneren Ausgleich kommen kann" (Landesarchiv Speyer, PA Klingenmünster, Akte Nr. 7342).

Aloisia Von Frau Graetz auf der Station K2 behandelt wurde im Oktober und November 1954 die 14-jährige Aloisia A. Sie kam zur medikamentösen Einstellung wegen generalisierter epileptischer Anfälle, was mit Oxcarbazepin (Handelsname Apydan) laut Akte erfolgreich gelang (Landesarchiv Speyer, PA Klingenmünster, Akte Nr. 2510).

Ingrid K Die ebenfalls 14-jährige Ingrid K. wurde im Mai und Juni 1955 etwa einen Monat lang beobachtet, um eine Hirnschädigung nach einer nicht selbst zugefügten Strangulation auszuschließen (Landesarchiv Speyer, PA Klingenmünster, Akte Nr. 498).

Ingrid F Bei der 7-jährigen Ingrid F. wurden von März bis Mai 1955 die Entwicklungsmöglichkeiten des Mädchens nach „cerebraler Kinderlähmung" ausgelotet. Laut Akte konnte sie „etwas gebessert" entlassen werden, doch sei ihr das Gehen alleine unmöglich, und sie weise die „Intelligenz eines vierjährigen Kindes" auf (Landesarchiv Speyer, PA Klingenmünster, Akte Nr. 2824).

Marliese Eine typische Fragestellung lag wiederum bei Marliese A. vor, über die nach vierwöchiger Beobachtung im März und April 1955 ein Befundbericht an das Jugendamt Speyer geschickt wurde. Marliese war 1947 geboren und lebte mit Mutter und 5 Stiefgeschwistern in laut Auskunft der Fürsorgerin sehr beengten Wohnverhältnissen. Es ging um die Frage, ob Anstaltserziehung notwendig sei, da das Mädchen stehle und lüge. Graetz konnte auf der Station K2 keinen Hang zum Stehlen feststellen, wohl aber zum Lügen, oft im Zusammenhang mit dem Wunsch, sich bei Erwachsenen „einzuschmeicheln", um Zuwendung zu erhalten. Dabei spielte laut Arztbrief „ein gewisses Liebe- und Zärtlichkeitsbedürfnis sicherlich mit eine Rolle". Diagnostisch kam die Ärztin zu dem Schluss, dass sich auf dem Boden einer frühkindlichen Hirnschädigung ein „Schwachsinn" mittleren Grades und eine „psychopathische Veranlagung" entwickelt hätten, sodass das Kind schwer erziehbar und die Mutter überfordert sei. Abschließend kam sie zu der Empfehlung: „Wir würden daher vorschlagen, wenn möglich eine geeignete Pflegefamilie, die dem Kind die entsprechende Liebe angedeihen lässt, ausfindig zu machen oder sie evtl. in einem Heim unterzubringen" (Landesarchiv Speyer, Akte Nr. 37112).

12.4   Schluss

Die Akten der neuen Kinder- und Jugendpsychiatrischen Abteilung in Klingenmünster unterscheiden sich zusammenfassend deutlich von den zuvor dargestellten sonst üblichen Akten von
Kindern und Jugendlichen, soweit dieses Schlaglicht auf eine kleine Anzahl von Akten für ein
solches Fazit ausreicht. Moderne Diagnostik wie EEG und Testpsychologie wurde eingesetzt, vor
allem aber offenbar das jeweilige Kind auch als Individuum wahrgenommen. Scheint dies einen
Neuanfang, einen Bruch mit der unmittelbaren Vergangenheit zu kennzeichnen, so steht die Kinderabteilung doch ebenso in einem Traditionszusammenhang, dessen Verbindungslinien zur
NS-Zeit nicht nur in Kontinuitäten von Personen, Forschungsinteressen, diagnostischen Konzepten oder therapeutischen Realitäten sichtbar werden. Hier ist die Konzentration auf „heilbare",
„bildungsfähige" oder „normal intelligente" Kinder im „klinischen" Reformkonzept enthalten,
während gleichzeitig schwerer eingeschränkte Kinder ins Abseits gerieten und deutlich weniger
gut versorgt wurden. Auch übernahm die Abteilung als „dringendes Erfordernis unserer Zeit"
nicht vorwiegend therapeutische Aufgaben, sondern diente zu einem Teil als „Drehscheibe" für
auffällige Jugendliche aus schwierigen, teils sicher kriegsbedingt zeittypischen sozialen Milieus
mit entsprechenden Lebensbedingungen. Diese als gesellschaftspolitisch höchst relevant angese-
hene Verteilungsfunktion in Zusammenarbeit mit anderen staatlichen Stellen war, in ihrer Rhetorik wie in ihrer Praxis, ebenfalls keineswegs eine neue Forderung, in jedem Fall aber eine gute
Argumentationsbasis für den weiteren Ausbau der Kinder- und Jugendpsychiatrischen Abteilung im Untersuchungszeitraum.

Literatur

[1]   Anonym (1912) Die Entwicklung des Irrenwesens in der Stadt Berlin. In: Bresler J (Hrsg) Deutsche Heil- und
       Pflegeanstalten für Psychischkranke in Wort und Bild, Bd 2. Marhold, Halle/S, S 308–319
[2]   Beddies T (1999) Zur Geschichte der Karl-Bonhoeffer-Nervenklinik, ehem. Wittenauer Heilstätten, ehem.
       Irrenanstalt der Stadt Berlin zu Dalldorf. In: Beddies T, Dörries A (Hrsg) Die Patienten der Wittenauer Heilstät-
       ten in Berlin 1919–1960. Matthiesen, Husum, S 37–187
[3]   Beddies T (2002) Kinder und Jugendliche in der brandenburgischen Heil- und Pflegeanstalt Görden als Opfer
       der NS-Medizinverbrechen. In: Hübener K (Hrsg) Brandenburgische Heil- und Pflegeanstalten in der NS-Zeit.
       be.bra, Berlin, S 231–258
[4]   Beddies T (2004) Kinder in der Nervenklinik der Charité. In: Beddies T, Hübener K (Hrsg) Kinder in der NS-
       Psychiatrie. be.bra, Berlin, S 109–124
[5]   Benzenhöfer U (2000) „Kinderfachabteilungen" und „NS-Kindereuthanasie". GWAB, Wetzlar
[6]   Benzenhöfer U (2009) Der gute Tod? Geschichte der Euthanasie und Sterbehilfe. Vandenhoeck & Ruprecht,
       Göttingen
[7]   Beyer C (2009) Von der Kreis-Irrenanstalt zum Pfalzklinikum. Eine Geschichte der Psychiatrie in Klingenmüns-
       ter. Institut für Pfälzische Geschichte und Volkskunde, Kaiserslautern
[8]   Beyer C (2011) Die pfälzische Heil- und Pflegeanstalt Klingenmünster im Nationalsozialismus. In: Arbeitskreis
       zur Erforschung des nationalsozialistischen „Euthanasie" und Zwangssterilisation (Hrsg) NS-„Euthanasie" und
       lokaler Krankenmord in Oldenburg, Klingenmünster und Sachsen. Erinnerungskultur und Betroffenenper-
       spektive. Klemm & Oehlschläger, Münster, S 55–70
[9]   Binding K, Hoche A (1920) Die Freigabe der Vernichtung lebensunwerten Lebens. Ihr Maß und ihre Form.
       Meiner, Leipzig
[10]   Bruns F (2009) Medizinethik im Nationalsozialismus. Entwicklungen und Protagonisten in Berlin
       (1939–1945). Steiner, Stuttgart
[11]   Castell R, Nedoschill J, Rupps M, Bussiek D (Hrsg) (2003) Geschichte der Kinder- und Jugendpsychiatrie in
       Deutschland in den Jahren 1937 bis 1961. Vandenhoeck & Ruprecht, Göttingen
[12]   Emminghaus H (1887) Die psychischen Störungen des Kindesalters. Laupp'sche Buchhandlung, Tübingen
[13]   Faulstich H (1998) Hungersterben in der Psychiatrie 1914–1949. Mit einer Topographie der NS-Psychiatrie.
       Lambertus, Freiburg

[14] Fetzner HR (1957) Kinder- und Jugendpsychiatrische Abteilung. In: Mall G, André A (Hrsg) Pfälzische Nervenklinik Landeck-Klingenmünster. Landau, S 109–113

[15] Fetzner HR (1958) Stickstoffbilanz und Anfallsgeschehen (Beitrag zum Stoffwechselproblem der Epilepsie).
Confin Neurol 18:180–183

[16] Fuchs P, Rotzoll M, Richter P et al (2004) Minderjährige als Opfer der Krankenmordaktion „T4" 1940/41.
In: Hübener K, Beddies T (Hrsg) Kinder in der NS-Psychiatrie. be.bra, Berlin, S 55–70

[17] Fuchs P (2007) Die Opfer als Gruppe: Eine kollektivbiographische Skizze auf der Basis empirischer Befunde.
In: Fuchs P, Rotzoll M, Müller U et al (Hrsg) „Das Vergessen der Vernichtung ist Teil der Vernichtung selbst".
Lebensgeschichten von Opfern der nationalsozialistischen „Euthanasie". Wallstein, Göttingen, S 53–72

[18] Fuchs P (2010) Zur Selektion von Kindern und Jugendlichen nach dem Kriterium der „Bildungsunfähigkeit".
In: Rotzoll M, Hohendorf G, Fuchs P et al (Hrsg) Die nationalsozialistische „Euthanasie"-Aktion „T4". Geschichte
und ethische Konsequenzen für die Gegenwart. Schöningh, Paderborn, S 287–296

[19] Fuchs P, Rose W, Beddies T (2012) Heilen und Erziehen: Die Kinderbeobachtungsstation an der Psychiatrischen und Nervenklinik der Charité. In: Hess V, Schmiedebach HP (Hrsg) Am Rande des Wahnsinns: Schwellenräume einer urbanen Moderne. Böhlau, Wien, S 111–148

[20] Fuchs P, Hohendorf G (2010) Den Opfern ein Gesicht geben. Zum Schreiben von Lebensgeschichten auf der
Basis der „Euthanasie"-Patientenakten. In: Osten P (Hrsg) Patientendokumente. Krankheit in Selbstzeugnis-
sen. Steiner, Stuttgart, S 237–249

[21] Fuchs P (2015) „Praktiken der Normalisierung" – Erziehung, Beschulung und Berufsvorbereitung „bildungsfähiger schwachsinniger" Kinder in den Wittenauer Heilstätten. In: Ankele M, Brinkschulte E (Hrsg) Arbeitsrhythmus und Anstaltsalltag. Arbeit in der Psychiatrie vom frühen 19. Jahrhundert bis in die NS-Zeit. Stuttgart, S 103–131

[22] Gerhardt JP (1904) Zur Geschichte des Idiotenwesens in Deutschland, Alsterdorfer Anstalten bei Hamburg
(zit. n. 27)

[23] Hohendorf G, Roelcke V, Rotzoll M (1996) Innovation und Vernichtung – Psychiatrische Forschung und
„Euthanasie" an der Heidelberger Psychiatrischen Klinik 1939–1945. Nervenarzt 67:935–946

[24] Hohendorf G, Weibel-Shah S, Roelcke V, Rotzoll M (1999) Die „Kinderfachabteilung" der Landesheilanstalt
Eichberg 1941 bis 1945 und ihre Beziehung zur Forschungsabteilung der Psychiatrischen Universitätsklinik
Heidelberg unter Carl Schneider. In: Vanja C, Haas S, Deutschle G et al (Hrsg) Wissen und irren. Psychiatrie-
geschichte aus zwei Jahrhunderten – Eberbach und Eichberg. Eigenverlag des Landeswohlfahrtsverbandes
Hessen, Kassel, S 221–243

[25] Hohendorf G (2013) Der Tod als Erlösung vom Leiden. Geschichte und Ethik der Sterbehilfe seit dem Ende
des 19. Jahrhunderts in Deutschland. Wallstein, Göttingen

[26] Ilberg G (1904) Irrenanstalten, Idioten- und Epileptikeranstalten mit besonderer Berücksichtigung der Tätigkeit des Arztes in denselben. Fischer, Jena

[27] Isermann H (2004) Zur Lage der Versorgung geistig behinderter Menschen im ehemaligen Königreich Hannover aus ärztlicher Sicht. Schriftenreihe der Deutschen Gesellschaft für Geschichte der Nervenheilkunde
10:189–194

[28] Koch JLA (1891) Psychopathische Minderwertigkeiten. Erste Abteilung. Maier, Ravensburg

[29] Köhnlein F (2001) Zwischen therapeutischer Innovation und sozialer Selektion: die Entstehung der „Kinderabteilung der Nervenklinik" in Tübingen unter Robert Gaupp und ihre Entwicklung bis 1930 als Beitrag zur
Frühgeschichte der universitären Kinder- und Jugendpsychiatrie in Deutschland. Ars Una, Neuried

[30] Kölch M (2002)Theorie und Praxis der Kinder- und Jugendpsychiatrie in Berlin 1920–1935. Die Diagnose „Psychopathie" im Spannungsfeld von Psychiatrie, Individualpsychologie und Politik. Diss. med., Berlin

[31] Kumbier E, Haack K, Herpertz S (2005) Überlegungen zum Wirken des Neuropsychiaters Gabriel Anton
(1858–1933). Nervenarzt 76:1132–1140

[32] Lang HJ (2001) Weggeworfen wie ein angebissener Apfel. Von einem Psychiater, der seinen Bruder dem
Krankenmord auslieferte. In: Müller R (Hrsg) Krankenmord im Nationalsozialismus. Grafeneck und die „Euthanasie" in Südwestdeutschland. Hohenheim, Stuttgart, S 55–67

[33] Laschet U, Fetzner HR, Laschet L (1968) Langzeittherapie mit menschlichem Wachstumshormon. Arzneimit-
telforschung 18:628

[34] Laschet U, Fetzner HR (1970) Endrokrinologische Aspekte in der Kinder- und Jugendpsychiatrie. In: Kracht J
(Hrsg) Endrokrinologie der Entwicklung und Reifung. Symposion der Deutschen Gesellschaft für Endokrino-
logie 16 in Ulm vom 26.-28. Februar 1970. Springer, Berlin, S 199–20

[35] Lilienthal G, Harms I, Schulze D et al (2014) Nach dem Krankenmord. Struktur und Alltagsleben ehemaliger
Tötungsanstalten in den vier Besatzungszonen 1945–1955 am Beispiel der Heil- und Pflegeanstalten Hadamar, Wehnen, Großschweidnitz und Klingenmünster. In: Hohendorf G, Raueiser S, Cranach M, Tiedemann S

(Hrsg) Die „Euthanasie"-Opfer zwischen Stigmatisierung und Anerkennung. Forschungs- und Ausstellungsprojekte zu den Verbrechen an psychisch Kranken und die Frage der Namensnennung der Münchner „Euthanasie"-Opfer. Kontur, Münster, S 99–112

[36] Lutz P (2001) NS-Gesellschaft und „Euthanasie": die Reaktionen der Eltern ermordeter Kinder. In: Mundt C, Hohendorf G, Rotzoll M (Hrsg) Psychiatrische Forschung und NS-„Euthanasie". Beiträge zu einer Gedenkveranstaltung an der Psychiatrischen Universitätsklinik Heidelberg. Wunderhorn, Heidelberg, S 97–113

[37] Mielke FA (1956) Über das Rauwolfia-Alkaloid Reserpin (Serpasil) in der Psychiatrie. Arch Psychiatr Nervenkr Z Gesamte Neurol Psychiatr 194(3):263-88

[38] Müller-Küppers M (1962) Aufbau, Funktion und Arbeitsergebnisse einer kinderpsychiatrischen Abteilung. Prax Kinderpsychol Kinderpsychiatr 11:167–171

[39] Nitsche P (1934) Irrenstatistik des Deutschen Vereins für Psychiatrie für das Jahr 1932. Allg Z Psychiatr Psych Gerichtl Med 102:377-387

[40] Nitsche P (1936) Irrenstatistik des Deutschen Vereins für Psychiatrie im Jahre 1933. Allg Z Psychiatr Psych Gerichtl Med 104:300–301

[41] Nitsche P (1938) Irrenstatistik der Gesellschaft Deutscher Neurologen und Psychiater (Psychiatrische Abteilung) für das Jahr 1936. Allg Z Psychiatr Grenzgeb 107:162–163

[42] Purper MS (2015) Psychisch Kranke und Behinderte in der Heil- und Pflegeanstalt Klingenmünster während des Nationalsozialismus. Typoskript „besondere Lernleistung" Geschichte LK12, Integrierte Gesamtschule Kandel

[43] Richter K (1933) Vorwort zum Handbuch der Jugendpflege (1932) In: Handbuch der Jugendpflege Heft 1, 2. Teil. Müller, Eberswalde Berlin, S III–IV

[44] Roelcke V (2000) Psychiatrische Wissenschaft im Kontext nationalsozialistischer Politik und „Euthanasie". Zur Rolle von Ernst Rüdin und der Deutschen Forschungsanstalt für Psychiatrie/Kaiser-Wilhelm-Institut. In: Kaufmann D (Hrsg) Geschichte der Kaiser-Wilhelm-Gesellschaft im Nationalsozialismus. Bestandsaufnahme und Perspektiven der Forschung, Bd 1. Wallstein, Göttingen, S 112–150

[45] Rotzoll M (2010) Wahnsinn und Kalkül. Einige kollektivbiografische Charakteristika erwachsener Opfer der „Aktion T4". In: Rotzoll M, Hohendorf G, Fuchs P et al (Hrsg) Die nationalsozialistische „Euthanasie"-Aktion T4 und ihre Opfer. Geschichte und ethische Konsequenzen für die Gegenwart. Schöningh, Paderborn, S 272–283

[46] Schepker K, Fangerau H (2016) Die Gründung der Deutschen Gesellschaft für Kinderpsychiatrie und Heilpädagogik. Der Weg von Paul Schröder zum Gründungsvorsitzenden. Z Kinder Jugendpsychiatr Psychother 44:180-88. doi:10.1024/1422-4917/a000390

[47] Schepker K, Topp S, Fangerau H (2016) Wirren um Paul Schröder, Werner Villinger und Hans Heinze: Die drei Vorsitzenden der Deutschen Gesellschaft für Kinderpsychiatrie und Heilpädagogik zwischen 1940 und 1945. Der Nervenarzt 87. doi:10.1007/s00115-016-0104-2 (online first)

[48] Scherer K, Linde O, Paul R (2003) Die Heil- und Pflegeanstalt Klingenmünster 1933-1945. Institut für Pfälzische Geschichte und Volkskunde, Kaiserslautern

[49] Schmuhl HW (1994) Reformpsychiatrie und Massenmord. In: Prinz M, Zitelmann R (Hrsg) Nationalsozialismus und Modernisierung. Wissenschaftliche Buchgesellschaft, Darmstadt, S 239–266

[50] Schmuhl HW (2016) Die Gesellschaft Deutscher Neurologen und Psychiater im Nationalsozialismus. Springer, Berlin Heidelberg

[51] Schneider T (1998) Kain im Irrenhaus oder wie der ehemalige Direktor der Pfalzklinik Landeck die Ermordung seines Bruders betrieb. Chaussée. Z Lit Kult Pfalz 1:84–88

[52] Synder K (2001) Die Landesheilanstalt Uchtspringe und ihre Verstrickung in nationalsozialistische Verbrechen. In: Hoffmann U (Hrsg) Psychiatrie des Todes. NS-Zwangssterilisation und „Euthanasie" im Freistaat Anhalt und in der Provinz Sachsen. Landeszentrale für Politische Bildung des Landes Sachsen-Anhalt, Magdeburg, S 75–96

[53] Topp S (2004) Der „Reichsausschuß zur wissenschaftlichen Erfassung erb- und anlagebedingter schwerer Leiden". Zur Organisation der Ermordung minderjähriger Kranker im Nationalsozialismus 1939–1945. In: Beddies T, Hübener K (Hrsg) Kinder in der NS-Psychiatrie. be.bra, Berlin, S 17–54

[54] Urbach A (2015) „Heilsam, förderlich, wirtschaftlich" – zur Rechtfertigung, Durchführung und Aneignung der Arbeitstherapie in der Landes-Heil- und Pflegeanstalt Uchspringe 1894–1914. In: Ankele M, Brinkschulte E (Hrsg) Arbeitsrhythmus und Anstaltsalltag. Arbeit in der Psychiatrie vom frühen 19. Jahrhundert bis in die NS-Zeit. Steiner, Stuttgart, S 71–102

[55] Villinger W (1933) Die biologischen Grundlagen des Jugendalters. In: Handbuch der Jugendpflege Heft 1, 2. Teil. Müller, Eberswalde Berlin, S 1–28

Kindheit, Krankheit, Krieg. Kinder und Jugendliche in psychiatrischen Einrichtungen des Rheinlandes nach 1945

Silke Fehlemann, Frank Sparing, Jörg Vögele

© Springer-Verlag GmbH Deutschland 2017
H. Fangerau, S. Topp, K. Schepker (Hrsg.), *Kinder- und Jugendpsychiatrie im Nationalsozialismus und in der Nachkriegszeit*, DOI 10.1007/978-3-662-49806-4_13

Seit einigen Jahren steht das Thema Kindheit in der Nachkriegszeit auf der Agenda der Geschichtswissenschaft. Angeregt wurde die Forschung u. a. dadurch, dass viele der im Krieg geborenen Kinder im Alter plötzlich erhebliche psychische Beschwerden bekamen, die auf erlittene Traumata aus der Kriegs- und Nachkriegszeit zurückgeführt wurden [69]. Nicht nur Psychiater wie Horst Radebold machten auf diesen Zusammenhang aufmerksam, zeitgleich veröffentlichte die WDR-Journalistin Sabine Bode ihre erfolgreiche Reportage „Die vergessene Generation" [8]. Eine Vielzahl von Oral-History-Projekten zum Thema Nachkriegskindheiten folgte nun diesen Publikationen und machte auf die Leiden der Kinder während der Bombenangriffe, der politischen und rassischen Verfolgungen, auf der Flucht und während der Trauer um Eltern oder Geschwister aufmerksam [72]. Bald folgten kontroverse politische und wissenschaftliche Diskussionen zu diesem Thema. So kritisierte etwa der Kulturwissenschaftler Harald Welzer, dass die 68er-Generation sich öffentlich in den Vordergrund spiele, indem sie sich als Kriegsopfer inszeniere [6]. Andere bemängelten einen „Einheitsopferbrei" und warnten vor einer Nivellierung der Gewalterfahrungen von Kriegsgewalt einerseits und Völkermord andererseits [78], [73].

Inmitten dieser Debatten kann es hilfreich sein, sich auf anderen Wegen den Lebensgeschichten von Kriegskindern zu nähern, als nur mit den Methoden der Oral History, die immer auch die Problematik einer nachträglich konstruierten Sinnhaftigkeit durch die Zeitzeugen mitberücksichtigen muss. Möchte man die unmittelbaren Folgen des Zweiten Weltkriegs auf Nachkriegskindheiten untersuchen, dann bieten Patientenakten aus der Kinder- und Jugendpsychiatrie eindrucksvolles Quellenmaterial. Hier zeigen die Anamnesen oftmals die pathologischen Auswirkungen eines totalen Krieges auf Kinder und Jugendliche wie unter einem Brennglas. Durch die aktuelle politische Diskussion um den sog. Heimkinderfonds II, über den ehemalige Psychiatriepatienten, die als Kinder in psychiatrischen Einrichtungen untergebracht waren, Anerkennungszahlungen durch die Bundesregierung erhalten sollen, hat die Geschichte der Kinder- und Jugendpsychiatrie in der frühen Bundesrepublik eine tagesaktuelle öffentliche Aufmerksamkeit erlangt. Dabei wurde deutlich, dass es bislang noch kaum valide historische Forschungen über Kinder in psychiatrischen Einrichtungen der Nachkriegszeit gibt. Während einzelne Anstalten und Heime an der Schnittstelle von Fürsorge und Behindertenhilfe inzwischen durchaus intensiv untersucht wurden [20], [74], [7], [29], [41] existiert tatsächlich nur wenig publizierte Forschung zur psychiatrischen Diagnostik und Therapie, wie auch zum Alltag in den kinder- und jugendpsychiatrischen Versorgungs- und Begutachtungseinrichtungen.

Die folgenden Ausführungen stellen Teilergebnisse des vom Landschaftsverband Rheinland geförderten Forschungsprojektes „Lebensverhältnisse ehemaliger Heimkinder in Psychiatrie und Behindertenhilfe" dar. Die folgenden Ausführungen können als Werkstattbericht verstanden werden, eine umfassende Abschlussauswertung für das Forschungsprojekt wird im Jahr 2017 vorliegen.

Die hier vorgestellten Untersuchungen setzen schon im Jahr 1945 mit dem Ende des Krieges ein. Dagegen betreffen die aktuell diskutierten Ausgleichszahlungen an die Heimkinder innerhalb der Behindertenhilfe erst den Zeitraum ab 1949, also nach Gründung der Bundesrepublik Deutschland. Aus staats- und haftungsrechtlichen Überlegungen mag das eine sinnvolle Regelung sein, inhaltlich sowie auch ethisch lässt sich das kaum begründen, schließlich waren gerade die kriegsgeschädigten Kinder vor allem in den unmittelbaren Nachkriegsjahren besonders schwer betroffen [18], [79]. Im Projekt arbeiten wir vor allem mit den Patientenakten der Rheinischen Landesklinik für Jugendpsychiatrie in Bonn. Dort finden sich etwa 15.000 Patientenakten, die die Arbeit der dortigen Kinder- und Jugendpsychiater bis in die 1980er-Jahre hinein dokumentieren. Um die Abläufe zu untersuchen, erheben wir nach einem erprobten Verfahren (nach Buchholz) eine Stichprobenanalyse von knapp 400 Akten, um einen repräsentativen Querschnitt der vorhandenen Patientenaktenüberlieferung bis in die 1980er-Jahre zu erhalten [13].

537   **13**

Kindheit, Krankheit, Krieg. Kinder und Jugendliche in psychiatrischen Einrichtungen

Um im Folgenden einen Einblick in die unmittelbare Nachkriegszeit zu geben, werden 57 Kinder aus der Stichprobe detaillierter vorgestellt, die im Zeitraum zwischen Mitte 1945 und 1952 in der Rheinischen Landesklinik untergebracht waren. Es handelt sich dabei um 22 Mädchen und 35 Jungen. Die Kinder waren durchschnittlich 12 Jahre alt. Das jüngste war 5 und das älteste 18 Jahre alt. Wir wissen nicht exakt, wie viele Kinder in den Nachkriegsjahren bis 1952 insgesamt aufgenommen wurden, schätzungsweise liegt ihre Zahl bei mind. 3500 stationären Fällen, etwa 110 Fälle entfallen davon auf unsere Gesamtstichprobe, hiervon lagen 57 Fälle aus dieser Zeit zum Zeitpunkt des Verfassens des Beitrags schon umfassend ausgewertet vor, diese werden im Folgenden vorgestellt und können ein erstes Schlaglicht auf die Diagnostik und Unterbringung der Kinder und Jugendlichen in der Psychiatrie der unmittelbaren Nachkriegsjahre werfen.

Die Patientenakten enthalten reichhaltige sozial-, wissenschafts- und kulturhistorische Informationen: Sie umfassen umfangreiche fachärztliche Gutachten mit Beschreibung der Vorgeschichte und der Lebensverhältnisse der Kinder. Darüber hinaus enthalten die Akten Befunde zu intellektuellen Fähigkeiten der Patienten, wie etwa die Ergebnisse standardisierter Intelligenztests sowie Pflegeberichte, die das Verhalten der Kinder dokumentieren sollten. Sehr aufschlussreich sind auch die zahlreichen Selbstzeugnisse der Kinder, wie etwa Briefe, Erlebnisaufsätze, Lebensläufe und Beschreibungen von Zukunftsplänen. Die Akten sind meistens, aber nicht immer vollständig, deshalb lassen sich manchmal Zahlen oder Prozentangaben nur näherungsweise erheben.

Die Akten spiegeln wider, wie in der deutschen „Zusammenbruchsgesellschaft" (Christoph Kleßmann) mit denjenigen umgegangen wurde, die nicht einfach weiter funktionierten und deren vorhandene Resilienz gegenüber den mannigfaltigen Belastungen der Kriegs- und Nachkriegszeit nicht ausreichte. Im Folgenden können also Alltag und Lebenswelten dieser Kinder anhand von ausgewählten Lebensläufen narrativ und quantitativ dargestellt werden. Auch die Lebensverhältnisse in der Klinik werden rekonstruiert, soweit das nach Aktenlage möglich ist. Die Frage, in welchem Ausmaß eine Gutachterklinik wie die Bonner Landesklinik eine „totale Institution" darstellt, auch wenn die Kinder nur einige Wochen oder Monate dort untergebracht waren, bildet dabei einen Analyserahmen. Ein wesentliches Merkmal „totaler Institutionen", um den schon lange eingeführten Begriff von Erving Goffman noch einmal aufzugreifen, ist eine therapeutisch oder pädagogisch legitimierte Abschottung, die einen umfassenden Zugriff auf alle Lebensbereiche der in ihr lebenden Menschen und deren institutionell hergestellte Regression zur Folge hat [24].

Svenja Goltermann hat in ihrer Untersuchung über die deutschen Kriegsheimkehrer festgestellt, dass eine „reflexhafte Normalisierung" der Deutschen eine Reaktion auf die erheblichen Gewalterfahrungen des Zweiten Weltkriegs gewesen sei [25]. Wie äußert sich dies in der Begutachtungspraxis bei auffällig gewordenen Kindern? Damit ist auch bereits der zweite wichtige Ansatz dieses Beitrags angesprochen. Nicht nur die Kriegserfahrungen der Kinder und der gesellschaftliche Umgang mit diesen können durch eine historische Analyse der psychiatrischen Diagnostik erfasst werden, sondern auch die Geschichte der Fachdisziplin Kinder- und Jugendpsychiatrie kann hiervon profitieren. In einem weiteren Schritt wird insofern die fachliche Diskussion innerhalb der Kinder- und Jugendpsychiatrie über die Auswirkungen der Kriegserfahrung bei Kindern skizziert. Dadurch sollen die theoretischen Auswirkungen der praktischen Konfrontation der Kinder- und Jugendpsychiater mit den kriegsgeschädigten Kindern erfasst werden.

Wir fragen also danach, in welcher Form die Kinder durch den Krieg betroffen waren und wie sie nach 1945 in psychiatrische Einrichtungen gelangten. Hat die Diagnostik und Behandlung der Kinder- und Jugendpsychiatrie den Wirkungszusammenhang von Kriegserfahrung und Krankheit berücksichtigt oder können wir diesen erst heute in der Rückschau erkennen? Hat die Arbeit mit diesen Kindern möglicherweise eine Abkehr vom (erb-)biologischen Determinismus innerhalb des deutschen psychiatrischen Wissenschaftsdiskurses begünstigt?

13.1   Die Gutachtertätigkeit der Rheinischen Landesklinik für Jugendpsychiatrie in Bonn

Die bei Kriegsende chaotischen Verhältnisse der Zusammenbruchsgesellschaft trafen insbesondere Kinder und Jugendliche. Schätzungsweise rund 80.000 bis 100.000 Minderjährige zogen ohne festen Wohnsitz umher, viele Jugendliche lebten in völlig destabilisierten Familien; sie standen vor großen Herausforderungen, ihr tägliches Überleben zu sichern, was nicht immer ohne Gesetzesübertretungen möglich war. Auf diese vermeintliche „Verwilderung" der Nachkriegsjugend wurde durch die Behörden mit der Verhängung verschiedenster Disziplinierungsmaßnahmen reagiert. Die Zahl der Fürsorgezöglinge stieg allein im Rheinland zwischen 1945 und 1952 von 9.200 auf über 12.300 an ([29]:61–64). Zugleich waren die verfügbaren Kapazitäten in Fürsorgeheimen bereits seit dem Krieg durch Zerstörung oder Umnutzung deutlich zurückgegangen [43]. Berücksichtigt man diese Entwicklungen, so liegt die Vermutung nahe, dass psychiatrische Kliniken, sog. Schwachsinnigenbildungsanstalten und Sonderheime, wie die entsprechenden Häuser zeitgenössisch auch genannt wurden, als Auffangbecken für sozial auffällige und erziehungsschwierige Jugendliche und Kinder dienen sollten ([77], [29]:83–91).

Die hier untersuchte Bonner Landesklinik stellte eine Ausnahmeerscheinung dar, denn sie war bereits im August 1926 als erste eigenständige kinder- und jugendpsychiatrische Klinik Deutschlands gegründet worden (unter der Bezeichnung „Rheinische Provinzial-Kinderanstalt für seelisch Abnorme") und blieb in den 1950er-Jahren neben der Westfälischen Klinik für Jugendpsychiatrie in Gütersloh auch eine der wenigen selbstständigen Einrichtungen dieser Art in Deutschland ([85]:12, [39], [77]:133). Die Einrichtung verfügte schon 1929 über 110 Betten. 1939 wurde die Anstalt in „Rheinische Landesklinik für Jugendpsychiatrie" umbenannt ([46]:18). Die Pflege und wirtschaftliche Leitung wurde von katholischen Ordensschwestern der „Kongregation der Dienerinnen des heiligen Herzens Jesu" aus Wien besorgt ([85]:95f., 103).

1953 verfügte die Klinik schließlich über 140 Betten für männliche und weibliche Patienten bis zum Alter von 21 Jahren und die Aufnahmeziffer betrug 610 Aufnahmen und weitere rund 300 ambulante Fälle im Jahr. Betreut wurden die Kinder und Jugendlichen von 5 Ärzten und 3 Volontärärzten, während die Pflege je etwa zur Hälfte von älteren Ordensschwestern sowie weltlichen Pflegerinnen durchgeführt wurde. Allerdings musste der Vertrag mit den Ordensschwestern bereits 1957 gekündigt werden, da sie aufgrund ihres fortgeschrittenen Alters kaum mehr imstande waren, den Anforderungen gerecht zu werden [3], [4]. Der Klinik angeschlossen waren eine Schule mit 3 Versuchs- und Hilfsschulklassen sowie insgesamt 50 Heimplätze in außerhalb gelegenen sog. Heilerziehungsanstalten [15]. Die Hauptfunktion der Klinik bestand vor allem darin, als Begutachtungs- und Sichtungsinstanz für auffällige Kinder und Jugendliche im Rheinland zu dienen [5], weniger hingegen einer längerfristigen Behandlung. Die Kinder und Jugendlichen wurden beobachtet und ärztlich untersucht, um nach Diagnosestellung und einer zeitlich begrenzten Behandlung eine Prognose und einen Heilerziehungsplan aufzustellen. Daneben diente die Anstalt als psychiatrisch-neurologische und heilpädagogische Beratungsstelle mit täglichen Sprechstunden ([85]:115). In der Klinik blieben die Kinder zwischen 6 Wochen und einem halben Jahr, bevor sie entweder nach Hause entlassen, in Heime der freien Wohlfahrtsverbände „überführt" oder für diese empfohlen bzw. in Heil- und Pflegeanstalten wie etwa Düren oder Bedburg-Hau verlegt wurden [2], [39]. Viele dieser Heime waren sog. Schwachsinnigenbildungsanstalten wie etwa das Franz-Sales-Haus oder das Heim „Maria Hilf" in Gangelt, die sich zumeist in kirchlicher Trägerschaft befanden. Andere Heime arbeiteten an der Schnittstelle von Fürsorgeerziehung und Heilpädagogik, wie etwa das „Herz

13.2 · Vom totalen Krieg in die totale Institution? Kriegserfahrung

539

13

Jesu Haus" in Kühr an der Mosel [20], [77]. Das fachärztliche Gutachten gab in der Regel eine Empfehlung für eine entsprechende Einrichtung. In diesen Häusern oder Anstalten verfügte der rheinische Provinzialverband bzw. die bis 1953 mit der Verwaltung betraute Abteilung im nordrhein-westfälischen Sozialministerium und anschließend der spätere Landschaftsverband Rheinland über Belegplätze [2], insofern werden diese Einrichtungen im Folgenden zusammenfassend als Belegheime bezeichnet. Die im Wesentlichen gutachterliche Tätigkeit der Bonner Klinik kann auch die hohe Zahl an Patientenakten erklären, denn bei einer durchschnittlichen Verweildauer von etwa 2 Monaten konnte eine große Zahl von Kindern durchgeschleust werden. Veranlasst wurde die Untersuchung in Bonn in der weit überwiegenden Zahl der Fälle durch die örtlichen Fürsorgebehörden, vor allem die kommunalen Jugendämter oder durch das Landesjugendamt. Deutlich seltener wurden die Kinder von ihren Eltern mithilfe einer Überweisung durch einen Haus- oder Facharzt in der Bonner Klinik vorgestellt. Da nicht in allen Fällen die Unterlagen vollständig sind, können hier keine exakten Zahlenangaben gemacht werden, aber die Zahl der von den Fürsorgebehörden betreuten oder initiierten Fälle liegt zwischen 80–90 %. Dazu gehört sowohl die per Gerichtsbeschluss durchgesetzte Fürsorgeerziehung als auch die freiwillige Erziehungshilfe, bei der versucht wurde, mit Zustimmung der Familie zu agieren.

Offenbar wurden in den letzten Monaten des Jahres 1945 und im Jahr 1946 im Durchschnitt deutlich weniger Kinder als in der Folgezeit aufgenommen. Die Rheinische Landesklinik für Jugendpsychiatrie war am 18. Oktober 1944 bei einem Großangriff auf Bonn schwer beschädigt und vorerst unbewohnbar geworden, sodass die Kinder und Jugendlichen mehrere Monate in Ausweichunterkünften untergebracht werden mussten ([46]:19). Zugleich waren aber auch die verfügbaren Bettenkapazitäten in karitativen Belegheimen durch Kriegsschäden oder Umnutzung dieser Einrichtungen erheblich zurückgegangen [43]. Aufgrund der Kriegsschäden, die nur langsam behoben wurden, und der deutlich eingeschränkten Möglichkeiten, Kinder- und Jugendliche auf Belegheime zu verteilen, wurden von der Klinik bis 1952 zunächst 3, später 2 Abteilungen der Bonner Heil- und Pflegeanstalt für Erwachsene mit jugendlichen Patienten belegt [83]. Die Rheinische Landesklinik für Jugendpsychiatrie war also in dem hier behandelten Zeitraum mehr als überfüllt, wobei sich die Verhältnisse ab 1947 ganz langsam wieder etwas besserten [82].

13.2   Vom totalen Krieg in die totale Institution? Kriegserfahrung in der Kinder- und Jugendpsychiatrie

Bei knapp der Hälfte der Kinder (26 von 57) aus dem hier ausgewerteten Sample für den Zeitraum von 1945 bis 1952 wurden ihre Kriegserlebnisse und -erfahrungen in der Anamnese erwähnt. Zunächst soll es vor allem um diese Kinder gehen, deren Lebensgeschichten einen sehr deutlichen Zusammenhang zwischen psychischer Auffälligkeit und ihren Erfahrungen im Krieg bzw. während der nationalsozialistischen Diktatur vermuten lassen, ohne dies explizit in der Rückschau belegen zu können.

So hatten 6 Patienten ihren Vater verloren, bei 5 weiteren galt der Vater als vermisst, weitere 5 Kinder waren durch Fluchterfahrungen erheblich belastet. So war die Mutter eines Jungen auf der gemeinsamen Flucht gestorben. Ein anderer Junge hatte seine Mutter und seine 5 Geschwister bei einem Bombenangriff verloren, er selbst war einige Tage verschüttet und anschließend 2 Wochen bewusstlos gewesen. Bei einem Kind war der Vater zum Kriegsinvaliden geworden, ein weiteres Kind war seit dem Krieg extrem untergewichtig und wurde immer wieder bei Lebensmitteldiebstählen aufgegriffen. Bei einem anderen Patienten waren beide Eltern laut Akte seit 1936 inhaftiert gewesen. Über ihren weiteren Verbleib wurde nichts berichtet. Ein anderer Junge hatte angeblich 7 Jahre in einem Lager der Kinderland-verschickung verbracht und dort die Schule nur sehr unregelmäßig besucht. Eine weitere Akte war über ein 11-jähriges Mädchen, H. H. aus Köln, angelegt worden, welches zuge-sehen habe, wie ihre Mutter, eine Jüdin, auf der Flucht vor der Gestapo aus einem Fenster gesprungen sei [59].

Die Vorgeschichte der Kinder wurde mehrmals gefiltert. So wurde durch die jeweilige Begleit-person, das konnten Eltern, andere Verwandte oder Fürsorgerinnen sein, über die Lebenssitu-ation berichtet. Diese stellten den ersten Filter dar, mithilfe dessen die Lebensgeschichte der Kinder überliefert wurde. Der zweite Filter war der aufnehmende Arzt, der entschied, welche Aspekte der Vorgeschichte in die Anamnese zu übernehmen seien. Nochmals: Hier geht es nur um jene Kinder, deren Beeinträchtigungen durch den Krieg offenbar so stark waren, dass diese in den Akten vermerkt sind. Vermutlich waren alle 57 Kinder des Samples durch den Krieg in irgendeiner Form betroffen, alles andere wäre in dieser Region ungewöhnlich gewesen; bei 31 von ihnen wurde aber nicht ausdrücklich hierüber berichtet. Ein Hinweis auf eine zahlenmäßig höhere Beeinträchtigung besteht darin, dass sehr viele Kinder aus dem Gesamtsample unter-gewichtig waren. Die psychiatrischen Anstalten stellten in diesen Jahren noch immer Orte des „Hungersterbens" dar, da die nationalsozialistischen Erlasse zur Schlechterstellung der Ver-sorgung der Insassen mit Lebensmitteln zunächst in Kraft geblieben waren, und die Patienten außerdem keine Möglichkeit hatten, ihre Ernährung durch Tausch oder Aneignung zu verbes-sern. In den Patientenakten werden allerdings Probleme in der Nahrungsmittelversorgung der Kinder innerhalb der Klinik so gut wie nie thematisiert, auch nicht in den allerersten Nach-kriegsjahren. Auch in den Briefen und sonstigen Nachrichten der Eltern finden sich keine Hin-weise auf mitgeschickte Lebensmittel und auch keine besorgten Nachfragen. Angesichts der in der historischen Forschung dokumentierten schlechten Versorgung der Anstalten bis 1948 ist das auffällig [18], [30], [79].

Es wäre ein in vielerlei Hinsicht schwieriges Unterfangen, nachträglich die „Richtigkeit" oder „Fehlerhaftigkeit" der ärztlichen Diagnosen zu beurteilen. Aus heutiger Sicht scheinen viele damalige medizinische Urteile fragwürdig zu sein. So sind gerade die früheren Diagnosen des „Schwachsinns" in die Kritik geraten und spielen in der politischen Diskussion um den sog. Heimkinderfonds II aktuell eine große Rolle. Sinnvoller erscheint es hier, die Arbeit der Ärzte aus wissenschaftsgeschichtlicher Perspektive zu historisieren und aus ihrem zeitgenössischen Kontext heraus zu analysieren [71], [81]. Die Zusammenhänge zwischen Kriegserfahrung und psychiatrischer Erkrankung sind in einer aktengestützten Rückschau zudem nicht mehr ein-deutig zu belegen. Es soll also keineswegs eine Neubegutachtung der Kinder erfolgen, sondern versucht werden zu rekonstruieren, ob und in welcher Form die Kriegsbelastungen in die dama-ligen Diagnosen eingeflossen sind.

In einer Hinsicht zeigten sich deutliche Kontinuitäten. Noch bis Ende 1946 wurde in den Aufnahmebögen angekreuzt, ob das betreffende Kind als „erbkrank oder verdächtig" gemeldet werden sollte. So findet sich beispielsweise in der Akte der im Oktober 1946 aufgenommenen, schwer an Epilepsie erkrankten M. H. aus Düsseldorf ein Kreuz an der entsprechenden Stelle [62]. Bis weit in die 1950er-Jahre hinein wurde in den fachärztlichen Gutachten an prominenter Stelle die Frage erörtert, ob ein diagnostizierter „Schwachsinn" auf exogene Ursachen zurückzuführen sei oder eine „Sippenbelastung" vorliege.

Vergleicht man die Gruppe der erheblich kriegsbelasteten Kinder mit derjenigen, bei der der Krieg biografisch eine nicht so zentrale Rolle gespielt zu haben scheint, dann ergibt sich folgen-des Bild: Die Diagnosen der 26 laut Anamnese erheblich kriegsbetroffenen Kinder können in 3 Gruppen eingeteilt werden (◘ Abb. 13.1).

13.2 · Vom totalen Krieg in die totale Institution? Kriegserfahrung

541

13

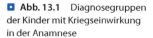

Abb. 13.1 Diagnosegruppen der Kinder mit Kriegseinwirkung in der Anamnese

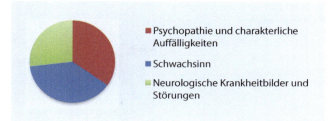

- ■ Psychopathie und charakterliche Auffälligkeiten
- ■ Schwachsinn
- ■ Neurologische Krankheitbilder und Störungen

Diagnosen der 26 laut Anamnese erheblich kriegsbetroffenen Kinder
- **9 Kinder**
  Hierbei handelt es sich um jene Diagnosen, die eher auf den „Charakter" der Kinder abheben, vor allem „charakterliche Abartigkeit" und „Psychopathie", daneben aber auch „psychomotorische Unruhe", „charakterliche Verwilderung", „Verwahrlosung bei intellektueller Dürftigkeit" oder „anlagemäßige somatische, somato-psychische Besonderheiten".
- **10 Kinder**
  Bei diesen Kindern wurde die Diagnose „Schwachsinn" gestellt, der in leichte bis erhebliche Grade abgestuft wurde. Bei 4 Kindern wurde zusätzlich „charakterliche Abartigkeit" oder „Psychopathie" attestiert.
- **7 Kinder**
  Bei diesen Kindern wurden neurologische Krankheitsbilder und Symptome wie organische oder exogene Hirnschäden, Epilepsie, Mikrozephalie oder Tic-Leiden diagnostiziert.

Wenn wir diese Zahlen mit den Diagnosen vergleichen, die alle 57 hier vorgestellten Kinder betreffen, dann ergibt sich folgendes Bild: Es fanden sich 11 Kinder mit „Psychopathie"-Diagnose, dazu noch 4 mit der Beurteilung „schwer erziehbar", also 15 Kinder mit „Charakterbeurteilungen"; 29 Kinder mit der Diagnose „Schwachsinn" in leichter bis erheblicher Form, 4 davon zusätzlich mit der Beurteilung einer „charakterlichen Abartigkeit". Schließlich gab es hier noch 13 Kinder mit Hirnschädigung oder neurologischen Störungen oder Erkrankungen (■ Abb. 13.2). Im Ergebnis finden wir also bei den erheblich kriegsgeschädigten Kindern mehr charakterbezogene Diagnosen als im Gesamtsample. Die 4 als „schwachsinnig" eingestuften Kinder, die zugleich noch als „charakterlich abartig" diagnostiziert wurden, finden sich ebenfalls im Sample der kriegsgeschädigten Kinder.

Im Berichtsjahr 1928/29 dagegen waren von 467 Kindern 285 Kinder als „schwachsinnig" diagnostiziert worden und nur 106 Kinder erhielten „charakterbezogene" Diagnosen (85 „psychopathisch" und 21 mit „Pubertätsstörungen und Sexualpsychopathie"; [85]:137).

Diese Bonner Zahlen deuten also darauf hin, dass die „Psychopathie"-Diagnosen nach dem Krieg sehr stark zugenommen hatten und dass diese vermehrt bei erheblich kriegsbetroffenen bzw. bei vom NS-Regime geschädigten Kindern gestellt wurden.

Die fachärztlichen Gutachten zeigen sehr eindringlich, dass die medizinischen Experten die Auswirkungen des Krieges und der Diktatur auf die Zivilgesellschaft, vor allem auf die Kinder, weder als mögliche Ursache der Erkrankung, noch als relevant für die Behandlung berücksichtigt

■ **Abb. 13.2**   Diagnosegruppen
im Gesamtsample

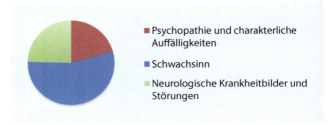

■ Psychopathie und charakterliche
Auffälligkeiten

■ Schwachsinn

■ Neurologische Krankheitbilder und
Störungen

haben. Selbst wenn der Zusammenhang zwischen Kriegserlebnis und Beginn der Symptomatik für die Angehörigen offensichtlich erschien, wurden diese Informationen kaum in Diagnostik und Behandlungsempfehlungen mit einbezogen. So zeigt sich bei 2 Jungen der Zusammenhang zwischen Bombenangriffen und dem Beginn ihrer Symptomatik recht deutlich: H-W. F. aus Kamp-Lintfort entwickelte nach Luftangriffen und Hamsterfahrten anfallartige Erscheinungen [55], bei H. H. aus Bonn wurde von den Angehörigen berichtet, dass seine extreme Nervosität während der Luftangriffe 1944 begonnen habe [58]. Diese Informationen wurden in die Anamnese aufgenommen, die Diagnosen blieben in diesen beiden Fällen vergleichsweise unklar und nebulös. Bei H-W. F. wurde angegeben, dass seine Anfälle nicht auf erkennbare körperliche Ursachen zurückzuführen seien, eine psychogene Ursache wurde aber nicht einmal vermutet. Bei H. H. wurden „seelische Regelwidrigkeiten" diagnostiziert. Deutlich wird hier eine diagnostische Unsicherheit im Umgang mit solchen Kindern, möglicherweise sogar deshalb, weil der Zusammenhang zwischen Kriegserfahrung und Erkrankung in diesen Fällen derart offensichtlich war.

Die für den untersuchten Zeitraum besonders relevanten Diagnosen „Schwachsinn" und „Psychopathie" sollen hier nun etwas genauer erläutert werden:

■   **Die Diagnose „Schwachsinn"**

„Schwachsinn" wurde vorwiegend in leichte, mittlere und erhebliche Grade differenziert. Dabei wird in den Gutachten mehr als deutlich, in welchem Ausmaß die Diagnosen durch moralische Urteile gestützt wurden. Mangelndes Schulwissen, angebliche Faulheit, „Frechheit und Unsauberkeit" konnten nicht nur die Diagnose Psychopathie, sondern ebenso die Diagnose „mäßiger Schwachsinn" nach sich ziehen, ohne dass aus heutiger Sicht eine Intelligenzminderung aus den Tests eindeutig hervorgeht. Das lag daran, dass die Intelligenztests auf dem Binet-Simon-Verfahren beruhten, welche das Intelligenzalter des Kindes erfassten. Fiel das tatsächliche Alter und das Intelligenzalter zu sehr auseinander, dann lag die Diagnose „Schwachsinn" sehr schnell nahe. In den Gutachten wurde dabei eingeschränkter Schulbesuch nicht berücksichtigt, obwohl die Tests sowohl bei den Schreib- als auch bei den Rechenübungen grundsätzlich einen altersgemäßen Schulbesuch voraussetzten [68].

Ein entsprechendes Beispiel bietet der damals 16-jährige K.H. H. aus Düsseldorf [61]. Dieser war während des Krieges jahrelang in einem Kinderlandverschickungslager untergebracht, in dem kein regelmäßiger Schulbesuch möglich war. Aufgrund von Tests wurde er in Bonn als erheblich schwachsinnig diagnostiziert und in die Anstalt Kloster Ebernach an der Mosel eingewiesen.

Auch wenn die Handbücher für den Test davor warnten, Kinder mit sozialen Schädigungen zu schnell zu beurteilen, da die Gefahr einer „Pseudo-Debilität" vorliege, machen die Gutachten nicht den Eindruck als hätten Ärzte in dieser Hinsicht differenziert ([68]:25f.). Neben diesen „verfahrenstechnischen" Schwierigkeiten, war bei mind. 2 Kindern aus dem Sample in den ärztlichen Gutachten die Diagnose „Schwachsinn" gestellt worden, obwohl das durchführende Personal aufgrund der Ergebnisse der Tests eine Intelligenzminderung eigentlich ausgeschlossen hatte

543

13

13.2 · Vom totalen Krieg in die totale Institution? Kriegserfahrung

[52], [65]. Das war nicht unüblich; die Diagnose „Schwachsinn" wurde bis in die 1960er-Jahre hinein von klinischen Psychiatern nicht nur für Patienten mit geminderter Intelligenz, sondern auch für Personen mit Verhaltensauffälligkeiten benutzt [10]. Die Patienten sollten während der Tests nach Anweisung malen. Bei manchen Kindern waren diese Bilder sehr ausdrucksstark, obwohl sie sich im schriftlichen Teil des Tests nicht gut ausdrücken konnten. Die intellektuelle Aussagekraft der Bilder wurde in der ärztlichen Beurteilung jedoch offenbar nicht berücksichtigt [65]. Im Ganzen erscheint die ärztliche Perspektive sehr verengt und schematisch; selten wurde versucht, einen Gesamteindruck von den Kindern zu bekommen. Insgesamt lässt sich die Diagnose „Schwachsinn" als eine brüchige normative Zuordnung sowie als Sammelbegriff für ganz unterschiedliche Störungen nachzeichnen.

- **Die Diagnosen „Psychopathie" und „charakterliche Abartigkeit"**

Weiterhin finden sich die Diagnosen „Psychopathie" und „charakterliche Abartigkeit". Die Diagnose „Psychopathie" war bereits Ende des 19. Jahrhunderts durch den Psychiater **Julius Koch** eingeführt worden und hatte eine breite Diskussion in Gang gesetzt. Zentrales Kennzeichen der Diagnose blieb die Abweichung von einer nicht näher bezeichneten Norm, wobei die Abgrenzung zu anderen psychiatrischen Krankheitsbildern und insbesondere zur häufig ähnlich weit gefassten Diagnose „Schwachsinn" problematisch blieb ([37]:24–27, [28]:29, [76]). Solche Kinder hatten manchmal schon jahrelange Heimerfahrungen hinter sich und waren schließlich von den Heimleitungen infolge von „heftigem Widerstand, Aufsässigkeit und Widerspenstigkeit" oder wegen „Unerziehbarkeit" als „anstaltspflegebedürftige Geisteskranke" vorgestellt worden [16]. Die Diagnose „Psychopathie" kam in Bonn vor allem dann zum Tragen, wenn Kinder oder Jugendliche so aufgeweckt waren, dass unter keinen Umständen ein Intelligenzdefekt anzunehmen und sich auch keine erheblichen schulischen Lücken bemerkbar machten, jedoch als besonders störend empfundene Verhaltensauffälligkeiten festgestellt wurden. Ein prägnantes Beispiel für einen „Psychopathen" stellt etwa M. C. aus Bonn dar: Er kam bereits als Kleinkind in ein Kinderheim nach Stolberg, galt dort schon mit 4 Jahren als unruhig, störend und trotzig. Noch vorwurfsvoller war der Bericht aus dem zweiten Heim, dem Pauline-von-Mallinckrodt-Heim in Siegburg-Wolsdorf, das eine Außenstelle der Bonner Klinik darstellte. Dem mittlerweile 7-jährigen Jungen wurde hier angelastet, dass er Plätzchen „geklaut" habe. Während des Einmarsches der Alliierten und der sog. Beschusszeit wurde er angeblich immer unruhiger und mochte sich nicht in den Schutzräumen aufhalten. Schließlich habe er sich dann immer „ungezogener" aufgeführt und mit Weglaufen und Einnässen gedroht. Nun sollte er in der Bonner Klinik noch einmal begutachtet werden. Die Gutachten stellten hier jedoch fest, dass M. ausreichend intelligent sei. Mit der Diagnose einer „erheblichen charakterlichen Abartigkeit mit Zügen von Überaktivität und Gemütsdürftigkeit" wurde M. C. aus Bonn in das Franz-Sales-Haus in Essen überwiesen, eines der größten Belegheime des späteren Landschaftsverbandes Rheinland ([53], [20]:39–48).

- **Diagnosestellung und soziale Verhältnisse**

Die weit überwiegende Zahl der in Bonn begutachteten Kinder kam aus schwierigen familiären und schlechten finanziellen Verhältnissen, wenngleich exakte Angaben zur sozialen Situation der Familie oftmals fehlen. Kamen die Kinder aus der gleichen sozialen Schicht wie die Ärzte, also aus dem Bildungsbürgertum, fanden sich Anzeichen von Mitgefühl in den Gutachten, diese Empathie fehlte bei den übrigen Gutachten fast vollständig. Um diesen Eindruck zu illustrieren, können 2 ausgewählte Fälle detaillierter dargestellt werden. In beiden Fällen wirkte der Zusammenhang zwischen Kriegs- bzw. Diktaturschädigung und Erkrankung so deutlich, dass davon ausgegangen werden kann, dass dies auch den Zeitgenossen aufgefallen sein musste.

Der erste Fall war H. H., das oben bereits erwähnte Mädchen mit der von der Gestapo in den Tod getriebenen jüdischen Mutter, aus ärmlichen Verhältnissen stammend. Der Vater war Invalide und konnte seine 4 Kinder nicht alleine versorgen. Schließlich waren alle 4 Geschwister voneinander getrennt und auf verschiedene Waisenhäuser verteilt worden. Als H. schließlich in Bonn aufgenommen wurde, vermerkte der Aufnahmebericht, sie esse alles, was sie finden könne. Beim zweiten Fall handelt es sich um einen Pfarrersohn, der nach einem Bombenangriff einige Tage verschüttet gewesen war und dessen Mutter und 5 Geschwister bei diesem Angriff ums Leben gekommen waren [63]. Bei H. H. spielte ihre dramatische Vorgeschichte für die Diagnostik und Behandlungsempfehlung so gut wie gar keine Rolle. Sie wurde vom ärztlichen Personal als misslaunig, unehrlich und geistig zurückgeblieben beschrieben. So wurde ihre Diagnose „mäßiger Schwachsinn" zu einem erheblichen Teil auf Tests gestützt, die sich vorwiegend an schulisch erworbenen Fähigkeiten orientierten. Dabei wurde nicht einmal erwogen, dass ein Kind, das von den Eltern nicht mehr versorgt werden konnte, vermutlich ständig hungrig war, kaum noch regelmäßig und effektiv am Schulunterricht teilnehmen konnte und damit auch notwendigerweise erhebliche Lücken im Schulwissen zeigen musste [59]. Dagegen rief der Pfarrersohn R. H. aus Heilbronn deutlich erkennbare Empathie beim Klinikpersonal hervor. Sowohl vonseiten des Vaters als auch vonseiten der Klinik herrschte ein reger Austausch und man erkennt im Subtext der Gutachten ein großes Engagement. Dem Vater wurde von den betreuenden Ärzten sogar vorsichtig geraten, den Sohn nicht in eine Anstalt zu geben. Der Pfarrer plante, ihn zur „Hephata" nach Treysa in Hessen zu schicken. Dem wurde seitens der Klinik mit der Begründung widersprochen, man müsse sicherstellen, dass das Kind in einem Heim nicht zu sehr sich selbst überlassen bliebe und gab zu bedenken, dass eine „Asylierung" für den Jungen nicht günstig sei [63]. Solche Bedenken bestanden bei keinem anderen der begutachteten Kinder, ganz im Gegenteil – in der weit überwiegenden Zahl der Fälle (42 von 57 Kinder s. u.) wurde für die Kinder Heim- bzw. Anstaltsunterbringung empfohlen. Aber nicht einmal in diesem Fall wurde eine mögliche psychische Beeinträchtigung durch die Verschüttung und ihre Folgen erwogen, seine Symptome wurden ausschließlich auf eine Kohlenoxidvergiftung und ein stumpfes Hirntrauma zurückgeführt.

Wie an diesen beiden gegensätzlichen Fällen deutlich wird, war der Blick der Gutachter deutlich schichtenspezifisch, vermutlich auch rassistisch geprägt. Für Kinder aus der eigenen bildungsbürgerlichen Schicht wurden andere Empfehlungen gegeben als für diejenigen aus anderen Milieus.

▪ Psychische Erkrankungen und erbbiologische Krankheitskonzepte

Auf die erkrankten und geschädigten Kinder reagierten die Psychiater also zumeist mit einer distanzierten medizinischen Diagnostik, die die Lebensgeschichte der Kinder in Teilen zwar repetierte, aber keinerlei kausalen Zusammenhang zwischen psychischer Störung und Gewalt- bzw. Kriegserfahrung herstellte. Das diagnostische Instrumentarium sowie Tradition und Ausbildung in der Psychiatrie waren keinesfalls dazu angetan, die Zusammenhänge zwischen Kriegserfahrung und Erkrankung zu erkennen und entsprechende Behandlungsempfehlungen auszusprechen. Das ist auch auf das Weiterbestehen und das Festhalten an erbbiologischen Krankheitskonzepten zurückzuführen. In den psychiatrischen Anstalten wurden zahlreiche Ärzte weiterbeschäftigt, die schon im Nationalsozialismus praktiziert hatten und nicht wenige von ihnen waren an Vorbereitung und Durchführung der Krankenmordaktionen beteiligt gewesen [35]. Auch hier bietet die Rheinische Landesklinik ein prägnantes Beispiel. Der von 1935 bis 1964 als leitender Arzt der Klinik tätige Dr. **Hans Aloys Schmitz** hatte als Gutachter an der „Euthanasie-Aktion T4" mitgewirkt und im Rahmen der „Kindereuthanasie" eine verhängnisvolle Rolle gespielt. Durch Schmitz waren in vielen Fällen von ihm in Bonn untersuchte Kinder an den „Reichsausschuß für erb- und

13.2 · Vom totalen Krieg in die totale Institution? Kriegserfahrung

545

13

anlagebedingte schwere Leiden" gemeldet worden. Mindestens 160 Kinder wurden aus der Rheinischen Landesklinik für Jugendpsychiatrie an „Kinderfachabteilungen" überstellt, die nach den Vorgaben zu rund einem Drittel hierfür eigentlich gar nicht zuständig waren. Teilweise waren Kinder durch Schmitz sogar persönlich in die „Kinderfachabteilung" Waldniel gebracht worden, wo dieser dem zuständigen Arzt, Hermann Wesse, beigeordnet war, um alle dort erstellten Diagnosen und Gutachten zu überprüfen. Die Berichte an den „Reichsausschuß", die eine Tötung von Kindern empfahlen, waren auch von Schmitz unterzeichnet ([38], [46]:70, [34]:244f.). Auf Befehl der britischen Militärregierung war Schmitz am 1. Dezember 1946 entlassen worden, konnte aber bereits am 1. April 1947 seine Tätigkeit als Leiter der Rheinischen Landesklinik für Jugendpsychiatrie in Bonn wieder aufnehmen [1]. In den ersten Nachkriegsjahren verhielt sich Schmitz aber in Hinblick auf Publikationen und Vorträge auf Tagungen der Fachverbände sehr zurückhaltend und erst seit Mitte der 1950er-Jahre trat er wieder stärker öffentlich in Erscheinung ([14]:196).

Die Auffassung, dass psychische Erkrankungen auf anlagebedingte, erbliche Funktionsstörungen zurückzuführen seien, blieb bei der weit überwiegenden Mehrheit der Psychiater auch nach dem Krieg herrschende Lehrmeinung [70]. Ein 1948 von den beiden führenden Jugendpsychiatern der frühen Bundesrepublik, **Werner Villinger** und **Hermann Stutte**, publizierter Aufsatz über „zeitgemäße Aufgaben und Probleme der Jugendfürsorge" sollte bis in die 1960er-Jahre hinein großen Einfluss auf die Diskussion zum Umgang mit verwahrlosten Jugendlichen ausüben [84]. Darin erklärten sie „die Sichtung, Siebung und Lenkung dieses Strandgutes von jugendlich Verwahrlosten und Dissozialen" zur ärztlich-psychiatrischen Aufgabe, da statistisch erwiesen sei, dass „ein großer Teil dieser jugendlichen, sozialen Störenfriede und Gesellschaftsfeinde" in irgendeiner Hinsicht krank oder abnorm sei, was überwiegend auf „anlagemäßige[n] Charakterabartigkeiten und Psychopathien" beruhe ([84]:249f.). Entsprechend dieser jegliche gesellschaftlichen Einflussfaktoren ablehnenden Haltung, forderten Villinger und Stutte ein „nach biologischen Gesichtspunkten differenziertes Fürsorgeerziehungswesen" mit psychiatrisch geleiteten „Sondererziehungsanstalten", die mehr auf Verwahrung als auf Erziehung zielen sollten [84]. Der Blick in die psychiatrische Fachliteratur der Jahre zwischen 1949 und 1959 zeigt, dass die Häufung psychischer Erkrankungen bei Kindern und Jugendlichen sowohl zu Verunsicherungen als auch zu erheblichen Abwehrreaktionen unter den Ärzten führte. Innovative Ansätze gingen zunächst vor allem vom Ausland aus. Allgemein verunsichernd wirkte, dass im Jahr 1950 eine erste Welle psychiatriekritischer Diskurse die Öffentlichkeit bewegte. Der US-amerikanische Film „Die Schlangengrube" („The Snake Pit", 1948) lief in der ersten Jahreshälfte in einer deutschen Version in den Kinos. Hier wurden psychiatrische Anstalten in den USA als bedrohliche, wenig hilfreiche Institutionen gezeichnet. Wichtiger noch als die Darstellung der Kliniken war möglicherweise die Darstellung der Patienten, die nicht mehr als beängstigende „Irre", sondern vielmehr als schrullige, liebenswerte Hilfsbedürftige gezeichnet wurden. Die Magazine *Stern* und *Spiegel* und die Wochenzeitung *Die Zeit* griffen das Thema in den frühen 1950er-Jahren auf und nahmen auch deutsche Anstalten genauer unter die Lupe ([45], [12]:372–379).

Während niederländische Psychiater in deutschsprachigen Fachpublikationen die Frage diskutierten, wie Kriegsgewalt auf Kinder wirkte, warum manche Kinder mit heftigen Gewalt- oder Todeserfahrungen scheinbar seelisch gesund blieben und andere wiederum schwere neurotische Störungen entwickelten [17], beharrten deutsche Ärzte darauf, dass Intelligenzdefizite dazu führten, dass schlimme Erfahrungen nachhaltiger wirkten ([14]:126, [25]:165–216, [26]). In den Jahren seit Gründung der Bundesrepublik wurde auf den Jahrestagungen der „Deutschen Vereinigung für Jugendpsychiatrie" und benachbarter Fachgesellschaften sowie in einschlägigen Zeitschriften über die Auswirkungen von Kriegsschäden auf die psychische Gesundheit von Kindern diskutiert. 1951/52 machte **Werner Villinger** aber deutlich, dass er von neueren Ansätzen, die den

Begriff der Psychopathie durch Schwererziehbarkeit ersetzen wollten, nichts halte. Psychopathie wäre nicht psychogen, sondern eine organische Hirnschädigung. Diese Position behielt Villinger auch in der Folgezeit bei ([14]:102). Wenn wir berücksichtigen, dass die erheblich kriegsgeschädigten Kinder in Bonn in weit höherem Maße als Psychopathen diagnostiziert wurden, war das eine schwerwiegende und folgenreiche Aussage.

In der Praxis führten diese Auffassungen dazu, dass verhaltensauffällige Kinder in den Nachkriegsjahren ohne Weiteres als „schwachsinnig" oder auch als „psychopatisch" etikettiert wurden, weil verstörten Kindern damit per se „Minderbegabung" zugeschrieben werden konnte.

Schließlich warnte der deutsche Psychologe und Lehrer **Richard Müller** im Jahr 1954 nach Beobachtungen an kriegs- und nachkriegsgeschädigten Kindern vor übereilter Diagnostizierung von „Schwachsinn":

» Die Dynamik der Persönlichkeitsentwicklung scheint hier nicht nur allgemein verzögert, sondern auch außerordentlich verkompliziert und größtenteils undurchsichtig zu sein. Der ungeschulte Beobachter steht in Gefahr, voreilig auf Minderbegabung oder u. U. sogar auf Debilität zu schließen; in Wahrheit handelt es sich um Entwicklungsgehemmtheit bzw. Pseudodebilität [42].

Auf der Jahrestagung der Deutschen Vereinigung für Jugendpsychiatrie 1954 schließlich wurde das Thema „Kriegsschäden" erstmals umfassend diskutiert, so berichtete ein schwedischer Kinder- und Jugendpsychiater über erhebliche Auswirkungen der Kriegsfolgen auf Kinder und Jugendliche in seinem Land. Obwohl Schweden nicht aktiv am Zweiten Weltkrieg beteiligt war, hatte die permanente Bedrohung durch den Krieg zu einer erheblichen Zunahme von psychischen Störungen bei Kindern geführt, so seine These ([14]:123). Sogar Werner Villinger war zu Zugeständnissen bereit und konstatierte, dass „reaktiv-depressive" Syndrome bei den erschöpften Eltern schon zu Beeinträchtigungen von Kindern geführt hätten. Er forderte immerhin eine Forschungskommission der WHO, die die Kriegs- und Nachkriegsschäden bei Kindern international vergleichend untersuchen sollte. So gab er sich nun im Vergleich zu den unmittelbaren Nachkriegsjahren den Anschein einer gewissen Aufgeschlossenheit gegenüber westlich-demokratischen Ansätzen (▶ Kap. 9). Im Grundsatz aber machte er deutlich, dass die von den Nationalsozialisten propagierte „heroische Lebenshaltung" einen Rückgang der Hysterien zur Folge gehabt habe, und er könne aus eigener Erfahrung berichten, dass die Kinder in den Luftschutzbunkern auf die Luftangriffe mit dumpfer Resignation reagiert hätten. Nur die Kinder, die den Tod oder die Trennung von der Mutter erleben mussten, hätten zu einer vermehrten Neurosenbildung geneigt, aber auch nur, wenn sie schon vorher auffällig gewesen seien ([14]:120f.). Ebenso verwies er darauf, dass der in den Nachkriegsjahren beobachtete Konzentrationsmangel bei Schulkindern auf Reizüberflutungen der Moderne, wie etwa die Lektüre von Comicheften, zurückzuführen sei. Mit diesen Argumenten stellte Villinger eine nachhaltige Auswirkung der Kriegserfahrung auf die Psyche und die intellektuelle Leistungsfähigkeit der Kinder weiterhin in Frage ([14]:121). Auch seine Kollegen **Eckart Foerster**, sowie die Pädiater **Otto Bossert**, **Karl-Heinz Bleckmann** und **Gerhard Göllnitz** wiesen auf der Tagung von 1954 langfristige psychische Kriegsschäden bei Kindern noch weitestgehend zurück ([14]:118–126). Mitte der 1950er-Jahre wurde aber durch rheinische Psychiater vereinzelt verhaltensauffälligen, „psychopathischen" Patienten eine „abnorme Erlebnisreaktion", also die zeitgenössische Beschreibung eines auf Traumatisierung zurückzuführenden Verhaltens zugestanden, wenn auch davon ausgegangen wurde, dass diese rasch, meist nach wenigen Tagen, wieder abklingen würde [16]. Zeitgenössisch bestand in der internationalen Forschung zwar noch kein ausgefeiltes Traumakonzept, aber es existierten doch durchaus flexiblere Vorstellungen von psychischen Kriegsschäden, die in Deutschland bis Mitte der 1950er-Jahre weitgehend ignoriert wurden. Angegriffen fühlte sich die Zunft der Kinder- und Jugendpsychiater allerdings durchaus, sowohl durch innovative internationale Forschungen als auch durch andere Fachspezialisten wie etwa aus der Psychologie, wie die intensive Beschäftigung mit dem Thema auf der bereits zitierten Konferenz von 1954 und die Fachpublikationen jener Jahre demonstrieren. Doch dominierte bis weit in die 1950er-Jahre hinein im Arkanum der deutschen Kinder- und Jugendpsychiatrie die Ansicht, dass psychische Erkrankungen nicht durch den Krieg verursacht worden seien, sondern dieser lediglich „anlagebedingte Minderwertigkeit" zum Vorschein gebracht habe [27]. Verunsichernd wirkten die Befunde der nach dem Krieg erheblich erhöhten psychischen Auffälligkeiten jedoch allemal und ließen sich längerfristig kaum noch ignorieren. Es knirschte im Gebälk der biologistischen Psychiatrie. Schließlich wurde – zumindest in der Theorie – nach und nach ein anderer Blick auf psychische Erkrankungen begünstigt. 1967 wurde in einem Fachaufsatz bereits ein einziger Kontakt mit einer Todeserfahrung als durchaus relevant für die Entstehung massiver psychischer Störungen bei Kindern anerkannt [9]. Zwischen 1954 und 1967 hatte sich die wissenschaftliche Perspektive also schon erheblich verschoben.

Dass es in den späten 1960er-und frühen 1970er-Jahren aus vielerlei Gründen zu einer massiven Kritik an der herkömmlichen psychiatrischen Versorgung kam, ist bekannt [32], [33]. Die Diskussionen und Entwicklungen in der Kinder- und Jugendpsychiatrie zeigen, dass sich Vorläufer und Motive für diesen späteren Modernisierungsschub in der unmittelbaren Nachkriegszeit finden lassen.

13.3 Alltag und Lebensverhältnisse in der Klinik

Während die Psychiater in erster Linie mit der Festlegung der Diagnosen und der konkreten medizinischen Behandlung befasst waren, wurden die Kinder in der Bonner Klinik durch das Pflegepersonal im Stationsalltag beobachtet. Die Pflegerinnen, vor allem Ordensschwestern, schrieben jeweils 3–6 mehrzeilige Eintragungen während einer durchschnittlichen Verweildauer der Kinder von 2 Monaten. Auch diese Pflegeberichte finden sich in den Patientenakten. Zunächst wurde hier berichtet, wie leicht oder schwer den Kindern der Abschied von ihrer jeweiligen Begleitperson fiel. Dabei wird nicht deutlich, wie ein etwaiger Abschiedsschmerz bewertet wurde, es wurde nur vermerkt, ob sich das Kind ohne Tränen trennte. Die Pflegeberichte machen den Eindruck einer zwar wertenden, aber doch in einigen Fällen wohlwollenden Haltung gegenüber den Kindern. Hierzu ein Beispiel aus der Patientenakte des 14-jährigen H. H. aus Bonn:

» Patient wurde von seinem Onkel zur Aufnahme gebracht. Er verabschiedete sich munter und ging willig mit zur Station. Daselbst bereitete er keinerlei Schwierigkeiten und unterzog sich ruhig allen Anordnungen. Er selbst sowie seine Kleider waren in einem sauberen Zustande.

Die Frage, ob Kleidung und körperlicher Zustand des Kindes einen ordentlichen Eindruck erweckten, stellte insgesamt einen wichtigen Aspekt dar. Darüber hinaus bildete die Frage der Arbeitsbereitschaft und -fähigkeit, also wie die Kinder und Jugendlichen auf der Station mitarbeiteten, einen weiteren wichtigen Faktor [11]. Aus dem Kontext geht hervor, dass die Kinder durchs Putzen, Waschen und Kochen auf den Klinikstationen intensiv eingebunden waren. Die ehemaligen Werkstätten der Klinik waren während des Krieges verloren gegangen. Die männlichen Jugendlichen wurden daher mit „Aufräumungsarbeiten und etwas Gartenarbeit" beschäftigt, während weibliche Jugendliche zu „Hilfsleistungen in Küche, Waschküche, Gemüseküche und Nähzimmer" herangezogen wurden [5]. Offenbar wurden die Jugendlichen der Klinik zusammen

mit den erwachsenen Patienten der benachbarten Heil- und Pflegeanstalt Bonn bei der „Arbeitstherapie" eingesetzt. Das Beispiel der 18-jährigen M G. aus Bonn zeigt den stark wertenden Tonfall
der Pflegeberichte in diesem Zusammenhang:

» M. sucht sich die Arbeit aus, was ihr gefällt[,] will sie haben, oder sie eignet es an sich. Mit
mehreren Kindern arbeiten lehnt sie es sofort ab, übernimmt nur ausgesuchte Arbeiten und
Aufträge, es darf ihr auch niemand etwas sagen, Tadel und Zurückweisung kann sie nicht
ertragen, wirft alles hin, „machen Sie doch die Arbeit allein" wird dann ordinär und faul,
arbeitet überhaupt nur nach Laune, kann ordentlich, zuverlässig arbeiten, kann an manchen
Tagen unermüdlich sein, besonders wenn man sie lobt [57].

Die Pflegeberichte scheinen eine professionelle und geordnete Atmosphäre von Beobachtung und
Pflege zu dokumentieren, die von den Patienten allerdings ganz anders erlebt werden konnte.
Wir haben im Forschungsprojekt einige ausgewählte Patienteninterviews durchgeführt, die aufgrund der geringen Zahl nicht repräsentativ sein können, sie können aber bestimmte Abläufe
und Wahrnehmungen in der Klinik illustrieren. In einem der Interviews beschreibt H. V., der
1946 in die Rheinische Landesklinik für Jugendpsychiatrie Bonn aufgenommen wurde, seine
Zeit in der Bonner Klinik:

» Ich war ganz normal, ein ganz normales Kind, ne. Aber dass die mich da reingetan hat, das
war wie die Hölle. Das war sowas Grausames, das können sie sich gar nicht vorstellen, was
das war. Mit 12 Jahren plötzlich, was man noch nie kennengelernt hat: keine Türklinken, die
großen Fenster – kennen sie die Landesklinik? … Keine Klinken, nur ein Drücker hat jeder
der da angestellt war … in diesem Raum liefen – ich würde mal sagen 20–30 Patienten
rum – aber alles in Anstaltskleidung und da kippte einer um, kriegte 'nen Anfall, ja, ich
wusste nicht was das ist, und sowas alles und dass die wirklich so richtig daneben waren,
ne, also. … Ich habe garantiert 3 Tage in einer Ecke geheult. Und keiner hat sich darum
gekümmert. … Wie können die einem Menschen sowas …, der so an der Seele leidet, so
alleine lassen und gar nicht mal ein bisschen, ein Wort mit dem wechseln oder so. … Also
Bonn war das schlimmste [31].

Ein anderer Patient schrieb in einem Text über sein Leben, den er im Rahmen der Intelligenzprüfung verfasste, er habe sich gewünscht, dass sich durch die Untersuchung in der Klinik etwas
für ihn verbessern würde, doch nun wolle er so schnell wie möglich aus Bonn weg. Schließlich
äußerte er die Hoffnung, dass wenn man freiwillig gekommen sei, auch auf eigenen Wunsch
wieder gehen dürfe [49]. Doch es finden sich auch andere Eindrücke: Die 17-jährige H. D. aus
Köln kam erst 1954 nach Bonn, sie gehört also nicht mehr zum eigentlichen Sample, doch sind
von ihr Briefe aus der Beleganstalt überliefert, die einen Eindruck vom weiteren Verlauf ihrer
Unterbringung geben. Sie hatte epileptische Anfälle, war von ihrem Vater möglicherweise missbraucht worden und galt als „sexuell verwahrlost". Zudem hatte sie sich gewehrt, als die Mutter
eines Klassenkameraden sie schlug. Danach wurde sie wegen sittlicher Gefährdung und aufgrund
ihrer „Anfälle" von der Fürsorgebehörde in die Rheinische Landesklinik überwiesen. Von Bonn
aus wurde sie schließlich in die Nervenklinik Andernach verlegt. Hier wurde H. schließlich nur
noch „verwahrt". Das körperlich völlig normal entwickelte Mädchen musste im Bett liegen und
hatte nur Kontakt zu älteren Frauen. Sie beklagte sich bei den Pflegekräften in Bonn:

» Ich liege hier mit vielen alten Frauen hier wenn ich an Euch denke so muss ich weinen. Liebe
[Schwester] Lebeater schreibe mir doch wieder, was machen dort die Kinder alle … ich
denke immer an euch; muss hier im Bett liegen [54].

Im Gegensatz zu H. V. vermisste H. die Bonner Station, wobei die womöglich in Andernach vergleichsweise noch schlechteren Bedingungen als in Bonn hierbei durchaus eine Rolle gespielt haben dürften.

Den Kontakt zur eigenen Familie zu erschweren, gehörte sowohl in der Rheinischen Landesklinik als auch in den Belegheimen zum Programm. Die Isolation der Kinder und Jugendlichen war erwünscht. Besuche von Eltern wurden nicht gefördert und vom Klinikpersonal bestenfalls hingenommen. Es finden sich zahlreiche Briefe von Angehörigen, die um Nachricht über ihre Kinder bitten, die sie Wochen oder sogar Monate nicht mehr gesehen hatten. Da die Kinder fast alle aus ärmeren familiären Verhältnissen kamen, spielte die Frage des Fahrtgeldes eine große Rolle. Die Distanz zum Elternhaus wurde schließlich noch dadurch verstärkt, dass man die Kinder für Belegheime empfahl, die in weiter Entfernung vom Wohnort der Familie lagen. Die Distanz zwischen Wohnort und Heim betrug üblicherweise zwischen 50 und 100 Kilometern. Wenn man berücksichtigt, dass die meisten Kinder aus sozial schwachen und benachteiligten Familien stammten, dann wird schnell deutlich, dass durch diese Praxis familiäre Bindungen zusätzlich zerrüttet wurden. In der Rheinischen Landesklinik hatten die Kinder insgesamt wenig Kontakt nach außen. Emotionale Bindungen wurden kaum berücksichtigt, weder während der Behandlung noch bei der Verlegung in Belegeinrichtungen. Auch die Frage, ob die Kinder sich wohl fühlten und ob es ihnen gut ging, spielte eine völlig untergeordnete Rolle.

In manchen Fällen konnten die Kinder auch aus der Klinik wieder abgeholt werden. Wenn die Eltern bereit waren, sich engagiert gegen eine Heimunterbringung zu wehren oder in der Lage waren, auch schwierige, pflegebedürftige Kinder zu versorgen, dann konnte es Wege aus der Klinik heraus geben. So etwa im Fall des H. B. aus Mönchengladbach, der als „mäßig bis mittelgradig schwachsinnig" diagnostiziert worden war. Der Vater war gefallen und seine Mutter bot ihm laut Patientenakte nur „asoziale Verhältnisse"; deshalb wurde für ihn eine Einweisung ins Franz-Sales-Haus empfohlen. Dennoch wurde er schließlich wieder nach Hause entlassen, weil „sich die Mutter nicht von dem Kinde trennen" wollte [48]. Im Fall der hier vorgestellten Kinder und Jugendlichen sah ihre weitere Entwicklung folgendermaßen aus: Von den 57 Kinder wurden 11 nach Hause entlassen und 2 wurden von den Eltern vorzeitig abgeholt. Aus der Klinik entwichen 2 Kinder, wir erfahren nichts über ihr weiteres Schicksal. Direkt im Anschluss an die Begutachtung in der Klinik wurden 31 Kinder in ein Heim überführt. Mit der Empfehlung eines bestimmten Heimes wurden zunächst 11 Kinder nach Hause entlassen, d. h. sie sollten noch wenige Tage auf einen Heimplatz warten und durften für diese Zeit zu ihren Familien.

Wenn sich Kinder hingegen bereits unter Aufsicht eines kommunalen Jugendamtes oder des Landesjugendamtes befanden, war der Weg eines langjährigen Aufenthaltes in Einrichtungen der Behindertenhilfe häufig vorgezeichnet.

So etwa im Falle des K.H. H. aus Düsseldorf. Obwohl seine Eltern ihn zu Hause pflegen wollten, wurde von der Fürsorgebehörde bestimmt, dass der Junge im Kloster Ebernach bei Cochem untergebracht werden solle [61].

Sowohl die Landesklinik als auch die teilweise später zuständigen Heime wiesen somit deutliche Kennzeichen totaler Institutionen auf [72], [20], [29]. Der Aufenthalt in der Rheinischen Klinik nahm den Kindern fast alle Freiräume. Sie mussten eine spezielle Anstaltskleidung tragen, konnten also keine eigene Identität über Kleidung entwickeln. Das bedeutete für Jugendliche vor allem während Pubertät und Adoleszenz eine erhebliche Einschränkung, gerade weil Kleidung in den Nachkriegsjahren etwas Besonderes war. Sie standen unter totaler Überwachung, da die Saaltüren nicht über Klinken verfügten, es gab auch keinen Rückzugsraum, denn die Säle waren völlig überbelegt. Auch beklagten die Kinder, dass sie nicht „nach draußen" könnten. Da Besuche der Eltern oder anderer Verwandter weder angeregt, noch gefördert wurden, waren die Patienten dem Wohlwollen des Klinikpersonals völlig ausgeliefert. In Fällen, in denen den Kindern (zugelassene) Medikamente verabreicht wurden, sind die Eltern nicht um Einwilligung gebeten worden [51]. Das galt jedoch nicht hinsichtlich der Untersuchungsmethode der Enzephalografie; hierfür wurde zumeist das Einverständnis der Eltern eingeholt. Der Eingriff der Pneumenzephalografie, der den Eltern der Kinder als „Durchleuchtung des Gehirns" erläutert wurde, war tatsächlich sehr schmerzhaft und riskant für die Betroffenen [36].

13.4   Im Netz der Gewalt

Das Thema Gewalt ist ein sensibles Thema in der Psychiatriegeschichte. Die Grenzen zwischen Kontrolle und Gewalt sind kaum eindeutig zu ziehen und das Konzept der strukturellen Gewalt von Johan Galtung lässt sich im Bereich der Psychiatriegeschichte leicht nachvollziehen [22]. Wie in der aktuellen Gewaltforschung kritisiert wird, bietet dieser Ansatz allerdings wenig Trennschärfe, schließlich sind dort alle kontrollierenden Handlungen unter einem einheitlichen Gewaltbegriff zusammengefasst. In jüngeren Publikationen hat man sich wieder stärker auf die Analyse körperlicher Gewalt beschränkt und psychische Gewalt eher als Zwang und Macht bezeichnet [75]. Gerade am Beispiel der Psychiatriegeschichte wird aber deutlich, wie problematisch eine solche Verengung des Gewaltbegriffes sein kann. Die Kinder, die in die Rheinische Klinik eingewiesen wurden, befanden sich in einem Netz verschiedener physischer und psychischer Gewaltpraktiken. Häufig fanden die Gewalterfahrungen an ganz unterschiedlichen Orten statt, sie waren aber auch miteinander verknüpft. Besonders aussagekräftig ist dafür etwa die Patientenakte des 14-jährigen H. H. aus Bonn: Nachdem sein gewalttätiger Stiefvater gefallen war und der Junge mehrere Bombenangriffe durchlitten hatte, zeigten sich bei ihm extreme Nervosität und Unruhe. Schließlich erkrankte seine Mutter und der damals 13-jährige H. kam in ein Kinderheim der Caritas. Dort wurde er von anderen Kindern geschlagen. Als er wieder nach Hause durfte, habe die Mutter ihn betteln geschickt. Er berichtete, die Mutter sei sehr ungehalten gewesen, wenn er mit leeren Händen nach Hause gekommen sei. Der Junge habe ununterbrochen am ganzen Leib gezittert. Nach der Begutachtung in Bonn wurde er schließlich längerfristig in einer Außenstelle der Rheinischen Landesklinik untergebracht, dem Pauline-von-Mallinkrodt-Kinderheim in Siegburg-Wolsdorf [59]. H. H. war von so vielen unterschiedlichen Formen von Gewalt umgeben, dass diese sich wie ein Netz über sein Leben gelegt hatten. Sie beinhalteten Kriegsgewalt durch Bombenangriffe, häusliche Gewalt durch den Stiefvater, institutionelle Gewalt und körperliche Gewalt durch andere Heimkinder.

In anderen Fällen wird auch sexuelle Gewalt erkennbar. Dabei waren die Kinder häufiger Opfer, zuweilen aber auch Täter. Ältere Jugendliche verübten manchmal sexuelle Übergriffe auf Jüngere, manche begannen Prügeleien oder quälten Tiere. Es war für die Kinder nicht unmöglich, diesem Gewaltnetz zu entkommen. Es bedurfte hierfür allerdings der Unterstützung wohlmeinender Menschen. Für H. H. hat es diese Möglichkeit offenbar nicht gegeben.

Während die direkte Kriegsgewalt in unserem Untersuchungszeitraum nur noch in ihren Auswirkungen zu erfassen war, blieb häusliche Gewalt an der Tagesordnung. Von den Fürsorgebehörden wurde den Ärzten allenfalls berichtet, wenn Eltern „unmäßig" geprügelt hatten, so im Fall der 18-jährigen M. G. aus Köln [56]. In den ärztlichen Gutachten wurde auch verzeichnet, wenn die Kinder ungewöhnliche Narben hatten. Weiter danach gefragt wurde allerdings nicht. Viele Mädchen hatten sexuelle Gewalt in vielfacher Hinsicht erlebt, wobei die Mädchen fast immer doppelt stigmatisiert wurden. Sie wurden nicht nur Opfer sexueller und körperlicher Gewalt, sondern dafür auch noch selbst verantwortlich gemacht [23]. So wurden C. W., I. P. und M. G. nach jahrelangen Missbrauchs- und Misshandlungserfahrungen in den fachärztlichen Gutachten wegen „unsittlichem Verhalten" massiv stigmatisiert [67], [65], [57]. Regelmäßig wurden vor allem Mädchen für erlittene sexuelle Gewalt selbst verantwortlich gemacht.

Die Jungen wurden hingegen gar nicht als Opfer sexueller Gewalt wahrgenommen, was keinesfalls bedeutete, dass sie diese nicht erfahren haben. Stattdessen wurden selbst kleine Jungen als Täter dargestellt. So wurde einem 11-jährigen Patienten vorgeworfen, er habe sich seiner Stiefschwester gegenüber unsittlich verhalten, indem er sich vor ihr entblößt habe.

Thematisiert wurde aber bei den Jungen vor allem, wenn sie nicht einer bestimmten hegemonialen Männlichkeitsvorstellung entsprachen. Dann wurden sie als weich, scheu und von „fast mädchenhaftem" Wesen beschrieben; diese Attribute wurden in den Zuschreibungen zu einem Kern ihres Krankheitsbildes. Diese offensichtliche Form der zeitgenössischen Normierung betraf im Sample immerhin 5 von 35 Jungen [60], [50], [48], [64], [66].

Eine weniger offensichtliche Form der Gewaltanwendung war die Ausbeutung der Arbeitskraft der Kinder in der Klinik. So war die Waise E. A. bereits von ihren Pflegeeltern als billige Arbeitskraft missbraucht worden. Dieses Ausbeutungsverhältnis fand in der Klinik seine Fortsetzung: So wurde im Stationsbericht notiert, dass sie unermüdlich arbeite [47].

Wie Studien über die Belegheime zeigen, waren dort Isolation, Beschämung und auch Schläge an der Tagesordnung, wobei nur Fälle außergewöhnlicher Brutalität seitens des Pflegepersonals überhaupt sanktioniert wurden. Selbst wenn die Gewaltausübung des pflegenden Personals gewissen Regeln unterlag, waren Versuche der Einhegung häufig wenig erfolgreich [74], [20], [29]. Schließlich glaubten die Klinik und Heimträger nur durch eine permanente Überforderung des Personals ökonomisch bestehen zu können. Zwei ältere Ordensschwestern für eine Gruppe von 80 Kindern war durchaus kein unüblicher Betreuungsschlüssel. Die Personalengpässe in den 1950er-Jahren führten auch zur Einstellung wenig geeigneter Pfleger. Aber die Kinder waren auch erheblicher Gewalt durch ihre Mitpatienten ausgesetzt. Die Kinder prügelten sich untereinander, und wenn die Jugendlichen auf Erwachsenenstationen untergebracht waren, drohten zudem sexuelle Gewalterfahrungen [44].

Gewalterlebnisse klingen als Subtext in fast allen Patientenakten mit, ebenso wenig wie emotionale Bindungen wurden sie aber nur selten ausdrücklich thematisiert. Obwohl sie allgegenwärtig waren, stellten sie in dieser Zeit offenbar das Nichtsagbare dar [40]. Gewalterfahrungen als Ursache von psychischen Erkrankungen zu benennen, war jedenfalls in diesen unmittelbaren Nachkriegsjahren kaum möglich.

13.5 Zusammenfassung

Die Patientenakten der Rheinischen Landesklinik für Jugendpsychiatrie in Bonn zeigen deutlich, in welch hohem Maße diese Klinik in der unmittelbaren Nachkriegszeit sowohl als Klärungsinstanz wie auch als Auffangbecken für die verstörten Kinder der Nachkriegsgesellschaft diente. Dabei handelte es sich um ganz unterschiedliche Kriegs- und Diktaturerfahrungen – die Kinder bildeten keine homogene Opfergruppe. Die Kriegswaisen, die Opfer des Luftkrieges, aber auch die Kinder der politisch und rassisch Verfolgten: Viele von ihnen landeten auf Veranlassung der Fürsorgebehörden zunächst zur Begutachtung in der Bonner Landesklinik, von wo sie dann zur Unterbringung in unterschiedliche konfessionelle, private oder staatliche Heime empfohlen oder direkt dorthin überführt wurden. Die Behörden zielten durchaus darauf ab, ihre Waisenhäuser und allgemeinen Heime durch Verlegungen von Kindern in heilpädagogische Sondereinrichtungen bzw. Anstalten zu entlasten. Auch wenn viele dieser ehemaligen Patienten heute vermutlich nicht mehr leben, könnte man durchaus diskutieren, ob die mangelnde Anerkennung eines Kriegsopferstatus nicht auch auf die Liste der Schmerzen und Leiden der ehemaligen Psychiatrieinsassen gehört, deren Entschädigung aktuell diskutiert wird. Die Begutachtung in der Bonner Klinik zeigt, dass der Zusammenhang zwischen Kriegs- bzw. Diktaturerfahrung und psychischer Erkrankung nicht nur in der Theorie ignoriert, verneint und verdeckt wurde, sondern auch in der Praxis.

Bei den hier vorgestellten Kindern wurden die erlittenen Kriegserfahrungen nicht in einem kausalen Zusammenhang mit ihren Erkrankungen gesehen. Kriegsgewalt und ihre Folgen in destabilisierten und dezimierten Familien haben offenbar zum Alltag vieler dieser Kinder gehört, doch die Psychiatrie konnte in diesen Jahren kaum Hilfe bieten. Ganz im Gegenteil, Ärzte, die häufig im Nationalsozialismus ihre Karrieren begonnen hatten oder aufgestiegen waren, reagierten überwiegend mit normativen diagnostischen Zuschreibungen wie „charakterlicher Abartigkeit bzw. Psychopathie" und „Schwachsinn". Für jene besonders vom Krieg geschädigten Kinder, die sich als sozial auffällig und erziehungsschwierig zeigten, wurden auch im Vergleich zur Zwischenkriegszeit in deutlich erhöhtem Maße charakterbezogene Beurteilungen herangezogen. Vor dem Hintergrund der internationalen wissenschaftlichen Debatte über die Auswirkungen von Kriegserlebnissen wäre hier auch im zeitgenössischen Kontext durchaus mehr diagnostische Differenzierung möglich gewesen.

Die fachspezifischen Diskussionen (vor allem im Jahr 1954) machen allerdings deutlich, dass das Ignorieren eines Zusammenhangs zwischen erhöhter psychischer Auffälligkeit und Kriegserfahrung immer schwieriger wurde. Die deutschen Kinder- und Jugendpsychiater sahen sich durch ausländische Experten und durch ihre eigenen praktischen Erfahrungen gedrängt, sich intensiv mit der Frage der Kriegserfahrung auseinanderzusetzen. Zunächst reagierten sie jedoch mit Abwehr und der Betonung hergebrachter biologistischer Krankheitskonzepte. Doch ebenso wird erkennbar, dass ein intensiver Diskussionsprozess bereits in den 1950er-Jahren in Gang gesetzt wurde.

In der Bonner Klinik wurde vor allem untersucht, diagnostiziert und gelegentlich eine medikamentöse Behandlung vorgenommen. Die Kinder wurden in überfüllten Krankensälen eingeschlossen und mussten teilweise schmerzhafte Eingriffe über sich ergehen lassen – wie damals üblich – ohne die Präsenz vertrauter Personen.

In Fürsorgeheimen und „Schwachsinnigenbildungsanstalten", wie etwa dem Franz-Sales-Haus in Essen, in dem zahlreiche der mit einer psychiatrischen Diagnose stigmatisierten Kinder schließlich untergebracht wurden, erfuhren sie über eine rudimentäre Schulbildung hinaus kaum Zuwendung, Förderung bzw. heilpädagogische Behandlung. Verschiedene Studien dokumentieren die strenge, lieblose und wenig zugewandte Behandlung der Kinder in diesen Folgeeinrichtungen [74], [20], [29].

Literatur

[1]   ALVR 28597, Ariernachweise, Entnazifizierungsvorgänge etc. der Oberbeamten – S, 1933–1949
[2]   ALVR 31289, Zu den Belegungsverträgen des Landschaftsverbandes Rheinland mit Heimen und Pflegeanstalten zur Unterbringung von Kindern und Jugendlichen mit psychiatrischen Diagnosen
[3]   ALVR 13048, Gestellung von Schwestern für den Pflege- und Wirtschaftsbetrieb der PHP und RLKfJ, 1926, 1945–1957
[4]   ALVR 31406, Pflegepersonal, 1966–1974
[5]   Bericht der Rheinischen Landesklinik für Jugendpsychiatrie, 1954 (Dr. Hans Aloys Schmitz). In: ALVR 31360 Rheinische LK für Kinder- und Jugendpsychiatrie Bonn, 1951–1976
[6]   Biess F (2009) Rezension zu: Seegers L, Reulecke J (Hrsg) (2009) Die „Generation der Kriegskinder". Historische Hintergründe und Deutungen. Psychosozial, Gießen. In: H-Soz-Kult, 24.11.2009
[7]   Blandow J (1986) „Sichten und Sieben." Zu den Anfängen der Jugendfürsorge im Nachkriegsdeutschland. In: Ostendorf (Hrsg) Integration von Strafrechts- und Sozialwissenschaften. Schweitzer, München, S 79–101
[8]   Bode S (2004) Die vergessene Generation. Die Kriegskinder brechen ihr Schweigen. Klett Cotta, Stuttgart

[9]   Bosch G (1967) Über die Entwicklung der Todeserfahrung im Kindesalter. Jahrb Jugendspychiatr Grenzgeb VI:37–58

[10] Bosch G (1963) Klinisch-heilpädagogische Probleme des Schwachsinns. In: Landschaftsverband Rheinland (Hrsg) 5. Psychiatertagung des Landschaftsverbandes Rheinland am 9. und 10.10.1963 im Rheinischen Landeskrankenhaus Bedburg-Hau. Rheinland, Düsseldorf, S 9–19

[11] Bösl E (2009) Politiken der Normalisierung. Zur Geschichte der Behindertenpolitik in der Bundesrepublik Deutschland. Transcript, Bielefeld

[12] Brink C (2010) Grenzen der Anstalt. Psychiatrie und Gesellschaft in Deutschland 1860–1980. Wallstein, Göttingen

[13] Buchholz M (2002) Stichprobenverfahren bei massenhaft gleichförmigen Einzelfallakten. Eine Fallstudie am Beispiel von Sozialhilfeakten. Hist Soc Res 27:100–223

[14] Castell R et al (2003) Geschichte der Kinder- und Jugendpsychiatrie in Deutschland in den Jahren 1937 bis 1961. Vandenhoeck & Ruprecht, Göttingen

[15] Daten zur „Rheinischen Landesklinik für Jugendpsychiatrie" 1953. In: ALVR 31360, Rheinische LK für Kinder- und Jugendpsychiatrie Bonn, 1951–1976

[16] Dr. Schulte. Das Problem der jugendlichen debilen Psychopathen [Vortragsmanuskript]. Anlage zur Direktorenkonferenz v. 29./30.7.1955, S. 2. In: ALVR, Nr. 31318, Niederschriften über die Dienstbesprechungen mit den Direktoren der Rheinischen Landeskliniken, 1946–1967

[17] de Ruyter TH (1947) Massenpsychologische und psychopathologische Erscheinungen beim Kinde und Jugendlichen während des Krieges und der Nachkriegszeit. Z Kinderpsychiatr 13:205–220

[18] Faulstich H (1998) Hungersterben in der Psychiatrie 1914–1949. Mit einer Topographie der NS-Psychiatrie. Lambertus, Freiburg/Br

[19] Friedmann I (2016) „Es handelte sich um einen sonderlingshaften, triebhaft veranlagten Knaben." Beispiele heilpädagogischer Gutachten für das Wiener Jugendgericht während der Jahre 1920 bis 1970. Virus. Beitr Sozialgesch Med 14:249–283

[20] Frings B (2012) Heimerziehung im Essener Franz-Sales Haus 1945–1970. Strukturen und Alltag in der „Schwachsinnigen-Fürsorge". Aschendorff, Münster

[21] Funke J (2006) Alfred Binet (1857 bis 1911) und der erste Intelligenztest der Welt. In: Lamberti G (Hrsg) Intelligenz auf dem Prüfstand. 100 Jahre Psychometrie. Vandenhoeck & Ruprecht, Göttingen, S 24–40

[22] Galtung J (1975) Strukturelle Gewalt. Rowohlt, Reinbek

[23] Gehltomholt E, Hering S (2006) Das verwahrloste Mädchen. Diagnostik und Fürsorge in der Jugendhilfe zwischen Kriegsende und Reform (1945–1965). Budrich, Opladen

[24] Goffmann E (1973) Asyle. Über die soziale Situation psychiatrischer Patienten und anderer Insassen. Suhrkamp, Frankfurt/M

[25] Goltermann S (2009) Die Gesellschaft der Überlebenden. Deutsche Kriegsheimkehrer und ihre Gewalterfahrungen im Zweiten Weltkrieg. DVA, München

[26] Goltermann S (2013) Gewalt und Trauma. Zur Verwandlung psychiatrischen Wissens in Ost- und Westdeutschland seit dem Zweiten Weltkrieg. In: Wolters C, Beyer C, Lohff B (Hrsg) Abweichung und Normalität. Psychiatrie in Deutschland vom Kaiserreich bis zur Deutschen Einheit. Transcript, Bielefeld, S 279–308

[27] Goltermann S (1999) Verletzte Körper oder „Building National Bodies." Kriegsheimkehrer, „Krankheit" und Psychiatrie in der westdeutschen Nachkriegsgesellschaft, 1945–1955. Werkstatt Gesch 24:83–98

[28] Gröhler A (1987) Theoretische Definitionen und klinische Handhabung des Begriffs „Psychopathie" in der deutschen Psychiatrie der zwanziger und dreißiger Jahre unseres Jahrhunderts unter besonderer Berücksichtigung der Praxis in der Heil- und Pflegeanstalt Leipzig-Dösen in den Jahren 1929 bis 1939. Diss. med. Leipzig

[29] Henkelmann A, Pierlings J, Kaminsky U et al (2011) Verspätete Modernisierung. Öffentliche Erziehung im Rheinland – Geschichte der Heimerziehung in Verantwortung des Landesjugendamtes (1945–1972). Klartext, Essen

[30] Hillebrand RAK (2002) Untersuchungen zu den Todesfällen in der Rheinischen-Heil- und Pflegeanstalt Bonn in den Jahren 1933–1945. Med. Diss. Bonn

[31] Interview von Frank Sparing mit H. V. in Kürten am 16.07.2013

[32] Kersting F-W (1998) Psychiatriereform und ,68'. Westfal Forsch 48:283–295

[33] Kersting F-W (Hrsg) (2003) Psychiatriereform als Gesellschaftsreform. Die Hypothek des Nationalsozialismus und der Aufbruch der sechziger Jahre. Schöningh, Paderborn

[34] Kinast A (2011) „Das Kind ist nicht Abrichtfähig…" Euthanasie in der Kinderfachabteilung Waldniel, 1941–1943, 2. Aufl. SH-Verlag, Köln

[35]   Klee E (1988) Was sie taten – was sie wurden. Ärzte, Juristen und andere Beteiligte am Kranken- oder Juden-
        mord. Fischer, Frankfurt/M
[36]   Klinda G (2010) Zur Geschichte der Pneumenzephalographie. Med. Diss., Charité, Berlin
[37]   Kremer G (2002) „Sittlich sie wieder zu heben … " Das Psychopathinnenheim Hadamar zwischen Psychiatrie
        und Heilpädagogik". Jonas, Marburg
[38]   LAV-NRW, Gerichte Rep. 372/132, Protokoll der Vernehmung von Hermann Wesse, Okt. 1947, Bl. 24
[39]   Landschaftsverband Rheinland (Hrsg) (1962) Die Rheinische Anstaltspsychiatrie in Vergangenheit, Gegen-
        wart und Zukunft. Landschaftsverband Rheinland, Köln
[40]   Landwehr A (2001) Geschichte des Sagbaren. Einführung in die historische Diskursanalyse. Campus, Frank-
        furt/M
[41]   Lingelbach G, Schlund S (2014) Disability History. Version 1.0. In: Docupedia-Zeitgeschichte, 8.07.2014
[42]   Müller R (1954) Psychodiagnostische Beobachtungen und Untersuchungen bei psychisch kriegs- und nach-
        kriegsgeschädigten Kindern. Prax Kinderpsychol Kinderpsychiatr 3:33–36
[43]   Niederschrift über die Arbeitstagung der Direktoren der Rheinischen Landesheilanstalten am 30. und 31. Juli
        1954 im Landeskrankenhaus Marienheide vom 13.09.1954. In: ALVR 31318, Niederschriften über die Dienst-
        besprechungen mit den Direktoren der Rheinischen Landeskliniken, 1946–1967
[44]   Niederschrift über die Dienstbesprechung mit den Direktoren der Rheinischen LKH und Kliniken für Jugend-
        psychiatrie vom 13.6.1966 und 20.4.1967. In: ALVR 31318, Niederschriften über die Dienstbesprechungen
        mit den Direktoren der Rheinischen Landeskliniken, 1946–1967
[45]   Noack T (2006) Über Kaninchen und Giftschlangen. Psychiatrie und Öffentlichkeit in der frühen Bundesre-
        publik Deutschland. In: Fangerau H, Nolte K (Hrsg) Moderne Anstaltspsychiatrie im 19. und 20. Jahrhundert.
        Legitimation und Kritik. Steiner, Stuttgart, S 311–340
[46]   Orth L (1989) Die Transportkinder aus Bonn. „Kindereuthanasie". Rheinland, Köln
[47]   Patientenakte E. A. aus Bonn, Patientenaktenarchiv Rheinische Kliniken Bonn
[48]   Patientenakte H. B. aus Mönchen-Gladbach, Patientenaktenarchiv Rheinische Kliniken Bonn
[49]   Patientenakte H. B. aus Duisburg, Patientenaktenarchiv Rheinische Kliniken Bonn
[50]   Patientenakte H. B. aus Herne, Patientenaktenarchiv Rheinische Kliniken Bonn
[51]   Patientenakte K. B. aus Köln, Patientenaktenarchiv Rheinische Kliniken Bonn
[52]   Patientenakte W. B. aus Essen, Patientenaktenarchiv Rheinische Kliniken Bonn
[53]   Patentenakte M. C. aus Bonn, Patientenaktenarchiv Rheinische Kliniken Bonn
[54]   Patientenakte H. D. aus Köln, Patientenaktenarchiv Rheinische Kliniken Bonn
[55]   Patientenakte H. W. F. aus Kamp-Lintfort, Patientenaktenarchiv Rheinische Kliniken Bonn
[56]   Patientenakte M. G. aus Köln, Patientenaktenarchiv Rheinische Kliniken Bonn
[57]   Patientenakte M. G. aus Bonn, Patientenaktenarchiv Rheinische Kliniken Bonn
[58]   Patientenakte H. H. aus Bonn, Patientenaktenarchiv Rheinische Kliniken Bonn
[59]   Patientenakte H. H. aus Köln, Patientenaktenarchiv Rheinische Kliniken Bonn
[60]   Patientenakte H. K. aus Overath, Patientenaktenarchiv Rheinische Kliniken Bonn
[61]   Patientenakte K. H. H. aus Düsseldorf, Patientenaktenarchiv Rheinische Kliniken Bonn
[62]   Patientenakte M. H. aus Düsseldorf, Patientenaktenarchiv Rheinische Kliniken Bonn
[63]   Patientenakte R. H. aus Heilbronn, Patientenaktenarchiv Rheinische Kliniken Bonn
[64]   Patientenakte R. K. aus Wuppertal-Barmen, Patientenaktenarchiv Rheinische Kliniken Bonn
[65]   Patientenakte I. P. aus Rheinhausen, Patientenaktenarchiv Rheinische Kliniken Bonn
[66]   Patientenakte A. R. aus Lengsdorf, Patientenaktenarchiv Rheinische Kliniken Bonn
[67]   Patientenakte C. W. aus Bonn, Patientenaktenarchiv Rheinische Kliniken Bonn
[68]   Probst E (1952) Der Binet-Simon-Test zur Prüfung der Intelligenz bei Kindern, 3. Aufl. Karger, Basel
[69]   Radebold H (Hrsg) (2004) Kindheiten im II. Weltkrieg und ihre Folgen. Psychosozial, Gießen
[70]   Roelcke V (2007) Konzepte, Institutionen und Kontexte in der deutschen Psychiatrie des 20. Jahrhunderts.
        Kontinuitäten und Brüche. In: Prinz M (Hrsg) Gesellschaftlicher Wandel im Jahrhundert der Politik. Schö-
        ningh, Paderborn, S 287–313
[71]   Roelcke V (2012) Psychiatrische Diagnosen im Wandel. Soziale und kulturelle Dimensionen bei der Deutung
        und Prävalenz psychischer Störungen in historischer Perspektive. In: Freytag H et al (Hrsg) Psychotraumatolo-
        gische Begutachtung. Gesellschaftlicher Hintergrund. Klinisches Bild psychischer Störungen. Psychiatrische
        und psychologische Begutachtung. Referenzverlag, Frankfurt, S 25–48
[72]   Rosenbaum H (2014) „Und trotzdem war's 'ne schöne Zeit". Kinderalltag im Nationalsozialismus. Campus,
        Frankfurt/M
[73]   Sabrow M (2008) Heroismus und Viktimismus. Überlegungen zum deutschen Opferdiskurs in historischer
        Perspektive. Potsdamer Bull Zeithistor Stud 43(44):7–20

[74] Schmuhl H-W, Winkler U (2012) „Als wären wir zur Strafe hier". Gewalt gegen Menschen mit geistiger Behin-
       derung – der Wittekindshof in den 1950er und 1960er Jahren, 3. Aufl. Verlag für Regionalgeschichte, Bielefeld

[75] Schnell F (2014) Gewalt und Gewaltforschung. Version: 1.0. In: Docupedia-Zeitgeschichte, 8.11.2014

[76] Schneider K (1928) Die Psychopathischen Persönlichkeiten, 2. überarb. Aufl. Deuticke, Leipzig Wien

[77] Schulz G (1959) Verzeichnis der Erziehungsheime und Sondereinrichtungen für Minderjährige in der Bundes-
       republik Deutschland und Berlin. Stephanstift Hannover-Kleefeld

[78] Seegers L (2013) „Vati blieb im Krieg". Vaterlosigkeit als generationelle Erfahrung im 20. Jahrhundert –
       Deutschland und Polen. Wallstein, Göttingen

[79] Sparing F (2013) Hungersterben in den Rheinischen Provinzial-Heil- und Pflegeanstalten nach dem Kriegs-
       ende 1945. In: AK zur Erforschung der nationalsozialistischen „Euthanasie" und Zwangssterilisation (Hrsg)
       Schatten und Schattierungen – Perspektiven der Psychiatriegeschichte im Rheinland. Klemm & Oehlschlä-
       ger, Münster, S 115–140

[80] Stellungnahme des LVR zu einer Diskussion über die Verhältnisse in den Landeskrankenhäusern in der Sit-
       zung des Sozialausschusses des Landtages NW vom 26.3.1965, S.5. In: ALVR, NL-Klausa 169

[81] Tanner J (1994) Körpererfahrung Schmerz und die Konstruktion des Kulturellen. Hist Anthropologie 2:489–
       502

[82] Vermerk betr.: Inanspruchnahme der Rhein. Landesjugendklinik oder Heil- und Pflegeanstalten zur Beobach-
       tung und evtl. vorübergehenden kurzfristigen Behandlung. In: ALVR 40372

[83] Verwaltungsbericht der LHA Bonn 1952/53. In: ALVR 14807, Verwaltungsberichte der PHP, 1952–1955

[84] Villinger W, Stutte H (1948) Zeitgemäße Aufgaben und Probleme der Jugendfürsorge. Nervenarzt
       19:249–254

[85] Waibel A (2000) Die Anfänge der Kinder- und Jugendpsychiatrie in Bonn. Otto Löwenstein und die Provinzial-
       Kinderanstalt 1926–1933. Rheinlandverlag, Köln

Die Sorge um das erziehungsschwierige Kind

Zur Rationalität der Arbeitsteilung zwischen Psychiatrie und Fürsorgeerziehung am Beispiel der Geschichte der Innsbrucker Kinderbeobachtungsstation

Michaela Ralser

Dieser Beitrag ist vor dem Hintergrund zweier Forschungsprojekte entstanden: Zum einen bezieht er sich auf die Ergebnisse des Forschungszusammenhangs „Regime der Fürsorge. Geschichte der Heimerziehung in Tirol und Vorarlberg (1945–1990)", Projektleitung: Michaela Ralser; wissenschaftliche Mitarbeit: Nora Bischof, Christine Jost, Flavia Guerrini, Ulrich Leitner und Martina Reiterer [47], [48]. Zum anderen gründet er sich auf die Forschungen im Rahmen des Projektzusammenhangs „Medikalisierte Kindheiten. Zur Geschichte der Kinderbeobachtungstation der Maria Nowak-Vogl (1954–1987)", Projektleitung Elisabeth Dietrich-Daum, Michaela Ralser, Dirk Rupnow; wissenschaftliche Mitarbeit: Ina Friedmann, Christine Hartig, Friedrich Stepanek und Alexandra Weiss [22].

© Springer-Verlag GmbH Deutschland 2017
H. Fangerau, S. Topp, K. Schepker (Hrsg.), *Kinder- und Jugendpsychiatrie im Nationalsozialismus und in der Nachkriegszeit*, DOI 10.1007/978-3-662-49806-4_14

Den Beginn der Kinderpsychiatrie möchte ich etwas früher ansetzen, als dies unter einer verbands-, fach- oder professionspolitischen Betrachtungsweise geboten scheint [17], [39]. Ich sehe diese Anfänge bereits gegeben mit der spezifisch psychiatrischen Aufmerksamkeit für kindliche Defekte [24] und mit der systematischen oder zumindest regelmäßigen Unterbringung von Kindern und Jugendlichen in psychiatrischen Anstalten und Kliniken, ohne dass für diese schon eigene Abteilungen bestanden hätten. Ich möchte zeigen, dass diese Entwicklung – jedenfalls was das Beispiel Westösterreich betrifft – eng mit der frühen Kinder- und Jugendhilfe zusammenhängt, in der untersuchten Region zeitlich mit der Gründung einer mächtigen Zahl von Fürsorgeerziehungsanstalten um 1900 zusammenfällt und in die arbeitsteilige Sorge um das erziehungsschwierige Kind und den verhaltensauffälligen Jugendlichen der unteren sozialen Klassen mündet.

Eine systematisch institutionalisierte Gestalt wird diese geteilte Aufgabe allerdings umfassend erst in den 1950er- und 1960er-Jahren annehmen, als – nach wenigen frühen Wiener Einrichtungen wie dem „Heilpädagogischen Ambulatorium für abnorme Kinder" (1911), der „Station am Zentralkinderheim" und der „Kinderübernahmestelle-KüSt" (1925) – in ganz Österreich vergleichbare Einrichtungen entstehen: hybride Räume mediko-pädagogischer Prägung, psychiatrisch oder pädiatrisch orientierte, heilpädagogische Abteilungen und Kinderbeobachtungsstationen. Letzteren widmet sich der vorliegende Beitrag im Besonderen: kursorisch, was die Geschichte der spezifisch österreichischen Landschaft der pädiatrisch-psychiatrisch-heilpädagogischen Kinderbeobachtungseinrichtungen, im Detail, was die Innsbrucker Psychiatrische Kinderbeobachtungsstation, ihre Vorgeschichte im Nationalsozialismus und schließlich ihre langjährige Leiterin, die Nervenärztin und spätere Heilpädagogin **Maria Nowak-Vogl** (1922–1998), betrifft. Ziel ist es, die Rationalität der Arbeitsteilung zwischen Kinderpsychiatrie, Heilpädagogik und Fürsorgeerziehung zu zeigen und am Beispielfall zu konkretisieren.

Die **Innsbrucker Kinderbeobachtungsstation** wird als eine Einrichtung gezeigt, die bezogen auf die Nachkriegsjahrzehnte in der untersuchten Wohlfahrtsregion eine strategische Schlüsselstellung im Kinder- und Jugendfürsorgesystem einnimmt. Nicht nur fällt ihre Etablierung als eigenständige Institution zwischen Klinik und Kinderheim in den frühen 1950er-Jahren mit dem zweiten mächtigen Ausbau der Fürsorgeerziehung zusammen, nicht nur sind Fürsorgekinder überproportional häufig ihre Klientel, die Station trägt auch zum Anstieg der Ersatzerziehungsmaßnahmen bei sowie insgesamt zu einer Ausweitung des psychiatrisch-heilpädagogischen Gebietsanspruchs ins Feld der Kinder- und Jugendhilfe. Neben dem Fürsorgeerziehungsapparat und den Fürsorgeerziehungsheimen wird die Innsbrucker Kinderbeobachtungsstation über 30 Jahre lang (1954–1987) die dritte entscheidende Säule darstellen, welche das Fürsorgeerziehungsregime der Region bildet [46]. An der feststellbaren strukturellen Gewalthaftigkeit des regionalen Fürsorgeerziehungssystems hat die Einrichtung wesentlichen Anteil [37], [45], [46], [47], [48], [50], [51]. Während im Wien der 1970er-Jahre eine erste, wenn auch noch längst nicht hinreichende Heimreform u. a. von der Kinderpsychiatrie (Walter Spiel) angestoßen wurde, wird eine solche Entwicklung in Westösterreich unter maßgeblicher Beteiligung der Kinderpsychiatrie bis in die späten 1980er-Jahre verhindert: mit nachhaltigen, auch überregional-transnationalen Folgen.

Ich werde – vor dem Hintergrund unserer Forschungen – mit einer knappen Darstellung der Entwicklung der Fürsorgeerziehung in Österreich und im speziellen in Westösterreich beginnen [47], [48], [49], um in einem zweiten Schritt die psychiatrischen und heilpädagogischen Einsätze in diesem Zusammenhang und für die jeweilige Zeit registrieren, aufzeigen und schließlich einordnen zu können [44], [45], [53].

14.1   Die frühe Kinderschutz- und Kinderrettungsbewegung

Erstmals in der zweiten Hälfte des 19. Jahrhundert wurden nicht allein elternlose, verlassene oder abgegebene Kinder – wie dies noch bei den Waisen- und Findelhäuser der Fall war – in Anstalten untergebracht, sondern auch jene, die das in einer Mischung aus aufgeklärter Wohltätigkeit, ordnungspolitischem Anliegen und christlicher Morallehre vorgetragene Erziehungsziel zur bürgerlichen Brauchbarkeit und „industriösen" Nützlichkeit verfehlten [49]. Dass Kindheit nun nicht mehr als private Angelegenheit angesehen wurde, vielmehr als Gegenstand öffentlichen Interesses galt, hat sich für die Kinder deprivilegierter Familien mehrheitlich nicht als hilfreich, sondern als schädigend ausgewirkt [23], [38]. Seit den Anfängen der Kinder- und Jugendfürsorge stehen die marginalisierten Klassen unter besonderem Verdacht, nicht ausreichend erzogene und zuverlässige Gesellschaftsmitglieder hervorzubringen [11]. Insbesondere seit den 1850er-Jahren wurden in verschiedenen Teilen der Habsburgermonarchie Erziehungsanstalten für eben diese Gruppe von Kindern und Jugendlichen eingerichtet. Viele dieser Anstalten wurden von privaten, meist konfessionell gebundenen Wohlfahrtsverbänden, die dem Typus der Rettungshäuser zuzurechnen sind, geführt, andere sind hervorgegangen aus ehemaligen Gefängnissen, Arbeitshäusern und Korrigendenabteilungen, letztere durchwegs in staatlicher Trägerschaft [48].

14.2   Das mächtige Ensemble der Erziehungsanstalten um 1900

Die epochale Gründungswelle erfasste auch den Westen Österreichs [47]. Von 1897 bis 1912 entstehen drei Landesbesserungsanstalten:

- die 1897 eröffnete Korrigendenabteilung an der Zwangsarbeitsanstalt in Schwaz [15], [48],
- die 1908 in Betrieb genommene landwirtschaftliche Erziehungsanstalt Stadelhof bei Pfatten/Vadena sowie
- die 1912 in San Illario bei Rovereto eingerichtete Knabenerziehungsanstalt.

Hinzu kommen von 1886 bis 1927 fünf konfessionelle Erziehungsheime und ein städtisches:

- der Jagdberg bei Schlins 1886 ([47]:259ff.),
- das Mädchenerziehungsheim Scharnitz 1897,
- das Kinderheim Martinsbühel 1895,
- das Asyl für verwahrloste Knaben bei Kleinvolderberg 1889 ([47]:399ff.),
- das konfessionelle Knabenheim (später: Bubenburg) 1926 in Fügen sowie
- das Kinderheim Mariahilf 1923 in Innsbruck.

Die Wohlfahrtsregion Tirol-Vorarlberg im Westen Österreichs zeichnet sich demnach durch eine besondere Dichte an frühen Fürsorgeerziehungsanstalten aus – zwei weitere Heime kommen noch in der Zeit des Nationalsozialismus hinzu (Holzham-Westerndorf und Kramsach-Mariatal, [47]:497ff.). Nahezu alle der späteren Erziehungsheime der Zweiten Republik haben im ausgehenden 19. Jahrhundert ihren Ursprung. Sie verdanken sich, wie andernorts auch, einer mächtigen Kinderschutz- und Kinderrettungsbewegung, die sich in der zweiten Hälfte des 19. Jahrhunderts in der Habsburgermonarchie zu formieren begann und Geistliche, Lehrer, Ärzte, Juristen vorerst noch lose verband, um anstelle der Eltern die Erziehung der Kinder des Volkes – so deren Anpassung an christlich-bürgerliche Normvorstellungen zu misslingen drohte oder misslang – zu übernehmen.

Zum Schlüssel für den Eingriff in die elterliche Erziehungsgewalt avancierte der unbestimmte Rechtsbegriff der „drohenden oder eingetretenen Verwahrlosung" [14], [35]. Auf den ersten beiden großen Jugendschutzkongressen, 1907 in Wien und 1913 in Salzburg, wurde deren „Ursache, Erscheinungsform und Ausbreitung" ([49]:181) ausgiebig thematisiert – immer schon in der fatalen Doppelbedeutung von sozialen Verwahrlosungsbedingungen (Armut, Ausbeutung kindlicher Arbeitskraft, Misshandlung) auf der einen und wesenhaft verwahrlostem Charakter auf der anderen Seite. Was hier als schlichter Naturalisierungsvorgang erscheint, ist, wie sich zeigen wird, bereits ein Vergesellschaftungseffekt der dem konstitutionell-biologischen Denken verpflichteten psychiatrischen „Verwahrlostendiagnostik" ([43]:298ff.). Mehr als ein Jahrhundert lang wird das Verwahrlosungskonzept – ähnlich wie im deutschen wird es auch im österreichischen Jugendwohlfahrtsgesetz erst Ende der 1980er-Jahre getilgt – die Voraussetzung bilden für das Eingreifen des Staates in elterliche Erziehung und für die zwangsweise Fremdunterbringung von Kindern in Ersatzerziehung, vielfach auf gutachterlich psychiatrisch-heilpädagogischer Empfehlung hin [46], [50], [51].

14.3 Die rigorosesten Mittel der Ersatzerziehung: Zwischenkriegszeit und NS

In den allermeisten Fällen fand die frühe Ersatzerziehung in Form der geschlossenen Fürsorgeheimerziehung statt. Die absondernde Anstaltserziehung vereinte bekanntlich alle Machtquellen und strukturellen Gewaltbedingungen, die eine totale Erziehungsinstitution kennzeichnen: Isolierung, Entindividualisierung, asymmetrische Abhängigkeit und nahezu schutzloses Ausgeliefertsein der ihr anvertrauten Kinder und Jugendlichen. Was schon für die Schulen in der Zeit nach dem Ersten Weltkrieg galt, nämlich, dass sie sich ausnahmen wie Kasernenhöfe, prägte auch die Anstaltserziehung ([14]:106). Fast überall trat die sittlich religiöse Erziehung der frühen (Rettungs-)Häuser hinter eine militärisch autoritär-ständestaatliche Anstaltspädagogik konfessionell patriarchaler Prägung zurück ([49]:182). Im Unterschied zu einigen wenigen Ausnahmeeinrichtungen im „Roten Wien" der 1920er-Jahre, etwa jener in Ober-Hollabrunn und St. Andrä an der Traisen, die durch eine möglichst gewaltfreie Nacherziehung der als verwahrlost geltenden Kinder durch den Psychoanalytiker und Pädagogen **August Aichhorn** (1878–1949) gekennzeichnet waren [8], etablierten sich im übrigen Österreich keine reformorientierten Projekte der frühen Kinder- und Jugendhilfe. Auch im Osten Österreichs bestanden diese nicht lange: Vielfach wandelten sie sich schon im Zuge der auch sozialhygienisch-eugenisch inspirierten Wohlfahrtspolitik der sozialdemokratisch regierten Kommune, etwa durch den Sozialreformer, Arzt und Stadtrat **Julius Tandler** (1869–1936) [65], [66], spätestens aber im Rahmen der völkisch und rassistisch motivierten Politik des Österreichischen Ständestaates. Die 1930er-Jahre bewirkten vergleichbar der Notverordnungen zum Reichsjugendwohlfahrtsgesetz (1932) in Deutschland [41] auch in Österreich einen Abbau der Ressourcen gerade im Fürsorgebereich. In den allermeisten Erziehungsanstalten kam es zu großen Versorgungslücken. Die Machtübernahme der Nationalsozialisten 1938 verschob erneut die Gewichte im Bereich der Jugendhilfe ([47]:88) und wandelte die Sorge um das als verwahrlost geltende Kind der marginalisierten Klassen in ein rassebiologisches und biopolitisches Programm ihrer als „gesund, erziehungsfähig und rassetauglich" geltenden Mitglieder ([47]:90f.). Die Jugendwohlfahrt wird in ein gestuft exklusives System verwandelt: Die verschiedenen NS-Organisationen besorgten vor allem die offene Jugendhilfe, nun unter dem Schlagwort der Volkspflege. Die übrigen Segmente der Kinder- und Jugendhilfe, vor allem die hoheitlichen Bereiche des Fürsorgeerziehungs- und Vormundschaftswesens, besorgte die Nationalsozialistische Volkswohlfahrt (NSV). Diese bedrohte – wie zu zeigen sein wird mit Unterstützung der Psychiatrie – das Leben der nun in den NS-Ersatzerziehungseinrichtungen untergebrachten Kinder und Jugendlichen auf vielfache Weise: durch die Ausbeutung der

Arbeitskraft in den Arbeitslagern und sog. polizeilichen Jugendschutzlagern, durch zwangsweise Sterilisierung der Fürsorgezöglinge, durch deren Missbrauch für medizinische Experimente oder durch deren Ermordung im Rahmen der „Kindereuthanasie" [13], [19].

Auch in Westösterreich wurde die jugendfürsorgerische Verbandslandschaft weitgehend umgebaut, die bisherigen Trägerorganisationen wurden aufgelöst, alle Erziehungsheime zu Gauerziehungsheimen umgewandelt und unter Leitung der NSV gestellt ([47]:103ff.). Erstmals wird in Österreich die Jugendhilfe vereinheitlicht und einem einzigen Gesetz unterstellt, Landes- und Bezirksjugendämter werden eingerichtet. Die 1940 verabschiedete Jugendwohlfahrtsverordnung bleibt mit sprachlicher Anpassung bis in die 1950er-Jahre bestehen. Es wird sich als ein schweres historisches Erbe für den Westen Österreichs erweisen (personell und ideologisch), dass die – mit Ausnahme des Jugendamts in Innsbruck – erste öffentliche Verantwortungsübernahme für die Kinder- und Jugendhilfe auf die nationalsozialistische Herrschaft zurückgeht.

14.4   Der Krieg als Katalysator der Jugendwohlfahrt: die langen 1950er-Jahre

Wie schon die Kriegsfolgen des Ersten Weltkriegs fungierten auch die des Zweiten Weltkriegs als enorme Katalysatoren der Jugendwohlfahrt. Die ökonomischen und sozialen Nachkriegsbedingungen, die Nachwirkungen von Kriegsgewalt, Vertreibung und Zerstörung vermehrten die Aufgaben der Kinder- und Jugendhilfe und überforderten deren Systeme im Auf- und Wiederaufbau nach 1945. Schon bald aber – ab etwa 1949 – geriet erneut die zeitspezifisch ausbuchstabierte, vermeintliche „Erziehungsschwäche" der als gefährdet und gefährlich geltenden Familien der unteren sozialen Schichten ins Zentrum der Fürsorgepolitik und Fremdunterbringungsanordnung. Unter dem Diktum „Jugend in Not" versammelten sich die Jugendschutzbewegungen in den frühen 1950er-Jahren erneut auf großen österreichweiten Kongressen ([47]:163ff.). Im Westen Österreichs setzten 9 Großheime ihre Arbeit fort oder begründeten sie neu. Die breit geführte Debatte vom „Erziehungsnotstand" gepaart mit mangelndem sozialen Ausgleich einer die 1950er-Jahre kennzeichnenden, restaurativen Familien- und Geschlechterpolitik vor dem Hintergrund eines autoritären Generationenverhältnisses führte dazu, dass die ersten 3 Nachkriegsjahrzehnte zu jenen zählten, in denen Kinder und Jugendliche auffallend häufig (mehr denn je und so viele wie nie wieder) in Fürsorgeeinrichtungen der Region verbracht wurden – immer öfter unter Mitwirkung der lokalen Kinderpsychiatrie, ab diesem Zeitpunkt in Gestalt der Kinderbeobachtungstationen. Ohne Ausnahme weisen alle Erziehungsheime ihre höchsten Belegzahlen in den 1950er- und 1960er-Jahren auf. Westösterreich verfügt – Wien ausgenommen – nicht nur über die österreichweit höchste Dichte an Erziehungsheimen, diese hielten sich in der Region auch vergleichsweise lange: Die meisten von ihnen schließen erst um 1990. Das Innsbrucker Forschungsteam hat die Zahl der befürsorgten und in Heimen untergebrachten Kinder für die 2. Republik erstmals aus diversen Quellen für die Zeit von 1945 bis 1990 rekonstruieren können: Es sind für die vergleichsweise kleine Wohlfahrtsregion Tirol und Vorarlberg mehr als 12.000 [47].

14.5   Die Pathologisierung sozialer Devianz: Kinderpsychiatrie „avant la lettre"

Noch einmal zurück zum Beginn dieser Entwicklung: Auf der einen Seite steht das ordnungspolitische Anliegen einer dem bürgerlichen Familienideal verpflichteten Wohlfahrt, die gepaart mit einer tiefen Ablehnung proletarischer Lebensweisen, insbesondere deren private

Verhältnisse betreffend, im ausgehenden 19. Jahrhundert begonnen hat, die rigorosesten Ersatz-erziehungsmittel für die „Kinder des Volkes" zu fordern, zu rechtfertigen und durchzusetzen. Deutlichster Ausdruck dieser wohlfahrtspolitischen Ambition ist auf der einen Seite die enorme Zunahme der neu errichteten Erziehungsanstalten für deviante Unterschichtskinder – auch in der untersuchten Region. Auf der anderen Seite stehen, ebenfalls an der vorletzten Jahrhundert-wende, die frühen Leitwissenschaften der beginnenden Kinder- und Jugendwohlfahrt, allen voran die Psychiatrie, welche die Grenzen zwischen Normalität und Abweichung eben zu jener Zeit auf neue Weise bestimmt und über den Weg der Pathologisierung sozialer Devianz auch das erziehungsschwierige Kind und den verhaltensauffälligen Jugendlichen erfasst. Beide Ein-richtungen – die Erziehungs- ebenso wie die psychiatrische Anstalt – füllen sich mit Kindern und Jugendlichen [45]. Die sich nun auch Erziehungsfragen zuwendenden psychiatrischen Wissenschaften sorgen vor dem Hintergrund eines vielfach eugenisch motivierten, bevölke-rungspolitisch ausgearbeiteten Krisenszenarios der vorletzten Jahrhundertwende (Geburten-rückgang, Säuglingssterblichkeit, Kindermorbidität) für die legitimatorischen Begründungen, die Verbesserung der Qualität der Nachkommen zu fordern und ausgedehnte Maßnahmen zu deren Erreichung umzusetzen [43]. Dazu gehörten auch die Vorstellung und Praxis, Kinder vor den schädigenden (Milieu-)Einflüssen ihrer Eltern zu bewahren, sie den invasivsten Formen der Ersatzerziehung zuzuführen, zumindest solange sie als noch „bildungs- und einsatzfähig" galten. Wo Letzteres als bedroht galt oder die Fürsorgeerziehung scheiterte, kommt immer öfter die Psychiatrie als Begutachtungs-, Selektions-, Behandlungs- und Erziehungsinstanz zum Einsatz ([43]:298ff.).Wie sich die psychiatrischen Bemühungen in der untersuchten Region gestalteten [21], wie ihre Institutionen sich neu Kindern öffneten, wie sie das Feld der histo-rischen Kinder- und Jugendhilfe flankierten und schließlich eigene Einrichtungen zwischen Klinik und Kinderheim, die Kinderbeobachtungstationen etablierten, wird in den nächsten Abschnitten gezeigt.

14.6   Die Kinder der Fürsorge in frühen psychiatrischen Anstalten und Kliniken

Erstmals für die Schwellenzeit um 1900 registrierten wir in unseren Aktenstudien in den für die Wohlfahrtsregion wesentlichen psychiatrischen Anstalten und Kliniken (der Nervenheilanstalt Hall in Tirol und der Neurologisch-Psychiatrischen Universitätsklinik in Innsbruck) eine sig-nifikante Zunahme von Kindern und Jugendlichen unter den Anstaltspatienten [43], [51]. Der schon klassische Befund des Ansteigens der psychiatrischen Anstaltsfälle um 1900 hat neben der Neubewertung der „Strafunmündigen" und „Strafunfähigen" auch mit dieser neuen Aufmerk-samkeit der Psychiatrie für kindliche Defekte zu tun. Der überproportionale Teil dieser frühen psychiatrischen Kinder- und Jugendlichenpatienten der Anstalt ist mit einer der Instanzen der Jugendwohlfahrt in Kontakt gekommen: vor oder nach dem Aufenthalt in der Psychiatrie [51]. Die Einweisung von einer oder die Zuweisung an eine der vielen Erziehungsanstalten der Region ist vielfach schon am Aktendeckel vermerkt, respektive in den Aufnahmebüchern. Auch für die 1891 begründete Universitätsklink für Neurologie und Psychiatrie Innsbruck fällt die vergleichs-weise hohe Einweisungsquote von Kindern ab den 1910er-Jahren auf. Neben einigen hirnorga-nischen Erkrankungen sind es besonders die „kleineren und größeren (Kinder-)Fehler", die zu deren Psychiatrisierung führen, meist veranlasst durch Fürsorgestellen, Kinderheime, Vor-münder und andere, nicht der Familie angehörende Erziehungsberechtigte. Die beiden häufigs-ten Diagnosen lauten: „psychopathisch veranlagt" oder „ethisch minderwertig" ([43]:308). Das klinische Konzept der sozialen Devianz mit ihrem artungstheoretischen Diagnosekomplex der **„psychopathischen Minderwertigkeiten"**, als deren eigentlicher Wortschöpfer **Julius Ludwig**

August Koch (1841–1908) gilt [33], ist für den Beginn der regelmäßigen Psychiatrisierung von verhaltensauffälligen Unterschichtskindern ebenso Voraussetzung, wie das am Kind als Zukunftshoffnung pathetisch vorgetragene mediko-pädagogische Programm. Der Arzt als Ratgeber des Erziehers dahingehend,

- wie die „Erziehung zur Krankheit" zu vermeiden,
- wie – wenn diese krankhafte Erziehungsschwierigkeit schon eingetreten ist – sie vom Psychiater und Pädagogen unter ärztlicher Aufsicht zu beheben und schließlich
- wie die Fortpflanzung bei anlagebedingter Psychopathie zu verhindern sei [43].

Stand hinsichtlich des Diagnosekomplexes der „psychopathischen Minderwertigkeit" beim Erwachsenen das Argument im Zentrum, dass dieser als psychopathisch Veranlagter durch die Mittel der Justiz, etwa durch die Gefängnisstrafe, nicht zu bessern sei, so galt für das „psychopathisch veranlagte" Kind, dass es durch die üblicherweise zur Verfügung stehenden Mittel der Erziehung nicht zu kontrollieren sei. Was die Klinik üblicherweise an Behandlung anbot, das fehlt bei dieser Klientengruppe vorerst ganz. Wesentlicher Zweck der Unterbringung scheint allein die Begutachtung gewesen zu sein und die Ermittlung der „Erziehungsfähigkeit", jene Schnittmenge zwischen medizinischer und pädagogischer Diagnostik, die so oft über den Lebensweg der Kinder entschied. Der Psychiater wurde immer häufiger dazu herangezogen, über die Aufnahmebedürftigkeit des Zöglings in eine Spezialerziehungsanstalt oder in Heimunterbringung oder auch über die Notwendigkeit einer Vormundschaft gutachterlich zu befinden; eine gesetzliche Forderung zur Befassung eines Arztes in Fürsorgefragen ist in Österreich zum damaligen Zeitpunkt nicht gegeben [43].

14.7   Der Rassebiologe F. Stumpfl als psychiatrischer Gutachter in Fürsorge- und Sterilisationsfragen. Zwei Beispiele

Zwei beispielhafte Vorgänge, der eine bezogen auf die Sterilisationspraxis an der psychiatrischen Anstalt Hall in Tirol, der andere bezogen auf die Gutachtenspraxis der Universitätsklinik in den Fürsorgeerziehungsheimen der Region, seien hier vorgestellt. Beide Vorgänge haben mit einem Akteur zu tun, auf den wir später, in der Vorgeschichte der Innsbrucker Kinderbeobachtungsstation, noch treffen werden: den Rassehygieniker, Kriminalbiologen und Psychiater **Friedrich Stumpfl** (1902–1997), der seit 1939 als außerordentlicher Professor den Innsbrucker Lehrstuhl für „Erb- und Rassenbiologie" besetzte.

Friedrich Stumpfl

Friedrich Stumpfl ist 1902 in Wien als Sohn eines Ministerialbeamten geboren. Von 1920 bis 1926 studierte er Medizin und Anthropologie an den Universitäten Wien und Freiburg im Breisgau und arbeitete bis 1930 an der Psychiatrischen und Neurologischen Klinik in Wien [6]. Stumpfls Forschungsinteresse galt erb- und kriminalbiologischen Studien, sodass er schließlich über Kontakte mit bedeutenden Rassehygienikern und Anthropologen eine Anstellung als Assistent von Ernst Rüdin an der Abteilung Genealogie und Demographie des Kaiser-Wilhelm-Institutes für Psychiatrie in München fand. Sein Spezialgebiet war die Erforschung von Zusammenhängen zwischen Erbanlage und sozialem Verhalten im Allgemeinen und Verbrechen im Besonderen. Als Mitarbeiter beim Bayrischen Landesverband für Wanderdienst, der Zwangsarbeitseinrichtungen für fahrende und wandernde Menschen betrieb, untersuchte er die Familien von nichtsesshaften Personen. Mit seiner Monografie *Erbanlage und Verbrechen* [56] aus dem Jahr 1935 habilitierte er sich an der Universität München. Stumpfl beteiligte sich an der Aussonderung von Personen, die das NS-Regime als „Asoziale" bezeichnete und denen es harte Strafen bis zur körperlichen Vernichtung zuführte – Parteimitglied wird er jedoch erst 1941 [2]. 1939 wurde er zum außerordentlichen Professor und Leiter des neu errichteten Institutes für Erb- und Rassebiologie der Universität Innsbruck berufen [6]. In dieser Funktion gewinnt er auch Bedeutung als psychiatrischer Gutachter in den Fürsorgeerziehungsheimen der Region ebenso wie als Protagonist der Planung einer ersten Kinderbeobachtungsstelle in Innsbruck.

Die Anstaltspsychiatrie in Hall war, wie die Akten zeigen, in mehrere Zwangssterilisierungsfälle von weiblichen Fürsorgezöglingen involviert. Ausführlich dokumentiert ist etwa die Geschichte von Maria S. [3], [52]. Die damals 17-Jährige wurde am 13. März 1942 aus dem Erziehungsheim St. Martin in die Anstalt gebracht. In roter Schrift wurde in der Krankengeschichte der Grund für die Einweisung hervorgehoben: „Schwebender Antrag auf Unfruchtbarmachung" [3]. Der Anstaltsleiter hatte dies gutachterlich zu begründen und tat dies, indem er auf bereits vorliegende Gutachten von Friedrich Stumpfl, den Leiter des Erb- und Rassebiologischen Instituts in Innsbruck (1939–1945), zurückgriff. Dieser hatte die Sterilisation gefordert. Wenige Monate nach der Sterilisation an der Universitätsklinik für Frauenheilkunde wird das Mädchen erneut auf Veranlassung der Jugendfürsorgebehörde in die Anstalt gebracht. Es wird fast 2 Jahre, bis Juli 1945, dortbleiben, bis die Mutter beim Jugendamt die Entlassung erwirken kann. Dass Maria S. die Hungerbedingungen der Haller Anstalt überlebte, ist vermutlich dem Umstand zu verdanken, dass sie als Hilfskraft einsetzbar war [42]. Allerdings wird noch Ende der 1960er-Jahre, als über die nun 40-jährige Maria S. für Gerichtszwecke ein psychiatrisches Gutachten erstellt wurde, auf die im Nationalsozialismus erzeugten Schriftstücke zurückgegriffen, mit folgendem Satz aus dem Jahr 1969 des damaligen interimistischen Leiters der Universitätsklinik für Psychiatrie, **Hans Ganner** (1905–1995):

» Alle damaligen Erziehungsversuche sind wirkungslos geblieben … Es handelt sich bei ihr eben um eine Halbzigeunerin, mit allen Eigenschaften, die man eben im schlechten Sinne den Karnern und Zigeunern nachsagt [3], [52].

Dass Friedrich Stumpfl seinerzeit mit dem Fall dieses Mädchens betraut gewesen war, hat mit der seit Kurzem aktengestützt nachweisbaren Tatsache zu tun, dass der Psychiater ab 1941 Reihenuntersuchungen in den Einrichtungen der Jugendfürsorge Tirols und Vorarlbergs vornahm – so auch in St. Martin in Schwaz ([5], [47]:112ff., [48]:59ff.). Für ein Drittel der dort untergebrachten weiblichen Jugendlichen stellt er eine „Umweltschädigung" bei jedoch „hinreichend guten Erbanlagen" fest, ein weiteres Drittel könne „positiv wie negativ beeinflusst werden", beim letzten, dem sog. „schlechten" Drittel, kommt Stumpfl zum Schluss:

» Die sehen wohl äußerlich oft ganz sauber aus, doch ist das nur ein mühsames Dressurergebnis der Anstaltsarbeit. Im Allgemeinen ist dieses Drittel aus Sterilisierungsfällen und aus Fällen zusammengesetzt, die nur in einem Arbeitslager zu halten wären, so dass sie nicht sozial schaden. Für die anderen Insassen der Anstalt stellen sie streng genommen einen Schaden, ja sogar eine Gefahr dar [5].

Der Leiter der Abteilung für „Volkspflege" mit ihren Unterabteilungen für Gesundheits- und Fürsorgewesen, der Mediziner **Hans Czermak** (1892–1975), der bereits an der Durchführung der Euthanasietransporte aus dem Gau Tirol-Vorarlberg in die NS-Tötungsanstalt Hartheim beteiligt gewesen war, leitet Stumpfls Bericht an den Gauleiter und NS-Reichsstatthalter **Franz Hofer** weiter und fügt als seine eigene Einschätzung hinzu, dass

» [a]uf Grund des vorliegenden Ergebnisses … zu erwägen [ist], das infolge minderwertiger Erbanlagen gänzlich hoffnungslose Drittel der Fürsorgezöglinge doch einem Arbeitslager bzw. einer Anstalt für Schwersterziehbare einzuweisen, um die übrigen zwei Drittel vor Schädigung zu bewahren und Platz zu gewinnen für besserungsfähige Zöglinge [5].

Ob die vorgeschlagene Überstellung der als „hoffnungslos" abgestempelten Mädchen und jungen Frauen in ein Arbeitslager oder in eine andere Anstalt schließlich stattgefunden hat, ist aus den erhaltenen Akten nicht ersichtlich. Dass Einweisungen von Mädchen des Erziehungsheims St. Martin nach Uckermark, dem NS-Jugendschutz- und Konzentrationslager für Mädchen, beantragt wurden, ist zumindest in einem Fall aus einer unlängst eingesehenen Jugendamtsakte nachweisbar [5]. Allerdings hatte dieses Mädchen – es wurde aufgrund von „Arbeitsscheue" und angeblicher „Beziehungen zu Männern" in die Erziehungsanstalt St. Martin eingewiesen und flüchtete innerhalb kurzer Zeit 5-mal von dort – das Glück, dass die Bearbeitung des Antrags vor Kriegsende im Mai 1945 nicht mehr abgeschlossen werden konnte. Anders bei Alfred K. aus der Gauerziehungsanstalt Jagdberg. Seine Jugendwohlfahrtsakte [7] dokumentiert die Überstellung in das Jugendkonzentrationslager für Buben, Mohringen. Ob er die Haft dort überlebt hat, wissen wir nicht.

14.8   Anschauungsobjekte für die Forschung. Die Vorgeschichte der Innsbrucker Kinderbeobachtungsstation in der NS-Zeit

Eng mit der Gutachtertätigkeit Friedrich Stumpfls in den Gau-Fürsorgeerziehungseinrichtungen verbunden ist sein erstmals für 1941 belegbarer Plan, in Innsbruck eine psychiatrische Kinderbeobachtungsstation einzurichten [55]. Eine zu diesem Zweck geplante Forschungsreise führte ihn in die Fürsorgeerziehungsanstalt Flehingen und das Jugendgefängnis Heilbronn nach Württemberg. Beide Einrichtungen waren eng mit dem Wirken des Psychiaters **Adalbert Aloys Gregor** (1878–1971) verbunden, einem frühen Vertreter einer eugenisch motivierten Rationalität der Arbeitsteilung zwischen Psychiatrie, Jugendwohlfahrt und Bevölkerungspolitik [28]: Die anlagebedingte Verwahrlosung sei durch Unterbindung der Fortpflanzung zu verhindern, die Fürsorgeerziehung nach Zöglingsgruppen zu differenzieren; die Erziehungsunfähigen seien ganz auszuscheiden und zum Schutze des Volkskörpers in psychiatrische Verwahranstalten zu verbringen, so Gregor in den frühen 1920er-Jahren [27]. Diese Haltung dürfte Stumpfl sehr entgegengekommen sein. Das Motiv zur Errichtung einer Kinderbeobachtungsstelle, die sich 1941 vorerst als ambulante „Erziehungsberatungsstelle", ab 1943 dann mit angeschlossenem „Heilpädagogischem Hort", jedoch bis 1945 noch nicht als eigene Station entwickelte [6], dürfte dennoch ein anderes gewesen sein: die Lieferung von Anschauungsobjekten für Forschung und Lehre in der Wissenschaft. Als ehemaliger Mitarbeiter von Ernst Rüdin (1874–1952), einem der wichtigsten wissenschaftlichen Zuarbeiter der NS-Rassen- und Gesundheitspolitik, war Stumpfl von der Abteilung Genealogie und Demographie des Kaiser-Wilhelm-Institutes für Psychiatrie in München aufgrund seines Spezialgebiets „Erbbiologie, Kriminalpsychiatrie, Zwillings- und Fahrendenforschung" [57] nach Innsbruck gekommen. Aus seinem Ansuchen um eine weitere „Volkspflegerin" für das Beratungsinstitut [6], das zwischenzeitlich, obwohl an der Universitätsklinik beheimatet, zur offiziellen Begutachtungsstelle der NSV-Jugendhilfe avancierte und auch von dieser finanziert wurde [55], sind folgende Aussagen Stumpfls überliefert:

» Für das Institut stellen die so anfallenden Jugendlichen und Kinder ein Rohmaterial dar, das zur Lösung wissenschaftlicher Fragen erst noch einer vertieften Beobachtung bedarf. …
Zur Heranschaffung dieses Anschauungsmaterials an Kranken, Kriminellen und Abnormen benötige ich wieder dringend die Mitarbeit einer Volkspflegerin, die nach meinen Anordnungen nicht nur die Kranken von den anderen Kliniken in die Vorlesung bringt, sondern auch Fälle, die nicht in Kliniken sind, daheim aufsucht und gewinnt, sich zu einer Untersuchung oder Demonstration zur Verfügung zu stellen. Diese Arbeitsweise soll wieder neben dem Unterricht auch der Forderung wissenschaftlich-erbbiologischer und praktisch-rassenhygienischer Untersuchungen dienen [6].

14.9 · Die Anfänge der psychiatrischen Kinderstation in Innsbruck. Adele Juda

567

14

Was hier für die ärztlich angeleitete Heranschaffung von noch nicht erfassten Kindern und Jugendlichen zu Anschauungs- und Forschungszwecken ausgeführt ist, bestätigt sich auch in der Analyse der zuweisenden Stellen – die 3-fache Kontaktnahme der hier rassehygienisch-erb-biologischen Psychiatrie mit der Fürsorgeerziehung:

- die Reihenuntersuchung im Erziehungsheim,
- die angeleitete Ausforschung noch nicht Erfasster und schließlich
- die Zuweisungen an die Beobachtungsstelle durch Behörden der Jugendwohlfahrt.

Von den 200 zwischen Dezember 1941 und Juli 1944 in der Beratungsstelle und im angeschlossenen Hort beobachteten und begutachteten Kindern und Jugendlichen – die Behandlungsakten der Kinder sind nicht überliefert – wurden 162, also mehr als 80 %, von den Agenturen der Jugendwohlfahrt (der NSV-Kreisjugendhilfe, der NSV-Gaujugendhilfe wie vom Jugendamt selbst) und 33, der kleinere Teil, aus Schule und Familie sowie einige wenige von NS-Jugendorganisationen an die Beratungsstelle überwiesen [63]. Auf eine zusätzlich zu Beratungsstelle und Hort hinaus erwünschte stationäre Einrichtung nach reichsdeutschem Vorbild oder auch in Anlehnung an die Wiener Einrichtung des Pädiaters und Heilpädagogen **Hans Asperger** wurde von Stumpfl zwar immer wieder hingewiesen [6], realisiert aber konnte eine solche vor Kriegsende nicht mehr werden.

14.9 Die Anfänge der psychiatrischen Kinderstation in Innsbruck. Adele Juda

Soweit zur frühen Vorgeschichte der Kinderbeobachtungsstation. Für die unmittelbare Nachkriegszeit gilt auch für Innsbruck, wie wenige Jahre später (1949) auch für Wien das übliche Gründungsnarrativ der Kinderpsychiatrie als Institution: die Einrichtung eines Kinderzimmers oder einer eigenen Kinderabteilung im psychiatrischen Kliniksetting. Was ebenso als bloße Ausdifferenzierung- oder auch Professionalisierungstendenz gesehen werden könnte, erscheint angesichts der wichtigsten handelnden Personen jedoch in einem anderen Licht.

Die weitere Vorgeschichte der psychiatrischen Kinderbeobachtung beginnt mit der ebenfalls vom Kaiser-Wilhelm-Institut für Genealogie und Demographie an der „Deutschen Forschungsanstalt für Psychiatrie" 1945 nach Innsbruck zurückgekehrten Neurologin **Adele Juda** (1888–1949). Auch sie ist Schülerin, Assistentin und über Jahre enge Mitarbeiterin von Ernst Rüdin gewesen und war in München langjährige Kollegin des später in Innsbruck tätigen, oben erwähnten Rasse- und Kriminalbiologen Friedrich Stumpfl.

Adele Juda

Adele Juda, am 9. März 1888 in München geboren, war in einer bürgerlichen, katholisch-konservativen Familie aufgewachsen. Ihre Schulbildung absolvierte sie in Prag [6]. Bei mehreren stationären Aufnahmen an der Psychiatrischen Klinik München unter Emil Kraepelin – Juda hatte sich wegen psychosomatischer Lähmungen, die ihren Berufswunsch als Konzertpianistin hemmten, dorthin begeben – freundete sie sich mit der Ärztin Editha Senger, der späteren Frau des Rassenhygienikers Ernst Rüdin, an [55]. 1922 begann sie mit dem Studium der Humanmedizin an der Münchner Ludwig-Maximilians-Universität und legte die ärztliche Vorprüfung 1923 an der Universität Innsbruck ab [6]. Als Bekannte Rüdins fand sie eine Anstellung an der von ihm geleiteten Genealogisch-Demographischen Abteilung bei der Deutschen Forschungsanstalt (DFA) für Psychiatrie am Kaiser-Wilhelm-Institut München. 1926 erhielt Rüdin einen Ruf als Direktor der Heil- und Pflegeanstalt Friedmatt in Basel. Juda begleitete ihn als Volontärin. 1928 kehrte sie mit Rüdin wieder an die DFA München zurück. Sie hatte bereits 1927 ihr Studium abgeschlossen und wurde 1929 in München mit der Arbeit *Zum Problem der empirischen Erbprognosebestimmung. Über die Erkrankungsaussichten der Enkel Schizophrener* zum Doktor der Medizin promoviert. Bereits 1928 begann sie mit ihrem umfassenden Forschungsvorhaben einer „Höchstbegabtenstudie" [64]. In Form einer positiv-eugenisch fundierten Genialenforschung sollten durch populationsgenetische und statistische Methoden ein angenommener Zusammenhang zwischen psychischen Anomalien und Höchstbegabung nachgewiesen und durch erbbiologische Vergleichsuntersuchung an 20.000 Probanden die Bedingungen erforscht werden, wodurch positive Effekte begünstigt und negative ausgeschlossen werden könnten. Ab Herbst 1944 arbeitete Juda in Kooperation mit Elisabeth Wernhard wieder – wie schon früher einmal als Praktikantin unter Carl Mayer – an der Psychiatrisch-neurologischen Klinik Innsbruck [6]. In Funktion einer unbesoldeten Assistentin der Klinik gewinnt sie im hier beschriebenen Kontext Bedeutung: als Begründerin des ersten Kinderzimmers an der psychiatrischen Station der Innsbrucker Universitätsklinik im Jahr 1945. Ihre vom Land Tirol im Herbst desselben Jahres bewilligte erste Heilpädagogische Abteilung Westösterreichs blieb unvollendet. Juda stirbt 1949.

Es ist also Adele Juda, welche das erste Kinderzimmer an der Frauenabteilung der Neurologisch-psychiatrischen Universitätsklinik einrichtete. Als Verfasserin einer der umfangreichsten und kostspieligsten Untersuchungen der Deutschen Forschungsanstalt für Psychiatrie, der „Höchstbegabtenstudie" – die Studie suchte praktische Erkenntnisse für positiv eugenische Maßnahmen zu erbringen und wurde erst posthum 1953 in gekürzter Fassung veröffentlicht [31] – betreibt sie, offiziell als unbesoldete Assistentin [6], deren Mitgliedschaft im NS-Dozentenbund den Überprüfern nach dem Krieg entgeht [2], nicht nur die kleine Kinderabteilung sowie eine Nachbetreuungsstelle für ehemalige Psychiatriepatienten, wofür sie sehr geschätzt wird. Juda begründete 1947 zusammen mit dem Innsbrucker Arzt **Rudolf Cornides** (1913–2012) sowie mit dem nach 1945 entlassenen Lehrstuhlinhaber des Innsbrucker Instituts für Rassehygiene, dem erwähnten Psychiater Stumpfl, auch die „Zentralstelle für Familienbiologie und Sozialpsychiatrie", deren ärztliche Leiterin sie wird. Die erbbiologische Grundhaltung bleibt bestehen: Sie sollte nun aber zu einer auf Vernunft und Freiwilligkeit basierenden, eugenisch motivierten Ehe-, Familien und Erziehungsberatung umgewandelt werden [55]. Es sei, schreibt Juda 1948, „der Erziehung dort, wo es dringend nötig ist, auch zum Verzicht der Heirat und Nachkommenschaft" eine vorrangige Rolle einzuräumen, um nicht „die Verwahrlosung" – und hier bezieht sie sich eindeutig auf eine endogene Konzeption von Verwahrlosung – „mit vieler Mühe zu beheben, was ja manchmal doch nicht mehr gelingt, sondern sie überhaupt nicht erst entstehen zu lassen" ([30]:551). Die vom Landesgesundheitsamt der Landeshauptmannschaft für Tirol bald nach Kriegsende, am 18. Oktober 1945 genehmigte Einrichtung einer ersten „Heilpädagogischen Abteilung" zur Beratung, Beobachtung und Behandlung „für psychisch kranke und schwer erziehbare Kinder und Jugendliche" [4] unter Judas Leitung in ihrer Mühlauer Villa „Deutsches Heim" (Mühlauerstr. 16) wurde nicht mehr umgesetzt. Juda starb 1949.

14.10 Die psychiatrische Kinderbeobachtungsstation und ihre ärztliche Leiterin Maria Nowak-Vogl

Jahre später wird es wieder eine Villa sein – diesmal in der in Innsbruck-Hötting gelegenen Sonnenstraße 44 (später in der Sonnenstraße 14, Ecke Oppholzerstraße), welche die erste psychiatrische Kinderbeobachtungsstation Westösterreichs beherbergt [22]. Ihre Leiterin wird von Anfang an, 1954, bis zur deren „Schließung" 1987, die zwischen 1941 und 1947 in Innsbruck ausgebildete Nervenärztin und spätere Heilpädagogin **Maria Nowak-Vogl** sein, die unmittelbar nach Adele Judas Tod zuerst als Gastärztin (1947), dann als Hilfsärztin (1949), später als Assistentin, schließlich als bezahlte Kraft des Landesjugendamts (1953) deren erste provisorisch eingerichtete psychiatrische Kinderstation mit angeschlossener Erziehungsberatung an der Innsbrucker Universitätsklinik übernimmt [37]. Die eigentliche und räumlich dislozierte Kinderbeobachtungsstation wird schließlich 1954 errichtet – mit Beschluss der Tiroler Landesregierung vom 8. Juli desselben Jahres. Ihr Zweck sei, so die Erklärung der Regierung: „Sie habe

14.11 · Der Arzt als Erzieher. Die Kinderpsychiatrie der 1950er-Jahre als Ordnungsfaktor

569

14

der gesamten behördlichen Jugendfürsorge des Landes, den Schulen und den Eltern schwieriger Kinder … [als Ort der] Beobachtung, Diagnose, Prognose und heilpädagogischen Therapie zur Verfügung" [1] zu stehen. Etwa 20 Kinder können zeitgleich untergebracht werden: 3650 Kinderpatienten sind von 1954 bis 1987 überliefert [5], ihre durchschnittliche Verweildauer an der Station beträgt 52 Tage: im Beginn der Einrichtung bleiben sie meist nur wenige Wochen, gegen Ende meist mehrere Monate [25]. Ein Vierteljahrhundert lang wird diese Einrichtung, deren offizieller Name „Kinderstation des A.Ö. Landeskrankenhauses" lautete, eine administrative Zwischenstellung zwischen Jugendwohlfahrt, Landeskrankenhaus und Universitätsklinik einnehmen. Ein Psychologe, eine Sonderschullehrerin, einige wenige Erzieherinnen und Nachtkrankenschwestern stellten das Personal [6]. Nowak-Vogl selbst wurde zur Primaria der Station ernannt, was ihr große Autonomie im Krankenhausverbund einbrachte. Administrativ blieb die Einrichtung unabhängig, bis die Station 1979 wieder in den Klinikverbund zurückkommt, wo Nowak-Vogl als deren bisherige, uneingeschränkte Leiterin an autonomer Macht verliert. Obwohl die Kinderbeobachtungsstation ab 1979 den Namen „Kinder- und Jugendpsychiatrische Abteilung (Abt. IV)" führt, wird sie sich erst nach 1990, nach Nowak-Vogls Pensionierung 1987, zu einer auch psychotherapeutische Elemente integrierenden und im Wortsinn klinischen Einrichtung entwickeln [37].

14.11 Der Arzt als Erzieher. Die Kinderpsychiatrie der 1950er-Jahre als Ordnungsfaktor

Die Entstehungsgeschichte der Kinderbeobachtungstation verrät viel über ihren zukünftigen Zweck als hybrider mediko-pädagogischer Raum, der in Allianz mit der Jugendwohlfahrt über Jahrzehnte die heilpädagogische Diskurs- und kinderpsychiatrische Deutungshoheit in der Wohlfahrtsregion Tirol-Vorarlberg und darüber hinaus bestimmen wird [46]. Dass ihr erster Gründungsversuch in die Zeit des Nationalsozialismus fällt, ihre erste behelfsmäßige Einrichtung 1945 mit Judas Kinderzimmer, der späteren eigentlichen Kinderabteilung, seinen Anfang nimmt, und ihr entscheidender Weg zur Etablierung sich in den ersten Nachkriegsjahren ereignet, gibt einen ersten Hinweis auf die besondere Tradition und spezifische Gestalt der Innsbrucker Einrichtung. Als Stichwortgeber fungiert auch in der Etablierungsphase noch einmal Friedrich Stumpfl [55], der in einem Text seines Kollegen aus der Zentralstelle, dem Arzt Rudolf Cornides, in den *Monatsblättern für Soziale Fürsorge* 1951 zitiert wird. Die gesellschaftliche wie klinische Notwendigkeit einer Kinderbeobachtungsstation wird in dem Aufsatz folgendermaßen begründet: Es seien die Kinder und Jugendlichen in eine besondere Notlage geraten, zumal „naturgemäß in den besiegten Ländern der Krieg viel durchgreifender gewirkt habe wie in den anderen Ländern", und auch die Eltern seien durch „Sorgen, Not und räumliche Enge selbst weitgehend neurotisiert" ([18]:6). Erst durch den kurzfristigen Entzug der Kinder durch Verbringung in die Kinderbeobachtung könne man die Eltern mürbe machen, und dann ließen „sich die Ratschläge und Worte des Arztes, wie in ein wohlbereitetes Erdreich einsenken" ([18]:6). Der Psychiater als Erzieher – diese Figur ist uns schon begegnet: zu Beginn der psychiatrischen Aufmerksamkeit für das erziehungsschwierige Kind und den verhaltensauffälligen Jugendlichen. Im ersten Nachkriegsjahrzehnt gewinnt diese Aufgabe im Zuge der Kinder- und Jugendschutzdebatte von „Erziehungsschwäche" und „Erziehungsnotstand" um 1950 erneut an Gewicht. Es sei – so Stumpfls Position weiter – eben diese Erziehungsschwäche der Eltern, gepaart mit einem Bedeutungsverlust der Schule und der Autorität des Lehrers, welche eine ordnende Kinderpsychiatrie und eben nicht wie in den USA eine Child-Guidance-Orientierung nötig mache. Die

Kinderpsychiatrie wird zur kompensatorischen Garantin für die verloren geglaubte, ordnende Funktion von Familie, Gesellschaft und Politik:

» Die Beobachtungsstation wäre [somit] gleichsam das Nervenzentrum, von dem aus in Familie und Schule, anderseits in Heim und Pflegefamilie dafür gesorgt wird, dass alle Disharmonien und Störungen sofort bemerkt und nach Möglichkeiten ausgeglichen werden ([18]:6).

Wenn letzteres nicht allein durch die „kurzfristige Milieuänderung" gelinge, dann käme der Station die Aufgabe zu, der Erziehungsanstalt „exakt geeignetes Klientel" ([18]:6) zuzuweisen, damit diese wirksamer und kostengünstiger geführt werden könne. Daran kann die junge Maria Vogl, später: Nowak-Vogl, problemlos anschließen, wie der Beilage ihrer Gedenkschrift [6] zu entnehmen ist: In dieser Schrift rechnet sie dem Landesjugendamt (ihrem späteren Lohngeber) vor, wie sie schon als Gastärztin in der Kinderpsychiatrie durch gezielte diagnostische Maßnahmen dem Land beim Sparen geholfen habe und wie sie dies zukünftig als Leiterin einer eigenständigen Psychiatrischen Kinderbeobachtungsstation noch besser tun werden könne. Sie weist der Jugendwohlfahrtsbehörde auf 5 Seiten für das Jahr 1952 eine Einsparung von insgesamt 131.520 Schilling nach, weil sie etwa

- ein im Vorarlberger Landeserziehungsheim Jagdberg aufgenommenes Tiroler Kind für nicht „fürsorgeerziehungsfähig" hielt und die Entlassung empfahl,
- ein anderes für „schwachsinnig" erklärte und dem (mit weit geringeren Tagsätzen ausgestattetem) Josefinum in Volders übergeben habe,
- ein drittes, welches durch ihren gutachterlichen Bericht nicht in das Landesheim Kramsach geschickt worden sei, sondern dem „billigeren" konfessionellen „Martinsbühel" überantwortet wurde und
- ein viertes, das sie nach erfolgreicher „Heilbehandlung gegen Diebstahl" wieder den Adoptiveltern habe übergeben können, womit die „kostspielige" Erziehungsmaßnahme in einem Heim habe eingespart werden können [6].

Noch im selben Jahr wurde die Psychiaterin Nowak-Vogl Fürsorgeärztin. Bis zu ihrer Pensionierung ist es die Jugendwohlfahrtsbehörde, welche Nowak-Vogls Gehalt bezahlen wird [1]. Die Nähe zur Jugendwohlfahrt und damit auch die wechselseitige Bezogenheit der handelnden Akteure samt ihrer Doppelrollen ist im Fall der Innsbrucker Kinderbeobachtung besonders deutlich, ungewöhnlich aber ist sie nicht. Eine ideelle, personelle oder auch räumliche Nähe zur Fürsorgeerziehung ist für das gesamte Feld der Österreichischen (psychiatrisch oder pädiatrisch fundierten) heilpädagogischen Landschaft und ihrer Einrichtung kennzeichnend. Davon handelt der nächste Abschnitt.

14.12 Das Netzwerk der österreichischen Heilpädagogik: medikal und einflussreich

Tirol ist mit der Gründung einer eigenen Kinderbeobachtungsstation in den 1950er-Jahren nicht allein. Wenn auch anders benannt, so doch im Wesentlichen mit gleicher Funktion, entstehen parallel zum Ausbau der Kinder- und Jugendhilfe im Nachkriegsösterreich nahezu in jedem Bundesland Abteilungen, respektive eigenständige Einrichtungen, zur Beobachtung, Begutachtung, Prognosestellung und Maßnahmenempfehlung von sog. erziehungsschwierigen Kindern und verhaltensauffälligen Jugendlichen [26]. Mit Ausnahme der ersten Österreichischen

Beobachtungsstation, der Wiener Heilpädagogischen Abteilung der Pädiater **Erwin Lazar** (1877–1932) und **Clemens von Pirquet** (1874–1929), die 1911 gegründet und von Beginn an in erster Linie von Fürsorgevereinen mit Kindern und Jugendlichen beschickt wurde [36], und den heilerzieherisch fundierten Institutionalisierungsversuchen von **Daniel Georgens** (1823–1886) und **Heinrich Marianus Deinhardt** (1821–1880) zur Mitte des 19. Jahrhunderts, entstehen alle weiteren Stationen erst in den 1950er- und 1960er-Jahren. Vorarlberg wird sogar erst in den 1980er-Jahren eine eigene „Heilpädagogischen Ambulanz" eröffnen. Die Monopolstellung, welche die Einrichtungen, die im Unterschied zu Innsbruck alle die Ergänzung „Heilpädagogik" im Namen führten, in den jeweiligen Regionen hinsichtlich Begutachtung und Verteilung der Kinder entfalteten, hat auch mit dem engen Netz zu tun, welches der Doyen der medikal geprägten, österreichischen Heilpädagogik, der Pädiater und Autismusexperte **Hans Asperger** (1906–1980), über das Feld gespannt hatte [9].

Hans Asperger
Hans Asperger wurde 1906 in Hausbrunn als Sohn einer Bauernfamilie geboren. Er ist heute vor allem für die Beschreibung des nach ihm benannten „Asperger-Syndroms", einer Form des Autismus, bekannt. Er wurde 1931 in Wien zum Doktor der Medizin promoviert und übernahm ab 1935 als Pädiater die Leitung der Heilpädagogischen Abteilung. Ab demselben Jahr hielt er heilpädagogische Vorlesungen am pädagogischen Institut, war zeitgleich als nebenamtlicher Schularzt angestellt, bot ab 1937 Beratungsstunden in der Mutterberatung an und war ab 1938 am Jugendgericht und für die Nationalsozialistische Volkswohlfahrt (NSV) als Gutachter tätig, darüber hinaus ab 1940 Facharzt im Referat „Geisteskranken- und Süchtigenfürsorge" im Wiener Hauptgesundheitsamt. 1943 verfasste er seine Habilitation mit dem Titel *Die autistischen Psychopathen im Kindesalter*. Viele der darin beschriebenen Zustandsbilder gelten heute noch als gültig. 1991 nahm die Weltgesundheitsorganisation das Asperger-Syndrom in die Internationale statistische Klassifikation der Krankheiten und verwandter Gesundheitsprobleme (ICD) auf – im Diagnostic and Statistical Manual of Mental Disorders (DSM) V allerdings ist es seit 2013 nicht mehr gelistet. 1946–1949 wurde Asperger mit der provisorische Leitung der Wiener Kinderklinik betraut. 1957 wechselte er bis 1962 als Vorstand der Universitätskinderklinik nach Innsbruck und wird Habilitationskommissionsmitglied der späteren Heilpädagogin Maria Nowak-Vogl. 1962 übernimmt er schließlich bis zu seiner Emeritierung 1977 die Leitung der Universitätskinderklinik in Wien. Bis zu seinem Tod 1980 bleibt er Präsident der „Heilpädagogische Gesellschaft Österreichs". Hans Asperger war niemals Mitglied der NSDAP, er verstand es jedoch sich – auch beruflich – mit dem Regime zu arrangieren [26].

Lediglich mit der Ausnahme Maria Nowak-Vogels waren sämtliche anderen Leiter der Heilpädagogischen Stationen Österreichs zwischen 1935 und 1957 Schüler oder Mitarbeiter jenes namhaften und einflussreichen Kinderfacharztes Asperger gewesen, der der Wiener heilpädagogischen Abteilung von 1932 über alle politischen Umbrüche hinweg vorgestanden hatte. Der Innsbrucker Kinderbeobachtungsstation von Maria Nowak-Vogl, gegründet 1954 mit 21 Betten, folgte ein Gründungsboom heilpädagogischer Ambulanzen, Abteilungen und Stationen in ganz Österreich: In Salzburg entstand neben der Ambulanz 1954 im Folgejahr auch die stationäre Einrichtung unter Leitung der Ärztin **Ingeborg Judtmann** (1922*) mit 12 Betten ([10]:203–222), in Niederösterreich im selben Jahr unter Führung von **Erwin Schmuttermeier** (1921–2013) mit 22 Betten. Es folgten 1962 die Heilpädagogische Station der Steiermark, geleitet von der Kinderfachärztin **Irene Plaß** (1922–2013) mit 12 (bald 22) Betten und 1969 die größte Station in Kärnten mit 75 Betten, geführt von einem engen Vertrauten Aspergers, dem außerordentlichen Universitätsprofessor **Franz Wurst** (1920–2008), der später, 2002, wegen Auftrag des Mordes an seiner Ehefrau und systematischem Kindesmissbrauch an seinen Patientinnen und Patienten verurteilt wurde [26]. Neben der zeitlichen Parallelität der Gründungen und der strukturellen Vergleichbarkeit der Einrichtungen sehen wir eine weitere Gemeinsamkeit: die des Hintergrunds des Leitungspersonals der Beobachtungsstationen. Allen Protagonisten der höchst einflussreichen medikal inspirierten, pädiatrisch oder psychiatrisch, wie bei Nowak-Vogl, fundierten Heilpädagogik Österreichs eignet eine christlich-konservative Grundhaltung, ohne Ausnahme eine Bildungs- oder

Berufssozialisation im Nationalsozialismus, vereinzelt wie bei Judtmann mit NSDAP-Parteizu-
gehörigkeit, mehrheitlich ein autokratisch-autoritärer Führungsstil in den Einrichtungen samt
einer durchgängig machtvollen Position im politischen und religiösen Leben der betreffenden
Regionen. Alle Beobachtungsstationen nehmen eine strategische Stellung im Fürsorgeerziehungswesen ein: Sei es, dass ihre Leiter schon vor Beginn der Aufgabe in den Beobachtungsstationen
im fürsorgeärztlichen Dienst standen (Judtmann, Nowak-Vogl, Wurst), sei es, dass die Einrichtungen räumlich an Fürsorgeerziehungseinrichtungen angegliedert waren (in Niederösterreich,
Salzburg und Graz), sei es, dass ihre Leistungen auch dann, wenn sie im klinischen Kontext erfolg-
ten, von den Landesstellen der Jugendfürsorge bezahlt wurden. Die Wissens- und Handlungs-
komplexe von Kinderpsychiatrie und Heilpädagogik dehnten sich zur Jugendwohlfahrt hin aus.
Die heilpädagogische Psychiatrie entfaltete eine umfassende Beratungs-, Vortrags- und auch
Publikationstätigkeit im Feld der Fürsorge. Das ist dann auch der Zusammenhang, welcher die
Innsbrucker Psychiatrische Kinderbeobachtungsstation nicht nur begründet hat, sondern über
Jahrzehnte nahezu unverändert erhält [22].

Heilpädagogik in Österreich

Bis in die 1980er-Jahre hinein war die österreichische Heilpädagogik nicht, wie man glauben könnte, an philosophischen oder sozialwissenschaftlichen Fakultäten angesiedelt, sondern – mit Ausnahme ihrer ganz frühen Phase
um die Erziehungswissenschaftler Daniel Georgens und Heinrich Marianus Deinhardt in Wien – an heilpädagogischen Abteilungen in Kinderkliniken und (Kinder-)Psychiatrien verortet und auch von Exponenten dieser Fächer
im Wesentlichen vertreten. „Die Sache, die sie meinte", so der Pädagogikhistoriker Wolfgang Brezinka, „wurde
auch unter den Namen Pädagogische Pathologie und medizinische Pädagogik" betrieben ([16]:768). Ihr Gegenstand waren die „anormalen" Kinder und ihre erzieherische Behandlung ([16]:768). Ihre zentralen Arbeits- und
Forschungsstätten waren in Österreich lange Zeit die Kinderheilkunde (etwa jene des einflussreichen Pädiaters
Hans Asperger und seines Schülers Franz Wurst sowie seiner Schülerin Ingeborg Judtmann) oder das Fachumfeld
der (Kinder)Psychiatrie und Neurologie (etwa jene des einflussreichen Neuropsychiaters Walter Spiel, des Neuropä-
diaters Andreas Rett oder der in diesem Beitrag ausführlich beschriebenen Heilpädagogin und Psychiaterin Maria
Nowak-Vogl). Österreichs Heilpädagogik der Nachkriegsjahrzehnte war politisch einflussreich, medikal geprägt
und maßgebend für die spezifische Entwicklung der Erziehungs- und Behindertenhilfe samt ihrer Ausbildungsins-
titutionen. Über Jahrzehnte verhinderte sie die Entwicklung einer inklusiven Bildung und Begleitung von Kindern
in schwierigen Lebenslagen.

14.13 Verfehlte Erziehungstüchtigkeit der Eltern und mangelnde Erziehungsfähigkeit der Kinder. Die Zuweisungs- und Diagnosepraxis Nowak-Vogls

Die Zuweisungsstruktur der Innsbrucker Kinderbeobachtungsstation erweist sich von Beginn
an als eine Mischung aus Heimzuweisung von als besonders schwierig geltenden Kindern und
Jugendlichen, aus Zuweisungen im Rahmen der Jugendfürsorge zur gutachterlichen Einschätzung der anvertrauten Kinder durch Psychiatrie und Heilpädagogik hinsichtlich zu ergreifender
oder fortzusetzender Maßnahmen der Fürsorgeerziehung, aus Überstellungen aus anderen Kliniken und Ambulanzen sowie aus Überweisungen durch niedergelassene Ärzte. Ein nicht unbe-
trächtlicher Teil der Kinder gelangte auch über Anfragen überforderter Eltern und Lehrer an die
Station. Ein überproportional hoher Teil der in der Kinderbeobachtungsstation aufgenommenen
Kinder war bereits mit der Jugendfürsorge in Kontakt gekommen (60 %), viele lebten bei Pflegefamilien (13 %) oder in Kinder- und Erziehungsheimen (etwa 17 %) [25]. Die überproportionale Aufnahme befürsorgter Kinder und Jugendlicher ist u. a. durch das enge Netz begründet,
welches Nowak-Vogl als langjährige Leiterin der Station mit den Einrichtungen der Jugendfürsorge geknüpft hatte. Als Landesfürsorgeärztin, als Gutachterin in Fürsorgeerziehungsfragen,
als Konsiliarärztin in Erziehungsheimen (etwa im Knabenheim Jagdberg in Schlins/Vorarlberg

oder dem Mädchenheim St. Martin in Schwaz), als Beraterin von Heimleitern und Mitarbeitern sowie als Aus- und Fortbildnerin war sie in eine Vielzahl von Vorgängen involviert, die zentral die Jugendfürsorge und Fürsorgeerziehung betrafen ([37]:40). In wechselnden Rollen flankierte die Kinderbeobachtungsstation deren Maßnahmen, begutachtete ihre Wirkung und lieferte die mediko-pädagogische „Expertise" für deren Anordnung oder Absetzung. Zusammengefasst kann man sagen: Sie regierte das Feld. Hinsichtlich der Unterbringungsempfehlung agierte Nowak-Vogl konservativ: In 39 % der Fälle empfahl sie die Entlassung der Kinder in die Ursprungsfamilie (von wo sie im Wege ärztlicher Zuweisung auch zur Aufnahme gekommen waren), in 35 % der Fälle bestätigte sie die Unterbringung in einem Erziehungsheim oder ordnete sie neu an (13 %), bei 8 % der Kinder empfahl sie die Rückführung in die Pflegefamilie, neu angeordnet wurde eine Fremdunterbringung bei Pflegeeltern nur bei 1 % der Kinder. Seltener, aber dennoch wurde an andere Kliniken, Spezialeinrichtungen, an Häuser des SOS-Kinderdorfes, in Sonderschulheime oder Internate überweisen [25].

Mit wenigen Ausnahmen wird letztlich auch der überproportional häufig vorgeschlagenen Fürsorgeheimerziehung nur geringe Wirksamkeit unterstellt, zumal die Befindlichkeiten der Kinder bis weit in die 1970er-Jahre von der Kinderpsychiaterin Nowak-Vogl als „anlagebedingte Neuropathien" gedeutet wurden ([37]:36f.). So heißt es etwa in einem Gutachten an das Jugendamt über einen 14-jährigen Buben:

>> Freilich wird man auch in Kleinvolderberg [Landeserziehungsheim für Buben in der Nähe von Innsbruck] keine charakterliche Änderung erreichen können, auch die neuropathischen Züge werden kaum abnehmen, wohl aber wird durch eine straffe Lenkung erreicht werden können, dass der Bub sich an die heutigen Arbeitsbedingungen gewöhnt und ihnen auch nachkommt [5].

Und bei einem anderen, 13-jährigen Jungen, dessen Mutter Nowak-Vogls Prüfung auf „Erziehungstüchtigkeit" nicht bestanden hatte und er selbst jene auf „Erziehungsfähigkeit" verfehlte, steht im Gutachten:

>> Es besteht kein Zweifel, dass auch die günstigsten Heimumstände an der Gemütsarmut etwas ändern können und der Erziehungserfolg dementsprechend dürftig sein wird. Man wird sich bei A. mit dem Ergebnis einer geschickten Dressur, die dem Buben beibringt, was man von ihm verlangt, ohne sein Verständnis zu erwarten, begnügen müssen [6].

Einem dritten Buben, den der Vater trotz mehrfacher Bemühung nicht zurückbekommt, wird attestiert:

>> Er hat einen geistigen Defekt, vererbt von Mutterseite … An der charakterlichen Abartigkeit des Buben ist nicht zu zweifeln … Die prognostischen Aussichten scheinen bei der erblichen Belastung durch die geisteskranke Mutter und bei der schweren frühkindlichen Schädigung doch sehr ungünstig [6].

Seine Zurücküberweisung in die Fürsorgeerziehungsanstalt Jagdberg wird verordnet. Doch es gab auch den umgekehrten Weg: Die Befundung führt zu einer Rücküberstellung in die Ursprungsfamilie, in die Pflegefamilie oder in eine billigere, nicht explizit für die Fürsorgeerziehung vorgesehene, meist kirchliche und damit kostengünstigere Einrichtung oder in ein Heim der Behindertenhilfe. Auch in Kostenfragen war die Allianz mit den Agenturen der Jugendfürsorge eng. Besonders augenfällig aber ist nicht nur die „Effizienz" der Symbiose zwischen Kinderpsychiatrie,

Heilpädagogik und Fürsorgeerziehung, die sich an der Innsbrucker Kinderbeobachtungsstation besonders deutlich zeigt, bemerkenswert sind auch die vererbungs- und milieutheoretischen Grundannahmen – die Anamnese gerät so regelmäßig zu einer erweiterten Psychopathologie der Herkunftsfamilie. Es ist die defektlogische Auffassung vom Kind als Abkömmling belasteter (Unterschichts-)Eltern, eine noch in den 1960er-Jahren am Psychopathiekonzept orientierte Diagnosebildung [45] und eine insgesamt, mit Ausnahme der wenigen als neurotisch diagnostizierten Kinder, an der „Erziehungs- oder sogar Besserungsfähigkeit" zweifelnde Grundhaltung ihrer uneingeschränkten Leiterin Maria Nowak-Vogl [11]. Wer den Diagnoseschlüssel von Maria Nowak-Vogl (am Aktendeckel findet sich üblicherweise bloß ein Ensemble von mit Komma voneinander getrennten Groß- und Kleinbuchstaben) zu lesen gelernt hat, weiß, dass der Großbuchstabe „B" für „auf Veranlagung zurückzuführende psychische Problematik" am häufigsten, der Großbuchstabe „H" für „Hereditäre Belastung" am zweithäufigsten auftritt. Bei den Kleinbuchstaben, den Nebendiagnosen, rangiert erneut das nun kleine „h" für „erblich" oder „hereditär" an erster Stelle, gefolgt von den Hauptdiagnosen „M" für „Milieuschäden" (die als vergleichsweise unwandelbar, im Sinne von „eingeerbt" und „eingeprägt" gedeutet wurden) und erst an dritter Stelle durch „D" für „Psychisch bedingten Verhaltensstörungen" sowie gleichauf durch „N" für „Neurose/Verhaltensauffälligkeit" ergänzt. Eine explizit psychiatrische Symptomatik wurde nur bei einer ganz kleinen Gruppe von Kindern festgestellt [25], [40].

14.14 Von Erziehungs- und Gemeinschaftsunfähigen. Nowak-Vogl als Wissenschaftlerin

Für den Zusammenhang einer vor diesem Hintergrund spezifisch medikalisierten (Heim-)Kindheit bleibt Nowak-Vogl als Figur paradigmatisch und damit über den regionalen Kontext hinaus bedeutsam. Während sie als Medizinerin im Fachgebiet Psychiatrie ihre akademische Laufbahn begonnen hatte – ein etabliertes Fach der Kinderpsychiatrie gab es zum damaligen Zeitpunkt noch nicht –, setzte sie diese, dem medikalen Paradigma verbunden bleibend, auch als Heilpädagogin fort [59], [61], [62]. Als Erste in Österreich suchte sie um eine entsprechende Lehrbefähigung an und erhielt diese schließlich auch. Beide akademischen Qualifikationsarbeiten, ihre Dissertation (1951) [58] und ihre Habilitation (1958) [60], reichte sie an der Philosophischen Fakultät der Universität Innsbruck ein, nachdem sie – bereits Medizinerin – dort 1947 ein Doktoratsstudium in den Fächern Philosophie, Psychologie und Pädagogik aufgenommen hatte. Beide Qualifikationsarbeiten handeln von erziehungsschwierigen Kindern: Die Patienten der Station sind da wie dort ihre Beobachtungsstoffe. Es entstehen an autoritär-repressivem, pädagogischem Alltagsverstand geschulte und durch diesen plausibilisierte Sammlungen von klinisch-heilpädagogischen Fallvignetten mit knappen Theorieanschlüssen aus Psychiatrie und Heilpädagogik. Beide Arbeiten verfolgen das Ziel, Diagnose und Prognose von „erziehungsschwierigen Kindern" besser einzustellen, „Psychopathen", „Geistesschwachen" und „unverbesserliche Neurotiker" (so die Formulierungen von Nowak-Vogl) herauszufiltern, durch Vermeidung von Fehlplatzierung der Kinder dem Staat Kosten zu ersparen sowie durch frühe Selektion der „Unbelehrbaren" die Heimerzieher nicht unnötig zu belasten [58]. In ihrer Habilitationsschrift identifiziert Nowak-Vogl dann unter 1000 Probanden die Figur des Gemeinschaftsunfähigen, der zur Gemeinschaftserziehung, sprich Heimerziehung, nicht tauge, in der Institution durch „gemeinschaftsfeindliches Handeln" die Ordnung störe und den Erziehern durch „schmerzliche Kritik" ihre Arbeitsfähigkeit raube [60]. Diese Beschreibung der „Gemeinschaftsunfähigen" erinnert – ohne dass darauf hingewiesen würde – an die Kraepelinsche (Diagnose-)Figur der „Gesellschaftsfeinde", die dieser 1915 im Komplex der „Psychopathischen Artung" entwickelt hatte [34] und aus dem im Anschluss an die zweite Rezeption der (französischen) Degenerationstheorie das deutsche Modell des „Anti-Socialen" und mit ihm das des folgenschweren „Asozialen" [29], [32] erwächst.

14.15 Schluss

Über die Zeit hinweg bleiben die Sozial- und Verhaltensdiagnosen in Nowak-Vogls Kinderbeobachtungsstation dominant – meist kombiniert mit dem Zusatz „hereditäre Belastung", „auf Veranlagung zurückzuführen" oder auch „durch das Milieu geschädigt" [25]. Nur in 6 % der Fälle werden schwerwiegende psychiatrische Symptomkomplexe diagnostiziert; eine kindliche Neurose wird in 7 % der Fälle am Deckblatt vermerkt. Verändern aber wird sich zwischen 1954 und 1987 die Zahl der zugewiesenen Kinder. 60 % der 3650 Kinderpatienten der Station (sie waren zwischen 6 und 15 Jahre alt) wurden im Zeitraum zwischen 1955 und 1966 aufgenommen, 40 % in den beiden darauffolgenden Jahrzehnten [25]. Diese Zahlen korrespondieren mit der Intensivierung der Kinder- und Jugendhilfe im Nachkriegsösterreich [47]. Ohne Ausnahme weisen auch alle Erziehungsheime der Region ihre höchsten Belegzahlen in den 1950er- und 1960er-Jahren auf [46], [47]. Interessant ist ein Befund, den eine Parallelstudie zur Unterbringung grenznaher Kinder aus Südtirol/Italien an der Kinderstation erbringt [20]. Schon immer wies die Beobachtungsstation ein vergleichsweise großes Einzugsgebiet auf. Wenn zwar die Kinder und Jugendlichen aus Tirol mit 60 % überwogen, so wurden doch immer auch Kinder aus Vorarlberg, Salzburg und dem grenznahen Südtirol an die Station geschickt [46]. Ab den 1970er-Jahren aber werden die Südtiroler Kinder, die „Nichtbeschulbaren" und „Schwererziehbaren", die im eigenen Land nur ungenügend versorgt werden konnten, auch weil die Gesetzeslage in Italien seit den 1970er-Jahren Erziehungsheim und Sonderschule verbietet, den Rückgang der Aufnahmen aus Tirol kompensieren helfen ([20]:265). Die Einrichtung bleibt – wenn auch von der Villa in den Klinikverbund zurückgekehrt und im letzten Jahrzehnt mit rückläufigen Belegzahlen – bis zur Pensionierung ihrer Leiterin Nowak-Vogl im Jahr 1987 bestehen.

Die geteilte „Sorge" für das erziehungsschwierige Kind und den verhaltensauffälligen Jugendlichen zwischen Jugendfürsorge und Kinderpsychiatrie hat in den Kinderbeobachtungsstationen und Kinderabteilungen Österreichs über Jahrzehnte eine repressiv heilpädagogische Perspektive eingenommen ([12]:243). Ihre Wesensmerkmale waren ärztliche Dominanz, eine medikal-biologische Grundhaltung, eine defektlogische Auffassung kindlicher Entwicklung und schließlich eine die Gewalthaftigkeit der Fürsorgeheimerziehung bis in die 1980er-Jahre im Wesentlichen bestätigende Praxis [10], [47], [48], [50], [54].

Literatur

Zitierte Archivquellen

[1] Amt der Tiroler Landesregierung (ATLR), Abt. Organisation und Personal, Personalakt Maria Nowak-Vogl

[2] Bundesarchiv [BArch], MF-Ortsgruppenkartei 3200-J0049 (Juda)/3200-W0074 (Stumpfl)

[3] Historisches Archiv des Psychiatrischen Krankenhauses Hall in Tirol (PKH),Krankenakte Maria S., Nr. 1977

[4] Stadtarchiv Innsbruck (StA), Sanität VII 1945, Zl. 1626

[5] Tiroler Landesarchiv (TLA), Gauselbstverwaltung Tirol-Vorarlberg GH-III/R/1; GH-III/R/5, Krankenaktenbestand Kinderstation Allg. Öst. Landeskrankenhaus AZ 0260 (1959), 2181 u 0924 (1960)

[6] Universitätsarchiv Innsbruck (UAI), Personalakt Friedrich Stumpfl, Teilakt Erziehungsberatungsstelle/Personalakt Adele Juda; Personalakt Maria Nowak-Vogl, Teilakt Psychiatrische Kinderstation

[7] Vorarlberger Landesarchiv (VLA), BH Feldkirch, Vb-227, Sign. Archiv 44

Zitierte Literatur

 [8] Aichhorn A (1925) Die Psychoanalyse in der Fürsorgeerziehung. Internationaler Psychoanalytischer Verlag, Wien
 [9] Asperger H (1956) Heilpädagogik. Einführung in die Psychopathologie des Kindes für Ärzte, Lehrer, Psychologen und Fürsorgerinnen. Springer, Wien
 [10] Bauer I, Hoffmann R, Kubek Ch (2013) Abgestempelt und ausgeliefert. Fürsorgeerziehung und Fremdunterbringung in Salzburg nach 1945. Studienverlag, Innsbruck Wien Bozen
 [11] Bechter A, Guerrini F, Ralser M (2013) Das proletarische Kind und seine uneheliche Mutter als Objekte öffentlicher Erziehung. Zum Fürsorgeerziehungsregime im Tirol der 1960er- und beginnenden 1970er-Jahre. In: Wolf M et al (Hrsg) Child Care. Kulturen, Konzepte und Politiken der Fremdbetreuung von Kindern. Beltz Juventa, Weinheim Basel, S 132–146
 [12] Berger E (2016) Die Kinderpsychiatrie in Österreich 1945–1975. Entwicklungen zwischen historischer Hypothek und sozialpsychiatrischem Anspruch. Virus. Beitr Sozialgesch Med 14:221–238
 [13] Berger E (Hrsg) (2007) Verfolgte Kindheit. Kinder und Jugendliche als Opfer der NS-Sozialverwaltung. Böhlau, Wien Köln Weimar
 [14] Bergmann A (2014) Genealogien von Gewaltstrukturen in Kinderheimen. In: Ralser M, Sieder R (Hrsg) Die Kinder des Staates. Österreichische Zeitschrift für Geschichtswissenschaft 25/1-2: 82-116
 [15] Bischoff N, Guerrini F, Jost C (2014) Verteidigung der (Geschlechter)Ordnung. Arbeit und Ausbildung im Rahmen der Fürsorgeerziehung von Mädchen. Das Landeserziehungsheim St. Martin in Schwaz 1945–1990. In: Ralser M, Sieder R (Hrsg) Die Kinder des Staates. Osterr Z Geschwiss 25 (1–2): 220–247
 [16] Brezinka W (2000) Pädagogik in Österreich. Die Geschichte des Faches an den Universitäten vom 18. bis zum 20. Jahrhundert, Bd 1. Verlag der Österreichischen Akademie der Wissenschaft, Wien
 [17] Castell R, Nedoschill J, Rupps M, Bussiek D (2003) Geschichte der Kinder- und Jugendpsychiatrie in Deutschland in den Jahren 1937 bis 1961. Vandenhoeck & Ruprecht, Göttingen
 [18] Cornides R (1951) Psychohygiene in Österreich. Österreichisches Wohlfahrtswesen. Monatsbl Soz Fürsorge 6/7:2–7
 [19] Czech H (2014) Der Spiegelgrundkomplex. Kinderheilkunde, Heilpädagogik, Psychiatrie und Jugendfürsorge im Nationalsozialismus. In: Ralser M, Sieder R (Hrsg) Die Kinder des Staates. Osterr Z Geschwiss 25(1–2):194–219
 [20] Dietrich-Daum E (2016) Kinder und Jugendliche aus Südtirol auf der Kinderbeobachtungsstation von Maria Nowak-Vogl in Innsbruck (1954–1987). Ein Projektbericht. Virus. Beitr Sozialgesch Med 14:249–266
 [21] Dietrich-Daum E, Kuprian H, Clementi S et al (Hrsg) (2011) Psychiatrische Landschaften. Die Psychiatrie und ihre Patientinnen und Patienten im historischen Raum Tirol seit 1830. IUP, Innsbruck
 [22] Dietrich-Daum E, Ralser M, Rupnow D (Hrsg) (2016) Die Kinderbeobachtungsstation der Maria Nowak-Vogl. Unveröffentl. Forschungsbericht, Innsbruck. https://www.uibk.ac.at/iezw/forschungen-zur-kinderbeobachtungsstation/. Zugegriffen: 03.10.2016
 [23] Eßer F (2013) Das Kind als Hybrid. Empirische Kinderforschung (1896–1914). Beltz Juventa, Weinheim Basel
 [24] Foucault M (2007) Vorlesung vom 19. März 1975. In: Foucault M. Die Anormalen. Suhrkamp, Frankfurt/M, S 380–429
 [25] Friedmann I (2016) Dimension und Wirkung. Eine quantitative Analyse der Kinderkrankenakten. In: Dietrich-Daum E, Ralser M, Rupnow D (Hrsg) Die Kinderbeobachtungsstation der Maria Nowak-Vogl. Forschungsbericht, Innsbruck. https://www.uibk.ac.at/iezw/forschungen-zur-kinderbeobachtungsstation/. Zugegriffen: 03.10.2016
 [26] Friedmann I, Hartig CH, Stepanek F (2016) Heilpädagogische Landschaft in Österreich. In: Dietrich-Daum E, Ralser M, Rupnow D (Hrsg) Die Kinderbeobachtungsstation der Maria Nowak-Vogl. Forschungsbericht, Innsbruck. https://www.uibk.ac.at/iezw/forschungen-zur-kinderbeobachtungsstation/. Zugegriffen: 03.10.2016
 [27] Gregor A (1921) Rassenhygiene und Jugendfürsorge. Archiv für Rassen- und Gesellschaftsbiologie 13:37–55
 [28] Gregor A (1934) Über die Sterilisierung minderwertiger Fürsorgezöglinge. In: Rüdin E (Hrsg) Erblehre und Rassenhygiene im völkischen Staat. Lehmanns, München, S 175–183
 [29] Huonker T (2003) Diagnose „Moralisch defekt": Kastration, Sterilisation und Rassenhygiene im Dienst der Schweizer Sozialpolitik und Psychiatrie (1890–1970). Füssli, Zürich
 [30] Juda A (1948) Zum Problem der nachgehenden Fürsorge in der Psychiatrie. Über die Rolle des Schwachsinns beim Zustandekommen der Verwahrlosung. Wien Med Wochenschr 98, 49–50:549–551
 [31] Juda A (1953) Höchstbegabung. Ihre Erbverhältnisse sowie ihre Beziehungen zu psychischen Anomalien. Urban & Schwarzenberg, Berlin München
 [32] Kappeler M (2000) Der schreckliche Traum vom vollkommenen Menschen. Rassehygiene und Eugenik in der sozialen Arbeit. Schüre, Marburg

[33] Koch JAL (1891–1893) Die Psychopathischen Minderwertigkeiten. 3 Bde. Maier, Ravensburg

[34] Kraepelin E (1915) Psychiatrie. Ein Lehrbuch für Studierende und Ärzte. 8. Aufl, Bd 4, Teil 3. Barth, Leipzig

[35] Kuhlmann C (2008) „So erzieht man keinen Menschen". Lebens- und Berufserinnerungen aus der Heimerziehung der 50er und 60er Jahre. Verlag für Sozialwissenschaften, Wiesbaden

[36] Lazar E (1925) Medizinische Grundlagen der Heilpädagogik. Springer, Wien

[37] Medizinische Universität Innsbruck (Hrsg) (2013) Die Innsbrucker Kinderbeobachtungsstation von Maria Nowak-Vogl. Bericht der Medizin-Historischen Expertenkommission. Innsbruck. https://www.uibk.ac.at/iezw/heimgeschichteforschung/dokumente/bericht-medizin-historische-expertinnenkommission_2013.pdf. Zugegriffen: 03.10.2016

[38] Mierendorff J (2014) Die wohlfahrtstaatliche Kindheit. In: Baader M, Eßer F, Schröer W (Hrsg) Kindheiten der Moderne. Eine Geschichte der Sorge. Campus, Frankfurt New York, S 257–283

[39] Nissen G (2005) Kulturgeschichte seelischer Störungen bei Kindern und Jugendlichen. Klett-Cotta, Stuttgart

[40] Nowak-Vogl M (1969) Die Bettnässertherapie mit Imipramin. Prakt Arzt. Z Arztl Fortbild 23(270):1169–1186

[41] Peukert D (1986) Grenzen der Sozialdisziplinierung. Aufstieg und Krise der deutschen Jugendfürsorge von 1878 bis 1932. Bund-Verlag, Köln

[42] Perz B, Albrich T, Dietrich-Daum E et al (Hrsg) (2014) Schlussbericht der Kommission zur Untersuchung der Vorgänge um den Anstaltsfriedhof des Psychiatrischen Krankenhauses in Hall in Tirol in den Jahren 1942 bis 1945. Universitätsverlag Wagner, Innsbruck

[43] Ralser M (2010a) Das Subjekt der Normalität. Das Wissensarchiv der Psychiatrie. Kulturen der Krankheit um 1900. Fink, München

[44] Ralser M (2010b) Anschlussfähiges Normalisierungswissen. Untersuchungen im medico-pädagogischen Feld. In: Kessl F, Plösser M (Hrsg) Differenzierung, Normalisierung, Andersheit. Soziale Arbeit als Arbeit mit den Anderen. Verlag für Sozialwissenschaften, Wiesbaden, S 135–154

[45] Ralser M (2014) Psychiatrisierte Kindheit. Expansive Kulturen der Krankheit. In: Ralser M, Sieder R (Hrsg) Die Kinder des Staates. Osterr Z Geschwiss 25(1–2):128–155

[46] Ralser M, Bechter A, Guerrini F (2014) Regime der Fürsorge. Eine Vorstudie zur Geschichte der Tiroler und Vorarlberger Erziehungsheime und Fürsorgeerziehungssysteme der Zweiten Republik. IUP, Innsbruck

[47] Ralser M, Bischoff N, Guerrini F et al (2015a) Das System der Fürsorgeerziehung. Zur Genese, Transformation und Praxis der Jugendfürsorge und der Landeserziehungsheime in Tirol und Vorarlberg. Forschungsbericht, Innsbruck. https://www.uibk.ac.at/iezw/heimgeschichteforschung/dokumente/das-system-der-fuersorgeerziehung.pdf. Zugegriffen: 03.10.2016

[48] Ralser M, Bischoff N, Guerrini F et al (2015b) Ich hasse diesen elenden Zwang. Das Landeserziehungsheim für Mädchen und junge Frauen St. Martin in Schwaz. Forschungsbericht, Innsbruck. https://www.uibk.ac.at/iezw/heimgeschichteforschung/dokumente/das-landeserziehungsheim-fuer-maedchen-und-junge-frauen-st.-martin-in-schwaz_web.pdf. Zugegriffen: 10.05.2016

[49] Ralser M, Leitner U, Reiterer M (2015) Die Anstalt als pädagogischer Sonderort. Das Vorarlberger Landeserziehungsheim am Jagdberg. Zeitgesch 42(3):179–195

[50] Schreiber H (Hrsg) (2010) Im Namen der Ordnung. Heimerziehung in Tirol. Studienverlag, Innsbruck

[51] Seifert O (2010) Psychiatrie und Fürsorgeerziehung in Tirol. Skizze einer Beziehungsgeschichte. In: Schreiber H (Hrsg) Im Namen der Ordnung. Heimerziehung in Tirol. Studienverlag, Innsbruck, S 263–274

[52] Seifert O (2012) Maria S. Ist Sterilisation zu fordern. In: Heidegger M, Di Pauli C, Noggler L et al (Hrsg) Ich lasse mich nicht länger für einen Narren halten. Eine Ausstellung zur Geschichte der Psychiatrie in Tirol, Südtirol und dem Trentino. Raetia, Bozen, S 74–87

[53] Sieder R (2014) Das Dispositiv der Fürsorgeerziehung in Wien. In: Ralser M, Sieder R (Hrsg) Die Kinder des Staates. Osterr Z Geschwiss 25(1–2):156–193

[54] Sieder R, Smioski A (2012) Der Kindheit beraubt. Gewalt in den Erziehungsheimen der Stadt Wien (1950er bis 1980er Jahre). Studienverlag, Innsbruck Wien Bozen

[55] Stepanek F (2016) Zur Vorgeschichte der Kinderbeobachtungsstation. In: Dietrich-Daum E, Ralser M, Rupnow D (Hrsg) Die Kinderbeobachtungsstation der Maria Nowak-Vogl. Forschungsbericht, Innsbruck. https://www.uibk.ac.at/iezw/forschungen-zur-kinderbeobachtungsstation/. Zugegriffen: 03.10.2016

[56] Stumpfl F (1935) Erbanlage und Verbrechen: charakterologische und psychiatrische Sippenuntersuchungen. Springer, Wien

[57] Stumpfl F (1941) Psychopathien und Kriminalität. Fortschritte der Erbpathologie. Rassenhygiene Grenzgeb 5/H(2–3):63–72

[58] Vogl [Nowak-Vogl] M (1952) Die Bedeutung der kurzfristigen Umweltveränderungen in der Erziehung. Diss., Univ. Innsbruck

[59]   Vogl [Nowak-Vogl] M (1954) Ueber die moderne Kinderpsychiatrie. Medizinische Klinik. Wochenschr Klinik
       Prax 49(25):995–998
[60]   Vogl [Nowak-Vogl] M (1958) Eine Studie über die Gemeinschaftsunfähigkeit. Habil., Univ. Innsbruck
[61]   Vogl [Nowak-Vogl] M (1965) Die Dämpfung hypersexueller Zustände durch Epiphysan. Beitr Sexualforsch
       34:86–90
[62]   Vogl [Nowak-Vogl] M (1967) Katamnestische Erhebungen bei sexuellen Verhaltensstörungen im Kindesalter.
       In: Stutte H (Hrsg) Jahrbuch für Jugendpsychiatrie und ihre Grenzgebiete. Huber, Bern, S 98–103
[63]   Wälde HH (1945) Bericht über die Arbeit der Erziehungsberatungsstelle Innsbruck. Diss., Univ. Innsbruck
[64]   Wiedemann U (2005) Die Höchstbegabtenstudie Adele Judas als Beispiel für die Erforschung des „Genialen-
       problems". Diss., Univ. München
[65]   Wolf M (2008) Eugenische Vernunft. Eingriffe in die reproduktive Kultur durch die Medizin 1900–2000. Böh-
       lau, Wien Köln Weimar
[66]   Wolfgruber G (2013) Von der Fürsorge zur Sozialarbeit. Wiener Jugendwohlfahrt im 20. Jahrhundert. Löcker,
       Wien

„Mancher Konflikt lässt sich über das Tier lösen." Von der Kinderbeobachtungsstation zur Bremer Klinik für Kinder- und Jugendpsychiatrie und Psychotherapie

Gerda Engelbracht

Literatur – 593

Überschrift aus einem Fotoalbum der Psychagogin Marianne Vogt zur Erinnerung an die „Villa Brahmkamp" (Bremer Kinderbeobachtungsstation)

© Springer-Verlag GmbH Deutschland 2017
H. Fangerau, S. Topp, K. Schepker (Hrsg.), *Kinder- und Jugendpsychiatrie im Nationalsozialismus und in der Nachkriegszeit*, DOI 10.1007/978-3-662-49806-4_15

Dieser Beitrag beschreibt die Gründungsgeschichte der Bremer Kinderbeobachtungsstation und ihre Weiterentwicklung zur Klinik für Kinder- und Jugendpsychiatrie und Psychotherapie. Er stellt die überarbeitete und erweiterte Fassung eines Textes dar, der in der 2004 erschienenen Monografie über die Geschichte der Bremer Psychiatrie zwischen 1945 und 1977 veröffentlicht wurde [5][1]. Dort finden sich auch ausführliche Biografien zu den genannten Personen wie Heinrich Schulte (auch [4], [13], [14]) und Hildegard Buder (auch [13], [14]). Für die Publikation wurden über 40 Zeitzeugen interviewt. Ihre Erinnerungen präzisierten und ergänzten die archivarischen Dokumente, ermöglichten direkte Einblicke in den Mikrokosmos der Institution und ihrer Akteure und ließen den Klinikalltag lebendig werden. Im vorliegenden Text nicht nachgewiesene Quellen, wie Interviewzitate und Archivalien, sind ebenfalls dieser Publikation [5] zu entnehmen. Die Unterlagen aus dem Bestand des Archivs des Senators für Frauen, Gesundheit, Jugend, Soziales und Umweltschutz Bremen befinden sich inzwischen im Staatsarchiv Bremen.

Am 6. Dezember 1949 wurde die Bremer Kinderbeobachtungsstation in Bremen-Osterholz offiziell eröffnet. „Klinikleiter Prof. Dr. Schulte", so ein Journalist des Weser-Kuriers, dankte allen, „die zur Vervollständigung der Arbeitsmöglichkeiten der Nervenklinik beigetragen haben, und hob besonders den starken Anteil der Selbsthilfe beim Aufbau hervor. Gesundheitssenator Meineke stellte bei dieser Gelegenheit fest, daß nicht nur ein lang gehegter Ellener [so der Name der Bremer Nervenklinik im Volksmund] Wunsch in Erfüllung gegangen, sondern auch ein Bremer Notstand beseitigt worden sei."

Drei Aspekte waren – so die These der Autorin – bei der frühen Eröffnung und therapeutischen Ausrichtung der Bremer Kinderbeobachtungsstation von zentraler Bedeutung:
- der Sonderstatus der Hansestadt als US-amerikanische Enklave,
- die Einsetzung Heinrich Schultes (1898–1983) als Direktor der Bremer Nervenklinik nach Kriegsende und
- die Einstellung Hildegard Buders (1895–1984) als „Behandelnde Psychologin" im August 1949.

Dem fachlich qualifizierten und politisch unbelasteten **Heinrich Schulte** war im Mai 1945 die Leitung der Bremer Nervenklinik durch die US-amerikanische Militärregierung übertragen worden [5]. Als aktiver Vertreter der Mental-Health-Bewegung trat der Psychiater seine neue Arbeitsstelle mit dem Ziel an, die Grenzen zwischen Psychiatrie, Neurologie und Psychotherapie zu überwinden. Mit diesen Ideen stieß der Mediziner bei dem zuständigen US-amerikanischen Public Health & Welfare Adviser (Berater für öffentliche Gesundheit und Wohlfahrt) auf offene Ohren. Zwischen Schulte und dem Sanitätsoffizier Gerald N. Rein (1909–1987) entwickelte sich ein „informeller freundschaftlicher Gesprächsaustausch", bei dem der Entschluss fiel, drei psychotherapeutisch ausgerichtete Projekte in Angriff zu nehmen. Während die geplante Psychotherapiestation zurückgestellt wurde, gab es grünes Licht für die Kinderbeobachtungsstation auf dem Gelände der Bremer Nervenklinik und eine Erziehungsberatungsstelle ([6], auch [19], [20]) in der Stadtmitte. Es ist belegt, dass die US-amerikanische Militärregierung beim Aufbau der Erziehungsberatungsstelle einen bedeutenden finanziellen Anteil übernahm, indem sie Gelder für die Gebäuderenovierung, die Personalkosten, die Einrichtung sowie Spiel- und Testmaterialien in Höhe von mind. 30.000 DM zur Verfügung stellte [9]. Vermutlich flossen US-amerikanische Gelder ebenfalls in den Aufbau der Kinderbeobachtungsstation. Bei dieser Förderung spielten natürlich auch gesellschaftspolitische Hintergedanken eine Rolle. Der Demokratisierungsprozess

---

1   Die überarbeitete und erweiterte Fassung des Textes „Die Geschichte der Bremer Klinik für Kinder- und Jugendpsychiatrie und Psychotherapie" erfolgt mit freundlicher Genehmigung der Edition Temmen.

sollte beschleunigt, autoritäre Verhaltensmuster und die damit auftretenden unbewussten Entwicklungen in Familien durch Erarbeitung von tiefenpsychologischen Zusammenhängen bewusst gemacht werden [13], [14]. Noch heute finden sich Spuren dieses Engagements in der Bibliothek des Klinikums Bremen-Ost: Dort stehen etwa englischsprachige Ausgaben der Werke Freuds, aber auch Publikationen von Anna Freud, Alfred Adler und Hans Zulliger, die in der NS-Zeit geächtet oder sogar verboten waren. Sie tragen den Stempel „Geschenk vom Amerika-Haus, United States Information Center, Bremen, Germany" und erinnern an die Unterstützung der US-amerikanischen Besatzer (❑ Abb. 15.1).

Ausdrücklich verwies Schulte auf die Wurzeln der Bremer Kinderbeobachtungsstation in der psychodynamisch-psychoanalytischen Tradition, die erst nach Kriegsende auf dem Umweg über die USA und England wieder zurück nach Deutschland gekommen war. Während sich die Psychiater in der Vergangenheit, entsprechend ihrer ärztlichen Ausbildung, kindlichen Verhaltensauffälligkeiten mit diagnostischen „Einordnungen" genähert hätten und die Aufdeckung „ursächlicher Zusammenhänge" eher die Ausnahme gewesen sei, habe mittlerweile eine Neuorientierung stattgefunden, der sich die Mehrzahl der stationären Beobachtungsabteilungen verpflichtet fühle. Dieser Methodenwandel in der Kinderpsychiatrie sei vor allem auf die enge Zusammenarbeit mit heilpädagogisch geschulten Erziehern und die Anregungen aus der Entwicklungspsychologie, Soziologie, Pädagogik und Psychotherapie zurückzuführen [19]. Es gehe also darum, allmählich Abschied zu nehmen von der sich gegenseitig ausschließenden Alternative einer organischen oder psychogenen Krankheitsursache und vielmehr die Wechselwirkungen zwischen hirnorganischen Faktoren und den psychosozialen Bedingungen zu berücksichtigen [10]. Schulte selbst hatte Mitte der 1920er-Jahre als aufnehmender Arzt auf der psychiatrischen Kinderbeobachtungsstation der Berliner Charité gearbeitet [17].

Die zentrale Rolle bei der psychotherapeutischen Aus- und Fortbildung von Mitarbeitern der personell wie institutionell eng kooperierenden Kinderbeobachtungsstation und der Erziehungsberatungsstelle spielte **Hildegard Buder**. Die Lehranalytikerin und der Bremer Klinikleiter hatten sich während der Planungen zur Neugründung der „Deutschen Gesellschaft für Psychotherapie und Tiefenpsychologie" (DGPT) in Stuttgart kennengelernt. Dabei hatte die „Behandelnde Psychologin" den Anwerbungsversuch des Bremer Klinikleiters anscheinend ohne zu zögern angenommen, denn kaum 2 Wochen später traf sie am Bremer Hauptbahnhof ein.

❑ **Abb. 15.1**   Stempel: „Geschenk vom Amerika-Haus". Aus dem Buch von Hans Zulliger *Schwierige Kinder*, 1951, im Krankenhaus-Museum Bremen (mit freundl. Genehmigung des Krankenhaus-Museums Bremen)

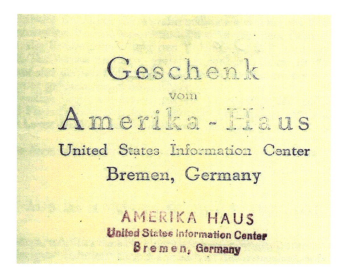

Gleich nach ihrer Ankunft im April 1949 begann Hildegard Buder mit der psychotherapeutischen Ausbildung [13], [14]. Damit war eine Situation geschaffen, die nicht nur außergewöhnlich, sondern auch konfliktgeladen war. Während die „Elite der deutschen Psychiatrie nach wie vor alles [tat], um ihren fachlichen Nachwuchs von der Psychoanalyse fernzuhalten" [16] etablierten Schulte und Buder eine solche Ausbildung ausgerechnet an einer psychiatrischen Klinik. Nie zuvor hatte es hierzulande so etwas gegeben.

Unter den ersten Schülern waren viele Assistenzärzte der Bremer Nervenklinik. Hierzu gehörte auch die damals 28-jährige Ärztin **Ellinor Schneider**, die die Kinderbeobachtungsstation im ersten Jahr nach ihrer Eröffnung leitete. Rückblickend beurteilte sie den Start der Kinderstation als

» ein wenig gewagt. Ich hatte so wenig Berufserfahrung und dann fuhr der Chef zwei Monate später nach Amerika. Aber er hat uns junge Ärzte immer sehr gestützt und manchmal auch mehr zugetraut als wir konnten. „Wenn Sie etwas Neurologisches haben", sagte er, „wenden Sie sich an Dr. Ossenkopp, bei psychiatrischen Problemen an Dr. Gildemeister und für die Psychotherapie haben Sie ja Frau Buder."

Am 2. Januar 1950 zog der 11-jährige Horst als erstes Kind in die Räume der Kinderbeobachtungsstation, die im Monat zuvor zeitgleich mit der Neurochirurgischen Abteilung offiziell eröffnet worden war. In der Presseberichterstattung stand die neue Chirurgie eindeutig im Vordergrund. „Schon acht Hirnoperationen", titelte beispielsweise der Weser-Kurier, während die Eröffnung der Beobachtungsstation in die Unterzeile rutschte. In den Bremer Nachrichten war zu lesen, dass in der Beobachtungsstation Kinder behandelt würden, „die an ‚irgendwelchen Neurosen' leiden. ‚Erziehungsschwierig' könnte man diese auch bezeichnen". Während sich den Journalisten der Sinn und Zweck der neuen Abteilung offensichtlich nicht ganz erschlossen hatte, fand eine Kollegin der Bremer Presse begeisterte Worte. Alles sei „mit besonderer Liebe eingerichtet worden", teilte sie den Lesern mit.

» Helle Räume, gepflegt und ansprechend, … entsprechen bis ins kleinste den hier notwendigen Erfordernissen. Es scheint charakteristisch für den Geist des Hauses, dass die Privatzimmer der betreuenden Ärztinnen direkt an den Kinderzimmern liegen. … So, wie die Atmosphäre … anmutet, muß der Arbeit hier unbedingt Erfolg beschieden sein.

Ähnliches berichtete Hildegard Buder ihren Freunden:

» Eine in der Einrichtung von Kinderheimen sehr erfahrene Jugendleiterin hat die Räume mit Liebe und Geschmack ausgestattet. Vor allem das geräumige Wohn- und Spielzimmer mit Werktisch und Puppenecke und großen Baukästen und viel Mal- und Handfertigkeitsmaterial ist das Entzücken aller Kinder. Ein Arztkind sagte: „Mutti, wie muß ich mich benehmen, damit ich auch dahin komme?" 15 malende und bauende Kinder! Diese Möglichkeiten der Hilfe und der Erkenntnisse haben etwas Überwältigendes.

„Ja, richtig niedlich war das eingerichtet", berichtete eine ehemalige Kinderpflegerin. Sie erinnerte sich aber auch an unerwartete Turbulenzen:

» Es wusste ja keiner so richtig, was kommt und nach einer Woche flogen die Stühle durch die Gegend und von der Puppenstube blieb nicht mehr viel übrig.

„Mancher Konflikt lässt sich über das Tier lösen." Von der Kinderbeobachtungsstation

583

15

Für 15 Mädchen und Jungen zwischen 5 und bis etwa 14 Jahren war die Station konzipiert. Bewusst waren die Räumlichkeiten in einem Gebäude an der Peripherie des Klinikgeländes untergebracht, sodass die Kinder gar nicht das Gefühl gehabt hatten, sich in etwas Klinikähnlichem zu befinden. Möglicherweise war tatsächlich nicht allen jungen Patienten klar, dass sie sich auf dem Gelände einer Nervenklinik befanden. Die Mitarbeiter dagegen registrierten die Veränderung sehr genau. „Wir mussten ja erst einmal dahinterkommen, dass sie machen konnten, was sie wollten", erzählte ein Handwerker, der regelmäßig zu Reparaturarbeiten gerufen wurde.

» Das kannten wir ja nicht. Wenn Kinder nicht hörten, hieß es doch: „Du kriegst einen hinter die Ohren!". Und das gab es auf dieser Station gar nicht. Da haben wir alle mit dem Kopf geschüttelt. „Wir wollen ja wissen, wie die Kinder wirklich sind, sie sollen sich doch zeigen können", sagten dann die Betreuer.

Körperliche Züchtigung war auf der Beobachtungsstation streng verboten. „Wenn das mal jemand gewagt hätte, der wäre sofort geflogen. Und das hat eben auch die Kraft gekostet, diese Grenzüberschreitungen der Kinder zu akzeptieren und nicht sofort hart einzugreifen", formulierte eine Psychologin und erinnerte sich dabei an einen kleinen Patienten, der leidenschaftlich mit einer langen Stange die Fenster zerschlug.

Sowohl die Kinderbeobachtungsabteilung als auch die zeitgleich eröffnete Erziehungsberatungsstelle waren nach dem Vorbild der teamorientierten US-amerikanischen „child guidance clinics" aufgebaut. Auch hierbei leisteten die US-Amerikaner „Entwicklungshilfe". Viele der in Bremen beschäftigten Ärzte, unter ihnen Heinrich Schulte, reisten in den 1950er-Jahren für mehrere Monate in die USA, um sich dort über die Arbeit in den Einrichtungen zu informieren und darüber hinaus die psychotherapeutische Versorgung der Bevölkerung kennenzulernen [14]. Dem US-amerikanischen Vorbild entsprechend, war die Mitarbeiterschaft beider Institutionen interdisziplinär zusammengesetzt. In der Kinderbeobachtungsabteilung arbeiteten bei der Eröffnung eine Erzieherin, zwei Kindergärtnerinnen, eine Krankenschwester und ein Krankenpfleger, außerdem die leitende Ärztin und ab Oktober 1950 eine Psychologin.

Aus den Kindertagen einer neuen Profession
Liese Tartler, die zwischen 1950 und 1955 als Psychologin in der Bremer Nervenklinik arbeitete, erinnerte sich 50 Jahre später an ihren ersten Arbeitsplatz. Ihre Erzählungen geben einen facettenreichen Einblick in die Arbeits- und Lebensbedingungen der Nachkriegszeit, ebenso wie in den Arbeitsalltag der neu eröffneten Bremer Kinderbeobachtungsabteilung. Nach absolviertem Studium zur Diplom-Psychologin an der Universität Prag und ihrer Vertreibung 1945 war Liese Tartler zusammen mit Mann und Tochter in Bremen gelandet:
„Mein Mann bekam im Krankenhaus Sebaldsbrück eine Assistenzarztstelle und darüber kam sehr schnell die Verbindung zur Nervenklinik und zu Prof. Schulte. In Bremen herrschte damals ein sehr aktives, geistiges Leben. Eine Universität sollte gegründet werden und es gab Vorlesungen im Rathaus zu allen bedeutenden geisteswissenschaftlichen Themen. Es wurden Experten von überall her eingeladen. Und da ging man ja natürlich hin, weil man geistig ausgehungert war.
Im Oktober 1950 bin ich in der Nervenklinik angefangen. Zuerst hatte ich keine richtige Stelle, bezahlt wurde ich wie eine Hilfsschwester. Aber man war ja froh, wenn man überhaupt irgendwo landen konnte, egal was da finanziell herauskam.
Weil ich mich aber von meinem Mann getrennt hatte und meine 4-jährige Tochter bei mir lebte, konnte ich nicht ganz umsonst arbeiten; ich musste jedenfalls ein Taschengeld bekommen. Und mehr als ein Taschengeld war das damals ja nicht. Aber die Mehrzahl der Ärzte arbeitete umsonst oder nur für Verpflegung und Wohnung. Es war ja damals schon eine große Sache, wenn man für seine Arbeit ein geheiztes, anständiges Zimmer bekam und verpflegt wurde. Ich habe im Schwesternhaus gewohnt, ganz oben, in einem Eckgiebelzimmer, mit meinem Kind zusammen. Das Zimmer war 9 m^2 und hatte noch zwei Schrägen. In der einen stand das Kinderbett. Meine Tochter ging in Osterholz in den Kindergarten, der war sehr schön, neu eingerichtet im damaligen Barackenstil, aber kein Provisorium. Die anderen Kinder, die auf dem Gelände wohnten, gingen da auch hin. Für die Kinder war das eine sehr schöne Zeit. Es gab ja auch einen richtigen Gutsbetrieb mit Feldern und einem Erbsenfeld, wo sie sich

Bauchweh holten vom vielen Erbsenessen. Für die Kinder war das fantastisch. Und weil das Gelände abgeschlossen war, konnte man sie ruhig laufen lassen.

Aber es gab noch einen zentralen Punkt, und das war die Wäscherei, wo wir unsere Wäsche waschen lassen konnten. Man musste etwas bezahlen dafür, aber es war eben unkompliziert. Das war ganz toll. Für alle, die dort gearbeitet haben, war das zu der Zeit ein Vorteil. Und wir waren alle in derselben Situation, wir hatten ja alle nichts.

Im Mai 1951 habe ich dann eine Planstelle bekommen. Damit war ich dann die erste Psychologin in Osterholz. Aber wahrscheinlich war ich auch eine der ersten Psychologinnen überhaupt in einer Nervenklinik, denn damals war das Diplom noch nicht sehr verbreitet [7]. Mein Hauptarbeitsbereich war die Kinderbeobachtungsstation. Ich hatte dort einen Raum, wo ich mit den Kindern arbeiten konnte. Das heißt, ich habe mit ihnen Gespräche geführt, sie getestet und mit dem Scenotest [noch heute gebräuchlicher Testkasten mit biegbaren Puppenfiguren und Zusatzmaterial zur Erfassung unbewusster Probleme bei Kindern und Jugendlichen] gearbeitet. Hin und wieder musste ich noch Zusatzgutachten machen für hirngeschädigte Soldaten. Da ging es um die Höhe der Rente, die ihnen aufgrund ihrer Schädigung zustand. Gelegentlich habe ich auch erwachsene Psychiatriepatienten getestet, wenn kein eindeutiger psychiatrischer Befund vorlag. Aber das war nur nebenbei, eigentlich war ich für die Kinder zuständig.

Ein sehr guter Test, der zwar keine statistisch relevante Beurteilung hatte, war der Bühler-Hetzer-Test. Ein Entwicklungstest, der schon bei ganz kleinen Kindern angewandt werden konnte. Dabei bekam man auch einen kleinen Einblick in das Milieu, aus dem das Kind kam. Der Test bestand aus ganz einfachen Aufgaben, zum Beispiel mussten Bilderreihen gelegt werden. Oder für ganz kleine Kinder gab es ausgestanzte Formen, die sie einsetzten. Ich finde, er war sehr typisch für die jeweiligen Lebensalter, ohne dass direktes Wissen eine Rolle spielte. Es war im engeren Sinne eben kein Intelligenztest, sondern ein Entwicklungstest. Damit habe ich sehr viel gearbeitet, weil das auch den Kindern Spaß machte, das war nicht so prüfungsmäßig.

Dann gab es noch den Rohrschach-Test; diese Klecksbilder mit denen man die psychische Verfassung der Kinder testete. Das war schon eine Wissenschaft für sich. Er war sehr ausgearbeitet und hatte sehr viel Material zur Deutung. Zur damaligen Zeit gab es auch noch den Wartegg-Test, einen Projektionstest, bei dem man seelische Befindlichkeiten ableiten konnte. Er bestand aus kleinen Zeichen in Kästchen, und die Kinder mussten dann die kleinen Zeichen zu einem vollständigen Bild ausmalen (■ Abb. 15.2).

Ich erinnere mich, dass es sehr viele Teamgespräche mit den Erziehern und der jeweiligen Ärztin gab, denn die Kinder waren wirklich sehr schwierig. Mindestens ein Vormittag in der Woche war für diese Gespräche reserviert. Das war eine sehr zentrale Sache, weil ja immer Schwierigkeiten auftraten. Und dann gab es, wenn eben möglich, auch Elterngespräche. Wir hatten ja auch viele kleinere Kinder, die geistig behindert waren und wo die Eltern überzeugt waren, dass sich das noch ändert. Ich erinnere mich noch heute an die Mutter eines hochgradig schwachsinnigen

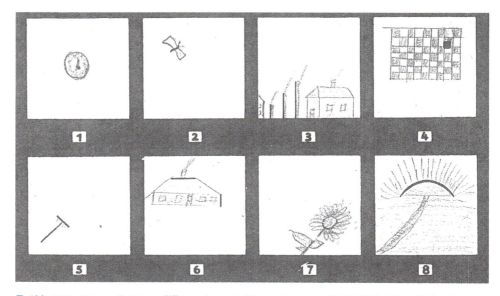

■ **Abb. 15.2**   Wartegg-Test. Ausgefüllt von einem 11-jährigen Jungen am 20.01.1950 (mit freundl. Genehmigung des Krankenhaus-Museums Bremen)

Kindes aus einer gutbürgerlichen Familie, die das schwer verkraften konnte und dann zu mir sagte: ‚Na ja, es genügt ja, wenn er wenigstens das Abitur macht'.

Die Kinderstation war in Haus 5, Parterre auf der linken Seite, rechts war das Schwesterncasino. Es gab ein Büro, ein Arztzimmer, ein Therapiezimmer und ein paar Kinderzimmer. Auf der Station waren die Kinder in Kleingruppen aufgeteilt und so haben sie auch in den Zimmern gewohnt, zu dritt oder höchstens zu fünft. Es war unterschiedlich, wie lange sie blieben. Manche waren sehr lange da. Wir machten ja auch eine gewisse Nachsorge, bei der wir uns fragten, wo ist das Kind am besten aufgehoben? Manche Eltern zeigten nämlich gar keine Einsicht oder auch keine Verhaltensänderung dem Kind gegenüber. Ich habe nachträglich das Gefühl, es wurden vor allem Weichen gestellt für den weiteren Ablauf. Aber wir haben auch Symptome therapiert. Alles in allem war es schon eine schwere Arbeit. Nicht körperlich schwer, aber sie hat viel Kraft erfordert, viel Geduld und viel Verständnis.

Bei der Kinderbeobachtungsstation gab es eine klare Ausrichtung auf die Psychotherapie – ich habe auch gleich mit einer Lehranalyse angefangen – und es gab auch keine geschlossene Station. Alle Kinder konnten in Begleitung raus, wenn sie wollten. Auf der Station arbeiteten bis auf eine Ausnahme keine Schwestern, sondern Kindergärtnerinnen. Und der einzige Pfleger hatte auch keinen Kittel an. Es war mehr wie in einem Kinderheim, wahrscheinlich aber lockerer als dort. Innerhalb der Station konnten sich die Kinder auch ziemlich frei bewegen. Meines Wissens gab es damals nichts Vergleichbares in anderen Anstalten.

Die Ärztin, die zu meiner Zeit da arbeitete, hat auch eine psychoanalytische Ausbildung gemacht und war sehr an der Psychosomatik interessiert. Es arbeiteten sowieso fast ausschließlich Frauen auf der Station. Ich glaube, wohl mit einer gewissen Absicht, weil man dieses mütterliche oder frauliche Einfühlungsvermögen gerne haben wollte. Und es könnte auch gut sein, dass Männer nicht besonders interessiert daran waren, weil es ja doch kaum Aufstiegschancen gab.

Wir haben damals viel mit der Erziehungsberatungsstelle zusammengearbeitet, die gerade aufgebaut wurde. Ein Arzt, der dort beschäftigt war, kam aus der Nervenklinik und da gab es eine dichte Zusammenarbeit. Es war überschaubar und auch freundschaftlich. Die Atmosphäre war gut, jeder wusste von jedem, wo er steht. In der Klinik war die Akzeptanz sehr unterschiedlich. Es gab verhärtete Hagestolze unter den Ärzten, die mich total ablehnten, mich auch in meiner Fachkompetenz nicht akzeptiert haben und es schlimm fanden, dass ich gewisse Rechte hatte. Das ging Frau Buder zum Teil auch so, aber die war im Gegensatz zu mir schon eine viel gestandenere Frau, und doch hat sie das auch getroffen. Vor allem die Ärzte, die auf den psychiatrischen Männerstationen und in der Neurologie arbeiteten, fanden alles, was mit Psychologie und Psychotherapie zu tun hatte, völlig blödsinnig. Ich habe damals immer gesagt, ein Drittel ist absolut gegen uns, ein Drittel verhält sich neutral freundlich und ein Drittel arbeitet mit uns zusammen. Das ist nur sehr vage geschätzt, aber es gab diese Gruppierungen. Es gab auch welche, die mal ein Gespräch geführt hätten über einen Fall, aber nie im Leben einen Patienten zu mir geschickt hätten. Die Neurologen vor allem, die hielten uns ja für völlig überflüssig.

Offene Ablehnung der Kinderstation gegenüber habe ich vonseiten der Ärzte aber nie gespürt. Ich denke, das hätten sie sich auch nicht getraut. Denn es war ja eine Zeitentwicklung und vom Chef gewollt; wenn man da so strikt dagegen gearbeitet hätte, das wäre ungut aufgenommen worden. Ich glaube, das konnte man damals nicht. Aber man konnte uns ignorieren.

Bei der Ärztekonferenz, die jeden Mittag stattfand, war ich zwar mal dabei, aber nicht auf Dauer; da wurde ich nicht geduldet. Da gab es eine ganz klare Hierarchie. Zuerst kam Schulte, dann die Ärzte, dann Frau Buder und ich. Wir beide waren vielleicht die Mitte oder doch ein bisschen über der Mitte. Dann kamen die Sekretärinnen, die Schreibkräfte, die hatten einen hohen Stellenwert. Sie waren so begehrt, weil sie für alle da waren. Ja und dann die Schwestern und Pfleger und am Schluss die Handwerker und die Gutsverwaltung."

Auch in der Erziehungsberatungsstelle war kurz zuvor ein Psychologe eingestellt worden. Man sei damals völlig ratlos gewesen, welche Aufgaben ein Psychologe im Team übernehmen solle, erinnerte sich ein Arzt Jahrzehnte später. Er selbst habe Psychologen bis dahin nur bei der Durchführung eignungsdiagnostischer Aufgaben kennengelernt, etwa bei der Auswahl von Offiziersanwärtern oder Piloten. Deshalb sei man zur Pädagogischen Hochschule nach Kassel gefahren, um die dortige Erziehungsberatungsstelle zu besichtigen, in der ausschließlich Psychologen tätig waren. Tatsächlich war das Bremer multiprofessionelle Team (◼ Abb. 15.3, ◼ Abb. 15.4), in dem jede Fachkraft bei der Fallbearbeitung ihren Aufgabenbereich hatte, in Deutschland im klinischen Bereich etwas völlig Neues und musste in seiner Funktionsweise erst einmal gestaltet werden [9].

1955 bestand der Klinikchef Heinrich Schulte zudem darauf, in der Kinderbeobachtungsstation eine Psychagogin, also eine pädagogische Kraft, die über eine abgeschlossene Fachausbildung in der Tiefenpsychologie verfügen müsse, einzustellen. Der Hinweis der Senatsbehörde,

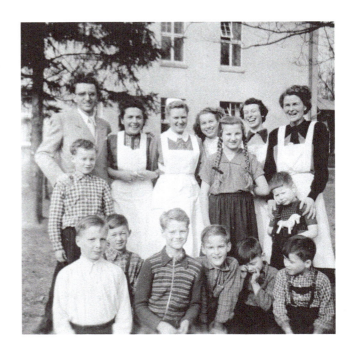

■ **Abb. 15.3**   Das „Team" der Bremer Kinderbeobachtungs-station, um 1954 (mit freundl. Genehmigung des Krankenhaus-Museums Bremen)

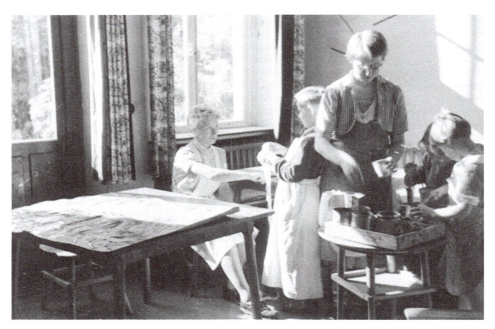

■ **Abb. 15.4**   In der Bremer Kinderbeobachtungsstation, um 1955 (mit freundl. Genehmigung des Krankenhaus-Museums Bremen)

„Mancher Konflikt lässt sich über das Tier lösen." Von der Kinderbeobachtungsstation

587

15

dass die Eingruppierung Probleme bereite, da „das Berufsbild einer ‚Psychagogin' uns hier in Bremen noch nicht bekannt ist", verweist zum einen auf das betretene Neuland; zum anderen auf die Hürden, die ein innovationsfreudiger Anstaltsleiter in den 1950er-Jahren zu überwinden hatte. Mit der ersten Ausbildung zur Psychagogin (Erziehungsberaterin) und zum Psychagogen war im Sommersemester 1948 im „Berliner Institut für Psychotherapie e. V." begonnen worden [1]. **Marianne Vogt** (1924–1989), die ihre Arbeit in der Bremer Kinderbeobachtungsstation 1955 aufnahm, hatte im Jahr zuvor ihre Abschlussprüfung am Stuttgarter „Institut für Psychotherapie und Tiefenpsychologie e. V." abgelegt (◙ Abb. 15.5).

Marianne Vogt
Hans-Jürgen Seeberger (1918–2014), 1959 bis 1982 Gründer und Leiter der Klinik für Psychosomatische Medizin in der Bremer Nervenklinik, anlässlich der Verabschiedung von Marianne Vogt am 28. Januar 1989:
„Frau Vogt gehört zu den Wegbereiterinnen der klinischen Psychotherapie für Kinder und Jugendliche im Nachkriegsdeutschland. Sie verstand es, einen psychotherapeutischen Stil zu entwickeln, der im Wesentlichen durch die Tiefenpsychologie, durch die Psychoanalyse geprägt war, aber auch Elemente des einübenden Lernens, des Vorbildseins enthielt. Man vergisst heute leicht, dass es auch nach 1945 noch lange Zeit einen erheblichen Widerstand in der Gesellschaft, in den Institutionen und bei den Ärzten und Psychologen gab, der fast unüberwindbar war gegen die Psychoanalyse.
Bremen bildete da eine Ausnahme. Das hatte etwas mit der fortschrittlichen Einstellung Professor Schultes der Tiefenpsychologie gegenüber zu tun, aber auch mit einer Gesundheitsbehörde, die – wenn auch zögerlich – der psychoanalytischen Psychotherapie gegenüber offen war.
Es gehört zu den besonderen Begabungen von Frau Vogt, dass es ihr gelang, dafür zu sorgen, dass das Interesse dieser Institutionen für die Psychotherapie bei Kindern und Jugendlichen nie versiegte, sondern zunahm."

In der Bremer Kinderbeobachtungsstation wurden in den ersten 4 Jahren ihres Bestehens 340 Jungen und Mädchen durch niedergelassene Ärzte, Heime, Schulen, Krankenhäuser, Jugendämter und die Erziehungsberatungsstelle eingewiesen. Etwa ein Viertel dieser Kinder litt unter

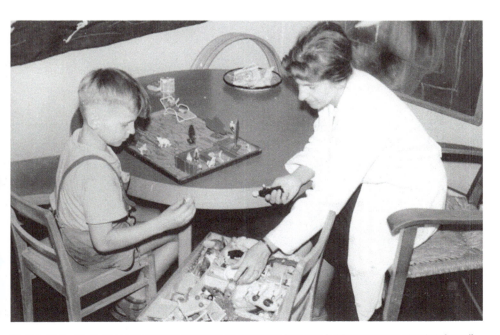

◙ **Abb. 15.5**   Die Psychagogin Marianne Vogt mit einem jungen Patienten bei Scenotest, um 1957 (mit freundl. Genehmigung des Krankenhaus-Museums Bremen)

„organisch-cerebralen Störungen", bei einem weiteren Viertel habe ein „mehr oder weniger stark ausgeprägter Schwachsinn" vorgelegen, während die anderen „wegen verschiedenartiger Verhaltensauffälligkeiten eingewiesen worden" seien, heißt es in einem Bericht über die Abteilung. Nachfolgende Symptome seien in der Reihenfolge ihrer Häufigkeit registriert worden: „Bettnässen, Weglaufen, Herumtreiben, Schulschwierigkeiten, Aufsässigkeit, Unverträglichkeit, Unruhezustände, Erregungsausbrüche, nächtliches Aufschrecken, Einkoten, Nägelkauen, Tics, Onanie, Diebereien, Angstzustände." ([19], auch [2]).

Bis 1961 wurden in der Kinderbeobachtungsstation etwa 1000 Kinder untersucht und behandelt oder in geeignete Heime weitervermittelt. Die statistische Verweildauer lag in diesen Jahren zwischen 51 Tagen (1955) und 79 Tagen (1962), (◘ Tab. 15.1).

Während sich in den ersten 5 Jahren neuro- und psychopathologische Krankheitsbilder in etwa die Waage gehalten hätten, so in dem o. g. Bericht, sei „es in den Jahren von 1955 bis 1960 zu einem leichten Überwiegen der Verhaltensstörungen gekommen". Die hirnorganischen Krankheitsbilder seien innerhalb des gleichen Zeitraums ebenfalls auf das Fünffache angestiegen [15], [11], [12].

Die kursorische Auswertung von Krankenakten der ersten aufgenommenen Jungen und Mädchen (24 Kinder im Januar 1950) macht deutlich, dass die Nachwirkungen des Zweiten Weltkriegs in diesen Jahren noch eine wichtige Rolle bei der Entstehung von Störungen und Krankheiten spielten. Zwei Jungen hatten ihren Vater in den Wirren des Kriegs verloren. Ein Mädchen musste beim „Einmarsch der Russen" erleben, wie sich Mutter, Großmutter und Onkel aus Angst selbst töteten. Die damals 6-Jährige überlebte nur durch Zufall, denn die Großmutter hatte auch ihr die Pulsadern aufgeschnitten. Eine andere Patientin war gerade 4 Jahre alt, als sie ihre Mutter 1945 auf der Flucht von Ostpreußen nach Schleswig-Holstein verlor. Erst 3 Jahre später fand ihre Mutter sie bei einer Pflegefamilie.

In den ersten Jahren lag die Hauptaufgabe der Beobachtungsstation in der Erstellung einer Differenzialdiagnose.

» Handelte es sich vielleicht um ein somatisch-cerebrales Leiden, um eine pädagogisch zu korrigierende Verhaltensstörung oder um eine beginnende Neurose, die man dann einer längeren ambulanten Psychotherapie (entweder des Kindes oder eines oder beider Elternteile) zuführen müsste [18].

◘ **Tab. 15.1** Aufnahme und durchschnittliche Verweildauer in der Bremer Kinderbeobachtungsstation (1955–1963)

Jahr	Anzahl der Patienten	Jungen	Mädchen	Durchschnittliche Verweildauer (Tage)
1955	94	66	28	51
1956	97	78	34	69
1957	91	69	22	60
1958	98	69	29	56
1959	84	64	20	56
1960	72	52	20	54
1961	86	25	61	55
1962	62	39	23	79
1963	131	97	34	54

„Mancher Konflikt lässt sich über das Tier lösen." Von der Kinderbeobachtungsstation

589

15

Während die fachpsychologischen Tests von der Psychologin durchgeführt wurden, standen bei Verdacht auf organisch-zerebrale Leiden die Ärzte der Neurologie, der EEG- und der Röntgenabteilung zur Verfügung. Doch wichtiger als Tests und Untersuchungen war die Kontaktaufnahme zu den Kindern. Das sei eigentlich auch der schwierigste Teil ihrer Arbeit gewesen, erzählte eine ehemalige Ärztin der Kinderstation, in Erinnerung an ein Spielgerät, das ihr den Zugang zu sehr verschlossenen Kindern erleichtert habe.

» Es war einfach eine Achse mit zwei Rädern. Das Kind saß an einem Ende des Tisches und ich am anderen und wir rollten uns dieses seltsame Gefährt zu. Weil es nicht zu lenken war, fiel es häufig vom Tisch. Wir mussten darüber lachen und so war ein erster Kontakt gefunden.

Als Schattenseite ihrer Arbeit erlebte die Ärztin die relativ kurze Verweildauer der Patienten.

» War ein Vertrauensverhältnis hergestellt, mussten die Kinder bald wieder in ihre bedrängenden Verhältnisse entlassen werden.

Rückblickend beurteilen die frühesten Mitarbeiter der Kinderstation die häufigen Teamgespräche als elementar wichtig. Denn die kinderpsychiatrische Arbeit steckte noch in den Anfängen, und hier war der Ort, an dem Eindrücke und Erfahrungen aus allen Fachrichtungen zusammengetragen werden konnten und sollten. „Es war für mich ‚learning by doing' in Reinform", formulierte es zugespitzt eine ehemalige Ärztin.

Genau 6 Jahre nach der Eröffnung stand ein erster Umzug ins Haus. Am 4. Januar 1956 zogen Kinder und Personal von Bremen-Osterholz nach Bremen-Horn (◾ Abb. 15.6) ins ehemalige Knabenhaus von Haus Reddersen: die „Villa Brahmkamp". Das Hauptgebäude der 1898 als

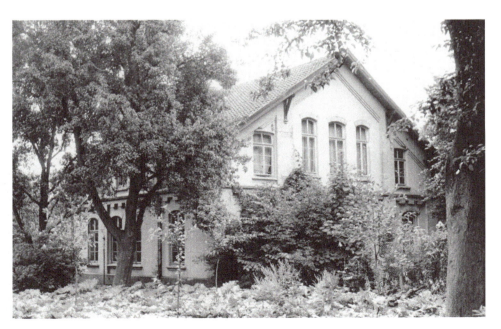

◾ **Abb. 15.6** In der „Villa Brahmkamp" war die Bremer Kinderbeobachtungsstation von 1956 bis 1964 untergebracht (mit freundl. Genehmigung des Krankenhaus-Museums Bremen)

erste bremische Pflege- und Erziehungsanstalt für geistig und körperlich behinderte Kinder und Jugendliche eröffneten Einrichtung diente seit Sommer 1949 der Bremer Nervenklinik zudem als Außenstation für Langzeitpatienten [5].

Bei gleichbleibender Bettenzahl, sie war schon Anfang der 1950er-Jahre auf 18 erhöht worden, standen nun eine Psychiaterin, ein Diplompsychologe, eine „Psychagogin zur Diagnosenstellung und Behandlung, sowie drei Kindergärtnerinnen, drei Schwestern und drei Pfleger zur Betreuung und pädagogischen Schulung" zur Verfügung [19]. Zudem gab es in der „Villa Brahmkamp" mehr Raum- und Auslaufmöglichkeiten. Neben 5 Schlafräumen standen 3 Spielräume zur Verfügung. Durch Abgrenzung mithilfe eines Vorhangs sei es sogar möglich, „Stehgreifspiele (Psychodrama) vor einem kleinen Publikum" zu präsentieren. Ein sog. Schmierraum stand für „Bastelarbeiten jeglicher Art sowie für die therapeutisch so wirksame Wandschmiererei [zur Verfügung]. Zwei große Becken aus Steinemaille und Fliesen, die mit Wasser, Sand oder Ton gefüllt sind, locken hier zum Mantschen und zu Sandkämpfen" [19]. In einem Fotoalbum zur Erinnerung an die „Villa Brahmkamp" finden sich Bilder vom großen Garten mit Sandkisten, Spielgeräten, Blockhütte, Iglu und sogar einem Schwimmbecken (◘ Abb. 15.7). Unter der Überschrift „Mancher Konflikt lässt sich über das Tier lösen", werden als vierbeinige „Assistenten" zwei Hamster, eine Schildröte, die Katze „Mockerle" und der kleine Affe „Munki" präsentiert. Laut Kommentar von Marianne Vogt, die das Fotoalbum Anfang der 1960er-Jahren erstellte, sei „Munki" „auf allen Kongressen bekannt geworden".

Anfang der 1960er-Jahre gab es heftige Diskussionen über die Zukunft der Abteilung. Zum einen befand sich das Gebäude in einem baulich nicht mehr vertretbaren Zustand, zum anderen stritt man um die fachliche Ausgestaltung der Einrichtung. Den Argumenten für die psycho-therapeutische Prägung der Station standen Argumente gegenüber, die für eine Stärkung des pädiatrisch-psychiatrischen Ansatzes plädierten. Diagnostik und Behandlung von organisch gestörten Kindern sollten größere Bedeutung erlangen. Da es tatsächlich an Platz für Patienten

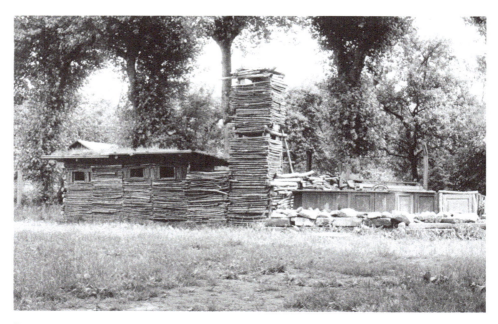

◘ **Abb. 15.7**   Eine Blockhütte im Garten der „Villa Brahmkamp", um 1958 (mit freundl. Genehmigung des Krankenhaus-Museums Bremen)

mit „hirnorganisch-bedingten Krankheitszuständen" fehlte, entschloss man sich zu einem Kompromiss. Neben der psychotherapeutisch ausgerichteten Kinderbeobachtungsstation wurde im Oktober 1962 eine „psychiatrische Kinder-Abteilung" mit 15 Betten auf dem Gelände der Bremer Nervenklinik eröffnet. In der geschlossenen Kinderstation, deren Bettenzahl bis 1963 auf 25 anstieg, sollten Patienten mit „Verdacht einer zentralneurologischen Erkrankung" und stärker überwachungsbedürftige Kinder behandelt werden. „Von Anfang an stand uns auf dem Klinik-gelände außer der Krankenstation ein weiteres Haus zur Verfügung", berichtete ein langjähriger Arzt der Klinik für Kinder- und Jugendpsychiatrie.

»   Dort gab es einen Schulraum für unseren ersten und damals einzigen Lehrer, Räume für die Oberschwester, den Arzt und die Psychologin sowie den Raum für die Krankengymnastik. Trotz dieser sehr behelfsmäßigen Situation waren die Anmeldungen hoch. Das kam auch daher, dass es damals keine niedergelassenen Kinder- und Jugendpsychiater und nur eine Erziehungsberatungsstelle gab und noch keine Neuropädiatrie in der Kinderklinik. Alle neurologischen Untersuchungen sind bei uns in Zusammenarbeit mit der neurologischen Abteilung durchgeführt worden. Die Neuropädiatrie haben wir dann 1968 trotz Gegenwehr an die Kinderklinik verloren, weil sie zentraler lag und bessere apparative diagnostische Möglichkeiten hatte.

Seit Eröffnung der psychiatrischen Kinderabteilung auf dem Gelände der Nervenklinik wurden alle jungen Patienten zunächst dort aufgenommen und untersucht und je nach Indikation entweder weiterbehandelt oder zur psychotherapeutischen Station weiterverlegt. Diese war bereits 1964 aus der baufälligen „Villa Brahmkamp" ins komfortable Haus Schotteck im Bremener Stadtteil St. Magnus umgezogen [8].

     1968 wurde die „Klinik für Kinder- und Jugendpsychiatrie" als sechste selbstständige Abteilung der Städtischen Nervenklinik Bremen eröffnet. Schon Jahre zuvor hatte es Bestrebungen gegeben, eine eigenständige kinder- und jugendpsychiatrische Klinik zu etablieren. Doch die zuständige Dienststelle des Senats konnte sich nicht dazu entschließen, Mittel für die notwendige Facharztstelle bereitzustellen, und so ging **Gerhardt Nissen** (1923–2014), der diese Idee hatte umsetzen wollen, nach Berlin. 1954–1963 hatte Nissen in der Bremer Nervenklinik gearbeitet und in den Jahren 1955/56 und 1961–1963 der Kinderstation als leitender Arzt vorgestanden. Nun übernahm er die Leitung der kinder- und jugendpsychiatrischen Klinik im Wiesengrund in Berlin (Frohnau) und erhielt 1968 den ersten Facharzttitel der jungen medizinischen Disziplin.

     Als die Bremer Nervenklinik im selben Jahr die Leitungsstelle ausschrieb, war die Resonanz gering. Ausgebildete, arbeitssuchende Fachärzte für Kinder- und Jugendpsychiatrie hatte der Markt nicht zu bieten, da diese Facharztbezeichnung erst in diesem Jahr eingeführt wurde, und so musste man sich zwischen einem Psychiater (mit psychotherapeutischer Zusatzqualifikation) und einem Pädiater entscheiden. Die Wahl fiel auf **Josef Paul**, Facharzt für Kinderkrankheiten und seit 1961 für das Fach Kinderheilkunde habilitiert. Fast 10 Jahre hatte er die heilpädagogische Abteilung der Universitäts-Kinderklinik Erlangen-Nürnberg geleitet, wo er sich insbesondere mit der medizinisch-sozialen Betreuung und Förderung hirngelähmter und hirngeschädigter Kinder befasst hatte.

     Obwohl die Bezeichnung „Klinik für Kinder- und Jugendpsychiatrie" auf das Vorhandensein einer jugendpsychiatrischen Station schließen lässt, wurde eine derartige Abteilung erst 1977 eingerichtet. Seit Mitte der 1960er-Jahre war die problematische Situation von Jugendlichen auf den Stationen der Erwachsenenpsychiatrie immer wieder Gegenstand von Kritik. Diese Form der Unterbringung führe zum einen dazu, schrieb Paul 1969 in einem Brief an den Bremer Senator für das Gesundheitswesen, dass einerseits die Jugendlichen von ihren Zimmernachbarn „irritiert und belästigt" würden, andererseits sei jeden Tag zu beobachten, wie sie „mangels Möglichkeiten, sich altersgemäß zu beschäftigen, angeleitet und erzogen zu werden, einen Gefängniskoller bekommen und unter anstaltsbedingten Erscheinungen, an einem seelischen Hospitalismus leiden". Eine Situation, die keineswegs nur Einzelfälle betraf, denn zwischen 1965 und 1968 wurden in der Bremer Nervenklinik 333 Jugendliche zwischen 14 und 17 Jahren aufgenommen.

Als ein weiteres Dauerproblem kristallisierten sich fehlende Unterbringungsmöglichkeiten für störende und aggressive Kinder und Jugendliche heraus. „Ich erinnere daran", so **Stefan Wieser**, seit 1964 Leiter der Bremer Nervenklinik in einem Brief an den Gesundheitssenator, dass

» seit Wochen … Kinder und Jugendliche in der geschlossenen Männerstation … verwahrt
    werden. Im Wachsaal dieser Station, der für außerordentlich erregte und aggressive
    Geisteskranke, für katatone Zustände, für epileptische Ausnahmezustände oder für
    Verwahrloste bestimmt ist, sind gegenwärtig nicht weniger als vier Kinder und Jugendliche
    in langfristiger Verwahrung. Einer der Jugendlichen ist 17 Jahre, der andere 16, ein Kind 15
    und das vierte 13 Jahre alt.

Er rechne nicht damit, dass in der nächsten Zeit Einrichtungen einer „verwahrenden Jugendpsychiatrie" geschaffen würden, und rege deshalb an, eine derartige Station in der langzeitpsychiatrischen Klinik Kloster Blankenburg einzurichten. Wenige Monate später, im Frühjahr 1969, wurde dort schließlich eine „Jugendpsychiatrische Station für Verwahrfälle und Imbezille" eingerichtet. 1970 lebten hier 30 Kinder und Jugendliche. „Die waren einfach eingeschlossen", erinnerte sich rückblickend ein ehemaliger Oberarzt. „Es gab keine Therapie, es gab nichts. Also, freie Bahn dem Hospitalismus!"

Bis 1977 gab es dann 4 Standorte, an denen Kinder und Jugendliche mit seelischen und geistigen Behinderungen untergebracht waren:
– die psychotherapeutisch ausgerichtete Station im „Haus Schotteck",
– die Stationen der „Klinik für Kinder- und Jugendpsychiatrie" auf dem Gelände der Bremer
    Nervenklinik,
– die Abteilung für „Untherapierbare" im Kloster Blankenburg und
– die Stationen der Erwachsenenpsychiatrie.

Erst nach Eröffnung des Krankenhausneubaus 1977 zogen alle Patienten in die 4. und 5. Etage des Gebäudes. Die Bettenzahl wurde auf 95 erhöht. Schon während der Planung hatte es darüber heftige Diskussionen gegeben. Während die einen von den neuen, gut ausgestatteten Räumlichkeiten ebenso angetan waren wie von der Möglichkeit, die örtlich weit voneinander entfernt liegenden Kinderstationen an einem Ort zusammenzufassen, gaben die Kritiker zu bedenken, dass die 3., 4. und 5. Ebene eines Hochhauses wohl nicht zur Unterbringung seelisch kranker Kinder geeignet sei. „Da haben wir dann mehr schlecht als recht gelebt", erinnerte sich ein Arzt.

» Vor allem die Jugendlichen, die wir ja jetzt neu hatten, machten viele Probleme. Die haben
    das ganze Haus als Theater, als Abenteuerspielplatz benutzt und allerlei Schabernack
    gemacht. Einer von ihnen hat zum Beispiel mal die Aufzüge so umgestellt, dass sie nur noch
    im vierten Stock hielten und sonst gar nicht mehr.

Unter ihrem neuen Chef **Arnold Richard** (Facharzt für Kinder- und Jugendpsychiatrie), der Josef Paul 1981 ablöste, zog die „Klinik für Kinder- und Jugendpsychiatrie und Psychotherapie" Anfang 1986 zurück in den Altbaubereich, wo sie sich bis heute, seit 2006 unter Leitung von **Marc Dupont**, befindet (■ Tab. 15.2).

◻ **Tab. 15.2** Leitende Ärztinnen und Ärzte	
Ellinor Schneider	1949–1950
Erwin Pohlan	1950–1951
Elisabeth Brodersen	1951–1955
(1952/53 Annelore Schulte als Vertretung von L. E. Brodersen)	
Gerhard Nissen	1955–1956
Lieselotte Meyer	1956–1961
(1959/60 Elisabeth Brodersen als Vertretung von L. Meyer)	
Gerhard Nissen	1961–1963
Eva Rauterberg	1963–1971
Josef Paul	1968–1980
Arnold Richard	1981–2004
Dietrich Petersen	2004–2006
Marc Dupont	Seit 2007

Literatur

[1] Boehm F (1952) Zur Ausbildung und Arbeitsweise der Psychagogen (Erziehungsbetreuer). Prax Kinderpsychol Kinderpsychiatr 3:65–71
[2] Brodersen E (1954) Aufgaben der psychiatrischen Kinder-Beobachtungsabteilung. In: Städtische Nervenklinik Bremen (Hrsg) Die Bremische Nervenklinik 1904–1954. Heye & Co, Bremen, S 79–88
[3] Engelbracht G (1997) Der tödliche Schatten der Psychiatrie. Die Bremer Nervenklinik 1933–1945. Donat, Bremen
[4] Engelbracht G (2002) Kurzbiographie und Bibliographie Heinrich Schulte. In: Stemberger G (Hrsg) Psychische Störungen im Ich-Welt-Verhältnis. Gestalttheorie und psychotherapeutische Krankheitslehre. Krammer, Wien, S 159–166
[5] Engelbracht G (2004) Von der Nervenklinik zum Zentralkrankenhaus Bremen-Ost. Bremer Psychiatriegeschichte 1945–1977. Temmen, Bremen
[6] Festschrift zum 20jährigen Bestehen der Erziehungsberatungsstelle Bremen (1970). Broschüre der Erziehungsberatungsstelle Bremen
[7] Fetzner HR (1957) Kinder- und Jugendpsychiatrische Abteilung. In: Mall G, André A (Hrsg) Pfälzische Nervenklinik Landeck-Klingenmünster 1857–1957. Kraemer, Landau, S 109–113
[8] Haus Schotteck – ideale Kinderstation (1965) Bremer Nachrichten, 30.7.1965
[9] Jelinek H (2000) Vortrag zum 50jährigen Jubiläum der Erziehungsberatungsstelle. Vortrag vom 10.11.2000 in Bremen. Unveröff. Manuskript
[10] Lempp R (1997) Die Kinder- und Jugendpsychiatrie – Eine Randerscheinung, ein Spezialgebiet oder die Grundlage der allgemeinen Psychiatrie? In: Wiedemann G, Bogerts B (Hrsg) Mehrdimensionale Psychiatrie. Fischer, Stuttgart, S 23–34
[11] Nissen G (1955) Über Auswirkungen von Milieuschäden auf schwachsinnige Kinder. Acta Paedopsychiatr 22:123–132
[12] Nissen G (1956) Psychogener Tic und Altersdisposition bei Kindern. Acta Paedopsychiatr 23:97–107
[13] Platte HO (1991) Vierzig Jahre Psychoanalyse in Bremen. Donat, Bremen
[14] Platte HO (2011) „Psychoanalytische Erkenntnisse zugänglich machen". Sechzig Jahre Psychoanalyse und Psychotherapie in Bremen. Donat, Bremen
[15] Rauterberg E (1966) Über die kinderpsychiatrische Arbeit in Bremen. Bremer Ärztebl 19:4–16
[16] Richter HE (1986) Die Chance des Gewissens. Erinnerungen und Assoziationen. Hoffmann & Campe, Hamburg
[17] Rose W, Fuchs P, Beddies T (2016) Diagnose „Psychopathie". Die urbane Moderne und das schwierige Kind. Berlin 1918–1933. Boehlau, Wien Köln Weimar

[18] Schneider E (1998) Brief an die Autorin, 11.12.1998

[19] Schulte H, Meyer L, Vogt M (1961) Aufgaben einer Beobachtungsabteilung für psychisch gestörte Kinder. In: Institut für Jugendkunde und Jugendbildung (Hrsg) Beiträge zur Diagnostik der Persönlichkeit. Festschrift zum 50jährigen Bestehen des Instituts für Jugendkunde in Bremen 1911–1961. Institut für Jugendkunde und Jugendbildung, Bremen, S 42–56

[20] Stein R (1953) Erhebung über die Auswirkung der Erziehungs-Beratung. Durchgeführt a. d. Erziehungsberatungsstelle der Stadt Bremen 1953. Schünemann, Bremen

Perspektiven und Kommentare

Grenzen der Erziehbarkeit?

Über Definitionsmacht an der Grenze von Fürsorgeerziehung und Jugendpsychiatrie – eine Diskussionsskizze aus aktueller Perspektive

Christian Schrapper

Literatur – 604

© Springer-Verlag GmbH Deutschland 2017
H. Fangerau, S. Topp, K. Schepker (Hrsg.), *Kinder- und Jugendpsychiatrie im Nationalsozialismus und in der Nachkriegszeit*, DOI 10.1007/978-3-662-49806-4_16

Das Verhältnis von Jugendpsychiatrie und Jugendhilfe ist heute meistens ein komplex kompliziertes. Trotz vielfach guter Kooperationen im Konkreten ist es nicht selten mehr durch wechselseitige Skepsis und problematische Erfahrungen geprägt als durch unkomplizierte, von gegenseitiger Wertschätzung getragene Zusammenarbeiten – so nicht nur meine Beobachtung und Bewertung [12]. Und das, obwohl das Thema „Kooperation Jugendhilfe – Jugendpsychiatrie" mind. seit der Verabschiedung des Kinder- und Jugendhilfegesetzes (SGB VIII) vor inzwischen gut 25 Jahren vielfach ganz oben auf den Agenden von Fachverbänden und Ministerien stand und steht, in unzähligen Projekten erprobt und in Vereinbarungen gerahmt [9] wurde. Nicht zuletzt ist dazu ein veritables Handbuch entstanden, das auf 600 Seiten in 57 Beiträgen der Kinder- und Jugendpsychiatrie die Kinder- und Jugendhilfe und der Jugendhilfe die Jugendpsychiatrie und beiden die Herausforderungen und Chancen der Zusammenarbeit zu erklären versucht [10].

Warum also erscheint eine unaufgeregte und selbstverständliche Zusammenarbeit beider Handlungsfelder so mühsam oder muss zumindest immer wieder neu thematisiert werden? Eine eher gegenstandbezogene Deutung kann darauf abstellen, dass beide Arbeitsbereiche zwar mit der „Entwicklungstatsache" befasst sind, sich dabei aber überwiegend mit „den Rändern" und „den Randständigen", den Verletzten und Kranken der nachwachsenden Generation beschäftigen müssen. Und beide Handlungsfelder sind in dieser Arbeit vielfältig konfrontiert mit schädigenden Wirkungen gesellschaftlicher Verhältnisse für gesunde Entwicklung ebenso wie mit den Grenzen der Wirkungen ihrer professionellen Interventionen in kindliche Entwicklung und familiäre Lebenswelten: Selbst im günstigen Falle wirken diese eher „palliativ" als „kurativ". Im Ergebnis kann behauptet werden, Kinder- und Jugendhilfe sowie Kinder- und Jugendpsychiatrie verbinden im unmittelbaren Handeln immer wieder konkrete wie ebenso grundsätzliche Erfahrungen von Ohnmacht und Wirkungslosigkeit. Eine Zusammenarbeit aber, die strukturell eher mit Grenzen und Unvermögen konfrontiert ist, fordert Abgrenzung und Zuweisung heraus, lässt am anderen die eigenen Schwächen und Größenfantasien deutlich werden und ablehnen, provoziert Schuldzuweisungen und verlangt viel Geduld und Zutrauen, damit sie trotzdem gelingen kann.

Eine andere Deutung soll aus der Geschichte beider Arbeitsfelder hergeleitet werden und dabei vielleicht über ein Verstehen der Traditionen und Erbschaften auch Zugang und Entlastung in der Gegenwart eröffnen – eine beiden Handlungsfeldern in der Arbeit mit jungen Menschen durchaus vertraute Hoffnung.

▪ Das aktuell „nicht unkomplizierte" Verhältnis von Jugendpsychiatrie und Jugendhilfe ist auch Ausdruck historisch gewachsener „Entfremdung"

Das Verhältnis von Jugendpsychiatrie und Jugendhilfe wird auch – nicht nur! – so „angespannt" wahrgenommen, da in diesen „Spannungen" Spuren eines historischen Differenzierungsprozesses sichtbar werden, der viel mit der Selbstbehauptung durch Abgrenzung beider Handlungsfelder und den sie jeweils prägenden wissenschaftlichen Disziplinen zu tun hat.

Die Selbstbehauptung beider Felder (Jugendheilkunde und Jugendfürsorge) und ihrer Disziplinen (Medizin und Pädagogik) beginnt jedoch als ein gemeinsamer „Kampf" gegen die Übermacht theologischer Deutungen kindlicher und jugendlicher Verhaltensprobleme als „Sünde" – am Ende des 19. und zu Beginn des 20 Jahrhunderts – mit deutlichen Erfolgen für die Reputation beider Felder und Disziplinen.

Schon bei den Aufklärungspädagogen ersetzten empirische Beobachtung die normative Interpretation menschlicher Handlungen und Orientierungen, etwa bei Pestalozzi in seinem Brief an einen Freund, bekannt geworden als **Stanser Brief** [24]. Hier reflektiert er seinen Versuch, 1799 – mitten in den Revolutionskriegen – in einem provisorischen Waisenhaus mit knapp 100 kriegsverwaisten Kindern im schweizerischen Stans gemeinsam mit nur einer Haushaltshilfe die Grundsätze moralischer Erziehung praktisch zu erproben. Pestalozzi beschreibt und begreift erstmals auch die Kinder armer Leute als vernunftbegabte Subjekte und entwirft für sie die Grundsätze einer

„Sittliche[n] Erziehung", die nicht mehr auf Zwang und Gewöhnung setzt, sondern zugleich auf „allseitige Besorgung", Reflexion und Selbststeuerung [26].

Vor allem die Entwicklung der modernen Heil- und Sonderpädagogik sowie der Sozialarbeit in den letzten 20 Jahren des 19. und in den ersten 30 Jahren des 20. Jahrhunderts war geprägt von zahlreichen Versuchen, wissenschaftlich begründetes systematisches Wissen und methodische Konzepte der praktischen Anwendung zu erarbeiten, die durch fundierte Diagnosen einen besseren Einblick und sichere Vorhersagen erlauben sollten. So entstanden gerade aus der gemeinsamen Arbeit von Medizinern und Pädagogen mit sog. idiotischen und schwachsinnigen Kindern umfangreiche Forschungen und Methodenentwicklungen, wie sie beispielsweise seit 1896 in der von dem Jenaer Heilpädagogen Johannes Trüper (1855–1921) gegründeten Zeitschrift *Die Kinderfehler. Zeitschrift für pädagogische Pathologie und Therapie in Haus, Schule und sozialem Leben* veröffentlicht wurden.

Doch bereits vorhandene sozialrassistische Vorstellungen komplexer sozialer Problemlagen als „erbgesundheitliche Minderwertigkeit" [13] gewinnen ab 1933 schlagartig Deutungshoheit und werden in Jugendwohlfahrt ebenso wie in der psychiatrischen Medizin des Kindes- und Jugendalters sowohl mit Begeisterung aufgegriffen als auch mit Macht durchgesetzt. Die mit diesen rassistischen Wertigkeitsideen begründeten Verbrechen auch an Kindern und Jugendlichen sind vielfach nachgewiesen, sowohl für die Jugendfürsorge als auch für die Kinder- und Jugendpsychiatrie.

Genau in dieser Zeit nationalsozialistischer Herrschaft wird die erfolgreiche Zusammenarbeit von Jugendpsychiatrie und Jugendfürsorge zur Selbstbehauptung aufgegeben und es entstehen neue Zusammenschlüsse und Bündnisse, die nach 1945 zunehmend „Entfremdung" erzeugen. Aber warum wird diese Abgrenzung vor allem über die Behauptung einer „Unerziehbarkeit" ausgetragen?

- **Eine auf wissenschaftlicher Grundlage und mit rationalen Methoden gestaltete Erziehung war das große Versprechen der neuen Humanwissenschaften, allen voran der Pädagogik und Medizin: Versprochen wurde, die großen sozialen Herausforderungen der Moderne auch für die Reproduktion rational beherrschen zu können**

Die rund 60 Jahre zwischen Reichsgründung und „Machtergreifung" sind auch für das Feld öffentlicher Sorge um die nachwachsende Generation eine Epoche großer Herausforderungen und rasanter Veränderungen – für die Zeitgenossen mind. so aufregend wie für uns die Epoche zwischen Kriegsende und deutscher Wiedervereinigung. In beiden Epochen kann als Modernisierung ein Prozess beschrieben werden, in dem sich prägende Vorstellungen über das Verhältnis von Produktion (Arbeit) und Reproduktion (Familie) grundlegend verändern.

In der Epoche zwischen 1870 und 1933 bestimmen Industrialisierung und kapitalistische Waren- und Dienstleistungsproduktion endgültig alle Lebensbereiche, auch die des „Kinderkriegens" und „Kindergroßziehens". Die Erfindung des „Kindergartens", die Einführung der allgemeinen Schulpflicht oder die Entdeckung der Jugendwohlfahrt mit Jugendpflege und Fürsorgeerziehung, um die Kontrolllücke zwischen Schultüre und Kasernentor zu schließen [23], sind auch Ausdruck einer wachsenden „öffentlichen Verantwortung für private Lebensschicksale". Im Ersten Weltkrieg (erster industrieller Vernichtungskrieg) wird öffentliche Sorge endgültig von einer Armenfürsorge zu einer „selbstverständlichen gesellschaftlichen Mehrleistung" modernisiert [3] und kommt zum ersten Mal in der „Mitte der Gesellschaft" an, so auch die aktuelle Standortbestimmung des 14. Kinder- und Jugendberichts von 2014. Mit bis heute beeindruckender Vielfalt macht sich diese neue „Fürsorge" in der kurzen Zeit der Weimarer Republik in dieser Mitte auch vielfach breit: Die Gründung von Jugendämtern „aus dem Erziehungsgedanken" [37], heilpädagogischen Instituten und Heimen (exemplarisch der Kalmenhof Idstein [31]) sowie ersten Erziehungsberatungsstellen [7] bieten Beispiele, die sicher nicht „flächendeckend" sind, aber „die Spitze der Bewegung" zeigen.

In dieser Zeit kann aber auch eine ausgesprochen produktive Entwicklung der Arbeitsfelder ausgemacht werden, die wir heute eher getrennt als Jugendhilfe auf der einen und Jugendpsychiatrie auf der anderen Seite wahrnehmen. Pädagogen und Mediziner, später auch Psychologen (tatsächlich überwiegend Männer?) versammeln sich praktisch und theoretisch, u. a. in Projekten der Heim- und Heilerziehung [31], später auch im Jugendstrafvollzug (JVA Hahnhöfersand), um die „heilsamen" Wirkungen einer Erziehung mit wissenschaftlich fundierten Konzepten und Methoden zu beweisen. Jugendbewegte Heimpädagogik (Karl Wilker, 1885–1980), methodisch differenzierte Heilpädagogik (Johannes Trüper, 1855–1921), psychoanalytische Heimerziehung (August Aichhorn, 1878–1949), resozialisierende Pädagogik (Curt Bondy, 1894–1972 sowie Walter Herrmann,1896–1972) oder Psychopathenerziehung (Ruth von der Leyen, 1888–1953) sind die Empirie dieser neuen, (größtenteils) aufgeklärt-rationalen und zugleich demokratisch engagierten Wissenschaften. Sie wollen in vielfachen Kooperationen in Projekten, Zeitschriften und Buchreihen sowie Fachgesellschaften und Forschungsstätten die Grundlagen einer „neuen Erziehung" in Breite und Tiefe ausloten, erproben und begründen. „Erziehung" wird dabei in der ganzen Breite zwischen geisteswissenschaftlicher Bildsamkeit und psychotherapeutischem Verhaltenstraining ausbuchstabiert und erprobt. Erziehung – nicht Behandlung! – ist praktisch und theoretisch das zentrale Konstrukt. Über die Grenzen der Erziehung wird in diesen Kontexten eher als Herausforderung, sie zu überwinden, denn als objektive Begrenzung nachgedacht.

- **Die großen Hoffnungen, durch moderne Erziehungsmethodik die sozialen Herausforderungen und vor allem die Widersprüche der Moderne meistern zu können, scheinen mit dem totalen Zusammenbruch 1945 ebenfalls endgültig zerstört. Statt neuem Aufbruch werden in den 1950er-Jahren passend zu gesellschaftspolitischer Restauration vor allem die „Grenzen der Erziehbarkeit" in (jugendpsychiatrischer) Theorie erforscht und zur (Jugendfürsorge-)Praxis gemacht**

In der Epoche zwischen 1945 und etwa 1990 scheint es so, als müsse der für die 1920er-Jahre skizzierte Weg gesellschaftlicher Modernisierung durch Erziehung erst wieder errungen oder erkämpft werden – jedenfalls kann 1945 nicht einfach da angeschlossen werden, wo 1933 aufgehört wurde (werden musste?). Vor allem der „Runde Tisch Heimerziehung" und die inzwischen zahlreichen Forschungsprojekte zur Heimerziehung zwischen 1945 und etwa 1975 [30] haben mit beeindruckender Deutlichkeit den Rückfall öffentlicher Erziehungspraxis weit hinter die oben skizzierten „Fortschritte" in den ersten 15 Jahren zwischen Reichsgründung und „Machtergreifung" gezeigt. Auch wenn es vor 1933 vielfach repressive und antidemokratische Fürsorgeerziehung gab, erscheint diese Praxis in den ersten gut 20 Jahren der Bundesrepublik weit weniger kritisch bewertet, als in den knapp 15 Jahren der Weimarer Republik, so die übereinstimmenden Befunde der in den letzten Jahren zahlreichen Forschungsarbeiten zur Heimerziehung der 1950er- und 1960er-Jahre [30]. Warum?

- **Zu erklären und zu verstehen bleibt noch immer, warum ein so kurzer Zeitraum von nur 12 Jahren ausreichen konnte, das Nachdenken über die und die Praxis der Erziehung so prägend zu verändern, insbesondere an den „Schnittstellen" zwischen Jugendpsychiatrie und Jugendwohlfahrt**

Mehr wie eine Scharnier denn wie eine Bruchstelle verbinden die beiden skizzierten Epochen der Modernisierung öffentlicher (Für-)Sorge in Deutschland vor 1933 und nach 1945 die 12 Jahre nationalsozialistischer Herrschaft. Zentral für die Bewertung dieser hier bewusst als „Zwischen-Epoche" verstandenen NS-Zeit ist die immer wieder verstörende Mischung aus radikaler gesellschaftlicher Modernisierung in Produktion (Kriegswirtschaft) und Reproduktion (Hitlerjugend [HJ], Bund deutscher Mädel [BDM], Nationalsozialistische Volkswohlfahrt [NSV],

Nationalpolitische Lehranstalt [NAPOLA] und anderen nationalsozialistischen Organisationen) und ebenso radikaler rassistischer Vernichtungspraxis. Für die Volksgenossen deutlich wahrnehmbare Erfolge dieser Modernisierung mind. bis 1943 (Stalingrad) basierten vor allem auf einer biologistisch begründeten Selektion in rassisch wertvolle Volksgenossen und minderwertige, erbkranke „Schmarotzer" und „Volksfeinde". Erziehung bleibt eine wichtige Strategie dieser Modernisierung, allerdings nur für „Erbgesunde".

Ein Programm, das auch für enttäuschte (Sozial-)Pädagogen hoch attraktiv ist. Exemplarisch hierzu Andreas Mehringer (1911–2004) [28] – später einer der bedeutenden Heimreformer der 1950er- und 1960er-Jahre (Münchener Waisenhaus) – aus einem Fachbeitrag in der traditionsreichen und angesehenen Fachzeitschrift *Deutsche Jugendhilfe* 1938:

> » Unsere Jugendfürsorge ist keine Minderwertigenfürsorge mehr. Sie bedeutet Kampf gegen den Verderb unseres größten materiellen und ideellen Reichtums unserer Jugend und damit beste nationalsozialistische Aufbauarbeit ([15]:281).

Denn nicht alle Kinder, die als sozial auffällig und „verwahrlost" gelten, seien auch rassisch minderwertig, aber wenn nun diese Minderwertigen erkannt und aussortiert werden könnten, sei den andern „umweltbedingt" Auffälligen früher, besser und vor allem erfolgreicher zu helfen – so eine damals gängige Argumentation.

Wie verbohrt an solchen rassistischen Erziehungs- und gleichzeitig auch Vernichtungsprogrammen noch bis in die letzten Kriegsmonate festgehalten wurde, davon geben Einrichtungsgeschichten (beispielsweise über den Kalmenhof oder Spiegelgrund) oder Biografien, wie etwa die über Hans Muthesius [27] beeindruckend Auskunft.

- ▪ **Behauptete Misserfolge „moderner" Erziehungskonzepte gerade für „schwierige" junge Menschen, wie in den Fürsorgeerziehungsskandalen in den 1920er-Jahren behauptet, und der offensichtliche Missbrauch „totaler Erziehung" zwischen 1933 und 1945 werden in 1950er- und 1960er-Jahren zu einer praktisch verkürzten „Verwahrlostenpädagogik" und theoretisch negativen Erziehungskonzeption verknüpft – die „Grenzen der Erziehung" werden behauptet**

Nicht zufällig fällt in die ersten 20 Jahre BRD auch die große Zeit des „Nachdenkens" über die Grenzen der Erziehung. Warum? Hierzu vier Thesen:

- – Nach fachlicher (1870–1918) und demokratischer (1918–1933) Modernisierung sowie radikaler „Modernisierung" (1933–1945) und totaler Zerstörung folgt eine Zeit tiefer Verunsicherung und Restauration (1945 bis Mitte, Ende der 1960er-Jahre) – nicht nur, aber auch in Feldern und Disziplinen der Jugendpsychiatrie und Jugendwohlfahrt. Hier ist deshalb auch neben einer wieder extrem repressiven Jugendfürsorge ein mind. ebenso repressiver Jugendschutz das beherrschende Fachthema dieser Zeit. In dieser Phase macht sich die neue Jugendpsychiatrie zur Leitdisziplin öffentlicher Fürsorge – die vormals neue Sozialpädagogik hatte vermeintlich versagt, an ihre Stelle tritt nach 1945 eine alte „Verwahrlostenpädagogik" [36] (► Exkurs zur Verwahrlostenpädagogik), die sich theoretisch und methodisch „im Untergeschoss" der medizinischen Psychiatrie verortet. Pädagogische Konzepte wie die „Verwahrlostenpädagogik" lieferten die „praktische Ideologie" repressiver Erziehungskonzepte, aber auch Analyse- und Handlungswissen vor allem im Hinblick auf die Bedingungen und Gefährdungen kindlicher Entwicklung. Dabei dominierten medizinisch geprägte Vorstellungen „pathologischer Persönlichkeiten", die pädagogisch vor allem zur Konstruktion individueller „Abartigkeit" dienten bei nicht hinterfragten gesellschaftlichen Normalitätserwartungen. Das traditionsreiche Konzept

„Verwahrlosung" bot hierfür eine Folie für Beschreibungen und Erklärungen, mit deren Hilfe junge Menschen durch eine kaum zu widerlegende Mischung von Fakten, Unterstellungen und Fantasien als Objekte notwendiger Bewahrung und Besserung dargestellt wurden. Daher ist es auch plausibel, dass die „alten" Leitdisziplinen Theologie und Juristerei vor allem aber die „neue" Medizin und Psychiatrie hierfür das begriffliche und konzeptionelle Instrumentarium für zugleich normative Sinndeutungen und scheinbar objektive Erklärungen sozialer Phänomene zur Verfügung stellen – der Pädagogik kam in diesem Konzept nur noch die Funktion einer Praxislehre zu, die vor allem Handhaben für strenge Disziplinierung bereitstellen sollte.

Exkurs zur Verwahrlostenpädagogik
Der zentrale Begriff für die pädagogische Konzeption der Heimerziehung im *Handbuch der Heimerziehung* – dem wissenschaftlichen Werk der 1950er- und 1960er-Jahre zu diesem Handlungsfeld mit 1300 Seiten Umfang [35] – ist eine „Verwahrlostenpädagogik", die ihren Auftrag so begreift: „Verwahrlostenerziehung [sic!] hat den zentralen Auftrag, den Verwahrlosten wieder ganz in die Bewahrung zu stellen" ([36]:250). Durch negative Assoziationen des Bewahrungsbegriffs in Wortverbindungen wie z. B. „Bewahrungsgesetz" und „Bewahranstalt" sei das Verständnis für den innigen Zusammenhang von Bewahrung und Erziehung getrübt worden, heißt es noch 1952! Verwahrlosung wird in diesem Konzept zwar als eine gesellschaftliche Erscheinung, aber nicht als gesellschaftlich oder sozial verursacht begriffen, sondern vor allem als Ausdruck charakterlicher Schwäche und innerer Fehlentwicklung des Einzelnen. So kann die Verwahrlostenpädagogik „dem gesellschaftlichen Ungehorsam durch Gewöhnung an Ordnung" entgegenwirken. Bewahrung soll demnach „Grundbeziehungen … hüten, … die Lösung aus tragenden Beziehungen [verhindern]. Erziehung ist in diesem Konzept ein „Bewahrungsmittel für die frei werdenden, nach Bindung verlangenden Kräfte", und die „Strafe steht im Bemühen, zu bewahren nur an der Grenze der Gemeinschaft. Ihr Sinn ist äußerer Schutz … und Hilfe für den, der in Gefahr ist, sie [die Gemeinschaft] und sich zu verlieren" ([36]:260ff.).
Fast ein Drittel der Artikel des *Handbuchs der Heimerziehung* im „Unterkapitel III-B: pädagogische Grundfragen" stammen – soweit dies aus dem Mitarbeiterverzeichnis zu rekonstruieren ist – aus der Feder von Medizinern und Psychologinnen, kein einziges hingegen aus der eines Sozialpädagogen oder einer Sozialpädagogin.

— Das Thema „Grenzen der Erziehbarkeit", oder bei Hermann Stutte 1958 noch deutlicher „Grenzen der Sozialpädagogik" [33], wird zum zentralen Thema der neuen wie alten Allianz von staatlicher Jugendfürsorge und Jugendpsychiatrie (▶ Exkurs Hermann Stutte).

Exkurs Hermann Stutte
Hermann Stutte untersuchte – ganz in der Tradition seiner Studien zur angeblichen Erblichkeit von Asozialität aus den 1930er- und 1940er-Jahren (▶ Kap. 9) – für 201 wegen sog. Unerziehbarkeit (§ 73 RJWG) in den Jahren 1954/55 entlassene Fürsorgeerziehungszöglinge die dokumentierten Einweisungsgründe, soziale Situation und lebensgeschichtliche Daten („Milieu"), Verlauf der Betreuungen und medizinische sowie psychiatrische Befunde – und belegte, dass die Zuschreibung „Unerziehbarkeit" mehr über die Zuschreibenden aussagt, als über die betroffenen Jugendlichen [6].
Seine Befunde sollen den Leitanspruch einer neuen Jugendpsychiatrie belegen: „Grenzen der Sozialpädagogik' bedeutet nicht – das hoffen wir sichtbar gemacht zu haben – Grenzen der Hilfen. Die schwierigsten unter den Fürsorgezöglingen (ihre Zahl liegt unter 1 %!) bedürfen spezieller Formen der Betreuung und der sozialpädagogischen Sekundanz [sic!]" ([33]:74). Etwas später heißt es nochmals deutlich: „Medizin hat mit Erziehbarkeit nichts zu tun. Sie kann allenfalls Erkenntnis- und Erfahrungsmittel liefern zur Erfassung einerseits der Möglichkeiten und Grenzen erzieherischen Wirkens, andererseits der Bedingungen der Erziehbarkeit im Einzelfall" ([33]:75).
Sozialpädagogik, so die zentrale Botschaft, muss sich von der Jugendpsychiatrie über „Erfahrungs- und Erkenntnismittel" aufklären lassen, hier werden die Grenzen ihrer Handlungsmöglichkeiten erkundet und bewertet. Empirisch hergeleitet und rational begründet lässt sich der Anspruch auf disziplinäre und professionelle Führung im Feld der Fürsorge nicht deutlicher anmelden. Eine auch nur in Ansätzen vergleichbare sozialpädagogische Forschung zu Fragen „schwieriger" junger Menschen oder zu sozialpädagogischer Diagnostik wurde allerdings auch erst rund 30 Jahre später wieder präsentiert [20], [1], [16], [32].

— Wie für andere Lebensbereiche familiärer Reproduktion auch (nur exemplarisch das Zurückdrängen der Hebammen in der Geburtsversorgung) wird die Medizin zur anerkannten Leitdisziplin und -profession der entsprechenden Handlungsfelder – gerade auch der Jugendfürsorge. Dieser Leitanspruch kann auch an der Bedeutung der führenden Jugendpsychiater im damals noch wichtigsten Fachverband, dem AFET (Allgemeiner Fürsorge- und Erziehungstag), abgelesen werden: Hermann Stutte (1964–1979) und danach Helmut Remschmidt (1980–1985) waren jahrelang AFET-Beirats- und Vorstand-mitglieder, traten vielfach öffentlich auf und gaben eine eigene wissenschaftliche Schriften-reihe beim AFET heraus [25].

Da aber die Medizin als Profession kein umfassendes Verständnis von Erziehung aufweist, thematisieren Mediziner, orientiert an einem praktisch wie theoretisch identitätsbildenden Krankheitsbehandlungsmodell, vorrangig die „Krankheitsfälle" der Erziehung, die Grenzen der Erziehbarkeit eben – und einige tun dies bis heute ebenso ausgesprochen penetrant wie publikumswirksam, beispielsweise der Kinder- und Jugendpsychiater Michael Winterhoff in seinen zahlreichen Publikationen [39], u. a. mit dem bezeichnenden Titel: *Tyrannen müssen nicht sein: Warum Erziehung nicht reicht* [40].

– Erst in den Prozessen gesellschaftlicher Modernisierung ab Anfang der 1970er-Jahre gewinnt „die" Sozialpädagogik wieder deutlicher an disziplinärer Kontur und gesell-schaftspolitischer Bedeutung. Entworfen, erprobt und vor allem theoretisch begründet wird sie als ein Konzept praktischer Gesellschaftsveränderung auch und gerade durch öffentliche Erziehung in Kinderläden, Jugendwohnkollektiven und vor allem in Projekten für Randgruppen. Zeitgenössische Titel wie *Sozialarbeit unter kapitalistischen Produktionsbedingungen* [18] oder die *Jahrbücher der Sozialarbeit – Projekte, Konflikte, Recht* (1976) [4],[5] bzw. *Analysen, Berichte, Materialien* (1978) [25] zeigen das neue Selbstbewusstsein. Eine Wiederentdeckung sozialpädagogischer Klassiker aus den 1920er-Jahren (z. B. von August Aichorn, Sigfried Bernfeld oder Alice Salomon) und zugleich eine Auseinandersetzung mit der Beteiligung auch sozialpädagogischer Akteure und Institutionen an nationalsozialistischen Verbrechen (zusammenfassend [22]) sind auch hier Bestandteile lange überfälliger Prozesse einer historischen Selbstvergewis-serung als Basis aktueller Standortbestimmung. Bereits resümierend und programma-tisch zugleich kann Hans Thiersch 1992 von einem „sozialpädagogischen Jahrhundert" berichten [34]. Auch eine eigenständige sozialpädagogische Forschung kann ab den 1980er-Jahren wieder ernsthaft zu medizinischer und psychiatrischer Forschung zur Frage der Erziehung aufschließen [19], wie Metaanalysen für das Feld der Erziehungs-hilfen zeigen [11], [41].

■ **Aktuelle Konflikte, wie die Dauerkontroverse um „Geschlossene Unterbringung"**
geben diesen historisch gewachsenen Entfremdungen von Jugendpsychiatrie und
Jugendhilfe immer wieder „neues Futter"

Aus der Perspektive der (Sozial-)Pädagogik muss Erziehung als die zentrale kulturelle Initiations-und Integrationsleistung der älteren für die jüngere Generation begriffen und dabei grundsätz-lich unbegrenzt gedacht und gemacht werden. Alles andere käme einem sozialen „Todesurteil" für die betroffenen Kinder gleich. Die konkrete Auseinandersetzung und Sorge um „pädagogisch schwierige" oder „psychisch kranke" junge Menschen konfrontiert uns allerdings immer wieder heftig mit dem Scheitern und den Grenzen praktischer Erziehungsarbeit von Eltern und päd-agogischen Profis, aber auch von psychiatrischer und psychotherapeutischer Behandlung und Begleitung. So zuletzt geschehen bei der Kontroverse um die Stellungnahme der jugendpsychi-atrischen Fachverbände zur sog. geschlossenen Unterbringung [12]. Diese Spannung macht die Diskurse über Grenzen der Erziehung/der Erziehbarkeit historisch so folgenreich und bis heute praktisch so kontrovers – nicht nur für die Pädagogik.

Literatur

[1]   Ader S (2005) Was leitet den Blick? – Wahrnehmung, Deutung und Intervention in der Jugendhilfe. Juventa, Weinheim München

[2]   Allgemeiner Fürsorgeerziehungstag (AFET) (Hrsg) (1953) Gibt es unerziehbare Minderjährige? Untersuchung über Lebensschicksale schulentlassener Mädchen von Dr. Anna Zillken und Dr. Gertrud Weingarten. Eigenverlag, Hannover

[3]   Bäumer G (1931) Die sozialpädagogische Aufgabe in der Jugendwohlfahrtspflege. In: Deutscher Verein für öffentliche und private Fürsorge (Hrsg) Die Stellung der Wohlfahrtspflege zur Wirtschaft, zum Staat und zum Menschen. Bericht über den 41. Deutschen Fürsorgetag in Berlin am 26. und 27. November 1930 anlässlich der 50-Jahr-Feier des Deutschen Vereins. Braun, Karlsruhe, S 73–89

[4]   Barabas F, Blanke T, Sachße Chr, Stascheit U (Hrsg) (1976) Jahrbuch der Sozialarbeit 1976. Projekte, Konflikte, Recht. Rowolth, Reinbeck

[5]   Barabas F, Blanke T, Sachße Chr, Stascheit U (Hrsg) (1978) Jahrbuch der Sozialarbeit 1978. Analysen, Berichte, Materialien, Projekte. Rowolth, Reinbeck

[6]   Blandow J (1986) „Sichten und Sieben". Zu den Anfängen der Jugendfürsorge im Nachkriegsdeutschland. In: Ostendorf H (Hrsg) Integration von Strafrecht und Sozialwissenschaften. Festschrift für Liselotte Pongratz. Schweitzer, München

[7]   Cogoy R, Kluge I, Meckler B (Hrsg) (1989) Erinnerung einer Profession: Erziehungsberatung, Jugendhilfe und Nationalsozialismus. Bundeskonferenz für Erziehungsberatung e. V. Votum, Münster

[8]   Damberg W, Frings B, Jähnichen T, Kaminsky U (Hrsg) (2010) Mutter Kirche – Vater Staat? – Geschichte, Praxis und Debatten der konfessionellen Heimerziehung seit 1945. Aschendorff, Münster

[9]   Deutsches Institut für Urbanistik (Hrsg) (2010) Psychisch gestört oder „nur" verhaltensauffällig? Kooperation von Jugendhilfe und Kinder- und Jugendpsychiatrie in einem schwierigen Dunkelfeld. Eigenverlag, Berlin

[10] Fegert JM, Schrapper C (Hrsg) (2004) Handbuch Jugendhilfe – Jugendpsychiatrie. Interdisziplinäre Kooperation. Juventa, Weinheim München

[11] Gabriel T, Keller S, Studer T (2007) Wirkungen erzieherischer Hilfen – Eine Metaanalyse ausgewählter Studien. Wirkungsorientierte Jugendhilfe, Bd 3, Schriftenreihe des ISA zur Qualifizierung der Hilfen zur Erziehung. ISA Planung und Entwicklung GmbH, Münster. http://www.wirkungsorientierte-jugendhilfe.de. Zugegriffen: 07.09.2016

[12] IGfH (2015) Kooperation ja, aber nicht so! Erklärung der Internationalen Gesellschaft für erzieherischen Hilfen zur „Gemeinsamen Stellungnahme der kinder- und jugendpsychiatrischen Fachgesellschaft und der Fachverbände DGKJP, BAG KJP, BKJPP: Freiheitsentziehende Maßnahmen in Jugendhilfeeinrichtungen – Empfehlungen aus Sicht der Kinder- und Jugendpsychiatrie für das Verfahren nach § 1631 BGB und die Gestaltung der Maßnahmen." Frankfurt/M, 23.3.2015. http://www.igfh.de/cms/sites/default/files/Stellungnahme%20 zur%20Psychiatrie_GU_2015_23.03.pdf. Zugegriffen: 07.09.2016

[13] Kuhlmann C (1989) Erbkrank oder Erziehbar? Jugendhilfe als Vorsorge und Aussonderung in der Fürsorgeerziehung in Westfalen von 1933–1945. Juventa, Weinheim München

[14] Kuhlmann C, Schrapper C (2001) Zur Geschichte der Erziehungshilfen. Von der Armenpflege bis zu den Hilfen zur Erziehung In: Birtsch V, Münstermann K, Trede W (Hrsg) Handbuch Erziehungshilfen. Votum, Münster, S 282–328

[15] Mehringer A (1938) Abartige Kindheit und Jugend. Deutsche Jugendhilfe 11:277–281

[16] Menk S, Schnorr V, Schrapper C (2013) „Woher die Freiheit bei all dem Zwange?" Langzeitstudie zu (Aus-)Wirkungen geschlossener Unterbringung in der Jugendhilfe. Belz, Weinheim Basel

[17] Möckel A (2007) Geschichte der Heilpädagogik. 2. überarb. Aufl. Klett-Cotta, Stuttgart (Erstveröffent. 1988)

[18] Meinhold M, Hollstein W (1973) Sozialarbeit unter kapitalistischen Produktionsbedingungen. Fischer, Frankfurt/M

[19] Mollenhauer K (1998) „Sozialpädagogische" Forschung. Eine thematische Skizze. In: Rauschenbach T, Thole W (Hrsg) Sozialpädagogische Forschung. Gegenstand und Funktionen, Bereiche und Methoden. Juventa, Weinheim München, S 29–46

[20] Mollenhauer K, Uhlendorff U (1994) Sozialpädagogische Diagnosen I. Juventa, Weinheim München

[21] Nissen G (2005) Kulturgeschichte seelischer Störungen bei Kindern und Jugendlichen. Klett Cotta Stuttgart

[22] Otto H-U, Sünker H (Hrsg) (1989) Soziale Arbeit und Faschismus, Suhrkamp, Frankfurt/M

[23] Peukert DJK (1986) Grenzen der Sozialdisziplinierung. Aufstieg und Krise der deutschen Jugendfürsorge 1878 bis 1932. Bund, Köln

[24] Pestalozzi JH (1961) Pestalozzis Brief an einen Freund über seinen Aufenthalt in Stans. In: Rutt T (Hrsg) Johann Heinrich Pestalozzi. Schöningh, Paderborn, S 5–29 (Erstveröffentl. 1799)

[25] Scherpner M, Schrapper C (2006) 100 Jahre AFET – 100 Jahre Erziehungshilfe. Bd 1. Eigenverlag, Hannover

[26] Schrapper C (1992) Strategien gegen Ausgrenzung. Zur Geschichte der Jugendhilfe als Sozialdisziplinierung zwischen Integration und Ausgrenzung. Neue Praxis 4(22):321–324

[27] Schrapper C (1993) Hans Muthesius (1885–1977) Ein deutscher Fürsorgejurist und Sozialpolitiker zwischen Kaiserreich und Bundesrepublik. Votum, Münster

[28] Schrapper C (2005) Andreas Mehringer (1911–2004) – Ein Leben in zwei Welten. Anmerkungen und Fragen zu Leben und Werk. Unsere Jugend 9(57):385–393

[29] Schrapper C (2010) Sozialpädagogik und Heimerziehung in den 1950er und 1960er Jahren. In: Damberg W, Frings B, Jähnichen T, Kaminsky U (Hrsg) (2010) Mutter Kirche – Vater Staat? – Geschichte, Praxis und Debatten der konfessionellen Heimerziehung seit 1945. Aschendorff, Münster, S 108–130

[30] Schrapper C (2014) Systematisches Unrecht im sozialen Rechtsstaat? Zur Auseinandersetzung um die Heimerziehung der 1950er und 1960er Jahre in (West-)Deutschland. In: Ralser M, Sieder R (Hrsg) Die Kinder des Staates. Osterr Z Geschichtswiss 25(1+2):331–344

[31] Schrapper C, Sengling D (Hrsg) (1988) Die Idee der Bildbarkeit. 100 Jahre sozialpädagogische Praxis in der Heilerziehungsanstalt Kalmenhof. Juventa, Weinheim München

[32] Struck N (2014) Verstehen und Wissen in den Erziehungshilfen. Neue Praxis 6:578–588

[33] Stutte H (1958) Grenzen der Sozialpädagogik. Ergebnisse einer Untersuchung praktisch unerziehbarer Fürsorgezöglinge. Eigenverlag, Hannover

[34] Thiersch H (1992) Das sozialpädagogische Jahrhundert. In: Rauschenbach T, Gängler H (Hrsg) Soziale Arbeit und Erziehung in der Risikogesellschaft. Luchterhand Neuwied Kriftel, S 9–24

[35] Trost F, Scherpner H (Hrsg) (1952–1966) Handbuch der Heimerziehung. Herausgegeben in 12 Teillieferungen. Diesterweg, Frankfurt/M

[36] Trost F (1952–1966) Einleitung in die Verwahrlostenpädagogik. In: Trost F, Scherpner H (Hrsg) (1952–1966) Handbuch der Heimerziehung. Herausgegeben in 12 Teillieferungen. Diesterweg, Frankfurt/M, S 235–275

[37] Vogel MR (1960) Das Jugendamt im gesellschaftlichen Wirkungszusammenhang. Schriften des Deutschen Vereins für öffentliche und private Fürsorge, Heft 215, Frankfurt/M

[38] von der Leyen R (1929) Psychopathenerziehung. In: Nohl H, Pallat L (Hrsg) Handbuch der Pädagogik. Band V (Sozialpädagogik), Belz, Berlin Leipzig, S 149–164

[39] Winterhoff M mit Tergast C (2008) Warum unsere Kinder Tyrannen werden. Oder: Die Abschaffung der Kindheit. Gütersloher Verlagshaus, Gütersloh

[40] Winterhoff M mit Tergast C (2008) Tyrannen müssen nicht sein: Warum Erziehung nicht reicht – Auswege. Gütersloher Verlagshaus, Gütersloh

[41] Wolf K (2007) Wirkungen erzieherischer Hilfen – Eine Metaanalyse ausgewählter Fallstudien. Wirkungsorientierte Jugendhilfe, Bd 4, Schriftenreihe des ISA zur Qualifizierung der Hilfen zur Erziehung. ISA Planung und Entwicklung GmbH, Münster. http://www.wirkungsorientierte-jugendhilfe.de. Zugegriffen: 07.09.2016

Die österreichische Kinder- und Jugendpsychiatrie nach 1945 bis 1975

Das Geschwisterverhältnis zur Heilpädagogik österreichischer Prägung. Eine Gratwanderung zwischen historischer Hypothek und sozialpsychiatrischem Anspruch

Ernst Berger

Überarbeitete und erweiterte Fassung einer Publikation in der Zeitschrift *VIRUS – Beiträge zur Sozialgeschichte der Medizin*, Nr. 14 (2016)

© Springer-Verlag GmbH Deutschland 2017
H. Fangerau, S. Topp, K. Schepker (Hrsg.), *Kinder- und Jugendpsychiatrie im Nationalsozialismus und in der Nachkriegszeit*, DOI 10.1007/978-3-662-49806-4_17

17.1   Die Frühgeschichte des Faches – eine untilgbare Hypothek

Die Periode von 1937–1945, die Zeit der eigentlichen Konstituierung des Faches „Kinder- und Jugendpsychiatrie", die ich an anderer Stelle [8] als „Frühgeschichte" des Faches bezeichnet habe, stellt eine nicht tilgbare Hypothek in der Geschichte der Kinder- und Jugendpsychiatrie dar, die sich unentwirrbar mit der Politik des Nationalsozialismus verwoben hatte. Aus der Wiener Heil- und Pflegeanstalt Steinhof wurden in den Jahren 1940/41 rund 3200 Pfleglinge in die Euthanasie- anstalt Hartheim transportiert und dort getötet. In den folgenden Jahren (1941–1945) wurden in der Heil- und Pflegeanstalt Steinhof mehr als 3500 Patienten durch Nahrungsentzug getötet. Zwi- schen dem 25. August 1940 und dem 3. Juni 1945 starben mindestens 789 Kinder und Jugendliche in den Wiener Anstalten „Am Spiegelgrund" (Jugendfürsorgeanstalt und Kinderfachabteilung).

Die formelle Konstituierung des Faches erfolgte zeitgleich mit der Etablierung der NS-Herrschaft:

- 1937 fand in Paris der Erste Internationale Kongress für Kinderpsychiatrie statt,
- 1939 erfolgte in Wiesbaden die Gründung der Deutschen Arbeitsgemeinschaft für Kinderpsychiatrie,
- 1940 tagte in Wien die Deutsche Gesellschaft für Kinderpsychiatrie und Heilpädagogik (Vorsitz P. Schröder, Schriftführer W. Villinger).

Werner Villinger – nach 1945 führender deutscher Kinderpsychiater, Ordinarius und Rektor in Marburg sowie Chef und Lehrer von Hermann Stutte (der als Leitfigur der deutschsprachigen Kin- derpsychiatrie bis in die 1980er-Jahre zu sehen ist) – hat unter dem Titel „Bekämpfung der psychi- schen Degeneration" [51] 1926 die Sterilisation befürwortet und 1933 festgestellt, dass „endogen arbeitslose Jugendliche besonders häufig kriminell werden" [52]. Villinger war NSDAP-Mitglied (seit 1937) und T4-Gutachter, hat das Konstrukt der „praktischen Unerziehbarkeit" ([22]:71) geschaffen und die Begriffe „psychopathisch", „unerziehbar", „asozial" und „kriminell" nahezu synonym ver- wendet ([22]:62). Die damals vertretenen Inhalte entsprachen über weite Strecken einer Ordnungs- und Verwahrungsideologie, die wenig später durch die Beteiligung am Kindermord ergänzt wurde.

Die Rolle der Kinderpsychiatrie in der Zeit des Nationalsozialismus – in Deutschland und im angeschlossenen Österreich – kann folgendermaßen charakterisiert werden [8]:

- Sie war eine Ordnungs-, Auslese- und Vernichtungspsychiatrie.
- Sie fungierte in Kooperation mit der Jugendfürsorge: Gemeinsam mit den Fürsorgeein- richtungen sollte Wien von einer „negativen Auslese", die etwa 15 % der Bevölkerung umfasste, gereinigt werden.
- Sie forderte und begründete die Verlegung der „Unerziehbaren" in die Jugendkonzent- rationslager Uckermark (Mädchen) und Moringen (Knaben), in denen Jugendliche aus Österreich deutlich überrepräsentiert waren.
- Sie realisierte die Tötung behinderter Kinder in sog. Kinderfachabteilungen (in Wien trug die Einrichtung den Namen „Am Spiegelgrund").
- Die Namen Ernst Illing, Hans Bertha, Heinrich Gross seien als Pars pro Toto für Österreich genannt.

17.2   Kinder- und Jugendpsychiatrie nach 1945 – ein Neubeginn?

Die biologistischen Konzepte, die diesem Denken und Handeln zugrunde lagen, wurden auch nach 1945 keinem wissenschaftlichen Diskurs unterzogen. Exemplarisch für diese Haltung ist die Formulierung des Wiener Kinderpsychiaters Walter Spiel:

» Dass in den folgenden Jahrzehnten und insbesondere in der Zeit des faschistischen Terrors Arbeiten auf diesem Gebiet gar nicht stattfanden oder in pervertierter Form, braucht nicht besonders erwähnt zu werden [47].

Die wissenschaftliche Aufarbeitung dieser Geschichte wurde erst mit jahrzehntelanger Verspätung begonnen [40], [5], [6], [13].

Internationale Kontakte begannen 1948, als in Zürich das erste Seminar über „Pädiatrie und Kinderpsychiatrie" stattfand. Hans Hoff, der Wiener Ordinarius für Psychiatrie, nutzte seine internationalen Kontakte, die er im Exil geknüpft hatte, um der österreichischen Kinder- und Jugendpsychiatrie wichtige Entwicklungsanstöße zu geben: Er entsandte Walter Spiel 1953 zu einem WHO-Lehrgang nach Chichester und holte im gleichen Jahr den internationalen Mental-Health-Kongress nach Wien. 1954 konnte ein vierjähriges Rockefeller-Stipendium für die Entwicklung der Wiener Kinder- und Jugendpsychiatrie eingeworben werden.

Vor diesem Hintergrund etablierte sich die klinische Kinder- und Jugendpsychiatrie neben der bereits bestehenden klinischen Heilpädagogik. Dennoch waren für die ersten Jahrzehnte nach 1945 noch andere Merkmale maßgebend, die mit der Bezeichnung „Periode der Anstalten" charakterisiert werden können. In dieser Zeit bestanden – ebenso wie in der Erwachsenenpsychiatrie – Versorgungsstrukturen, die dem Goffman'schen Typus der „Totalen Institution" [19] entsprachen: Kinderhäuser in den Landesheil- und Pflegeanstalten, geschlossene Heime in der Jugendfürsorge, die geschlossene Justizanstalt Kaiser-Ebersdorf bei Wien und andere.

Die Entwicklungen in den Jahren 1950–1970 waren – betrachtet man Österreich insgesamt – widersprüchlich. Sie sollen exemplarisch skizziert werden:
- eine sozialpsychiatrisch-psychotherapeutische Perspektive am Beispiel Wien (W. Spiel),
- eine heilpädagogisch-repressive Perspektive an den Beispielen Innsbruck (M. Nowak-Vogl) und Salzburg (Ingeborg Judtmann) und eine
- segregative Behindertenmedizin und -pädagogik wiederum am Beispiel Wien (A. Rett).

In Wien begann die Entwicklung 1949 mit der Einrichtung des „Kinderzimmers" der psychiatrisch-neurologischen Universitätsklinik, das 1951 zu einer Zwölf-Betten-Station erweitert wurde. Dies war die Keimzelle des späteren Extraordinariats und der Abteilung für Kinderneuropsychiatrie (1972) und der Universitätsklinik für Neuropsychiatrie des Kindes- und Jugendalters (1975).

Auf diese Periode beziehen sich die Forschungsergebnisse von Katja Geiger [18][1], die anhand der Auswertung von 2400 Krankengeschichten (etwa zwei Drittel der in diesem Zeitraum aufgenommenen Patienten) der Jahre 1951–1969 gewonnen wurden. Die zentralen Ergebnisse beziehen sich u. a. auf die Verwendung der Diagnose „Psychopathie" und auf die Anwendung der „Malariakur". Die Diagnose Psychopathie wurde bis 1962 ziemlich häufig verwendet. Danach taucht sie in den Krankengeschichten nicht mehr auf, während ab 1963 die Häufigkeit der Diagnose „Charakterneurose" zunimmt. Dieser Wandel steht zweifellos im Zusammenhang mit der von Spiel [39] vertretenen psychodynamischen Orientierung, die wohl auch die Grundlage für die Empfehlung von pädagogischen und psychotherapeutischen Interventionen in Form von Einzel- und Gruppentherapie war. Auf die damit verbundenen Änderungen nosologischer Konzepte, die in der Verwendung des Begriffs der „Persönlichkeitsentwicklungsstörung" in Spiels Beitrag zur *Psychiatrie der Gegenwart* [43] zum Ausdruck kommt, wird weiter unten näher eingegangen. Die Malariakur, die als Fieberkur zu den „großen körperlichen Behandlungsverfahren" (neben

---

1   Ich danke der Autorin und dem Projektleiter für die Erlaubnis, aus der unveröffentlichten Fassung zu zitieren.

diversen Schockbehandlungen als „umstimmende", nicht kausale Behandlungsmethode) zählte, wurde an den Erwachsenenstationen der Neurologisch-Psychiatrischen Universitätsklinik recht häufig eingesetzt, an der Kinderstation ziemlich selten; zwischen 1951–1965 bei 35 Patienten (in den ausgewerteten Krankengeschichten), von denen 6 Patienten zwischen 3 und 5 Jahre alt waren, 19 Patienten zwischen 6 und 10 Jahre und 10 Patienten zwischen 11 und 15 Jahre. Unter den Diagnosen dieser Patienten findet sich meist „Schwachsinn", in 4 Fällen „kindliche Psychose", wohingegen die Diagnose Psychopathie dieser Therapie nie zugrunde lag. Als auffällig hebt Geiger die Tatsache hervor, dass unter den genannten 35 Patienten mehr als die Hälfte Privatpatienten ausländischer Herkunft des Klinikvorstands Hans Hoff waren, während anhand der Entlassungsbriefe und auch anhand von Publikationen feststellbar ist, dass Spiel dieser Behandlungsform zumindest skeptisch gegenüber stand.

Die Kinder- und Jugendpsychiatrie hat die inhaltliche Auseinandersetzung mit den „Anstalten" aufgenommen und diese Strukturen problematisiert [31]. Aber erst ab 1970 dominierten – gemeinsam mit der sich ändernden Politik der Jugendfürsorge – die Bemühungen um eine Reform der alten Strukturen. Walter Spiel – Sohn des sozialdemokratischen Pädagogen Oskar Spiel [41] – war (seit 1968) als Konsulent des Wiener Jugendamts eine der Zentralfiguren der Wiener Heimreform, die mit der Heimenquete 1971 [48] begonnen wurde; als jugendpsychiatrischer Konsulent des Justizministeriums für die Reform des Jugendstrafvollzugs (seit 1953) war er führend an der Auflösung der Justizanstalt Kaiser-Ebersdorf beteiligt. Auch der gemeinsame Kongress der österreichischen und deutschen Kinderpsychiater in Salzburg im Jahre 1977 war diesen Themen gewidmet [34]. In diesen Jahren wurden in der Kooperation von Kinderpsychiatrie und Jugendwohlfahrt – zum gegenseitigen Nutzen – zahlreiche neue Betreuungsprojekte initiiert und erprobt. Wenngleich diese inhaltlichen Akzente auch in Wien nicht widerspruchsfrei waren – auf diese Widersprüche wird weiter unten zurückzukommen sein – lautet meine These: Der Aufbau der Kinder- und Jugendpsychiatrie in Wien war ein *sozialpsychiatrisches Projekt*! Aber – es geht um die Inhalte sozialpsychiatrischer Orientierung. Der Blick auf die österreichische Heilpädagogik wird relevante Unterschiede deutlich machen.

Eine frühe Publikation von Walter Spiel trägt den Titel „Ein Jahr psychiatrische Arbeit in der öffentlichen Fürsorge" [42]. Diese Orientierung war prägend für den Aufbau und die Arbeit der Wiener Klinik. Sozialpsychiatrische Themen dominierten auch 25 Jahre später in den Vorträgen der Klinikmitarbeiter (laut Jahresbericht 1976/77 waren dies 38 %, weitere 14 % waren psychotherapeutischen Themen gewidmet). Auch die Antrittsvorlesung von Walter Spiel [44] ist diesem Themenkreis zuzuordnen; sie war der Darstellung der Verankerung des neuen Faches im Netzwerk psychosozialer Strukturen gewidmet. Sozialpsychiatrische Markierungspunkte waren: der Aufbau eines kinderpsychiatrischen Konsiliardienstes für die Heime des Wiener Jugendamts, die Kooperation mit dem Jugendamt beim Aufbau des Therapieheims „Im Werd" [35], die aktive Mitwirkung am Aufbau niederschwelliger Betreuungsangebote (Info-Center, Streetwork) sowie die Vorarbeiten zur Planung der kinderpsychiatrischen Versorgungsstruktur [10], [11]. Psychotherapeutische Arbeitsformen waren eine weitere Säule dieser Entwicklung. Walter Spiel prägte eine in der Tradition der Individualpsychologie wurzelnde psychotherapeutische Orientierung der Kinderpsychiatrie, die u. a. von Martha Kos [28], [29], psychologische Mitarbeiterin der Klinik, an die nächste Generation weitergegeben wurde. Rudolf Ekstein [14], persönlicher Schüler von Sigmund Freud und Alfred Adler, wurde aus dem US-amerikanischen Exil regelmäßig als Gastprofessor an die Wiener Klinik geholt. Diese Orientierung fand auch im Spektrum der Therapiemethoden ihren Niederschlag: Psychotherapie hatte einen hohen Stellenwert und die Elektrokrampftherapie wurde ab 1975 nicht mehr angewandt.

17.3 Heilpädagogik – vor und nach 1945

Die Heilpädagogik wurde nach 1945 in einer „österreichischen Variante" von Hans Asperger [1] geprägt. Dieser Periode geht eine rund hundertjährige Vorgeschichte voraus.

In den Jahren 1850–1860 lassen sich folgende Vorläufer der Heilpädagogik erkennen [53]: In engem zeitlichem Zusammenhang mit der bürgerlichen Revolution des Jahres 1848 (die Thronbesteigung des jungen Kaisers Franz Joseph leistete einen entscheidenden Beitrag dazu, die passageren Errungenschaften wieder aufzuheben) kam es zu einer Blüte der sozialmedizinisch orientierten Pädiatrie. **Fritz Mauthner** als Gründer des ersten Wiener Kinderspitals (1837) und ab 1851 Professor der Kinderheilkunde ist Repräsentant hierfür. In dieser Tradition ist auch die Gründung der Heilpflege- und Erziehungsanstalt Levana (1856–1865, Wien) zu sehen, deren Leiter Georgens und Deinhardt (zwei deutsche Pädagogen) den Begriff der Heilpädagogik etablierten. Die Kooperation von Pädagogen und Ärzten steht im Zentrum ihres Konzepts. In die gleiche Zeit fällt aber auch ein Aufschwung biologistischer Orientierungen unter den Wiener Pädiatern A. Bednar, L. M. Politzer, F. Mayr, in deren Arbeiten die anatomisch-biologischen Fakten einen überragenden Stellenwert gewannen und die sozialen Zusammenhänge verloren gingen. Hier liegt auch der Kern des biologistischen Paradigma, das in den ersten Jahrzehnten des 20. Jahrhunderts Dominanz gewann: Es handelt sich um eine Sichtweise, die biologische Erklärungen absolut setzt, überdehnt und fehldeutet.

Theodor Escherich, sozialpolitisch engagierter Professor für Pädiatrie (1902–1911), nahm die sozialmedizinische Orientierung wieder auf. In diese Zeit fällt auch das Wirken von **Theodor Heller** [21], der in Opposition zu den erstarkenden eugenischen Positionen stand und Gründer der Österreichischen Gesellschaft für Heilpädagogik (1935) war. Er leitete eine Erziehungsanstalt für behinderte Kinder in Wien und war der Beschreiber der Dementia infantilis (auch Heller-Psychose). Heller musste 1938 nach dem Anschluss Österreichs seine Erziehungsanstalt verlassen und beging kurz danach Suizid.

Unter der Klinikleitung von Clemens von Pirquet erfolgte 1911 die Gründung der Heilpädagogischen Station, deren Leitung **Erwin Lazar** übernahm.

>> Lazar integrierte in sein Tun zunächst Freud'sches und Adler'sches Gedankengut, vor allem bezüglich der sogenannten Verwahrlosten, schließlich gab es intensive Kontakte zwischen August Aichhorn und der Heilpädagogischen Station", später jedoch haben sich „er und die künftigen Leiter der Station an kindertypologischen Gesichtspunkten orientiert ([30]:88).

Nach Lazars Tod 1932 übernahm Dr. Valerie Bruck die Leitung der Station. 1935 übertrug Franz Hamburger die Leitung an Hans Asperger [23].

Unter **Franz Hamburger** (Klinikvorstand 1930–1944) wurde ein grundlegende inhaltliche und personelle Umgestaltung der Klinik vollzogen.

>> Unter allen medizinischen Disziplinen hatte daher 1938 die Kinderheilkunde neben bzw. nach der Neuro-Psychiatrie den höchsten Anteil von Vertriebenen und Verfolgten aufzuweisen. … 1945 mussten aus primär politischen Gründen rund 75 % aller medizinischen HochschullehrerInnen vorerst ausscheiden … Der Grund dafür ist vor allem in der radikalen Nazifizierung der medizinischen Fakultät bzw. des Nachwuchses der NS-Jahre zu suchen ([23]:71).

Auch die Heilpädagogische Klinik „Am Spiegelgrund", eine der Mordanstalten der NS-Zeit, zu der es sowohl persönliche Kontakte als auch Verlegungen von Patienten gab, ist hier nochmals zu erwähnen. An der Universitätskinderklinik folgen nach der Emeritierung Hamburgers 1944 mehrere Supplenten (u. a. Asperger 1946–1949) und 1962 wird Hans Asperger zum Klinikvorstand bestellt. Die Heilpädagogische Station wird unter der Klinikleitung Aspergers von Paul Kuszen und später von Christoph Groh geleitet.

Angesichts der zentralen Bedeutung Aspergers für die Konstituierung der Heilpädagogik nach 1945 und angesichts der Tatsache, dass er seine Karriere in der NS-Zeit (unterbrochen durch Militärdienst und Kriegsgefangenschaft von Oktober 1943–August 1945) ungebrochen fortsetzen konnte [2], seinen Haltungen und Einstellungen spezifische Aufmerksamkeit zu schenken. Asperger gehörte den „Fahrenden Scholaren", einem Flügel der katholischen „Neulandbewegung" an [23]. Der „Bund Neuland" – mit den Freunden aus dieser Zeit war Asperger lebenslang verbunden [2] – gehörte zum rechten, deutschnationalen Rand des österreichischen politischen Katholizismus [16]. Der Verein Deutscher Ärzte in Österreich, dem Asperger seit 1934 angehörte, war antisemitisch orientiert. Der Nationalsozialistische Deutsche Ärztebund (Asperger war seit Juni 1938 Anwärter) war „die ideologische Speerspitze der NSDAP innerhalb der Ärzteschaft" [16]. Asperger war allerdings nie Mitglied der NSDAP.

> » Er scheint also einen Mittelweg gegangen zu sein zwischen Distanz zum neuen Regime und gewissen Anpassungsleistungen, die auch im Zusammenhang mit dem stark nationalsozialistisch geprägten Umfeld an der Kinderklinik zu sehen sind [16].
> Insgesamt entsteht der Eindruck, Asperger legte zwar pflichtschuldige Bekenntnisse zum politisch erwünschten Programm der Rassenhygiene ab, sein eigentliches Anliegen bestand aber in der Förderung psychisch auffälliger Kinder [16].

Weitgehend unklar bleiben seine konkreten Haltungen in der NS-Zeit: „Die Frage bleibt: Wie reagierte er auf die Entlassung jüdischer Mitarbeiter? … Welche Ansichten hat er in der Vorlesung über Rassenhygiene, die er hielt, vertreten?" [2].

> » Asperger selbst hat sich, soweit mir [H. Czech, d. Verf.] bekannt, nur an einer Stelle 1942 öffentlich zur Anstalt Am Spiegelgrund geäußert – natürlich ohne auf deren wahre Funktion als Tötungsanstalt hinzuweisen. Damit leistete er seinen eigenen kleinen Beitrag zur Aufrechterhaltung der Fassade, die den tatsächlichen Charakter der Anstalt vor der Öffentlichkeit verbergen sollte [16].

Zweifelsfrei gab es aber Überweisungen aus der Universitätsklinik auf den „Spiegelgrund", an denen Asperger zumindest in einem Fall unmittelbar beteiligt war [16]. Und zu den inhaltlichen Positionen als Heilpädagoge ist festzuhalten:

> » Aspergers Therapieansatz für die von ihm so genannten „autistischen Psychopathen" beruhte vor allem auf strenger Disziplin und Ordnung – Prinzipien, die sich nahtlos in die Erziehungslehre der Zeit fügten [16].

Asperger (in der Nachfolge Lazars) war und blieb die dominierende Zentralfigur der österreichischen Heilpädagogik. Die Wesensmerkmale der österreichischen Heilpädagogik nach 1945 waren eine ärztliche Dominanz und eine biologisch-medizinische, weitgehend sogar biologistische Orientierung – wohl geprägt durch das Erstarken eugenischer und biologistischer Strömungen, durch die Entwicklungen unter Hamburger und durch die Vertreibungen und Vernichtungen in der NS-Zeit. Die enge Verknüpfung mit den Systemen Schule und Jugendwohlfahrt (Asperger war bereits in der NS-Zeit als Schul- und Fürsorgearzt tätig [16]) könnte man auch als eine „andere Sozialpsychiatrie" – mit ausgeprägter Dominanz restriktiv-pädagogischer Konzepte – bezeichnen. Heilpädagogische Stationen wurden im ganzen Bundesgebiet errichtet: an der Wiener Universitäts-Kinderklinik, in Niederösterreich (Dr. Schmuttermeier), in Kärnten (Prof. Wurst), in Oberösterreich, in Salzburg (Dr. Judtmann), in der Steiermark, in Vorarlberg und in Tirol. Bauer et al. [4] sprechen von einem heilpädagogischen Netzwerk, das sie am Beispiel der Heilpädagogischen Beobachtungsstation in Salzburg charakterisieren. 1953 wurde Asperger nach Salzburg eingeladen als

» Unterstützung aus dem katholisch-konservativen Lager …, wo er vor einem kleinen Gremium von ÖVP-nahen Experten … ein Plädoyer für die Errichtung einer heilpädagogischen Beobachtungsstation hielt. Asperger verwies darauf, dass in „unserer Zeit eine bedeutende Zunahme nervöser und neurologischer Erkrankungen zu beobachten" sei. … Als Vorbild einer heilpädagogischen Beobachtungsstelle in Salzburg könne jene dienen, die sein Schüler Franz Wurst gerade eben in Kärnten eingerichtet habe. … Als zukünftige Leiterin … brachte Asperger bereits bei dieser Gelegenheit Dr. Ingeborg Judtmann in Vorschlag [4].

Dr. Judtmann war gleich zu Beginn ihres Medizinstudiums mit 19 Jahren der NSDAP beigetreten und hatte deshalb 1946 für ein Jahr Studienverbot erhalten. 1954 wurde ihr die Leitung der heilpädagogischen Station übertragen. Ebenso wie in anderen Bundesländern war diese Station eine Zentralstelle für die Begutachtung und Administration in der Jugendwohlfahrt. Der eben erwähnte Franz Wurst (geb. 1920, ab 1951 Leiter des heilpädagogischen Dienstes in Kärnten, seit 1968 Vorstand der Heilpädagogischen Station im Landeskrankenhaus Klagenfurt) wurde 2002 u. a. wegen des langjährigen sexuellen Missbrauchs von Patienten gerichtlich verurteilt. Die Österreichische Gesellschaft für Kinder- und Jugendpsychiatrie stellte einen inhaltlichen Bezug zwischen diesen Straftaten und fachlichen Defiziten im Sinne eines „problematischen Therapiekonzepts, das durch asymmetrische Beziehungsmuster und mangelhafte professionelle Reflexion therapeutischer Beziehungen geprägt war" ([7]:17) her.

Eine ähnliche Situation beschreibt der Bericht der Medizin-Historischen Expertenkommission der Medizinischen Universität Innsbruck [33] an der heilpädagogischen Station in Innsbruck. Diese Kommission wurde eingesetzt, nachdem 2012 in der Öffentlichkeit Vorwürfe gegenüber der Innsbrucker Kinderbeobachtungsstation und ihrer Leiterin Maria Nowak-Vogl erhoben wurden. Die Station war der Psychiatrischen Universitätsklinik zugeordnet und wurde von 1954–1987 von Prof. Nowak-Vogl geleitet. Auch diese Station war – so der Bericht – in inhaltlicher und organisatorischer Hinsicht als Leitinstitution der Jugendfürsorge zu sehen. Zu ihren Charakteristika zählt der Bericht ein repressiv-heilpädagogisches Programm innerhalb eines geschlossenen Systems und einen autoritären Führungsstil. Im Kontext der in der Öffentlichkeit erhobenen Vorwürfe wurde festgestellt, dass „psychische, physische, sexualisierte und strukturelle Gewalt in den alltäglichen Abläufen der Station" ([33]:100) integriert war.

» Die regionalen gesellschaftspolitischen Bedingungen, die Bernulf Kanitscheider mit dem Begriff einer „klerikal induzierten Neo-Traditionalität", in der das Thema Sexualität mit höchster Geheimhaltungsstufe belegt war, beschreibt, waren der Rahmen für das Wirken von Maria Nowak-Vogl. Sie hat sich mit dieser Grundhaltung voll identifiziert und bildete damit einen Brennpunkt konservativen Beharrens in der Entwicklung des Faches ([33]:60).

17.4   Behindertenmedizin

Die von Andreas Rett, einem Kinderarzt und Neuropädiater, geprägte segregative Behinderten-medizin, die mit der damals dominierenden biologistisch orientierten Behindertenpädagogik eng verknüpft war, muss ebenfalls als Teil des Spektrums von Heilpädagogik und Kinderpsychiatrie betrachtet werden. Ungeachtet der Beiträge, die Rett in den 1950er- und 1960er-Jahren für die öffentliche Akzeptanz behinderter Menschen und für den Aufbau der Einrichtungen der Lebens-hilfe geleistet hat, blieb er lebenslang ein Gegner der Integration behinderter Menschen und ein Vertreter einer biologistischen Medizin und Pädagogik. Die von ihm gegründete Abteilung für entwicklungsgestörte Kinder übersiedelte 1975 aus dem Pflegeheim Lainz in das Neurologische Krankenhaus Rosenhügel. Sie war die entwicklungsleitende Instanz für Behindertenbetreuung in ganz Österreich. Ihre integrationsfeindliche Betreuungsideologie spiegelte sich in stationären Langzeitaufenthalten, in der Verwendung von Netzbetten, Zwangsjacken und sexualitätsdämp-fenden Medikamenten sowie in der Befürwortung von Zwangssterilisation behinderter Mädchen und Frauen [38]. Er publizierte im Jahre 1968 gemeinsam mit Heinrich Gross eine Arbeit [20], die sich auf das Material der Hirnpräparate stützte, die aus der Kindermordaktion „Am Spie-gelgrund" stammten. Aus der persönlich-politischen Geschichte von Rett ist festzuhalten, dass er 1932 der Hitlerjugend und 1942 der NSDAP beigetreten war, dass er dann 1950 Mitglied des Bundes Sozialistischer Akademiker wurde und auch Freimaurer war. 1976 wurde er mit dem Vorsitz des Bundesbehindertenbeirats betraut. 1980 war er Vorsitzender des Komitees für die Wiederwahl von Bundespräsident Kirchschläger.

Auch der „Kinderpavillon" am Psychiatrischen Krankenhaus Steinhof muss hier genannt werden. Als de facto Nachfolgeinstitution des „Spiegelgrunds" [17], [32] muss er auch deshalb hervorgehoben werden, weil es über die NS-Kindermordanstalt Spiegelgrund in den Jahrzehnten nach 1945 weder einen öffentlichen noch einen fachlichen Diskurs gegeben hat. Natürlich wurde nach 1945 dort nicht mehr gemordet. Es ging aber in diesen Jahren mehr um Bewahrung als um Betreuung schwerbehinderter Kinder. Erst mit der durch den Zielplan des Wiener Gemeinde-rats [36] eingeleiteten Psychiatriereform erfolgte die Umwandlung in ein Förderpflegeheim. Der nachfolgende Prozess der Deinstitutionalisierung [15] begann aber erst 1984 und endete zuletzt 2012 mit der Schließung des Förderpflegeheims. Die Geschichte der beiden zuletzt genann-ten Institutionen (Retts Abteilung für entwicklungsgestörte Kinder und der Kinderpavillon am Psychiatrischen Krankenhaus) sind derzeit Gegenstand eines historischen Forschungsprojekts, das von der Stadt Wien im Anschluss an die öffentliche Diskussion über Gewalt in Heimen in Auftrag gegeben wurde.

Die Kinderpsychiatrie in den 30 Jahren nach 1945 war also strukturell und institutionell ein buntes und teilweise auch dunkles Flickwerk (mit bräunlichen Spritzern). Die eigentliche Geburts-stunde des neuen Faches, das sich hier entwickelt hat, ist mit dem Jahr 1975 anzusetzen. In diesem Jahr wurde die Universitätsklinik für Neuropsychiatrie des Kindes- und Jugendalters in Wien gegründet und das Additivfach „Kinderneuropsychiatrie" als Kompromiss zwischen Kinder- und Jugendpsychiatrie im eigentlichen Sinne und Heilpädagogik etabliert. Dieses Additivfach wurde in der Ärzteausbildungsordnung 1975 als Teilgebiet der Sonderfächer Psychiatrie, Neurologie und Pädiatrie mit einer dreijährigen Zusatzausbildung definiert. Diese Regelung stützte sich auf eine – fast identische, damals als Übergangslösung gesehene – Planung aus dem Jahre 1964, an der unter der Federführung von D. Buckle als Vertreter der WHO die beiden Ordinarien Hoff und Asperger sowie Spiel und Wurst beteiligt waren. Die Realisierung dieses Konzepts hatte 11 Jahre gedauert und konnte als Bemühen um die Zusammenführung der beiden Bereiche verstan-den werden. Das Konzept der „Neuropsychiatrie" (das in ähnlicher Weise auch in der DDR und in Italien existierte) war nicht als biologische Psychiatrie gedacht; es beruhte einerseits auf der

Tatsache, dass auch im Erwachsenenbereich das Fachgebiet noch die Bezeichnung „Psychiatrie und Neurologie" trug. Andererseits sollte das biopsychosoziale Modell, die „psychophysische Entwicklung" [49], die Verschränkung biologischer Bedingungen mit sozialen Gegebenheiten als Bestimmungselemente der aktuellen psychischen Eigenschaften zum Ausdruck bringen.

17.5 Grenzen und inhaltliche Defizite der Kinderpsychiatrie

In den frühen Schriften zur kinderpsychiatrischen Systematik (Kramer, Heller, Lazar) war die „psychopathische Konstitution" ein Zentralbegriff, der beim Ersten Internationalen Kongress (1937) einer lebhaften Diskussion unterzogen wurde. Mit Beginn der 1970er-Jahre wurde die Diagnose „Psychopathie", die in der NS-Zeit zur Begründung von Zwangssterilisation und Patiententötung wurde, einer radikalen Kritik unterzogen. Katschnig und Steinert [26] bezeichnen 1973 das Konzept, das dieser Diagnose zugrunde lag, als soziale Konstruktion und verweisen darauf, dass der Begriff im psychiatrischen Alltag als Schimpfwort und medizinisch verbrämte Verurteilung eingesetzt werde. Ähnlich auch die Position bei Reiter und Gabriel [37]. Jervis [25] spricht von einem „psychiatrischen Mülleimer". In dieser Zeit beginnt Walter Spiel, gestützt auf sein psychotherapeutisches Grundverständnis und auf die Kenntnisse der Entwicklungswissenschaft, ein Alternativkonzept zu formulieren. Er spricht von „Persönlichkeitsentwicklungsstörung" [45], die er den erlebnisreaktiven Störungen zuordnet. Aber noch in einer späteren Konzeption [46] bleibt neben dieser Kategorie auch jene der „abnormen Persönlichkeitsvarianten" bestehen, hinter der die „Konstitutionsvariante" Kurt Schneiders steht. Ein wirklicher Paradigmenwechsel, der entwicklungsdynamisches Denken konsequent an die Stelle des konstitutionellbiologischen Denkens gesetzt hätte, war vorerst ausgeblieben. Er wurde erst 1987 vollzogen [49].

17.6 Kinderpsychiatrie und Sozialpädagogik

Auch im Grenzbereich zur Sozialpädagogik sind im Rückblick deutliche Defizite zu erkennen. Die Mitwirkung der Kinderpsychiatrie bei den Reformprojekten in der Jugendwohlfahrt ab Anfang der 1970er-Jahre, insbesondere bei der Heimreform, hatte in der Alltagsarbeit der Kliniken einen hohen Stellenwert und sämtliche Klinikmitarbeiter waren involviert. Dennoch muss aus heutiger Sicht festgestellt werden, dass dieses Engagement auch an seine Grenzen gestoßen ist. Durch die mediale Publizität, die in Österreich ab 2010 ein beachtliches Echo ausgelöst hat, ist einer breiten Öffentlichkeit bekannt geworden, dass viele Kinder, die aufgrund einer Entscheidung der Jugendwohlfahrtsbehörde in öffentliche Erziehungseinrichtungen („Heime") eingewiesen worden waren, dort Gewalterlebnissen ausgesetzt waren. Bereits ab dem Ende der 1960er-Jahre wurden die Gewaltereignisse in Heimen unter dem Begriff „Heimmisere" zum Thema der öffentlichen Diskussion. Ulrike Meinhofs Film „Bambule" [3] führte 1970 – nicht nur in Deutschland – zu öffentlichen Diskussionen, die auch in der pädagogischen Fachwelt aufgegriffen wurden. Dieser Diskurs

» deckte Erziehungsverhältnisse auf, die den Fürsorgeerziehungsskandalen der 20-er Jahre wenig nachstanden. Nach diesen Berichten wird noch immer geprügelt, eingesperrt, unterdrückt, Selbstbewusstsein zerstört, auf Sauberkeit, Gehorsam, Arbeitseifer und Verzicht dressiert, Sexualität verdrängt und werden mit diesen Eingriffen Persönlichkeitsstörungen hervorgebracht, vertieft, vervielfältigt und Außenseiterdasein sowie Kriminalität als zwangsläufige Folgen erzeugt. ([24]:123)

Die Diskussion in Österreich folgte fast zeitgleich. Im Rahmen ihrer Kampagne „Öffnet die Heime" führte die Gruppe „Spartacus" 1969 im öffentlichen Raum in Wien Aktionen mit beträchtlicher Öffentlichkeitswirksamkeit durch [27]. Die Wiener Kinderpsychiatrie unterstützte das Jugendamt zwar tatkräftig bei der Reformarbeit [48], muss sich aber dennoch die Frage stellen lassen, ob sie genug getan hat. Die Wiener Heimkinderstudie zeigte [12], dass die von der Sozialpädagogik intendierte Kompensation belastender Sozialisationsbedingungen häufig nicht eingelöst wurde. Nicht kompensatorische, sondern traumatisierende Erziehung prägte den Lebensalltag dieser Kinder. Auch wenn die Möglichkeit, von diesen Studienergebnissen auf das gesamte damalige System der Sozialpädagogik Rückschlüsse zu ziehen, begrenzt ist, wird hier ein Sektor der damaligen Sozialpädagogik beleuchtet, in dem Gewalt ein bestimmendes Element war. Die Langzeitfolgen sind beträchtlich: Instabilität der Partnerschaft und der Gestaltung sozialer Kontakte – gefolgt von instabilen Berufswegen – stehen an der Spitze der späteren Lebensprobleme. Erlebnisse sexueller Gewalt zeigen deutliche Zusammenhänge mit späterer Psychopathologie, die erwähnten Partnerschaftsprobleme und Schwierigkeiten in der Gestaltung sozialer Beziehungen. Hier wird der tiefe Eingriff sexueller Gewalt in die Persönlichkeitsentwicklung erkennbar. Erlebnisse körperlicher Gewalt, die zwischen den Heimperioden 1946–75 und 1976–90 einen signifikanten Rückgang zeigen, prägen vor allem die späteren Strategien der Bewältigung von Konflikten – sie sind spezifisch mit späteren Delinquenzproblemen verknüpft [12]. Wir müssen – trotz der Reformbemühungen – zur Kenntnis nehmen, dass die Betroffenen auf eine Mitverantwortung der Kinderpsychiatrie verweisen.

Eine abschließende Zusammenfassung muss festhalten, dass die dargestellten widersprüchlichen Tendenzen sowohl die wissenschaftlichen als auch die politischen Tendenzen dieser Zeit widerspiegeln.

» Das Spannungsfeld zwischen einer Denkrichtung, die sich an den Konzepten von Psychotherapie, psychoanalytischer Pädagogik und Child guidance-Bewegung orientierte und jenen Repräsentanten, deren Selbstverständnis in konservativen pädagogischen Konzepten wurzelte und durch stark biologistisch orientierte Vorstellungen geprägt war, war noch lange Zeit erkennbar. Die Frage nach der Aufwandswürdigkeit, die in der Pädagogik und Medizin der NS-Zeit die tragende Rolle spielte, hat hier ihre deutlichen Nachwirkungen gehabt, die erst mit dem Wechsel zur Nachkriegsgeneration ausgeklungen ist [9].

Der 1975 eingegangene Kompromiss des Additivfaches war die Grundlage einer Entwicklung, die zur Überwindung alter Gräben beigetragen, aber erst 2007 zur Etablierung einer eigenen Facharztspezialisierung geführt hat [50]. Ein historischer Diskurs über die „Euthanasie" der NS-Psychiatrie wurde erst in den 1980er-Jahren begonnen und der Diskurs über biologistische Paradigmen der 1920er-Jahre ist bis heute weitgehend ausgeblieben.

Literatur

[1]   Asperger H (1952) Heilpädagogik. Springer, Wien
[2]   Asperger-Felder M (2008) „Zum Sehen geboren, zum Schauen bestellt" Hans Asperger (1906–1980: Leben und Werk). In: Castell R (Hrsg) 100 Jahre Kinder- und Jugendpsychiatrie. Biographien und Autobiographien. V & R unipress, Göttingen
[3]   Bambule (1970) www.ubu.com/film/meinhof_bambule.html. Zugegriffen: 14.02.2016
[4]   Bauer I, Hoffmann R, Kubek Ch (2013) Abgestempelt und ausgeliefert. Fürsorgeerziehung und Fremdunterbringung in Salzburg nach 1945. Mit einem Ausblick auf die Wende hin zur sozialen Kinder- und Jugendarbeit von heute. Studien Verlag, Innsbruck

[5]   Baumann R, Köttgen Ch, Grolle I, Kretzer D (1994) Arbeitsfähig oder unbrauchbar? Die Geschichte der Kinder-
      und Jugendpsychiatrie seit 1933 am Beispiel Hamburgs. Mabuse, Frankfurt/M
[6]   Berger E (1988) Psychiatrie im Faschismus. Behinderte 11(5):59–62
[7]   Berger E (2007) Die Kinder- und Jugendpsychiatrie in Österreich – Entwicklungen und Wandel. In: Thun-Ho-
      henstein L (Hrsg) Kinder- und Jugendpsychiatrie in Österreich: vom „Gestern" zum „Morgen", Krammer, Wien,
      S 7–20
[8]   Berger E (2009) Kinderpsychiatrie in der NS-Zeit – Ordnungs- und Vernichtungspolitik in Kooperation mit
      Pädagogik und Fürsorge. Schriftenreihe der Deutschen Gesellschaft für Geschichte der Nervenheilkunde
      15:229–237
[9]   Berger E (2013) Die Innsbrucker Kinderpsychiatrie/Heilpädagogik im Kontext der Entwicklung des Faches
      Kinderpsychiatrie. In: Medizin-Historische ExpertInnenkommission (Hrsg) Die Innsbrucker Kinderbeobach-
      tungsstation von Maria Nowak-Vogl. Med. Univ. Innsbruck 50–56:56
[10] Berger E, Friedrich MH (1977) Bedarfsschätzung für den stationären Bereich der Neuropsychiatrie des Kindes-
      und Jugendalters. Mitteilungen der österreichischen Sanitätsverwaltung 78:300–309
[11] Berger E, Friedrich MH (1979) Möglichkeiten und Strukturen der ambulanten und stationären kinderpsychia-
      trischen Versorgung, In: Presse- und Informationsstelle der Stadt Wien (Hrsg) Psychiatrische und psychoso-
      ziale Versorgung in Wien, Bd 1: Die Enqueten 1977–79, Vorwärts, Wien
[12] Berger E, Katschnig T (2013) Gewalt in Wiener Heimen zwischen 1945 und 1990 – eine retrospektive Studie
      aus psychotraumatologischer Perspektive. Neuropsychiatrie 27:188–195
[13] Berger E, Michel B (1997) Zwangssterilisation bei geistiger Behinderung. Wiener [od. Wr.] Klin Wochenschr
      109(23): 925–93
[14] Berger E, Springer-Kremser M (1996) Rudolf Eksteins Beiträge zur Psychotherapie und Kinderpsychiatrie.
      Wiener [od. Wr.] Klin Wochenschr 108:407–413
[15] Berger E, Hochgatterer P, Leithner K et al (2006) Die Reintegration behinderter Menschen durch Ausgliede-
      rung aus psychiatrischen Einrichtungen – das Wiener Deinstitutionalisierungsprojekt. Med Men Geist Mehrf
      Beh 3:17–27
[16] Czech H (2015) Hans Asperger und die „Kindereuthanasie" in Wien – mögliche Verbindungen. In: Pollak A
      (Hrsg) Auf den Spuren Hans Aspergers. Schattauer, Stuttgart, S 24–29
[17] Dahl M (1998) Endstation Spiegelgrund. Die Tötung behinderter Kinder während des Nationalsozialismus am
      Beispiel einer Kinderfachabteilung in Wien 1940 bis 1945. Erasmus, Wien
[18] Geiger K (2015) Die Kinderstation. In: Hess G (Projektleiter) Die Malariatherapie und weitere diagnosekor-
      relierte Therapien: ihre Anwendung an der Wiener Universitätsklinik für Psychiatrie und Neurologie in den
      1950er und 1960er Jahren und ihre Diskussion in der zeitgenössischen Forschung. Unveröffentl. Forschungs-
      bericht an den Jubiläumsfond der OeNB und den Bürgermeisterfond der Stadt Wien
[19] Goffman E (1973) Asyle. Über die soziale Situation psychiatrischer Patienten und anderer Insassen. Suhr-
      kamp, Frankfurt/M (Erstveröffentl. unter dem Titel „Asylums", 1961)
[20] Gross H, Jellinger K, Kaltenbäck E, Rett A (1968) Infantile Cerebral Disorders. J Neurol Sci 7:551–64
[21] Heller T (1904) Grundriß der Heilpädagogik. Engelmann, Leipzig
[22] Holtkamp M (2002) Werner Villinger (1887–1961). Die Kontinuität des Minderwertigkeitsgedankens in der
      Jugend- und Sozialpsychiatrie. Matthiesen, Husum
[23] Hubenstorf M (2005) Pädiatrische Emigration und die „Hamburger-Klinik" 1930–1945. In: Widhalm K, Pollak A
      (Hrsg) 90 Jahre Universitäts-Kinderklinik am AKH in Wien. Literas, Wien, S 69–220
[24] Iben G (1972) Selbst- und Mitbestimmung in sozialpädagogischen Institutionen. In: Leber A, Reiser H (Hrsg)
      Sozialpädagogik, Psychoanalyse und Sozialkritik. Luchterhand, Neuwied, S 123–144
[25] Jervis G (1978) Kritisches Handbuch der Psychiatrie. (2. Aufl) Syndikat, Frankfurt/M
[26] Katschnig H, Steinert H (1973) Über die soziale Konstruktion der Psychopathie. In: Strotzka H (Hrsg) Neurose,
      Charakter, Umwelt. Kindler, München, S 29
[27] Keller F (1983) Wien, Mai 1968 – eine heiße Viertelstunde. Junius, Wien, S 37
[28] Kos M (1998) Frauenschicksale in Konzentrationslagern. Passagen, Wien
[29] Kos-Robes M (1988) Die Beendigung in der Kinderpsychotherapie. In: Biermann G (Hrsg) Handbuch der
      Kinderpsychotherapie. Fischer, Frankfurt/M
[30] Leixnering W, Wurst E (1991) Die „Heilpädagogische Station". Anmerkungen zum Wandel einer Institution. In:
      Leixnering W, Wurst E (Hrsg) Krise als Chance – 80 Jahre Heilpädagogische Station der Universitäts-Kinder-
      klinik Wien. Tagungsbericht. Selbstverlag, Wien, S 88
[31] Mader R, Sluga W (1969) Persönlichkeitsänderungen durch langen Heimaufenthalt. Acta Paedopsychiatrica
      36(1+2):36–45
[32] Malina P (2007) Zur Geschichte des „Spiegelgrunds". In: Berger E (Hrsg) Verfolgte Kindheit. Kinder und
      Jugendliche als Opfer der NS-Sozialverwaltung. Böhlau, Wien, S 159–192

[33] Medizin-Historische ExpertInnenkommission (Hrsg) (2013) Die Innsbrucker Kinderbeobachtungsstation von Maria Nowak-Vogl. Med. Univ. Innsbruck
[34] Müller-Küppers M, Specht F (Hrsg) (1977) Recht – Behörde – Kind. Probleme und Konflikte der Kinder- und Jugendpsychiatrie. Kongressbericht der Deutschen Gesellschaft für Kinder- und Jugendpsychiatrie (Salzburg 1977). Huber, Bern
[35] Poustka F (1976) Vom Erziehungsheim zum Therapieheim. In: Poustka F, Spiel W (Hrsg) Therapien in der Kinder- und Jugendpsychiatrie. Kongressbericht. Egermann, Wien
[36] Presse- und Informationsstelle der Stadt Wien (Hrsg) Psychiatrische und psychosoziale Versorgung in Wien, Bd 2: Zielplan. Vorwärts, Wien
[37] Reiter L, Gabriel E (1973) Diagnose „Psychopathie" und diagnostischer Prozess bei Jugendlichen. In: Strotzka H (Hrsg) Neurose, Charakter, Umwelt. Kindler, München, S 30
[38] Rett A (1979) Klinische, genetische, soziale und juridische Aspekte der Sterilisation geistig behinderter Jugendlicher. In: Müller-Küppers M, Specht F (Hrsg) Recht – Behörde – Kind. Probleme und Konflikte der Kinder- und Jugendpsychiatrie. Kongressbericht der Deutschen Gesellschaft für Kinder- und Jugendpsychiatrie (Salzburg 1977). Huber, Bern, S 86–93
[39] Ringel E, Solms W, Spiel W (1960) Die Therapie der Psychopathie. In: Hoff H (Hrsg) Therapeutische Fortschritte in der Neurologie und Psychiatrie. Urban & Schwarzenberg, Wien, S 453–463
[40] Seidel R, Meyer H, Süsse Th (1987) Hilfreiche Anpassung – hilflose Fügung. Ärzte und Verwaltung Niedersachsens während der Vernichtung psychisch Kranker zur Zeit des Nationalsozialismus. Psychiatr Prax 14/Sonderheft 1:27–34
[41] Spiel O (1979) Am Schaltbrett der Erziehung. Huber, Bern (Erstveröffentl. 1947)
[42] Spiel W (1952) Ein Jahr psychiatrische Arbeit in der öffentlichen Fürsorge. Wiener Archiv für Psychologie, Psychiatrie und Neurologie II/1:1–12
[43] Spiel W (1972) Die sozialen Anpassungsstörungen des Kindes- und Jugendalters. In: Kisker KP, Meyer J-E, Müller M, Strömgren E (Hrsg) Psychiatrie der Gegenwart Band II/1. Berlin Heidelberg New York, S 859–872
[44] Spiel W (1976) Aktuelle Probleme der Neuropsychiatrie des Kindes- und Jugendalters. Antrittsvorlesung, gehalten am 12. Dezember 1975. Wien Med Wochenschr Suppl 34
[45] Spiel W (1976) Therapie in der Kinder- und Jugendpsychiatrie. (2. Aufl). Thieme, Stuttgart
[46] Spiel W (1981) Entwicklungsdynamische Gedankengänge zur Neurose-Entstehung. Vortrag, Neuropsychiatrie-Symposium, Charité, Berlin (unveröffentl Manuskript)
[47] Spiel W (1994) Die Entstehungsgeschichte des Fachgebietes Kinder- und Jugendneuropsychiatrie und der Universitätsklinik für Neuropsychiatrie des Kindes- und Jugendalters an der medizinischen Fakultät der Universität Wien. (Unveröffentl. Manuskript, Wien)
[48] Spiel W, Fischer G, Grestenberger J (1971) Aktuelle Probleme der Heimerziehung. Institut für Stadtforschung, Wien
[49] Spiel W, Spiel G (1987) Kompendium der Kinder- und Jugendneuropsychiatrie. Reinhardt, München
[50] Thun-Hohenstein L (2007) Kinder- und Jugendpsychiatrie in Österreich – eine aktuelle Bestandsaufnahme. In: Thun-Hohenstein L (Hrsg) Kinder- und Jugendpsychiatrie in Österreich – vom „Gestern" zum „Morgen", Krammer, Wien, S 24
[51] Villinger W (1926) Zur Hygiene des Seelenlebens und der Nerven der Kinder und Jugendlichen. Z Kinderforsch 32(2):111–129
[52] Villinger W (1933) Arbeitslosigkeit, Arbeitsscheu, Verstandesschwäche bei jugendlichen Kriminellen. Mitt Kriminalbiol Gesellschaft 4:147–166
[53] Wiesbauer E (1982) Das Kind als Objekt der Wissenschaft. Löcker, Wien

Kinderneuropsychiatrie in der DDR

Frank Häßler

© Springer-Verlag GmbH Deutschland 2017
H. Fangerau, S. Topp, K. Schepker (Hrsg.), *Kinder- und Jugendpsychiatrie im Nationalsozialismus und in der Nachkriegszeit*, DOI 10.1007/978-3-662-49806-4_18

Die ersten Abteilungen für Kinder- und Jugendliche in Deutschland entstanden in der ersten Hälfte des 20. Jahrhunderts an psychiatrischen Universitätskliniken. Parallel dazu entwickelte sich auch die kinder- und jugendpsychiatrische Forschung erst im 20. Jahrhundert als selbstständige Wissenschaft, wobei sie vor allem nach dem Zweiten Weltkrieg mit der Schaffung eigener Lehrstühle und der Gründung wissenschaftlicher Zeitschriften und Fachgesellschaften in vielen europäischen Ländern in Erscheinung trat [1], [2]. Ein wichtiger Schritt für die universitäre Kinderpsychiatrie in Deutschland war vor allem die Gründung der ersten Lehrstühle in den 1950er-Jahren, in der BRD 1954 in Marburg, in der DDR 1958 in Rostock.

Nach einer kurzen Skizze der institutionellen Entwicklung in Rostock folgt eine Fallvignette, die mit dem stationären Aufenthalt in der Rostocker Kinderneuropsychiatrie 1977 beginnt. Sie illustriert neben dem damals üblichen diagnostischen Vorgehen und Einordnen psychischer Symptomatiken vor allem eine gewisse Eigenständigkeit der Rostocker Klinik als Teil des Gesundheitswesens gegenüber der mehr staatlich kontrollierten und pädagogisch im Sinne der Staatsdoktrin ausgerichteten Jugendhilfe.

18.1   Die Entwicklung im Nachkriegsdeutschland, speziell in der DDR[1]

Trotz materieller und personeller Probleme räumte man der Kinder- und Jugendpsychiatrie in Ost- und Westdeutschland von Beginn an einen großen Raum ein. So erschien im Mai 1954 die Anordnung über die Durchführung der psychiatrischen Betreuung von Kindern und Jugendlichen in der DDR, in der Nr. 21 des *Zentralblatts* der DDR.

In der BRD ist die Nachkriegsentwicklung der Kinderpsychiatrie eng mit Werner Villinger, Franz Günther von Stockert, Hermann Stutte und Heinrich Albrecht verbunden, während sie in der DDR durch **Gerhard Göllnitz** repräsentiert wurde. Gerhard Göllnitz (1920–2003) stammte aus Güstrow, einer kleinen Residenzstadt in Mecklenburg, hatte in Rostock Medizin studiert und arbeitete am Studienort seit 1946 an der Universitätsnervenklinik. Göllnitz hatte sich seit Anfang der 1950er-Jahre wissenschaftlich mit kinderpsychiatrischen Themen beschäftigt und über die *Die Bedeutung der frühkindlichen Hirnschädigung für die Kinderpsychiatrie* habilitiert. Die Habilitationsschrift erschien 1954 und war ein wichtiger Beitrag zur empirischen Hirnschadensforschung im Kindes- und Jugendalter [3]. Seit 1953 war er Dozent für Neurologie und Psychiatrie an der Medizinischen Fakultät und hielt fakultative Vorlesungen über Themen der Kinderpsychiatrie. Am 1. Juli 1958 wurde Göllnitz Professor mit Lehrauftrag für das Fachgebiet Psychiatrie und Neurologie, ab dem 1. November 1958 vertrat er den neugegründeten Lehrstuhl für Kinderpsychiatrie. Am 1. Mai 1960 wurde Göllnitz Professor mit vollem Lehrauftrag für das Fachgebiet Neurologie und Psychiatrie und am 1. Februar 1963 erfolgte die Ernennung zum Professor mit Lehrstuhl für das Fachgebiet Kinderpsychiatrie an der Medizinischen Fakultät. Nach seiner Ernennung beantragte Göllnitz beim Staatssekretariat für Hochschulwesen die Umbenennung des Lehrstuhls, die mit Wirkung vom 1. September 1963 in „Lehrstuhl für Kinder-Neuro-Psychiatrie" erfolgte. Er bemühte sich in der Begriffsbestimmung um die Einheit von Neurologie und Psychiatrie des Kindes- und Jugendalters im Sinne einer Neuropsychiatrie [4], [5], [6]. Im Gegensatz zum Erwachsenenbereich trat er Tendenzen zur Trennung von Neurologie

---

1   Siehe auch: Häßler F (2016) Meilensteine der Kinderneuropsychiatrie. Fortschr Neurol Psychiatr 84:51–53

und Psychiatrie des Kindes- und Jugendalters entschieden entgegen. Schließlich wurde Göllnitz am 1. September 1969 zum ordentlichen Professor für Kinderneuropsychiatrie berufen. Dank seines Engagements etablierte sich die Neuropsychiatrie des Kindes- und Jugendalters in der DDR als eigenständiges Fachgebiet und er machte die Rostocker Abteilung diesbezüglich zu einer der führenden Einrichtungen [7].

Die Rostocker Abteilung Kinder-Neuro-Psychiatrie verfügte bis zur politischen Wende 1990 über 52 Betten auf 3 Stationen. Neben einer neurologisch orientierten Station (Aufnahmealter 2–18 Jahre) gab es eine gemischte Station mit einem Kleinkinder- (3–7 Jahre) und einem Jugendbereich (13–18 Jahre) sowie eine „Schulstation" (6–13 Jahre). Zu jeder fachärztlich geleiteten Station gehörten eine Psychologin oder ein Psychologe, 10 Schwestern und Pfleger, 2–3 Nachtwachen und 1–2 Erzieherinnen und Erzieher. Seit den 1960er-Jahren lag der Schwerpunkt auf der multiprofessionellen Behandlung, wobei das medizinische und psychologische Personal durch eine Musiktherapeutin, eine Sprachtherapeutin, eine Physiotherapeutin, eine Ergotherapeutin und die Pädagoginnen und Pädagogen der Klinikschule ergänzt wurde. Neben den extrem beengten Patientenzimmern (Achtbettzimmer, 2 Doppelstockbetten in 10 m^2 großen Schlafräumen) gab es auch Aufenthaltsbereiche sowie größere Therapie- und Spielzimmer. Gruppentherapien fanden in einem etwa 35 m^2 großen Saal statt. Ein gerätetechnisch kärglich ausgestatteter großer Außenbereich ermöglichte Fußball- und Volleyballturniere.

In den Händen von Göllnitz lag die Koordination der fachspezifischen Forschung in der DDR. Zu seinen wissenschaftlichen Arbeitsgebieten gehörten vor allem die psychophysischen Folgen des frühkindlichen Hirnschadens, das chronische hirnorganische Achsensyndrom, die Früherfassung, Frühtherapie und langfristige Rehabilitation kindlicher Entwicklungs- und Persönlichkeitsstörungen sowie prospektive Kontrollen der Kompensation biologischer und sozialer Entwicklungsrisiken. Der Schwerpunkt seiner wissenschaftlichen Arbeit lag auf dem Gebiet der frühkindlichen Hirnschädigung, welche er als Syndrom auffasste [8]. Sein Lehrbuch *Neuropsychiatrie des Kinder- und Jugendalters* erschien bis 1992 in 5 Auflagen [9]. Göllnitz war u. a. Vorsitzender der Sektion Kinder-Psychotherapie in der Gesellschaft für ärztliche Psychotherapie der DDR, Vorsitzender der 1962 gegründeten Sektion Kinderneuropsychiatrie in der Gesellschaft für Psychiatrie und Neurologie der DDR und Vorstandsmitglied der Arbeitsgemeinschaft „Das geschädigte Kind" der Gesellschaft für Rehabilitation der DDR. Außerdem war er auch Vizepräsident der Union Europäischer Kinderpsychiater und Ehrenmitglied der Österreichischen Gesellschaft für Kinderneuropsychiatrie. Am 1. Juni 1974 wurde maßgeblich durch sein Wirken die Subspezialisierung für Kinderneuropsychiatrie in der DDR etabliert. 1976 gab es bereits 91 Subspezialisten für Kinderneuropsychiatrie. Diese Zahl wuchs bis zum Jahr 1989 auf 235 an, was einem Verhältnis von einem Kinderneuropsychiater auf 76.272 Einwohner entsprach. In der BRD war bereits 1969 und damit ein Jahr nach der Anerkennung als eigenes ärztliches Fachgebiet ohne den Zusatz „Neuro" der Facharzt für Kinder- und Jugendpsychiatrie eingeführt worden [10].

Im zentralen Forschungsprojekt „Das defektive Kind" (seit 1969) und ab 1981 in der **Forschungsrichtung 04** „Hirngeschädigte Kinder" (vormals „Defektives Kind" in der HFR M 30 „Schwangerschaft und frühkindliche Entwicklung" [seit 1969]) fungierte die Rostocker Klinik als Leiteinrichtung für die Kinder- und Jugendneuropsychiatrie und arbeitete mit kinderneuropsychiatrischen Einrichtungen in Magdeburg, Berlin, Dresden und Leipzig eng zusammen. Die Forschungsrichtung 04 umfasste folgende Schwerpunkte:

Schwerpunkte der Forschungsrichtung 04

1. Themenkomplex: Prospektive Studien definierter Risikokinder im Alter von 10–18 Jahren (perinatale Risiken, psychosoziale Risiken, Kinder anfallskranker Eltern, motorisches Verhalten bis zum 4. Lebensjahr)
2. Themenkomplex: Erfassung hirnlokaler Funktionsstörungen mithilfe neuropsychologischer, neurophysiologischer und neurochemischer Methoden
3. Themenkomplex: Therapie und Rehabilitation (sonderpädagogische Förderung, Katamnesen, Verlaufsstudie zur geistigen Entwicklung von Hilfsschülern unter definierten Förderbedingungen)

In der DDR waren an den Universitäten und Medizinischen Akademien in Berlin (Ost), Leipzig und Jena weitere entsprechende Lehrstühle entstanden. In Magdeburg wurde zunächst eine Dozentur eingerichtet [5],[11]. In Jena hatte Rudolf Lemke bereits 1952 eine selbstständige kinderpsychiatrische Abteilung an der Universitätsnervenklinik errichtet. Helmut Rennert erhielt dort 1956 als erster in der DDR eine Professur mit Lehrauftrag für Kinderpsychiatrie [12]. 1970 entstand ein Lehrstuhl an der Berliner Charité und in Leipzig erhielt die Klinik für Kinderneuropsychiatrie 1976 ein eigenes Ordinariat [13], [14]. Bis 1980 waren an 5 der insgesamt 9 medizinischen Hochschulen eigenständige Lehrstühle eingerichtet worden.

■ **Schlussfolgerung**
Für den Entwicklungsprozess der Kinderneuropsychiatrie hin zu einem autonomen medizinischen Fachgebiet war u. a. die Einsicht erforderlich, dass neben einer altersentsprechenden Diagnostik und Therapie vor allem die Forschung mit der Herausbildung eigener Methoden neue Wege gehen musste. Durch die Etablierung weiterer Lehrstühle nach der Einrichtung des ersten in Rostock wurden die Voraussetzungen für die einheitliche Lehre, Forschung, medizinische Betreuung und Ausbildung in der DDR geschaffen. Die Neurologie des Kindes- und Jugendalters ist heute nicht nur in der Musterweiterbildungsordnung der Bundesärztekammer verankert, sie wird im Sinne der Einheit von Psychiatrie und Neurologie auch noch in einigen kinder- und jugendpsychiatrischen Kliniken in verschiedenen Regionen des Bundesgebietes praktiziert.

18.2   Fallvignette

■ **Vorbemerkung**
Im Jahr 2014 bat der Patient P. M. (Initialen entsprechen nicht denen des richtigen Namens) um Einsicht in seine Behandlungsunterlagen an der Rostocker Universitäts-Nervenklinik. In einem Gespräch berichtete er über die dem stationären Aufenthalt 1977 folgende Odyssee durch mehrere Kinderheime der DDR. Bei einem zweiten Treffen händigte er dem Verfasser dieses Kapitels Kopien seiner im Archiv des Bundesbeauftragten für die Unterlagen des Staatssicherheitsdienstes der ehemaligen DDR eingesehenen Dokumente mit der Bitte um ausdrückliche Verwendung in Vorträgen und Veröffentlichungen aus. Einzige Bedingung war, nicht seinen richtigen Namen zu nennen. Die folgende Kasuistik spiegelt eher das Nebeneinander als das Miteinander von Kinderneuropsychiatrie und staatlich gelenkter Jugendhilfe wider. (*Kursiv* sind seine eigenen Erinnerungen hervorgehoben.)

- **Kasuistik**

Laut Epikrise der Abteilung für Kinder-Neuro-Psychiatrie der Universitäts-Nervenklinik der Wilhelm-Pieck-Universität Rostock über den stationären Aufenthalt von 42 Tagen im **Juni bis August 1977** befand sich P. M. wegen „Verhaltensstörungen infolge häuslicher Fehl- und Pendelerziehung" in Behandlung. Aus der Epikrise war im Einzelnen zu entnehmen:

- „Anamnestischen Angaben der Mutter zufolge, verliefen Schwangerschaft und Geburt komplikationslos. Die frühkindliche Entwicklung verlief regelrecht. P. kam mit 1 Jahr in die Kinderkrippe und altersgerecht in den Kindergarten. Im Kindergarten gab es erstmalig Schwierigkeiten. Der Junge sei sehr impulsiv, schlage sofort zu und sei auch sehr frech zu den anderen Kindern. Zu Hause, wie auch im Kindergarten reagiert er überhaupt nicht, wenn man ihn anspreche und versuche immer, seinen Kopf durchzusetzen. P. wurde als uneheliches Kind geboren und wuchs im gemeinsamen Haushalt der Mutter und Großmutter auf. Er wurde von beiden in gleichem Maße verwöhnt, Anforderungen wurden an ihn zu Hause überhaupt nicht gestellt. Inzwischen hat die Mutter eine eigene Wohnung bekommen, so dass die Erziehungsbedingungen etwas günstiger zu sein scheinen.
- Bei der stat. Aufnahme fanden wir einen leicht adipösen, altersgerecht entwickelten Jungen, der allgemeinkörperlich und neurologisch keine pathologischen Auffälligkeiten bot. Die biologischen Reaktionen lagen im Normbereich.
- Die Röntgen Aufnahmen des Schädels boten keine pathologischen Normabweichungen.
- Das Hirnstrombild zeigte leichte Allgemeinveränderungen.
- P. findet zu anderen Personen sehr schnell Kontakt. Er fügt sich allerdings in das Gemeinschaftsleben nur schwer ein. Gegenüber anderen Kindern versucht er stets eine dominierende Stellung einzunehmen. Dabei setzt er auch Gewalt ein, besonders Schwächeren gegenüber, aber auch gegenüber den größeren Jungen ist er häufig frech, grob und wird gelegentlich distanzlos. P. läßt sich sehr von seinen Gefühlen leiten und ist in seinen Äußerungen und Handlungen impulsiv und überschießend. Seine Stimmungslage stand zwischen Gereiztheit und Freundlichkeit. Bei der Beschäftigung macht P. gern mit und zeigt auch Ausdauer und Konzentration. Er ist durch Erfolgserlebnisse gut zu motivieren. Auf Tadel reagiert er häufig überhaupt nicht.
- P.'s intellektuelle Fähigkeiten liegen im Bereich der Norm. Er hat eine ausreichende Konzentrationsfähigkeit, Belastbarkeit, jedoch eine verminderte Steuerungsfähigkeit. P.'s Verhaltensauffälligkeiten sind in erster Linie als Folge einer häuslichen Fehl- und Pendelerziehung anzusehen. Deshalb stellten wir den Jungen auch auf keine Medikamente ein und berieten die Mutter mehrfach intensiv, den Jungen in Zusammenarbeit mit dem Kindergarten konsequent zu erziehen."

Ende **September 1979** schreibt die behandelnde Nervenärztin der Mutter an den Rat der Stadt Rostock, Abt. Jugendhilfe: „Frau M. ist alleinstehend und durch die augenblickliche Situation eindeutig überfordert, was zu gehäuften Arztkonsultationen führt. Um Frau M. während der Ausbildungszeit die Möglichkeit zu geben in der Tagschicht zu arbeiten, wäre es wünschenswert, wenn ihr Sohn während dieser Zeit in ein Heim käme."

Anfang **Oktober 1979** antwortet der Leiter des Referats Jugendhilfe der Nervenärztin, dass ihm die Angelegenheit bekannt sei: „Wir wissen, daß der Sohn P. besonderer Zuwendung bedarf und sich eine Heimunterbringung sicherlich nicht positiv auf ihn auswirkt. Da in keiner Weise eine soziale Gefährdung vorliegt, können wir gegen den Willen der Mutter nichts unternehmen."

Bis zur Einschulung habe ich eine schöne Kindheit gehabt. Ich war oft zu spät zu Hause und habe meine Mutter damit sicherlich überfordert, was dann auch zu meiner ersten Tracht Prügel führte.

Das wurde irgendwann zur Regelmäßigkeit. Um auf eigenen Beinen stehen zu können, bemühte sich meine Mutter um einen Facharbeiterabschluss nach Feierabend, trat in die SED und Kampfgruppe ein.

Einen Monat später (**Oktober 1979**) bittet die Mutter um eine zehntägige unverzügliche Aufnahme ihres Sohnes in ein Heim der Jugendhilfe, da sie sich in stationäre Behandlung begeben muss. Einen Tag später wird P. für 14 Tage in das Spezialkinderheim „Makarenko" in Krassow, Kreis Wismar, aufgenommen. Aus der Einschätzung des Spezialkinderheimes geht Folgendes hervor: „Er zeigte sich besonders bei schriftlichen Leistungen leistungsstark und ansprechbar, hatte ein sauberes Schriftbild und gute Gedächtnisleistungen. Bei mündlicher Arbeit konnte er sich wenig konzentrieren, beschäftigte sich viel mit anderen Dingen und wirkte nervös. … In den Pausen gab es stets Auseinandersetzungen mit seinen Klassenkameraden, er konnte nie ohne Aufsicht sein, da er sofort eine Prügelei begann oder sich im Gelände umhertrieb. … Große Sorgen bereiteten uns P.'s sexuelle Auffälligkeiten. … Aufgrund der gezeigten Verhaltensauffälligkeiten würden wir eine Überprüfung im Kombinat der Sonderheime für sehr notwendig halten – eine Spezialheimerziehung erscheint uns wegen der straffen Forderungen im Tagesablauf ohne die für ihn notwendigen Ruhephasen nicht angebracht und würde die Verhaltensstörungen nicht abbauen."

Vier Tage nach der Entlassung aus dem Spezialkinderheim willigt die Mutter im **November 1979** im Rahmen einer Erziehungsvereinbarung in eine Heimunterbringung ein.

Mitte **Dezember 1980** bittet der Referatsleiter Jugendhilfe um die Bereitstellung eines Heimplatzes im Sonderkombinat zur Psychodiagnostik.

Zunächst erfolgt am **3. Januar 1981** die erneute Aufnahme in das Spezialkinderheim „Makarenko". Aus einem undatierten Brief an das Kombinat der Sonderheime geht hervor, dass P. „sich in seinem Sexualverhalten abnorm zeigt. P. bringt häufig seine verfestigte negative politische Einstellung zum Ausdruck. So fordert er offen das Einstellen von Sendern der BRD. P. besucht altersgerecht die 4. Klasse. Er ist der leistungsstärkste Schüler innerhalb der Klasse."

Krassow war die schlimmste Zeit meines Lebens, denn dort war die Gewalt das täglich Brot. Hauptsächlich waren es die Schläge und Demütigungen der älteren Mitinsassen. Ich meine, dass um 6 Uhr Wecken war, dann raus zum Frühsport. Schulzeit war von 7.30 Uhr bis 15.00 Uhr, im Anschluss Hausaufgaben und Arbeitseinsätze. 20.00 Uhr war Nachtruhe. Mindestens 10 Zimmer pro Flur, in denen jeweils 4 Doppelstockbetten, Kleiderschränke und ein Tisch in der Mitte standen. Es gab 2 Etagen à 4 Flure, also über 300 Insassen. Wer sein Mittag nicht aufaß, bekam dieses zum Abendbrot wieder vorgesetzt. Ein besonderer Teil nannte sich Mumpe/Isolierzelle und war ein Raum im Keller (2 x 3 m groß, mit Waschbecken, Toilette und hochklappbarer Metallliege) hinter einer dicken schalldichten und einer Gittertür.

Anfang **Januar 1982** kommt es dann zu einer siebenwöchigen Aufnahme in das Kombinat der Sonderheime für Psychodiagnostik und pädagogisch-psychologische Therapie in Berlin-Niederschöneweide. Zusammengefasst wird P. wie folgt eingeschätzt: „P. ist körperlich und hinsichtlich der motorischen Leistungen altersgerecht entwickelt. Es besteht ein Zustandsbild nach leichter frühkindlicher Hirnschädigung, das sich vorrangig in einem ausgeprägten Psychosyndrom ausdrückt. Die geringe pädagogische Beeindruckbarkeit des Kindes ist aber weniger auf eine Fehlentwicklung auf Grund von Überforderung zurückzuführen, vielmehr stehen Egozentrismus und hochgradige Eigenempfindlichkeit bei ungenügender sozialer Resonanzfähigkeit im Mittelpunkt des Ursachengefüges der Verhaltensauffälligkeiten. Zusammengefaßt und psychodiagnostisch handelt es sich um einen verhaltensgestörten encephalopathischen und neurotischen Jungen. … Der Verbleib im Spezialkinderheim ist anzuraten, zumal dort erste Erziehungserfolge sichtbar werden."

Im **Mai 1983** verfasst der pädagogische Aktivleiter des Spezialkinderheimes „Makarenko" einen vierseitigen Zwischenbericht. Während für die erste Phase ein düsteres Bild gezeichnet wurde, wurde ihm bei Einordnung in ein neues „Kollektiv" ein positiver Entwicklungsansatz bescheinigt. Typisch für die erste Zeit ist folgender Satz: „Der Kontakt zu seinen Mitschülern war nur noch auf der Basis der Boshaftigkeit, Gehässigkeit, Aggressivität und Ablehnung gestaltet." Für die zweite Phase wurden ihm „Höflichkeit" und „Hilfsbereitschaft" und „innere Ruhe" attestiert. Diese positive Einschätzung weicht dann wieder einem sehr negativen Tenor.

Deshalb kommt es im **Juni 1983** zu einer erneuten Aufnahme in das Kombinat der Sonderheime, wo er 3 Wochen verbleibt und anschließend in das Kinderheim Werftpfuhl übernommen wird. Dort schließt er die 8. Klasse ab. Mehrfach erhält er wegen Entweichens vor dem Fahnenappell Verweise. Trotz einer Steuerungs- und Konzentrationsstörung gehört er nach wie vor zu den leistungsstärksten Schülern. Er sei schwer und nachhaltig emotional ansprechbar und motivierbar. Zu seiner Mutter unterhält er vorrangig brieflich Kontakt. Im **März 1985** empfiehlt die Leitung des Kinderheimes Werftpfuhl eine erneute Verlegung in ein Spezialkinderheim, da „kein spezielles therapeutisches Anliegen mehr vorliegt". Der Abschlussbericht fordert für P. eine konsequente autoritäre Führung, da er sich sonst der Aufsicht und Kontrolle der Pädagogen entziehe.

Auch hier gab es natürlich einen durchstrukturierten Tagesablauf, der aber auch Zeit für Erholung, sportliche Betätigung und Spielen/Freizeit beinhaltete. Einmal im Monat hatte man auch ein Gespräch mit einem Psychotherapeuten. Die Größe der Gruppe betrug 7–9 Kinder und auch der Altersunterschied war höchstens ein Jahr. Ich und andere sind auch schon mal unerlaubt nach Werneuchen oder Berlin gefahren. Es gab Strafarbeiten als Sanktionen wie Aussortieren fauler Kartoffeln, das Schaufeln von Kohlen oder Urlaubssperre. Da im Sonderkombinat nur bis zur 8. Klasse unterrichtet wurde, musste ich ins Spezialkinderheim nach Bad Langensalza.

Im **August 1985** wird P. im Spezialkinderheim „Werner Seelenbinder" in Bad Langensalza aufgenommen. Auch hier kommt es anfänglich zu Entweichungen, bei denen er als Mitläufer Straftaten (Diebstähle) verübt. In den Winterferien 1986 darf er für eine Woche zu seiner Mutter. Inzwischen ist er versetzungsgefährdet. Bis auf eine Zwei in Mathematik erhält er zum Halbjahreszeugnis 1986 nur Dreien und Vieren. P. kann sich im folgenden Jahr schulisch leicht verbessern und wird mit dem Abschluss der 10. Klasse im Juni 1987 in den Haushalt der Mutter entlassen. Der in Rostock in Vorbereitung der Entlassung tagende Jugendhilfeausschuss plant eine Unterbringung in einem Jugendwerkhof, was die Mutter aber nicht will und deshalb verhindert.

Unsere Gruppe bestand aus 12 Mann (3 Zimmer à 2 Doppelstockbetten). Einige sind bereits in der 9. Klasse hierher gekommen. Der Ausschlag war eine Massenflucht. Es kam u. a. zum KFZ-Diebstahl und Sachbeschädigungen. Außerdem bekamen wir in unserer Gruppe einen neuen Erzieher, der vorher Zeitsoldat war und uns auch genauso behandelte wie seine Untergebenen. Die Beendigung des Heimaufenthaltes fand tatsächlich mit der Ausgabe der Zeugnisse statt.

An dieser Stelle enden die überreichten Dokumente und eigenen Aufzeichnungen. Wie aus den Gesprächen 2014 hervorging, schaffte P. die Ausbildung zum Schiffsschlosser und war nach 1989 nie mehr straffällig.

Literatur

[1]   Remschmidt H, Schmidt MH (2003) 30 Jahre Zeitschrift für Kinder- und Jugendpsychiatrie und -psychotherapie. Z Kinder Jugendpsychiatr Psychother 31:251–253

[2]   Kumbier E, Häßler F (2010) 50 Jahre universitäre Kinderneuropsychiatrie in Rostock. Z Kinder Jugendpsychiatr Psychother 38:155–160

[3]   Göllnitz G (1954) Die Bedeutung der frühkindlichen Hirnschädigung für die Kinderpsychiatrie. Thieme, Leipzig

[4]   Göllnitz G (1963) Kinderneuropsychiatrie – ein noch junges Wissenschaftsgebiet. Wissenschaftliche Zeit-
      schrift der Universität Rostock 12(3+4):533–540
[5]   Göllnitz G (1972) Lehrstuhl und Abteilung der Kinderneuropsychiatrie der Universitäts-Nervenklinik Rostock.
      Wissenschaftliche Zeitschrift der Universität Rostock 21(1):19–23
[6]   Göllnitz G (1978) Warum Kinderneuropsychiatrie? Z Psychiatr Neurol Med Psychol 30(5):270–276
[7]   Häßler F (2003) Nachruf Herr Prof. em. Dr. med. habil. Gerhard Göllnitz (28.04.1920 bis 03.01.2003). Ärztebl
      Mecklenburg-Vorpommern 13:62
[8]   Castell R, Nedoschill J, Rupps M, Bussiek D (Hrsg) (2003) Geschichte der Kinder- und Jugendpsychiatrie in
      Deutschland in den Jahren 1937 bis 1961. Vandenhoeck & Ruprecht, Göttingen
[9]   Göllnitz G (1992) Neuropsychiatrie des Kindes- und Jugendalters (5. Aufl). Fischer, Jena
[10] Häßler F (2012) Kinder- und Jugendpsychiatrie – Ausdruck und Herausforderung der Gesellschaft. In: Janßen
      U, Blum K (Hrsg) DKI-Barometer Psychiatrie 2011/2012. Deutsche Krankenhaus ABK.: Verl.-ges., Düsseldorf
      S 107–116
[11] Göllnitz G (1981) Stand und Entwicklung der Kinderneuropsychiatrie. Z Psychiatr Neurol Med Psychol
      33(10):606–609
[12] Gerhard UJ, Gerhard C, Blanz B (2007) Rudolf Lemkes Bedeutung für die Entwicklung der Kinderneuropsy-
      chiatrie in Jena. Nervenarzt 78(6):708–712
[13] Gebelt H (1978) Die Entwicklung der Kinderneuropsychiatrie an der Karl-Marx-Universität Leipzig. Z Psychiatr
      Neurol Med Psychol 30(5):257–262
[14] Neumärker KJ (1982) Zur Geschichte der Abteilung für Kinderneuropsychiatrie an der Berliner Charité. Acta
      paedopsychiatrica 48(6):297–305

Serviceteil

Stichwortverzeichnis

Personenverzeichnis

Printed by Printforce, the Netherlands